CB002988

MÚSCULOS
PROVAS E FUNÇÕES
COM POSTURA E DOR
DE KENDALL

MÚSCULOS
PROVAS E FUNÇÕES
COM POSTURA E DOR
DE KENDALL

Vincent M. Conroy, PT, DScPT
Brian N. Murray Jr., PT, DPT, OCS
Quinn T. Alexopulos, MSN, RN, CNL
Jordan McCreary, MD, BS (Biologia)

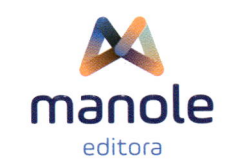

manole
editora

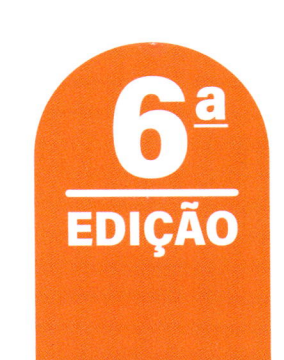

6ª
EDIÇÃO

Título original em inglês: *Kendall's Muscles – Testing and Function with Posture and Pain, Sixth Edition*
Copyright © 2024 Wolters Kluwer. All rights reserved.
Copyright © 2005, 1993 Lippincott Williams & Wilkins. All rights reserved.
Publicado mediante acordo com a Wolters Kluwer Health Inc., USA, a qual não teve participação na tradução.

Produção editorial: Retroflexo Serviços Editoriais
Tradução: Maiza Ritomy Ide
      Fisioterapeuta pela Universidade Estadual de Londrina (UEL)
      Mestre em Ciências pela Faculdade de Medicina da Universidade de São Paulo (FMUSP)
      Doutora em Reumatologia pela FMUSP
      Pós-doutora em Reumatologia pela Universidade de Cantabria (Espanha)
Revisão de tradução e revisão de prova: Depto. Editorial da Editora Manole
Diagramação: Elisabeth Miyuki Fucuda
Ilustrações do miolo: Jennifer Clements
Capa: Ricardo Yoshiaki Nitta Rodrigues
Imagem da capa: Freepik

CIP-BRASIL. CATALOGAÇÃO NA PUBLICAÇÃO
SINDICATO NACIONAL DOS EDITORES DE LIVROS, RJ

M971
6. ed.

Músculos : provas e funções, com postura e dor, de kendall / Vincent M. Conroy... [et al.] ; [tradução Maiza Ritomy Ide]. - 6. ed. - Barueri [SP] : Manole, 2025.

    Tradução de: kendall's muscles : testing and function with posture and pain
    ISBN 9788520467213

    1. Fisioterapia. 2. Músculos - Fisiologia. I. Conroy, Vicente M. II. Ide, Maiza Ritomy.

	CDD: 612.7
25-98537.1	CDU: 616.74

Carla Rosa Martins Gonçalves - Bibliotecária - CRB-7/4782

6ª edição brasileira – 2025

Direitos em língua portuguesa adquiridos pela:
Editora Manole Ltda.
Alameda Rio Negro, 967 – CJ 717 – Alphaville Comercial
CEP: 06454-000 – Barueri – SP – Brasil
Fone: (11) 4196-6000
www.manole.com.br | https://atendimento.manole.com.br/

Impresso no Brasil
Printed in Brazil

Dedicado a Florence e Henry Kendall, às nossas famílias, estudantes e mentores que contribuíram para o processo de aquisição de conhecimento e a todos os que ajudaram ou se beneficiarão desta publicação.

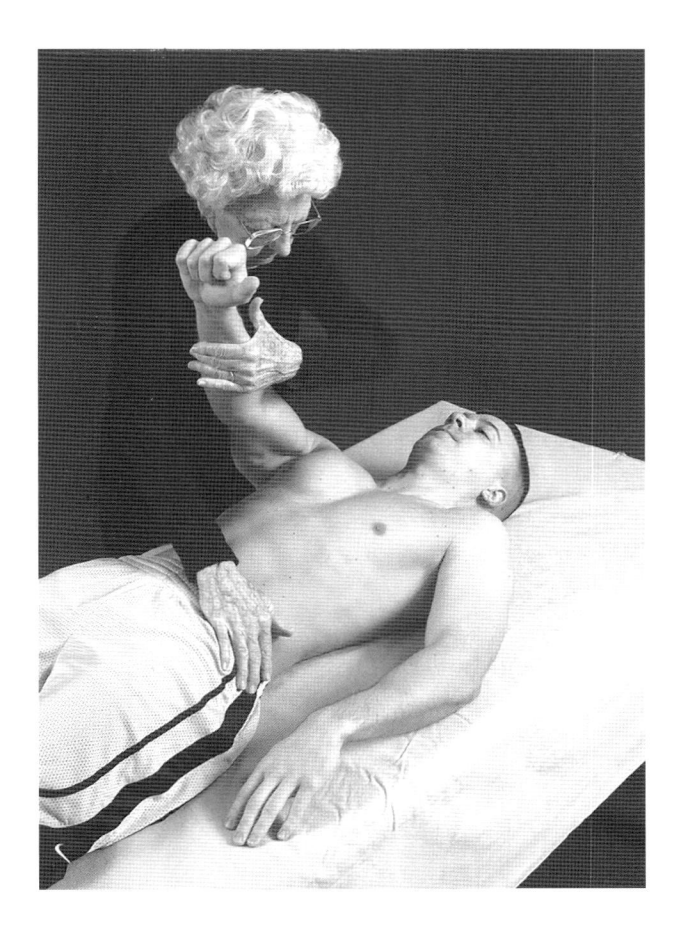 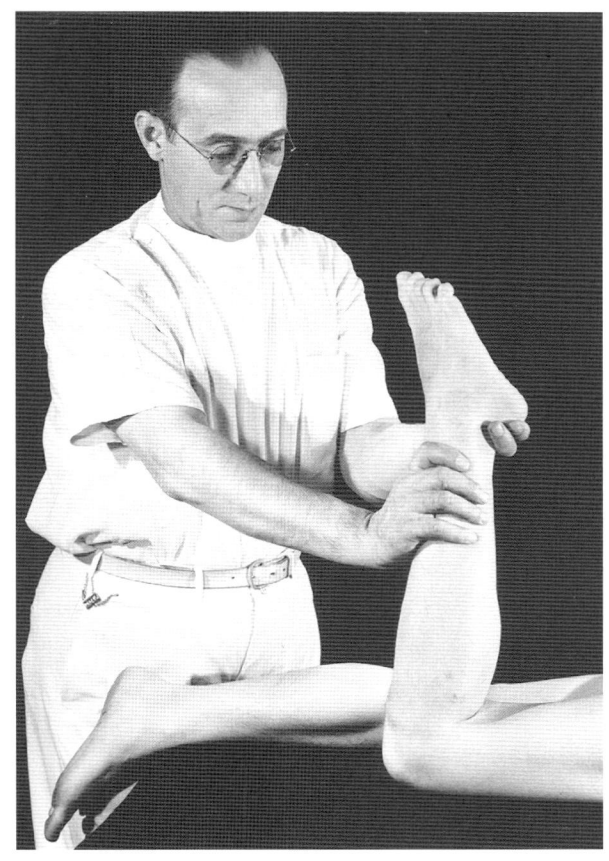

PREFÁCIO À SEXTA EDIÇÃO

É uma honra ser convidada a escrever este prefácio à 6ª edição do livro *Músculos – provas e funções com postura e dor*. Minhas conexões com este trabalho e com Florence P. Kendall são extensas.

Florence e seu marido, Henry O. Kendall, PT, foram ambos membros fundadores da filial de Maryland do American Physical Therapy Association (APTA) em 1939, e Florence foi sua primeira presidente. Eles publicaram a primeira edição deste livro em 1949, estabelecendo o padrão para a avaliação dos músculos em fisioterapia. Em 1956, ajudaram a iniciar o programa de fisioterapia na University of Maryland. Esse programa tornou-se o Department of Physical Therapy and Rehabilitation Science e foi o lar acadêmico de Florence desde o seu início.

Um dos destaques dos meus 15 anos como chefe desse departamento foi trabalhar com Florence na 5ª edição deste livro. Trabalhamos repetidamente nesse livro na casa de sua filha Susie em Severna Park, Maryland, onde Florence morava. Ela iniciava nossa sessão de trabalho servindo biscoitos e chá, ou uma refeição seguida de sorvete, mas depois ia direto ao assunto. Florence me fez sentir parte de sua família, e eu amei trabalhar com ela.

Tendo trabalhado em estreita colaboração com Florence Kendall em sua última publicação, sei que ela se alegraria muito em ter o trabalho pelo qual era tão apaixonada continuamente melhorado pelos novos coautores (um dos quais leciona em nosso programa). Esta nova edição preserva a filosofia original da Kendall de usar o básico, ao mesmo tempo que introduz diversos novos aprimoramentos. A estrutura do livro foi reorganizada de modo a proporcionar melhor continuidade e fluidez, preservando ao mesmo tempo a abordagem lúcida e de fácil acesso das edições prévias. O conteúdo foi modificado de modo a eliminar redundâncias nas ilustrações e descrições. Foram adicionados novos quadros, tabelas, fotografias coloridas, figuras e exemplos baseados em evidências de diagnósticos clínicos e intervenções.

Sinto-me privilegiada em escrever este prefácio em homenagem a Florence e em reconhecimento às excelentes contribuições dos novos coautores. Esta última edição continuará sendo um livro abrangente sobre procedimentos de exame, avaliação e diagnóstico do sistema musculoesquelético para estudantes, médicos e professores.

Mary M. Rodgers, PT, PhD, FAPTA, FASB, FISB
Professora Emérita
Department of Physical Therapy & Rehabilitation Science
University of Maryland School of Medicine

HISTÓRIA DA FAMÍLIA KENDALL

Músculos – provas e funções com postura e dor é mais do que um livro didático. É o culminar de uma vida inteira de pesquisas práticas e que estabeleceu o padrão para o incipiente campo da fisioterapia. Esta é a primeira edição publicada em 17 anos e a primeira sem Florence P. Kendall como autora. Sua carreira durou mais de 75 anos e ela foi aclamada mãe da fisioterapia.

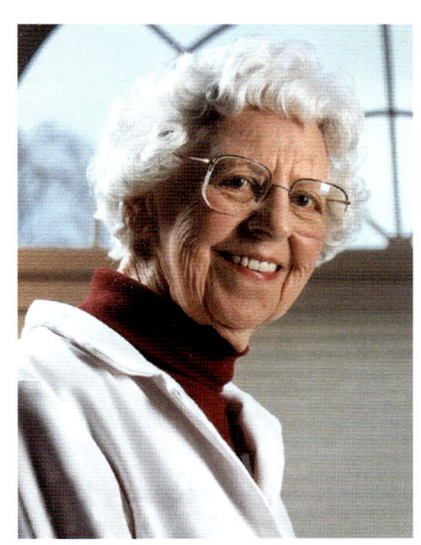

Florence P. Kendall

Nascida Della May Anna Florence Peterson em 5 de maio de 1910, Florence era filha de imigrantes suecos e vivia em uma fazenda em Warman, Minnesota. Foi uma dos 11 filhos sobreviventes. Recebeu seu bacharelado em educação física pela University of Minnesota em 1930. Depois da formatura, lecionou educação física no ensino médio em Minnesota por um ano. No ano seguinte, assumiu um cargo no Walter Reed Army Medical Center em 1931 para estudar fisioterapia. Quando seu cargo foi eliminado, ela foi contratada pelo Children's Hospital em Baltimore, Maryland.

Em 5 de maio de 1933, Florence assistiu a uma palestra apresentada pelo fisioterapeuta da equipe do Children's Hospital, Henry Otis Kendall. Foi nesse dia que eles se conheceram. Ela contou à família que naquele dia havia encontrado um trevo de quatro folhas e que sabia que aquele momento era especial. Disse ainda que acreditava que isso tudo tinha acontecido por uma razão. Florence começou a trabalhar para Kendall no mesmo ano e, em 1935, eles se casaram.

A série de eventos que levaram Henry O. Kendall à fisioterapia começou com seu serviço na Primeira Guerra Mundial. Quando jovem soldado, ele foi enviado para correr pelos campos de batalha e acionar minas terrestres à frente do avanço da tropa. Ele não se afastou a tempo e ficou cego por causa de estilhaços. Perdeu um olho e estava prestes a remover o outro quando uma enfermeira do hospital de combate na França se manifestou e pediu que seu outro olho fosse poupado. Com o tempo, ele recuperou 20% da visão do olho restante, mas estava legalmente cego.

Kendall foi um dos muitos soldados que ficaram cegos na guerra. Desenvolveram-se programas por toda a Europa e, por fim, nos Estados Unidos, para treinar esses homens em habilidades que poderiam ser executadas sem a visão. Kendall foi enviado para Evergreen, U.S. Army General Hospital nº 7, em Baltimore, Maryland. Evergreen – que mais tarde se tornou o Red Cross Institute for the Blind (Instituto da Cruz Vermelha para Cegos) – foi o primeiro centro de reabilitação de veteranos cegos do país. Lá, ele aprendeu anatomia e massagem, o que o preparou para o emergente campo da fisioterapia (ver imagem a seguir).

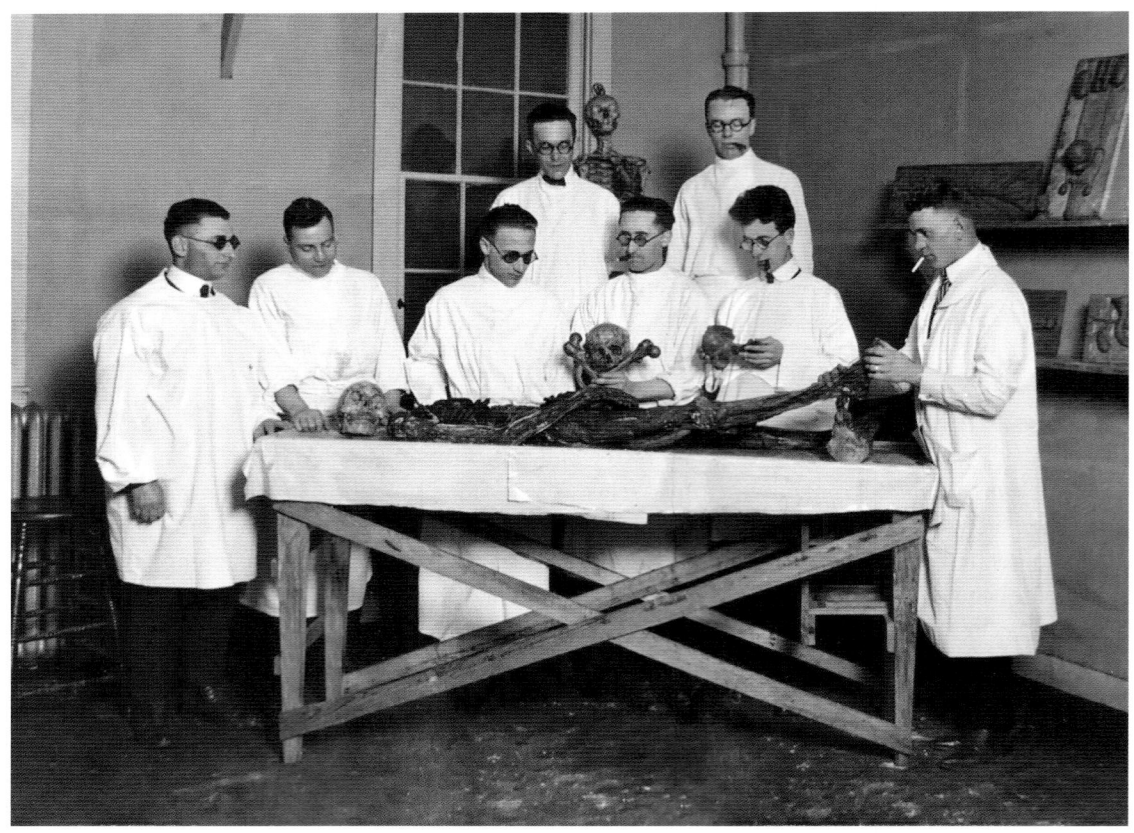

Henry O. Kendall é o terceiro aluno a partir da esquerda. Aula de anatomia em Evergreen, U.S. Army General Hospital (mais tarde conhecido como Red Cross Institute for the Blind), por volta de 1918. Com permissão de Florence Kendall.

Nas décadas de 1930 e 1940, Florence e Henry escreveram e produziram material sobre o tratamento de pacientes com poliomielite. Eles foram fundamentais no estabelecimento da fisioterapia como profissão licenciada no estado norte-americano de Maryland e na fundação da American Physical Therapy Association. Florence foi a primeira presidente da filial de Maryland dessa organização.

Em 1949, os Kendall publicaram a primeira edição de *Músculos – provas e funções, postura e dor* foi então publicado em 1952, mesmo ano em que os Kendall abriram um dos primeiros consultórios privados de fisioterapia do país. Seus livros estabelecem o padrão para avaliação e tratamento de condições dolorosas causadas por doenças e alinhamento inadequado. Durante esse período, eles atuaram no corpo docente da Johns Hopkins University e da University of Maryland treinando estudantes em anatomia e mecânica corporal adequada.

Em 1971, depois da publicação da segunda edição de *Músculos – provas e funções*, que incluiu o material de *Postura e dor*, Henry se aposentou. Ele faleceu em 1979. Florence continuou seu trabalho viajando por todo o país ministrando oficinas para ensinar os fundamentos da fisioterapia.

Florence foi autora de mais três edições de *Músculos – provas e funções* durante sua vida. Ela ficou extremamente orgulhosa da quinta edição, publicada em 2005, mesmo ano em que completou 95 anos. Todo o mundo da fisioterapia apareceu para comemorar esse marco com ela. Sempre perfeccionista, antes de a última edição chegar às prateleiras, ela já a estava revisando.

Florence Kendall era minha avó. Em nossa família a chamamos de Amma; *Músculos – provas e funções* é até hoje conhecido como *O livro*. As páginas de *O livro* são como um álbum de família, pois a maioria dos modelos são seus filhos e netos. Alguns de seus modelos, particularmente exemplos de condições dolorosas e alinhamento incorreto, não eram parentes. Em mais de uma ocasião, ela abordou estranhos na praia para perguntar se eles consentiriam em ser fotografados para *O livro*. Suas filhas ficavam mortificadas. Mesmo nas férias, Florence nunca conseguia parar de ver o mundo como uma fisioterapeuta.

Ela ensinava com uma abordagem prática, o que foi fundamental para o treinamento inicial de Henry, à medida que ele aprendia a avaliar sem visão. Como os requisitos de licenciamento para a fisioterapia exigiam níveis mais elevados de escolaridade, Florence enfatizou a necessidade de "voltar ao básico": para tratar um paciente com eficácia, é preciso sempre começar pelo paciente. Deve-se sempre realizar sua própria avaliação para determinar o melhor atendimento individualizado ao paciente.

Mesmo em seus últimos dias, ela continuou tratando pacientes necessitados. Uma de suas enfermeiras lhe relatou que seu marido estava com um grave problema nas costas. Ele veio ver se Florence poderia ajudar. De seu leito, ela foi capaz de determinar que ele precisava de um calçado para corrigir seu alinhamento e diminuir a dor.

Florence P. Kendall soube como se retirar. Ela morreu em 28 de janeiro de 2006, logo depois da convenção da American Physical Therapy Association daquele ano. Seu funeral foi adiado para que a comunidade da fisioterapia pudesse prestar suas homenagens. Ela planejou todo o seu funeral e pediu que uma foto de Henry fosse exibida para homenagear seu papel em sua extraordinária carreira.

Se você por acaso reservou um tempo para ler esta pequena seção de *O livro*, nossa família agradece. O que para você é um livro didático, para nós é o legado deixado por duas pessoas que se uniram para melhorar a qualidade de vida dos pacientes e, ao longo do caminho, estabeleceram os padrões de uma profissão.

Quinn Tyler Alexopulos, MSN, RN, CNL

PREFÁCIO

Músculos – provas e funções com postura e dor tem servido aos domínios acadêmico e clínico da área da saúde desde as publicações iniciais de *Músculos – provas e funções* (1949) e *Postura e dor* (1952). A avaliação do desempenho muscular e sua relação com a postura, dor, deficiência e movimento funcional continuam moldando o processo de resolução de problemas do profissional de saúde ao interagir com pessoas que precisam de assistência. A simplicidade direta da narrativa e a abordagem prática são o que continuam fazendo deste livro o padrão ouro na área. Grande parte da narrativa e das imagens permanecem inalteradas nesta 6ª edição, um reflexo da qualidade duradoura do inovador trabalho realizado pelos Kendall e outros autores. A nova edição continua cumprindo esse propósito.

ESTRUTURA E ORGANIZAÇÃO

Mantendo o objetivo original das edições prévias, esta edição traz modificações no formato básico de modo a proporcionar ao leitor maior continuidade e fluidez do conteúdo discutido. Cada capítulo é dividido em cinco ou seis seções, com os Capítulos 1 e 2 oferecendo títulos de seções específicos sobre Conceitos fundamentais e postura. Os Capítulos 3, 6 e 7 são organizados consistentemente pelos seguintes títulos de seção: Inervação, duas seções regionais que descrevem os Músculos e Testes musculares, Achados clínicos e Intervenção. O Capítulo 4 está organizado com os seguintes títulos de seção: Inervação, Articulações e movimentos intervertebrais, Músculos e testes musculares, Achados clínicos e Intervenção. O Capítulo 5 segue uma organização semelhante aos Capítulos 3, 6 e 7 e inclui uma seção extra dedicada à pelve.

Por fim, fundamental para a clareza e acessibilidade das edições prévias e mantidas nesta edição, o conteúdo sobre músculos e testes musculares é cuidadosamente apresentado onde as imagens o ilustram com mais facilidade; nada é deixado ao acaso na disposição e equilíbrio de todas as informações e nas ilustrações e fotografias que a refletem.

NOVIDADES NESTA EDIÇÃO

Mantivemos o conteúdo quando era necessária ênfase e eliminamos redundâncias quando apropriado. Além da estrutura geral, as modificações específicas nos capítulos incluem o seguinte:

- **Gráficos e tabelas:** novos gráficos, quadros e tabelas.
- **Arte em cores:** novas fotografias e figuras coloridas.
- **Prática baseada em evidências:** exemplos específicos de diagnósticos e intervenções clínicas baseados em evidências.
- **Referências bibliográficas:** muitas referências bibliográficas novas e atualizadas que destacam as melhores práticas baseadas em evidências.
- **Kendall clássico** e **notas históricas:** adicionamos mais desses quadros descritivos, que continuarão esclarecendo e permitindo que o leitor se beneficie do conhecimento e da experiência pioneira de Henry e Florence Kendall.

As alterações específicas em cada capítulo incluem:

- O **Capítulo 1**, para o qual transferimos informações pertinentes e fundamentais que antes estavam no

Capítulo 2, continua abordando conceitos fundamentais que serão expandidos nos capítulos subsequentes. Quando e onde indicado, fornece-se conteúdo adicional, novas fotografias coloridas, tabelas e referências atualizadas baseadas em evidências.

- O conteúdo do **Capítulo 2**, que analisa a postura do adulto, dá exemplos de diagnósticos e intervenções; a seção sobre postura da criança está agora no Apêndice A.
- O **Capítulo 3** tem novas fotografias coloridas para apoiar a narrativa.
- O **Capítulo 4** fala das regiões do pescoço e costas e inclui o conteúdo do Capítulo 5 da edição anterior de modo a se alinhar à organização anatômica e clínica.
- O **Capítulo 5** contém o conteúdo do Capítulo 4 da edição anterior. Foi adicionado conteúdo para fornecer mais detalhes sobre o assoalho pélvico e os músculos que atuam sobre ele.
- Para os **Capítulos 6** e **7**, selecionamos fotografias coloridas novas e atualizadas. As seções de achados clínicos e intervenção foram ampliados com exemplos relevantes.

Os apêndices incluem o seguinte:

- **Apêndice A**, uma discussão atualizada sobre a avaliação e intervenção na postura da criança.
- **Apêndice B**, informações atualizadas sobre diagnósticos clássicos que ganharam destaque nas edições anteriores.
- **Apêndice C**, inclui uma tabela nova que fornece ao leitor exemplos de técnicas avaliativas padronizadas que podem ser úteis na prática clínica.
- **Apêndice D**, inclui Quadros de distribuição do segmento espinal para nervos e músculos; fornece informações e orientações sobre como as distribuições do nível espinal são atribuídas aos músculos ao longo do livro.

AGRADECIMENTOS

Este livro e as instruções recebidas por Florence Kendall foram incorporados como um componente da minha prática clínica há mais de 30 anos. À família Kendall, obrigado pela confiança! O convite para ser coautor desta edição é uma honra que preservarei para o resto da vida, e sou grato por fazer parte deste projeto. Todo projeto só se concretiza com a dedicação e o comprometimento de uma equipe talentosa. Eu seria negligente se o meu sincero agradecimento não fosse estendido a várias pessoas. Quinn e Jordon, seus lembretes sempre presentes ajudaram a manter a filosofia Kendall enraizada nesta edição. Brian, sua atenção aos detalhes foi e permanece inabalável; sempre apreciarei sua capacidade de nos encontrarmos a qualquer momento. Estou ansioso por colaborações futuras. Meg, BJ, Mackenzie, Maddie e Mia, obrigado por compartilhar comigo um Brian muito inteligente e espirituoso durante todo este projeto. Ao pessoal da Wolters Kluwer – Matt, Robin, Amy, Sean, Fred, Julie e outros –, obrigado por sua orientação e paciência. Aos autores anteriores, obrigado por iniciar e promover a continuação desta publicação. À minha esposa, Susan, à minha filha, Julia, à minha tão próxima família estendida, obrigado pelo seu amor, apoio e compreensão durante todo este projeto.

— *Vinnie*

Eu não tinha ideia no que estava me metendo quando essa equipe se reuniu em nossa primeira reunião, anos atrás. E isso foi antes de termos que nos adaptar ao desenvolvimento de uma pandemia que impactaria drasticamente nossas vidas e o trabalho que vínhamos realizando até então. Contudo, nenhum dos últimos anos de trabalho teria sido possível sem o apoio e incentivo da minha esposa, Meg.

Gostaria de agradecer a ela e aos nossos filhos pelo apoio e paciência durante as muitas reuniões, cedo e tarde, permitindo-me assumir este desafio. A Vinnie Conroy, obrigado por compartilhar seu tempo, experiência e conhecimento comigo. À família Conroy, obrigado por compartilhar Vinnie! À minha mãe e irmãs, obrigado por serem o ouvido necessário durante esse processo. À equipe da Wolters Kluwer e Robin Richman, obrigado por sua orientação e pela disposição em me orientar em tempo real sobre as melhores práticas. Um agradecimento especial a Laura Schmitt por me apresentar esta oportunidade única. E obrigado, especialmente, a Florence Kendall, Quinn Alexopulos, Jordan McCreary e toda a família Kendall por me aceitarem como parte deste empreendimento verdadeiramente especial.

— *Brian*

Em primeiro lugar, este livro é dedicado a Florence Peterson Kendall (Amma). Gostaria de agradecer a Vinnie e Brian (e a Robin) pelo respeito ao trabalho original e por reorganizarem cuidadosamente o livro de modo a torná-lo um recurso ainda mais poderoso para o campo da fisioterapia. Também quero agradecer à equipe da Wolters Kluwer, especialmente a Matt, pela persistência e pela fé de que ainda havia público para este livro. Acredito que Amma diria que ficou "feliz" ao ver a nova edição. Por fim, quero dedicar este livro à minha incrível família, por manter e honrar o legado dos Kendall. Trabalhar no *O livro* tem sido um sonho de toda a vida. Estou grato por Jordan e eu termos tido essa oportunidade. Espero que minhas filhas, Daphne e Freya, vejam este livro continuar sendo impresso por muitos anos.

— *Quinn*

SUMÁRIO

1

CONCEITOS FUNDAMENTAIS

CONTEÚDO

INTRODUÇÃO

A filosofia em que este livro se baseia é a de que existe uma necessidade contínua de "voltar ao básico". Essa filosofia é especialmente pertinente na atual era de tratamentos com tempo limitado, avanço tecnológico e necessidade de justificar o início ou continuidade dos cuidados pelos profissionais.

A função muscular, a mecânica corporal e os procedimentos terapêuticos básicos não mudam. No que diz respeito aos problemas musculoesqueléticos, os objetivos subjacentes ao tratamento têm sido, e continuam sendo, restaurar e manter uma flexibilidade, extensibilidade e amplitude de movimento adequadas, além de um bom alinhamento postural e um equilíbrio muscular apropriado.

É essencial que o profissional escolha e realize com eficácia exames que auxiliem na resolução de problemas, seja para fornecer um diagnóstico diferencial, estabelecer ou alterar procedimentos de tratamento, melhorar a função ou aliviar a dor. A capacidade de pensar criticamente, de ter objetividade e de usar a cautela e o cuidado necessários ao realizar testes e mensurações objetivas apropriadas é de suma importância para estudantes e profissionais de saúde, a fim de que o raciocínio clínico possa ser preciso e produtivo.

O papel da prevenção de problemas musculoesqueléticos, assim como previsto nas edições prévias deste livro, tornou-se uma questão cada vez mais relevante. Se tiverem consciência dos efeitos adversos do desequilíbrio muscular, do alinhamento defeituoso (desalinhamento) e do exercício inadequado, os profissionais de saúde podem desempenhar um papel efetivo na promoção do bem-estar.

Uma compreensão minuciosa da avaliação musculoesquelética e das condições musculares dolorosas associadas à má postura possibilita que os profissionais desenvolvam programas domiciliares seguros e eficazes para seus pacientes. Os custos para a sociedade do tratamento de problemas comuns, como a dor lombar (lombalgia), alcançaram um ponto crítico. Muitos casos de lombalgia estão relacionados com posturas que podem ser analisadas, corrigidas e aliviadas.

Avaliação manual dos músculos

A avaliação dos músculos é parte integrante do exame físico. Fornece informações – não obtidas por outros procedimentos – que são úteis no diagnóstico diferencial, no prognóstico e no tratamento de problemas neuromusculares e musculoesqueléticos.

O *teste de comprimento muscular* é usado para determinar se o comprimento de um músculo é limitado ou excessivo. Um músculo muito encurtado limitará a amplitude normal de movimento; um músculo comprido demais pode permitir uma amplitude de movimento excessiva, o que leva à instabilidade de articulações e tecidos adjacentes. Quando for indicado alongamento, os músculos tensos devem ser alongados de uma maneira que não prejudique as estruturas ou o corpo como um todo. A amplitude de movimento deve ser aumen-

tada de modo a permitir uma função articular normal, a menos que a restrição de movimento seja um resultado desejado em prol da estabilidade.[1,2]

O *teste de força muscular* é usado para determinar a capacidade dos músculos ou grupos musculares de atuarem no movimento, pois isso tem um impacto em sua capacidade de prover estabilidade e suporte.[3]

Fraqueza e desequilíbrio muscular

Fraqueza muscular. Muitas condições são caracterizadas por **fraqueza muscular**. Algumas apresentam padrões definidos de envolvimento muscular; outras mostram fraqueza intermitente sem qualquer padrão aparente. Em alguns casos, a fraqueza é simétrica; em outros, assimétrica. É possível determinar o local ou nível da lesão periférica, pois os músculos distais situados no ponto lesionado apresentarão fraqueza ou paralisia. Testes cuidadosos e o registro preciso dos resultados desses testes revelarão os achados característicos e auxiliarão no diagnóstico.

Muitos fatores estão envolvidos na fraqueza e no retorno da força muscular. A fraqueza pode ser causada por envolvimento de nervos, atrofia por desuso, fraqueza por comprimento excessivo, dor ou fadiga. O retorno da força muscular pode ser decorrente da recuperação seguinte a um processo de doença, do retorno do impulso nervoso depois de um traumatismo e reparo, da hipertrofia das fibras musculares não afetadas, do desenvolvimento muscular resultante de exercícios para superar a atrofia por desuso, ou do retorno da força depois de regularizado o comprimento excessivo e a sobrecarga.

A fraqueza muscular deve ser tratada de acordo com sua causa de base. Se for decorrente da falta de uso, promova exercícios; se for causada pelo excesso de atividade e fadiga, indique repouso; se for decorrente de comprimento excessivo e sobrecarga, então alivie-os antes de impor o estresse adicional do exercício ao músculo enfraquecido.

Desequilíbrio muscular. Os problemas comumente apresentam padrões de desequilíbrio muscular. Alguns padrões estão associados à lateralidade, outros à postura habitualmente inadequada. O desequilíbrio muscular também pode resultar de atividades ocupacionais ou recreativas nas quais há uso persistente de determinados músculos sem que se exercitem adequadamente os músculos opositores. O desequilíbrio que afeta o alinhamento postural é um fator relevante em muitas condições dolorosas.[4-6]

O desequilíbrio muscular pode alterar o alinhamento postural e preparar o terreno para estresse e tensão indevidos sobre articulações, ligamentos e músculos. A avaliação manual dos músculos é a ferramenta de escolha para determinar a extensão do desequilíbrio.

Funções dos músculos

Todo músculo é o principal responsável por alguma ação motora específica. Quando algum músculo é paralisado, a estabilidade das articulações e estruturas adjacentes é prejudicada e o movimento normal é perdido. Algumas das evidências mais drásticas da função muscular vêm da observação dos efeitos da perda da capacidade de contração – como observado em músculos paralisados – ou do efeito do encurtamento excessivo, como observado em uma contratura muscular e na deformidade resultante.

A avaliação dos músculos descrita neste livro é direcionada ao exame de músculos individuais, até onde isso for prático. A sobreposição das ações musculares, bem como a interdependência dos músculos em movimento, é bem reconhecida pelos que realizam a avaliação de músculos. Em razão dessa estreita relação entre as funções, a avaliação precisa de músculos individuais requer uma adesão estrita aos princípios fundamentais da avaliação dos músculos e às regras de procedimento.

Os componentes fundamentais da avaliação manual dos músculos são o desempenho do teste e a avaliação da força e do comprimento do músculo. Para se tornar proficiente nesses procedimentos, é necessário ter um conhecimento abrangente e detalhado da anatomia humana e da função muscular. Esse conhecimento deve incluir uma compreensão do movimento articular, pois os testes de comprimento e força são descritos em termos de movimentos e posições articulares. Deve também incluir o conhecimento das inervações musculares, das ações dos músculos como agonistas e antagonistas e de seu papel na fixação e na compensação. Além disso, requer a capacidade de palpar o músculo ou seu tendão, distinguir entre um contorno normal e um atrofiado e reconhecer anormalidades de posição ou de movimento.

Objetividade e confiabilidade baseadas em evidências na avaliação dos músculos

As medidas de avaliação dos músculos devem ser objetivas. Com o elevado custo dos cuidados de saúde, o reembolso dos planos de saúde exige comprovação de que o tratamento é necessário e de que levou a uma melhora. Quanto mais gradual for a melhora, mais importantes se tornam os números, para que mesmo alterações mínimas possam ser documentadas.

Muitos defendem o uso de instrumentos para eliminar o componente subjetivo da avaliação manual dos músculos.[7] Como os novos e variáveis problemas introduzidos pelos instrumentos afetam a precisão, a confiabilidade e a validade da avaliação dos músculos? Até o momento, os resultados das pesquisas são conflitantes.

Instrumentos, máquinas e aparelhos

Deve-se ponderar o valor das medidas objetivas obtidas utilizando instrumentação moderna em relação à sua utilidade limitada, custo e complexidade. Se realizados com precisão, os testes de comprimento muscular podem fornecer dados objetivos usando instrumentos simples, como goniômetros para medir ângulos e réguas ou fitas métricas para medir distâncias. Os testes de força muscular não podem ser feitos com esses instrumentos. A objetividade baseia-se na capacidade do examinador de palpar e observar a resposta de um tendão ou músculo em músculos muito fracos. Além disso, o examinador pode visualizar um tendão que se torna proeminente (i.e., apresenta um grau de força muscular = traço), o movimento de um segmento no plano horizontal (i.e., um grau = ruim) e uma parte sendo mantida em uma posição contra a força da gravidade (i.e., um grau = regular). Até mesmo um grau regular+, que se traduz na manutenção em uma posição contra a força da gravidade contra leve pressão do examinador, é fácil de identificar. Para esses graus de força, aparelhos mecânicos não são aplicáveis ou necessários para garantir a objetividade. No entanto, a instrumentação pode ser útil na avaliação dos graus musculares bons e normais, bem como da força acima do normal.

Aparelhos isocinéticos e eletromiografia. Sob condições controladas de pesquisa, os aparelhos isocinéticos podem ajudar na obtenção de informações valiosas. Contudo, atualmente, sua utilidade na prática clínica é limitada. Os problemas ocorrem tanto no teste de força muscular como na prática de exercício. Um problema dos aparelhos é a dificuldade em fornecer estabilização adequada para controlar variáveis e garantir a padronização das técnicas de teste. Os testes realizados em aparelhos carecem de especificidade, e ocorre compensação. Além do alto custo dos aparelhos, a preparação dos pacientes é demorada; ambos são fatores importantes ao comparar o custo-benefício dos procedimentos de teste com uma competente avaliação manual dos músculos.

A eletromiografia (EMG) é outra importante ferramenta de pesquisa, mas sua utilidade em testes de força muscular é questionável. De acordo com Gregory Rash, "os dados da EMG não são capazes de nos dizer quão forte é um músculo, se um músculo é mais forte que outro, se a contração é concêntrica ou excêntrica, ou se a atividade está sob controle voluntário do indivíduo".[8]

Aparelhos portáteis. Aparelhos portáteis (APPO), como os dinamômetros, medem a quantidade de força exercida pelo examinador e contraposta pelo indivíduo. Os APPO são mais facilmente encontrados nas clínicas atuais e fornecem dados objetivos sobre a quantidade de força usada durante os testes manuais de força muscular. O problema com um APPO é que ele fica entre o examinador e a parte que está sendo avaliada. Também dificulta o uso da mão pelo examinador. Assim, ele não pode usá-la para adequadamente posicionar o segmento, controlar a direção específica da pressão ou aplicar pressão com os dedos, a palma ou a mão inteira, conforme necessário.

Uma revisão da literatura sobre os dinamômetros revelou alguns dos problemas associados ao uso desses aparelhos. Descobriu-se que a confiabilidade entre avaliadores, a força do examinador e as diferenças entre os sexos limitam a confiabilidade entre avaliadores ao usar a dinamometria portátil. Um estudo sobre a confiabilidade entre avaliadores concluiu que "o dinamômetro portátil mostra confiabilidade limitada quando usado por dois ou mais avaliadores".[9] Dois estudos demonstraram boa confiabilidade intra-avaliador no uso de dinamômetros portáteis.[10,11] No entanto, "dinamômetros portáteis... podem subestimar a verdadeira força isométrica máxima de um paciente, devido a dificuldades na estabilização do aparelho".[12] Bohannon relata que, embora nenhuma determinação formal da mínima diferença clinicamente relevante tenha sido descrita para a dinamometria portátil, o estudo forneceu informações importantes.

A força do examinador é outra variável que influencia na confiabilidade do dinamômetro portátil. O trabalho de Marino et al. identificou a força do examinador como a razão para a discrepância entre dois examinadores que testaram a força dos músculos abdutores de quadril.[13] A força do examinador afeta a estabilidade do dinamômetro portátil quando utilizado em indivíduos mais fortes.[11] Mulroy et al. também relacionaram esse problema às diferenças de sexo. A força máxima de ex-

tensão do joelho do indivíduo, medida por um dinamômetro portátil, foi precisa apenas para o examinador do sexo masculino testando pacientes do sexo feminino.[14] (A validade das medições obtidas pelo APPO, assim como a confiabilidade das medições, depende de o avaliador ter uma força adequada para resistir de maneira estável ao esforço do indivíduo testado. Sem essa força, a força máxima que o avaliador é capaz de medir é limitada pela sua própria força.)

Mãos, as ferramentas de mensuração preferidas

Depois de uma década de revisão científica, Newton e Waddell concluíram que o "julgamento do profissional de saúde parece ser mais preciso na determinação do esforço do paciente do que os resultados dados por máquinas".[15]

Como ferramentas, nossas mãos são instrumentos muito sensíveis e afinados. Uma mão do examinador posiciona e estabiliza o segmento adjacente à parte que está sendo testada. A outra determina a amplitude de movimento sem dor, guia a parte testada a uma posição de teste precisa e aplica a quantidade apropriada de pressão para determinar a força muscular. Ao mesmo tempo, esse instrumento a que chamamos de mão está ligado à mais incrível máquina já criada – a mente humana –, que é capaz de armazenar informações valiosas e úteis que servem de base para decisões sobre a avaliação e o tratamento. Essas informações contêm dados objetivos que são obtidos sem sacrificar a arte e a ciência da avaliação manual dos músculos em sua busca por objetividade.

SEÇÃO I

SISTEMAS CORPORAIS

POSIÇÃO DE REFERÊNCIA

Segmentos corporais

A postura é um composto das posições de todas as articulações do corpo em um determinado momento. O alinhamento postural estático é mais bem descrito em termos das posições das diversas articulações e segmentos corporais. Este capítulo fornece informações básicas sobre posições anatômicas, eixos, planos e mo-

NOTA HISTÓRICA

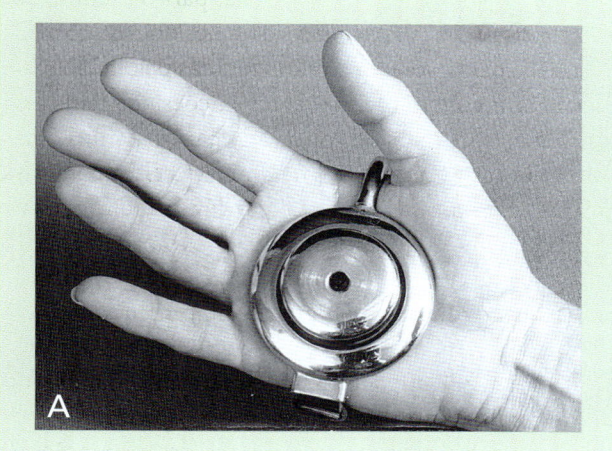

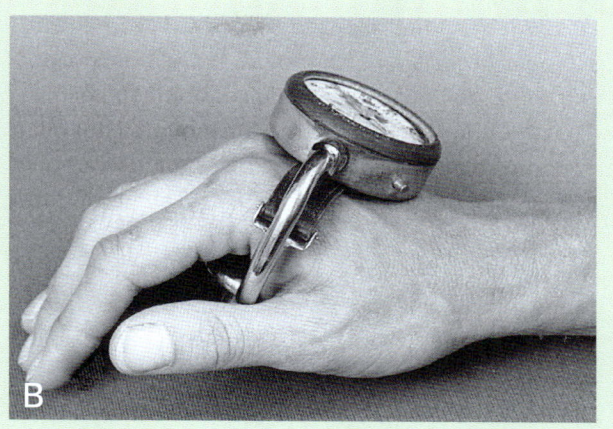

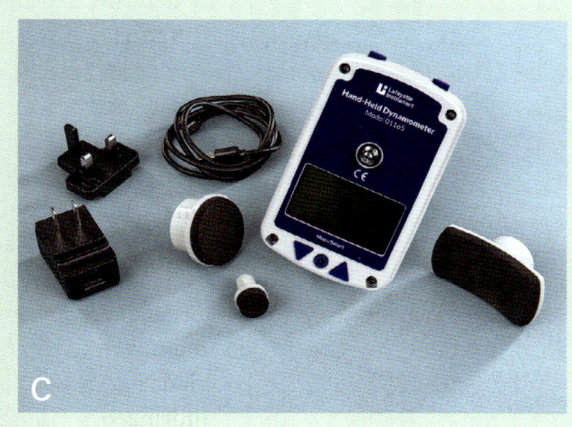

Em 1941, enquanto participava de uma pesquisa para a Foundation for Infantile Paralysis, Florence Kendall projetou um APPO para medir a força aplicada pelo examinador durante testes manuais de força muscular. A Foundation entregou o projeto ao Dr. W. Beasley em Washington, DC, que fez um protótipo. Um ano depois, esse aparelho foi apresentado em um simpósio sobre poliomielite. **A** mostra a almofada sensível à pressão na palma da mão, a partir da qual a força era transmitida ao medidor no dorso da mão, mostrado na figura **B** (Lippincott Williams & Wilkins © Copyright 2005.) Este pode ter sido um dos primeiros dinamômetros portáteis. **C** Avaliador manual de força muscular moderno (C/O Lafayette Instrument Company, Inc.).

vimentos das articulações. Essas informações são essenciais ao analisar o alinhamento postural (Fig. 1.1).

Posição anatômica

A posição anatômica do corpo consiste em uma postura ereta com o rosto voltado para a frente, braços na lateral do corpo, palmas das mãos voltadas para a frente e dedos e polegar em extensão. Essa é a posição de referência para definições e descrições de planos e eixos corporais (Fig. 1.2).

Eixos

Eixos são linhas, reais ou imaginárias, em torno das quais ocorrem os movimentos. Há três tipos básicos de eixos perpendiculares entre si[16] em relação aos planos de referência vistos a seguir:

1. O *eixo sagital (anteroposterior)* encontra-se no plano sagital e se estende horizontalmente da frente para trás. Os movimentos de abdução e adução ocorrem em torno desse eixo no plano coronal.
2. O *eixo coronal (medial-lateral)* encontra-se no plano coronal e se estende horizontalmente de um lado para o outro. Os movimentos de flexão e extensão ocorrem em torno desse eixo no plano sagital.
3. O *eixo longitudinal (vertical ou superior-inferior)* estende-se na direção craniocaudal. Os movimentos de rotação medial e lateral ocorrem em torno desse eixo no plano transverso.

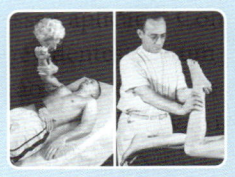

KENDALL CLÁSSICO

Uma das características únicas deste livro é a preservação de mais de meio século de análises posturais e a avaliação cuidadosa do equilíbrio muscular no que se refere à função e à dor. Muitas das fotografias fornecem exemplos históricos notáveis de falhas posturais que são genuínas, não simuladas.

É essencial que cada profissional desenvolva competências eficazes de resolução de problemas que resultarão na escolha e realização de testes apropriados e precisos a fim de fornecer dados significativos para o estabelecimento de um plano de tratamento bem-sucedido. A anatomia não mudou, mas as restrições de tempo em alguns contextos clínicos atuais resultaram em "atalhos" nos testes que podem levar a um diagnóstico incorreto.

Os Kendall foram pioneiros na realização de pesquisas clínicas como parte de sua contínua busca por conhecimento sobre como o comprimento e a fraqueza muscular se relacionavam com condições dolorosas. Um estudo realizado no início da década de 1950 comparou centenas de indivíduos "normais" – cadetes, médicos, fisioterapeutas e estudantes de enfermagem (faixa etária de 18 a 40 anos) – com pacientes que tinham lombalgia. Esse estudo levou a melhor compreensão dos desequilíbrios musculares comuns na população em geral, quando comparados àqueles pacientes com lombalgia. Além disso, ajudou a definir as diferenças nesses desequilíbrios entre homens e mulheres. Os dados desse estudo clínico estão incluídos na tabela a seguir.

Homens (% [n])				Mulheres (% [n])		
100 pacientes com lombalgia	36 médicos	275 cadetes	Achados	307 estudantes de enfermagem	50 fisioterapeutas	100 pacientes com lombalgia
58% (58)	25% (9)	5% (14)	Fraqueza nos músculos abdominais anteriores "superiores"	44% (135)	52% (26)	81% (81)
69% (69)	31% (11)	33% (91)	Fraqueza nos músculos abdominais anteriores "inferiores"	79% (243)	72% (36)	96% (96)
71% (71)	45% (16)	10% (28)	Limitação da flexão anterior do tronco	5% (15)	10% (5)	48% (48)
71% (71)	77% (28)	26% (72)	Fraqueza do músculo glúteo médio direito	40% (123)	76% (38)	90% (90)
15% (15)	3% (1)	5% (14)	Fraqueza do músculo glúteo médio esquerdo	5,5% (17)	10% (5)	6% (6)
0% (0)	0% (0)	0,3% (1)	Fraqueza bilateral dos músculos glúteo médio	5,5% (17)	0% (0)	12% (12)

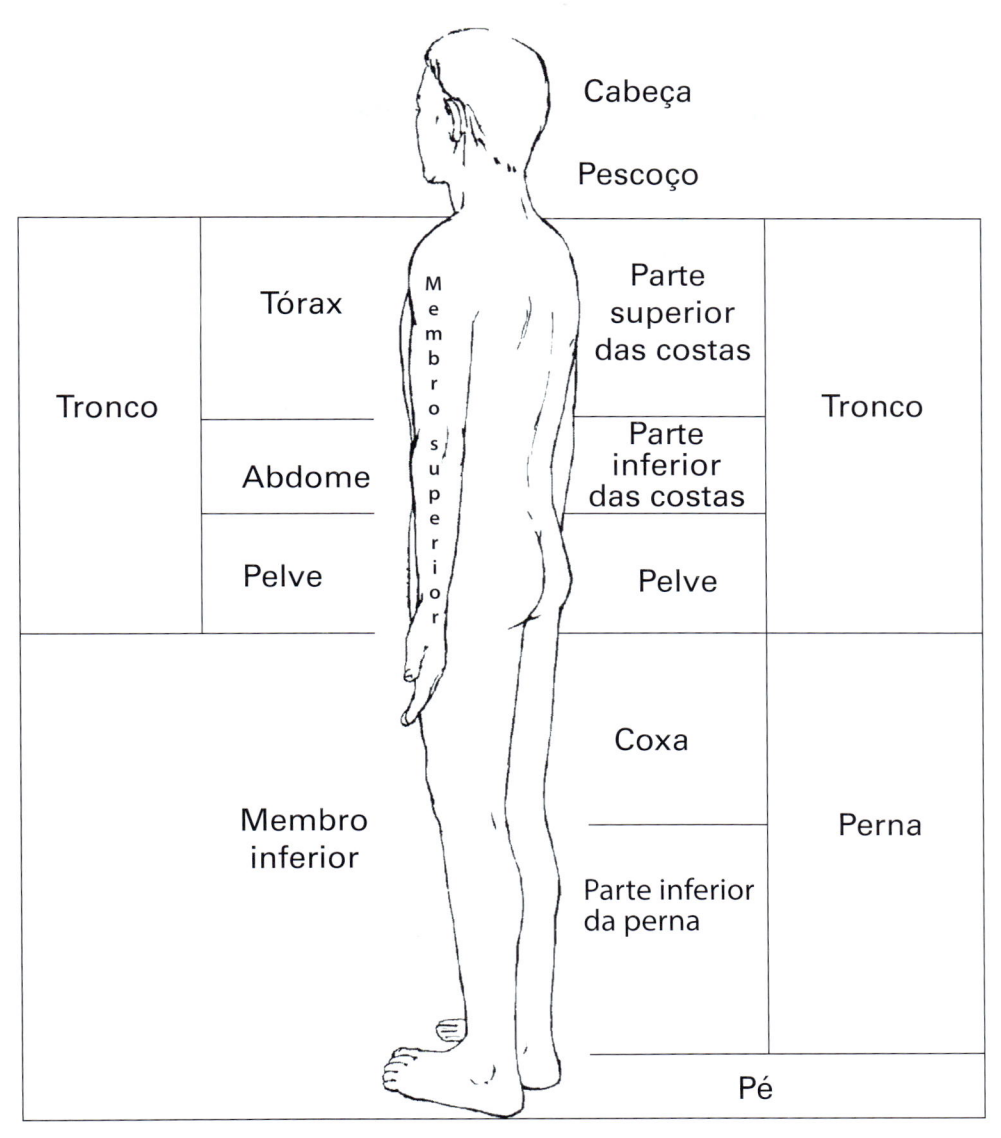

FIGURA 1.1 Terminologia comum para descrever posições anatômicas, eixos, planos e movimentos das articulações.

Os movimentos da escápula, da clavícula e do polegar são exceções a essas definições gerais.

Planos

Os três planos básicos de referência são derivados das dimensões do espaço e formam ângulos retos entre si (Fig. 1.3):[16]

1 O *plano sagital* é vertical e se estende da frente para trás, derivando seu nome da direção da sutura sagital do crânio. Também pode ser chamado de plano anteroposterior. O plano sagital mediano, ou *médio sagital*, divide o corpo em partes direita e esquerda.

2 O *plano coronal* é vertical e se estende de um lado a outro, derivando seu nome da direção da sutura coronal do crânio. Também é chamado de plano frontal ou lateral e divide o corpo em uma porção anterior e outra posterior.

3 O *plano transverso* é horizontal e divide o corpo em porções superior (cranial) e inferior (caudal).

Movimentos

Movimentos no plano coronal

Os movimentos de abdução, adução e flexão lateral ocorrem no plano coronal em torno de um eixo sagital. O eixo sagital posiciona-se em um ângulo reto com o plano coronal.

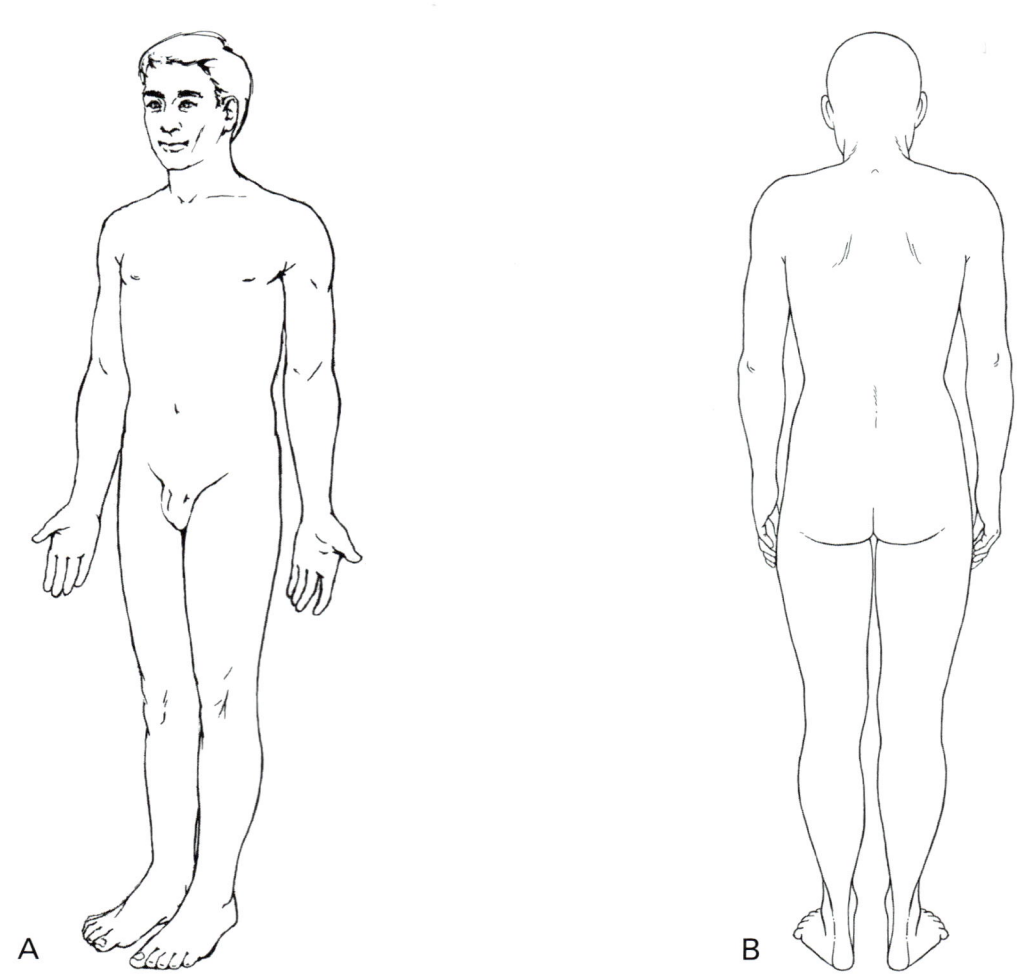

FIGURA 1.2 Posição anatômica de referência para definições e descrições de planos e eixos corporais: *A*: Anterior; *B*: Posição zero (posterior).

Abdução e adução. A abdução é o movimento afastando-se do plano sagital médio do corpo, e a adução é o movimento em direção a esse plano; isso vale para todas as articulações dos membros, exceto o polegar e os dedos da mão e do pé (Figs. 1.4 e 1.5).[16] Os movimentos do polegar estão referenciados ao plano da palma da mão. A abdução e a adução dos dígitos 2 a 5 são movimentos em direção à linha axial que se estende até o terceiro dígito. No caso dos dedos do pé, a linha axial se estende até o segundo artelho.

Flexão lateral. A flexão lateral denota o movimento de abdução e adução dedicado à coluna vertebral, que resulta em mudanças na posição da cabeça, do pescoço e do tronco.

Movimentos no plano sagital

Os movimentos de flexão e extensão ocorrem no plano sagital em torno de um eixo coronal. O eixo coronal encontra-se em um ângulo reto com o plano sagital.

Flexão e extensão. Em um estágio inicial do desenvolvimento embrionário, os membros do embrião estão direcionados ventralmente, as superfícies flexoras medialmente e os hálux e polegares cranialmente. Mais tarde no desenvolvimento, os membros giram 90° na articulação da cintura, de modo que os polegares rodam lateralmente e as superfícies flexoras dos membros superiores ventralmente, enquanto os hálux rodam medialmente e as superfícies flexoras dos membros inferiores dorsalmente. Como resultado dessa rotação de 90° dos membros em direções opostas, o movimento que aproxima a mão e a superfície anterior do antebraço é denominado flexão, porque é realizado pelos músculos flexores. O movimento que aproxima o pé e a superfície anterior da perna é denominado extensão, porque é realizado pelos músculos extensores. Ver Figuras 1.6 e 1.7.

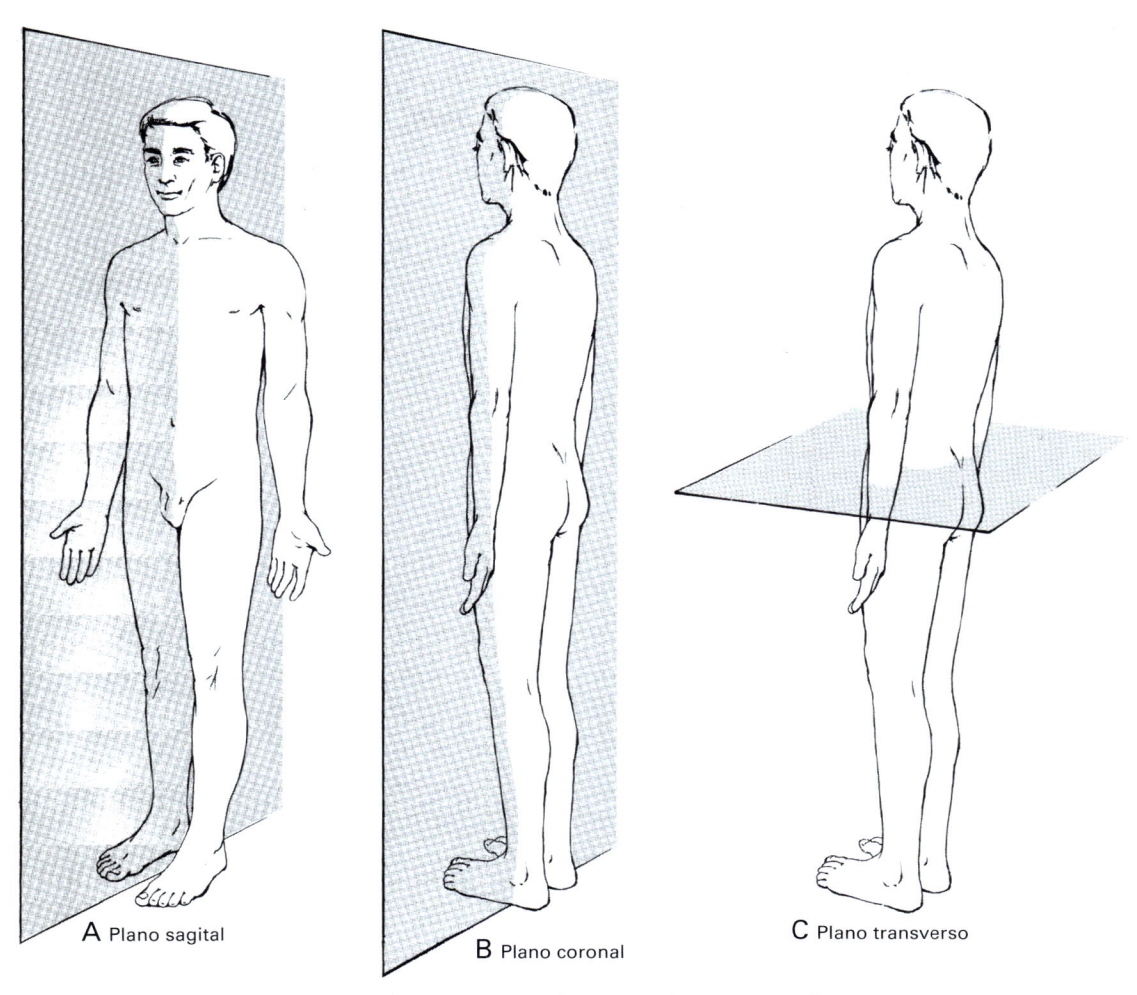

A Plano sagital
B Plano coronal
C Plano transverso

FIGURA 1.3 Três planos básicos de referência: **A**: Sagital; **B**: Coronal; **C**: Transversal.

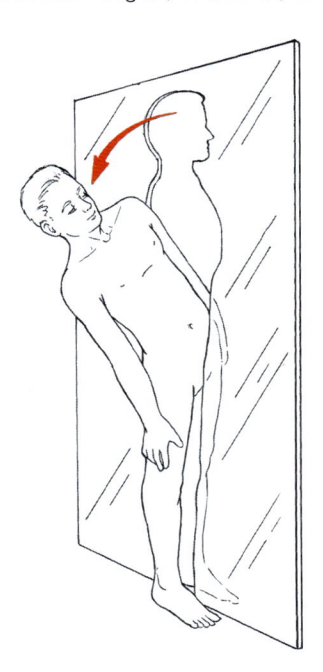

FIGURA 1.4 O corpo curvando-se no plano coronal.

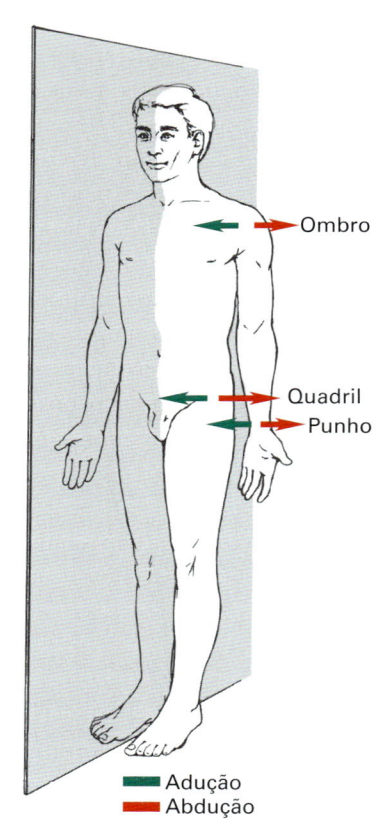

FIGURA 1.5 Pontos de abdução e adução do corpo no plano sagital.

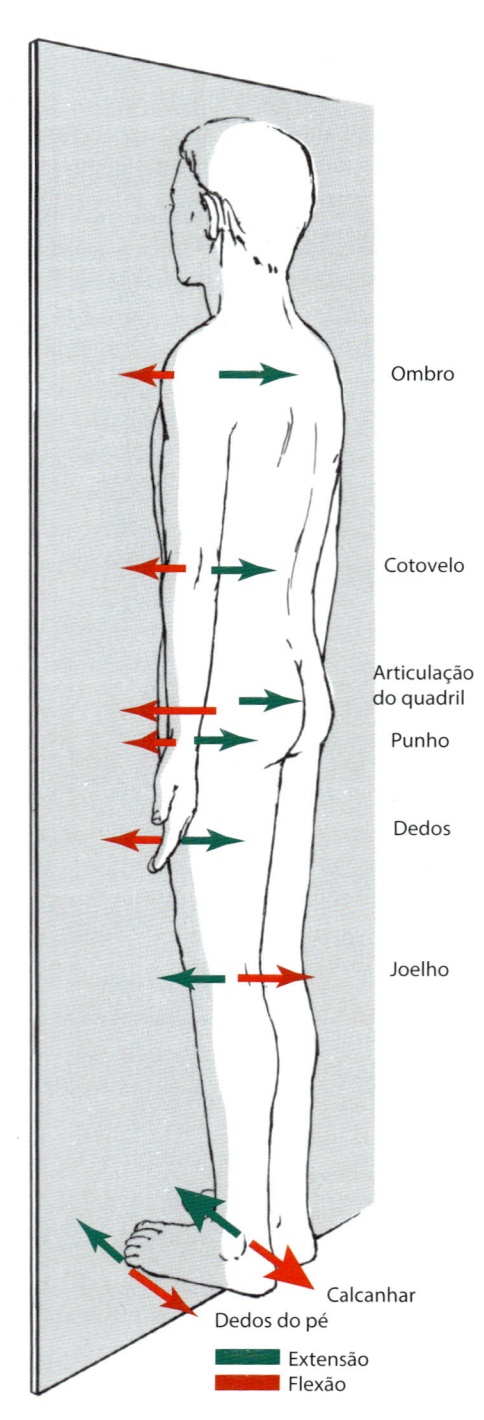

FIGURA 1.7 Pontos de flexão e extensão do corpo no plano coronal.

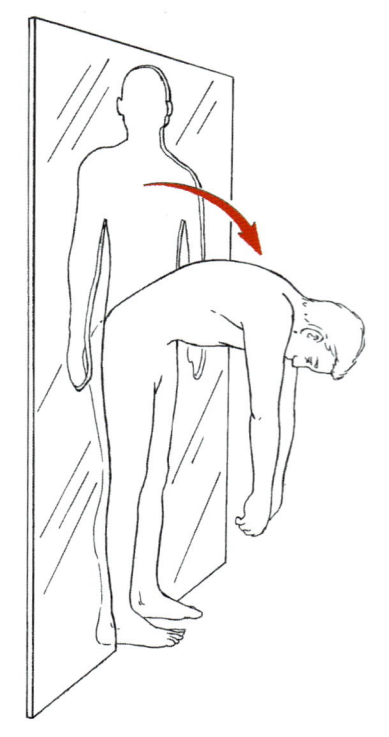

FIGURA 1.6 O corpo curvando-se no plano sagital.

A *flexão* é o movimento de inclinação para a frente (i.e., na direção anterior) das articulações da coluna vertebral, membro superior e quadril, e o movimento na direção posterior do joelho, do tornozelo e das articulações dos dedos do pé.

A *extensão* é o movimento na direção oposta à flexão (i.e., na direção posterior) das articulações da coluna vertebral, membro superior e quadril, e movimentos na direção anterior do joelho, do tornozelo e das articulações dos dedos do pé, retornando o corpo à posição anatômica. A diferença ocorre porque o padrão de desenvolvimento dos membros inferiores difere daquele dos membros superiores.

Hiperextensão é o termo usado para descrever o movimento excessivo na direção da extensão, como na hiperextensão dos joelhos. Também é usado para se referir ao aumento da curvatura lombar, como na hiperlordose com inclinação pélvica anterior, ou ao aumento da curvatura cervical, como no caso de uma posição anteriorizada da cabeça. Nesses casos, a amplitude de movimento ao longo da qual as partes lombar ou cervical da coluna se movem não é excessiva, mas a posição de extensão vai além do desejável do ponto de vista postural.

Movimentos no plano transverso

Rotação. A rotação refere-se ao movimento em torno de um eixo longitudinal, no plano transverso, para todas as regiões do corpo, exceto a escápula e a clavícula. O eixo *longitudinal* é vertical, estendendo-se na direção craniocaudal.

Nos membros, a rotação ocorre em torno do eixo anatômico, exceto no caso do fêmur, que gira em torno de um eixo mecânico. Nos membros, a superfície anterior do membro é usada como área de referência. A rotação da superfície anterior em direção ao plano sagital médio do corpo é denominada rotação *medial*, e afastando-se do plano sagital médio é chamada de rotação *lateral* (Fig. 1.8).

Como a cabeça, o pescoço, o tórax e a pelve giram em torno de eixos longitudinais na área sagital média, a rotação não pode ser nomeada em referência ao plano sagital médio. A rotação da cabeça e do tórax é descrita como uma rotação para a direita ou para a esquerda. A rotação da pelve também pode ser descrita como sendo no sentido horário ou anti-horário. Com o plano transverso como referência e considerando o ponto médio anterior estando em 12 horas, a rotação no *sentido horário* ocorre quando o lado esquerdo do tórax ou da pelve está mais anterior do que o direito, e a rotação no *sentido anti-horário* ocorre quando o lado direito está mais adiante.

Inclinação. A inclinação descreve certos movimentos da escápula e da pelve. A pelve pode inclinar-se na direção anterior ou posterior em torno de um eixo coronal. A inclinação anterior da pelve resulta em extensão

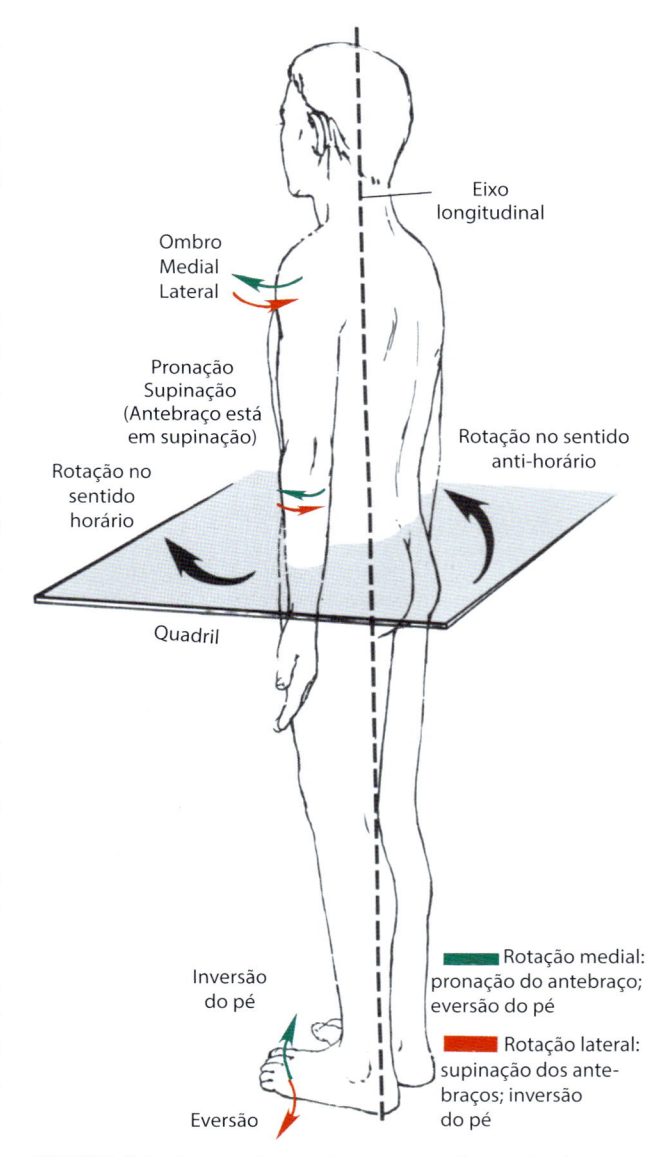

FIGURA 1.8 Pontos de rotação em torno de um eixo longitudinal no plano transverso.

da parte lombar da coluna; a inclinação posterior resulta em flexão (achatamento) da parte lombar.

A pelve também pode inclinar-se lateralmente, movendo-se em torno de um eixo sagital. A inclinação lateral da pelve é denominada alta de um lado ou baixa do outro e será acompanhada pela flexão lateral da parte lombar ipsilateral ou contralateral.

Como a pelve às vezes se move em bloco, uma inclinação pode ser anterior, posterior ou lateral. Uma inclinação anterior ou posterior ocorreria no plano sagital, e uma inclinação lateral ocorreria no plano coronal. A rotação da pelve ocorreria no plano transverso, como mostrado na Figura 1.8.

Com a escápula em posição neutra, pode haver inclinação anterior, mas não posterior, embora o retorno da inclinação anterior possa ser assim chamado.

Movimentos combinados

Circundução. A circundução é um movimento que combina sucessivamente flexão, abdução, extensão e adução; o segmento movido descreve um cone. A extremidade proximal do membro forma o ápice do cone, atuando como pivô, e a extremidade distal circunscreve um círculo. Esses movimentos são possíveis apenas em articulações esferoides, elipsoides e selares.

SISTEMA MUSCULOESQUELÉTICO

O sistema musculoesquelético é composto por **músculos** estriados, vários tipos de **tecido conjuntivo** e o **esqueleto**. Esse sistema fornece os componentes essenciais para a força, flexibilidade e estabilidade na sustentação do peso.

Os ossos do esqueleto são unidos por **ligamentos**, que são faixas (lâminas) fibrosas e fortes de tecido conjuntivo. Eles são flexíveis, mas não extensíveis. Alguns ligamentos limitam o movimento a ponto de deixar a articulação imóvel; outros possibilitam liberdade de movimento. Os ligamentos são classificados como **capsulares**, **extracapsulares** e **intracapsulares**. Eles contêm terminações nervosas que são importantes em mecanismos reflexos e na percepção de movimento e posição. Os ligamentos podem diferir do ponto de vista da função mecânica. Por exemplo, um ligamento colateral é de tipo extracapsular e permanece tenso durante toda a amplitude de movimento articular, enquanto um ligamento cruzado (como da articulação do joelho) fica frouxo durante alguns movimentos e tenso em outros.

As **fibras dos músculos esqueléticos** são classificadas principalmente em dois tipos: tipo I (contração lenta, vermelha) e tipo II (contração rápida, branca). A maioria dos músculos apresenta um misto desses dois tipos de fibras. Em geral, porém, predomina um tipo, e o tipo predominante depende das propriedades contráteis do músculo como um todo. As fibras de tipo I parecem predominar em alguns músculos posturais, como o eretor da espinha e o sóleo. As fibras de tipo II normalmente predominam em músculos dos membros, nos quais são necessárias forças rápidas e potentes. Contudo, essas proporções variam na população, especialmente no que diz respeito ao desenvolvimento e ao envelhecimento.

Os músculos esqueléticos constituem aproximadamente 40% do peso corporal e estão ligados ao esqueleto por aponeuroses, fáscias ou tendões.

Aponeuroses são lâminas de tecido conjuntivo denso de coloração branca e brilhante. Elas compõem as amplas origens do músculo latíssimo do dorso. Os músculos oblíquos externo e interno do abdome estão ligados à linha alba por meio de aponeuroses. O músculo palmar longo se insere na aponeurose palmar e a tensiona.

Uma **fáscia** pode ser de dois tipos: **superficial**, que fica abaixo da pele e possibilita sua livre movimentação, e **profunda**, que envolve, abrange e separa os músculos. Algumas fáscias profundas fornecem inserções para músculos. Por exemplo, o trato iliotibial é uma forte banda de fáscias profundas que fornece inserções para o músculo tensor da fáscia lata na tíbia e para o músculo glúteo máximo no fêmur e na tíbia. A fáscia toracolombar fornece inserção para o músculo transverso do abdome.

Tendões são faixas fibrosas brancas que prendem os músculos aos ossos. Têm grande resistência à tração, mas são praticamente inelásticos e resistentes ao alongamento. Os tendões têm poucos vasos sanguíneos, mas são supridos por fibras nervosas sensitivas que terminam nos órgãos de Golgi, próximo à junção musculotendínea. Em lesões decorrentes de um alongamento brusco, o músculo provavelmente é afetado e às vezes a inserção do tendão no osso também é envolvida. Por exemplo, a inserção do músculo fibular curto na base do quinto metatarsal pode ser rompida em uma lesão por inversão do pé. Os tendões também podem se romper. Quando o tendão do calcâneo se rompe, ocorre retração dos músculos gastrocnêmio e sóleo, com presença de espasmo e dor aguda.

Articulações: definições e classificação

A **articulação** é definida como a união ou junção entre dois ou mais ossos. Pode ser classificada em três tipos morfológicos gerais: articulações fibrosas, cartilaginosas e sinoviais.[17,18] São sustentadas por tecido fibroso, cartilaginoso ou sinovial e em geral são nomeadas de acordo com os ossos que a compõem.

Em algumas articulações, os ossos são mantidos tão próximos que não ocorre qualquer movimento apreciável. Elas fornecem grande estabilidade. Outras articulações proporcionam estabilidade em uma direção e liberdade de movimento na direção oposta, e algumas acomodam liberdade de movimento em todas as direções.

Articulações que proporcionam pouco ou nenhum movimento são aquelas que mantêm os dois lados do corpo unidos. A sutura sagital do crânio é considerada uma articulação imóvel, mantida unida por uma forte membrana fibrosa. A sínfise púbica é considerada ligeiramente móvel e mantida unida por fortes membranas **fibrocartilaginosas**.

A maioria das articulações se enquadra na categoria de articulações livremente móveis, unidas por membranas sinoviais. As articulações do cotovelo e do joelho são essencialmente em gínglimo. A estrutura das superfícies articulares e os fortes ligamentos lateral e medial limitam os movimentos para os lados, e os ligamentos e músculos anteriores (cotovelo) e posteriores (joelho) limitam a extensão. Consequentemente, há estabilidade e força na posição estendida. Em contraste, a articulação do ombro é móvel em todas as direções e tem menos estabilidade (Tab. 1.1).

Estrutura macroscópica do músculo

A estrutura macroscópica do músculo ajuda a determinar a ação muscular e afeta a maneira como o músculo responde ao alongamento. As fibras musculares estão dispostas em feixes chamados **fascículos**. A disposição dos fascículos e suas inserções nos tendões varia estruturalmente. Encontram-se dois tipos principais de arranjo macroscópico: fusiforme e penado. Um terceiro arranjo, em forma de leque, é provavelmente uma modificação dos dois primeiros, mas tem uma significância clínica distinta. Ver Figura 1.9 A-C.

As fibras **fusiformes** estão essencialmente dispostas em paralelo a uma linha que vai da origem à inserção do músculo, e os fascículos terminam em ambas as extremidades do músculo em tendões planos. As fibras **penadas** se inserem obliquamente no tendão ou nos tendões que se estendem ao longo do comprimento do músculo de um lado (i.e., unipenados) ou ao longo do ventre do músculo (i.e., bipenados).

Outros exemplos e classificações estruturais incluem músculos planos (p. ex., oblíquo externo do abdome), circulares (p. ex., orbicular dos olhos), quadrados (p. ex., quadrado da coxa) e multicabeças/multiventres (bíceps braquial).

O músculo fusiforme longo provavelmente é o mais vulnerável ao alongamento. O movimento articular se dá na mesma direção do comprimento da fibra, e cada componente longitudinal depende de todos os outros. Os músculos penados provavelmente são os menos vulneráveis ao alongamento, tanto porque a fibra muscular

TABELA 1.1 Classificação das articulações

Tecido	Articulação		Movimento	Exemplo
Fibroso	Sinartrose	Sindesmose	Imóvel	Tibiofibular (distal)
		Sutura	Imóvel	Sutura do crânio
		Gonfose	Imóvel	Dente na cavidade óssea
Cartilaginoso	Anfiartrose	Sincondrose	Ligeiramente móvel	Primeira esternocostal
		Sínfise	Ligeiramente móvel	Sínfise púbica
Sinovial	Diartrose	Esferóidea	Todos os movimentos articulares	Ombro[2] e quadril
		Gínglimo	Flexão e extensão	Cotovelo
		Gínglimo modificado	Flexão, extensão e leve rotação	Joelho e tornozelo
		Elipsóidea	Todos exceto rotação e oposição	Metacarpofalângica e metatarsofalângica
		Trocóidea	Supinação, pronação e rotação	Atlantoaxial e radioulnar
		Selar	Todos exceto rotação	Calcaneocuboide e carpometacarpal
		Plana	Deslizamento	Cabeça da fíbula com côndilo lateral da tíbia
		Gínglimo e plana combinados	Flexão, extensão e deslizamento	Temporomandibular

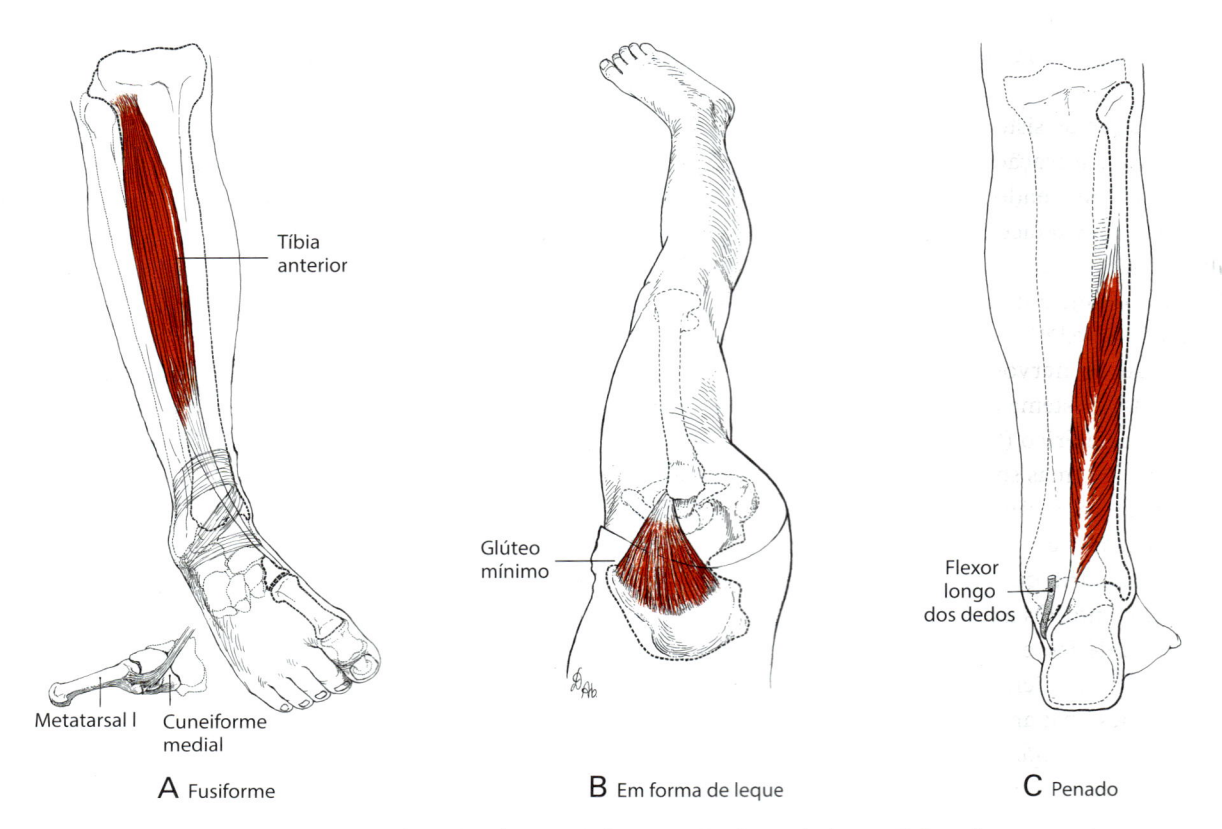

Tíbia anterior

Metatarsal I   Cuneiforme medial

A Fusiforme

Glúteo mínimo

B Em forma de leque

Flexor longo dos dedos

C Penado

FIGURA 1.9   Estrutura macroscópica dos músculos: **A**: Fusiforme; **B**: Em forma de leque; **C**: Penado.

é oblíqua à direção do movimento articular como porque as fibras e os fascículos são curtos e paralelos e, portanto, não dependem de outros segmentos para a continuidade da ação.

O músculo em forma de leque tem vantagens e desvantagens dos músculos fusiformes e penados. Trata-se de um grupo de músculos dispostos lado a lado de modo a formar uma unidade em forma de leque. Cada segmento é independente porque tem sua própria origem com uma inserção comum. Por exemplo, no músculo peitoral maior – que tem forma de leque – a parte clavicular pode não ser afetada, mas a parte esternal pode ficar paralisada em uma lesão medular.

De acordo com o *Gray's Anatomy*, a "disposição dos fascículos se correlaciona com a potência dos músculos. Aqueles que, comparativamente, apresentam poucos fascículos estendidos ao longo do comprimento do músculo têm maior amplitude de movimento, mas não tanta potência. Os músculos penados, que têm uma grande quantidade de fascículos distribuídos ao longo de seus tendões, têm maior potência, mas menor amplitude de movimento".[17]

Tipos de contração muscular

Todos os tipos de contração serão utilizados durante os procedimentos de avaliação manual dos músculos. Compreender a fase tônica normal dos músculos e grupos musculares será útil durante a triagem e avaliação da postura. A fase *tônica* do músculo refere-se ao seu estado de repouso. Durante essa fase, afirma-se que o músculo repousa em ligeiro estado de contração.

As contrações fásicas do músculo incluem contrações *isotônicas* e *isométricas*. As contrações **isotônicas** envolvem uma mudança no comprimento do músculo que resulta em ação sobre determinada articulação, produzindo assim movimento. Uma contração **isométrica** envolve pouca ou nenhuma mudança no comprimento do músculo, que normalmente não determina uma ação sobre alguma articulação específica e, portanto, não produz movimento. Durante as tarefas funcionais, as ações dos músculos produzirão movimento ao passar por essas fases, utilizando cada tipo de contração de forma orquestrada, de modo a realizar determinada tarefa.

SISTEMA NERVOSO

A atuação do sistema nervoso é fundamental para o controle e a ativação dos músculos, possibilitando a conclusão independente de uma tarefa. O sistema nervoso detecta alterações ambientais internas e externas que impactam o corpo e, em seguida, trabalha em conjunto com outros sistemas para responder em conformidade.[18,19]

O sistema nervoso é composto por duas divisões primárias: o sistema nervoso central (SNC) e o sistema nervoso periférico (SNP). As subdivisões do SNP incluem os sistemas somático, autônomo e entérico. Os dois primeiros serão discutidos brevemente a seguir.

O sistema nervoso somático é considerado um sistema voluntário que possibilita o controle consciente do movimento. Os neurônios motores inervam o músculo esquelético e os neurônios sensitivos fornecem *feedback* do ambiente por meio de receptores na pele, nos tendões e nas articulações por meio de mecanismos de *feedback* e *feedforward*.

O sistema nervoso autônomo é um sistema involuntário que facilita a função visceral. Neurônios motores inervam o músculo cardíaco e o músculo liso encontrado nas glândulas, nos vasos sanguíneos e em outros órgãos do corpo. O sistema autônomo é ainda dividido em sistemas parassimpático e simpático. O sistema parassimpático é responsável pela manutenção ou retorno a um nível de homeostase, enquanto o sistema simpático é ativado em resposta ao estresse.

Este livro focará a transição do SNC para o SNP e sua integração com a função muscular. Os tipos de nervos periféricos incluem os nervos espinais e os nervos cranianos.

Nervos espinais

Existem 31 pares de **nervos espinais**. Trata-se de nervos mistos que se originam da medula espinal. Cada um dos 31 pares de nervos espinais emerge da medula espinal por duas **raízes nervosas** espinais. A **raiz ventral** é composta por neurônios motores, e a **raiz dorsal** é composta por neurônios sensitivos. Essas raízes se unem conforme se aproximam do forame intervertebral, formando o nervo espinal. Um **segmento** espinal é o componente da medula espinal que dá origem a cada par de nervos espinais. Cada nervo espinal contém fibras motoras e sensitivas numeradas de acordo com um segmento espinal único.

Logo depois de o nervo espinal emergir pelo forame, ele se divide em um **ramo primário dorsal** e um **ramo primário ventral**. Os ramos dorsais são direcionados posteriormente, e as fibras sensitivas e motoras inervam a pele e os músculos extensores do pescoço e do tronco. Os ramos ventrais, exceto aqueles da região torácica, contêm as fibras nervosas que formam os plexos nervosos.

Plexos nervosos: definições

O termo **plexo** vem da palavra latina *plectere*, que significa trança. Um **plexo nervoso** resulta da divisão, reunião e entrelaçamento de nervos em uma complexa rede. Ao descrever as origens, componentes e ramos terminais de um plexo, os termos **nervos**, **raízes** e **medula** são usados com significado duplo. Existem nervos espinais e nervos periféricos, raízes de nervos espinais e raízes dos plexos, e medula espinal e plexos da medula espinal. Para evitar confusão, usam-se palavras modificadoras apropriadas nas descrições a seguir.

Incluíram-se ilustrações dos plexos nos capítulos apropriados: plexo cervical no capítulo destinado ao pescoço, plexo braquial no capítulo que aborda o membro superior e plexos lombar e sacral no capítulo destinado ao membro inferior. Os músculos do tronco recebem inervação diretamente dos nervos torácicos, além de um ramo do plexo lombar.

Os nervos periféricos emergem dos plexos em diversas regiões destes, com ramos terminais que se estendem dos fascículos medial, lateral e posterior. Como resultado do intercâmbio de fibras no interior do plexo, os nervos periféricos contêm fibras de pelo menos dois e, em alguns casos, de até cinco segmentos espinais.

A **medula espinal** situa-se no interior da coluna vertebral, estendendo-se da primeira vértebra cervical ao nível da segunda vértebra lombar.

Distribuição dos segmentos espinais

Anatomistas e médicos perceberam que é muito difícil determinar a distribuição do segmento espinal nos nervos e músculos periféricos. O trajeto dos nervos espinais é obscurecido pelo entrelaçamento das fibras nervosas à medida que passam pelos plexos nervosos. Como é quase impossível determinar o trajeto de uma fibra nervosa individual ao longo do labirinto de seu plexo, as informações relativas à distribuição dos segmentos espinais derivam principalmente da observação clínica. O uso desse método empírico resultou em uma variedade de descobertas sobre as origens segmentares desses nervos e dos músculos que eles inervam. O conhecimento das possíveis variações é importante no diagnóstico e na localização de uma lesão nervosa. Para chamar a atenção para a gama de variações existentes, os Kendall tabularam informações de seis fontes bem conhecidas. (Ver a série de quadros no Apêndice D.)

OUTROS SISTEMAS DO CORPO

Embora os sistemas musculoesquelético e nervoso sejam o foco principal da avaliação manual dos músculos e das avaliações posturais, um profissional perspicaz reconhece que outros sistemas atuam na função muscular normal. Esses sistemas incluem os sistemas circulatório, respiratório, tegumentar, digestório, linfático, endócrino e renal. A Tabela 1.2 fornece alguns poucos exemplos de como esses sistemas podem impactar na função muscular.

AVALIAÇÃO MANUAL (PROCEDIMENTO, OBJETIVIDADE, GRADAÇÃO)

TESTES DE FORÇA MUSCULAR

Classificação de Kendall para os músculos

Teste de força muscular

Classe I. Músculos monoarticulares que encurtam ativamente (i.e., contração concêntrica) ao longo da amplitude até a conclusão do movimento articular e exibem força máxima no final da amplitude (i.e., curtos e fortes).

Exemplos: Músculos tríceps braquial, cabeças medial e lateral; deltoide; peitoral maior; três músculos monoarticulares do polegar; glúteo máximo; iliopsoas; e sóleo.

Classe II. Músculos biarticulares e poliarticulares que atuam como músculos monoarticulares, encurtando ativamente sobre ambas ou todas as articulações simultaneamente e exibindo força máxima no final da amplitude (i.e., curtos e fortes).

TABELA 1.2 Sistemas corporais e seu impacto na função muscular

Sistema	Componentes	Potencial impacto na função muscular	Manifestação
Circulatório	Coração, grandes vasos, artérias, veias, capilares	A diminuição da nutrição, da eliminação de metabólitos e do suprimento de O_2 no estado contraído diminui o fluxo sanguíneo	Diminuição da força muscular, atrofia, dor
Respiratório	Pulmões, vias respiratórias, vasos pulmonares	Diminuição no suprimento de O_2, limitação na eliminação de CO_2	Diminuição da força muscular, atrofia, dor
Tegumentar	Pele, cabelo	Cicatrizes	Limitação na amplitude de movimento disponível
Digestório	Canal alimentar	Nutrição diminuída, prejuízo no armazenamento de glicogênio no músculo	Diminuição da força muscular, fadiga
Renal	Rins, bexiga, ureteres, uretra	Edema, aumento do peso do membro	Edema
Linfático	Vasos linfáticos, glândulas, baço	Edema, aumento do peso do membro	Edema
Endócrino	Pâncreas, tireoide, glândulas adrenais	Alteração na glicemia, diminuição do armazenamento de glicogênio no músculo, miopatias hipo/hipertireoidianas, fraqueza/perda muscular proximal na síndrome de Cushing etc.	Diminuição da força muscular, atrofia, diminuição da coordenação

Exemplos: Músculos sartório, tibiais anterior e posterior, e fibulares longo, curto e terceiro.

Classe III. Músculos biarticulares que encurtam sobre uma articulação e se alongam sobre a outra de modo a fornecer uma amplitude média do comprimento muscular total para a contração e força máximas (conforme representado pela curva comprimento-tensão).

Exemplos: Músculos reto femoral, posteriores da coxa e gastrocnêmio.

Classe IV. Músculos biarticulares ou poliarticulares que atuam fisiologicamente em uma direção, mas são impedidos de encurtar demais pela ação coordenada de músculos sinérgicos.

Exemplo de músculo biarticular: O músculo bíceps braquial atua flexionando as articulações do ombro e do cotovelo. Se atuasse flexionando ambas as articulações simultaneamente, o músculo ficaria encurtado demais. Para evitar isso, os músculos extensores de ombro, atuando como sinergistas, estendem a articulação do ombro, alongando assim o bíceps braquial sobre a articulação do ombro quando o cotovelo é flexionado ao máximo por esse músculo.

Exemplo de músculo poliarticular: Se atuassem em uma direção flexionando os punhos e os dedos simultaneamente, os músculos flexores e extensores de dedos encurtariam demais e se tornariam ativamente insuficientes. A natureza, porém, impede que isso aconteça. Na flexão forçada dos dedos, como ao fechar a mão, os músculos flexores encurtam sobre as articulações dos dedos, mas são impedidos de encurtar em todo o seu comprimento pela ação sinérgica dos músculos extensores de punho, que mantêm essa articulação em extensão moderada, desse modo alongando os músculos flexores sobre a articulação do punho para que encurtem com vigor sobre as articulações dos dedos.

Insuficiência passiva

Conforme definido por O'Connell e Gardner:

Sugere-se que um músculo apresenta insuficiência passiva sempre que a amplitude de movimento total de uma ou mais articulações cruzadas pelo músculo é limitada pelo comprimento desse músculo, e não pela disposição dos ligamentos ou estruturas da articulação em si.[20]

Conforme definido por Kendall:

Insuficiência passiva. Presença de um músculo biarticular (ou poliarticular) curto; o comprimento do músculo não é suficiente para possibilitar uma *extensibilidade normal* sobre ambas as articulações simultaneamente, como ocorre, por exemplo, no caso de músculos posteriores da coxa encurtados.

> **Observação:** De acordo com ambas as definições, o termo **insuficiência passiva** refere-se à falta de comprimento muscular. Em contrapartida, o termo **insuficiência ativa** refere-se à falta de força muscular.

Insuficiência ativa

Conforme definido por O'Connell e Gardner:

Se um músculo que cruza duas ou mais articulações produz movimento simultâneo em todas essas articulações, logo alcança um comprimento no qual não é mais capaz de produzir uma quantidade útil de força. Nessas condições, diz-se que o músculo está *ativamente insuficiente*. Um exemplo dessa insuficiência ocorre quando se tenta alcançar a extensão total de quadril com flexão máxima do joelho. Os biarticulares músculos posteriores da coxa são incapazes de encurtar o suficiente para produzir uma amplitude completa de movimento em ambas as articulações simultaneamente.[20]

Conforme definido por Kendall:

Insuficiência ativa. Incapacidade de um músculo biarticular (ou poliarticular) Classe III ou IV de produzir uma força efetiva quando colocado em uma posição totalmente encurtada. O mesmo significado está implícito na expressão "o músculo ficou frouxo".

Essas duas definições se aplicam apenas a músculos biarticulares ou poliarticulares. No entanto, a afirmação de que os músculos de uma articulação exibem sua maior força ao final da amplitude de movimento apareceu em todas as cinco edições do livro *Músculos: provas e funções*, de Kendall. Saber em que parte da amplitude de movimento o músculo apresenta maior força é de extrema importância para determinar a posição de teste. Depois de uma análise detalhada, fica evidente que existem quatro classificações (Classes I a IV).

Procedimentos para os testes de força

A ordem em que os músculos são testados é, em grande parte, uma questão de escolha pessoal, mas em geral os testes são organizados de modo a evitar mudanças de posição frequentes e desnecessárias para o indivíduo avaliado (Quadro 1.1). Músculos que estão intimamente relacionados em posição ou ação tendem a aparecer em sequência na ordem de teste, a fim de distinguir as diferenças nos testes. *Como regra geral, os testes de comprimento precedem os testes de força.* Quando a ordem específica dos testes for relevante, isso estará indicado no livro.

Termos usados na descrição dos testes de força muscular

As descrições dos testes de força muscular nos Capítulos 4 a 7 são apresentadas sob os títulos *Paciente, Fixação, Teste* e *Pressão*. Este capítulo discute cada um desses tópicos detalhadamente a fim de destacar seu significado específico em relação a testes de força muscular precisos.

Paciente

Na descrição de cada teste de força muscular, esse título é seguido pela posição em que o paciente é colocado para realizar o teste desejado. A posição é importante para o teste em dois aspectos. Primeiro, na medida em que isso for prático, a posição do corpo deve permitir o movimento contra a gravidade de todos os músculos nos quais a gravidade é um fator que influencia na gradação. Em segundo lugar, o corpo deve ser colocado em uma posição tal que os segmentos que não estão sendo testados permaneçam tão estáveis quanto possível. (Esse ponto é discutido mais adiante em *Fixação*.)

Em todos os testes de força muscular, o conforto do paciente e o manejo inteligente dos músculos afetados são fatores importantes. Em alguns casos, o conforto do paciente ou a condição dos músculos afetados exigirá alguma modificação na posição de teste. Por exemplo, insistir em uma posição contra a gravidade pode fazer com que o paciente seja posicionado em uma posição absurda. O decúbito lateral, que oferece a melhor posição de teste para vários músculos, pode ser desconfortável e resultar em tensão em outros músculos.

Fixação

Este título refere-se à estabilidade do corpo ou parte do corpo necessária para garantir uma avaliação precisa de um músculo ou grupo muscular. A fixação envolve a estabilização (i.e., manter-se estável ou manter-se fixo), o suporte (i.e., sustentar-se) e a contrapressão (i.e., pressão igual e oposta). A fixação será influenciada pela firmeza da maca, peso corporal do paciente, posicionamento e técnica/habilidade do avaliador e, em alguns testes, pelos músculos que fornecem a fixação.

A fixação adequada depende em grande parte do posicionamento do paciente e da firmeza da maca examinadora, que oferece grande parte do suporte necessário. O teste e a gradação da força não serão precisos se a maca em que o paciente estiver deitado for muito

---

QUADRO 1.1

Regras básicas de procedimento que se aplicam ao teste de força muscular

1. Coloque o indivíduo em uma posição que ofereça a melhor fixação do corpo como um todo (geralmente em decúbito dorsal, ventral ou lateral).
2. Estabilize o segmento proximal à parte testada ou, como no caso da mão, adjacente à parte testada. A especificidade dos testes exige estabilização.
3. Coloque a parte a ser testada em uma posição precisa para o teste contra a gravidade, sempre que apropriado, a fim de ajudar a obter a ação muscular desejada e auxiliar na gradação.
4. Use movimentos de teste no plano horizontal ao avaliar músculos que estão fracos demais para atuar contra a gravidade. Use movimentos de teste em posições contra a gravidade na maioria dos testes de força dos músculos do tronco nos quais o peso corporal oferece resistência suficiente.
5. Aplique pressão diretamente oposta à linha de tração do músculo ou segmento muscular que está sendo testado. Assim como na posição contra a gravidade, a direção da pressão ajuda a obter a ação muscular desejada.
6. Aplique pressão de maneira gradual, mas não muito lenta, permitindo que o indivíduo "se prepare e se mantenha". Aplique uma pressão uniforme; evite a pressão localizada, que pode causar desconforto.
7. Use uma alavanca longa sempre que possível, a menos que contraindicado. O comprimento da alavanca é determinado pela localização da pressão ao longo do braço de alavanca. O uso de uma alavanca longa possibilita melhor discriminação da força para fins de gradação.
8. Use uma alavanca curta se os músculos intervenientes não fornecerem fixação suficiente para o uso de uma alavanca longa.

almofadada e flexível ou se ele estiver em um colchão macio que cede à medida que o examinador aplica pressão.

O peso corporal pode fornecer a fixação necessária. Como o peso do corpo é um fator importante a conferir estabilidade, a posição horizontal, seja em decúbito dorsal, ventral ou lateral, oferece a melhor fixação para a maioria dos testes. Nos membros, o segmento corporal proximal à parte testada deve estar estável.

O examinador pode estabilizar os segmentos proximais em testes dos músculos dos dedos, punho, artelhos e pés, mas em outros testes o peso corporal deve ajudar a estabilizar o segmento proximal. Em alguns casos, o examinador pode oferecer fixação além do peso do segmento proximal. Pode ser necessário segurar um segmento firmemente na maca para que a pressão aplicada na parte distal (mais o peso desse segmento) não desloque o peso do segmento proximal. Nos testes de rotação, é necessário que o examinador aplique contrapressão para garantir a realização precisa do teste.

Em alguns testes, a fixação é feita por músculos. Os músculos que fornecem fixação não cruzam a mesma articulação ou articulações do músculo que está sendo testado. Os músculos que estabilizam a escápula durante os movimentos dos braços e que estabilizam a pelve durante os movimentos das pernas são chamados de **músculos de fixação**. Eles não atuam diretamente no movimento de teste, mas estabilizam a escápula móvel no tronco ou a pelve no tórax e, assim, possibilitam que o músculo testado tenha uma origem firme contra a qual tracionar. Da mesma maneira, os músculos abdominais anteriores fixam o tórax à pelve enquanto os músculos flexores anteriores do pescoço são acionados para levantar a cabeça para a frente em flexão a partir do decúbito dorsal.

Músculos que têm ação antagônica proporcionam fixação ao evitar movimentos articulares excessivos. Esse princípio é ilustrado pela fixação que os músculos lumbricais e os interósseos conferem ao restringir a hiperextensão na articulação metacarpofalângica durante a extensão dos dedos. Na presença de músculos lumbricais e interósseos fracos, a tração de um músculo extensor dos dedos forte resulta em hiperextensão dessas articulações e flexão passiva das articulações interfalângicas. Contudo, essa hiperextensão não ocorre e os dedos podem ser estendidos normalmente se o examinador impedir a hiperextensão das articulações metacarpofalângicas por meio de uma fixação equivalente à dos músculos lumbricais e interósseos.

Quando os músculos de fixação estão muito fracos ou muito fortes, o examinador pode mimetizar uma estabilização normal auxiliando ou restringindo o movimento do segmento em questão. O examinador deve ser capaz de diferenciar entre a ação normal desses músculos na fixação e as ações anormais que ocorrem quando há compensação ou desequilíbrio muscular.

Teste

Nos testes de força muscular, a fraqueza deve ser diferenciada da restrição na amplitude de movimento. Frequentemente, um músculo não é capaz de realizar um movimento em toda a sua amplitude articular. Pode ser que ele esteja fraco demais para completar o movimento ou pode ser que a amplitude de movimento esteja restrita pelo encurtamento de músculos, da cápsula ou de estruturas ligamentares. O examinador deve levar passivamente o segmento ao longo da amplitude de movimento para determinar se existe alguma restrição. Se não houver restrição, então a falha do indivíduo em manter a posição de teste pode ser interpretada como uma fraqueza, a menos que haja frouxidão articular ou tendínea.

Ao testar músculos monoarticulares dos quais se espera a capacidade de manter o segmento em posição no final da amplitude de movimento, o examinador deve distinguir entre fraqueza muscular e insuficiência tendínea. Por exemplo, o músculo quadríceps femoral pode ser forte, mas ser incapaz de estender totalmente o joelho porque o tendão patelar ou o tendão do quadríceps está alongado demais.

As avaliações dos músculos devem considerar fatores sobrepostos, como articulações frouxas e instáveis. Nesses casos, é difícil avaliar o grau de fraqueza muscular real. Do ponto de vista funcional, o músculo está fraco e deve ser classificado dessa maneira. Contudo, quando o músculo apresenta uma contração forte, é importante que isso seja reconhecido como algo que pode ser melhorado. Em um músculo que não atua corretamente por causa de uma instabilidade articular e não pela fraqueza do músculo em si, o tratamento deve ser direcionado a corrigir o problema articular e aliviar a tensão no músculo. Por exemplo, não é incomum que o músculo deltoide apresente uma contração "plena" de todo o ventre muscular, mas seja incapaz de levantar o peso do braço. Esse músculo deve ser protegido da tensão pela aplicação de um suporte adequado com o propósito expresso de permitir que as estruturas articulares encurtem à sua posição normal. A falha em distinguir entre uma fraqueza muscular real e outra aparente resultante da instabilidade articular pode privar o paciente de receber o tratamento adequado.

Posição de teste. Trata-se da posição em que o segmento é colocado pelo examinador e mantido (se possível) pelo paciente. É a posição usada com o propósito de avaliar a força da maior parte dos músculos, pois o segmento e a musculatura relevante estarão alinhados de modo que se possa testar com precisão a força desse músculo.

A **posição de teste ideal** é no final da amplitude para músculos monoarticulares e para músculos biarticulares ou poliarticulares que atuam como músculos monoarticulares. A posição de teste ideal para outros músculos biarticulares ou poliarticulares é na amplitude média do comprimento total, de acordo com o princípio de comprimento-tensão.

O uso da posição de teste também possibilita ao examinador detectar movimentos compensatórios. Quando há fraqueza muscular, outros músculos são imediatamente acionados na tentativa de manter uma posição semelhante à posição de teste. A mudança visível da posição de teste indica um movimento compensatório.

Colocar o segmento na posição de teste agiliza a gradação da força muscular. À medida que o indivíduo se esforça para manter a posição de teste, determina-se imediatamente a capacidade ou incapacidade de manter a posição contra a gravidade. Se o indivíduo não for capaz de manter a posição, o examinador testa a força abaixo do grau regular. Se a posição for mantida, o examinador aplica pressão para uma gradação acima do regular (Tab. 1.3).

TABELA 1.3 Código para gradação da força muscular

	Função do músculo	Graus de força muscular e símbolos			
Nenhum movimento	Nenhuma contração é sentida ou vista no músculo	Zero	0	0	0	0
	O tendão torna-se proeminente ou é sentida uma contração fraca no músculo, sem movimento visível	Traço	T	1	T	
Manutenção no plano horizontal*	Movimento ao longo da amplitude parcial de movimento	Ruim–	R–	2–	1	+
	Movimento ao longo da amplitude total de movimento para o músculo que está sendo testado	Ruim	R	2	2	
	Resiste contra uma pressão leve na posição de teste**	Ruim+	R+	2+	3	
Testes na posição antigravitacional	Move-se ao longo da amplitude parcial de movimento contra a força da gravidade	Ruim+	R+	2+	3	
	Ocorre perda gradual da posição de teste	Regular–	REG–	3–	4	
	Mantém a posição de teste (sem pressão adicional)	Regular	REG	3	5	++
	Mantém a posição de teste contra leve pressão	Regular+	REG+	3+	6	
	Mantém a posição de teste contra pressão leve a moderada	Bom–	B–	4–	7	
	Mantém a posição de teste contra pressão moderada	Bom	B	4	8	+++
	Mantém a posição de teste contra pressão moderada a forte	Bom+	B+	4+	9	
	Mantém a posição de teste contra pressão forte	Normal	N	5	10	++++

* Idealmente, o suporte à parte que está sendo testada deve ser fornecido por uma superfície firme e lisa, que minimize a resistência ao movimento no plano horizontal, como uma prancha com talco.

** O teste para um grau regular+ no plano horizontal requer que o músculo sob teste (1) seja capaz de mover a parte ao longo da amplitude de movimento do músculo sem resistência (grau ruim), e então (2) seja capaz de manter a posição de teste contra uma leve pressão na amplitude em que exibe maior força (p. ex., os músculos das Classes I e II devem ser testados no final da amplitude, enquanto os músculos das Classes III e IV devem ser testados na amplitude média do comprimento total do músculo).

De acordo com o Código, o grau mais elevado de movimento de teste na posição contra a gravidade é 3, ou ruim+. Os movimentos de teste para músculos flexores laterais do tronco, abdominais superiores e inferiores e extensores do dorso são exceções. Ver testes específicos para analisar a gradação desses músculos.

O teste dos músculos dos dedos da mão e do pé não depende da força da gravidade. Ver Capítulo 6.

Movimento de teste. Consiste no movimento de um segmento em uma direção determinada e ao longo de um arco de movimento específico. No caso de testes de força de músculos de membros que são fracos demais para atuar contra a gravidade (i.e., músculos graduados como ruins), os testes são feitos no plano horizontal. O movimento de teste também é usado ao testar músculos flexores laterais do tronco, flexores abdominais superiores, extensores do dorso, quadrado do lombo, serrátil anterior (em pé) e gastrocnêmio.

O movimento de teste pode ser usado para certos músculos, como aqueles que cruzam articulações do tipo gínglimo, mas não é prático quando um teste requer uma combinação de duas ou mais posições ou movimentos articulares. É difícil para o paciente assumir uma posição exata seguindo instrução verbal ou imitando um movimento demonstrado pelo examinador. Para um teste preciso, o examinador deve colocar o segmento precisamente na posição de teste desejada.

Pressão

O termo **pressão** é usado ao longo deste livro para se referir à força externa aplicada pelo examinador para determinar a força do músculo capaz de manter a *posição* de teste (i.e., para graus REG+ ou acima).

O termo **resistência** refere-se à força externa que se opõe ao *movimento de teste*. A resistência pode ser a força da gravidade ou uma força exercida pelo examinador. Pode variar de acordo com o peso corporal (i.e., teste dos músculos extensores do dorso), posição dos braços (i.e., teste de músculos abdominais superiores) ou posições das pernas (i.e., teste de músculos abdominais inferiores). Ocasionalmente, o examinador pode oferecer resistência. Um exemplo disso é a tração que o examinador realiza no teste do músculo quadrado do lombo.

O posicionamento, a direção e a quantidade de pressão/resistência são fatores importantes ao testar uma força acima do grau regular. Nas descrições dos testes de força muscular, a pressão é especificada como "contra" ou "na direção". *Contra* refere-se à posição da mão do examinador em relação ao paciente; *na direção* descreve a direção da força que é aplicada diretamente em oposição à linha de tração do músculo ou de seu tendão.

Em algumas ilustrações de testes de força muscular, a mão do examinador foi mantida estendida com o propósito de indicar, visualmente, que a direção da pressão é perpendicular à superfície palmar da mão. A pressão deve ser aplicada apenas na direção indicada. (Não é necessário que a posição específica da mão do examinador mostrada na ilustração seja imitada durante testes de força muscular de rotina.) Não é apropriado deixar a mão estendida ao aplicar pressão em um teste que inclui um componente de rotação.

Assim como a direção da pressão é um componente importante para a realização precisa do teste, a *quantidade* de pressão é o fator determinante na gradação da força acima de um grau regular (ver *Gradação*).

O *local* em que se aplica a pressão depende das inserções musculares, da força dos músculos intervenientes e do braço de alavanca. Como regra geral, a pressão é aplicada próximo à extremidade distal do segmento no qual o músculo está inserido. Por exemplo, a pressão é aplicada próximo à extremidade distal do antebraço durante o teste do músculo bíceps braquial. Exceções a essa regra ocorrem quando a pressão no osso de inserção não fornece um braço de alavanca adequado para que se possa determinar a gradação ou quando um paciente não é capaz de tolerar a aplicação de pressão naquele local por qualquer motivo.

Tanto o comprimento do braço de alavanca como a quantidade de pressão estão intimamente relacionados com a gradação acima de um grau regular. O uso de um braço de alavanca longo dá ao examinador uma vantagem mecânica e possibilita uma gradação mais sensível da força muscular. Se o examinador não tivesse a vantagem do braço de alavanca, os resultados dos testes poderiam ser mais indicativos da falta de força do examinador do que do indivíduo que está sendo testado.

Ao testar músculos fortes, como os abdutores de quadril, é necessário usar um braço de alavanca longo (i.e., colocar pressão em uma região imediatamente proximal ao tornozelo). Ao testar os músculos adutores de quadril, entretanto, é necessário utilizar um braço de alavanca mais curto, colocando pressão logo acima da articulação do joelho, para evitar tensão na área anteromedial dessa articulação.

Ao determinar um grau de força acima do regular nos músculos, deve-se aplicar pressão *gradual*. Deve-se solicitar ao paciente que *se prepare e mantenha* a posição de teste contra a pressão do examinador. O examinador não é capaz de avaliar o grau de força a menos que a pressão seja aplicada gradualmente, pois uma pressão leve aplicada repentinamente pode interromper a ativação de um músculo forte. A gradação da força envolve uma avaliação subjetiva com base na quantidade de pressão aplicada. Contudo, as diferenças na força são tão evidentes que um observador que entende de gradação pode estimar a força com alto grau de precisão enquanto observa outro examinador aplicando a pressão.

Compensações

A compensação ocorre quando um ou mais músculos tentam compensar a falta de força em outro músculo ou grupo de músculos. A compensação é um bom indicativo de que o músculo testado está fraco, que não foi utilizada fixação adequada ou que o indivíduo não recebeu instruções apropriadas sobre como realizar o teste. Músculos que normalmente atuam juntos nos movimentos podem operar na compensação. Eles incluem músculos de fixação, agonistas e antagonistas.

A compensação pelos músculos de fixação ocorre especificamente nos movimentos das articulações de ombro e quadril. Os músculos que movem a escápula podem produzir um movimento secundário do braço; os que movem a pelve podem produzir um movimento secundário da coxa. Esses movimentos compensatórios parecem semelhantes – mas não são – aos movimentos das articulações de ombro e quadril.

A proximidade na relação entre os músculos determina sua ação na compensação, na assistência e na estabilização durante testes de músculos individuais. O agrupamento dos músculos de acordo com a ação articular, conforme visto nas tabelas dos Capítulos 6 e 7, foi feito para ajudar o examinador a compreender a ação aliada dos músculos.

A abdução verdadeira da articulação do quadril é realizada pelos músculos abdutores de quadril, com fixação normal pelos músculos laterais do tronco. Quando os abdutores de quadril estão fracos, pode ocorrer abdução aparente pela ação compensatória dos músculos laterais do tronco. A pelve é elevada lateralmente, a perna é levantada da maca, mas não ocorre abdução verdadeira da articulação do quadril.

Os **antagonistas** podem produzir movimentos semelhantes aos movimentos de teste. Se os músculos flexores de dedos estiverem fracos, a ação dos músculos extensores de punho pode produzir flexão passiva dos dedos pela tensão imposta sobre os tendões flexores.

A compensação por outros **agonistas** resulta em um movimento do segmento na direção do agonista mais forte ou em um deslocamento do corpo de um modo que favoreça a tração desse agonista. Por exemplo, durante o teste do músculo glúteo médio em decúbito la-

teral, a coxa tenderá a flexionar se o músculo tensor da fáscia lata estiver tentando compensar um glúteo médio fraco, ou o tronco poderá rodar para trás de modo que o músculo tensor da fáscia lata possa manter uma posição que pareça ser a posição de teste desejada.

Para exames musculares precisos, não se deve permitir nenhuma compensação. A posição ou movimento descrito pelo teste deve ser feito sem deslocar o corpo nem rodar o segmento. Esses movimentos secundários possibilitam que outros músculos compensem um músculo fraco ou paralisado.

Um examinador experiente, consciente da facilidade com que os músculos normais realizam os testes, detectará prontamente as compensações. Ao utilizar a posição de teste em vez do movimento de teste, mesmo um examinador inexperiente é capaz de detectar um deslocamento repentino do corpo ou do segmento resultante de um esforço para compensar uma fraqueza muscular.

Fraqueza, encurtamento e contratura

Este livro inclui nas descrições relativas a cada músculo uma discussão sobre a perda de movimento ou a posição da deformidade resultante da fraqueza ou encurtamento muscular.

Fraqueza é usado como um termo geral que abrange um grau de força que vai de zero a regular em músculos não submetidos à descarga de peso, mas também inclui músculos regulares+ sujeitos a descarga de peso. A fraqueza resultará em perda de movimento se o músculo não for capaz de se contrair o suficiente para mover a parte ao longo da amplitude de movimento parcial ou total.

Uma contratura ou encurtamento resultará em perda de movimento se o músculo não puder ser alongado em toda a sua amplitude de movimento. A **contratura** refere-se a um grau de encurtamento que resulta em perda acentuada na amplitude de movimento. O **encurtamento** refere-se a um grau de encurtamento que resulta em perda leve a moderada da amplitude de movimento.

Em geral, a fraqueza não leva a uma deformidade fixa, a menos que se desenvolvam contraturas nos músculos opositores mais fortes. No punho, por exemplo, uma deformidade fixa não se desenvolverá como resultado da fraqueza dos músculos extensores de punho, a menos que os músculos flexores opositores mantenham o punho em uma posição flexionada.

Um estado de **desequilíbrio muscular** ocorre quando um músculo está fraco e seu antagonista está forte. O mais forte dos dois opositores tende a encurtar, e o mais fraco tende a se alongar. Tanto a fraqueza como o encurtamento podem causar um mau alinhamento. A fraqueza possibilita uma posição de deformidade, enquanto o encurtamento leva a uma posição de deformidade.

Em algumas regiões do corpo, podem desenvolver-se posições de deformidade como resultado da fraqueza, mesmo que os músculos opositores não estejam contraturados. Uma posição hipercifótica da parte superior do dorso pode resultar da fraqueza deste último, independentemente de os músculos anteriores do tronco estarem contraídos. Pode existir uma posição de pronação do pé se os músculos inversores estiverem fracos porque o peso do corpo em pé distorcerá o alinhamento ósseo. Se os músculos fibulares opositores se tornarem contraturados, isso resultará em uma deformidade fixa.

O termo **tenso** tem dois significados. Pode ser usado de forma intercambiável com o termo **encurtado**, ou pode ser usado no sentido de **retesado**, caso em que pode ser aplicado a um músculo encurtado ou alongado. À palpação, músculos posteriores da coxa encurtados e retesados parecerão tensos. Músculos posteriores da coxa alongados e retesados também parecerão tensos. Do ponto de vista da prescrição do tratamento, é muito importante reconhecer a diferença entre músculos alongados e músculos encurtados. Além disso, alguns músculos estão encurtados e permanecem no que parece ser um estado de semicontração. À palpação, eles parecem firmes ou mesmo rígidos, sem estarem retesados. Por exemplo, os músculos posteriores do pescoço e o trapézio descendente em geral estão tensos à palpação em pessoas com má postura na parte superior do tronco, cabeça e ombros.

TESTE DE AMPLITUDE DE MOVIMENTO ARTICULAR E AMPLITUDE DE COMPRIMENTO MUSCULAR

Os termos amplitude de movimento (ADM) articular e comprimento muscular (extensibilidade) têm significados específicos. **Amplitude de movimento articular** refere-se ao número de graus de movimento presentes em uma articulação. As descrições das articulações e os gráficos de mensuração das articulações incluem referências às amplitudes normais de movimento articular. A **amplitude de comprimento muscular**, também expressa em termos de graus de movimento articular, refere-se ao comprimento do músculo.

Para músculos que cruzam apenas uma articulação, a amplitude de movimento articular e a amplitude de comprimento muscular serão iguais. Ambas podem ser normais, limitadas ou excessivas. Em alguns casos, ao medir a amplitude de movimento articular, é necessário permitir que o músculo fique frouxo sobre uma articulação para determinar a amplitude completa de movimento articular na outra. Por exemplo, ao medir a amplitude de flexão da articulação do joelho, o quadril é flexionado a fim de possibilitar que o músculo reto femoral fique frouxo sobre a articulação do quadril e permita a amplitude total de movimento na articulação do joelho. Ao medir a amplitude de flexão da articulação do quadril, flexiona-se o joelho a fim de permitir que os músculos posteriores da coxa fiquem frouxos sobre a articulação do joelho e possibilitem a amplitude total de movimento na articulação do quadril.

Mensuração do movimento articular e do comprimento muscular

É mais fácil e preciso usar um aparelho de medição que possibilite que o braço estacionário do goniômetro repouse sobre a maca e que o examinador coloque o braço móvel alinhado ou paralelo ao eixo do úmero ou do fêmur, conforme o caso. O fulcro será deslocado de modo a permitir essa mudança, mas o ângulo permanecerá o mesmo – como se o braço estacionário fosse mantido paralelo à maca ao longo do tronco, alinhado com a articulação do ombro ou do quadril.

Correlação entre a amplitude articular e o comprimento muscular

Existe uma interessante correlação entre a amplitude total de movimento articular e a amplitude de comprimento muscular escolhida como padrão para os testes de comprimento dos músculos posteriores da coxa e flexores de quadril. Em cada caso, o comprimento muscular adotado como padrão é de aproximadamente 81% da amplitude total de movimento articular das duas articulações cruzadas pelos músculos. A seguir estão as amplitudes articulares consideradas normais:

Quadril – 30° de extensão, 125° de flexão, totalizando 155°

Joelho – 0° (10°) de extensão, 135° de flexão, totalizando 135° (145)°

Total de ambas as articulações – 290°

Teste de comprimento dos músculos flexores de quadril usado como padrão: Em decúbito dorsal, com a região lombar da coluna e o sacro apoiados na maca, articulação do quadril estendida e músculos flexores de quadril alongados a 155° sobre a articulação do quadril. Com o joelho flexionado sobre a extremidade da maca em um ângulo de 80°, os biarticulares flexores de quadril são alongados 80° sobre a articulação do joelho, totalizando 215°. Assim, 215° dividido por 290° é igual a 78,18%, sendo a amplitude do comprimento muscular 81% da amplitude articular total.

Teste de comprimento dos músculos posteriores da coxa usado como padrão: Em decúbito dorsal, com a região lombar da coluna e o sacro apoiados na maca e o membro interior estendido elevado em um ângulo de 80° com a maca. Os músculos posteriores da coxa são alongados a 155° sobre o joelho pela extensão completa e 80° sobre a articulação do quadril pela elevação do membro interior estendido, totalizando 235°. Assim, 235° dividido por 290° equivale a 81%, sendo a amplitude do comprimento muscular 81% da amplitude articular total.

Testes de comprimento muscular

Os testes de comprimento muscular são realizados para determinar se a amplitude do comprimento muscular é normal, limitada ou excessiva. Músculos de comprimento excessivo comumente são fracos e podem permitir o encurtamento adaptativo dos músculos opositores; músculos muito encurtados geralmente são fortes e mantêm os músculos opositores em uma posição alongada.

O teste de comprimento muscular consiste em movimentos que aumentam a distância entre a origem e a inserção, alongando os músculos em direções opostas às ações dos músculos.

O teste preciso do comprimento muscular geralmente requer que o osso de origem esteja em uma posição fixa enquanto o osso de inserção se move na direção do alongamento do músculo. Os testes de comprimento usam movimentos passivos ou ativamente assistidos para determinar até que ponto um músculo pode ser esticado.

Gradação da força muscular

A gradação representa o julgamento de um examinador sobre a força ou fraqueza de um músculo ou grupo muscular. Na avaliação manual dos músculos, a gradação é baseada em um sistema no qual a capacidade de manter o segmento testado em determinada posição contra a gravidade estabelece um grau denominado regular ou equivalente numérico (dependendo dos símbolos de gradação usados). O grau regular é o mais objetivo, porque a força da gravidade é um fator constante.

Para graus acima do regular, aplica-se pressão além da resistência oferecida pela força da gravidade. O **teste de ruptura** (*break test*) é um teste de força muscular para determinar o esforço máximo exercido por um indivíduo que está realizando uma contração isométrica; o examinador aplica um aumento gradual de pressão até o ponto em que o esforço do indivíduo é superado. É usado para determinar graus que vão de regular+ a bom+.

Não se tenta superar o controle do indivíduo se o examinador tiver determinado que a força é normal. Continuar exercendo força até fazer o músculo ceder realizando um teste de ruptura é desnecessário e pode até ser prejudicial.

Os símbolos usados na gradação variam e incluem o uso de palavras, letras, números ou outros sinais. Para evitar listar os equivalentes toda vez que este livro se refere a um grau, utilizam-se os símbolos descritos a seguir.

A **força da gravidade** é uma forma de resistência básica aos testes manuais de força muscular. É usada em testes dos músculos do tronco, do pescoço e de membros. Contudo, influencia em apenas cerca de 60% dos músculos dos membros. Não é necessária em testes dos músculos dos dedos das mãos e dos pés porque a massa do segmento é tão pequena em comparação com a força do músculo que o efeito da gravidade sobre a parte é insignificante. Outro exemplo é a supinação e a pronação do antebraço. São movimentos de rotação em que o efeito da gravidade também não é um fator significativo.

O teste de músculos muito fracos envolve movimentos no plano horizontal sobre uma superfície de apoio em que a resistência da gravidade é diminuída. Para evitar o uso de termos como força da gravidade diminuída/reduzida/minimizada, o livro e o *Código para gradação da força muscular* se referirão a movimentos no plano horizontal.

A gradação detalhada da força muscular é mais importante para o prognóstico do que para o diagnóstico. Pode-se determinar a extensão do envolvimento com gradações simples, como zero, fraca e normal. Por outro lado, uma gradação mais precisa ajuda a estabelecer a velocidade e o grau de retorno da força muscular; também é útil na determinação de um prognóstico. Um músculo pode parecer fraco durante meses, embora os registros mostrem que progrediu de fraco para regular durante esse mesmo período.

A precisão da gradação depende de muitos fatores: de uma posição estável do paciente, de uma fixação da porção proximal à parte que está sendo testada, da precisão da posição de teste e da direção e quantidade de pressão. A quantidade de pressão varia com a idade e o tamanho do paciente, com a parte que está sendo testada e com o braço de alavanca. Se um dos membros não tiver sido afetado, o examinador poderá usar a força deste como um indicador da força normal do paciente ao testar o membro afetado.

O examinador deve estabelecer parâmetros comparativos para os resultados dos testes com base em sua experiência na aplicação de testes de força muscular. Essa experiência é necessária ao testar indivíduos plégicos e normais. Contudo, para muitos avaliadores, a experiência em testes de força muscular é insuficiente ou tem sido limitada ao exame de pacientes com doenças ou lesões. Como resultado, a ideia de força normal desses examinadores tende a ser uma medida do que parece ser uma boa recuperação funcional depois de uma condição de fraqueza ou lesão.

Segundo os Kendall, para ganhar experiência, o examinador deve avaliar indivíduos de diferentes faixas etárias e composições corporais (biotipos), bem como aqueles com posturas boas e inadequadas. Se não for possível examinar uma grande quantidade de indivíduos normais, deve-se tentar examinar o tronco e membros não afetados nos casos de acometimento de apenas um ou dois membros.

Os procedimentos de teste e gradação são modificados durante o exame de bebês e crianças de até 5 ou 6 anos. Em geral não é difícil determinar a força muscular de uma criança até o grau regular, mas gradações acima disso dependem da compreensão e da cooperação da criança em resistir à resistência ou pressão. Crianças pequenas raramente cooperam em movimentos de teste vigorosos. Muitas vezes os testes precisam ser registrados como "aparentemente normais", o que indica que, embora a força possa, de fato, ser normal, não se pode ter certeza disso.

Símbolos de gradação

O médico Robert W. Lovett desenvolveu um método para testar e classificar a força muscular usando a força da gravidade como resistência.[21] Uma descrição do sistema Lovett foi publicada em 1932 e listou as seguintes definições:

Ausente – nenhuma contração é sentida.

Traço – pode-se sentir o músculo se contrair, mas este não é capaz de produzir movimento.

Ruim – produz movimento quando a força da gravidade é eliminada, mas não é capaz de realizar movimentos contra a força da gravidade.

Regular – é capaz de elevar o segmento contra a força da gravidade.

Bom – é capaz de elevar o segmento contra resistência externa e também contra a força da gravidade.

Normal – é capaz de superar uma quantidade maior de resistência do que um músculo bom.

Os símbolos usados podem variar, mas os fatores de movimento e peso estabelecidos por Lovett estabelecem a base da maioria dos testes de força muscular atuais. Os Kendall introduziram o uso de números para calcular a quantidade de mudança na força muscular ao fazer pesquisas com pacientes em recuperação de poliomielite. Eles já haviam utilizado os símbolos de palavras e letras antes, e na maioria das vezes era possível converter os graus de uma escala para outra.

Os Kendall acreditavam que era do interesse daqueles que se dedicam aos testes manuais de força muscular que fosse feito um esforço para padronizar (tanto quanto possível) as descrições dos testes e os símbolos utilizados. Os numerais são comumente usados, e esse uso é necessário para pesquisas que envolvem escores para os testes de força muscular.

A Tabela 1.3 é basicamente igual ao sistema Lovett, mas com definições adicionais para os graus menos e mais. O grau ruim+ corresponde a um movimento no plano horizontal e uma amplitude parcial contra a força da gravidade.

Neste livro, o grau normal menos (N−) foi eliminado e a escala foi alterada para 0 a 10. Considerando zero como 0 e traço como T, os símbolos de palavras e letras equivalem aos da Tabela 1.3. Não há movimento nos graus 0 e T, e os números 1 a 10 referem-se aos graus de movimento de teste e posição de teste.

Graus acima de regular

A padronização das técnicas de teste de força muscular relacionadas com a gradação da força acima do grau regular requer um ponto específico no arco de movimento em que a parte avaliada é mantida pelo indivíduo enquanto é aplicada pressão manual.

A força muscular não é constante ao longo de toda a amplitude de movimento. Em testes manuais de força muscular, não é prático tentar graduar a força em vários pontos do arco de movimento (ver *Gradação* para o ponto no arco de movimento usado para avaliação).

Se for utilizada a posição de teste, o segmento é colocado na posição específica pelo examinador, que então aplica a pressão. Para que haja padronização das técnicas de teste e gradação quando for utilizado o movimento de teste, este deve prosseguir para o mesmo ponto do arco de movimento estabelecido como posição de teste. Por essa razão, o fator movimento é omitido na Tabela 1.3 ao definir graus acima do regular.

Grau normal

Um grau **normal** significa que o músculo é capaz de manter a posição de teste contra a força da gravidade e forte pressão. Essa gradação não tem como objetivo indicar a força máxima do indivíduo, mas sim a pressão máxima que o examinador aplica para determinar o que pode ser considerado como a força total do músculo. Em termos de julgamento, pode ser descrito como uma força adequada para realizar atividades funcionais comuns. Para se tornar competente no julgamento dessa força total, um examinador deve testar indivíduos normais de idade, tamanho e sexo variados.

Deve-se notar que o termo *normal* tem uma variedade de significados. Pode significar médio, típico, natural ou padrão. Se seguirmos a definição usada na gradação da força muscular, será registrado um grau ruim para uma criança pequena que não é capaz de levantar a cabeça em flexão quando em decúbito dorsal. Sabendo que é natural que crianças pequenas apresentem fraqueza nos músculos anteriores do pescoço, um examinador poderia dizer que o pescoço dessa criança é normal, usando normal no sentido de que é natural. Ao administrar um teste de abaixamento das pernas para verificar a força da musculatura abdominal em um grande grupo de adolescentes e descobrir que um grau regular+ ou bom− é a força média do grupo, pode-se dizer que esse grau de força é o normal para essa idade. Assim, temos três usos diferentes de *normal* aplicados livremente nos testes de força muscular: padrão, natural e médio.

Já que normal é definido como um padrão quando usado na escala de gradação, os graus de resistência devem estar relacionados com esse padrão; deve-se usar termos apropriados, diferentes de normal, na interpretação dos resultados. Uma das vantagens de usar graus numéricos é que deixa o termo *normal* livre para uso na interpretação desses graus. Na discussão a seguir, esse termo será empregado dessa maneira.

A maioria dos graus baseia-se nos padrões encontrados em adultos; por isso, é necessário reconhecer o que é normal para crianças de determinada idade. Isto é particularmente verdadeiro em relação à força da parte anterior do pescoço e dos músculos abdominais anteriores. O tamanho da cabeça e do tronco em relação aos membros inferiores, bem como a longa envergadura e a protrusão normal da parede abdominal, afetam a força relativa desses músculos. Os músculos anteriores do pescoço podem ter gradação ruim+ em uma criança de 3 anos, regular em uma criança de 5 anos e aumentar gradualmente até o padrão de desempenho esperado em adultos por volta dos 10 ou 12 anos de idade. Muitos adultos não exibirão mais do que uma força regular. Entretanto, isso não precisa ser interpretado como neurogênico, porque em geral está associado a uma postura incorreta da cabeça e da parte superior das costas.

O principal exemplo de um padrão que é uma conquista infantil e não adulta é o da força dos músculos flexores de dedos dos pés. Em geral, as crianças têm mais força nesses músculos do que muitos adultos. Não é incomum descobrir que mulheres que usam salto alto e sapatos de bico fino apresentam fraqueza nesses músculos, cujo grau não passa de regular. Considerando que o padrão seria ter a capacidade de flexionar os dedos dos pés e resistir a uma forte resistência ou pressão, o adulto deve ser classificado de acordo com esse padrão; entretanto, essa fraqueza dos músculos flexores de dedos dos pés não deve ser interpretada como normal para a idade. Acostuma-se tanto com a fraqueza nesses músculos entre os adultos que um certo grau de fraqueza pode ser considerado normal, no sentido de que "normal" significa "médio". A fraqueza acentuada dos músculos flexores de dedos dos pés está quase invariavelmente associada a algum grau de incapacidade do pé. No entanto, o termo *normal* não deve aplicar-se a essa fraqueza, a menos que alguém esteja pronto para aceitar o próprio déficit como sendo normal.

Essa fraqueza dos músculos flexores de dedos dos pés representa uma perda de força que ocorre desde a infância até a idade adulta; deve ser considerada uma fraqueza adquirida e não natural. Esse tipo de fraqueza pode estar presente em outros músculos como resultado do comprimento excessivo e sobrecarga associados a atividades ocupacionais ou recreativas ou a uma postura incorreta. A fraqueza adquirida em geral não leva a um grau inferior a regular, mas os graus de força regular e regular+ podem ser interpretados como neurogênicos se não estivermos cientes de que esses graus de fraqueza podem resultar do comprimento excessivo e sobrecarga dos músculos.

Grau bom

Um grau **bom** significa que o músculo é capaz de manter a posição de teste contra pressão moderada.

Grau regular

Um grau **regular** indica que um músculo é capaz de manter o segmento na posição de teste contra a resistência da força da gravidade, mas não é capaz de fazê-lo quando é adicionada pressão, mesmo que esta seja leve. Em testes como os dos músculos tríceps femoral e quadríceps femoral, o examinador deve evitar que a articulação assuma uma posição travada (bloqueada) que possa dar vantagem indevida a um músculo com força ligeiramente inferior a um grau regular.

Ao considerar um grau regular, surge a questão de saber se a força para manter a posição de teste é equivalente à necessária para percorrer a amplitude de movimento até a posição de teste. Com algumas exceções, a regra geral é que o movimento de teste pode ser executado se a posição de teste puder ser mantida.

Em alguns testes de força muscular, o osso no qual o músculo está inserido move-se de uma posição de suspensão no plano vertical em direção ao plano horizontal. Os músculos quadríceps femoral, deltoide e rotadores de quadril testados na posição sentada e os músculos tríceps braquial e rotadores de ombro testados em decúbito ventral compõem esse grupo. O braço de alavanca exercido pelo peso do segmento aumenta à medida que a parte se move em direção ao final do arco, e a força muscular necessária para manter a posição de teste contra a força da gravidade geralmente é suficiente para realizar o movimento de teste contra a força da gravidade.

Em alguns testes, o osso no qual o músculo está inserido move-se de uma posição horizontal para uma posição vertical, e é necessária menos força para manter a posição de teste do que a necessária para realizar o movimento de teste. Isso ocorre durante a avaliação dos músculos posteriores da coxa quando testados pela flexão do joelho em decúbito ventral e avaliação dos músculos flexores de cotovelo quando examinados em decúbito dorsal.

Grau ruim

A capacidade de se mover ao longo de um arco de movimento parcial no plano horizontal é classificada como um grau **ruim−**. Isso significa que o músculo é capaz de completar a amplitude de movimento no plano horizontal. O grau **ruim+** denota a capacidade de se mover no plano horizontal até completar a amplitude de movimento contra resistência ou de manter a amplitude máxima contra pressão. Isso também significa que o músculo é capaz de se mover ao longo de um arco de movimento parcial quando posicionado contra a força da gravidade.

As amplitudes de força abrangidas pelo grau ruim são suficientemente significativas para merecer essas subclassificações para fins de uma gradação mais precisa. A capacidade de realizar o movimento em toda a amplitude no plano horizontal não está próxima da capacidade de realizar o teste contra a força da gravidade para a maioria dos músculos. Adicionar pressão ou resistência ao elemento de movimento no plano horizontal fornece a força adicional que se aproxima da força da gravidade na posição antigravitacional.

Os testes para as diversas gradações ruim são justificados e significativos quando utilizados de maneira adequada. Na reabilitação de pessoas com envolvimento neuromuscular e musculoesquelético grave, alterações mínimas mas visíveis demonstrando melhora são muito importantes. Manter um registro dessas mudanças significativas, por menores que sejam, é importante para o moral e a motivação contínua do paciente e necessário para determinar seu progresso e a justificativa para a continuidade do cuidado. Essas pequenas mudanças podem ser tão significativas para um paciente quanto os ganhos alcançados por um atleta em recuperação nas fases finais de reabilitação.

Um grau ruim geral pode ser atribuído sem que se efetuem as desnecessárias mudanças de posição exigidas para os testes no plano horizontal. Se tiver sido determinado que o músculo não alcança um grau regular menor (REG−) pelo teste na posição contra a força da gravidade, mas tem um grau maior do que traço (que pode ser estabelecido em quase qualquer posição), então se pode atribuir um grau ruim geral sem qualquer necessidade de testes adicionais.

Na prática, os avaliadores devem perceber que mudanças frequentes de posição ou a repetição de um teste em várias posições podem ser cansativas para o paciente e demoradas para o examinador. Os pacientes não devem ser submetidos a procedimentos desnecessários durante o exame se os resultados obtidos não forem significativos.

Os testes no plano horizontal incluem diversas variáveis. A amplitude parcial de movimento para o grau ruim não é específica, porque não há indicação do ponto no arco de movimento em que deveria estar a amplitude parcial. Pode estar no início, na porção intermediária ou próximo ao final do arco de movimento.

Em relação ao arco parcial de movimento na posição contra a força da gravidade para um grau ruim+, isso talvez signifique iniciar o movimento a partir da posição suspensa (i.e., vertical) para o músculo quadríceps femoral. No caso dos músculos posteriores da coxa, isso pode significar que, em decúbito ventral, o indivíduo é capaz de flexionar os últimos graus necessários para trazer a perna à posição vertical.

Ao testar os músculos extensores ou flexores de quadril em decúbito lateral, um movimento horizontal ao longo da amplitude de movimento fornece um meio de obter objetivamente um grau ruim. A superfície da maca, lisa ou áspera, altera a quantidade de atrito e resistência. A força dos músculos adutores de quadril (no caso de teste do membro que está embaixo) pode fazer uma diferença substancial nos resultados dos testes de flexores e extensores. Se os músculos adutores estiverem paralisados, todo o peso do membro repousará sobre a maca e dificultará a flexão e a extensão. Se os músculos adutores forem fortes, tenderão a elevar o membro de modo que todo o peso não repouse sobre a maca, reduzindo assim o atrito, o que facilitará os movimentos de flexão e extensão.

Grau traço

O grau **traço** significa que uma contração pode ser verificada pela palpação e/ou observação em um músculo ou tendão à medida que estes se tornam ligeiramente proeminentes; no entanto, não é observado movimento do segmento. O grau traço pode ser determinado em praticamente qualquer posição.

Ao testar músculos muito fracos, o examinador frequentemente move o segmento à posição de teste e tenta ajudar o paciente a sentir o movimento e obter uma resposta muscular. O examinador deve ter certeza de que o movimento começa em uma posição relaxada. Se o segmento for transportado até o início da amplitude de movimento e for aplicada uma leve tensão ao músculo, pode haver um rebote ou retorno, o que pode ser confundido com um movimento ativo.

Grau zero

O grau **zero** é atribuído quando não há qualquer evidência visível ou palpável de contração muscular.

Código para gradação da força muscular

De acordo com a Tabela 1.3, o grau de movimento de teste mais alto na posição contra a força da gravidade é 3, ou ruim+. Movimentos de teste para músculos flexores laterais do tronco, abdominais superiores e inferiores e extensores do dorso são exceções. Ver testes específicos para gradação desses músculos. O teste dos músculos dos dedos das mãos e dos pés não depende da força da gravidade.

QUADROS DE NERVOS E MÚSCULOS

QUADROS DE INERVAÇÕES MUSCULARES, NERVOS ESPINAIS E MÚSCULOS

O registro dos resultados dos testes é um componente importante da avaliação dos músculos. Os registros são valiosos do ponto de vista de diagnóstico, tratamento, prognóstico e progresso. Um exame realizado sem registrar os detalhes pode ser valioso no momento, mas há uma obrigação para com o paciente, a instituição (se estiver envolvida) e consigo mesmo de registrar os achados.

Os quadros utilizados para registrar os achados da avaliação dos músculos devem possibilitar a tabulação completa dos resultados dos testes. Além disso, a disposição das informações deve facilitar sua interpretação. Existem dois quadros desse tipo projetados por Florence Kendall: um para o pescoço, diafragma e membros superiores e outro para o tronco e membros inferiores. Esses quadros foram especialmente elaborados para serem usados como auxílio no diagnóstico diferencial de lesões de nervos espinais (Quadro 1.2). O envolvimento motor, determinado pela avaliação manual dos músculos, pode ajudar a determinar se há uma lesão de nervo na raiz, no plexo ou no nível periférico. Os quadros também podem ser úteis para determinar o nível de uma lesão medular.

QUADRO 1.2

Uso de quadros no diagnóstico diferencial

- Os graus de força muscular são registrados na coluna à esquerda dos nomes dos músculos. Os símbolos dos graus podem ser números ou letras. Os graus podem ser traduzidos conforme indicado no Código para símbolos de gradação.
- Depois de os graus terem sido registrados, verifica-se se há envolvimento nervoso, quando for o caso, circulando pontos sob o suprimento periférico ou delineando números sob a distribuição segmentar espinal que correspondem a cada músculo envolvido (ver Caps. 6 e 7).
- O envolvimento de nervos periféricos e/ou partes do plexo é definido a partir dos pontos circulados seguindo as linhas verticais para cima até o topo do quadro ou as linhas horizontais até a margem esquerda. Quando há evidências de envolvimento no nível de um segmento espinal, pode-se indicar o nível da lesão com uma linha preta espessa desenhada verticalmente para separar os segmentos espinais envolvidos dos não envolvidos.
- Como regra, músculos graduados como bons (i.e., 8) ou acima podem ser considerados não envolvidos do ponto de vista neurológico. Esse grau de fraqueza pode ser resultado de fatores como inatividade, fraqueza por comprimento excessivo ou falta de fixação por outros músculos. Deve-se lembrar, entretanto, que um grau bom pode indicar um déficit de um segmento espinal que inerva minoritariamente o músculo.
- A fraqueza com um grau regular ou abaixo disso pode ser decorrente da inatividade, da atrofia por desuso, da imobilização ou de problemas neurológicos. Uma postura incorreta da parte superior do dorso e dos ombros pode causar fraqueza nas partes transversa e ascendente do trapézio. Não é incomum encontrar fraqueza bilateral desses músculos em graus tão baixos quanto regular. Um problema neurológico com envolvimento do nervo acessório espinal é improvável em casos de fraqueza isolada desses músculos, a menos que haja envolvimento também do trapézio ascendente.

O uso dos *Quadros de nervos espinais e músculos* é ilustrado por estudos de caso nos Capítulos 6 e 7.

No quadro para membros superiores e inferiores, os nomes dos músculos aparecem na coluna da esquerda e são agrupados, conforme indicado por linhas pretas espessas, de acordo com suas inervações, listadas à esquerda dos nomes dos músculos. O espaço entre a coluna dos nomes dos músculos e os nervos é usado para registrar o grau de força muscular. A seguir está uma breve descrição de algumas seções desses quadros para membros.

Nervos periféricos

Os nervos periféricos e suas origens segmentares são listados na parte superior central do quadro e seguem a ordem de ramificação proximal-distal, na medida do possível. Para os nervos periféricos que emergem dos fascículos do plexo braquial, o cordão apropriado é indicado. A legenda no topo dos quadros explica as abreviaturas utilizadas.

Abaixo desta seção, no corpo do quadro, os pontos indicam o suprimento nervoso periférico para cada músculo (ver Apêndice D para fontes de material para esta seção).

Segmento espinal

Nesta seção, um número indica a origem do segmento espinal de fibras nervosas que inervam cada um dos músculos listados na coluna da esquerda (ver Apêndice D para fontes de material para esta seção).

Nos quadros de nervos espinais e músculos a seguir e no restante do livro, a distribuição é indicada por números. A distribuição maior é indicada por um número em negrito, uma distribuição pequena por um número em fonte comum e uma distribuição possível ou pouco frequente por um número entre parênteses.

Sensitivo

No lado direito dos quadros há uma ilustração mostrando os dermátomos e a distribuição dos nervos cutâneos para o membro superior, e outra para o tronco e o membro inferior.[17,22]

É possível usar as ilustrações para mapear áreas de envolvimento sensitivo sombreando ou usando um lápis de cor para delinear as áreas de envolvimento de um dado paciente. Usam-se somente as ilustrações do membro direito nos quadros para membros; contudo, quando necessário, pode-se rotular indicando que a informação registrada se refere ao lado esquerdo.

Pescoço, diafragma e membro superior

Ver Figura 1.10 para graduar a força muscular do pescoço, do diafragma e dos membros superiores.

Tronco e membro inferior

Ver Figura 1.11 para graduar a força muscular do tronco e dos membros inferiores.

Nome Data

NERVOS PERIFÉRICOS CÓDIGO ⟶

D. = Ramo Primário Dorsal
V. = Ramo Primário Ventral
R.P. = Raiz de Plexo
T.S. = Tronco Superior
P. = Cordão Posterior
L. = Cordão Lateral
M. = Cordão Medial

SEGMENTO ESPINAL

Grupo	Grau de força muscular	Músculo	Cervical	Cervical	Cervical	Frênico	Tor. longo	Dorsal da esc.	Subclav.	Supra-esc.	Subesc. sup.	Toracodorsal	Subesc. inf.	Peitoral lat.	Peit. med.	Axilar	Musculocut.	Radial	Mediano	Ulnar	C1	C2	C3	C4	C5	C6	C7	C8	T1
		Código	D.	V	V	V	R.P.	R.P.	T.S.	T.S.	P.	P.	P.	L.	M.	P.	L.	P.	L.M.	M.									
		Cervical	1-8	1-8	1-4	3, 4, 5	5, 6, 7 (8)	4, 5	5, 6	4, 5, 6	(4), 5, 6, (7)	(5), 6, 7, 8	5, 6, (7)	5, 6, 7	(6), 7, 8	5, 6	(4), 5, 6, 7	5, 6, 7, 8	5, 6, 7, 8	7, 8									
		T.	1												1			1	1	1									
		EXT. DA CABEÇA E DO PESCOÇO	•																		1	2	3	4	5	6	7	8	1
Nervos Cervicais		MÚSCULOS INFRA-HIÓIDEOS			•																1	2	3						
Nervos Cervicais		RETO DA CABEÇA ANT. E LAT.			•																1	2							
Nervos Cervicais		LONGO DA CABEÇA			•																1	2	3	(4)					
Nervos Cervicais		LONGO DO PESCOÇO		•																		2	3	4	5	6	(7)		
Nervos Cervicais		ELEVADOR DA ESCÁPULA			•			•															3	4	5				
Nervos Cervicais		ESCALENOS (A., M., P.)		•																			3	4	5	6	7	8	
Nervos Cervicais		ESTERNOCLEIDOMASTÓIDEO			•																(1)	2	3						
Nervos Cervicais		TRAPÉZIO (S., M., I.)			•																	2	3	4					
Nervos Cervicais		DIAFRAGMA				•																	3	4	5				
Plexo Braquial – Raiz		SERRÁTIL ANTERIOR					•																		5	6	7	8	
Plexo Braquial – Raiz		ROMBÓIDES MAIOR E MENOR						•																4	5				
Plexo Braquial – Tronco		SUBCLÁVIO							•																5	6			
Plexo Braquial – Tronco		SUPRA-ESPINHOSO								•														4	5	6			
Plexo Braquial – Tronco		INFRA-ESPINHOSO								•														(4)	5	6			
Plexo Braquial – Cordão P		SUBESCAPULAR									•		•												5	6	7		
Plexo Braquial – Cordão P		LATÍSSIMO DO DORSO										•														6	7	8	
Plexo Braquial – Cordão P		REDONDO MAIOR											•												5	6	7		
Plexo Braquial – L		PEITORAL MAIOR (SUP)												•											5	6	7		
Plexo Braquial – M&L		PEITORAL MAIOR (INF)												•	•											6	7	8	1
Plexo Braquial – M&L		PEITORAL MENOR													•											(6)	7	8	1
Axil.		REDONDO MENOR														•									5	6			
Axil.		DELTOIDE														•									5	6			
Musculocutâneo		CORACOBRAQUIAL															•									6	7		
Musculocutâneo		BÍCEPS															•								5	6			
Musculocutâneo		BRAQUIAL															•								5	6			
Radial		TRÍCEPS																•								6	7	8	1
Radial		ANCÔNEO																•									7	8	
Radial – Prof.		BRAQUIAL (PARTE PEQUENA)																•							5	6			
Radial – Prof.		BRAQUIORRADIAL																•							5	6			
Radial – Prof.		EXT. RADIAL LONGO DO CARPO																•							5	6	7	8	
Radial – Lat. M Post.		EXT. RADIAL CURTO DO CARPO																•							5	6	7	8	
Radial – Lat. M Post.		SUPINADOR																•							5	6	(7)		
Radial – Lat. M Post.		EXTENSOR DOS DEDOS																•								6	7	8	
Radial – Lat. M Post.		EXTENSOR DO DEDO MÍNIMO																•								6	7	8	
Radial – Lat. M Post.		EXT. ULNAR DO CARPO																•								6	7	8	
Radial – Lat. M Post.		ABDUTOR LONGO DO POLEGAR																•								6	7	8	
Radial – Lat. M Post.		EXT. CURTO DO POLEGAR																•								6	7	8	
Radial – Lat. M Post.		EXT. LONGO DO POLEGAR																•								6	7	8	
Radial – Lat. M Post.		EXT. DO INDICADOR																•								6	7	8	
Mediano		PRONADOR REDONDO																	•							6	7		
Mediano		FLEXOR RADIAL DO CARPO																	•							6	7	8	
Mediano		PALMAR LONGO																	•							(6)	7	8	1
Mediano		FL. SUP. DOS DEDOS																	•								7	8	1
Mediano – A Prof.		FL. PROF. DOS DEDOS I E II																	•								7	8	1
Mediano – A Prof.		FLEXOR LONGO DO POLEGAR																	•							(6)	7	8	1
Mediano – A Prof.		PRONADOR QUADRADO																	•								7	8	1
Mediano		ABDUTOR CURTO DO POLEGAR																	•							6	7	8	1
Mediano		OPONENTE DO POLEGAR																	•							6	7	8	1
Mediano		FL. CURTO DO POL. (FIBRAS SUP.)																	•							6	7	8	1
Mediano		LUMBRICAIS I E II																	•							(6)	7	8	1
Ulnar		FLEXOR ULNAR DO CARPO																		•							7	8	1
Ulnar		FL. PROF. DOS DEDOS III E IV																		•							7	8	1
Ulnar		PALMAR CURTO																		•							(7)	8	1
Ulnar		ABDUTOR DO DEDO MÍNIMO																		•							(7)	8	1
Ulnar		OPONENTE DO DEDO MÍNIMO																		•							(7)	8	1
Ulnar		FLEXOR DO DEDO MÍNIMO																		•							(7)	8	1
Ulnar		INTERÓSSEOS PALMARES																		•								8	1
Ulnar		INTERÓSSEOS DORSAIS																		•								8	1
Ulnar		LUMBRICAIS III E IV																		•							(7)	8	1
Ulnar		ABDUTOR DO POLEGAR																		•								8	1
Ulnar		FL. CURTO DO POL. (Hálux prof.)																		•								8	1

SENSORIAL

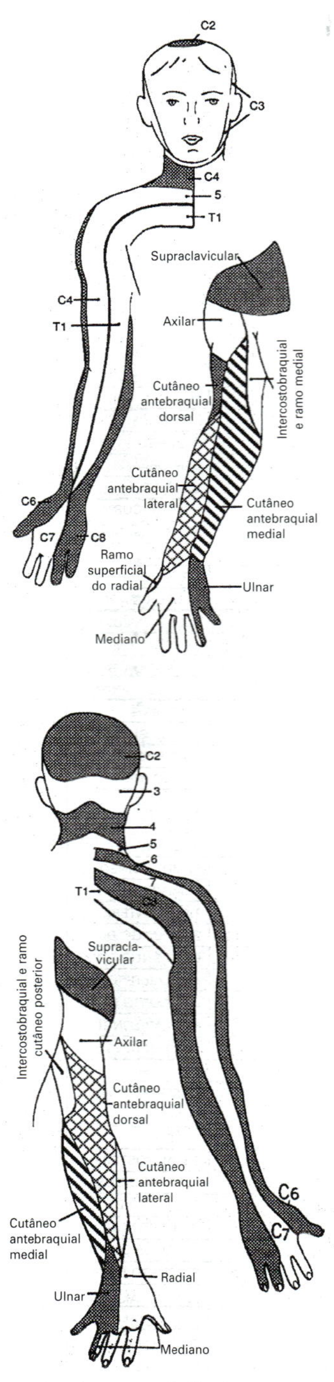

Dermátomos reproduzidos de Keegan and Garrett Anat Rec 102, 409, 437, 1948
Distribuição cutânea de nervos periféricos reproduzida de *Gray's Anatomy of the Human Body*. 28. ed.

FIGURA 1.10 Classificação da força muscular: pescoço, diafragma e membro superior. © 1993 Florence P. Kendall.

Nome
Data

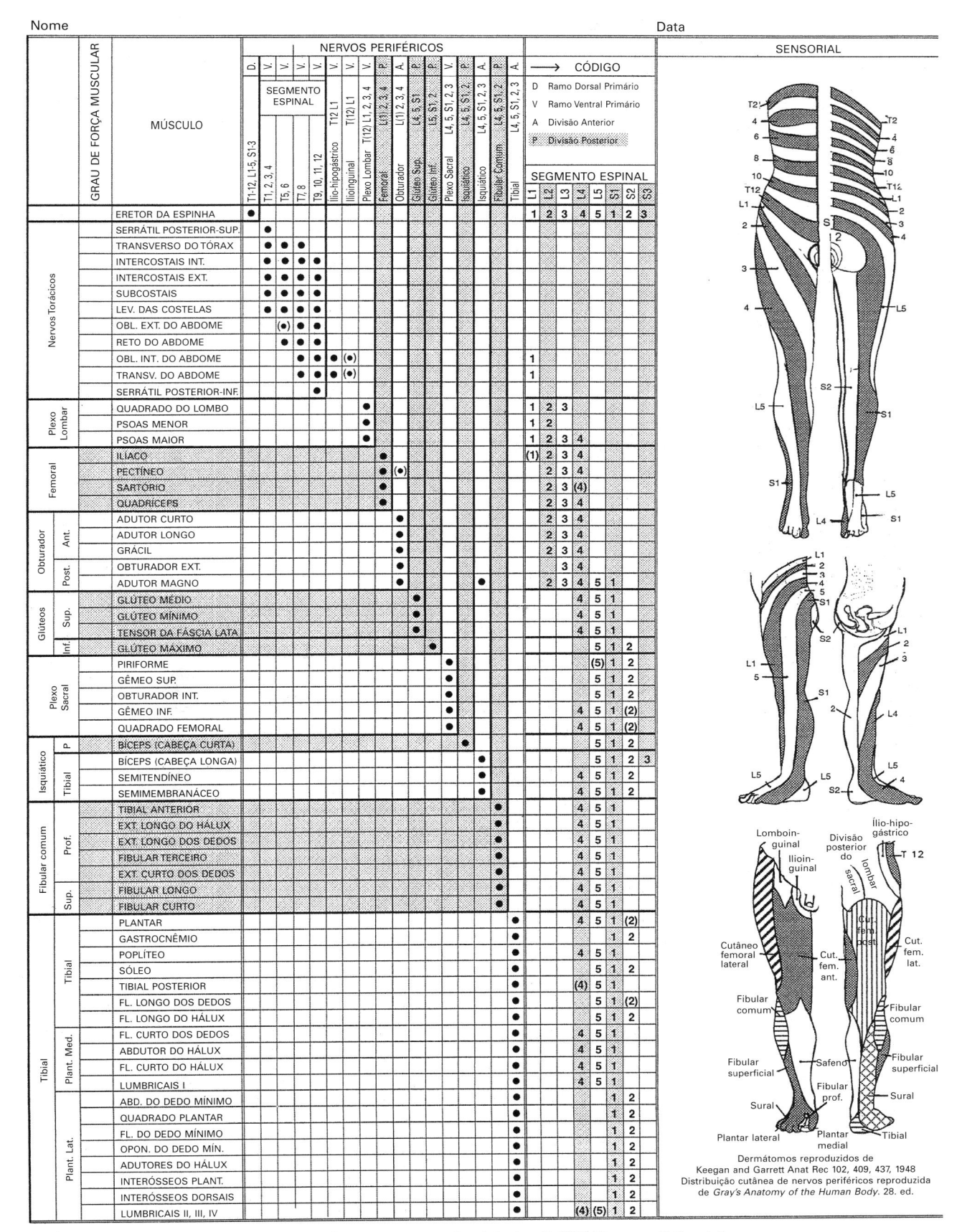

FIGURA 1.11   Classificação da força muscular: tronco e membro inferior. © 1993 Florence P. Kendall.

ACHADOS CLÍNICOS

DOENÇAS DO SISTEMA

Múltiplas condições neurológicas e musculoesqueléticas surgem de traumatismos **não invasivos** que podem causar compressão ou tensão (i.e., tração) em um nervo ou tecido contendo terminações nervosas. O traumatismo pode ser repentino ou gradual, sendo este último resultante de barreiras mecânicas intrínsecas, manutenção de posições ou movimentos repetitivos. O envolvimento pode variar desde generalizado em um membro até localizado em um único ramo nervoso. O traumatismo não invasivo pode ser transitório ou resultar em déficits permanentes.

Os tecidos do corpo também estão sujeitos a traumatismo **invasivo** em muitas áreas. Este pode ser acidental, como no caso de lacerações, feridas perfurantes, injeções de medicamentos ou nervos seccionados ou lesionados durante cirurgias. Também pode ser causado por procedimentos necessários, como ressecção de nervos ou rizotomia.

Causas mecânicas da dor

A **dor** – seja percebida em um músculo, uma articulação ou no próprio nervo – é uma resposta de um nervo. Independentemente de onde o estímulo possa surgir, ele é conduzido pelos nervos e interpretado pelo encéfalo. Os fatores mecânicos que dão origem à dor devem, portanto, afetar diretamente as fibras nervosas. Dois desses fatores precisam ser considerados em problemas de mecânica corporal incorreta: pressão e tensão.

A **pressão** ou **compressão** de uma raiz nervosa, um tronco, ramos nervosos ou terminações nervosas pode ser causada por alguma estrutura adjacente e firme, como um osso, cartilagem, fáscia, tecido cicatricial ou músculo retesado. A dor resultante da hipertrofia do ligamento amarelo ou de um disco protruso exemplifica a pressão sobre uma raiz nervosa. A síndrome do escaleno anterior, nos casos de dor no braço, e a síndrome do piriforme, nos casos de dor isquiática, são exemplos de irritação de nervos periféricos.

A **tensão** em estruturas contendo terminações nervosas sensíveis à deformação, como ocorre no estiramento ou distensão de músculos, tendões ou ligamentos, pode causar uma dor leve ou insuportável, dependendo da gravidade do estiramento. Forças no interior do corpo que exercem uma tensão prejudicial, resultando em estiramento dos tecidos moles, em geral surgem de uma deformação prolongada do alinhamento ósseo ou de uma tração muscular repentina.

A **distribuição da dor** ao longo do trajeto do nervo envolvido e das áreas de envolvimento sensitivo cutâneo auxiliam na determinação do local da lesão. A dor pode estar localizada abaixo do nível de envolvimento direto ou ser generalizada em razão de uma dor reflexa ou referida. Em uma lesão radicular, a dor tende a estender-se desde a origem do nervo até sua periferia, e o envolvimento sensitivo cutâneo respeita dermátomos.

O envolvimento de nervos periféricos em geral é caracterizado por dor abaixo do nível da lesão. A maioria dos nervos periféricos contém fibras sensitivas e motoras. Os sintomas de dor ou parestesia geralmente aparecem nas áreas cutâneas supridas pelo nervo antes que a dormência ou a fraqueza se tornem aparentes. Contudo, diversos músculos são supridos por nervos que são puramente motores, e os sintomas de fraqueza podem aparecer sem sintomas prévios ou simultâneos de dor ou parestesia.

Compressão e tensão de nervos

O traumatismo também pode resultar de uma **força externa que causa compressão** em um nervo. *A força externa que causa compressão é exemplificada por:*

- Nervo radial, mediano ou ulnar (ou alguma combinação destes), como na "paralisia do sábado à noite", causada por um braço que ficou pendurado nas costas de um banco ou uma cadeira.
- Nervo radial ou mediano (ou ambos) decorrente de paralisia da muleta.
- Nervos radial, mediano e ulnar pelo uso de um torniquete.
- Nervo mediano em diversas posições assumidas durante o sono (p. ex., decúbito dorsal com o braço acima da cabeça; decúbito lateral sobre o braço em adução).[23]
- Nervo ulnar decorrente de traumatismo no cotovelo.
- Nervo ulnar ou mediano decorrente de traumatismo súbito ou repetido na eminência hipotenar ou tenar.
- Nervo interósseo anterior pelo uso de tipoia de antebraço.[24]

- Plexo braquial por causa da presença da alça de um objeto sobre o ombro.
- Nervo fibular por uso de aparelho gessado, cinta adesiva ou liga que produz pressão sobre a cabeça da fíbula ou por ficar sentado por tempo prolongado com as pernas cruzadas e um joelho apoiado no outro.
- Um exemplo de força compressiva externa transitória é a pancada no cotovelo, que comprime o nervo ulnar. O hematoma é doloroso e causa parestesia no quarto e quinto dígitos, mas os sintomas não persistem.
- O traumatismo por uma força externa que causa *tensão* nos nervos pode ocorrer no plexo braquial, como em um acidente ou manipulação que coloque tração excessiva sobre o plexo. O nervo torácico longo é suscetível ao alongamento em excesso, como o que ocorre ao carregar uma bolsa pesada sobre um ombro só.
- Forças internas criadas em áreas do corpo em que existe uma estreita associação entre nervos e estruturas esqueléticas firmes podem resultar em compressão ou tensão neural. Em condições normais, um sulco ou túnel é capaz de proteger os nervos ao longo de seu percurso, mas, em casos de lesão ou inflamação com inchaço ou tecido cicatricial, a área confinada torna-se uma fonte de aprisionamento.

Exemplos de compressão interna pela pressão sobre:

- Uma raiz nervosa espinal por depósitos de cálcio no forame.
- O nervo supraescapular no ponto em que ele passa sob o ligamento e através da incisura escapular.[25-28]
- O plexo braquial por uma costela cervical (ver postura em relação à costela cervical).
- O plexo braquial pelo processo coracoide e um músculo peitoral menor tenso.[23,29]
- O nervo axilar no espaço quadrilátero.[27,30]
- O nervo mediano, como na síndrome do túnel do carpo.
- O nervo para (geralmente) o quarto dedo do pé, como no neuroma de Morton.

Exemplos de tensão interna sobre um nervo incluem:

- Nervo supraescapular no ponto em que passa pela incisura escapular, estando sujeito a alongamento excessivo no caso de deslocamento do ombro e da escápula.[31]

- Nervo fibular, secundário a espasmo do músculo tensor da fáscia lata, com consequente tração da banda iliotibial até sua inserção.
- Nervo fibular, secundário à tração da perna, pela inversão do pé.[23,28]

Compressão nervosa

Neste livro, o termo **compressão nervosa** é usado para se referir à irritação de um nervo causada por um músculo.

Durante a década de 1930, houve grande relutância em falar sobre a possibilidade de que, além dos ossos e de outras estruturas firmes, os músculos pudessem levar à irritação dos nervos. Em um artigo de 1934 sobre o músculo piriforme, Albert H. Freiberg afirmou que "a pressão de um ventre muscular sobre o tronco do nervo isquiático pode produzir dor e sensibilidade [mas] atualmente deve-se considerar como algo não comprovado".[32] Freiberg foi cauteloso e quase se desculpou por sugerir que um músculo poderia desempenhar esse tipo de papel.

Por volta da mesma época, um dos autores originais de *Músculos: provas e funções*, Henry O. Kendall, corajosamente ofereceu essas explicações para diversas entidades clínicas. A maioria dos casos estava relacionada a músculos que foram perfurados por um nervo periférico e nos quais o movimento e a alteração do comprimento do músculo foram fatores que causaram um tipo de irritação por atrito no nervo. Os sintomas de dor ou desconforto podem ser provocados pelo alongamento do músculo, por sua contração ativa ou por movimentos repetitivos.

Explicar a dor nos nervos periféricos pela pressão ou atrito dos músculos continua sendo uma questão controversa no que diz respeito a certas síndromes, especificamente no caso do músculo piriforme.[27,33] No entanto, o conceito é bem reconhecido em relação ao envolvimento dos nervos com diversos músculos.

Sob condições normais e ao longo da amplitude de movimento normal, pode-se presumir que um músculo não causará irritação a um nervo que esteja próximo a ele ou que o perfure. Contudo, um músculo retesado torna-se firme e pode exercer uma força compressiva ou de atrito. Um músculo que desenvolveu encurtamento adaptativo move-se em uma amplitude menor e fica tenso antes de alcançar um comprimento normal; um músculo com comprimento excessivo se move além da amplitude normal antes de ficar tenso. Um músculo tenso, especialmente um que seja submetido a descarga de peso, pode causar atrito em um nervo durante movimentos repetitivos.

Em casos leves, os sintomas podem incluir desconforto e dor difusa, em vez de dor aguda quando os músculos se contraem ou são alongados. A dor aguda pode ser provocada por movimentos vigorosos, mas tende a ser intermitente, porque o indivíduo encontra maneiras de evitar os movimentos dolorosos.

Reconhecer esse fenômeno em suas fases iniciais pode aumentar a probabilidade de neutralizar ou prevenir os problemas mais dolorosos ou incapacitantes que se desenvolvem mais tarde. O fisioterapeuta que realiza exercícios de alongamento e fortalecimento tem a oportunidade de observar os primeiros sinais de compressão nervosa entre seus pacientes.

O nervo axilar emerge com a artéria circunflexa posterior do úmero através do espaço quadrilátero, que é limitado posteriormente pelos músculos redondo maior, latíssimo do dorso, cabeça longa do tríceps braquial e úmero. Ao alongar um músculo redondo maior tenso, o paciente pode queixar-se de uma dor aguda na área de distribuição sensitiva cutânea do nervo axilar (nervo cutâneo lateral superior do braço). A suposição é que o nervo axilar está sendo comprimido ou alongado contra um músculo redondo maior tenso. A dor resultante da irritação direta do nervo contrasta com o desconforto frequentemente associado ao alongamento habitual de músculos tensos (ver distribuição cutânea do nervo e síndrome do redondo maior).

O nervo femoral perfura o músculo psoas maior. Durante exercícios de alongamento assistido, um paciente com músculos iliopsoas tensos pode queixar-se de dor ao longo da face anteromedial da perna na área de distribuição sensitiva cutânea do nervo safeno (ver distribuição cutânea do nervo).

O nervo occipital maior emerge do triângulo suboccipital e perfura superficialmente o músculo trapézio e sua fáscia. Movimentos da cabeça e do pescoço no sentido de contrair ou alongar o trapézio podem provocar dor na região posterior da cabeça e na região cervical (ver cefaleia occipital). Outros exemplos incluem:

- Músculo supinador com nervo radial.[27,34]
- Músculo pronador com nervo mediano.[27,31,34]
- Músculo flexor ulnar do carpo com nervo ulnar.[23]
- Cabeça lateral do músculo tríceps braquial com nervo radial.[27,34]

- Músculo trapézio com nervo occipital maior.[23]
- Músculo escaleno médio com raiz C5 e C6 do plexo braquial e nervo torácico longo.[23]
- Músculo coracobraquial com nervo musculocutâneo.[27,31]

Espasmo muscular

O **espasmo** é uma contração involuntária de um músculo ou segmento dentro de um músculo que pode resultar de uma estimulação nervosa dolorosa. A irritação ao nível da raiz, do plexo ou dos ramos de nervos periféricos pode causar espasmo em vários músculos; o espasmo causado pela irritação das terminações nervosas dentro de um músculo pode ser limitado ao músculo envolvido ou ser disseminado por causa de mecanismos de dor reflexa.[35]

O tratamento do espasmo muscular depende de seu tipo. O alívio do espasmo resultante de uma irritação nervosa inicial de raiz, tronco ou ramo periférico depende do alívio dessa irritação nervosa. O tratamento agressivo do músculo ou músculos em espasmo tenderá a agravar os sintomas. Por exemplo, evite o uso de termoterapia, massagem e alongamento dos músculos posteriores da coxa em casos de dor isquiática aguda. A imobilização rígida do membro também é contraindicada.

O **espasmo protetor** pode ocorrer secundariamente a uma lesão de estruturas subjacentes, como ligamentos ou ossos. Essa reação de defesa protetora, como frequentemente ocorre depois de uma lesão nas costas, evita a realização de movimentos e irritação adicional da estrutura lesionada. O espasmo protetor deve ser tratado pela aplicação de um suporte protetor a fim de aliviar os músculos dessa função extra. O espasmo muscular tende a diminuir rapidamente e a dor melhora quando é aplicado um suporte. À medida que os músculos relaxam, o suporte mantém a função de proteção a fim de permitir a cicatrização de qualquer lesão subjacente que tenha dado origem à resposta muscular protetora.[36]

Além do alívio decorrente da restrição de movimento, o suporte proporciona alívio adicional ao pressionar os músculos em espasmo. A resposta positiva à pressão direta sobre o músculo distingue esse tipo de espasmo daquele causado pela irritação nervosa inicial. Na região lombar, um local frequentemente envolvido no espasmo muscular protetor, pode-se usar uma cinta com acolchoamento lombar ou um colete com suportes posteriores, angulados de modo a se adaptar aos contornos da região lombar, tanto para imobilização como para pressão.

Na maioria dos casos, pode-se presumir que o distúrbio subjacente é suficientemente grave para exigir o uso de um suporte durante pelo menos alguns dias a fim de permitir a cicatrização. Contudo, quando o início agudo da dor é causado por um movimento exagerado súbito, comumente se descobre que a postura rígida persistente é causada pela movimentação do paciente, e não pela necessidade continuada de uma reação protetora. Em razão dessa possibilidade, muitas vezes é útil aplicar termoterapia e massagem leve como auxílio diagnóstico a fim de determinar a extensão da reação protetora.

O **espasmo muscular segmentar** é uma contração involuntária da parte não lesionada de um músculo que resulta de uma lesão neste. A contração dessa parte impõe tensão à parte lesionada, e há presença de uma condição de estiramento. A dor associada à tensão no músculo pode se restringir às margens do músculo ou ser generalizada por causa de mecanismos reflexos ou de dor referida. O tratamento requer imobilização em uma posição que alivie a tensão do músculo afetado. Uma massagem leve e localizada na área em espasmo também pode levar a uma resposta positiva.

O espasmo muscular associado à lesão tendínea difere porque a tensão é exercida no tendão e não em uma parte do músculo. Os tendões contêm muitas terminações nervosas que são sensíveis ao alongamento; a dor associada à lesão tendínea tende a ser intensa.

Encurtamento adaptativo

Encurtamento adaptativo é a rigidez que resulta de o músculo permanecer em uma posição encurtada. A menos que o músculo opositor seja capaz de tracionar o segmento de volta à posição neutra ou alguma força externa seja exercida para alongar o músculo encurtado, o músculo em questão permanecerá encurtado.

O encurtamento representa uma diminuição leve a moderada no comprimento muscular e resulta em uma restrição correspondente da amplitude de movimento. É considerado reversível, mas os movimentos de alongamento devem ser feitos gradativamente de modo a não danificar as estruturas teciduais. Em geral é necessário um período de algumas semanas para restaurar a mobilidade em músculos que apresentam rigidez moderada.

Usuários de cadeiras de rodas e aqueles que ficam muito tempo sentados em uma posição sedentária podem desenvolver encurtamento adaptativo nos músculos flexores de quadril monoarticulares (iliopsoas). Ficar sentado por muito tempo com os joelhos parcialmente estendidos coloca o tornozelo em posição de flexão plantar e pode resultar em encurtamento adaptativo do músculo sóleo. Mulheres que usam sapatos de salto alto na maior parte do tempo também podem desenvolver encurtamento adaptativo do sóleo. Esse encurtamento pode afetar tanto o equilíbrio como o alinhamento em posição ortostática.

Fraqueza por comprimento excessivo

A **fraqueza por comprimento excessivo** é definida como a fraqueza que resulta da permanência dos músculos em uma condição excessivamente alongada (ainda que apenas um pouco) além da posição neutra de repouso fisiológico, mas não além da amplitude normal de comprimento muscular. O conceito refere-se à duração e não à gravidade do alinhamento inadequado. (Não se refere ao hiperalongamento, que se traduz em um alongamento além da amplitude normal de comprimento muscular.)

Muitos casos de fraqueza por comprimento excessivo responderam ao tratamento visando manter os músculos em uma posição favorável, embora eles estivessem fracos ou parcialmente paralisados por um longo período, até mesmo por alguns anos. O retorno da força nesses casos indica que o dano aos músculos não foi irreparável.

Um exemplo familiar de fraqueza por comprimento excessivo sobreposta a um músculo normal é a queda do pé que pode se desenvolver em um paciente acamado como resultado da pressão dos lençóis, que mantém o tornozelo em flexão plantar. A fraqueza nos músculos dorsiflexores resulta do alongamento contínuo desses músculos, mesmo que não haja envolvimento neurológico.

A fraqueza por comprimento excessivo em um músculo com células do corno anterior danificadas foi observada inúmeras vezes em pacientes com poliomielite (ver exemplo, Apêndice B).

A fraqueza por comprimento excessivo sobreposta a uma lesão do SNC tem sido observada em pacientes com esclerose múltipla, especialmente no que diz respeito aos músculos extensores de punho e dorsiflexores de tornozelo. O alongamento dos músculos opositores que estavam encurtados e a colocação de um suporte na forma de uma tala para o punho ou uma órtese para o tornozelo resultaram em melhora da força e da capacidade funcional.

A fraqueza por comprimento excessivo de natureza menos drástica é frequentemente observada em problemas ocupacionais e posturais. Os músculos mais frequentemente afetados são os monoarticulares: glúteos médio e mínimo, iliopsoas, rotadores laterais de quadril, músculos abdominais e trapézio transverso e descendente.

Músculos que apresentam fraqueza por comprimento excessivo não devem ser tratados com alongamentos ou movimentos ao longo de toda a amplitude de movimento articular visando alongar os músculos fracos. A condição resultou de um alongamento contínuo e responde à imobilização em posição de repouso fisiológico por um período suficiente para possibilitar a recuperação. O realinhamento do segmento, colocando-o em uma posição neutra, e o uso de medidas de suporte para ajudar a restaurar e manter esse alinhamento até que os músculos fracos recuperem a força são fatores importantes no tratamento. Qualquer tensão oposta que tenda a manter o segmento fora do alinhamento deve ser corrigida a fim de aliviar a tensão nos músculos fracos. Posições ocupacionais incorretas que impõem tensão contínua a determinados músculos também precisam ser ajustadas ou corrigidas. Deve-se tomar cuidado para não sobrecarregar um músculo que tenha sido submetido a um estresse tensional prolongado. À medida que os músculos melhoram em força e se tornam capazes de manter o ganho, espera-se que o paciente use os músculos ao trabalhar para manter um equilíbrio muscular adequado e um bom alinhamento.

SEÇÃO V

FUNDAMENTOS DO TRATAMENTO

Ver Quadro 1.3, que contém orientações para o profissional de saúde.

ESTABILIDADE OU MOBILIDADE

No tratamento de condições que afetam articulações e músculos, deve-se determinar os objetivos globais do tratamento dependendo se o resultado desejado para a função ideal se baseia na **estabilidade** ou na **mobilidade**. As estruturas articulares são projetadas de modo que junto a maior mobilidade haja menor estabilidade, e junto a maior estabilidade haja menor mobilidade.

Em geral, aceita-se que concomitantemente ao crescimento (da infância à idade adulta) ocorra um enrijecimento das estruturas ligamentares, bem como uma diminuição correspondente na flexibilidade dos músculos. Essa mudança faz com que os adultos tenham maior estabilidade e força do que as crianças.

Indivíduos com frouxidão ligamentar podem apresentar menor estabilidade do que aqueles com menor flexibilidade. Um joelho que assume uma posição de hiperextensão, por exemplo, não é mecanicamente tão estável para suportar peso quanto aquele que se mantém em extensão neutra.

A falta de estabilidade na coluna vertebral em um indivíduo flexível pode levar a problemas quando o trabalho exige ficar sentado ou em pé por muito tempo ou quando há necessidade de levantar e carregar objetos pesados. Os músculos não são funcionalmente capazes de, ao mesmo tempo, realizar *movimentos* e fornecer o *apoio* normalmente proporcionado pelos ligamentos. Em caso de sintomas, estes se manifestarão primeiro como fadiga e só mais tarde como dor. Um adulto jovem com força excelente, mas com flexibilidade excessiva da coluna vertebral, pode necessitar de um suporte às costas para aliviar os sintomas dolorosos.

Do ponto de vista mecânico, dois tipos de falhas estão relacionados com o *alinhamento* e a *mobilidade*: compressão indevida nas superfícies articulares do osso e tensão indevida nos ossos, ligamentos ou músculos. Por fim, podem ocorrer dois tipos de alterações ósseas: a compressão excessiva produz um efeito de erosão na superfície articular, enquanto a tensão pode resultar em hipertrofia óssea no ponto de inserção com o tecido conjuntivo ou os músculos.

A falta de mobilidade está intimamente associada ao alinhamento inadequado persistente como fatores que causam compressão indevida. Quando a mobilidade

QUADRO 1.3

Diretrizes para o profissional de saúde

- Guie-se pelo antigo ditado: "Não se deve fazer o mal".
- Conquiste a confiança e a cooperação do paciente.
- Ouça atentamente o paciente.
- Observe a postura, a linguagem corporal e os movimentos espontâneos que fornecem pistas diagnósticas úteis.
- Aplique conhecimentos básicos de anatomia, fisiologia e mecânica corporal na avaliação musculoesquelética e no tratamento do paciente.
- Considere se atividades ocupacionais ou recreativas do paciente aliviam ou agravam as condições existentes.
- Oriente seu paciente; ajude-o a compreender a natureza de seus problemas.
- Guie-se pela reação do paciente a tratamentos prévios.
- Tenha paciência com seu paciente. Muitas vezes é necessária mais de uma sessão para superar a ansiedade e sua reação de defesa contra a dor.
- Inicie os tratamentos de maneira delicada.
- Lembre-se de que é essencial que o paciente relaxe antes de tentar alongar músculos tensos. Alongamentos muito vigorosos retardarão, em vez de acelerar, a recuperação.
- Entenda que músculos enfraquecidos por causa de uma lesão ou doença devem ser manuseados com mais cuidado do que um músculo que apresenta função normal.
- Ao aplicar tração, use uma pegada firme, mas delicada. Evite beliscar, torcer ou puxar a pele sobre a parte que está sendo segurada.
- Espere que as respostas favoráveis ao tratamento progridam gradualmente, de acordo com a tolerância do paciente à dor ou ao desconforto.
- Evite a atitude de "mais é melhor". As reações ao tratamento muitas vezes são tardias, de modo que se pode não saber até o dia seguinte se o tratamento anterior foi "excessivo".
- Evite a aplicação de calor sobre áreas com sensibilidade ou circulação prejudicadas e sobre músculos que apresentem fraqueza por comprimento excessivo.
- Reconheça que a continuidade do tratamento é contraindicada caso surja algum dos sintomas a seguir: inchaço, vermelhidão, temperatura anormal na região, sensibilidade acentuada, perda da amplitude de movimento ou dor persistente.
- Inclua o paciente no estabelecimento de metas de tratamento e no planejamento de um programa de tratamento domiciliar.
- Seja responsável. Documente seu exame inicial, avaliação, plano de tratamento e cuidados de acompanhamento.

é perdida, ocorre rigidez e um determinado alinhamento permanece constante. Isso pode ser resultado da restrição do movimento por músculos tensos ou da incapacidade de músculos fracos moverem o segmento ao longo do arco de movimento. A rigidez muscular é um fator constante, tendendo a manter o segmento em um alinhamento inadequado, independentemente da posição do corpo. A fraqueza muscular é um fator menos constante porque a mudança na posição do corpo pode provocar uma alteração no alinhamento do segmento. Quando há movimento normal nas articulações, o desgaste nas superfícies articulares tende a ser distribuído; entretanto, no caso de limitações na amplitude, o desgaste ocorrerá apenas nas superfícies articulares correspondentes ao arco de uso. Se o segmento que está restringido pela rigidez muscular estiver protegido contra qualquer movimento que possa causar sobrecarga, as outras partes que precisam compensar essa restrição podem tornar-se suscetíveis à sobrecarga.

A mobilidade articular excessiva resulta em tensão nos ligamentos que normalmente limitam a amplitude de movimento; quando a amplitude excessiva é prolongada ou frequente, pode resultar em compressão indevida nas margens das superfícies articulares.

PAPEL DOS MÚSCULOS NO SUPORTE AO ESQUELETO

Além de seu papel no movimento, os músculos têm um papel importante de suporte às estruturas do esqueleto. Um músculo deve ser longo o suficiente para permitir a mobilidade normal das articulações, mas razoavelmente curto para contribuir efetivamente para a estabilidade articular.

Quando a amplitude de movimento é limitada devido a músculos tensos, o tratamento consiste no uso de diversas modalidades e procedimentos para promover relaxamento muscular e o comprimento ideal. Os exercícios de alongamento devem ser graduais e, embora possam causar um leve desconforto, não devem causar dor.

Quando a amplitude de movimento é excessiva, deve-se tomar cuidado para evitar alongamentos em excesso. Se o paciente apresenta mobilidade excessiva, com ou sem dor, em muitos casos é prudente aplicar um suporte que possibilite o enrijecimento das estruturas afetadas. Pode ou não ser necessário adicionar exercícios específicos, porque muitos músculos enfraquecidos pelo comprimento excessivo se recuperam com atividades normais quando o alongamento excessivo é evitado.

OPÇÕES DE TRATAMENTO

A seguir estão as opções de tratamento que podem ser empregadas no cuidado de pacientes que apresentam alterações posturais e dor (ver Tab. 1.4). Esta não tem a intenção de ser uma lista abrangente e completa. Mais detalhes podem ser fornecidos em capítulos posteriores, conforme apropriado.

TABELA 1.4 Opções de tratamento usadas para alterações posturais e dor

Tratamento	Definição	Efeitos
Tração	Uma força usada com fins terapêuticos para produzir alongamento ou aumento no comprimento de estruturas articulares e/ou músculos. Aplicada corretamente, a força puxa em uma direção perpendicular às superfícies articulares de uma articulação. A tração pode ser aplicada: • manualmente, • usando um aparelho de tração mecânica e • usando pesos estáticos ou distração posicional.	• Alívio da dor e do espasmo • Redução/prevenção de aderências • Alongamento da musculatura tensa • Melhora na circulação
Massagem	As técnicas de **terapia manual** consistem em movimentos manuais habilidosos e movimentos passivos especializados de articulações e tecidos moles. As técnicas podem incluir: • drenagem linfática manual, • tração manual, • massagem, • mobilização/manipulação e • movimentos passivos ao longo da amplitude.	• Melhora na circulação • Promoção de relaxamento dos músculos • Afrouxamento do tecido cicatricial • Alongamento de músculos/fáscias tensos • Alívio do edema/inchaço • Melhora na extensibilidade dos tecidos • Aumento na amplitude de movimento • Mobilização/manipulação de tecidos moles e articulações • Modulação da dor • Redução nas restrições ao movimento
Exercício[19,31]	O *exercício terapêutico* consiste na realização ou execução sistemática de movimentos físicos planejados ou atividades destinadas a permitir que o paciente ou cliente remedeiem ou previnam déficits nas funções e estruturas do corpo, melhorem as atividades e a participação, reduzam o risco, otimizem a saúde geral e melhorem a aptidão e o bem-estar. O exercício terapêutico pode incluir condicionamento e recondicionamento aeróbico e de resistência; treinamento de agilidade; treinamento da mecânica corporal; exercícios respiratórios; exercícios de coordenação; treinamento em atividades de desenvolvimento; alongamento muscular; treinamento de padrões de movimento; treinamento de atividades de desenvolvimento neuromotor; educação ou reeducação neuromuscular; treinamento perceptivo; exercícios de amplitude de movimento e alongamento de tecidos moles; exercícios de relaxamento; e exercícios de força, potência e resistência muscular.	• Melhora na densidade óssea • Melhora na respiração • Melhora/manutenção do desempenho físico • Melhora na segurança • Aumento na capacidade/resistência aeróbica • Aumento na força, potência e resistência muscular • Melhora no controle postural e no relaxamento • Aumento da consciência sensorial • Aumento na tolerância às atividades • Prevenção ou tratamento de déficits nas funções e estruturas do corpo, limitações à atividade e restrições na participação a fim de melhorar a função física • Melhora na saúde, no bem-estar e na boa forma • Redução de complicações, dor, restrição e inchaço • Redução do risco e aumento da segurança durante a realização da atividade • Fortalecimento de músculos fracos • Alongamento de músculos encurtados com o propósito de restaurar a elasticidade da qual depende a função muscular normal • Aumento na resistência • Melhora na coordenação • Restauração da função • Estimulação da circulação

(continua)

TABELA 1.4 Opções de tratamento usadas para alterações posturais e dor *(continuação)*

Tratamento	Definição	Efeitos
Suportes	▪ A correção de falhas no alinhamento associadas a fraquezas muitas vezes requer medidas de suporte. ▪ Inclui tecnologias de posicionamento ortopédico/protético destinadas a melhorar o posicionamento e a função.	▪ Imobilização ▪ Minimização da dor ▪ Correção de alinhamentos inadequados ▪ Alívio na tensão de músculos fracos ▪ Facilitação da função ▪ Restrição do movimento
Modalidades		
Estimulação elétrica	▪ Técnica usada para provocar uma contração muscular usando impulsos elétricos	▪ Modulação da dor ▪ Reeducação dos músculos ▪ Gerenciamento de edemas ▪ Diminuição da inflamação
Termoterapia[32]	▪ Uma forma de transferência de energia térmica de um agente de aquecimento para uma parte do corpo	▪ Alívio de dores e espasmos musculares ▪ Diminuição da rigidez articular ▪ Aumento na extensibilidade do tecido colágeno ▪ Aumento no fluxo sanguíneo ▪ Resolução de infiltrados inflamatórios[32] ▪ Facilitação do alongamento
Crioterapia[32]	▪ Uma forma de transferência de energia térmica de uma parte do corpo para um agente de resfriamento	▪ Redução da dor e do inchaço/edema ▪ Inibição da espasticidade ▪ Facilitação da contração muscular em diversos tipos de fraqueza neurogênica ▪ Reeducação muscular

REFERÊNCIAS BIBLIOGRÁFICAS

1. Page P. Current concepts in muscle stretching for exercise and rehabilitation. Int J Sports Phys Ther. 2012;7(1):109-119.
2. Weppler, CH, Magnusson, SP. Increasing muscle extensibility: A matter of increasing length or modifying sensation? Phys Ther. 2010;90(3):438-449, doi: 10.2522/ptj.20090012.
3. Henricson EK, Abresch RT, Cnaan A, et al. The cooperative international neuromuscular research group Duchenne natural history study: glucocorticoid treatment preserves clinically meaningful functional milestones and reduces rate of disease progression as measured by manual muscle testing and other commonly used clinical trial outcome measures. Muscle Nerve. 2013;48(1):55-67. doi: 10.1002/mus.23808.
4. Morton DP, Callister R. Influence of posture and body type on the experience of exercise-related transient abdominal pain. J Sci Med Sport. 2010;13(5):485-488. doi: 10.1016/j.jsams.2009.10.487. PMID: 20022301.
5. Alizadehkhaiyat O, Roebuck MM, Makki AT, Frostick SP. Postural alternations in patients with subacromial impingement syndrome. Int J Sports Phys Ther. 2017;12(7):1111-1120. doi: 10.26603/ijspt20171111.
6. Lee SP, Souza RB, Powers CM. The influence of hip abductor muscle performance on dynamic postural stability in females with patellofemoral pain. Gait Posture. 2012;36(3):425-429. doi: 10.1016/j.gaitpost.2012.03.024. Epub 2012 May 16. PMID: 22607792.
7. Dunn JC, Iversen MD. Interrater reliability of knee muscle forces obtained by hand-held dynamometer from elderly subjects with degenerative back pain. J Geriatr Phys Ther. 2003;26(3):23-29. Accessed September 17, 2021. https://search-ebscohost-com.proxy-hs. researchport.umd.edu/login.aspx?direct=true&db=rzh&AN=106734482 & site=eds-live
8. Rash G. Electromyography Fundamentals. http://www.gcmas.org. Accessed 8/03, 2003.
9. Rheault W, Beal J, Kubick K, Novack T, Shepley J. Intertester reliability of the hand-held dynamometer for wrist flexion and extension. Arch Phys Med Rehabil. 1989;70:909.
10. Surburg P, Suomi R, Poppy W. Validity and reliability of a handheld dynamometer applied to adults with mental retardation. Arch Phys Med Rehabil. 1992;73(6):535-539.
11. Wadsworth C R K, Sear M, Harrold J, Nielsen D. Intrarater reliability of manual muscle testing and hand-held dynametric muscle testing. Phys Ther. 1987;67(9):1342-1347.
12. Brinkman JR. Comparison of a hand-held to a fixed dynamometer in tracking strength change. [Abstract R226] In: Abstracts of papers accepted for presentation at 67th Annual Conference of American Physical Therapy Association, June 14-16, 1992. Phys Ther. 1992;72(6) Suppl.
13. Marino M, Nicholas J, Gleim G, Rosenthal P, Nicholas J. The efficacy of manual assessment of muscle strength using a new device. Am J Sports Med. 1982;10(6):360-364.
14. Mulroy SJ, Lassen KD, Chambers SH, Perry J. The ability of male and female clinicians to effectively test knee extension strength using manual muscle testing. Orthop Sports Phys Ther. 1997;26(4):192-199.
15. Newton M, Waddell G. Trunk strength testing with iso-machine. Part 1: Review of a decade of scientific evidence. Spine. 1993;18(7):801-811.
16. Norkin C, Levangie P. Joint Structure and Function. Philadelphia: F.A. Davis, 1992.

17. Goss CM, ed. Gray's Anatomy of the Human Body, 28th ed. Philadelphia: Lea & Febiger; 1966: 380-381.

18. Moore KL, Agur AMR, Dalley AF II. Clinically Oriented Anatomy, 8th ed. Wolters Kluwer; 2018. Accessed February 19, 2021. http://search.ebscohost.com/login.aspx?direct=true&db=cat01362a&AN=hshs.004959764&site=eds-live.

19. Huang, J. Dynamic activity of human brain task-specific networks. Sci Rep. 2020;10:7851. doi: 10.1038/s41598-020-64897-2.

20. O'Connell A, Gardner E. Understanding the scientific basis of human motion. Baltimore: Williams & Wilkins; 1972.

21. Legg AT. Physical therapy in infantile paralysis. In: Mock, ed. Principles and practice of physical therapy. Vol II. Hagerstown, MD: WF Prior; 1932:45.

22. Keegan J, Garrett F. The segmental distribution of the cutaneous nerves in the limbs of man. Anat Rec. 1948;102:409-437.

23. Sunderland S. Nerve and Nerve Injuries, 2nd ed. New York: Churchill Livingstone; 1978.

24. O'Neill DB, Zarins B, Gelberman RH, Keating TM, Louis D. Compression of the anterior interosseous nerve after use of a sling for dislocation of the acromioclavicular joint. J Bone Joint Surg [AM]. 1990;72-A(7):1100.

25. Post M, Mayer JM. Suprascapular nerve entrapment. Clin Orthop Relat Res. 1987;223:126-135.

26. Hadley MN, Sonntag VKH, Pittman HW. Suprascapular nerve entrapment. J Neurosurg. 1986;64:843-848.

27. Dawson DM, Hallett M, Millender LH. Entrapment Neuropathies, 2nd ed. Boston: Little, Brown; 1990.

28. Conway S, Jones H. Entrapment and compression neuropathies. In: Tollison C, ed. Handbook of chronic pain management. Baltimore: Williams & Wilkins; 1989; 433, 437, 438.

29. Kendall HO, Kendall FP, Boynton DA. Posture and Pain. Baltimore: Williams & Wilkins; 1952.

30. Cahill BR. Quadrilateral space syndrome. In: Omer GE, Spinner M. Management of peripheral nerve problems. Philadelphia: WB Saunders; 1980: 602-606.

31. Sunderland S. Nerve Injuries and Their Repair: A Critical Appraisal. London: Churchill Livingstone; 1991: 161.

32. Freiberg AH, Vinke TH. Sciatica and sacro-iliac joint. J Bone Joint Surg [AM]. 1934;16:126-136.

33. Jankiewicz JJ, Henrikus WL, Houkom JA. The appearance of the prirformis muscle syndrome in computed tomography and magnetic resonance imaging. Clin Orthop Relat Res. 1991;262:207.

34. Spinner M. Management of nerve compression lesions of the upper extremity. In: Omer G, Spinner M, eds. Management of peripheral nerve problems. Philadelphia: WB Sanders; 1980.

35. Hirayama J, Yamagata M, Ogata S, Shimizu K, Ikeda Y, Takahashi K. Relationship between low-back pain, muscle spasm and pressure pain thresholds in patients with lumbar disc herniation. Eur Spine J. 2006;15(1):41-47. doi: 10.1007/s00586-004-0813-2.

36. Jeon ET, Jung JH, Moon JH, et al. The effects of spinal support device on pain and extensibility of the hamstrings in patients with non-specific low back pain. J Phys Ther Sci. 2017;29(8):1301-1304. doi: 10.1589/jpts.29.1301.

2

POSTURA

CONTEÚDO

SEÇÃO I

FUNDAMENTOS DA POSTURA

INTRODUÇÃO

A postura ideal é um bom hábito que contribui para o bem-estar do indivíduo; ela pode ser alcançada e mantida graças à estrutura e função do corpo. Por outro lado, uma postura inadequada é um hábito alternativo que, infelizmente, é muito comum;[1] ela tem origem na degradação ou mau uso das capacidades conferidas pelo corpo, e não na estrutura e função do corpo normal. Se a má postura fosse apenas um problema estético, as preocupações em relação a ela poderiam ser limitadas às relativas à aparência. No entanto, posturas inadequadas persistentes podem causar desconforto, dor, comprometimento funcional ou incapacidade.[1-5] A gama de efeitos, que vai de desconforto a deficiência incapacitante, está frequentemente relacionada com a gravidade e persistência das inadequações.

A discussão da importância da postura ideal surge do reconhecimento da prevalência de problemas posturais e condições dolorosas associadas. Este livro tenta definir os conceitos de postura ideal, analisar posturas inadequadas, apresentar opções de tratamento e discutir alguns dos fatores relacionados com o desenvolvimento e as influências do ambiente que afetam a postura. O objetivo é ajudar a diminuir a incidência de posturas inadequadas que resultam em condições dolorosas.

Os padrões culturais da civilização moderna aumentam as tensões sobre as estruturas básicas do corpo humano, impondo atividades cada vez mais especializadas. É necessário reconhecer estratégias compensatórias comuns empregadas na vida cotidiana para alcançar o funcionamento ideal. A alta incidência de posturas inadequadas em adultos está relacionada com o processo de envelhecimento e com padrões de atividade altamente especializados ou repetitivos.[1,3,6] A correção das condições existentes depende da compreensão das influências subjacentes e da implementação de um programa de medidas educativas positivas e preventivas. Ambos requerem a compreensão da mecânica do corpo e da sua resposta aos estresses e às tensões que lhe são impostas.

Inerentes ao conceito de uma boa mecânica corporal são as inseparáveis qualidades do alinhamento e equilíbrio muscular. Os procedimentos de exame e tratamento são direcionados à restauração e preservação da mecânica corporal ideal na postura e no movimento. As orientações e os exercícios terapêuticos que visam fortalecer os músculos fracos e alongar os músculos sob tensão são os principais meios pelos quais o equilíbrio muscular é restaurado. A mecânica corporal ideal exige que a amplitude de movimento articular seja adequada, mas não excessiva. A flexibilidade normal é um atributo; a flexibilidade excessiva não. Um princípio básico relativo aos movimentos articulares pode ser resumido do seguinte modo: quanto mais flexibilidade, menos estabilidade; quanto mais estabilidade, menos flexibilidade. Contudo, surge então um problema, pois o desempenho habilidoso em uma variedade de esportes, danças e atividades acrobáticas requer flexibilidade e comprimento muscular excessivos. *Embora "quanto mais, melhor" possa aplicar-se à melhora do desempenho, isso pode afetar negativamente o bem-estar do praticante.*

Um relatório do Comitê de Postura da American Academy of Orthopedic Surgeons[7] incluiu a definição de postura a seguir. É válido lembrar:

> Em geral, define-se postura como a disposição relativa das partes do corpo. A boa postura é um estado de equilíbrio muscular e esquelético que protege as estruturas de suporte do corpo contra lesões ou deformidades progressivas, independentemente da posição (ereta, deitada, agachada ou curvada) em que essas estruturas estejam trabalhando ou repousado. Sob estas condições, os músculos atuarão com mais eficiência e serão proporcionadas posições ideais aos órgãos torácicos e abdominais. A má postura é uma relação inadequada entre as diversas partes do corpo, que produz uma maior tensão nas estruturas de suporte e na qual há um equilíbrio menos eficiente do corpo sobre sua base de apoio.

POSTURA E DOR

Queixas de dor relacionadas com inadequações na mecânica corporal são tão comuns que a maior parte dos adultos tem seus próprios exemplos de impacto na vida diária. Dores na região lombar têm sido as queixas mais frequentes, embora casos de dores no pescoço, nos ombros, nos braços, nos pés e nos joelhos tenham se tornado cada vez mais prevalentes.[1,3,5,8,9]

Ao discutir a dor relacionada com posturas inadequadas, muitas vezes se questiona por que muitos desses casos ocorrem sem sintomas dolorosos e por que problemas posturais aparentemente leves dão origem a sintomas de tensão mecânica e muscular. A resposta para ambas as perguntas depende da constância da inadequação e do indivíduo afetado por ela.

Uma postura pode parecer totalmente inadequada, mas o indivíduo pode ser flexível e a posição do corpo pode mudar com facilidade, limitando assim a quantidade de tempo que ele passa nessa posição. Alternativamente, uma postura pode parecer boa, mas a rigidez ou a tensão muscular podem limitar de tal modo a mobilidade que não é possível mudar a posição do corpo com facilidade. A falta de mobilidade, que não é visível como um problema no alinhamento, mas é detectada em testes de flexibilidade e comprimento muscular, pode ser o fator mais significativo.

O conceito de que os efeitos cumulativos de pequenos estresses constantes ou repetidos durante longos períodos podem dar origem ao mesmo tipo de problema que ocorre com um estresse súbito e severo é essencial para a compreensão da dor relacionada com a postura. Os casos de dor postural são extremamente variáveis em seu modo de início e gravidade dos sintomas. Em alguns casos, surgem apenas sintomas agudos, em geral decorrentes de estresse ou lesão incomum. Outros casos têm início agudo e desenvolvem sintomas crônicos de dor. Outros ainda apresentam sintomas crônicos que mais tarde se tornam agudos.

Os sintomas associados a um início agudo podem ser focais ou generalizados. Indicam-se a esses pacientes medidas para aliviar a dor. Somente depois do desaparecimento dos sintomas agudos é que podem ser realizados testes para detectar inadequações subjacentes no alinhamento e no equilíbrio muscular, e podem ser instituídas medidas terapêuticas específicas.

Existem diferenças importantes entre o tratamento de uma condição dolorosa aguda e uma condição crônica. Um determinado procedimento pode ser reconhecido e aceito como terapêutico se for aplicado no momento adequado. Aplicado na hora errada, esse mesmo procedimento pode ser ineficaz ou até mesmo prejudicial.

Assim como uma lesão no pescoço, no ombro ou no tornozelo, uma lesão nas costas pode exigir a utilização de um suporte. A maneira natural de fornecer proteção é por meio de espasmos musculares protetores ou reação de defesa dos músculos, em que os músculos do dorso mantêm as costas rígidas a fim de evitar movimentos dolorosos. Contudo, os músculos podem ficar secundariamente envolvidos quando estão sobrecarregados pelo trabalho de proteção das costas. O uso de um suporte adequado para imobilizar as costas pode aliviar temporariamente os músculos dessa função, possibilitando a cicatrização da lesão subjacente e levando à diminuição da dor.

A imobilização muitas vezes é um expediente necessário para o alívio da dor, mas a imobilização prolongada pode levar ao encurtamento adaptativo dos tecidos moles circundantes. A rigidez da parte do corpo não é um desfecho desejável. O paciente deve compreender que a transição do estágio agudo para o estágio de recuperação requer passar da imobilização para a restauração do movimento normal. O uso contínuo de um suporte que deveria ter sido retirado pode perpetuar um problema que de outro modo poderia ser resolvido. Ver Quadro 2.1, que descreve os princípios do alinhamento, das articulações e dos músculos.

POSTURA PADRÃO

A **postura** é um composto das posições de todas as articulações do corpo em determinado momento. O alinhamento postural estático é mais bem descrito em termos das posições das várias articulações e partes do corpo. Este capítulo fornece informações básicas, mas essenciais, para analisar o alinhamento postural. Deve-se ter uma compreensão clara da posição anatômica, conforme descrito previamente no Capítulo 1. A postura

---

QUADRO 2.1

Princípios do alinhamento, das articulações e dos músculos

Avaliar e tratar problemas posturais requer uma compreensão dos princípios básicos relativos ao alinhamento, às articulações e aos músculos:

- O alinhamento inadequado resulta em estresse e tensão indevidos em ossos, articulações, ligamentos e músculos.
- As posições articulares indicam quais músculos parecem alongados e quais parecem encurtados.
- Existe uma relação entre o alinhamento e os resultados das avaliações dos músculos se a postura for normal.
- O encurtamento muscular mantém a origem e a inserção do músculo mais próximas entre si do que o normal.
- O encurtamento adaptativo pode se desenvolver em músculos que permanecem em uma posição encurtada.
- A fraqueza muscular leva a um afastamento entre a origem e a inserção do músculo.
- A fraqueza por comprimento excessivo pode ocorrer em músculos monoarticulares que permanecem em uma condição hiperalongada.

também pode ser descrita em termos de equilíbrio muscular. Este capítulo descreve o equilíbrio ou desequilíbrio muscular associado às posturas estáticas.

Como em todos os testes, deve haver um padrão ao avaliar o alinhamento postural. É essencial que esse padrão seja atendido para que todo o sistema de treinamento postural construído em torno dele seja sólido. Basmajian e DeLuca afirmam que, "entre os mamíferos, o homem tem o mais econômico dos mecanismos antigravitacionais, uma vez alcançada a postura vertical. O gasto energético muscular para o que parece ser uma posição muito incômoda é, na verdade, extremamente econômico".[10]

Na *postura padrão*, a coluna vertebral apresenta curvaturas normais e os ossos dos membros inferiores estão em um alinhamento ideal para a sustentação de peso. A posição neutra da pelve leva a um bom alinhamento do abdome, do tronco e dos membros inferiores. O tórax e a região torácica da coluna estão em uma posição que favorece o funcionamento ideal dos órgãos respiratórios. A cabeça está ereta e em posição bem equilibrada, o que minimiza o estresse sobre a musculatura do pescoço (Fig. 2.1).

O contorno do corpo nas ilustrações de postura padrão mostra a relação entre as estruturas esqueléticas e o contorno da superfície corporal no alinhamento ideal. Ocorrem variações no tipo e tamanho do corpo, e a forma e as proporções do corpo são fatores que influenciam na distribuição do peso corporal. Variações no contorno estão correlacionadas, até certo ponto, com variações no alinhamento do esqueleto.[11,12] Isso é essencialmente verdade, independentemente da constituição corporal. Um observador experiente deverá ser capaz de estimar a posição das estruturas esqueléticas ao observar os contornos do corpo.[13,14]

A intersecção dos planos mediossagital e coronal do corpo determina uma linha que é análoga à *linha de prumo*.[15] Em torno dessa linha, o corpo hipoteticamente

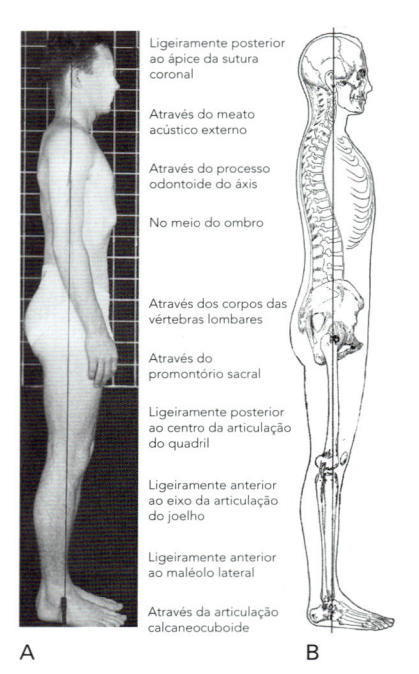

Ligeiramente posterior ao ápice da sutura coronal

Através do meato acústico externo

Através do processo odontoide do áxis

No meio do ombro

Através dos corpos das vértebras lombares

Através do promontório sacral

Ligeiramente posterior ao centro da articulação do quadril

Ligeiramente anterior ao eixo da articulação do joelho

Ligeiramente anterior ao maléolo lateral

Através da articulação calcaneocuboide

A   B

FIGURA 2.1 Alinhamento dos marcos anatômicos no exame postural.

está em uma posição de equilíbrio. Essa posição implica uma distribuição equilibrada do peso e uma posição estável de todas as articulações.

Diversos aparelhos podem ser usados para a avaliação do alinhamento postural. Esses sofisticados instrumentos, que podem ter um custo proibitivo para a maioria das clínicas, frequentemente introduzem variáveis que são difíceis de controlar. Whitmore e Berman (1996) observaram que "os sistemas de avaliação do movimento/postura comercialmente disponíveis requerem vastos procedimentos de coleta de dados e uma rígida calibração de câmeras e pontos de referência".[16] Felizmente, é possível fazer exames posturais precisos com equipamentos simples e custo mínimo. Ver Tabela 2.1, que descreve as regiões do corpo, vistas posturais e linhas de referência.

TABELA 2.1 Regiões do corpo, vistas posturais e linhas de referência

Região do corpo	Vista lateral	Vista posterior
	Linha de referência	*Linha de referência*
Cabeça e pescoço	• Lóbulo da orelha (passando pelo meato acústico externo)	• Linha média da cabeça Processos espinhosos cervicais
Região torácica		• Processos espinhosos torácicos
Membro superior	• No meio da articulação glenoumeral	
Pelve e região lombar	• Posterior ao eixo da articulação do quadril	• Crista sacral, processos espinhosos lombares
Quadris e joelhos	• Anterior ao eixo da articulação do joelho	

Cabeça e pescoço

No alinhamento ideal da cabeça e do pescoço, a cabeça está em uma posição bem equilibrada, mantida com um esforço muscular mínimo. A cabeça não está inclinada para cima, para baixo ou lateralmente, nem está rodada. O queixo não está retraído.

Um bom alinhamento da parte torácica da coluna é essencial para um bom alinhamento da cabeça e do pescoço; um alinhamento inadequado dessa região afeta negativamente o alinhamento da cabeça e do pescoço. Se a região torácica assumir uma posição arredondada com o indivíduo sentado ou em pé, ocorrerá uma mudança compensatória na posição da cabeça e do pescoço.

Em caso de flexão em hipercifose da região torácica, se a posição da cabeça permanecesse fixa e o pescoço fosse mantido em lordose normal, a cabeça ficaria inclinada para a frente e para baixo. No entanto, "os olhos procuram nivelar-se com o horizonte" e a cabeça precisaria ser elevada dessa posição pela extensão da parte cervical da coluna. Em uma região cervical com extensão normal, ocorre aproximação entre o occipúcio e a sétima vértebra cervical. À medida que a cabeça é elevada na tentativa de nivelar os olhos com o horizonte, a distância entre o occipúcio e a sétima vértebra cervical é notavelmente reduzida. Comparado com a separação entre os dois pontos no alinhamento ideal, pode haver uma diferença de até 5 a 7,5 cm entre as duas posições.

Na posição anteriorizada da cabeça, os músculos extensores do pescoço estão encurtados e fortes, e um encurtamento adaptativo pode desenvolver-se nesses músculos. Os músculos flexores anteriores do pescoço estão em uma posição alongada e evidenciam fraqueza quando sua força é testada. Ver Figuras 2.2 a 2.7.

Parte torácica da coluna

No alinhamento ideal, a parte torácica da coluna curva-se ligeiramente na direção posterior (cifose). Assim como as posições da cabeça e do pescoço são afetadas pela posição da parte torácica da coluna, esta é afetada pelas posições da região lombar e da pelve. Quando estas estão bem alinhadas, a parte torácica da coluna pode assumir uma posição ideal. Se um indivíduo com flexibilidade normal assume uma posição de lordose aumentada na região lombar (i.e., curvatura anterior aumentada), a região torácica tende a retificar-se, diminuindo a curvatura posterior normal. Por outro lado, posições habituais e atividades repetitivas podem dar origem ao desenvolvimento de uma postura cifótico-lordótica, em que uma tende a compensar a outra. Por exemplo, na postura *sway-back*, a posição de curvatura posterior torácica aumentada compensa um desvio anterior da pelve (ver Fig. 2.17 mais adiante neste capítulo).

Membro superior

A posição do braço e do ombro depende do posicionamento das escápulas e da parte torácica da coluna. No alinhamento ideal, as escápulas repousam contra a região torácica, aproximadamente entre a segunda e a sétima vértebras torácicas, e a aproximadamente 10 cm de distância uma da outra (mais ou menos, dependendo do tamanho do indivíduo). O posicionamento incorreto das escápulas afeta negativamente a posição do ombro, e o mau alinhamento da articulação glenoumeral pode predispor a lesões e dor crônica. O cotovelo normalmente repousa em leve flexão, a articulação radioulnar em leve pronação, o punho em posição neutra e os dedos (articulações metacarpofalângicas e interfalângicas) em leve flexão relaxada.

Pelve e parte lombar da coluna

A relação da pelve com a linha de referência é determinada em grande parte pela relação da pelve com as articulações do quadril. Como a linha de referência da vista lateral representa o plano que passa ligeiramente posterior ao eixo da articulação do quadril do lado visualizado, a pelve será intersectada no acetábulo. Entretanto, esses pontos de referência não são suficientes para estabelecer a posição da pelve, pois esta pode inclinar-se anterior ou posteriormente em torno do eixo que passa pela articulação do quadril.

É necessário, portanto, definir a **posição neutra da pelve** na postura padrão. Na posição neutra usada como padrão neste livro, as espinhas ilíacas anterossuperiores estão no mesmo plano horizontal, e as espinhas ilíacas anterossuperiores e a sínfise púbica estão no mesmo plano vertical. Do ponto de vista da ação dos músculos inseridos na espinha ilíaca anterior e na sínfise púbica, grupos de músculos opositores têm igual vantagem mecânica em uma linha reta de tração. O músculo reto do abdome, com sua inserção no púbis, estende-se superiormente até o esterno, e os músculos reto femoral, sartório e tensor da fáscia lata, com suas inserções nas espinhas ilíacas anteriores, estendem-se inferiormente até a coxa.

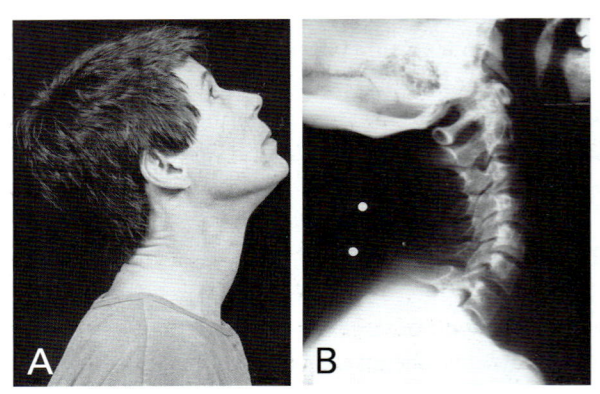

FIGURA 2.2   Um indivíduo com flexibilidade normal foi fotografado e radiografado em cinco diferentes posições do pescoço. Colocaram-se marcadores na linha do cabelo e em C7. A fotografia mostra a extensão da parte cervical da coluna quando o indivíduo inclina a cabeça na direção posterior. Observe a aproximação dos marcadores na radiografia.

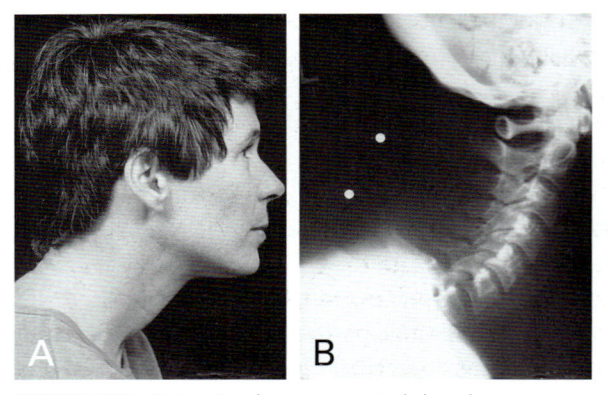

FIGURA 2.3   Extensão da parte cervical da coluna em uma típica postura de anteriorização da cabeça. Observe a semelhança na curvatura e as posições dos marcadores em relação à Figura 2.2. Com frequência, essa postura anteriorizada é erroneamente chamada de flexão da porção inferior e extensão da porção superior da parte cervical da coluna. No entanto, a extensão é mais pronunciada na porção inferior do que na superior.

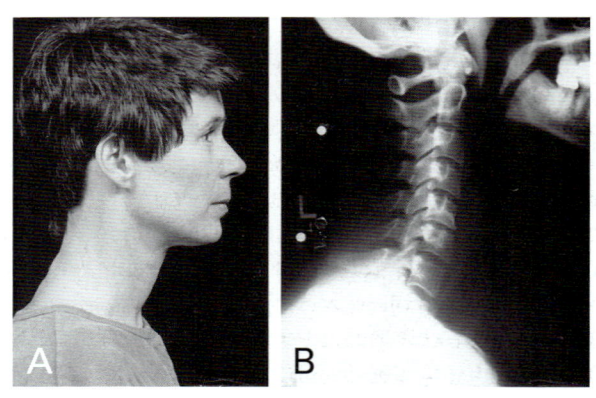

FIGURA 2.4   Alinhamento adequado da parte cervical da coluna.

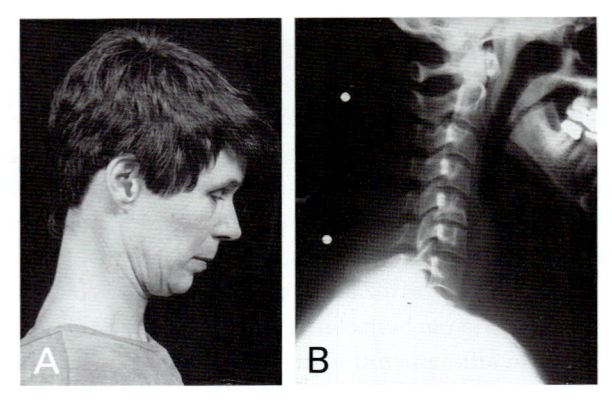

FIGURA 2.5   Flexão (retificação, achatamento) da parte cervical da coluna quando o indivíduo inclina a cabeça na direção anterior.

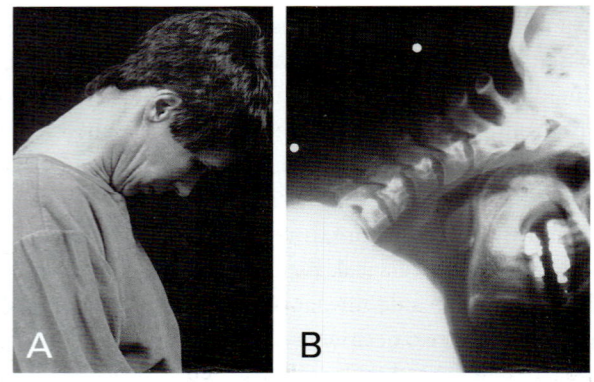

FIGURA 2.6   A flexão das partes cervical e torácica alta da coluna ocorre quando o queixo é trazido em direção ao tórax.

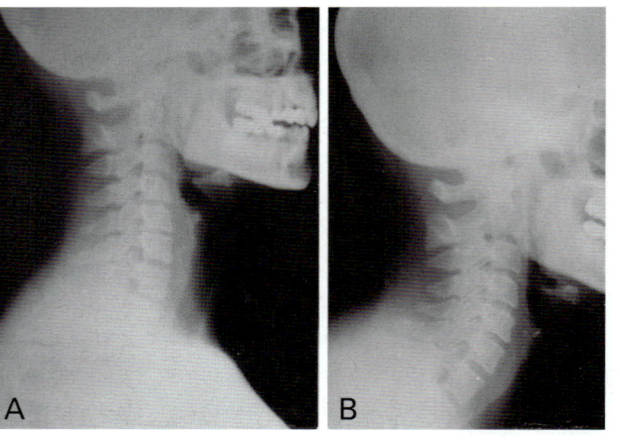

FIGURA 2.7   Parte cervical da coluna, posições adequada e inadequada. Na radiografia **A**, o indivíduo está sentado ereto, com a cabeça e a parte superior do tronco bem alinhadas. Na radiografia **B**, o mesmo indivíduo sentou-se em uma posição tipicamente desleixada, com a parte superior das costas arredondada e a cabeça anteriorizada. Conforme ilustrado, a parte cervical da coluna está em extensão.

Em razão das variações estruturais da pelve, não é prático descrever uma posição neutra com base em um ponto anterior específico e um ponto posterior específico no mesmo plano horizontal. Entretanto, as espinhas ilíacas anterossuperiores e as espinhas ilíacas posterossuperiores estão aproximadamente no mesmo plano. Com a pelve em posição neutra, há uma curvatura anterior normal (lordose) na região lombar. Na inclinação anterior da pelve, ocorre uma hiperlordose. Na inclinação posterior da pelve, há retificação do dorso.

Sem minimizar a importância das posições adequadas dos pés que constituem a base de apoio, pode-se dizer que a posição da pelve é a chave para um bom ou mau alinhamento postural. Os músculos que mantêm a pelve em um bom alinhamento anterior, posterior e lateral são de extrema importância na manutenção de um bom alinhamento geral. O desequilíbrio entre músculos opositores entre si na posição ortostática altera o alinhamento da pelve e afeta negativamente a postura das partes do corpo acima e abaixo dela.

Quadris e joelho

A linha de referência padrão da vista sagital de membros inferiores passa ligeiramente posterior ao centro da articulação do quadril e ligeiramente anterior ao eixo da articulação do joelho, e representa uma posição estável das articulações do quadril e do joelho.

Se o centro das articulações do quadril e do joelho coincide com a linha de gravidade, há uma tendência igual para que essas articulações se flexionem ou se estendam. No entanto, essa posição central da articulação não é estável para a descarga de peso. Uma pequena força exercida em qualquer direção fará com que ela se desvie do centro, a menos que seja estabilizada por um esforço muscular constante. Se o corpo precisar de esforço muscular para manter uma posição estável, gastará energia desnecessariamente.

Se as articulações do quadril e do joelho se movessem livremente tanto em extensão como em flexão, não haveria estabilidade e seria necessário um esforço constante para resistir ao movimento em ambas as direções. Uma posição descentralizada estável para uma articulação depende da limitação do movimento articular em uma direção. No caso do quadril e do joelho, a extensão é limitada. Estruturas ligamentares, músculos fortes e tendões são as forças restritivas que impedem a hiperextensão. A estabilidade na posição ortostática é obtida por essa limitação normal do movimento articular.

Exercícios ou manipulações que tendem a hiperestender as articulações de joelho ou quadril ou que alongam excessivamente músculos como os posteriores da coxa devem ser minuciosamente analisados. A influência restritiva normal de ligamentos e músculos ajuda a manter um bom alinhamento postural com um mínimo de esforço muscular. Quando os músculos e ligamentos não oferecem suporte adequado, as articulações excedem sua amplitude normal e a postura pode tornar-se inadequada por causa de posições de hiperextensão do joelho e do quadril.

Tornozelo

A linha de referência padrão passa ligeiramente anterior ao maléolo lateral e aproximadamente através do ápice do arco, designado lateralmente pela articulação calcaneocuboide. Na posição padrão, a dorsiflexão do tornozelo com o joelho estendido é de aproximadamente 10°. Isso significa que, estando descalço, com os pés ligeiramente afastados e os joelhos estendidos, a parte inferior da perna não pode oscilar para a frente sobre o pé mais do que cerca de 10°. O desvio do corpo para a frente (dorsiflexão de tornozelo) é controlado pela tensão restritiva dos fortes músculos e ligamentos posteriores. No entanto, esse elemento de contenção é substancialmente alterado por mudanças na altura do calcanhar que colocam o tornozelo em graus variados de flexão plantar, e é sensivelmente modificado se os joelhos estiverem flexionados.

Pés

Na postura padrão, os pés estão posicionados de modo que os calcanhares estão separados em aproximadamente 7,5 cm e os antepés estão afastados de modo que o ângulo de desvio lateral dos pés seja de aproximadamente 8 a 10° em relação à linha média de cada lado, perfazendo um total de 20° ou menos. Essa posição dos pés refere-se apenas à posição estática e descalça. Tanto a elevação dos calcanhares como o movimento afetam a posição dos pés.

Ao estabelecer uma posição padrão dos pés – e ao determinar onde (se é que deve ocorrer) deve ocorrer o desvio lateral dos pés –, é necessário considerar o pé em relação ao restante do membro inferior. A posição de desvio lateral dos pés não pode ocorrer na altura do joelho, porque não há rotação nessa articulação quando ela está em extensão. No alinhamento ideal, o eixo da articulação do joelho estendido está no plano frontal. Com a articulação do joelho nesse plano, o movimento de desvio lateral do pé não é possível nessa articulação. Pode haver uma posição de desvio lateral como resultado da rotação lateral do quadril. Contudo, nesse caso, todo o membro rodaria lateralmente e o grau de desvio lateral seria exagerado. Isso faz com que se questione se a posição de rotação do pé com desvio lateral é dependente da relação do pé com a articulação do tornozelo. A articulação do tornozelo permite principalmente a dorsiflexão e a flexão plantar; não permite uma rotação apreciável. Essa articulação não está posicionada inteiramente no plano frontal. Segundo os anatomistas, está em plano ligeiramente oblíquo. A linha de obliquidade é tal que se estende desde ligeiramente anterior no maléolo medial até ligeiramente posterior no maléolo lateral. O ângulo em que o eixo da articulação do tornozelo se desvia do plano frontal sugere que o pé em geral está em uma posição de leve desvio lateral em relação à parte inferior da perna.

O pé não é uma estrutura rígida. Os movimentos das articulações talocalcânea e transversa do tarso permitem a pronação e a supinação do pé, bem como a abdução e a adução do antepé. A combinação de pronação e abdução do antepé é vista como eversão do tornozelo, e a combinação de supinação e adução do antepé, como inversão. Movimentos passivos ou ativos do pé e do tornozelo revelam que o pé tende a se mover para fora à medida que sobe e para dentro à medida que desce.

Na posição ortostática, o pé não está totalmente dorsiflexionado sobre a perna, nem em eversão total. No entanto, o indivíduo que fica em pé com os joelhos flexionados e os pés em desvio lateral estará em dorsiflexão e eversão – uma posição que resulta em estresse e tensão no pé e na perna. Quando influenciada por calçados com salto, a posição ortostática leva a graus variados de flexão plantar do pé, dependendo da altura do salto. Conforme a elevação do calcanhar aumenta, cresce também a tendência a uma posição paralela ou de desvio medial dos pés.

A relação entre a altura do salto e o desvio lateral ou medial dos pés é análoga à posição do pé na posição ortostática, na marcha e na corrida. Ao ficar descalço, um leve grau de desvio lateral dos pés é natural. Em posição ortostática com os calcanhares elevados ou na marcha acelerada, os pés tendem a assumir uma posição de desvio medial. À medida que a velocidade da marcha aumenta e se transforma em corrida, os calcanhares não

entram em contato com o solo e o peso é apoiado inteiramente no antepé. Há então uma tendência para a impressão do antepé mostrar um desvio medial.

SEÇÃO II

ALINHAMENTO

No estudo da mecânica corporal, **linhas de prumo** representam os planos verticais. Tendo como base a posição anatômica do corpo, definem-se posições e movimentos em relação a esses planos. A **mecânica corporal** analisa as forças estáticas e dinâmicas que atuam no corpo. Não se trata de uma ciência exata; contudo, na medida em que for possível e significativo, padrões e precisão devem ser incorporados em seu estudo. O alinhamento ideal do corpo é o padrão.

Ao visualizar uma postura em pé, usa-se um fio de prumo como linha de referência. O fio de prumo é um cordão com um prumo preso nele, de modo a fornecer uma linha vertical absoluta. O ponto na linha em que o fio de prumo é suspenso deve ser um ponto fixo padronizado. Como o único ponto fixo na postura em pé está na base, onde os pés estão em contato com o chão, o ponto de referência deve estar na base. Um ponto móvel não é aceitável como padrão. A posição da cabeça não é estacionária; portanto, não é apropriado usar o lóbulo da orelha como ponto na linha utilizada para suspender um fio de prumo.

Utiliza-se o teste do fio de prumo para determinar se os pontos de referência do indivíduo avaliado encontram-se no mesmo alinhamento que os pontos correspondentes na postura padrão. Os desvios dos vários pontos de referência em relação ao fio de prumo revelam a extensão do déficit no alinhamento do indivíduo.

Para o teste, os indivíduos aproximam-se de um fio de prumo suspenso. Em uma vista posterior, ficam com os pés equidistantes do fio. Em uma vista lateral, um ponto imediatamente à frente do maléolo lateral está alinhado com o fio de prumo.

Os desvios no alinhamento são descritos como leve, moderado ou acentuado, e não em centímetros ou graus. Durante exames de rotina, não é prático determinar exatamente quanto cada ponto de referência se desvia do fio de prumo.

Pode-se considerar a posição ortostática como o alinhamento composto de um indivíduo a partir de quatro vistas: anterior, posterior, lateral direita e lateral esquerda.

Considerando o alinhamento ideal como padrão, as posições da cabeça, do pescoço, dos membros superiores, das partes torácica e lombar da coluna, da pelve e dos membros inferiores são descritas e ilustradas nas páginas a seguir.

ALINHAMENTO IDEAL: VISTA ANTERIOR

A Figura 2.8 mostra uma vista anterior do alinhamento ideal.

Cabeça: Posição neutra, nem inclinada nem rodada.

Parte cervical da coluna: Reta, sem flexão lateral nem rotação.

Ombros: Nivelados, não elevados nem deprimidos.

Cotovelos: Levemente flexionados.

Parte torácica da coluna: Reta, sem flexão lateral nem rotação.

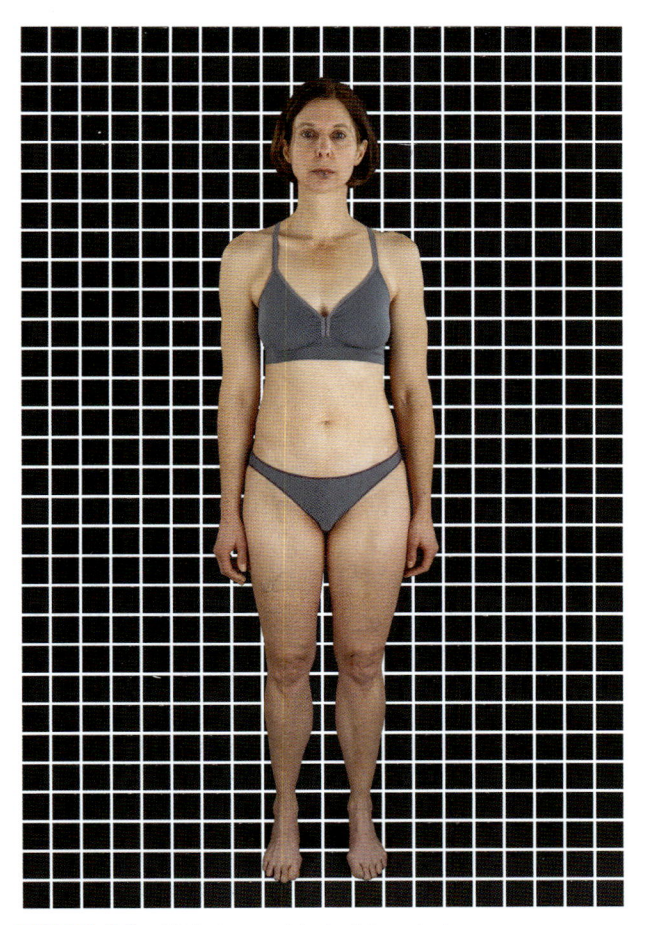

FIGURA 2.8 Alinhamento ideal, vista anterior.

Parte lombar da coluna: Reta, sem flexão lateral nem rotação.

Pelve: Nivelada, ambas as espinhas ilíacas anterossuperiores no mesmo plano transverso.

Articulações do quadril: Posição neutra, não aduzidas, abduzidas nem rodadas.

Articulações do joelho: Posição neutra, sem valgo nem varo.

Articulações do tornozelo: Posição neutra, sem inversão nem eversão excessiva.

ALINHAMENTO IDEAL: VISTA LATERAL

Na vista lateral (Fig. 2.9), a linha de referência padrão nas ilustrações e o fio de prumo nas fotografias representam uma projeção da linha de gravidade no plano coronal. Esse plano hipoteticamente divide o corpo em duas partes, anterior e posterior, de peso igual. Essas partes não são simétricas e nenhuma linha de divisão é óbvia com base nas estruturas anatômicas.

Cabeça: Posição neutra, não inclinada para a frente nem para trás

Parte cervical da coluna: Curvatura normal, ligeiramente convexa anteriormente.

Escápulas: Repousando contra a parede posterior do tórax.

Parte torácica da coluna: Curvatura normal, ligeiramente convexa posteriormente.

Parte lombar da coluna: Curvatura normal, ligeiramente convexa anteriormente.

Pelve: Posição neutra, espinhas anterossuperiores no mesmo plano vertical da sínfise púbica.

Articulações do quadril: Posição neutra, nem flexionadas nem estendidas.

Articulações do joelho: Posição neutra, nem flexionadas nem hiperestendidas.

Articulações do tornozelo: Posição neutra, perna na vertical e em ângulo reto com a planta do pé.

Na vista lateral, os músculos anteriores e posteriores inseridos na pelve a mantêm no alinhamento ideal. Anteriormente, os músculos abdominais tracionam superiormente e os flexores de quadril tracionam inferiormente. Posteriormente, os músculos das costas tracionam superiormente e os extensores de quadril tracionam inferiormente. Assim, os músculos abdominais anteriores e os extensores de quadril trabalham juntos para inclinar a pelve posteriormente; os músculos flexores

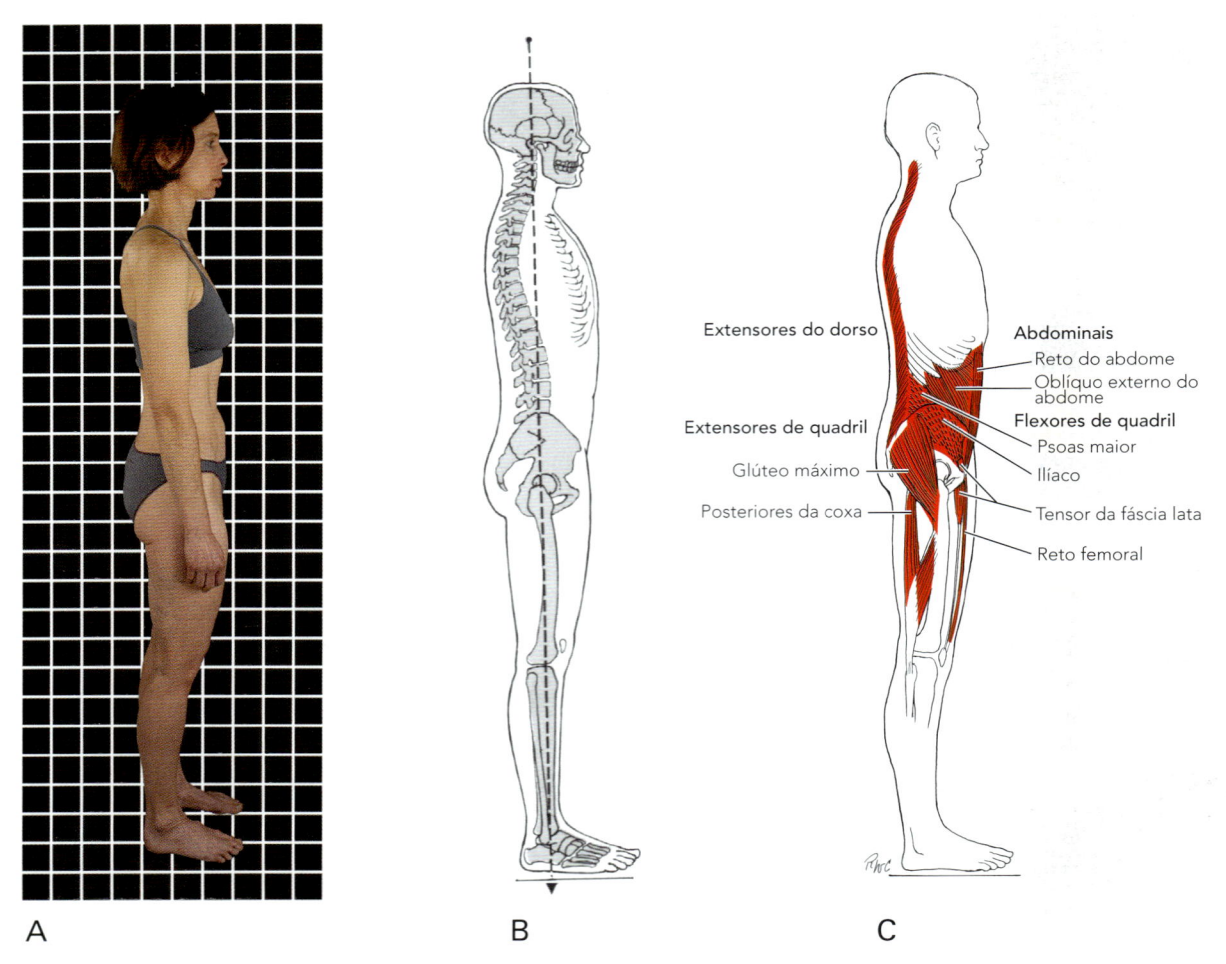

A   B   C

FIGURA 2.9 *A*, *B*, *C*: Alinhamento ideal, vista lateral.

da região lombar e do quadril trabalham juntos para inclinar a pelve anteriormente.

ALINHAMENTO IDEAL: VISTA POSTERIOR

Como mostrado na Figura 2.10, em vista posterior, a linha de referência padrão nas ilustrações e o fio de prumo nas fotografias representam uma projeção da linha de gravidade no plano mediossagital. Começando em um ponto equidistante entre os calcanhares, a linha se estende para cima a meio caminho entre os membros inferiores, através da crista sacral mediana, coluna vertebral, esterno e crânio. As metades direita e esquerda das estruturas esqueléticas são essencialmente simétricas e, hipoteticamente, as duas metades do corpo se contrabalançam exatamente.[17]

    Cabeça: Posição neutra, nem inclinada nem rodada.
    Parte cervical da coluna: Reta.
    Ombros: Nivelados, não elevados nem deprimidos.

    Escápulas: Posição neutra, bordas mediais essencialmente paralelas e separadas por aproximadamente 7 a 10 cm.
    Partes torácicas e lombar da coluna: Retas.
    Pelve: Niveladas, ambas as espinhas ilíacas posterossuperiores no mesmo plano transversal.
    Articulações do quadril: Posição neutra, não aduzidas nem abduzidas.
    Membros inferiores: Estendidos, sem valgo nem varo.
    Pés: Pés paralelos ou em leve desvio lateral. Maléolo lateral e margem externa da planta do pé no mesmo plano vertical, de modo que os tornozelos não estão pronados nem supinados. Na vista posterior, o tendão do calcâneo deve estar na vertical.

Ombros e escápulas

    Ombros e escápulas, posição adequada: O indivíduo na Figura 2.11 ilustra uma boa posição dos ombros e das escápulas. As escápulas repousam contra o tórax

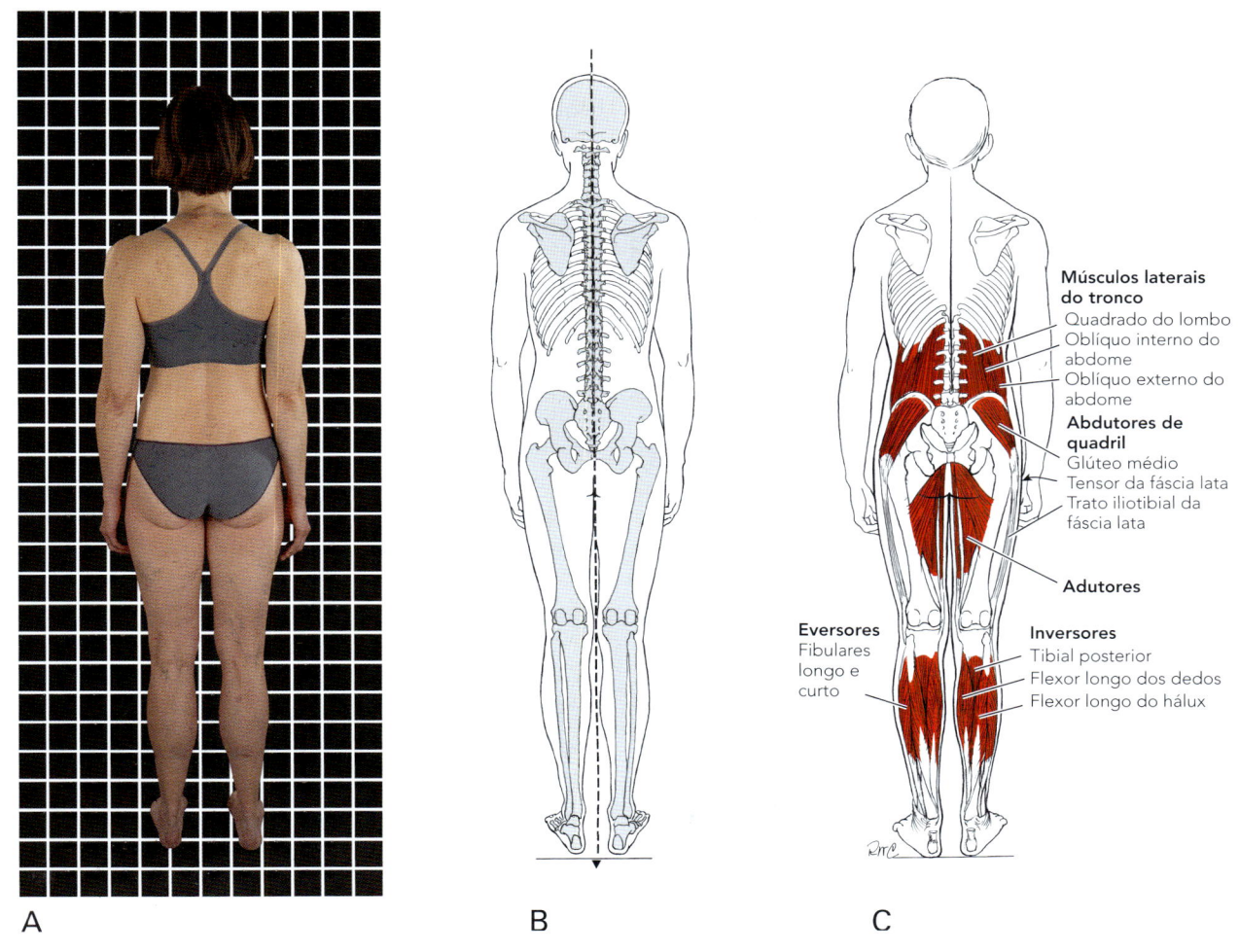

Músculos laterais
do tronco
Quadrado do lombo
Oblíquo interno do
abdome
Oblíquo externo do
abdome
**Abdutores de
quadril**
Glúteo médio
Tensor da fáscia lata
Trato iliotibial da
fáscia lata

Adutores

Eversores
Fibulares
longo e
curto

Inversores
Tibial posterior
Flexor longo dos dedos
Flexor longo do hálux

A   B   C

FIGURA 2.10   *A*, *B*, *C*: Alinhamento ideal, vista posterior.

e nenhum ângulo ou borda é excessivamente proeminente. Sua posição não é distorcida por desenvolvimento muscular incomum ou por esforços mal direcionados de correção postural.

POSTURA NA POSIÇÃO SENTADA

Manter o alinhamento ideal do corpo na posição sentada pode reduzir ou até mesmo prevenir a dor associada a problemas relacionados com a postura (Fig. 2.12). A parte A mostra o alinhamento ideal, que exige o menor gasto energético dos músculos. A parte B mostra a região lombar em hiperlordose. Essa postura é erroneamente considerada uma posição correta. Os músculos das costas ficam fatigados porque é preciso esforço para manter esta posição. A parte C mostra a familiar posição curvada que resulta em tensão devido à falta de suporte para a região lombar e resulta em po-

sições muito inadequadas da parte superior das costas, do pescoço e da cabeça.

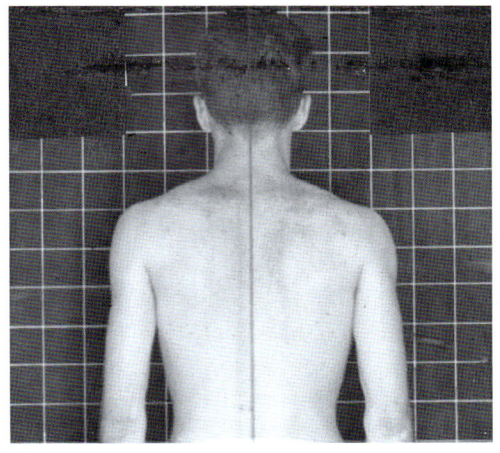

FIGURA 2.11   Ombro e escápulas, posição adequada.

Em geral, aconselha-se os indivíduos a sentar-se com os pés apoiados no chão. Se as pernas estiverem cruzadas, deve-se alternar de posição de modo que não fiquem sempre cruzadas da mesma maneira. Algumas pessoas, principalmente aquelas com má circulação nas pernas, devem evitar sentar-se com as pernas cruzadas.

Alguns indivíduos podem se sentir confortáveis em uma cadeira com acolchoamento na região lombar. Outros podem sentir desconforto e até dor em razão desse apoio lombar. Algumas pessoas acreditam que o uso de uma almofada que segue os contornos da região sacroilíaca, ou uma cadeira arredondada que se adapte ao corpo nessa área, pode proporcionar mais conforto ao sentar.

Não existe uma cadeira correta. Sua altura e profundidade devem ser adequadas ao indivíduo. A cadeira deve ter uma altura que possibilite que os pés repousem confortavelmente no chão, de modo a evitar pressão na parte posterior das coxas. Em uma cadeira muito funda anteroposteriormente, as costas do indivíduo ficarão sem apoio ou será colocada pressão indevida contra a parte inferior da perna. Quadris e joelhos devem formar ângulos de aproximadamente 90° e o encosto da cadeira deve estar inclinado em aproximadamente 10°.

Nem todas as cadeiras possibilitam uma postura sentada ideal. As chamadas "cadeiras posturais", que apoiam as costas apenas na região lombar, tendem a aumentar a curvatura lombar e muitas vezes são indesejáveis. Ficar sentado por longos períodos em uma cadeira giratória que se inclina para trás em um ângulo muito grande pode contribuir para uma posição muito inadequada da parte superior das costas e da cabeça.

Se a cadeira tiver apoios de braço muito altos, os ombros ficarão elevados. Se forem baixos demais, os membros superiores não terão um apoio adequado. Apoios de braço adequados possibilitam que se puxe a cadeira para perto da mesa. Sempre que possível, utensílios e equipamentos da mesa devem ser colocados ao alcance do usuário para evitar alongamento ou torção indevidas.

Ao ficar sentado por horas seguidas, é necessário mudar de posição, pois a posição sentada mantém os quadris, os joelhos e, em geral, as costas flexionadas. Movimentos simples de extensão e levantar-se ocasionalmente podem aliviar o estresse e a tensão associados à posição sentada por tempo prolongado.[18]

Em um automóvel, é importante que o assento seja confortável. Dor e fadiga na região do pescoço e nos ombros muitas vezes podem ser atribuídas ao fato de a cabeça ser mantida anteriorizada ou flexionada lateralmente ao dirigir.

TIPOS DE ALINHAMENTO POSTURAL

Ver Figura 2.13. As curvaturas normais da coluna vertebral consistem em uma curva convexa anteriormente na região cervical (lordose), uma curva convexa posteriormente na região torácica (cifose) e uma curva convexa anteriormente na região lombar (lordose). Isso descreve a posição neutra da coluna. Quando há uma curvatura normal na região lombar, a pelve pode alcançar uma posição neutra com mais facilidade. Na parte A, as proeminências ósseas da parte anterior da pelve

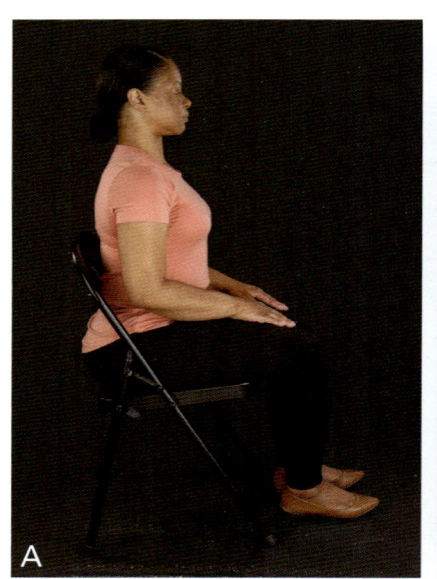 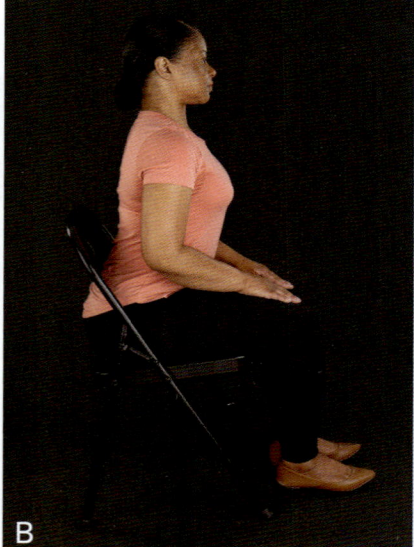 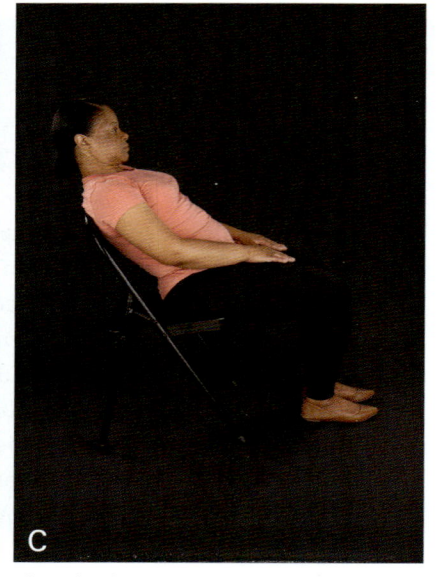

FIGURA 2.12   Postura sentada e alinhamento: **A**: Bom alinhamento; **B**: Região lombar em hiperlordose; **C**: Posição desleixada.

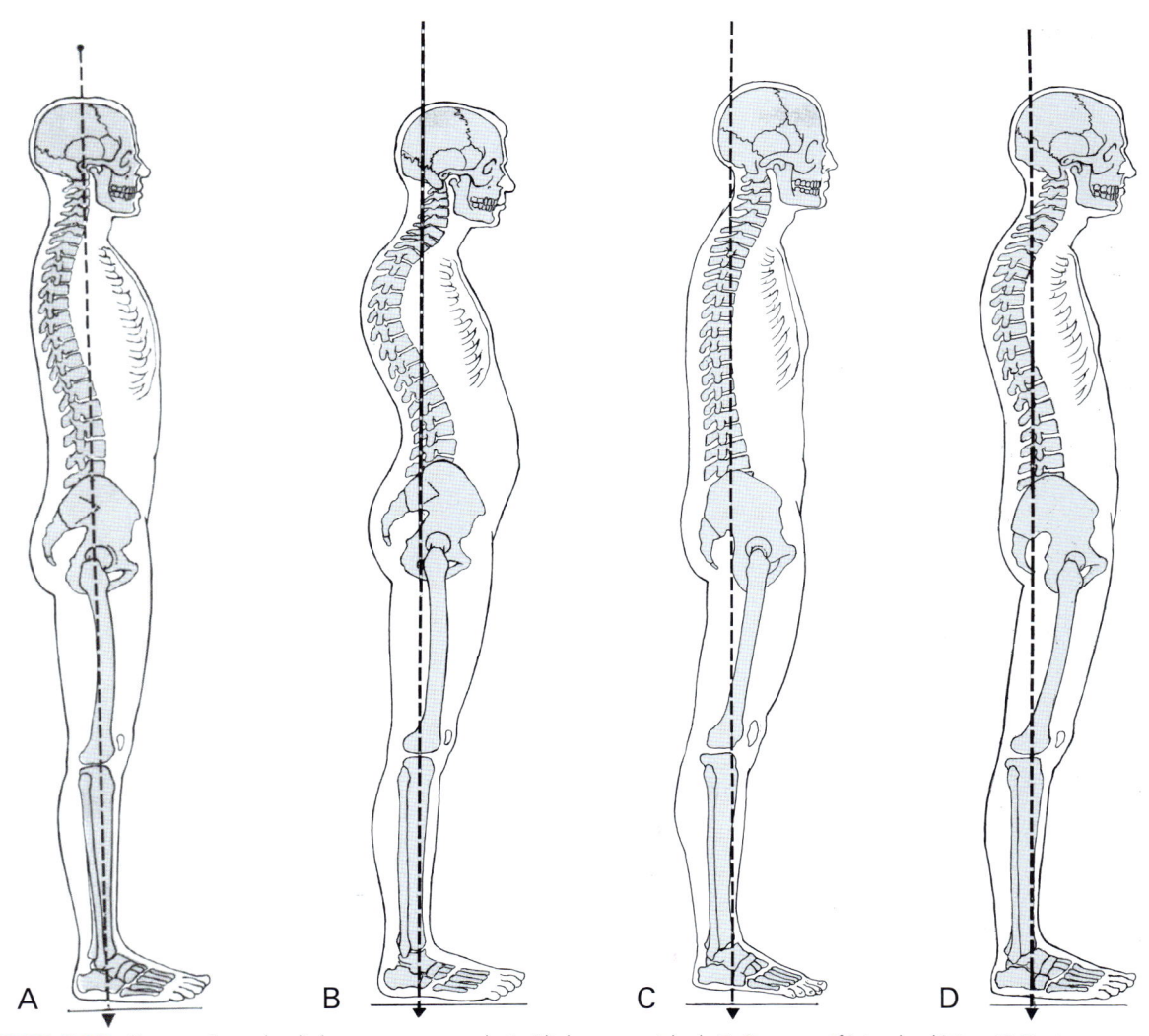

FIGURA 2.13 Quatro tipos de alinhamento postural: **A**: Alinhamento ideal; **B**: Postura cifótico-lordótica; **C**: Postura com retificação do dorso; **D**: Postura *sway-back* (em deslocamento posterior do tronco superior e deslocamento anterior da pelve).

estão em posição neutra, conforme indicado pelo fato de as espinhas ilíacas anterossuperiores e a sínfise púbica estarem no mesmo plano vertical.

Em uma postura inadequada, a pelve pode estar inclinada anterior, posterior ou lateralmente. Qualquer inclinação da pelve envolve movimentos simultâneos da região lombar e das articulações do quadril. Na **inclinação pélvica anterior**, mostrada na parte B, a pelve se inclina para a frente, diminuindo o ângulo entre a pelve e a coxa anteriormente e resultando em uma flexão da articulação do quadril; a região lombar se arqueia para a frente, criando uma curvatura anterior aumentada (hiperlordose) na região lombar. Na **inclinação pélvica posterior**, mostrada nas partes C e D, a pelve inclina-se para trás, as articulações do quadril se estendem e a região lombar se retifica. Na **inclinação pélvica lateral**, um

quadril fica mais alto que o outro e a coluna se curva com convexidade em direção ao lado mais baixo.

Postura lordótica

Ver Figura 2.14 para postura lordótica.

Cabeça: Posição neutra.

Parte cervical da coluna: Curvatura normal (lordose).

Parte torácica da coluna: Curvatura normal (cifose).

Parte lombar da coluna: Hiperestendida (hiperlordose).

Pelve: Inclinação anterior.

Articulações do joelho: Ligeiramente hiperestendidas.

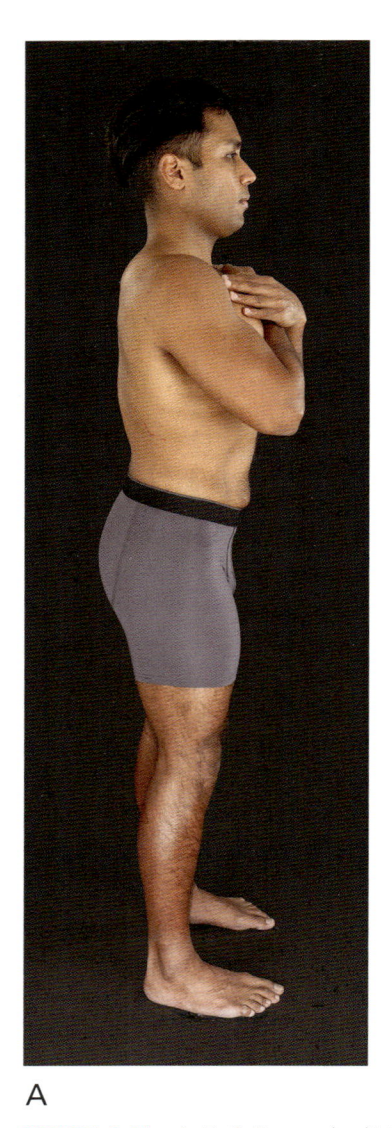

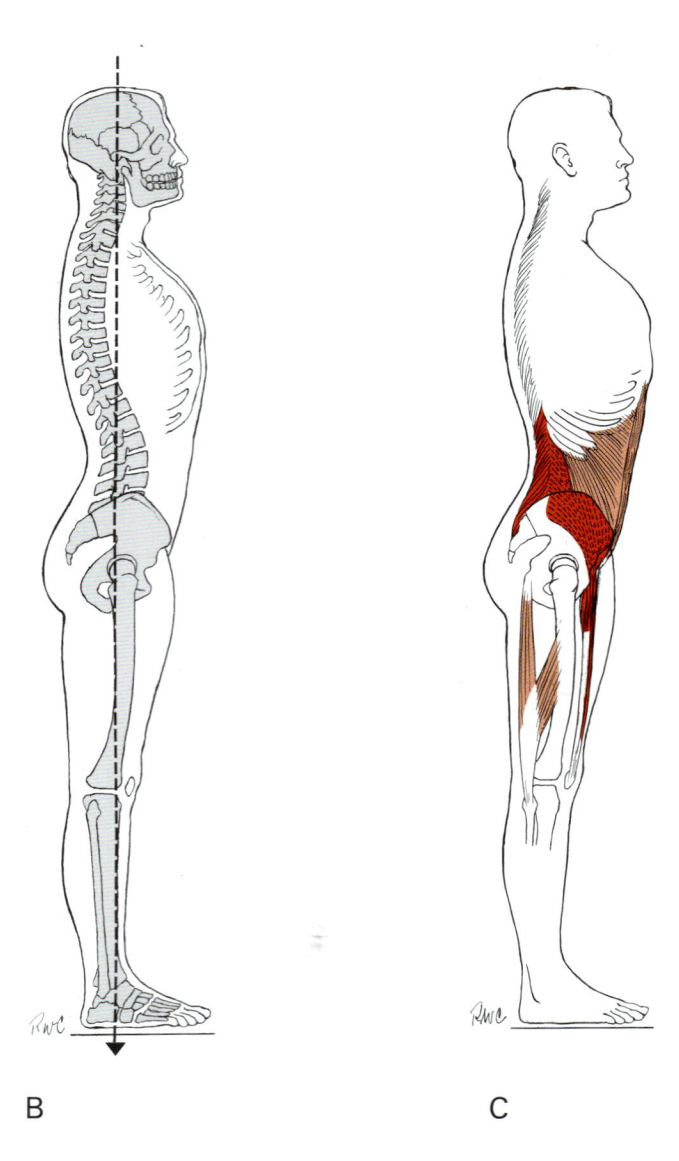

A　　　　　　　　　　　B　　　　　　　　　　　C

FIGURA 2.14   *A*, *B*, *C*: Postura lordótica.

Articulações do tornozelo: Em leve flexão plantar.

Alongamento excessivo e fraqueza: Músculos abdominais anteriores. Os músculos posteriores da coxa estão em um leve alongamento excessivo, mas podem ou não estar fracos.

Encurtado e forte: Músculos flexores da região lombar e do quadril.

Postura cifótico-lordótica

A Figura 2.15 mostra a postura cifótico-lordótica.
Cabeça: Anteriorizada.
Parte cervical da coluna: Hiperlordose.
Escápulas: Abduzidas.

Parte torácica da coluna: Flexão aumentada (hipercifose).

Parte lombar da coluna: Hiperestendida (hiperlordose).

Pelve: Inclinação anterior.

Articulações do quadril: Flexionadas.

Articulações do joelho: Ligeiramente hiperestendidas.

Articulações do tornozelo: Leve flexão plantar devido à inclinação da perna para trás.

Alongamento excessivo e fraqueza: Músculos flexores do pescoço, eretores da espinha da região torácica, oblíquo externo do abdome. Os músculos posteriores da coxa estão em um leve alongamento excessivo, mas podem ou não estar fracos.

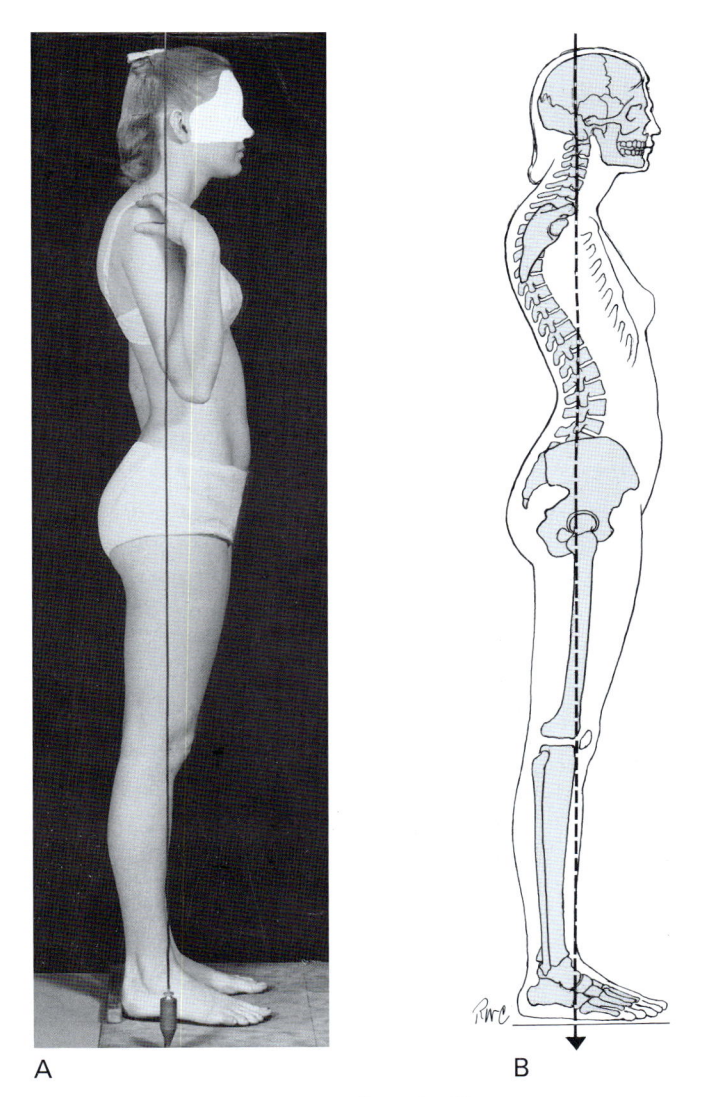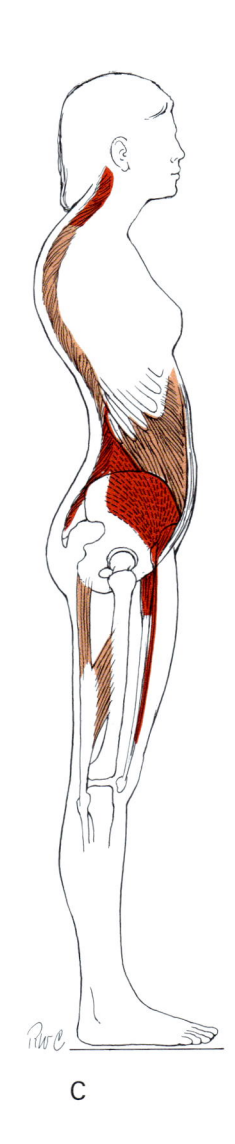

A   B   C

FIGURA 2.15   *A*, *B*, *C*: Postura cifótico-lordótica.

O músculo reto do abdome não necessariamente está em alongamento excessivo, porque a posição deprimida do tórax (decorrente da hipercifose torácica) compensa o efeito da inclinação pélvica anterior.

Os músculos flexores de quadril estão em uma posição encurtada tanto na postura sentada como na postura lordótica em pé (conforme ilustrado acima). No entanto, os músculos da região lombar podem ou não estar tensos. Ao sentar, as costas podem ficar retificadas. Essa combinação de circunstâncias pode explicar por que o encurtamento dos músculos lombares é menos prevalente do que o encurtamento dos flexores de quadril nesse tipo de postura.

Encurtado e forte: Músculos extensores do pescoço e flexores de quadril. Os músculos da região lombar são fortes e podem ou não desenvolver encurtamento.

Postura com retificação do dorso

A postura com retificação do dorso é ilustrada na Figura 2.16.

Cabeça: Anteriorizada.

Parte cervical da coluna: Parte superior, extensão; parte inferior, flexão.

Parte torácica da coluna: Parte superior, flexão aumentada; parte inferior, retificada.

Parte lombar da coluna: Flexionada (retificada).

Pelve: Inclinação posterior.

Articulações do quadril: Estendidas.

Articulações do joelho: Estendidas.

Articulações do tornozelo: Leve flexão plantar.

Alongamento excessivo e fraqueza: Flexores monoarticulares de quadril.

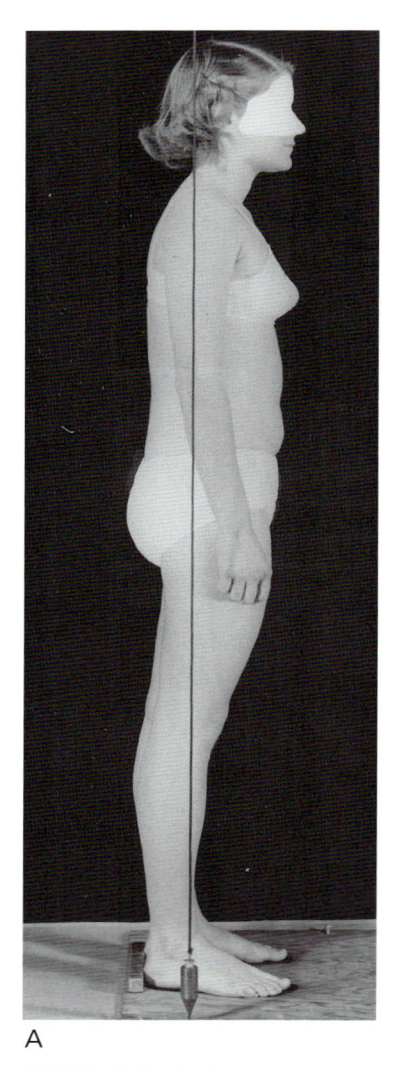 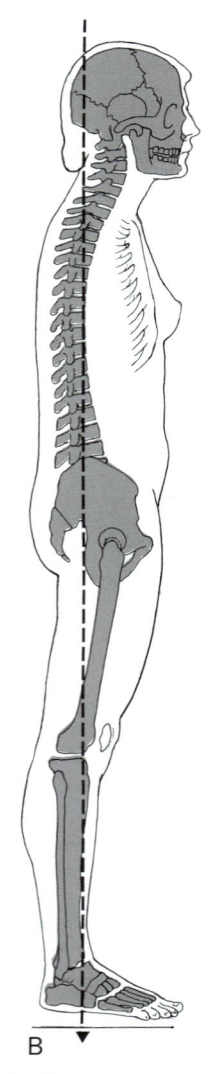 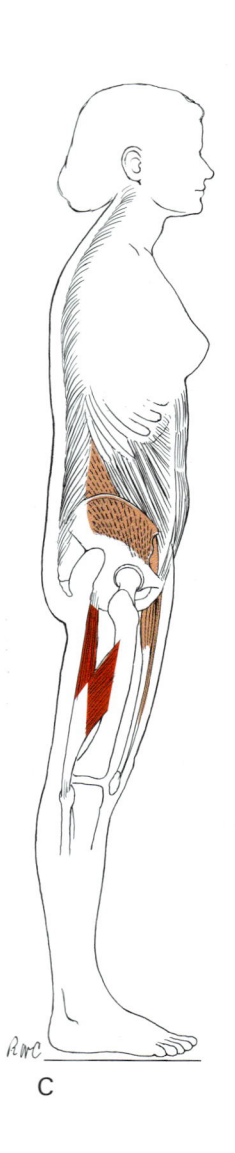

A   B   C

FIGURA 2.16   *A*, *B*, *C*: Postura com retificação do dorso.

Encurtado e forte: Músculos posteriores da coxa.

Frequentemente, os músculos abdominais são fortes. Embora os músculos das costas estejam em um leve alongamento excessivo quando a curvatura anterior normal é eliminada, eles não estão fracos. Às vezes os joelhos ficam ligeiramente flexionados em vez de hiperestendidos na postura com retificação do dorso.

Postura *sway-back* (em deslocamento posterior do tronco superior e em deslocamento anterior da pelve)

Cabeça: Anteriorizada.

Parte cervical da coluna: Ligeiramente estendida.

Parte torácica da coluna: Flexão aumentada (cifose longa) com deslocamento posterior do tronco superior.

Parte lombar da coluna: Flexão (retificação) da região lombar inferior.

Pelve: Inclinação posterior.

Articulações do quadril: Hiperestendidas com deslocamento anterior da pelve.

Articulações do joelho: Hiperestendidas.

Articulações do tornozelo: Em posição neutra. A hiperextensão da articulação do joelho em geral resulta em flexão plantar da articulação do tornozelo, mas isso não ocorre aqui em razão do desvio anterior da pelve e das coxas.

Alongamento excessivo e fraqueza: Flexores monoarticulares da articulação do quadril, músculo oblíquo externo do abdome, extensores da parte superior das costas, flexores do pescoço.

Encurtado e forte: Músculos posteriores da coxa, fibras superiores do oblíquo interno do abdome.

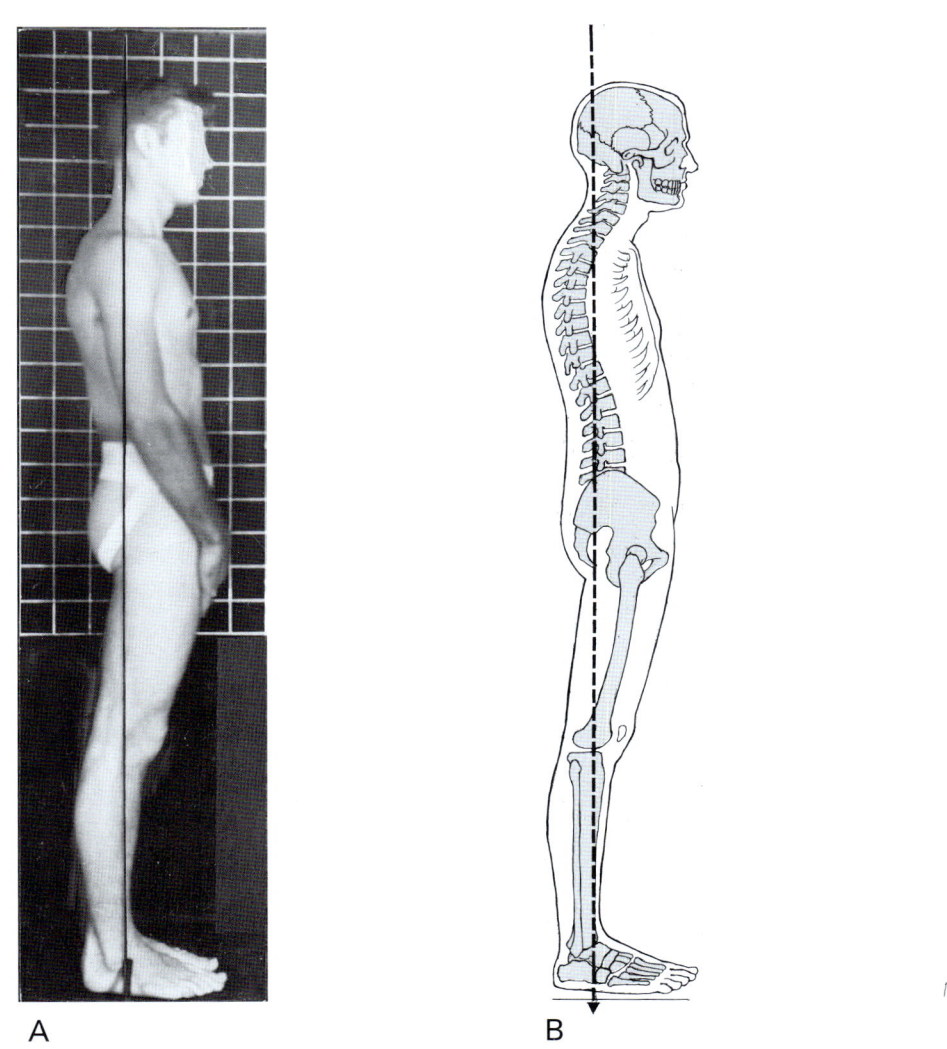

A   B   C

FIGURA 2.17 *A, B, C*: Postura *sway-back* (ou desleixada; em deslocamento posterior do tronco superior e deslocamento anterior da pelve).

Forte, mas não encurtado: Músculos lombares.

Na Figura 2.17, a pelve está em inclinação posterior e deslocada anteriormente em relação aos pés estacionários, fazendo com que a articulação do quadril fique em extensão. O efeito é equivalente a estender a perna para trás com a pelve estacionária. Na inclinação pélvica posterior, a região lombar se retifica. Consequentemente, não há lordose, embora a longa curvatura na região toracolombar (causada pelo desvio para trás da parte superior do tronco) às vezes seja erroneamente chamada de lordose. (O termo **postura em deslocamento posterior do tronco superior e deslocamento anterior da pelve** é uma designação apropriada e exige que o termo *deslocamento posterior* não seja usado como sinônimo de *lordose*.)

RELAÇÃO DOS MÚSCULOS ABDOMINAIS COM A POSTURA

Relação do músculo transverso do abdome com a postura

Apesar de seu papel limitado na produção de movimentos articulares isolados, o músculo transverso do abdome desempenha um papel fundamental no apoio à região lombar durante a execução de tarefas, incluindo sentar, levantar peso e ficar em pé. Sua origem na fáscia toracolombar possibilita essa estabilização. Demonstrou-se que, quando esse músculo (juntamente com os músculos eretores da espinha, diafragma e músculos do assoalho pélvico) tem comprimento e tônus normais,

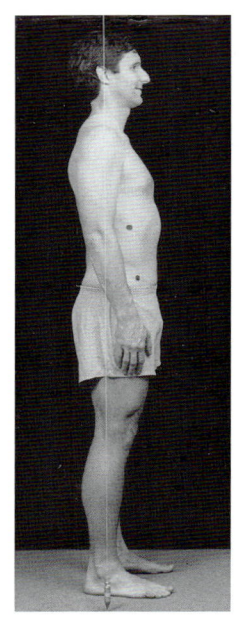
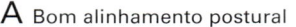
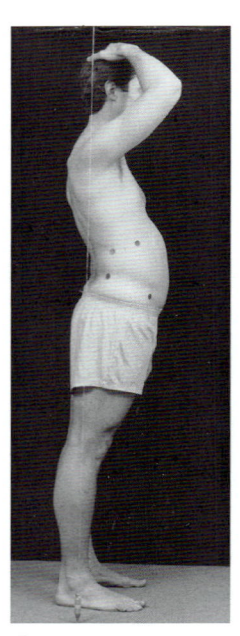
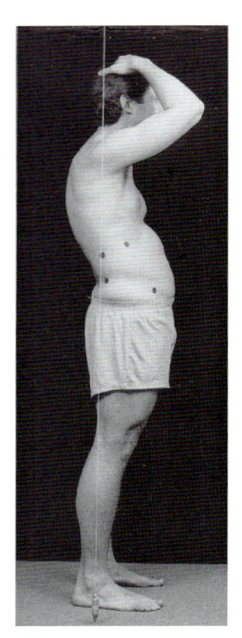

A Bom alinhamento postural   B Postura lordótica   C Postura em deslocamento posterior do tronco superior e deslocamento anterior da pelve (*sway-back*).

FIGURA 2.18   Mensurações do alinhamento postural: **A**: Os pontos que representam o músculo oblíquo externo do abdome estão separados em 15 cm no indivíduo com bom alinhamento. B: Esses mesmos pontos estão separados por 17,8 cm no indivíduo em uma postura lordótica. **C**: No indivíduo em postura *sway-back*, esses pontos estão separados por 19 cm.

há redução na carga de cada segmento isolado da coluna vertebral, melhora no controle da postura em flexão na posição sentada e promoção da estabilização do *core* durante movimentos do tronco e dos membros.[19]

Posturas inadequadas que podem ocorrer como resultado da diminuição da ativação do músculo transverso do abdome incluem o aumento da cifose torácica, a diminuição da lordose lombar ou uma combinação dessas duas posturas enquanto o indivíduo está em pé ou sentado. A avaliação e o treinamento da ativação do músculo transverso do abdome serão discutidos mais detalhadamente no Capítulo 5.

Relação do músculo oblíquo externo do abdome com a postura

Os músculos que mantêm a pelve em inclinação posterior durante o abaixamento dos membros inferiores em decúbito dorsal são principalmente o reto do abdome e o oblíquo externo do abdome. Em muitos casos, a força abdominal é normal no teste de elevação do tronco, mas os músculos são muito fracos no teste de abaixamento dos membros inferiores. Como o músculo reto do abdome precisa ser forte para realizar a flexão do tronco, a incapacidade de manter a região lombar retificada durante o abaixamento dos membros inferiores não pode ser atribuída a esse músculo. É lógico atribuir a falta de força ao músculo oblíquo externo do abdome e não ao reto do abdome. Além disso, os desvios posturais existentes em pessoas que apresentam fraqueza no teste de abaixamento dos membros inferiores estão associados ao alongamento excessivo do músculo oblíquo externo do abdome.

Dois tipos de postura apresentam essa fraqueza: inclinação anterior (postura lordótica) e deslocamento anterior da pelve com deslocamento posterior do tórax (postura *sway-back*). As fibras laterais do músculo oblíquo externo do abdome estendem-se diagonalmente da caixa torácica posterolateral até a pelve anterolateral. Por meio dessa linha de tração, elas estão bem posicionadas para ajudar a manter um bom alinhamento do tórax em relação à pelve ou para restaurar o alinhamento quando há deslocamento. Ver Figura 2.18A, B, C.

A diferença nos graus de força entre o teste de elevação do tronco e o teste de abaixamento dos membros inferiores costuma ser muito acentuada. O exame frequentemente revela graus de força no abaixamento dos membros inferiores de apenas regular[5] a regular+[6] em pessoas que são capazes de fazer muitos exercícios abdominais de elevação do tronco. Nessas situações, fica bem claro que o exercício de elevação do tronco não melhora a capacidade de manter a região lombar retificada durante o abaixamento dos membros inferiores. Na verdade, parece que exercícios repetidos e persistentes de flexão do tronco podem contribuir para a fraqueza continuada das fibras laterais do músculo oblíquo externo do abdome.

O tipo de desvio postural que ocorre depende em grande parte da fraqueza muscular associada. Na inclinação anterior, ou *postura lordótica, muitas vezes há tensão nos músculos flexores de quadril* junto com fraqueza abdominal; na *postura sway-back*, há *fraqueza dos músculos flexores de quadril*, especificamente do iliopsoas.

Ver Figura 2.18A, B, C. Observe a semelhança entre as curvaturas das posturas lordótica e *sway-back*. Sem uma análise cuidadosa das diferenças no alinhamento do prumo e na inclinação pélvica, a curvatura da postura *sway-back* poderia ser chamada de lordose, o que não seria correto.

Bom alinhamento postural: A pelve está em posição neutra.

Postura lordótica: A pelve está em inclinação anterior.

Postura *sway-back*: A pelve está em inclinação posterior.

POSTURA IDEAL DE PÉS, JOELHOS E PERNAS

Postura ideal de pés e joelhos

Alinhamento ideal de pés e joelhos: A patela está voltada diretamente para a frente e os pés não estão nem pronados nem supinados (Fig. 2.19).

Postura comum de joelhos e pernas

Joelhos, alinhamento ideal: Em joelhos com bom alinhamento, como nesta vista lateral (Fig. 2.20), o fio de prumo passa ligeiramente anterior ao eixo da articulação do joelho.

Alinhamento ideal de pernas e pés: Altura normal do arco, posição neutra da articulação talocalcânea e

transversa do tarso, leve desvio lateral do pé (normal = aproximadamente 4 a 7°) (Fig. 2.21).

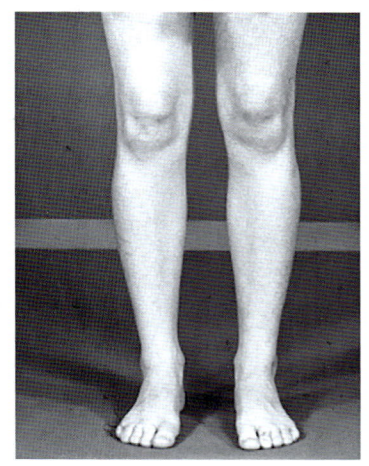

FIGURA 2.19 Alinhamento ideal de pés e joelhos.

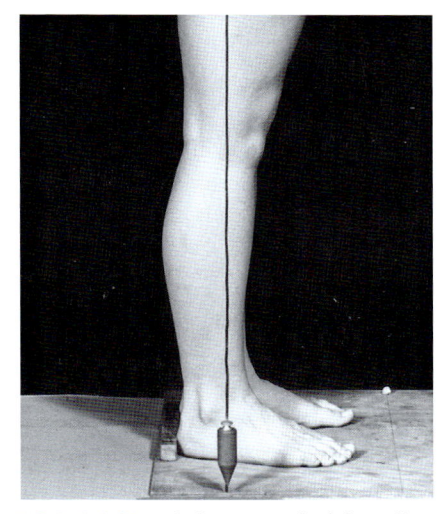

FIGURA 2.20 Alinhamento ideal de joelhos.

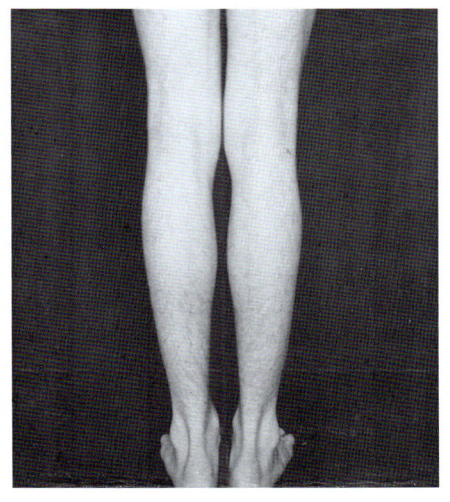

FIGURA 2.21 Alinhamento ideal de pernas e pés.

SEÇÃO III

EXAME POSTURAL

O exame postural consiste em avaliar o alinhamento em pé ou sentado. Com base nessa avaliação inicial, podem ser indicados testes de flexibilidade, comprimento muscular e/ou força muscular.

PROCEDIMENTO PARA O EXAME POSTURAL

Equipamento

Os equipamentos necessários para realizar um exame postural incluem espaço e iluminação adequados, estruturas de referência vertical e horizontal e marcações para o posicionamento padrão. Os indivíduos avaliados devem trajar roupas confortáveis e que proporcionem um equilíbrio entre preservar o recato e ao mesmo tempo expor os marcos anatômicos que precisam ser avaliados quanto ao alinhamento com os pontos de referência.

Referência vertical

Os itens usados como referência vertical na clínica incluem a parte vertical de um batente de porta, o canto de uma sala de tratamento, um simetrógrafo, um nível a *laser* e um fio de prumo.

Referência horizontal

Os itens usados como referência horizontal na clínica incluem a parte horizontal de um batente de janela, uma maca de tratamento nivelada com altura ajustável, um simetrógrafo e um nível a *laser*.

Posição padrão em pé

A padronização da posição em pé no ambiente de exame é fundamental para minimizar erros e promover a confiabilidade entre as sessões. Linhas de rejunte do assoalho ou fita alinhadas perpendicularmente à referência vertical são um método útil e de baixo custo para padronizar a posição dos pés durante um exame postural.

Outros equipamentos

Réguas, canetas marcadoras laváveis, goniômetros e inclinômetros que usam a gravidade como referência são ferramentas úteis para quantificar posições normais e variantes entre pontos de referência anatômicos. Espelhos, fotografias estáticas, gravações de vídeo e o uso de aplicativos de captura de movimento em telefones celulares podem fornecer *feedback* em tempo real aos indivíduos durante um exame postural e sessões de treinamento subsequentes.

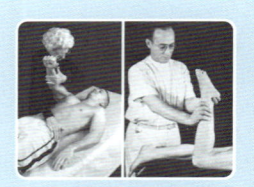

KENDALL CLÁSSICO
Equipamentos usados pelos Kendall
Os equipamentos utilizados pelos Kendall consistiam em pranchas de postura, fios de prumo, trenas dobráveis com nível de bolha, conjunto de seis blocos, caneta marcadora e vestimenta apropriada.

Pranchas de postura
São pranchas nas quais foram desenhadas impressões plantares. Estas podem ser pintadas no chão da sala de exame, mas as pranchas de postura têm a vantagem de serem portáteis.

Fio de prumo
Esta linha é suspensa em uma barra acima da cabeça e o prumo é pendurado alinhado com o ponto na prancha de postura que indica o ponto de base padrão (i.e., anterior ao maléolo lateral na vista lateral, a meio caminho entre os calcanhares na vista posterior).

Trena dobrável com nível de bolha
Utilizada para medir a diferença na altura das espinhas ilíacas posteriores. Também pode ser usada para detectar quaisquer diferenças na altura dos ombros. Um fundo quadriculado (como mostrado em muitas das fotografias) é um auxílio mais prático para a detecção dessas diferenças de altura.

Conjunto de seis blocos
Esses blocos medem 10 por 25 cm e têm as seguintes espessuras: 0,31, 0,62, 0,93, 1,25, 1,87 e 2,5 cm. São usados para determinar a quantidade de elevação necessária para nivelar a pelve lateralmente.

(continua)

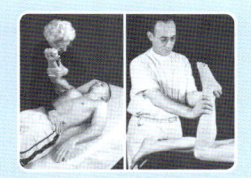

KENDALL CLÁSSICO *(continuação)*

Caneta marcadora

É utilizada para a marcação dos processos espinhosos a fim de observar a posição da coluna vertebral em casos de desvio lateral.

Vestimenta apropriada

Roupas, como biquínis para o sexo feminino ou calção de banho para o sexo masculino, devem ser usadas pelos submetidos ao exame postural. O exame de crianças em idade escolar é insatisfatório quando elas estão vestidas com roupas de ginástica comuns. Nas clínicas hospitalares, devem ser fornecidos aventais ou outras peças de vestuário adequadas.

Os equipamentos da Figura 2.22A consistem em (da esquerda para a direita) transferidor e paquímetro, trena dobrável com nível de bolha, conjunto de blocos, fio de prumo e caneta marcadora. A Figura 2.22B mostra equipamentos modernos e utilizados na atualidade: Parte superior da esquerda para a direita: goniômetro grande, goniômetro metálico grande. Parte inferior, da esquerda para a direita: goniômetro pequeno, fita métrica, inclinômetro com bolha, fio de prumo (peso com barbante amarelo).

A Figura 2.23 mostra as pranchas de postura com impressões plantares nas quais o indivíduo se posiciona para testes de alinhamento.

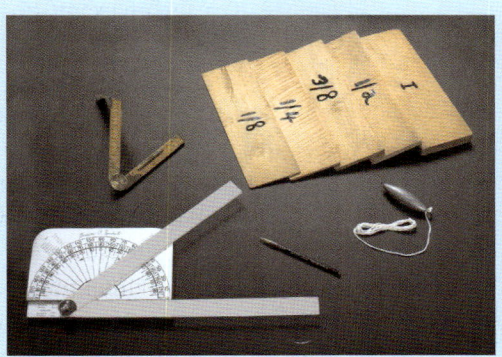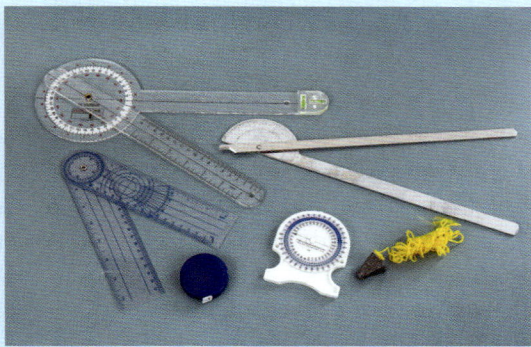

A B

FIGURA 2.22 Equipamentos para o exame postural: **A**: Kendall Clássico; **B**: Modernos.

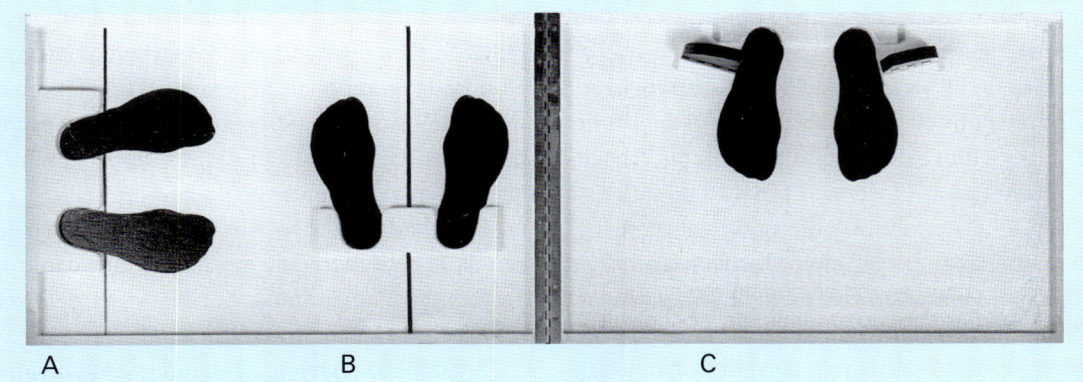

A B C

FIGURA 2.23 Pranchas de postura com impressões plantares nas quais o indivíduo se posiciona para testes de alinhamento: **A**: Vista lateral; **B**: Vista posterior; **C**: Vista anterior.

Abordagem para avaliação postural

Os indivíduos ficam em pé nas pranchas de postura com os pés na posição indicada pelas impressões plantares. Caso não haja uma prancha de postura, a posição dos pés deve ser padronizada na clínica para consistência nas sucessivas avaliações.

Vista anterior

Observe a posição dos pés, dos joelhos e das pernas. Devem ser anotadas as posições dos dedos dos pés, a aparência do arco longitudinal, o alinhamento em relação à pronação ou supinação do pé, a rotação do fêmur conforme indicado pela posição da patela, a presença de joelho valgo ou varo. Deve-se observar também qualquer rotação da cabeça ou aparência anormal das costelas. Registram-se os achados no prontuário de saúde.

Vista lateral

Com o fio de prumo suspenso e passando por um ponto imediatamente anterior ao maléolo lateral, anota-se e registra-se a relação do corpo como um todo com o fio de prumo sob um título como "Alinhamento com o fio de prumo". Deve-se observar tanto o lado direito como o esquerdo a fim de detectar problemas em rotação. Pode-se usar descrições como as seguintes para registrar os achados: "Parte anterior do corpo, dos tornozelos para cima", "Pelve e parte anterior de cabeça", "Bom, apesar da lordose" ou "Parte superior do tronco e posterior da cabeça".

Problemas no alinhamento segmentar podem ser observados com ou sem o auxílio de um fio de prumo. Observe se os joelhos estão bem alinhados, hiperestendidos ou flexionados. Observe a posição da pelve na vista lateral e se as curvaturas anteroposteriores da coluna são normais ou exageradas. Observe também a posição da cabeça (anteriorizada ou inclinada para cima ou para baixo), a posição do tórax (normal, deprimido ou elevado) e o contorno da parede abdominal. Registram-se os achados no quadro sob um título como "Alinhamento segmentar".

Vista posterior

Com o fio de prumo passando por um ponto a meio caminho entre os calcanhares, a relação do corpo ou partes do corpo com o fio de prumo é expressa como boa ou como desvios para a direita ou para a esquerda.

Esses achados são registrados no quadro (Fig. 2.24), sob o título "Anotações".

Do ponto de vista do alinhamento segmentar, deve-se observar o alinhamento do tendão do calcâneo, a adução ou abdução postural dos quadris, a altura relativa das espinhas ilíacas posteriores, a presença de inclinação pélvica lateral e desvios laterais da coluna e a posição de ombros e escápulas. Por exemplo, uma inclinação pélvica lateral pode resultar da pronação de um pé ou da flexão habitual de um joelho, que leva à queda da pelve desse lado na posição ortostática.

TESTES E INTERPRETAÇÕES

Teste de flexibilidade e comprimento muscular

Os achados relativos à flexibilidade e ao comprimento muscular são registrados no quadro no espaço reservado para isso. A inclinação anterior é designada como Normal, Limitada ou Normal+, registrando também o número de centímetros a partir ou além dos dedos dos pés (ver gráficos referentes ao normal de acordo com a idade). Na Figura 2.24 (o quadro para exame postural), *C* indica costas, *PC* indica músculos posteriores da coxa e *GS* indica gastrocnêmio-sóleo.

A inclinação anterior do tronco pode ser verificada na posição em pé ou sentada, mas os autores consideram o teste na posição sentada mais indicativo da flexibilidade. Se a flexibilidade for normal quando sentado e limitada quando em pé, em geral há alguma rotação ou inclinação lateral da pelve, que resulta em rotação da região lombar, que, por sua vez, restringe a inclinação anterior na posição em pé.

Os achados relativos aos testes de elevação do braço acima da cabeça podem ser registrados como Normal ou Limitada. Se limitada, os achados podem ser registrados como Leve, Moderado ou Grave.

A extensão do tronco é o movimento de inclinação posterior e pode ser feito na posição em pé para ajudar a diferenciar a flexibilidade do tronco da força dos músculos das costas (esta última testada em decúbito ventral). Em condições normais, as costas devem arquear-se na região lombar. Se a hiperextensão for limitada, o indivíduo pode tentar simular a inclinação posterior flexionando os joelhos e inclinando-se para trás. Os joelhos devem ser mantidos estendidos durante esse teste.

Nome ....Médico ....

Diagnóstico ....Data do primeiro exame ....

Início do Tratamento ....Data do segundo exame ....

Profissão ....Altura ....Peso ....

Dominância ....Idade ....Sexo ....Comp. do Membro Inferior: Esquerdo ....

Direito ....

ALINHAMENTO POSTURAL COM BASE NO FIO DE PRUMO

Vista lateral: Esq. ....Dir. ....

Vista posterior: Desvio à esq. ....Desvio à dir. ....

ALINHAMENTO SEGMENTAR

		Dedos em martelo	Hálux valgo	Arco anterior baixo	Antepé varo
	Pés	Pronado	Supinado	Arco longitudinal plano	Pés de pombo
		Rodado medialmente	Rodado lateralmente	Geno valgo	
	Joelhos	Hiperestendido	Flexionado	Arqueamento dos membros inferiores	Torção tibial
	Pelve	Membro inferior em adução postural	Rotação	Inclinação	Desvio
	Região lombar	Lordose	Dorso plano	Cifose	Operação
	Região dorsal	Cifose	Dorso plano	Escápulas abduzidas	Escápulas elevadas
	Tórax	Depressão do tórax	Tórax elevado	Rotação	Desvio
	Coluna vertebral	Curva total	Lombar	Torácica	Cervical
	Abdome	Protraído	Cicatrizes	....	....
	Ombro	Baixo	Alto	Anterior	Rotação medial
	Cabeça	Para a frente	Torcicolo	Inclinação lateral	Rotação ....

TESTES DE FLEXIBILIDADE E COMPRIMENTO MUSCULAR

Flexão anterior do tronco ...C .........P.C. .........G.S. ....

Elevação dos membros superiores acima da cabeça:

Esq. ....Dir. ....

Flexores do quadril: Esq. ....Dir. ....

Tensor da fáscia lata: Esq. ....Dir. ....

Extensão do tronco: ....

Flexão lateral do tronco: Para a esq. ....Para a dir. ....

TESTES DE FORÇA MUSCULAR

E		D	D		E
	Parte média do trapézio				
	Parte inferior do trapézio				
	Extensores das costas				
	Glúteo médio				
	Glúteo máximo				
	Posteriores da coxa				
	Flexores do quadril				
	Tibial posterior				
	Flexores dos dedos				

ELEVAÇÃO DO TRONCO

ABAIXAMENTO DOS MEMBROS INFERIORES

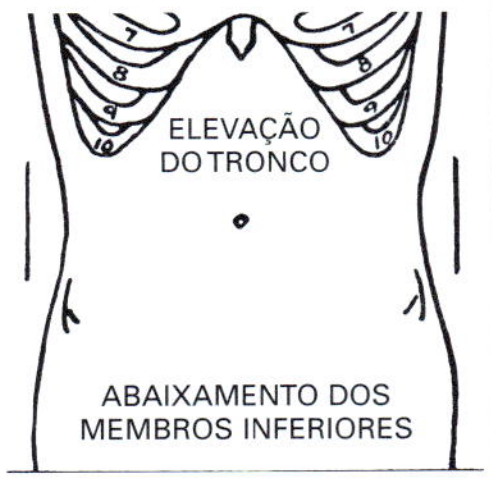

CORREÇÃO DE CALÇADOS

Esquerda		Direita
	(Calcanhar largo)	
	Cunha interna	
	(Calcanhar estreito)	
	Elevação do calcanhar	
	Suporte metatarsal	
	Suporte longitudinal	

NOTAS: ....

....

....

....

....

TRATAMENTO

....

....

....

....

Exercícios

Decúbito dorsal — Inclin. pélvica e respiração ......

Inclin. pélvica e deslizamento dos membros inferiores ......

Elev. da cabeça e dos ombros ......

Along. dos ombros em adução ......

Elevação dos membros inferiores estendidos ......

Alongamento dos músculos flexores do quadril ......

Decúbito lateral — Alongamento m. tensor da fáscia lata ......

Posição sentada — Flexão anterior

Para alongar a região lombar ......

Para alongar os músculos posteriores da coxa ......

Sentar-se apoiado à parede

Parte média do m. trapézio ......

Parte inferior do m. trapézio ......

Posição em pé — Extensão dos pés e joelhos ......

Ficar em pé apoiado à parede ......

Outros Exercícios: ....

....

....

....

Suporte: ....

....

....

....

C: costas; PC: posteriores da coxa; GS: gastrocnêmio-sóleo.

FIGURA 2.24 Quadro para exame postural.

Usam-se movimentos de flexão lateral para testar a flexibilidade lateral do tronco. O comprimento dos músculos laterais do tronco esquerdo possibilita a amplitude de movimento de inclinação do tronco para a direita, e vice-versa. Em outras palavras, se a flexibilidade para a direita estiver limitada, isso deve ser interpretado como rigidez dos músculos do lado esquerdo – a menos, é claro, que o movimento espinal esteja limitado por uma rigidez ligamentar ou articular.

Entre outros fatores, as variações individuais no comprimento do tronco e no espaço entre as costelas e a crista ilíaca levam a diferenças na flexibilidade. É impraticável tentar medir o grau de flexão lateral. A amplitude de movimento é considerada normal quando a caixa torácica e a crista ilíaca se aproximam durante a inclinação lateral. A maioria das pessoas é capaz de levar as pontas dos dedos até a altura do joelho ao inclinar lateralmente o tronco.

Testes de força muscular

Os testes de força muscular essenciais durante os exames posturais são descritos nos Capítulos 5 a 7. Incluem teste dos músculos abdominais superiores, inferiores e oblíquos, bem como dos flexores laterais do tronco, extensores das costas, trapézio transverso e ascendente, serrátil anterior, glúteo médio, glúteo máximo, músculos posteriores da coxa, flexores de quadril, sóleo e flexores dos dedos dos pés.

No caso de problemas de desvios anteroposteriores no alinhamento postural, é especialmente importante testar os músculos abdominais, músculos das costas, flexores e extensores de quadril e sóleo. Nos problemas de desvio lateral da coluna ou inclinação lateral da pelve, é especialmente importante testar os músculos oblíquos, flexores laterais do tronco e glúteo médio.

Interpretação dos achados

No caso usual de postura incorreta, o padrão de mecânica corporal inadequada determinado pelo teste de alinhamento será confirmado pelas avaliações de músculos se ambos os procedimentos tiverem sido realizados de maneira precisa. Contudo, às vezes pode haver uma aparente discrepância nos resultados dos testes. Essa inconsistência pode resultar de:

- Efeitos de uma lesão ou doença antiga que altera o padrão de alinhamento, particularmente no que se refere aos padrões de lateralidade.

- Efeitos de uma doença ou lesão recente sobreposta a um padrão estabelecido de desequilíbrio.
- Uma criança com curvatura lateral da coluna vertebral em estágio de transição entre uma curva em C e uma curva em S.

Exceto em crianças flexíveis, os problemas posturais observados no momento do exame em geral correspondem aos desalinhamentos habituais do indivíduo. No caso de crianças, é necessário e aconselhável fazer repetidos testes de alinhamento e obter informações sobre a postura habitual com pais e professores que as veem com frequência. Também é aconselhável manter registros fotográficos da postura para obter uma avaliação válida das alterações posturais em crianças em crescimento. Ver Figura 2.24.

ACHADOS CLÍNICOS

LATERALIDADE: EFEITOS NA POSTURA

As partes A e B da Figura 2.25 ilustram padrões típicos de postura ligados à lateralidade. A parte A mostra o padrão típico encontrado em indivíduos destros. O ombro direito está mais baixo que o esquerdo, a pelve está ligeiramente desviada para a direita e o quadril direito parece estar ligeiramente mais alto que o esquerdo. Em geral, há um ligeiro desvio da coluna para a esquerda e o pé esquerdo está mais pronado que o direito. O músculo glúteo médio direito é comumente mais fraco que o esquerdo.

Os padrões de lateralidade ligados à postura podem surgir em idade precoce. Um desvio da coluna em direção ao lado oposto ao quadril mais alto pode aparecer já aos 8 ou 10 anos. Tende a haver um ombro baixo compensatório no lado do quadril mais alto. Na maioria dos casos, o ombro mais baixo é menos importante que o quadril mais alto. Em geral, a correção do ombro tende a seguir a correção da inclinação pélvica lateral, mas o inverso não necessariamente ocorre.

A parte B mostra o padrão oposto, típico de indivíduos canhotos. Contudo, em geral, o ombro mais baixo não é tão acentuado como nos indivíduos destros. Ver também Fraqueza postural adquirida, que descreve padrões de lateralidade nessa condição.

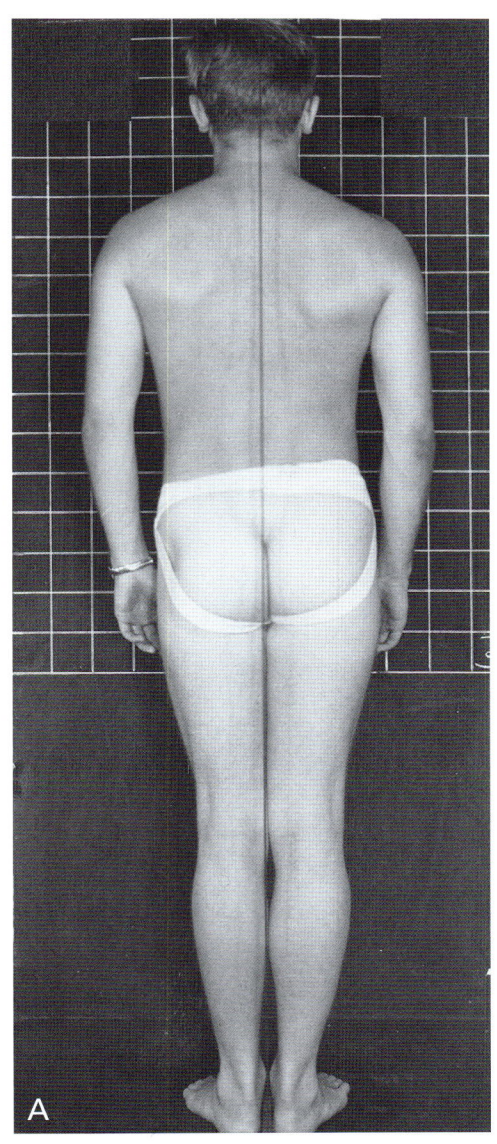

Destro

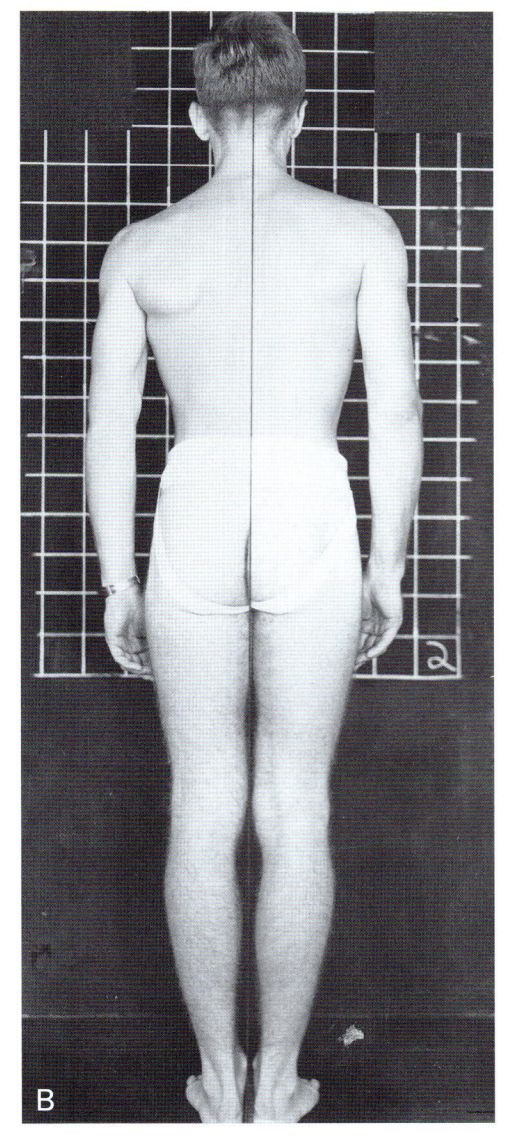

Canhoto

FIGURA 2.25 Padrão ligado à lateralidade: **A**: Destro; **B**: Canhoto.

VISTAS LATERAL E POSTERIOR

A Figura 2.26, parte A, é um exemplo de postura que parece boa na vista posterior, mas muito inadequada na vista lateral. A postura na vista lateral mostra inadequações segmentares acentuadas, mas os desvios anterior e posterior compensam-se mutuamente, de modo que o alinhamento em relação ao fio de prumo é muito bom. O contorno da parede abdominal quase duplica a curvatura da região lombar.

A parte B mostra uma postura inadequada tanto na vista lateral como na posterior. A vista posterior mostra um desvio acentuado do corpo para a direita do fio de prumo, com o quadril direito mais alto e o ombro direito mais baixo. A vista lateral mostra que o alinhamento em relação ao fio de prumo é pior que o alinhamento segmentar. Os joelhos estão posteriorizados e a pelve, o tronco e a cabeça estão bastante anteriorizados. Analisando por segmento, as curvaturas anterior e posterior da coluna estão apenas ligeiramente exageradas. Os joelhos, entretanto, estão bastante hiperestendidos.

O resultado nesse indivíduo é uma anteriorização tão grande do tronco e da cabeça que a postura fica mais instável e requer muito esforço muscular para que o equilíbrio seja mantido. A parte anterior do pé mostra

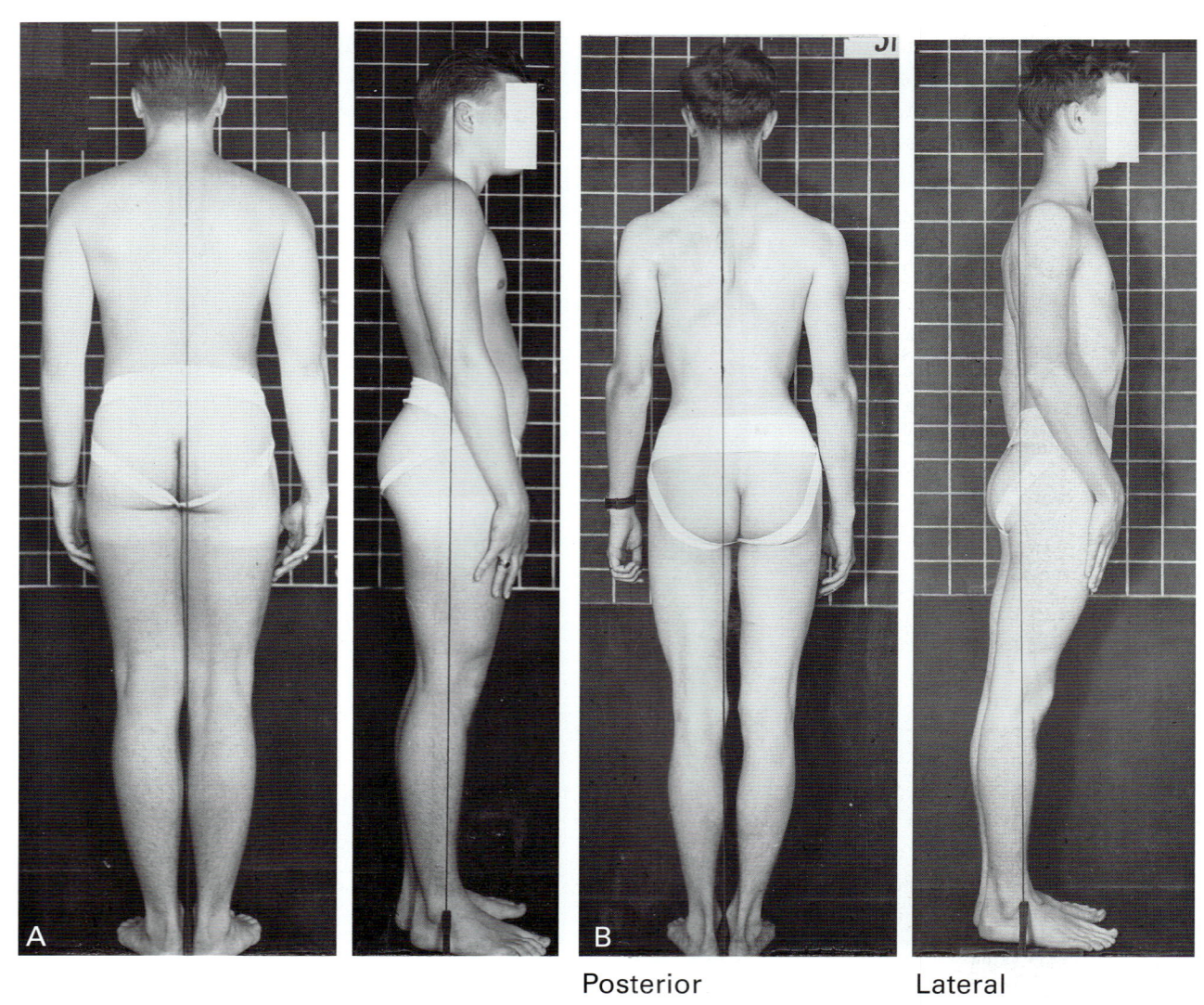

Posterior   Lateral

FIGURA 2.26   Postura inadequada (vistas lateral e posterior): **A**: A postura parece boa na vista posterior, mas é inadequada na vista lateral; **B**: A postura é inadequada nas vistas posterior e lateral.

evidências de tensão. Um indivíduo com esse tipo de problema pode parecer alguém com boa postura quando totalmente vestido.

Ombros e escápulas

Escápulas abduzidas e ligeiramente elevadas: A Figura 2.27 mostra um indivíduo com ambas as escápulas abduzidas, mais à esquerda do que à direita. Ambas também estão ligeiramente elevadas. A abdução e a elevação são acompanhadas por uma anteriorização dos ombros e um arredondamento da parte superior das costas.

Ombros elevados, escápulas aduzidas: A Figura 2.28 mostra um indivíduo com ambos os ombros elevados, sendo o direito ligeiramente mais alto que o esquerdo. As escápulas estão aduzidas. O músculo trapézio descendente e outros músculos levantadores do ombro estão tensos.

Ombros deprimidos, escápulas abduzidas: Na Figura 2.29, os ombros desse indivíduo estão acentuadamente inclinados para baixo, exacerbando a sua largura natural. A marcante abdução das escápulas também contribui para esse efeito. São necessários exercícios de fortalecimento dos músculos trapézio, principalmente da parte descendente, para corrigir a postura incorreta dos ombros.

Escápulas aduzidas e elevadas: Na Figura 2.30, as escápulas do indivíduo estão completamente aduzidas e consideravelmente elevadas. A posição ilustrada parece ser mantida por esforço voluntário; contudo, se esse hábito persistir, as escápulas não retornarão à posição normal quando o indivíduo tentar relaxar. Essa posição é um potencial resultado do envolvimento na postura militar, que exige ficar em pé com o queixo erguido, o tórax protuso e os ombros para trás.

Escápulas, aparência anormal: Esse indivíduo da Figura 2.31 mostra hipertrofia anormal de alguns dos músculos escapulares, com uma posição inadequada das escápulas. Os músculos redondo maior e romboides

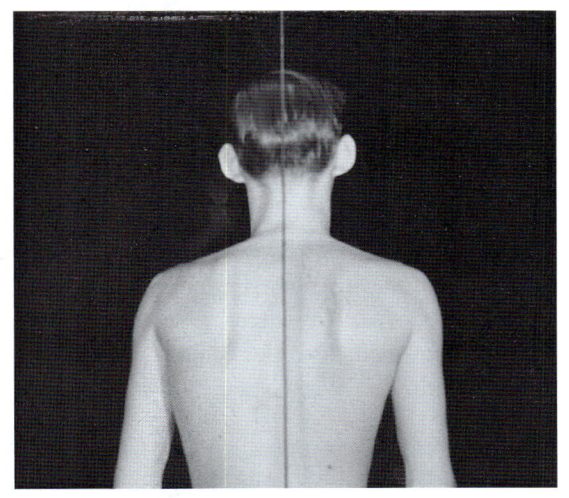

FIGURA 2.27   Escápulas abduzidas e ligeiramente elevadas.

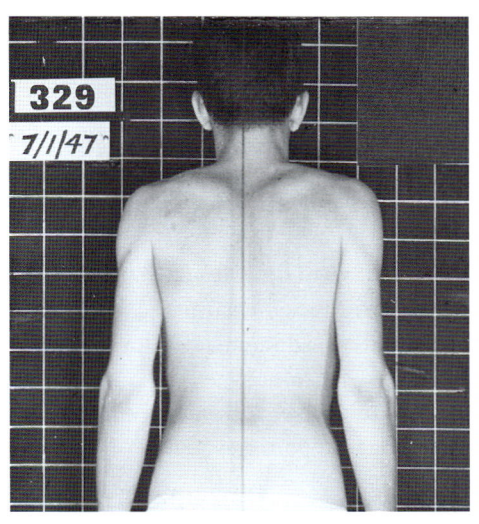

FIGURA 2.28   Ombros elevados, escápulas aduzidas.

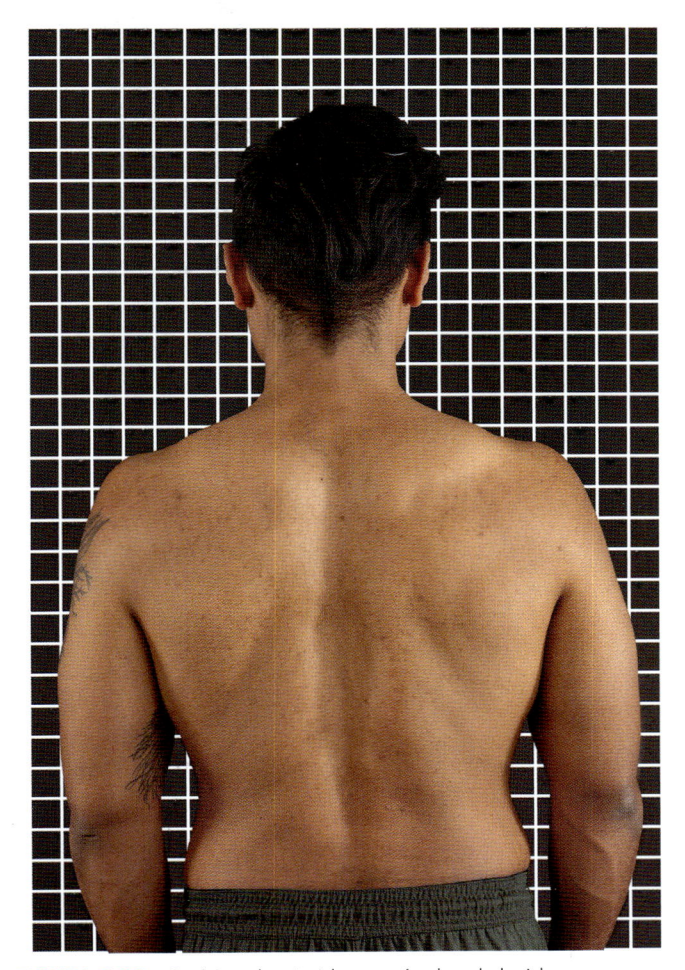

FIGURA 2.29   Ombros deprimidos, escápulas abduzidas.

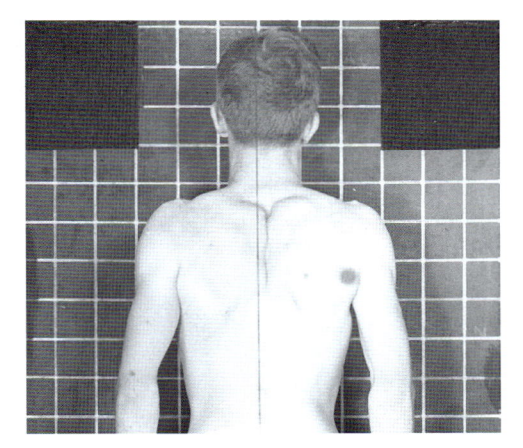

FIGURA 2.30   Escápulas aduzidas e elevadas.

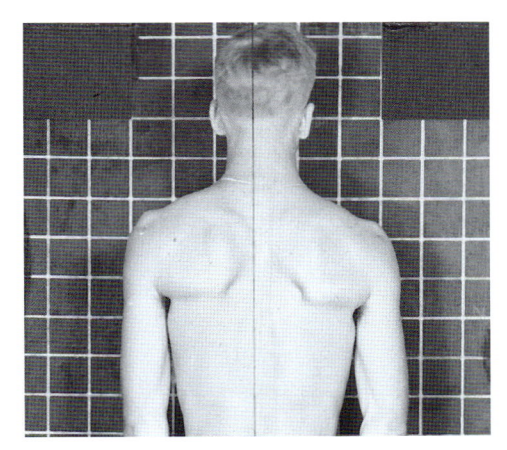

FIGURA 2.31   Escápulas, aparência anormal.

estão claramente visíveis e formam um V no ângulo inferior. A escápula está rodada, de modo que a borda axilar está mais próxima da horizontal do que o normal. A aparência sugere fraqueza do músculo serrátil anterior, ou do trapézio, ou ambos.

Alinhamento inadequado: vista posterior

Cabeça: Reta, nem inclinada nem rodada. (Parece estar ligeiramente inclinada e rodada para a direita na Figura 2.32, em decorrência de desvios na região torácica.)

Parte cervical da coluna: Reta.

Ombros: Muito deprimidos.

Escápulas: Aduzidas, direita ligeiramente deprimida.

Partes torácica e lombar da coluna: Curva toracolombar convexa para a esquerda.

Pelve: Inclinação lateral, elevada à direita.

Articulações do quadril: Direita aduzida e levemente rodada medialmente, esquerda abduzida.

Membros inferiores: Retos, não apresentando valgo nem varo.

Pés: Na parte A (fotografia), o direito está levemente pronado, como pode ser visto pelo alinhamento do tendão do calcâneo. O esquerdo encontra-se em leve pronação postural em virtude do desvio do corpo para a direita.

Alongamento excessivo e fraqueza: Músculos laterais do tronco esquerdo, abdutores de quadril direito (especialmente a parte posterior do músculo glúteo médio), adutores de quadril esquerdo, fibulares longo e curto direito, tibial posterior esquerdo, flexor longo do hálux esquerdo, flexor longo dos dedos esquerdo. O músculo tensor da fáscia lata direito pode ou não estar fraco.

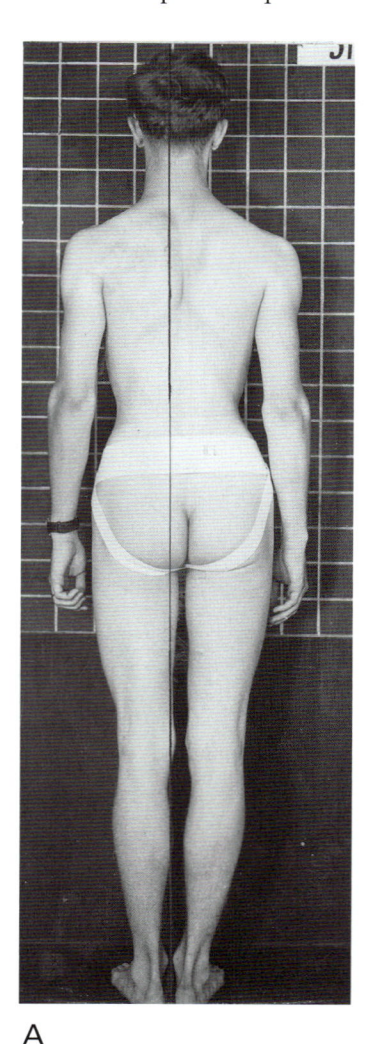
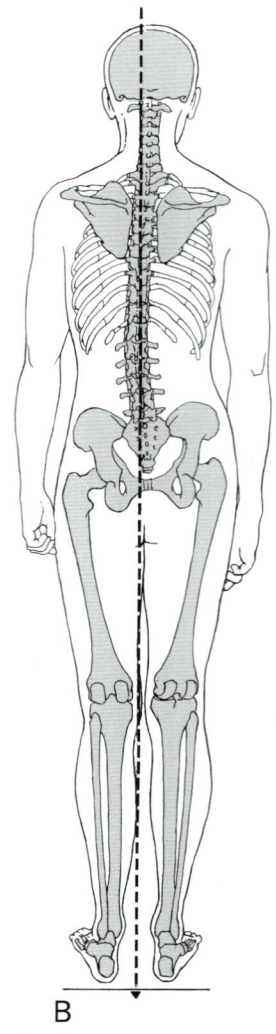
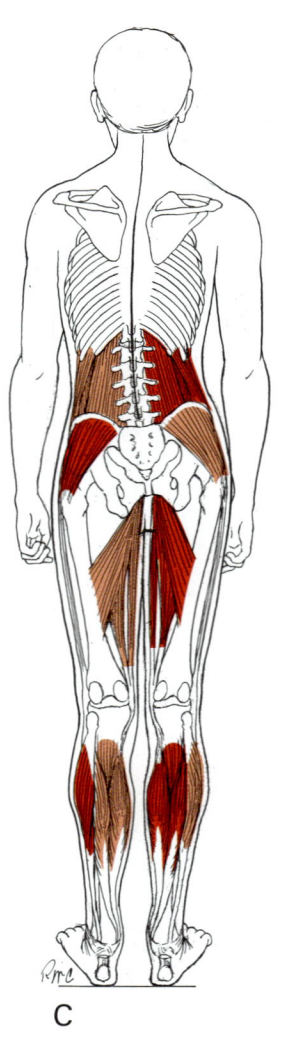

A   B   C

FIGURA 2.32   *A*, *B*, *C*: Alinhamento inadequado, vista posterior.

Encurtado e forte: Músculos laterais do tronco direito, abdutores de quadril esquerdo, adutores de quadril direito, fibulares longo e curto esquerdo, tibial posterior direito, flexor longo do hálux direito, flexor longo dos dedos direito. O músculo tensor da fáscia lata esquerdo em geral é forte e pode haver rigidez na banda iliotibial. O membro inferior direito está em adução postural, e a posição do quadril confere a aparência de um membro inferior direito mais longo. Essa postura é típica de indivíduos destros.

A Figura 2.33 mostra pronação dos pés e rotação medial do fêmur.

Cabeça: Reta, nem inclinada nem rodada.
Parte cervical da coluna: Reta.
Ombros: Elevados e aduzidos.

Articulações do ombro: Rodadas medialmente, conforme indicado pela posição das mãos voltadas posteriormente.

Escápulas: Aduzidas e elevadas.
Partes torácica e lombar da coluna: Leve curva toracolombar convexa para a direita.

Pelve: Inclinação lateral, mais alta à esquerda.
Articulações do quadril: Esquerda aduzida e levemente rodada medialmente, direita abduzida.

Membros inferiores: Retos, não demonstrando joelho vago nem varo.

Pés: Ligeiramente pronados.
Alongamento excessivo e fraqueza: Músculos laterais do tronco direito, abdutores de quadril esquerdo (especialmente a parte posterior do músculo glúteo

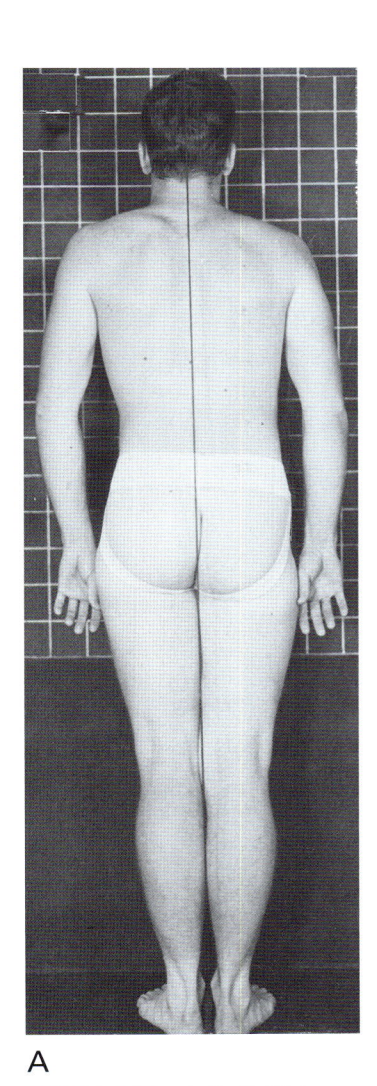
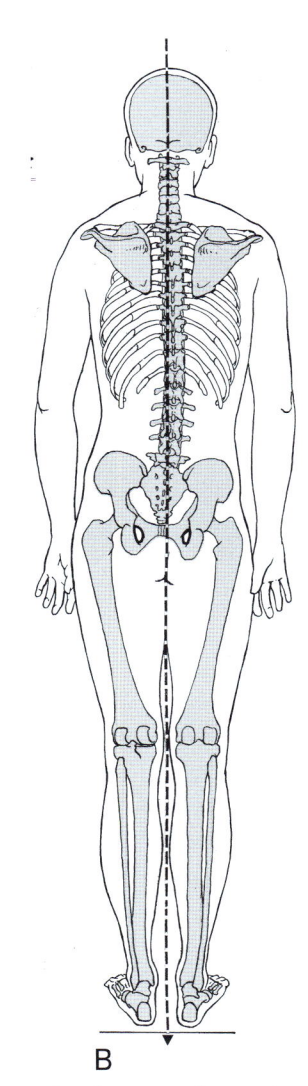
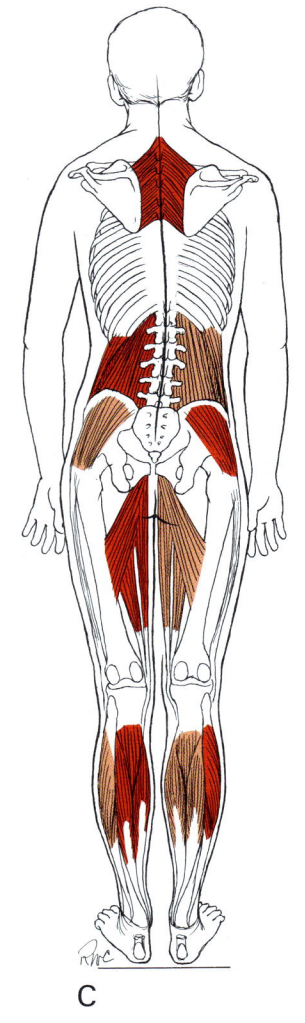

A   B   C

FIGURA 2.33 *A*, *B*, *C*: Alinhamento inadequado, vista posterior mostrando pronação dos pés e rotação medial do fêmur.

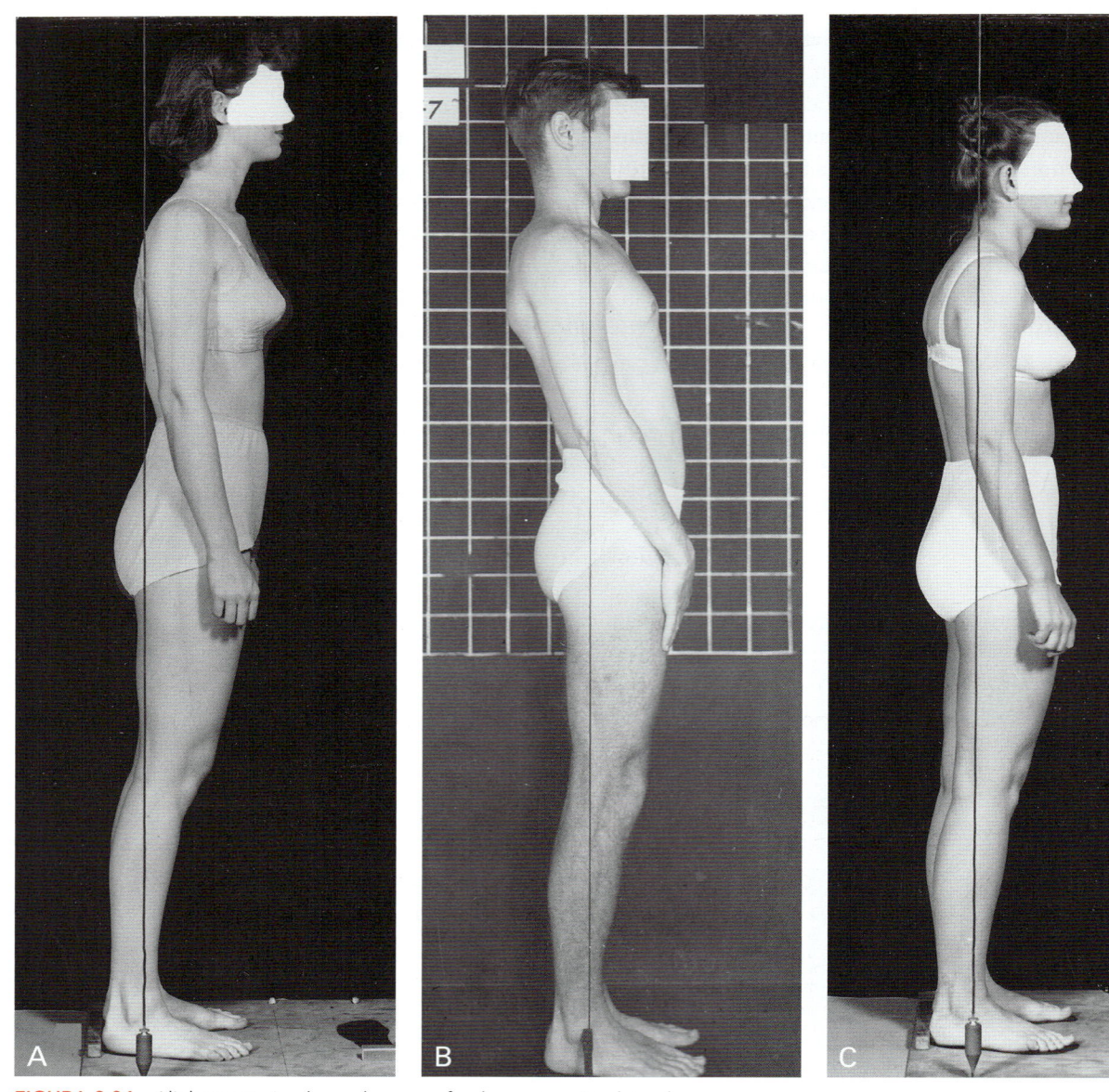

FIGURA 2.34 Alinhamento inadequado com o fio de prumo, vista lateral.

médio), adutores de quadril direito, tibial posterior direito, flexor longo do hálux direito, flexor longo dos dedos direito, fibulares longo e curto esquerdo.

Encurtado e forte: Músculos laterais do tronco esquerdo, abdutores de quadril direito, adutores de quadril esquerdo, tibial posterior esquerdo, flexor longo do hálux esquerdo, flexor longo dos dedos esquerdo, fibulares longo e curto direito. Com a elevação e adução das escápulas, os músculos romboides ficam em uma posição encurtada.

Alinhamento com o fio de prumo inadequado: vista lateral

A Figura 2.34, parte A, mostra um acentuado desvio anterior do corpo em relação ao fio de prumo, com o peso corporal sendo descarregado sobre o antepé. É visto com mais frequência entre indivíduos altos e esguios. Aqueles que habitualmente assumem uma postura assim podem apresentar tensão na parte anterior do pé, com calosidades sob o antepé e até mesmo sob o hálux.

Pode-se indicar o uso de um suporte para o arco metatarsal, juntamente com a correção do alinhamento geral. A articulação do tornozelo está em leve dorsiflexão em razão da inclinação anterior da perna e da leve flexão de joelho. Os músculos posteriores do tronco e dos membros inferiores tendem a permanecer em estado de contração constante, e é preciso corrigir o alinhamento para alcançar um relaxamento eficaz desses músculos.

A parte B mostra um desvio posterior acentuado da parte superior do tronco e da cabeça. Os joelhos e a pelve estão deslocados anteriormente para contrabalançar a impulsão posterior da parte superior do corpo.

A parte C mostra uma rotação para a esquerda (sentido anti-horário) do corpo desde os tornozelos até a região cervical. O desvio do corpo em relação ao fio de prumo parece ser diferente quando visto pelos lados direito e esquerdo em indivíduos que têm essa rotação. Quando em vista lateral direita, o corpo está anterior ao fio de prumo, mas parece estar em um bom alinhamento na vista lateral esquerda. De ambos os lados, porém, a cabeça parece estar anteriorizada.

POSTURA INADEQUADA DOS PÉS, DOS JOELHOS E DAS PERNAS

Postura inadequada dos pés e dos joelhos

Pronação dos pés e rotação medial dos quadris: A distância entre o maléolo lateral e as impressões plantares dos pés (localizado lateralmente a cada maléolo lateral) indicam uma pronação moderada dos pés, e a posição da patela para dentro indica um grau moderado de rotação medial dos quadris (Fig. 2.35).

Pronação dos pés e joelho valgo: Os pés estão moderadamente pronados; há um leve joelho valgo, mas nenhuma rotação medial ou lateral dos quadris (Fig. 2.36).

Pés bons, joelhos desalinhados: O alinhamento dos pés é muito bom, mas a rotação medial dos quadris é indicada pela posição da patela (apontando para dentro). Esse problema é mais difícil de ajustar com correções de calçados do que aquele em que a pronação acompanha a rotação medial (Fig. 2.37).

Pés supinados: O peso recai sobre as bordas laterais dos pés e os arcos longitudinais são mais elevados do que o normal. A impressão plantar perpendicular toca o maléolo lateral, mas não está em contato com a borda lateral da planta do pé. Parece que o indivíduo da foto está se esforçando para inverter os pés, pois os músculos tibiais anteriores estão muito proeminentes. No entanto, a posição mostrada é a postura natural dos pés desse indivíduo (Fig. 2.38).

Postura inadequada de joelhos e pernas

Rotação lateral das pernas: A rotação lateral das pernas, como visto na Figura 2.39, é decorrente da rotação lateral na articulação do quadril. Essa posição é mais típica em meninos do que em meninas. Pode ou não ter efeitos graves, embora a persistência desse pa-

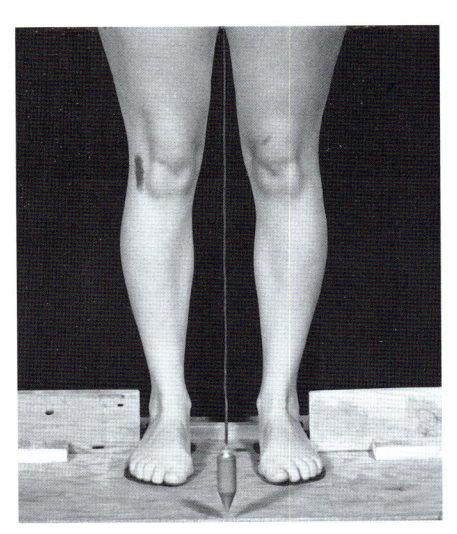

FIGURA 2.35 Pronação dos pés e rotação medial do fêmur.

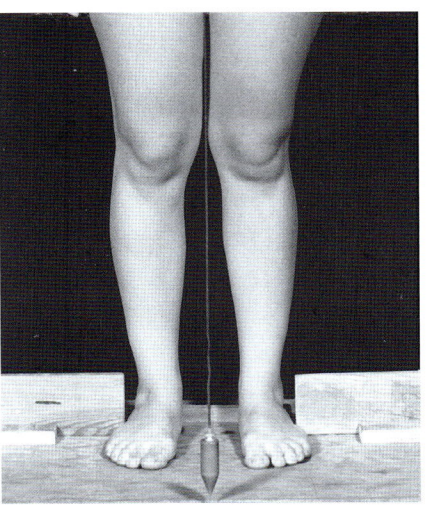

FIGURA 2.36 Pronação dos pés e joelho valgo.

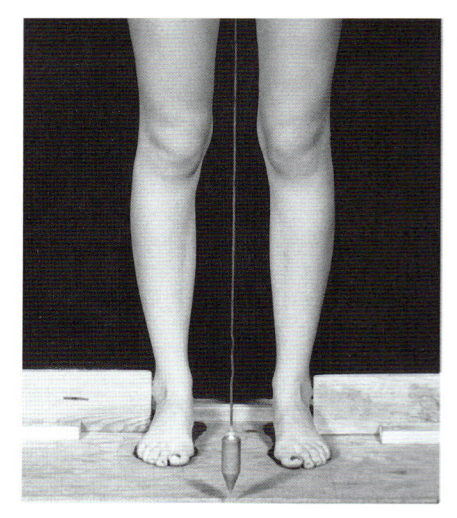

FIGURA 2.37 Bom alinhamento dos pés; alinhamento inadequado dos joelhos.

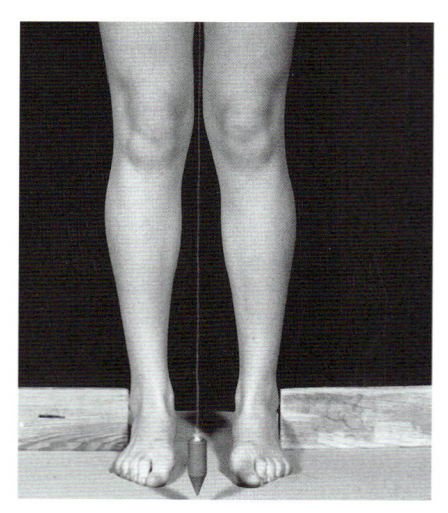

FIGURA 2.38 Pés supinados.

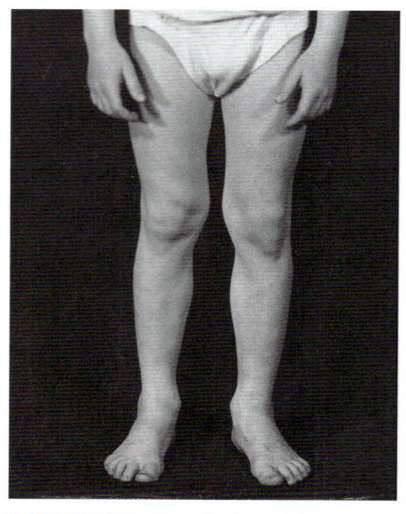

FIGURA 2.39 Rotação lateral das pernas.

drão na marcha, bem como ao ficar em pé, exerça uma tensão indevida sobre os arcos longitudinais.

Flexão do joelho, moderada: A flexão dos joelhos é vista com menos frequência do que a hiperextensão em casos de má postura (Fig. 2.40). A posição flexionada requer esforço constante do músculo quadríceps femoral. A flexão do joelho em pé pode resultar da tensão dos músculos flexores de quadril. Quando estes estão tensos, ocorrem problemas compensatórios no alinhamento dos joelhos, da região lombar ou de ambos. Tentar reduzir a lordose flexionando os joelhos quando em posição ortostática não é uma solução apropriada quando é necessário alongamento dos músculos flexores de quadril.

Hiperextensão do joelho: Na postura em hiperextensão do joelho, a articulação do tornozelo fica em flexão plantar (Fig. 2.41). Pode-se notar que a inclinação anterior do tronco compensatória diminui as forças de reação do solo experimentadas no joelho.

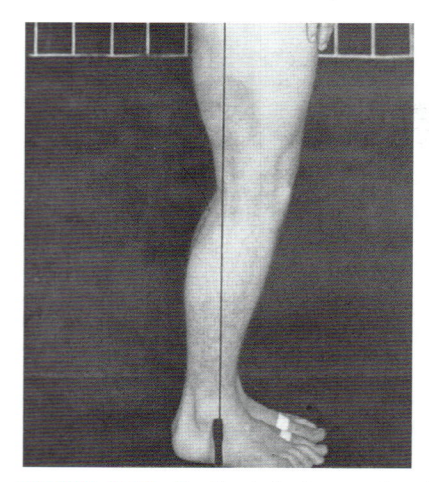

FIGURA 2.40 Flexão do joelho, moderada.

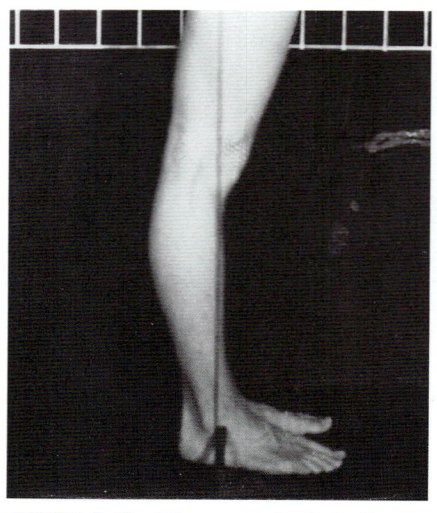

FIGURA 2.41 Hiperextensão do joelho.

Joelho varo: A Figura 2.42 mostra um grau leve de joelho varo (pernas arqueadas, estrutural). (Na prática clínica, indica-se a realização de radiografias para distinguir entre um joelho varo estrutural e postural.)

Joelho valgo: A Figura 2.43 mostra um grau moderado de joelho valgo (estrutural). Na prática clínica, indica-se a realização de radiografias para distinguir entre um joelho valgo estrutural e postural.

Joelhos varo e valgo posturais

Ver Figuras 2.44 e 2.45, que contêm fotografias e ilustrações de joelhos varo e valgo posturais.

Alinhamento ideal: No alinhamento ideal (A), os quadris encontram-se em posição neutra de rotação, conforme evidenciado pela posição da patela voltada diretamente para a frente. O eixo da articulação do joelho está no plano coronal, e a flexão e extensão ocorrem no plano sagital. Os pés estão bem alinhados.

Joelho varo postural: O joelho varo postural (B) resulta de uma combinação de rotação medial dos quadris, pronação dos pés e hiperextensão dos joelhos. Quando os quadris estão rodados medialmente, o eixo de movimento de flexão e extensão do joelho é oblíquo ao plano coronal. Nesse eixo, a hiperextensão ocorre no sentido posterolateral, resultando em separação dos joelhos e aparente arqueamento das pernas.

Joelho valgo postural: O joelho valgo postural (C) resulta de uma combinação de rotação lateral dos qua-

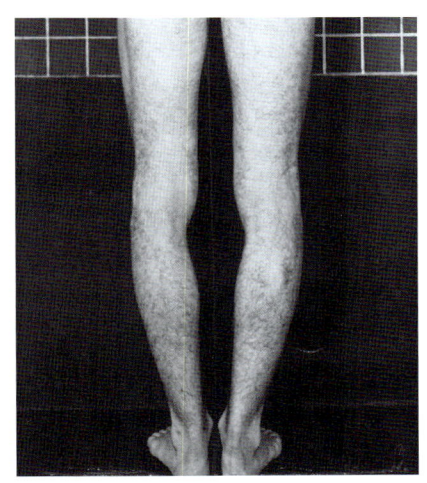

FIGURA 2.42 Joelho varo.

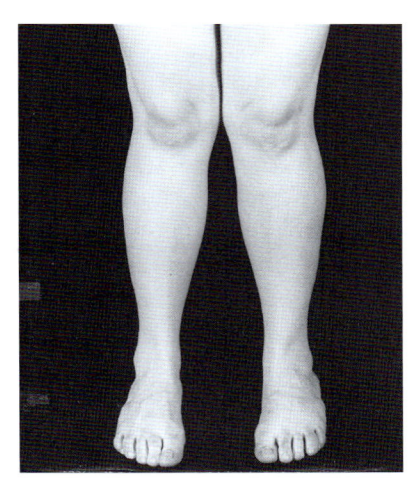

FIGURA 2.43 Joelho valgo.

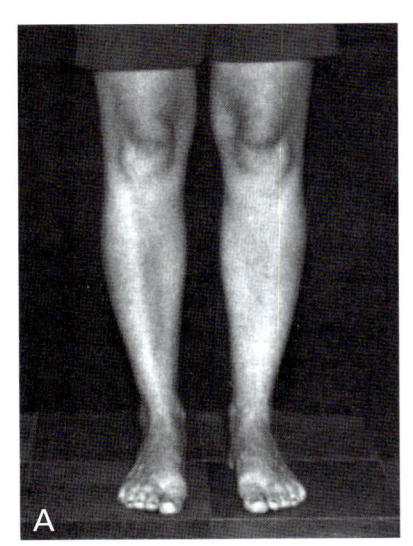

Alinhamento ideal

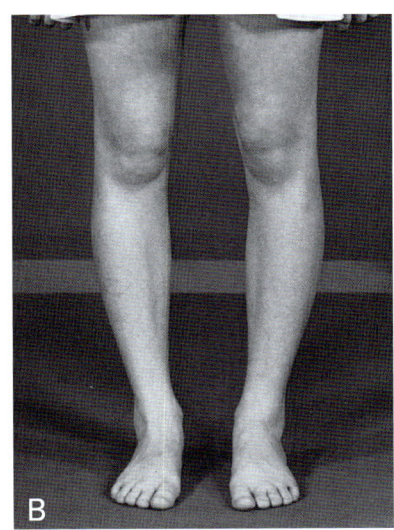

Joelho varo postural (pernas arqueadas)

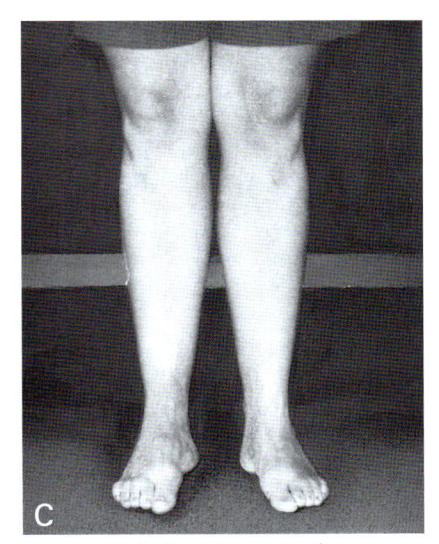

Joelho valgo postural
(pernas em x ou tesoura)

FIGURA 2.44 Fotografias de joelhos varo e valgo posturais: **A**: Alinhamento ideal; **B**: Joelhos varos posturais; **C**: Joelhos valgos posturais.

dris, supinação dos pés e hiperextensão dos joelhos. Com a rotação lateral dos quadris, o eixo da articulação do joelho fica oblíquo ao plano coronal e a hiperextensão resulta em adução dos joelhos.

Arqueamento postural compensatório para o joelho valgo

Mecanismo de arqueamento postural compensatório para o joelho valgo: Na Figura 2.46, a parte A mostra a posição de joelho valgo do indivíduo quando os joelhos estão em um bom alinhamento anteroposterior. A parte B mostra que, ao hiperestender os joelhos, o indivíduo é capaz de produzir um arqueamento postural suficiente para acomodar a separação de 10 cm dos pés mostrada na parte A.

Ver a Figura 2.46B para saber a extensão do arqueamento postural que pode ser produzido pela hiperextensão em um indivíduo sem joelho valgo.

É comum observar compensações em caso de joelho valgo persistente. Às vezes os indivíduos escondem a posição de joelho valgo flexionando um joelho e hiperestendendo o outro a fim de que eles possam ficar próximos um do outro. Podem ocorrer problemas em rotação se o indivíduo flexionar sempre o melhor joelho enquanto mantém o outro hiperestendido.

A aparência do joelho varo e valgo postural também pode resultar da combinação de flexão do joelho com rotação (não ilustrado). Em caso de rotação lateral e leve flexão, as pernas parecerão um pouco arqueadas; no caso de rotação medial e leve flexão, parecerá haver uma posição de joelho valgo. Essas variações associadas à flexão são menos preocupantes do que aquelas associadas à hiperextensão, pois a flexão é um movimento normal, enquanto a hiperextensão é anormal.

Radiografias de membros inferiores em alinhamento bom e inadequado

Para cada parte da Figura 2.47, um fio de prumo de metal foi suspenso ao lado do indivíduo ao realizar a radiografia. Utilizaram-se dois filmes radiográficos para uma exposição única. A radiografia A mostra a relação do fio de prumo com os ossos do pé e da perna, com o indivíduo em uma posição de bom alinhamento.

A radiografia B mostra um indivíduo que tinha o hábito de ficar em pé em hiperextensão. O fio de prumo foi suspenso alinhado ao ponto base padrão ao realizar a radiografia. Observe a mudança na posição da patela e a compressão anterior da articulação do joelho.

A radiografia C mostra o mesmo indivíduo mostrado na radiografia B. Já adulta, ela tentou corrigir sua hiperextensão inadequada. O alinhamento entre o joelho e o quadril é muito bom, mas a tíbia e a fíbula mostram evidências de arqueamento posterior. (Compare com o bom alinhamento desses ossos mostrado na radiografia A.)

Ver Tabela 2.2, que contém um resumo de uma postura boa e outra inadequada.

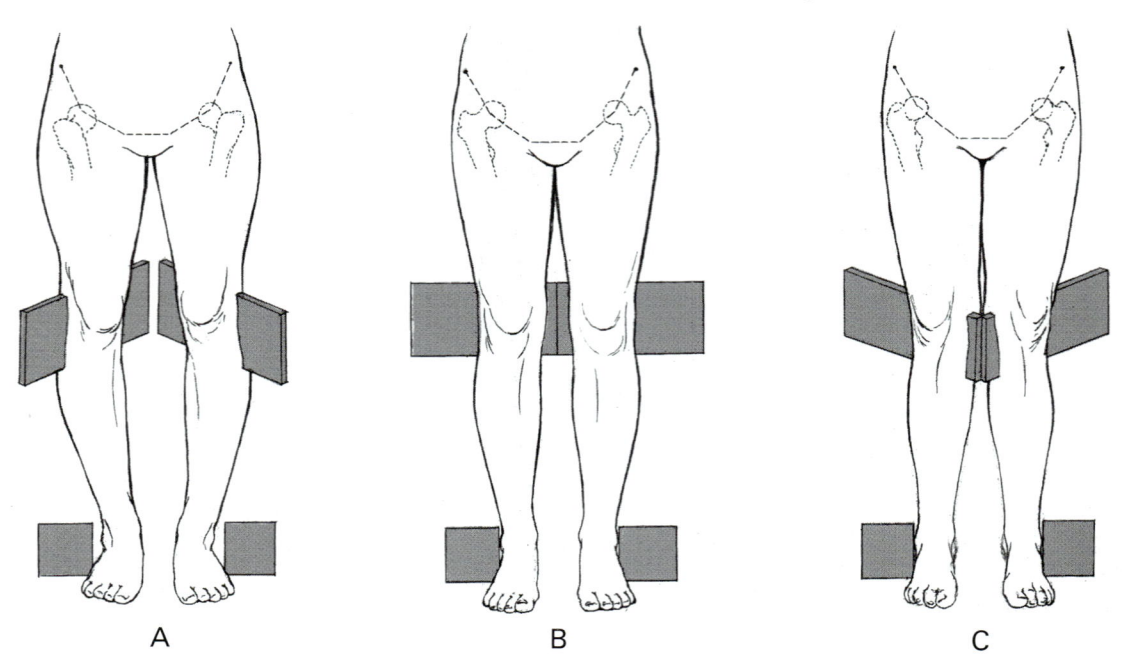

A   B   C

FIGURA 2.45 Ilustrações de joelhos varo e valgo posturais (ver Fig. 2.44).

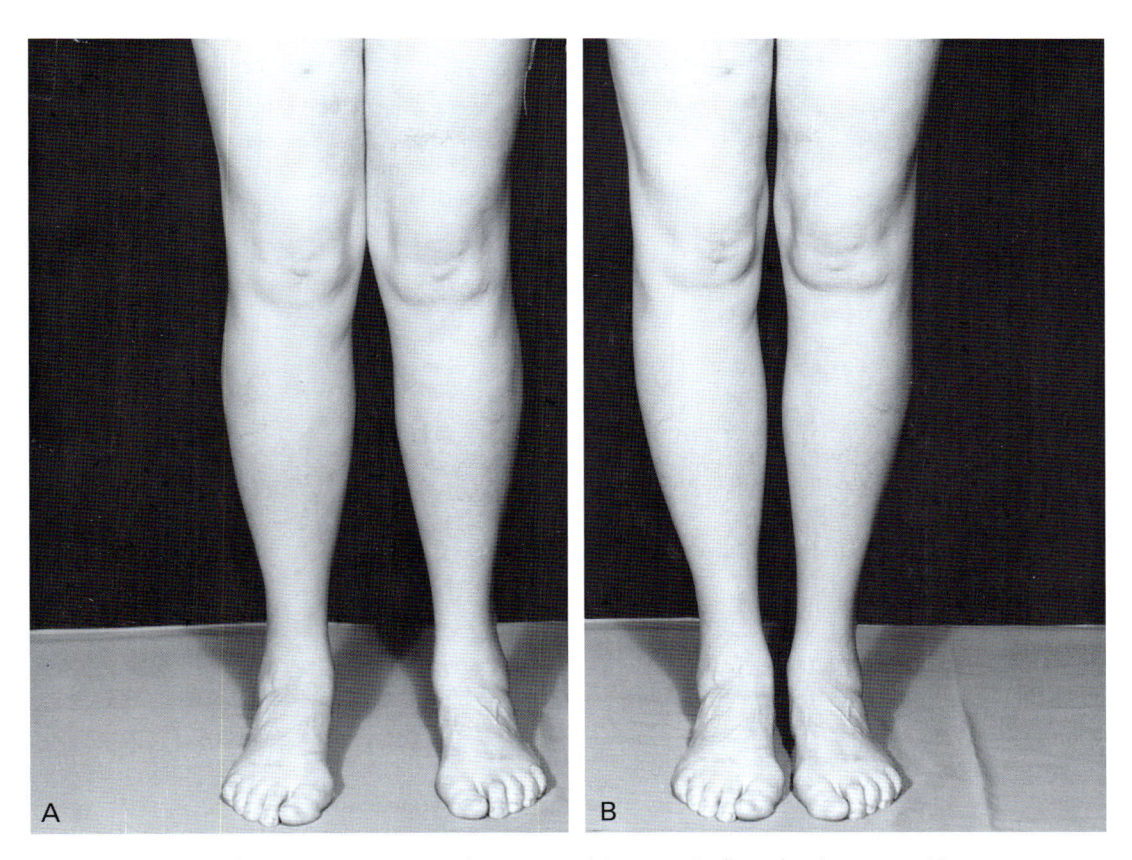

FIGURA 2.46 Mecanismo de arqueamento postural compensatório para o joelho valgo (pernas em X).

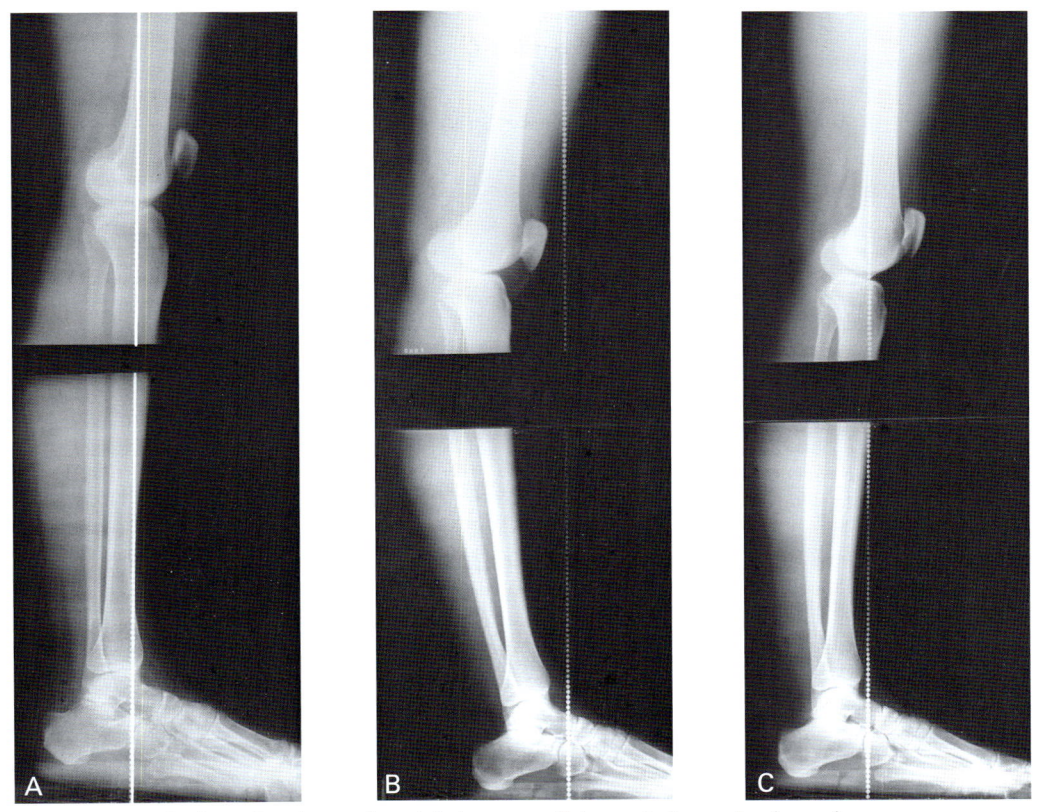

FIGURA 2.47 Radiografias de membros inferiores em alinhamento bom e inadequado.

TABELA 2.2 Resumo de postura boa e inadequada

Postura boa	Parte	Postura inadequada
Em pé, o arco longitudinal tem a forma de meia cúpula. Descalço ou com sapatos sem salto, os pés apresentam um leve desvio lateral. Usando sapatos com salto, os pés ficam paralelos. Ao caminhar com ou sem salto, os pés ficam paralelos e o peso é transferido do calcanhar ao longo da borda externa à parte anterior do pé. Durante a corrida, os pés ficam paralelos ou em um leve desvio medial. O peso recai sobre a parte anterior dos pés e dedos dos pés, pois os calcanhares não entram em contato com o solo.	Pés	Arco longitudinal baixo ou pé plano. Arco metatarsal baixo, geralmente indicado por calosidades no antepé. Peso descarregado sobre a borda interna do pé (pronação). "Tornozelo rodado para dentro." Peso descarregado sobre a borda externa do pé (supinação). "Tornozelo rodado para fora." Desvio lateral do pé ao caminhar ou ficar em pé usando sapatos de salto ("antepé valgo"). Desvio medial do pé ao deambular ou ficar em pé ("pés de pombo").
Os dedos dos pés devem estar retos (i.e., nem curvados para baixo nem flexionados para cima). Eles devem se estender para a frente em alinhamento com o pé e não devem estar espremidos ou sobrepostos.	Dedos dos pés	Dedos estendidos na articulação metatarsofalângica e flexionados nas articulações interfalângicas, de modo que o peso é descarregado sobre as pontas dos dedos (dedos em martelo). Esse problema frequentemente está associado ao uso de sapatos muito apertados. O hálux é aduzido em direção à linha média do pé (hálux valgo – "joanete"). Essa inadequação está comumente associada ao uso de sapatos muito estreitos e pontiagudos.
As pernas estão retas de cima a baixo. As patelas estão voltadas para a frente quando os pés estão em boa posição. Na vista lateral, os joelhos estão retos (i.e., nem flexionados para a frente nem travados para trás).	Joelhos e pernas	Os joelhos se tocam quando os pés estão afastados (joelho valgo). Os joelhos ficam afastados quando os pés estão em contato (joelho varo). O joelho curva-se ligeiramente para trás (joelho hiperestendido). Joelho em leve flexão para a frente; ou seja, não está tão estendido quanto deveria (joelho flexionado). As patelas estão ligeiramente voltadas uma para a outra (quadris em rotação medial).
De modo ideal, o peso corporal se distribui uniformemente sobre ambos os pés e os quadris estão nivelados. Um lado não é mais proeminente que o outro quando em vista anterior ou posterior; quando em vista lateral, um quadril também não está mais para a frente ou para trás que o outro. A coluna vertebral não está curvada para a esquerda ou para a direita. (Um ligeiro desvio para a esquerda em indivíduos destros e para a direita em indivíduos canhotos não é incomum. Além disso, frequentemente se encontra uma tendência a haver um ombro direito ligeiramente mais baixo e um quadril direito ligeiramente mais alto em pessoas destras, e vice-versa em pessoas canhotas.)	Quadris, pelve e coluna vertebral (vista posterior)	Um quadril está mais alto que o outro (inclinação pélvica lateral). Às vezes o desvio não é significativo, mas uma inclinação lateral do corpo o torna mais proeminente. (Alfaiates e costureiras muitas vezes percebem quando há inclinação lateral, porque a bainha das saias ou o comprimento das calças precisam ser ajustados à diferença.) Os quadris estão rodados, de modo que um está mais à frente que o outro (rotação horária ou anti-horária).

(continua)

TABELA 2.2 Resumo de postura boa e inadequada *(continuação)*

Postura boa	Parte	Postura inadequada
A frente da pelve e as coxas estão em linha reta. As nádegas não são proeminentes nas costas, mas inclinam-se ligeiramente para baixo. A coluna vertebral tem quatro curvaturas naturais. No pescoço e na região lombar, as curvaturas são lordóticas; na parte superior das costas e na parte inferior da coluna (região sacral), observa-se uma cifose. A curvatura sacral é uma curva fixa, enquanto as outras três são flexíveis.	Coluna vertebral e pelve (vista lateral)	A região lombar arqueia-se para a frente em excesso (hiperlordose). A pelve apresenta uma inclinação anterior excessiva. Por causa dessa inclinação, a parte frontal da coxa forma um ângulo com a pelve. A lordose normal da região lombar se retifica. A pelve inclina-se posteriormente, como nas posturas *sway-back* e de dorso plano. Aumento da cifose na parte superior das costas (costas arredondadas). Hiperlordose no pescoço. Quase sempre acompanhada por costas arredondadas e visualizadas como uma anteriorização da cabeça. Curva lateral da coluna (escoliose) em direção a um lado (curva em C) ou ambos os lados (curva em S).
Em crianças de até aproximadamente 10 anos, o abdome normalmente se projeta para a frente um pouco. Em crianças mais velhas e em adultos, o abdome deve ser plano.	Abdome	Todo o abdome se projeta anteriormente. Abdome inferior projetado anteriormente; abdome superior retraído.
Um tórax bem posicionado está voltado levemente para cima e para a frente (com as costas bem alinhadas). O tórax parece estar em uma posição aproximadamente a meio caminho entre uma inspiração completa e uma expiração forçada.	Tórax	Posição deprimida ("*pectus excavatum*, peito de sapateiro"). Elevado e mantido muito alto, em razão do arqueamento das costas. Costelas mais proeminentes de um lado do que do outro. Costelas inferiores protusas ou salientes.
Os braços ficam relaxados nas laterais do corpo, com as palmas das mãos voltadas para o corpo. Os cotovelos estão ligeiramente flexionados, de modo que os antebraços ficam pendurados ligeiramente à frente do corpo. Os ombros estão nivelados e nenhum deles é mais anterior ou posterior que o outro quando em vista lateral. As escápulas estão apoiadas na caixa torácica. Elas não estão nem muito próximas nem muito afastadas entre si. Em adultos, a média é uma separação de cerca de 10 cm.	Braços e ombros	Braços rigidamente mantidos em uma posição anterior, posterior ou afastada do corpo. Ombros rodados medialmente, de modo que as palmas das mãos estão voltadas posteriormente. Um ombro mais alto que o outro. Ambos os ombros elevados. Um ou ambos os ombros caídos para a frente ou inclinados. Ombros rodados para a direita ou para a esquerda. Escápulas aduzidas com muita força. Escápulas muito afastadas. Escápulas muito proeminentes, afastadas da caixa torácica (escápulas aladas).
A cabeça é mantida ereta, em uma posição de bom equilíbrio.	Cabeça	Queixo muito elevado. Cabeça projetando-se para a frente. Cabeça flexionada lateralmente ou rodada para um dos lados.

SEÇÃO V

INTERVENÇÃO

POSTURA INADEQUADA: ANÁLISE E TRATAMENTO

Ver Tabela 2.3 para a análise e tratamento da postura inadequada.

TABELA 2.3   Análise e tratamento da postura inadequada

Postura inadequada	Posição anatômica das articulações	Músculos em posição encurtada	Músculos em posição alongada	Procedimentos terapêuticos
Cabeça anteriorizada	Hiperextensão da parte cervical da coluna	Extensores da parte cervical da coluna Trapézio descendente e levantador da escápula	Flexores da parte cervical da coluna	Alongue os músculos extensores da parte cervical da coluna, se estiverem encurtados, tentando retificar a região cervical. Fortaleça os músculos flexores da parte cervical da coluna, se estiverem fracos. A posição anteriorizada da cabeça em geral é decorrente de uma postura incorreta da parte superior das costas. Se os músculos do pescoço não estiverem tensos posteriormente, a posição da cabeça em geral se corrige conforme a parte superior das costas for ajustada. Fortalecer os músculos extensores da parte torácica da coluna.
Cifose e depressão do tórax	Flexão da parte torácica da coluna Espaços intercostais diminuídos	Fibras superiores e laterais do oblíquo interno do abdome Adutores de ombro Peitoral menor Intercostais	Extensores da parte torácica da coluna Trapézio transverso Trapézio ascendente	Faça exercícios de respiração profunda para ajudar a alongar os músculos intercostais e abdominais superiores. Alongue o músculo peitoral menor. Alongue os músculos adutores e rotadores mediais de ombro, se estiverem encurtados. Fortaleça as partes transversa e ascendente do trapézio. Quando indicado, use um suporte para os ombros para ajudar a alongar o músculo peitoral menor e aliviar a tensão nas partes transversa e ascendente do trapézio (ver exercícios e suportes, pp. 84, 151, 311).
Ombros anteriorizados	Escápulas abduzidas e (em geral) elevadas	Serrátil anterior Peitoral menor Trapézio descendente	Trapézio transverso Trapézio ascendente	Alongue os músculos da região lombar, se estiverem tensos. Fortaleça os músculos abdominais com exercícios de inclinação pélvica posterior e, se indicado, com flexão do tronco. Evite exercícios abdominais, pois eles encurtam os músculos flexores de quadril. Alongue os músculos flexores de quadril, se estiverem encurtados. Fortaleça os músculos extensores de quadril, se estiverem fracos.
Postura lordótica	Hiperextensão da parte lombar da coluna Pelve, inclinação anterior Flexão da articulação do quadril	Eretores da espinha da região lombar Oblíquo interno do abdome (fibras superiores) Flexores de quadril	Abdominais, especialmente oblíquo externo do abdome (fibras laterais) Extensores de quadril	Instrua acerca do alinhamento corporal adequado. Dependendo do grau de lordose e da extensão da fraqueza e dor muscular, use um suporte (colete) para aliviar a tensão nos músculos abdominais e ajudar a corrigir a lordose.

(continua)

TABELA 2.3 Análise e tratamento da postura inadequada *(continuação)*

Postura inadequada	Posição anatômica das articulações	Músculos em posição encurtada	Músculos em posição alongada	Procedimentos terapêuticos
Postura de dorso plano	Flexão da parte lombar da coluna Pelve em inclinação posterior Extensão da articulação do quadril	Abdominais anteriores Extensores de quadril	Eretores da espinha da região lombar Flexores de quadril (monoarticulares)	Os músculos lombares raramente estão fracos, mas, se estiverem, faça exercícios para fortalecê-los e restaurar a curvatura anterior normal. Incline a pelve para a frente, levando a região lombar em uma curvatura anterior. *Evite* a hiperextensão em decúbito ventral, pois ela aumenta a inclinação pélvica posterior e alonga os músculos flexores de quadril (ver p. 56). Instrua acerca de um alinhamento corporal adequado. Se as costas estiverem doloridas e precisarem de suporte, coloque um colete que sustente uma curvatura lombar anterior normal. Fortaleça os músculos flexores de quadril para ajudar a produzir uma curvatura lombar anterior normal. Alongue os músculos posteriores da coxa, se estiverem tensos.
Postura *sway-back* (pelve deslocada anteriormente, tronco superior deslocado posteriormente)	A posição da região lombar depende do nível de deslocamento posterior do tronco superior Pelve, inclinação posterior Extensão da articulação do quadril	Abdominais superiores, especialmente a parte superior do músculo reto do abdome e o músculo oblíquo interno do abdome Extensores de quadril	Abdominais inferiores, especialmente o músculo oblíquo externo do abdome Flexores de quadril (monoarticulares)	Fortalecer os músculos abdominais inferiores (enfatizar o oblíquo externo do abdome). Estique os braços acima da cabeça e respire profundamente para alongar os tensos músculos intercostais e abdominais superiores. Instrua acerca do alinhamento corporal adequado. O exercício em pé na parede é particularmente útil. Alongue os músculos posteriores da coxa, se estiverem tensos. Fortaleça os músculos flexores de quadril, se estiverem fracos, usando flexão alternada do quadril na posição sentada ou elevação alternada das pernas em decúbito dorsal. *Evite* exercícios de elevação das duas pernas em razão da sobrecarga sobre os músculos abdominais.

(continua)

TABELA 2.3 Análise e tratamento da postura inadequada *(continuação)*

Postura inadequada	Posição anatômica das articulações	Músculos em posição encurtada	Músculos em posição alongada	Procedimentos terapêuticos
Escoliose toracolombar leve com curva em C para a esquerda	Coluna toracolombar: flexão lateral, convexa para a esquerda	Músculos laterais do tronco direito	Músculos laterais do tronco esquerdo	*Se não houver inclinação lateral da pelve associada,* alongar os músculos laterais do tronco direito, se estes estiverem encurtados, e fortalecer os músculos laterais do tronco esquerdo, se eles estiverem fracos. *Em caso de inclinação lateral da pelve associada, consulte* procedimentos terapêuticos adicionais a seguir. Corrigir hábitos incorretos que tendem a aumentar a curva lateral:
Oposto para curva em C para a direita				
		Psoas maior esquerdo	Psoas maior direito	▪ *Evite* sentar-se sobre o pé esquerdo de um modo que empurre a coluna para a esquerda. ▪ *Evite* deitar-se sobre o lado esquerdo, apoiado no cotovelo, para ler ou escrever. Exercite o músculo iliopsoas direito na posição sentada, se ele estiver fraco (ver p. 447).
Quadril direito proeminente ou elevado	Pelve em inclinação lateral, elevada à direita Quadril direito em adução Quadril esquerdo em abdução	Músculos laterais do tronco direito Abdutores de quadril esquerdo e fáscia lata Adutores de quadril direito	Músculos laterais do tronco esquerdo Abdutores de quadril direito, especialmente o glúteo médio Adutores de quadril esquerdo	Alongue os músculos laterais do tronco direito, se estiverem encurtados. Fortaleça os músculos laterais do tronco esquerdo, se estiverem fracos. Alongue os músculos laterais da coxa esquerda e a fáscia, se estiverem encurtados. Exercícios específicos para fortalecer o músculo glúteo médio direito não são necessários para corrigir uma fraqueza postural leve; atividades funcionais serão o suficiente se o alinhamento for corrigido e mantido. O indivíduo deverá:
Oposto para a curva em C para a direita e quadril esquerdo elevado				▪ Ficar em pé com o peso distribuído uniformemente entre os dois pés, com a pelve nivelada. ▪ Evitar ficar em pé descarregando o peso no membro inferior direito, o que faz com que o quadril direito fique em adução postural. ▪ Usar temporariamente um elevador de calcanhar no calçado esquerdo (geralmente 5 mm) ou um acolchoamento na parte interna do calcanhar do calçado e em chinelos.

POSIÇÕES INADEQUADAS DE PERNAS, JOELHOS E PÉS: ANÁLISE E TRATAMENTO

Ver Tabela 2.4 para análise e tratamento de posições inadequadas de pernas, joelhos e pés.

TABELA 2.4 Análise e tratamento de posições inadequadas de pernas, joelhos e pés

Postura inadequada	Posição anatômica das articulações	Músculos em posição encurtada	Músculos em posição alongada	Procedimentos terapêuticos
Joelho hiperestendido	Hiperextensão de joelho Flexão plantar de tornozelo	Quadríceps femoral Sóleo	Poplíteo Músculos posteriores da coxa no joelho, cabeça curta	Orientar quanto à correção postural geral, com ênfase em evitar a hiperextensão do joelho. Naqueles com hemiplegia, use uma órtese curta de membro inferior que mantenha um ângulo reto.
Joelho flexionado	Flexão de joelho Dorsiflexão de tornozelo	Poplíteo Músculos posteriores da coxa no joelho	Quadríceps femoral Sóleo	Alongue os flexores de joelho, se estiverem tensos. Realize uma correção postural geral. A flexão de joelho pode ser secundária ao encurtamento dos músculos flexores de quadril. Verifique o comprimento dos músculos flexores de quadril; alongue, se estiverem encurtados.
Fêmur rodado medialmente (frequentemente associado à pronação do pé, ver a seguir)	Rotação medial de quadril	Rotadores mediais de quadril	Rotadores laterais de quadril	Alongue os músculos rotadores mediais de quadril, se estiverem tensos. Fortalecer os músculos rotadores laterais de quadril, se estiverem fracos. Crianças pequenas devem evitar sentar-se com as pernas em W (ver a seguir a correção de qualquer pronação associada).
Joelho valgo (pernas em x)	Adução de quadril Abdução de joelho	Fáscia lata Estruturas laterais da articulação do joelho	Estruturas mediais da articulação do joelho	Use uma cunha interna nos calcanhares, se os pés estiverem em pronação. Alongue o músculo tensor da fáscia lata, se indicado.
Joelho varo (pernas em arco)	Rotação medial de quadril Hiperextensão de joelho Pronação do pé	Rotadores mediais de quadril Quadríceps femoral Eversores de tornozelo	Rotadores laterais de quadril Poplíteo Tibial posterior e flexor longo dos dedos	Promova exercícios para a correção geral da posição dos pés, dos joelhos e dos quadris. Evite a hiperextensão de joelho. Fortaleça os músculos rotadores laterais de quadril. Use cunhas internas nos calcanhares para corrigir a pronação dos pés.
			Fique em posição ortostática com os pés voltados para a frente e afastados a cerca de 5 cm um do outro. Relaxe os joelhos em uma posição "frouxa" (i.e., nem rígida nem flexionada). Contraia os músculos que elevam os arcos dos pés, rolando levemente o peso em direção às bordas externas dos pés. Contraia os músculos das nádegas rodando os membros inferiores ligeiramente para fora (até que as patelas estejam voltadas diretamente à frente).	

(continua)

TABELA 2.4   Análise e tratamento de posições inadequadas de pernas, joelhos e pés *(continuação)*

Postura inadequada	Posição anatômica das articulações	Músculos em posição encurtada	Músculos em posição alongada	Procedimentos terapêuticos
Pronação	Eversão do tornozelo	Fibulares e extensores dos dedos	Tibial posterior e flexor longo dos dedos	Use uma cunha na parte interna dos calcanhares. (Em geral 3 mm em saltos largos e 1,5 mm em saltos médios.) Promova a correção geral da postura dos pés e dos joelhos. Use exercícios para fortalecer os inversores. Instrua sobre como permanecer em pé e deambular adequadamente.
Supinação	Inversão do tornozelo	Tibiais	Fibulares	Use uma cunha na parte externa dos calcanhares. Faça exercícios para os músculos fibulares.
Dedos em martelo e arco metatarsal baixo	Hiperextensão da articulação metatar-sofalângica Flexão da articulação interfalângica proximal	Extensores dos dedos	Lumbricais	Alongue as articulações metatarsofalângicas em flexão; alongue as articulações interfalângicas em extensão. Fortaleça os músculos lumbricais pela flexão da articulação metatarsofalângica. Use uma palmilha com acolchoamento ou barra metatarsal.

FRAQUEZA POSTURAL ADQUIRIDA

Ver Quadro 2.2 para obter informações sobre como os músculos mostram evidências de fraqueza postural adquirida.

QUADRO 2.2

Evidências de fraqueza postural adquirida nos músculos
Os músculos a seguir tendem a mostrar evidências de fraqueza postural adquirida:

- Flexores dos dedos dos pés (flexor curto e lumbricais)
- Trapézio transverso e ascendente
- Extensores da parte superior das costas
- Músculos abdominais anteriores (conforme testado pelo teste de abaixamento das pernas)
- Músculos anteriores do pescoço

Indivíduos destros:

- Músculos laterais do tronco esquerdo
- Abdutores de quadril direito
- Rotadores laterais de quadril direito
- Fibulares longo e curto direito
- Tibial posterior esquerdo
- Flexor longo do hálux esquerdo
- Flexor longo dos dedos esquerdo

Indivíduos canhotos, embora o padrão não seja tão comum quanto o que ocorre em indivíduos destros:

- Músculos laterais do tronco direito
- Abdutores de quadril esquerdo
- Rotadores laterais de quadril esquerdo
- Fibulares longo e curto esquerdo
- Tibial posterior direito
- Flexor longo do hálux direito
- Flexor longo dos dedos direito

EXERCÍCIOS CORRETIVOS

Os exercícios a seguir foram elaborados para ajudar a corrigir algumas posturas inadequadas comuns. Exercícios corretivos adicionais encontram-se no fim dos capítulos a seguir. Fazem-se exercícios específicos para melhorar o equilíbrio muscular e restaurar uma postura correta. Para serem eficazes, podem ser prescritos para serem realizados todos os dias durante um período de semanas, além da prática diária de assumir e manter uma boa postura (Fig. 2.48) até que isso se torne um hábito (Fig. 2.49 A-E).

Ao trabalhar para corrigir desequilíbrios musculares, pode ser aconselhável evitar os seguintes exercícios:

- Elevação da perna reta bilateral em decúbito dorsal.
- Exercícios abdominais que terminam em uma posição sentada com os membros inferiores estendidos e os pés firmemente pressionados contra o chão.
- Exercícios de bicicleta em decúbito dorsal com a maior parte do peso corporal descarregado sobre a parte superior das costas.
- Tocar os dedos das mãos nos artelhos na posição sentada ou sentar-se com os joelhos em extensão total.
- Flexões de braço em decúbito ventral (para quem tem hiperlordose lombar).

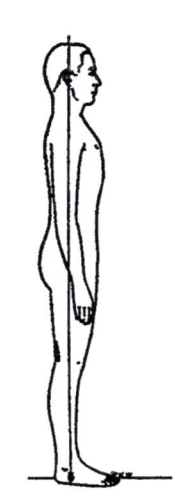

FIGURA 2.48 Postura ideal (objetivo dos exercícios corretivos).

Intervenções para a fraqueza abdominal

O tipo de exercício indicado para fortalecer os oblíquos depende dos outros músculos envolvidos e dos problemas posturais associados à fraqueza. A maneira como os movimentos são combinados nos exercícios determina se eles serão terapêuticos para o indivíduo. Por exemplo, a elevação alternada das pernas junto com exercícios de inclinação pélvica seria contraindicada em casos de encurtamento dos músculos flexores de quadril, mas seria indicada em casos de fraqueza desses músculos.

Para corrigir a inclinação pélvica anterior, são indicados exercícios de inclinação pélvica posterior. O movimento deve ser feito pelo músculo oblíquo externo do abdome e não pelo reto femoral ou pelos extensores de quadril. O esforço deve ser no sentido de tracionar para cima e para dentro com os músculos abdominais, contraindo-os vigorosamente, sobretudo na região das fibras laterais do músculo oblíquo externo do abdome.

Para exercitar o músculo oblíquo externo do abdome em casos de postura *sway-back*, deve-se fazer o mesmo esforço no sentido de tracionar para cima e para dentro com os músculos abdominais inferiores, mas a inclinação pélvica não é enfatizada. Esse tipo de postura inadequada já apresenta inclinação pélvica posterior associada à fraqueza dos músculos flexores de quadril. A contração das fibras laterais do músculo oblíquo externo do abdome na posição ortostática deve ser acompanhada por *endireitamento, não flexão*, da parte superior das costas porque esses músculos atuam deslocando o tórax para a frente e a pelve para trás pela linha diagonal de tração. Feito corretamente, esse movimento leva o tórax para cima e para a frente e restaura a curvatura anterior normal na região lombar. Exemplos adicionais de exercícios de fortalecimento abdominal podem ser encontrados no Capítulo 5.

Quando realizados corretamente, os exercícios sentado e em pé contra uma parede enfatizam o uso dos músculos abdominais inferiores e as fibras laterais do músculo oblíquo externo do abdome. Expressões como "encolher a barriga" ou "sugar o abdome", ou, no vernáculo dos militares, "chapar o abdome" são usadas para encorajar o indivíduo a esforçar-se vigorosamente no exercício.

Exercitar os músculos abdominais de maneira adequada deve fazer parte da medicina preventiva e dos programas de condicionamento físico. Uma força adequada nesses músculos é essencial para a manutenção de uma postura correta, mas deve-se evitar exagerar nos exercícios tanto de flexão do tronco (i.e., parte inicial dos exercícios abdominais convencionais) como de inclinação pélvica. A curvatura anterior normal na região lombar não deve ser eliminada na postura em pé.

Alongamento da região posterior do pescoço

Em decúbito dorsal, flexione os joelhos e apoie os pés no chão. Com os cotovelos flexionados e as mãos nas laterais da cabeça, incline a pelve de modo a retificar a região lombar. Pressione a cabeça para trás, com o queixo para baixo e para dentro, tentando retificar o pescoço.

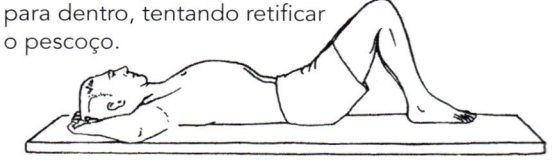

A

Alongamento de adutores de ombro

Com os joelhos flexionados e os pés apoiados no chão, incline a pelve de modo a retificar a região lombar. Mantenha as costas eretas, coloque os dois braços acima da cabeça e tente estender todo o braço contra o colchonete com os cotovelos estendidos. Traga os braços o mais próximo possível das laterais da cabeça. (NÃO permita que as costas se arqueiem.)

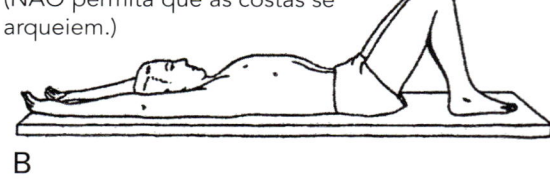

B

Exercício postural em pé na parede

Fique de costas contra uma parede, com os calcanhares a cerca de 7 cm dela. Coloque as mãos nas laterais da cabeça com os cotovelos tocando a parede. Se necessário, corrija os pés e os joelhos como no exercício anterior, e, em seguida, incline-se de modo a achatar a região lombar contra a parede, contraindo os músculos abdominais inferiores para cima e para dentro. Mantenha os braços em contato com a parede e mova-os lentamente a uma posição diagonal acima da cabeça.

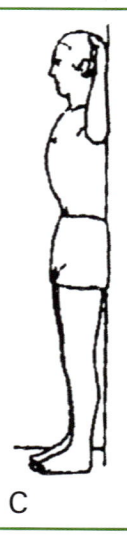

C

Exercício postural sentado contra a parede

Sente-se em um banco com as costas contra uma parede. Coloque as mãos nas laterais da cabeça. Endireite a parte superior das costas, pressione a cabeça para trás com o queixo para baixo e para dentro e tracione os cotovelos para trás contra a parede. Retifique a região lombar contra a parede, contraindo os músculos abdominais inferiores para cima e para dentro. Mantenha os braços em contato com a parede e mova-os lentamente a uma posição diagonal acima da cabeça.

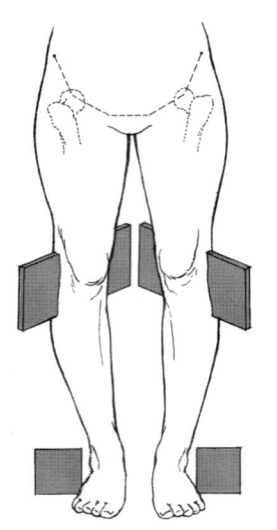

D

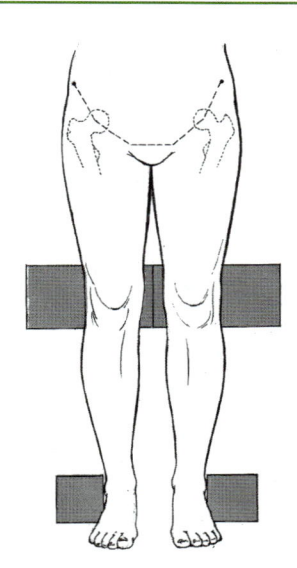

E

Correção da pronação, hiperextensão e rotação medial

Fique em posição ortostática com os pés afastados a cerca de 10 cm um do outro e em leve desvio lateral. Relaxe os joelhos em uma posição "frouxa", ou seja, nem rígidos nem flexionados. Contraia os músculos das nádegas de modo a rodar lateralmente os membros inferiores um pouco (até que as patelas fiquem voltadas diretamente para a frente). Contraia os músculos que levantam os arcos dos pés, rolando levemente o peso em direção às bordas externas dos pés.

FIGURA 2.49 *A-E* são exercícios para corrigir algumas posturas inadequadas comuns. © 2006 por Florence P. Kendall e Patricia G. Provance.

REFERÊNCIAS BIBLIOGRÁFICAS

1. Karahan A, Bayraktar N. Determination of the usage of body mechanics in clinical settings and the occurrence of low back pain in nurses. Int J Nurs Stud 2004; 41:67-75.

2. Sharma L, Song J, Felson D, Cahue S, Shamiyeh E, Dunlop D. The role of knee alignment in disease progression and functional decline in knee osteoarthritis. J Am Med Assoc 2001; 286(2):188-195.

3. Hales T, Sauter S, Peterson M, et al. Musculoskeletal disorders among visual display terminal users in a telecommunications company. Ergonomics 1994; 37(10): 1603-1621.

4. Elahi S, Cahue S, Felson D, Engelman L, Sharma L. The association between varus-valgus alignment and patellofemoral osteoarthritis. Arthritis Rheum 2000; 43(8): 1874-1880.

5. Marcus M, Gerr F, Monteilh C, et al. A prospective study of computer users: II. Postural risk factors for musculoskeletal symptoms and disorders. Am J Ind Med 2002; 41: 236-249.

6. Zhang Y, Brenner E, Duysens J, Verschueren S, Smeets JBJ. Effects of aging on postural responses to visual perturbations during fast pointing. Front Aging Neurosci 2018; 10: 401. Published 2018 Dec 4. doi:10.3389/fnagi.2018.00401.

7. American Academy of Orthopaedic Surgeons. Posture and its relationship to orthopaedic disabilities. A report of the Posture Committee of the American Academy of Orthopaedic Surgeons 1947.

8. Matheson G, Clement D, McKenzie D, Taunton J, Lloyd-Smith D, Macintyre J. Stress fractures in athletes: A study of 320 cases. Am J Sports Med 1987; 15(1): 46-58.

9. Macintyre J, Taunton J, Clement D, Lloyd-Smith D, McKenzie D, Morrell R. Running injuries: A clinical study of 4173 cases. Clin J Sport Med 1991; 1(2): 81-87.

10. Basmajian J, DeLuca D. Muscles Alive. 5th Ed. Baltimore: Williams & Wilkins, 1985, pp. 255, 414.

11. Levine D, Whittle MW. The effects of pelvic movement on lumbar lordosis in the standing position. J Orthop Sports Phys Ther 1996; 24(3): 130-135.

12. McLean I, Gillan G, Ross J, Aspden R, Porter R. A comparison of methods for measuring trunk list. Spine 1996; 21(14): 1667-1670.

13. Fedorak C, Nigel A, Marshall J, Paull H. Reliability of the visual assessment of cervical and lumbar lordosis: How good are we? Spine 2003; 28(16): 1857-1859.

14. Griegel-Morris P, Larson K, Mueller-Klaus K, Oatis C. Incidence of common postural abnormalities in the cervical, shoulder, and thoracic regions and their association with pain in two age groups of healthy subjects. Phys Ther 1992; 72(6): 425-431.

15. Soderberg G. Kinesiology: Application to Pathological Motion. Baltimore: Lippincott Williams & Wilkins, 1997.

16. Whitmore M, Berman A. The Evaluation of the Posture Video Analysis Tool (PVAT). NASA Technical Paper 3659. Lockhead Martin Engineering & Science Services, Houston Texas. 1996.

17. Norkin C, Levangie P. 1992; Philadelphia. Posture. Joint Structure & Function. Baltimore: Williams and Wilkins; 1992: 428-432.

18. Tsuboi Y, Oka T, Nakatsuka K, Isa T, Ono R. Effectiveness of workplace active rest programme on low back pain in office workers: a stepped-wedge cluster randomised controlled trial. BMJ Open 2021; 11(6): e040101. Published 2021 Jun 25. doi:10.1136/bmjopen-2020-04010119.

19. Gaudreault N, Benoît-Piau J, van Wingerden JP, Stecco C, Daigle F, Léonard G. An investigation of the association between transversus abdominis myofascial structure and activation with age in healthy adults using ultrasound imaging. Int J Sports Phys Ther 2021; 16(4): 1093-1103. Published 2021 Aug 1. doi:10.26603/001c.25168.

3

CABEÇA E FACE

CONTEÚDO

INTRODUÇÃO

A Figura 3.1 mostra um corte sagital do crânio aproximadamente no centro da órbita esquerda, exceto pelo bulbo do olho, que é mostrado em sua totalidade. Os músculos ilustrados incluem os músculos profundos da face e os músculos da cabeça, principalmente os da língua, da região faríngea e do bulbo do olho.

O hemisfério esquerdo do encéfalo foi refletido para cima a fim de mostrar sua superfície inferior e as raízes dos nervos cranianos. Linhas, numeradas de acordo com os respectivos nervos cranianos, conectam as raízes nervosas aos troncos nervosos correspondentes na parte inferior do desenho. As raízes nervosas I, II e VIII são sensitivas e foram ilustradas em branco. Os nervos motores e mistos são mostrados em amarelo, com uma exceção: como a parte motora do nervo craniano V é um ramo muito pequeno, ela é mostrada em amarelo; o restante do nervo craniano V é mostrado em branco.

A Figura 3.2 mostra uma vista lateral dos músculos superficiais da cabeça e do pescoço; os nervos cranianos e os músculos por eles inervados estão listados abaixo da ilustração. Os músculos da face são chamados de músculos da expressão facial. O nervo facial, por meio de seus diversos ramos, inerva a maior parte dos músculos da face. Diversos músculos podem atuar em conjunto a fim de produzir um movimento (p. ex., ao fazer uma careta); o movimento também pode ocorrer em uma única região (p. ex., ao levantar uma sobrancelha). A perda da função dos músculos da face interfere na capacidade de comunicar sentimentos por meio de expressões faciais e de falar com clareza.

Um sorriso, uma carranca, um olhar de surpresa – expressões como essas são produzidas pela ação de músculos que se inserem diretamente na pele. Em razão das inserções únicas dos músculos da face, os testes desses músculos diferem de outros testes manuais de força muscular que requerem uma posição de teste e fixação para o indivíduo, além de pressão ou resistência por parte do examinador. Em vez disso, pede-se ao indivíduo que imite expressões faciais enquanto olha fotografias de uma pessoa realizando os movimentos a serem testados ou enquanto observa o examinador realizá-los. A gradação da força dos músculos é essencialmente uma estimativa subjetiva feita pelo examinador de quão boa é a função do músculo, em uma escala de zero, traço, ruim, regular, bom e normal. A prática comum é classificar a função desses músculos simplesmente como ausente, prejudicada ou intacta. Os testes de músculos da face e dos olhos estão ilustrados e nomeados nas páginas a seguir.

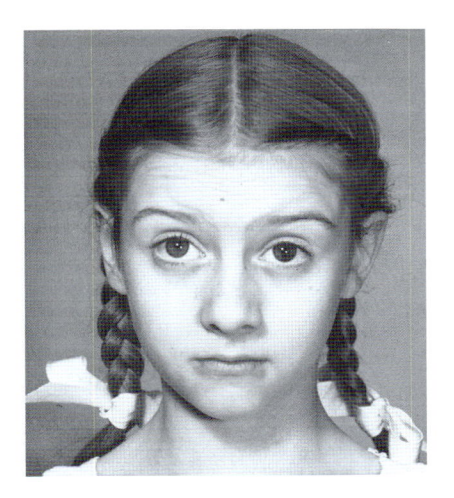
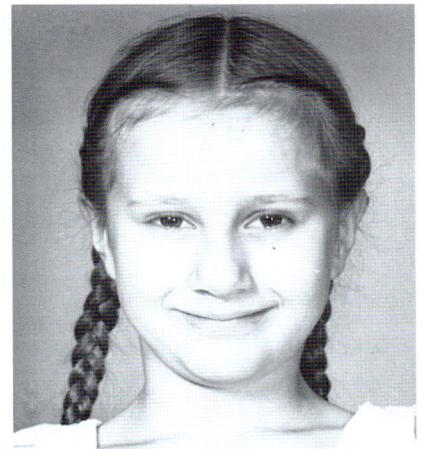
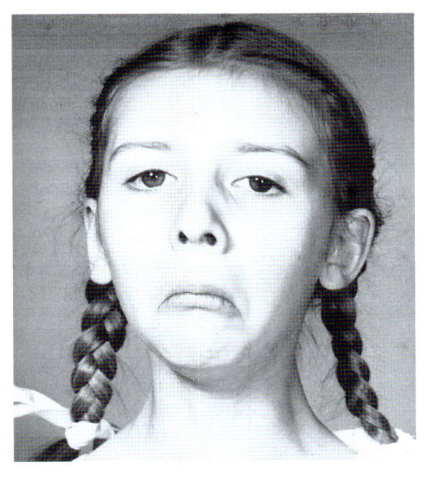

SEÇÃO I

INERVAÇÃO

NERVOS CRANIANOS E MÚSCULOS PROFUNDOS DA FACE

Os nervos cranianos e os músculos profundos da face são mostrados na Figura 3.1.

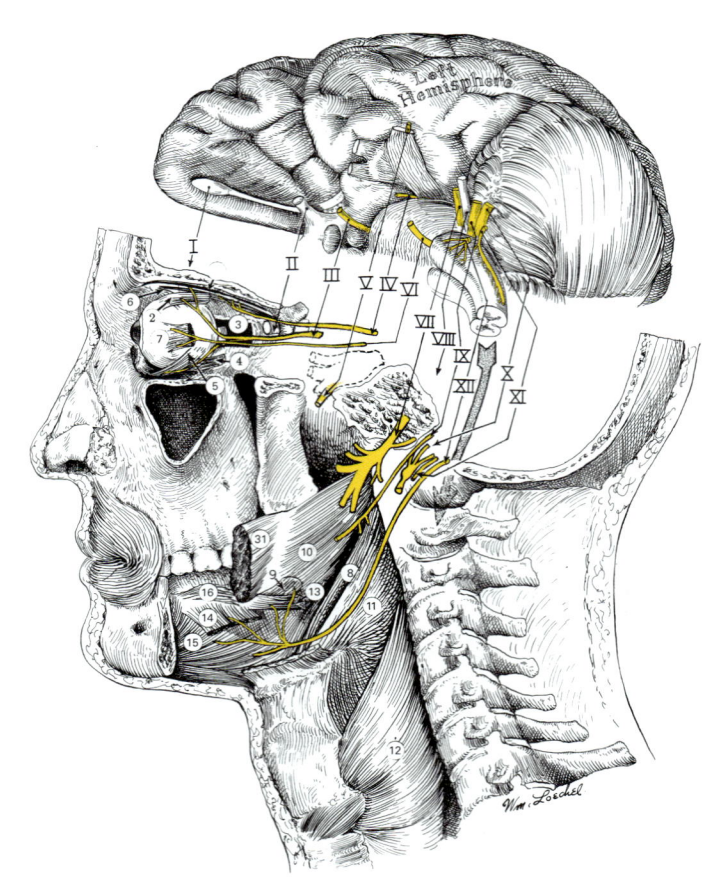

FIGURA 3.1 Nervos cranianos e músculos profundos da face.

I	**Nervo olfatório** (sensitivo)		
II	**Nervo óptico** (sensitivo)		
III	**Nervo oculomotor**		
	Levantador da pálpebra superior	(1)	
	Reto superior	(2)	
	Reto medial	(3)	
	Reto inferior	(4)	
	Oblíquo inferior	(5)	
IV	**Nervo troclear**		
	Oblíquo superior	(6)	
V	**Nervo trigêmeo, ramo mandibular**		
	Masseter	(17)	
	Temporal	(18)	
	Digástrico anterior	(19)	
VI	**Nervo abducente**		
	Reto lateral	(7)	

VII	**Nervo facial**	
	Ventre occipital do occipitofrontal	(20)
	Auricular posterior	(21)
	Digástrico posterior	(22)
	Estilo-hióideo	(23)
	Auricular superior	(24)
	Auricular anterior	(25)
	Ventre frontal do occipitofrontal	(26)
	Corrugador do supercílio	(27)
	Orbicular dos olhos	(28)
	Levantador do lábio superior	(29)
	Zigomático maior e menor	(30)
	Bucinador	(31)
	Risório	(32)
	Orbicular da boca	(33)

NERVOS CERVICAIS E MÚSCULOS SUPERFICIAIS DA FACE E DO PESCOÇO

Os nervos cervicais e os músculos superficiais da face e do pescoço são mostrados na Figura 3.2.

NERVOS E MÚSCULOS DO CRÂNIO

A Figura 3.3 lista todos os nervos cranianos e os músculos específicos por eles inervados. Há uma coluna para registrar a força dos músculos que podem ser tes-

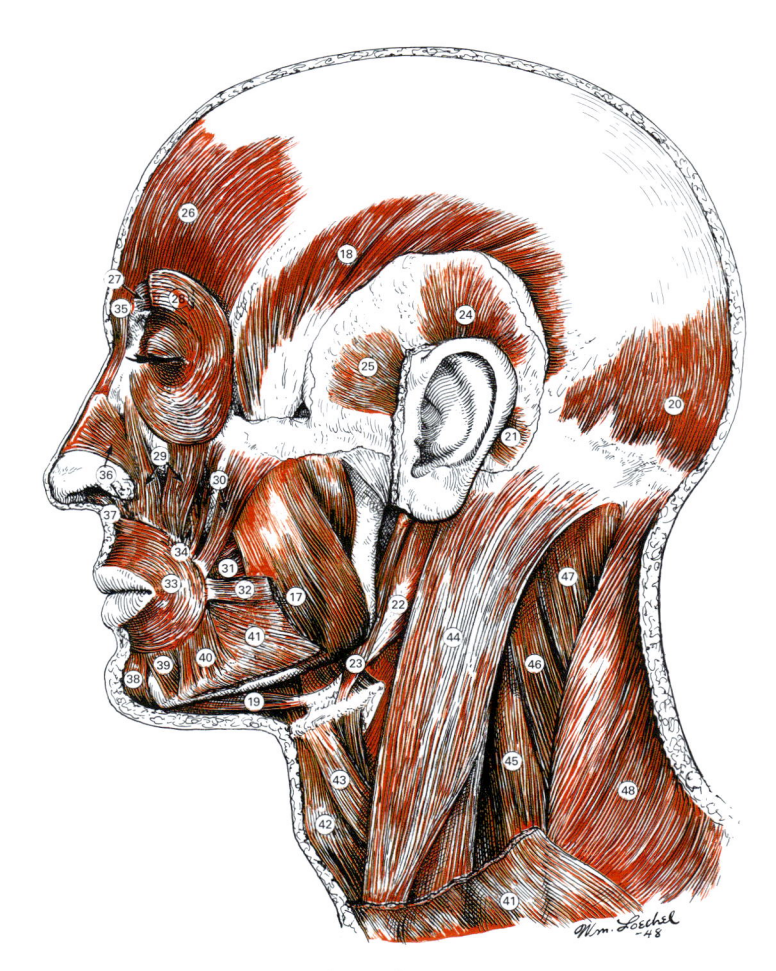

FIGURA 3.2 Nervos cervicais e músculos superficiais da face e do pescoço.

Levantador do ângulo da boca	(34)
Prócero	(35)
Nasal	(36)
Abaixador do septo nasal	(37)
Mentual	(38)
Abaixador do lábio inferior	(39)
Abaixador do ângulo da boca	(40)
Platisma	(41)
VIII Nervo vestibulococlear (sensitivo)	
IX Nervo glossofaríngeo	
Estilofaríngeo	(8)
X Nervo vago	
XI Nervo acessório (porção espinal)	
Esternocleidomastóideo	(44)
Trapézio	(48)

XII IX, X e XI Plexo faríngeo	
Palatoglosso (9)	
Constritor superior da faringe	(10)
Constritor médio da faringe	(11)
Constritor inferior da faringe	(12)
XIII Nervo hipoglosso	
Estiloglosso	(13)
Hioglosso	(14)
Genioglosso	(15)
Intrínsecos da língua	(16)
Diversos a partir dos nervos cervicais	
Esterno-hióideo	(42)
Omo-hióideo	(43)
Escaleno médio	(45)
Levantador da escápula	(46)
Esplênio da cabeça	(47)

QUADRO DE NERVOS CRANIANOS E MÚSCULOS

Nome _____ Data _____

		GRAU DE FORÇA MUSCULAR	SENSORIAL (S) OU MOTOR (M) PARA:	I Olfatório (S)	II Óptico (S)	III Oculomotor (M)	IV Troclear (M)	V Trigêmeo (S e M)	VI Abducente (M)	VII Facial (S e M)	VIII Vestibulococlear (S)	IX Glossofaríngeo (S e M)	X Vago (S e M)	XI Acessório (M)	XII Hipoglosso (M)
I	NARIZ	S	SENSORIAL – OLFATO	●											
II	OLHO	S	SENSORIAL – VISÃO		●										
	PÁLPEBRA		M. LEVANTADOR DA PÁLPEBRA SUPERIOR			●									
			M. RETO SUPERIOR			●									
III	OLHO		M. OBLÍQUO INFERIOR			●									
			M. RETO MEDIAL			●									
			M. RETO INFERIOR			●									
IV	OLHO		M. OBLÍQUO SUPERIOR				●								
	→	S	SENSORIAL – FACE E ESTRUT. INTERNAS DA CABEÇA					●							
	OUVIDO		M. TENSOR DO TÍMPANO					●							
	PALATO		M. TENSOR DO VÉU PALATINO					●							
			M. MASSETER					●							
	MASTI-GAÇÃO		M. TEMPORAL					●							
V			M. PTERIGÓIDEO MEDIAL					●							
			M. PTERIGÓIDEO LATERAL					●							
	SUPRA-HIÓIDEO		M. MILO-HIÓIDEO					●							
			M. DIGÁSTRICO ANTERIOR					●							
VI	OLHO		M. RETO LATERAL						●						
	LÍNGUA	S	SENSORIAL – PALADAR 2/3 ANTERIORES DA LÍNGUA							●					
	→	S	SENSORIAL – OUVIDO EXTERNO							●					
	OUVIDO		M. ESTAPÉDIO							●					
	SUPRA-HIÓIDEO		M. DIGÁSTRICO POSTERIOR							●					
			M. ESTILO-HIÓIDEO							●					
	C. CABELUDO		M. OCCIPITAL							●					
			MM. INTRÍNSECOS DO OUVIDO ⎱ RAMO PÓS-AURICULAR							●					
	OUVIDO		M. AURICULAR POSTERIOR							●					
			M. AURICULAR ANTERIOR							●					
			M. AURICULAR SUPERIOR ⎱ RAMO TEMPORAL							●					
	C. CABELUDO		M. FRONTAL							●					
	SOBRANCELHA		M. CORRUGADOR DO SUPERCÍLIO ⎱ RAMOS TEMPORAL							●					
	PÁLPEBRA		M. ORBICULAR DO OLHO ⎰ E ZIGOMÁTICO							●					
VII			M. PRÓCERO							●					
	NARIZ		ABAIX. DO SEPTO NASAL							●					
			PARTE TRANS. DO M. NASAL, ALAR							●					
			ZIGOMÁTICO MAIOR E MENOR							●					
			M. LEVANT. DO LÁBIO SUP. ⎱ RAMO BUCAL							●					
			M. BUCINADOR							●					
	BOCA		M. ORBICULAR BUCAL							●					
			M. LEVANT. DO ÂNG. BUCAL							●					
			M. RISÓRIO							●					
			M. DEPRESSOR DO ÂNG. BUCAL							●					
			M. DEPRESSOR DO LÁBIO INF. ⎱ RAMO MANDIBULAR							●					
	QUEIXO		M. MENTUAL							●					
	PESCOÇO		M. PLATISMA RAMO CERVICAL							●					
VIII	OUVIDO	S	SENSORIAL – AUDIÇÃO E EQUILÍBRIO								●				
	LÍNGUA	S	SENSORIAL – 1/3 POSTERIOR DA LÍNGUA									●			
IX		S	SENSORIAL – FARINGE, FAUCES, PALATO MOLE									●			
	FARINGE		M. ESTILOFARÍNGEO									●			
		—	MÚSCULOS ESTRIADOS – FARINGE									●			
	→	—	MM. ESTRIADOS – PALATO MOLE, FARINGE E LARINGE										●		
	→	—	MÚSCULOS INVOLUNTÁRIOS – TRATO ALIMENTAR										●		
	→	—	MÚSCULOS INVOLUNTÁRIOS – VIAS AÉREAS										●		
	→	—	MÚSCULO CARDÍACO INVOLUNTÁRIO										●		
X	→	S	SENSORIAL – AURICULAR										●		
	→	S	SENSORIAL – TRATO ALIMENTAR										●		
	→	S	SENSORIAL – VIAS AÉREAS										●		
	→	S	SENSORIAL – VÍSCERAS ABDOMINAIS E CORAÇÃO										●		
	PESCOÇO		MM. TRAPÉZIO E ESTERNOCLEIDOMASTÓIDEO											●	
XI	PALATO		M. LEVANTADOR DO VÉU PALATINO											●	
	→		MM. ESTRIADOS – PALATO MOLE, FARINGE E LARINGE											●	
			M. ESTILOGLOSSO												●
XII	LÍNGUA		M. HIOGLOSSO												●
			M. GENIOGLOSSO												●
			MM. INTRÍNSECOS DA LÍNGUA												●

SENSORIAL

C2 / C4 / C3

DERMÁTOMOS

OFTÁLMICO / MAXILAR / MANDIBULAR / NERVOS CERVICAIS
ventrais / dorsais / ramos principais

DISTRIBUIÇÃO CUTÂNEA DE NERVOS CRANIANOS

Oftálmico
1. N. supratroclear
2. N. supra-orbital
3. N. lacrimal
4. N. infratroclear
5. N. nasal

Maxilar
6. N. zigomático-temporal
7. N. infra-orbital
8. N. zigomático-facial

Mandibular
9. N. auriculotemporal
10. N. bucal
11. N. mentual

Nervos Cervicais
12. N. occipital maior
13. N. occipital menor
14. N. auricular maior

Reproduzido de *Gray's Anatomy of the Human Body*, 28ª ed.

© 1993 Florence P. Kendall. A autora permite a reprodução para uso pessoal, mas não para a venda.

FIGURA 3.3 Quadro de nervos e músculos do crânio. © 1993 Florence P. Kendall.

tados. No lado direito da página estão ilustrações da cabeça mostrando as áreas de distribuição dos nervos cutâneos.

Esse quadro foi concebido essencialmente como uma lista de referência e, secundariamente, como um formulário para registrar os resultados de testes envolvendo os músculos faciais. Em razão desse duplo propósito, o quadro contém algumas informações que não seriam incluídas em um formulário destinado exclusivamente ao registro de resultados de testes. Listam-se todos os nervos cranianos (sensitivos, motores ou mistos) e incluem-se alguns músculos que não podem ser testados (individualmente ou em grupos) por meio de movimentos voluntários.

SEÇÃO II

MÚSCULOS DA FACE E DOS OLHOS

MÚSCULOS DA FACE E DOS OLHOS

Os músculos da face e dos olhos são mostrados na Tabela 3.1.

TABELA 3.1   Músculos da face e dos olhos

Músculo/*Nervo*	Origem	Inserção	Ação
Bucinador/*Facial*	Processos alveolares da maxila, crista do bucinador na mandíbula e ligamento pterigomandibular	Músculo orbicular da boca, no ângulo da boca	Comprime as bochechas
Corrugador do supercílio/*Facial*	Extremidade medial do arco superciliar	Camada profunda da pele acima da metade medial do arco orbital	Traciona a sobrancelha para baixo e para dentro, produzindo rugas verticais na fronte; "músculo que franze a testa"
Abaixador do ângulo da boca/*Facial*	Linha oblíqua da mandíbula	Ângulo da boca, fundindo-se com o músculo adjacente	Deprime o ângulo da boca
Abaixador do lábio inferior/*Facial*	Linha oblíqua da mandíbula	Tegumento do lábio inferior, fundindo-se com o orbicular da boca	Traciona o lábio inferior para baixo e ligeiramente para o lado, como em expressões de ironia
Abaixador do septo nasal/*Facial*	Eminências alveolares da maxila	Asa do nariz e septo nasal	Traciona a asa do nariz para baixo a fim de fechar o nariz
Ventre frontal do occipitofrontal/*Facial*	Aponeurose epicrânica	Músculos e pele da sobrancelha e raiz do nariz	Eleva as sobrancelhas e enruga a fronte, como em expressões de surpresa ou medo
Levantador do ângulo da boca/*Facial*	Fossa canina da maxila	Ângulo da boca, fundindo-se com o orbicular da boca	Deprime o sulco nasolabial, como em expressões de desprezo ou desdém
Levantador do lábio superior/*Facial*	Margem inferior da órbita	Músculo orbicular do lábio superior	Move o lábio superior para cima e para a frente
Levantador do lábio superior e da asa do nariz/*Oculomotor*	Parte superior do processo frontal da maxila	Cartilagem alar maior, pele do nariz e parte lateral do lábio superior	Eleva e projeta o lábio superior
Levantador da pálpebra superior/*Oculomotor*	Superfície inferior da asa menor do esfenoide	Pele da pálpebra, placa tarsal da pálpebra superior, parede da órbita e expansão medial e lateral da aponeurose de inserção	Eleva as pálpebras superiores
Masseter/*Trigêmeo*	*Parte superficial:* Processo zigomático da maxila e borda inferior do arco zigomático *Parte profunda:* 1/3 posterior da borda inferior e superfície medial do arco zigomático	Ângulo e ramo da mandíbula 1/2 superior do ramo e superfície lateral do processo coronoide da mandíbula	Elevação da articulação temporomandibular (ATM)
Mentual/*Facial*	Eminências alveolares da mandíbula	Pele do queixo	Eleva e projeta o lábio inferior e enruga a pele do queixo, como ao "fazer beicinho" (expressão de manha)

(continua)

TABELA 3.1   Músculos da face e dos olhos *(continuação)*

Músculo/Nervo	Origem	Inserção	Ação
Nasal, parte alar/*Facial*	Maxila	Asa do nariz	Alarga as narinas
Nasal, parte transversa/*Facial*	Acima e lateral as eminências alveolares da maxila	Por uma aponeurose com o músculo nasal no lado oposto	Deprime a parte cartilaginosa do nariz
Oblíquo inferior do olho/*Oculomotor*	Placa orbital da maxila	Parte externa da esclera, entre os músculos reto superior e reto lateral, e posterior ao equador do bulbo do olho	Direciona a córnea para cima e para fora
Oblíquo superior do olho/*Troclear*	Acima da margem medial do forame óptico	Na esclera entre os músculos reto superior e reto lateral, e posterior ao equador do bulbo do olho	Direciona a córnea para baixo e para fora
Orbicular do olho/*Facial*	Parte nasal do osso frontal, processo frontal da maxila, e superfície anterior do ligamento palpebral medial	As fibras musculares circundam a órbita, espalham-se para baixo pela bochecha e se mesclam às fibras musculares ou estruturas ligamentares adjacentes	*Parte palpebral:* Fecha os olhos suavemente *Parte orbital:* Fecha os olhos com força
Orbicular da boca/*Facial*	Múltiplas camadas de fibras musculares que circundam a boca; derivado em parte de outros músculos faciais	Pele e membrana mucosa dos lábios, fundindo-se com outros músculos	Fecha os lábios e os projeta para a frente
Platisma/*Facial*	Fáscia que recobre a porção superior dos músculos peitoral maior e deltoide	Borda inferior da mandíbula; as fibras posteriores fundem-se com os músculos em torno do ângulo e da parte inferior da boca	Retrai e deprime o ângulo da boca
Prócero/*Facial*	Fáscia que recobre a parte inferior do osso nasal e a parte superior da cartilagem nasal lateral	Pele sobre a parte inferior da fronte, entre as sobrancelhas	Puxa o ângulo interno das sobrancelhas para baixo e produz rugas transversais sobre a ponte do nariz
Pterigóideo lateral/*Trigêmeo*	*Cabeça superior:* Superfície lateral da asa maior do esfenoide e da crista infratemporal *Cabeça inferior:* Superfície lateral do músculo pterigóideo lateral	Depressão, parte anterior do côndilo da mandíbula e margem anterior do disco articular da articulação temporomandibular	Abre a boca, depressão, desvio lateral e protrusão da mandíbula
Pterigóideo medial/*Trigêmeo*	Superfície medial da placa pterigoidea lateral, processo piramidal do osso palatino e tuberosidade da maxila	Parte interna e posterior da superfície medial do ramo e ângulo do forame mandibular	Fecha a boca, elevação da mandíbula
Reto superior, inferior e medial/*Oculomotor* Reto lateral/*Abducente*	Anel fibroso que circunda as margens superior, medial e inferior do forame óptico	Na esclera, anterior ao equador do bulbo do olho, no local indicado por cada nome	Movimento do olho na direção indicada pelo nome do músculo
Risório/*Facial*	Fáscia sobre o músculo masseter	Pele do ângulo da boca	Retrai o ângulo da boca
Temporal/*Trigêmeo*	Fossa e fáscia temporal	Processo coronoide e borda anterior do ramo da mandíbula	Fecha a boca, elevação da mandíbula
Zigomático maior/*Facial*	Osso zigomático na frente do processo temporal	Ângulo da boca, fundindo-se com os músculos adjacentes	Traciona o ângulo da boca para cima e para fora, como em um sorriso
Zigomático menor/*Facial*	Osso zigomático, superfície malar	Músculo orbicular da boca do lábio superior	Aprofunda o sulco nasolabial, como nas expressões de tristeza

TESTES DE MÚSCULOS DA FACE E DOS OLHOS

Frontal

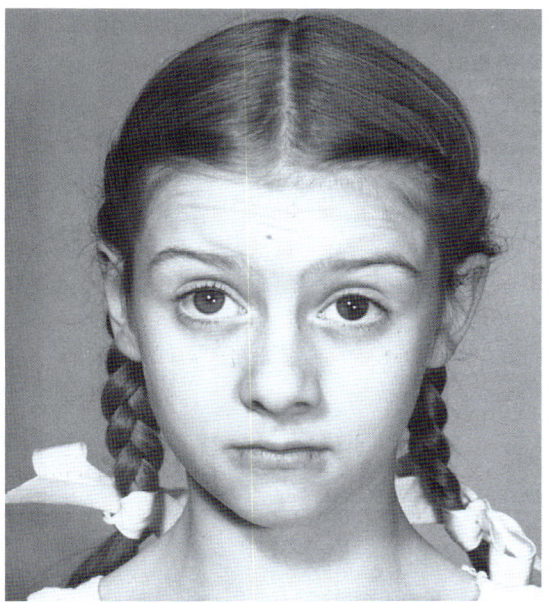

FIGURA 3.4

Teste: Eleve as sobrancelhas enrugando a fronte, como em uma expressão de surpresa ou susto.

Nasal, parte alar

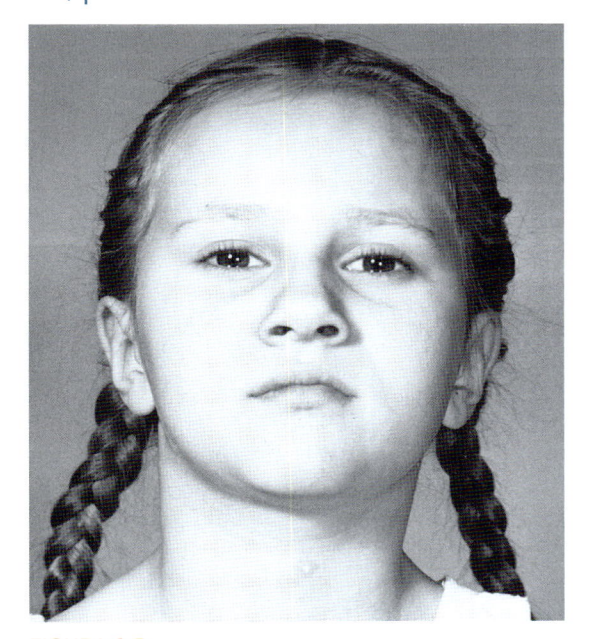

FIGURA 3.5

Teste: Amplie as aberturas das narinas, como em uma respiração forçada ou difícil.

Corrugador do supercílio

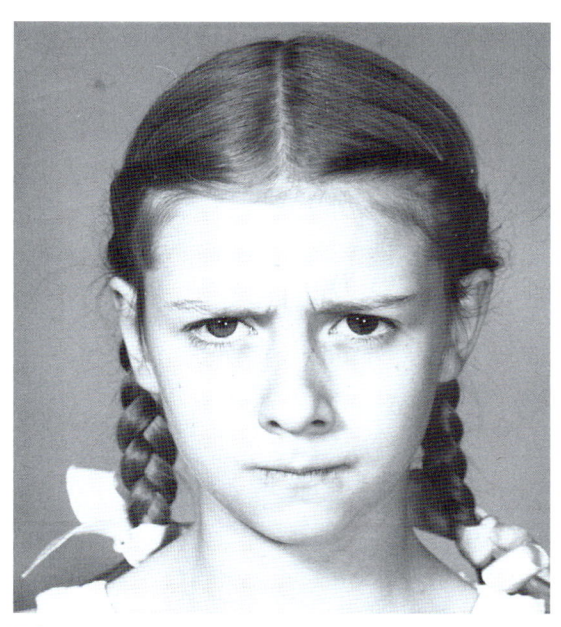

FIGURA 3.6

Teste: Junte as sobrancelhas, como ao enrugar a fronte.

Depressor do septo nasal e parte transversa do nasal

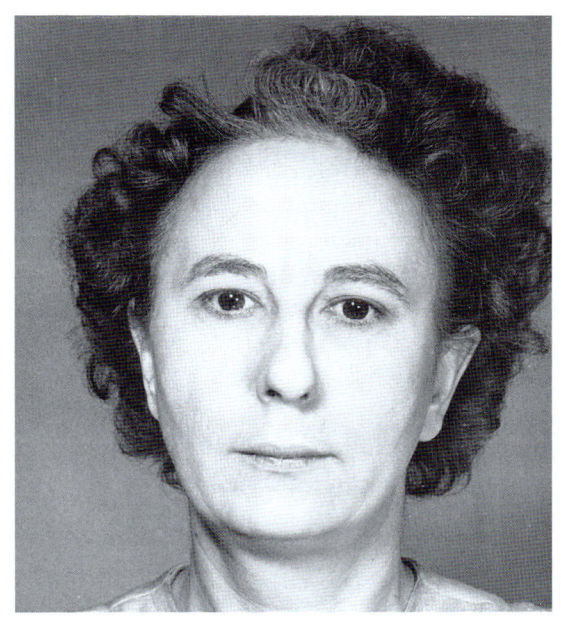

FIGURA 3.7

Teste: Traga a ponta do nariz para baixo, estreitando as narinas.

Prócero

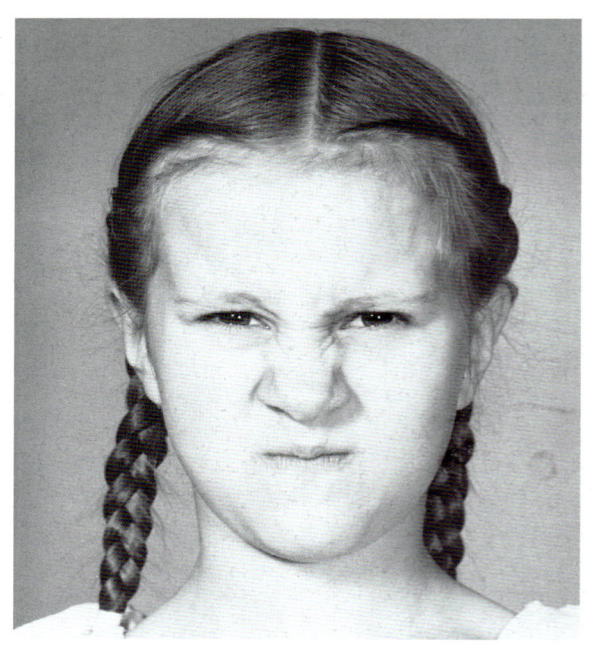

FIGURA 3.8

Teste: Traga a pele do nariz para cima, formando rugas transversais na ponte do nariz.

Risório

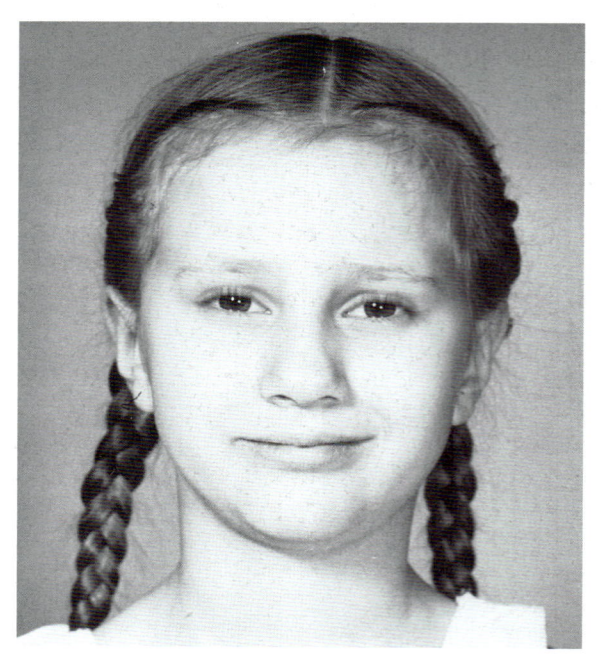

FIGURA 3.9

Teste: Traga o ângulo da boca para trás.

Levantador do ângulo da boca

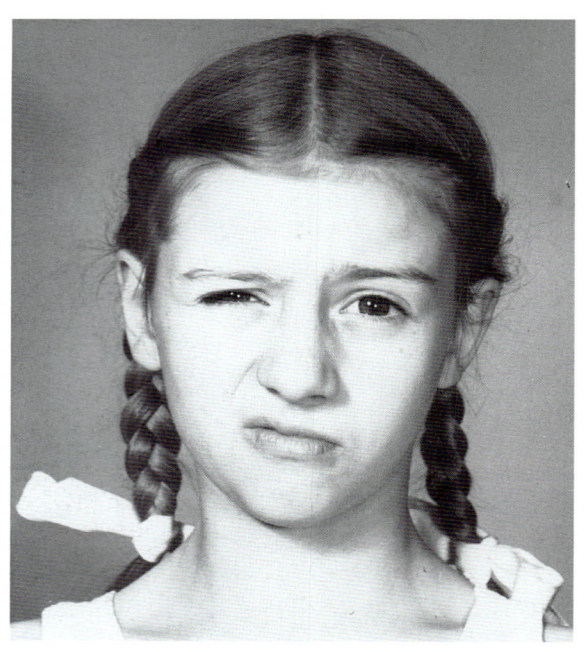

FIGURA 3.10

Teste: Traga o ângulo da boca para cima, aprofundando o sulco da lateral do nariz até a lateral da boca, como em uma expressão de escárnio. Sugira que o paciente tente mostrar o dente canino, primeiro de um lado e depois do outro.

Zigomático maior

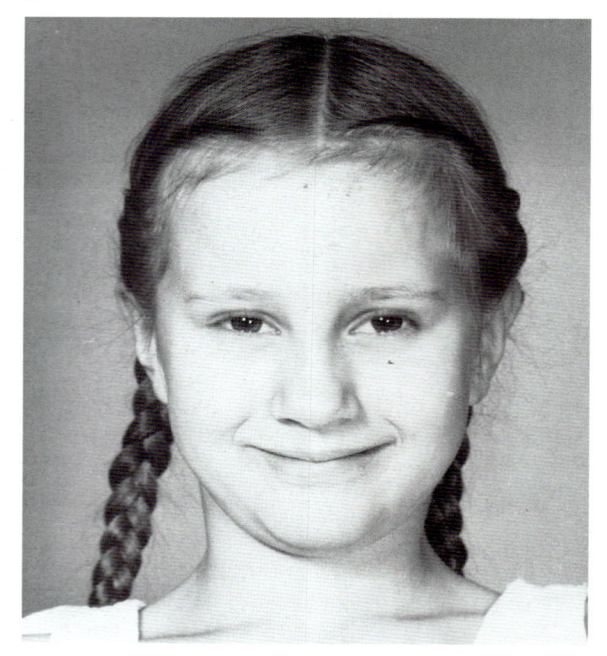

FIGURA 3.11

Teste: Traga o ângulo da boca para cima e para fora, como ao sorrir.

Levantador do lábio superior

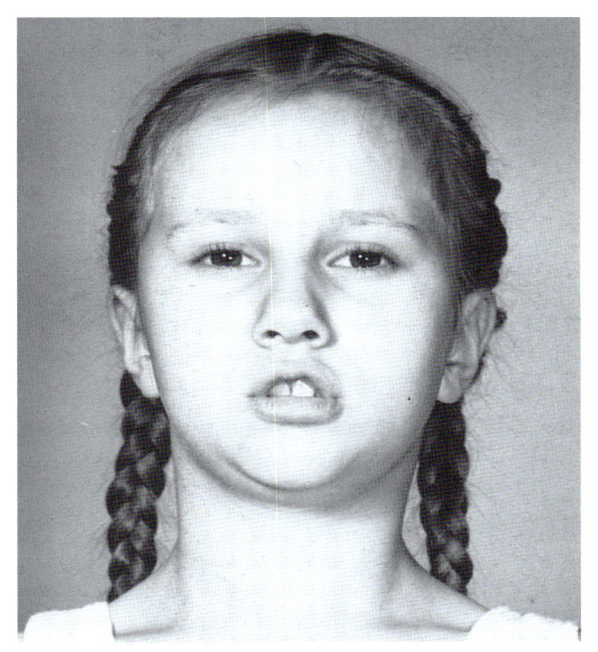

FIGURA 3.12

Teste: Levante e protraia o lábio superior, como se quisesse mostrar as gengivas superiores.

Orbicular da boca

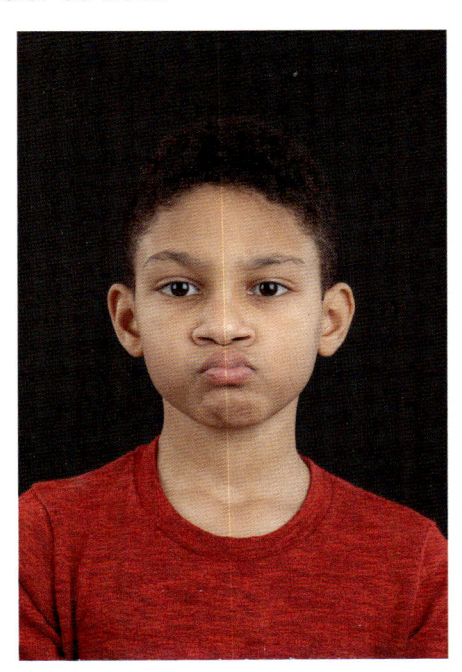

FIGURA 3.13

Teste: Feche e protraia os lábios, como ao assobiar.

Abaixador do lábio inferior e platisma

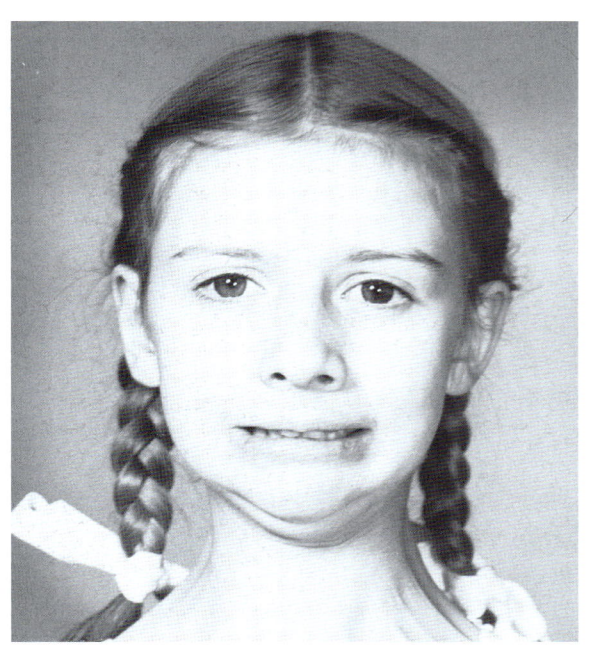

FIGURA 3.14

Teste: Traga o lábio inferior e o ângulo da boca para baixo e para fora, tensionando a pele sobre o pescoço.

Bucinador

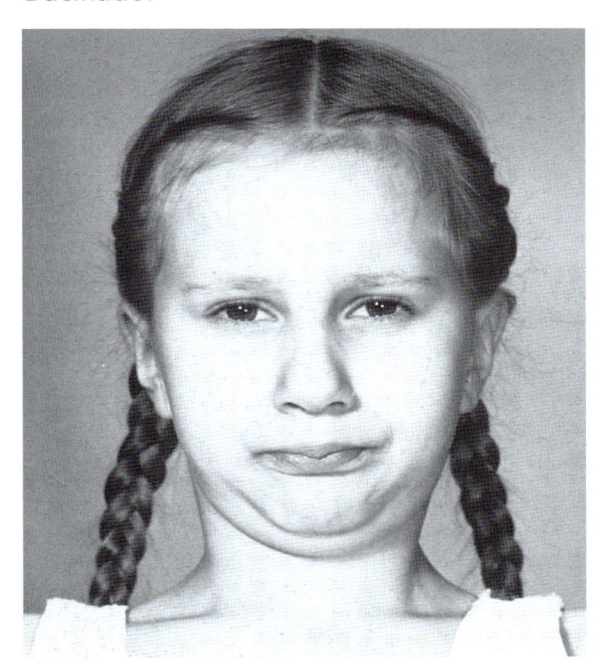

FIGURA 3.15

Teste: Pressione as bochechas firmemente contra os dentes laterais e puxe o ângulo da boca para trás, como ao tocar uma trombeta. (Puxar o queixo para trás, como visto nesta ilustração, não faz parte da ação do músculo bucinador.)

Mentual

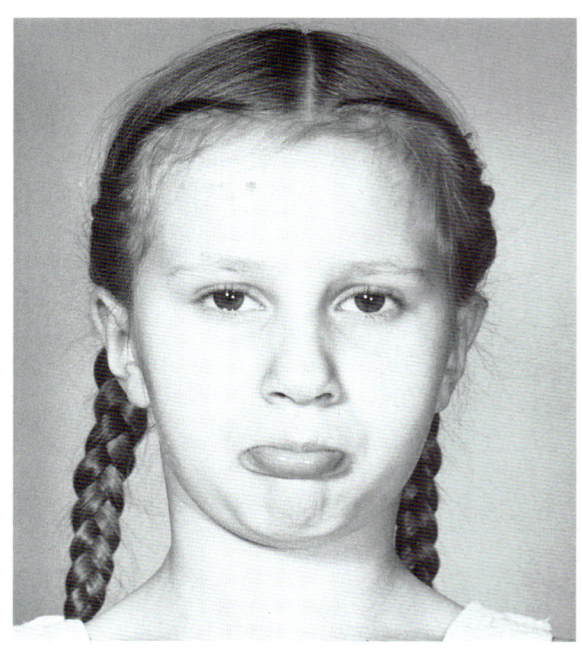

FIGURA 3.16

Teste: Eleve a pele do queixo. Como resultado, o lábio inferior ficará um pouco protuso, como ao "fazer beicinho" (expressão de manha).

Pterigóideo lateral

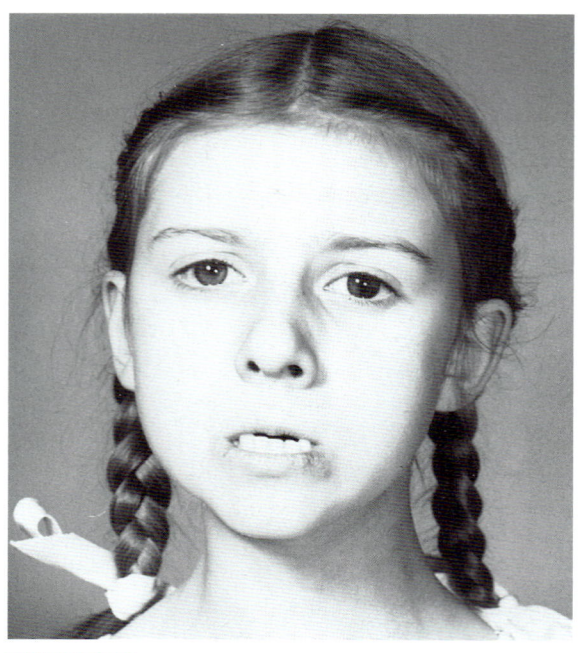

FIGURA 3.17

Teste: Abra ligeiramente a boca. (O pterigóideo lateral contribui para a depressão da articulação temporomandibular (ATM). Projete e então desvie lateralmente a ATM.)

Abaixador do ângulo da boca

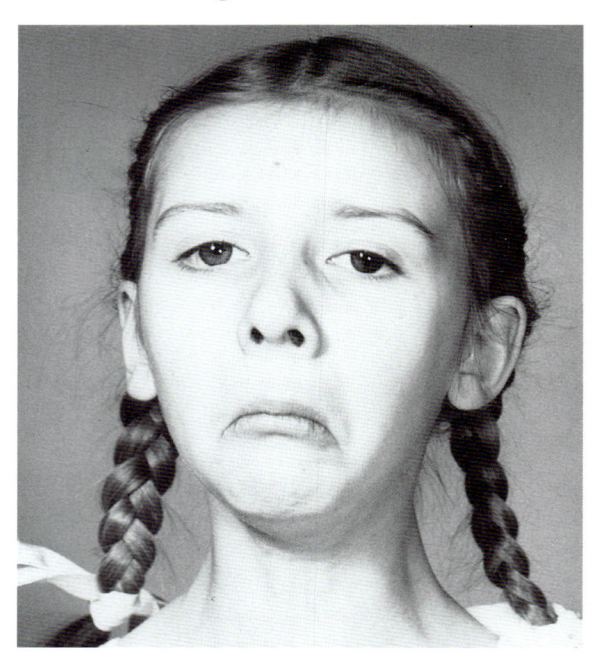

FIGURA 3.18

Teste: Tracione para baixo os ângulos da boca.

Temporal, masseter e pterigóideo medial

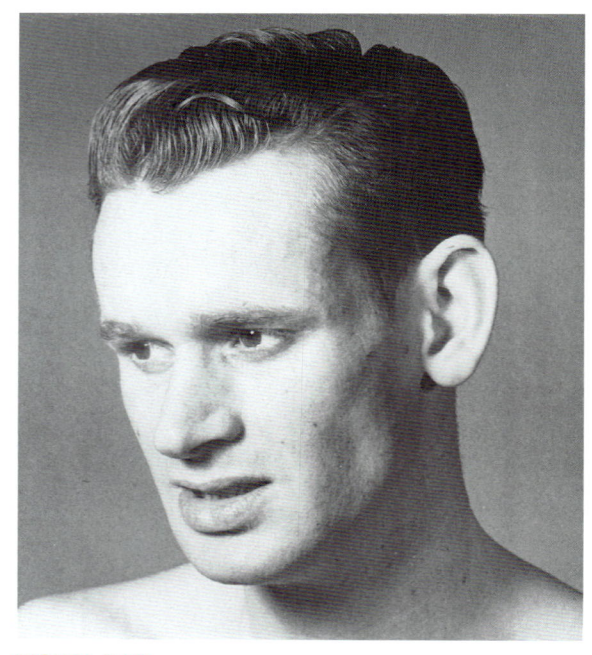

FIGURA 3.19

Teste: Eleve a mandíbula e morda firmemente com a boca ligeiramente aberta de modo a mostrar que os dentes estão cerrados.

Músculos supra-hióideos

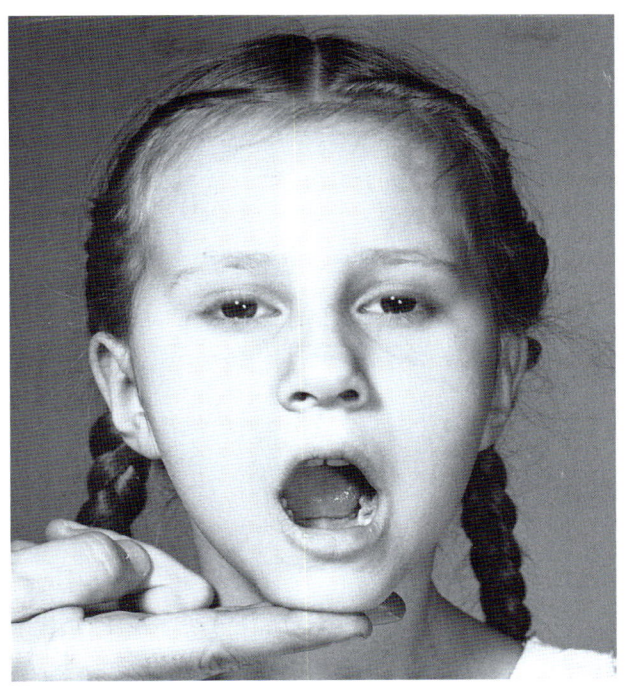

FIGURA 3.20

Teste: Deprima a mandíbula contra a resistência imposta pelo examinador. Durante a ação dos músculos supra--hióideos, os músculos infra-hióideos fornecem fixação ao osso hioide. (Para origens, inserções, ações e inervações e para uma ilustração, ver Cap. 4.)

Músculos infra-hióideos

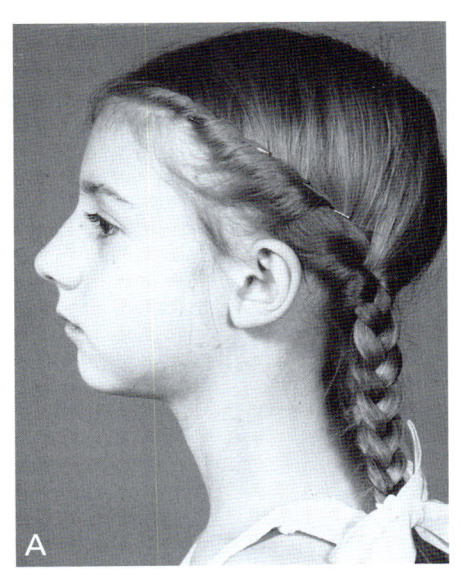 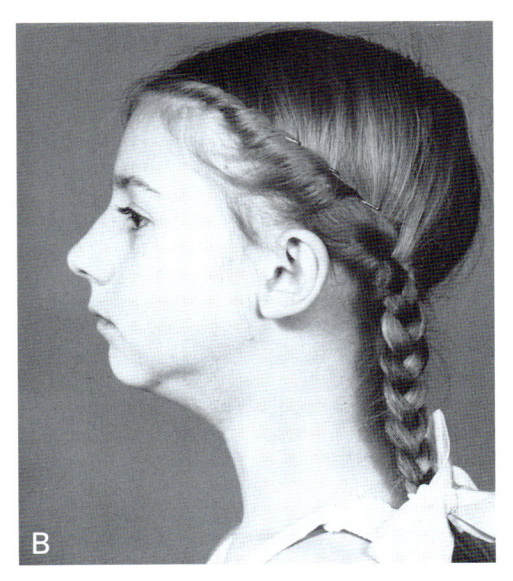

FIGURA 3.21

Teste: Comece em uma posição inicial relaxada, conforme mostrado à esquerda. Em seguida, deprima o osso hioide, conforme ilustrado à direita. (Para origens, inserções, ações e inervações dos músculos infra-hióideos e para uma ilustração, ver Cap. 4.)

Orbicular do olho

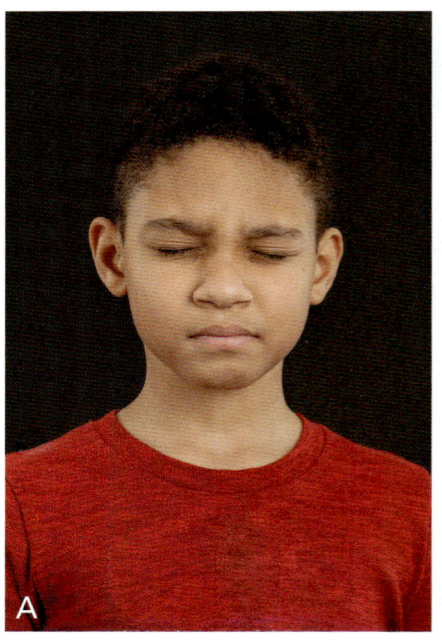
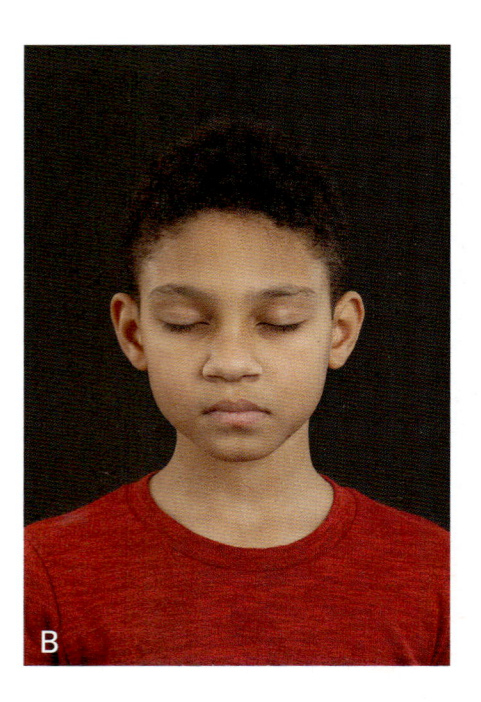

FIGURA 3.22

Teste, parte orbital: Feche a pálpebra com firmeza, formando rugas que irradiam do ângulo externo.

Teste, parte palpebral: Feche a pálpebra suavemente.

Reto medial do olho e reto lateral do olho

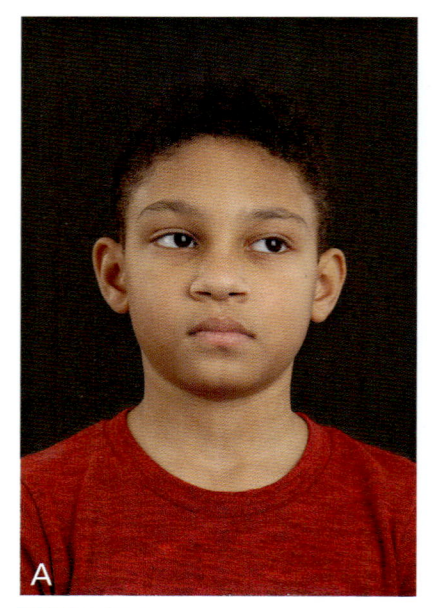
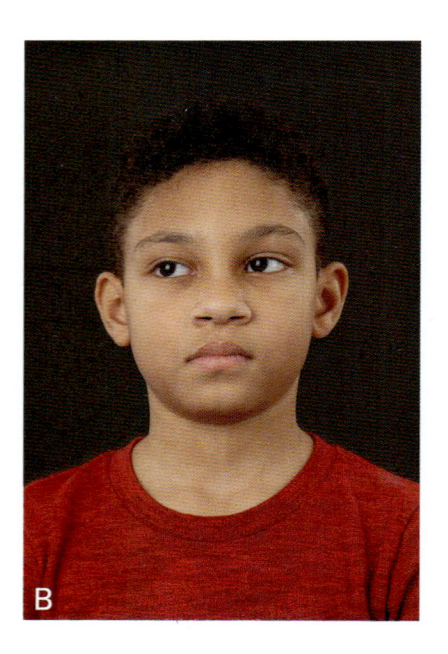

FIGURA 3.23

Teste, reto medial direito e reto lateral esquerdo: Olhe horizontalmente para a esquerda (conforme ilustrado).

Teste, reto medial esquerdo e reto lateral direito: Olhe horizontalmente para a direita.

Levantador da pálpebra superior e outros

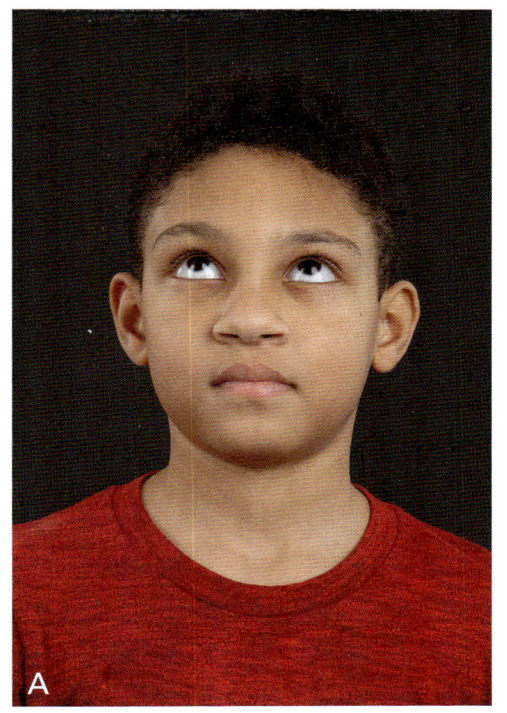 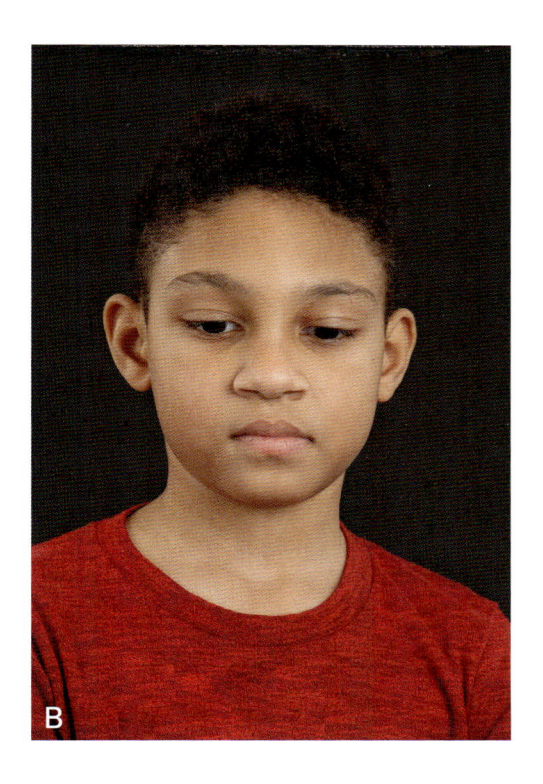

FIGURA 3.24

Teste, levantador da pálpebra superior: Eleve a pálpebra superior.
Teste, reto superior e oblíquo inferior: Olhe diretamente para cima em direção à sobrancelha.

Teste, reto inferior e oblíquo superior: Olhe diretamente para baixo em direção à boca.

SEÇÃO III

MÚSCULOS DA MASTIGAÇÃO, DA LÍNGUA E DA FARINGE

MÚSCULOS DA DEGLUTIÇÃO

Os músculos da deglutição incluem aqueles da língua, do palato mole, das fauces, os supra-hióideos, os infra-hióideos e os músculos da laringe e da faringe.

Sua origem, inserção, ação, inervação (motora e sensitiva) e papel são descritos na Tabela 3.2.

MOVIMENTOS DA ARTICULAÇÃO TEMPOROMANDIBULAR

Os movimentos da articulação temporomandibular (ATM) incluem a rotação e a translação. Os movimentos rotacionais incluem a **depressão** e a **elevação** da mandíbula (i.e., abrir e fechar a boca) e a excursão (desvio) **lateral** da mandíbula (i.e., movimentos laterais). Os movimentos translacionais incluem a **protusão** (i.e., movimento na direção anterior) e a **retrusão** da mandíbula (i.e., movimento na direção posterior).[1] Segundo Bourban, os dois movimentos primários da ATM são a rotação em torno de um eixo mediolateral e a translação ao longo dos eixos anteroposterior e superoinferior.[2] Primeiro ocorre a rotação e então a translação, à medida que o côndilo da mandíbula se move anterior e inferiormente no osso temporal. O fechamento da boca é iniciado com a translação posterior da mandíbula até aproximadamente 2/3 da abertura máxima. Os movimentos combinados de translação e rotação que sucedem durante a abertura da boca ocorrem em ordem invertida para o fechamento da boca até a posição de repouso.[3]

Na abertura e fechamento normais, os movimentos de cada ATM são sincronizados de modo que a mandíbula não se desvie para nenhum dos lados. A excursão

TABELA 3.2 Músculos da deglutição

Músculos	Origem	Inserção	Ação	Inervação		Papel na deglutição
				Motora	Sensitiva	
Língua					Sensibilidade geral: 2/3 anteriores – Trigêmeo V 1/3 posterior – Glossofaríngeo IX Base –Vago X Sensibilidade especial (paladar): 2/3 anteriores – Facial VII 1/3 posterior – Glossofaríngeo IX Base – Vago X	Preparação do bolo alimentar Durante esta fase, os músculos da língua e o bucinador mantêm o alimento entre os dentes molares, onde ele é esmagado e triturado pela ação dos músculos da mastigação. Movimentos alternados de um lado para o outro e em torção da língua, realizados principalmente pelos músculos intrínsecos e pelo estiloglosso atuando unilateralmente, auxiliam na mistura do alimento com a saliva e na separação de partículas maiores da porção suficientemente moída e pronta para ser incorporada no bolo e deglutida.
Longitudinal superior	Intrínseca	Intrínseca	Encurta a língua Eleva as laterais e a ponta da língua	Hipoglosso XII		
Transverso	Intrínseca	Intrínseca	Alonga e estreita a língua			
Vertical	Intrínseca	Intrínseca	Achata e alarga a língua			
Longitudinal inferior	Intrínseca	Intrínseca	Encurta a língua Vira a ponta da língua para baixo			
Genioglosso	Espinha do mento	Língua e corpo do osso hioide	Deprime a língua; projeta e retrai a língua; eleva o hioide	Hipoglosso XII		
Hioglosso	Corno maior do hioide	Língua	Deprime e puxa a língua posteriormente			
Estiloglosso	Processo estiloide	Língua	Eleva e traciona a língua posteriormente			
Palatoglosso	Aponeurose palatina	Língua	Eleva e traciona a língua posteriormente, estreita as fauces	Plexo faríngeo IX, X, XI		
Palato mole					Trigêmeo V Glossofaríngeo IX	Estágio voluntário Os músculos depressores da língua se contraem e formam um sulco na porção posterior do dorso da língua, o qual abriga o bolo alimentar. Um movimento iniciado pelos músculos intrínsecos eleva a porção anterior e depois a porção posterior da língua até o palato duro. Esse movimento sequencial desaloja o bolo alimentar e o comprime em direção às fauces. Por sua vez, a base da língua é elevada e tracionada posteriormente principalmente pela ação dos músculos estiloglossos, forçando o bolo alimentar pelas fauces até a faringe. Simultaneamente a essa elevação da base da língua, ocorre uma moderada elevação do osso hioide e da laringe.
Tensor do véu palatino	Fossa escafóidea, espinha do osso esfenoidal, tuba auditiva lateral	Aponeurose palatina	Tensiona o palato mole	Trigêmeo V		
Levantador do véu palatino	Porção petrosa, osso temporal: tuba auditiva medial	Palato mole	Eleva o palato mole	Plexo faríngeo IX, X, XI		
Da úvula	Espinha nasal posterior: aponeurose palatina	Úvula	Encurta o palato mole			
Fauces					Glossofaríngeo IX	
Palatoglosso	Ver antes					
Palatofaríngeo	Aponeurose palatina	Porção posterior da cartilagem tireóidea:	Estreita as fauces:	Plexo faríngeo IX, X, XI		
		Porção posterolateral da faringe	Eleva a laringe e a faringe			
Supra-hióideos						Estágio involuntário (reflexo) À medida que o bolo alimentar passa pelas fauces até a faringe, os ramos dos nervos cranianos V, IX e X são estimulados, produzindo impulsos no ramo aferente do reflexo da deglutição. Ao chegar ao tronco encefálico, esses impulsos são transmitidos via sinapses às fibras eferentes dos nervos cranianos IX, X e XI, completando o arco reflexo e executando os eventos automáticos a seguir.
Digástrico, ventre anterior	Borda inferior da mandíbula, próximo da sínfise	Tendão intermediário para o corpo e corno do hioide	Eleva e traciona o hioide anteriormente Auxilia na depressão da mandíbula	Trigêmeo V		
Digástrico, ventre posterior	Processo mastoide		Eleva e puxa o hioide posteriormente	Facial VII		
Milo-hióideo	Linha milo-hióidea da mandíbula	Corpo do hioide e rafe milo-hióidea (rafe fibrosa mediana)	Eleva o hioide e a língua: deprime a mandíbula	Trigêmeo V		
Genio-hióideo	Espinha geniana da mandíbula	Corpo do hioide	Eleva o hioide e a língua: deprime a mandíbula	Alça cervical C1, 2		
Estilo-hióideo	Processo estiloide do osso temporal	Corpo do hioide	Eleva e puxa o hioide posteriormente	Facial VII		

(continua)

TABELA 3.2 Músculos da deglutição *(continuação)*

Músculos	Origem	Inserção	Ação	Inervação		Papel na deglutição
				Motora	Sensitiva	
Infra-hióideos						O palato mole é elevado e colocado em contato com a parede posterior da faringe pela contração dos músculos tensor e levantador do véu palatino. Essa ação fecha a nasofaringe, garantindo a passagem do bolo alimentar para o lúmen da laringofaringe. Essa passagem é facilitada quando o lúmen é ampliado pela elevação da parede faríngea e pelo movimento cranial e anterior do osso hioide e da laringe. Quando a parte final do bolo sai da cavidade oral, a abertura da orofaringe é fechada pela contração dos músculos palatofaríngeos e pela descida do palato mole.
Tireo-hióideo	Linha oblíqua da cartilagem tireóidea	Corno maior do hioide	Eleva a cartilagem tireóidea; deprime o hioide	Alça cervical C1, C2		
Esterno-hióideo	Manúbrio do esterno; extremidade medial da clavícula	Corpo do hioide, borda inferior	Deprime o hioide			
Esternotireóideo	Manúbrio do esterno; cartilagem costal da 1ª costela	Linha oblíqua da cartilagem tireóidea	Deprime a cartilagem tireóidea	Alça cervical C1, C2, C3		
Omo-hióideo, ventre superior	Borda superior da escápula, próximo à incisura da escápula	Tendão intermediário pela fáscia até a clavícula	Deprime o hioide			
Omo-hióideo, ventre inferior	Tendão intermediário pela fáscia até a clavícula	Corpo do hioide, borda inferior				
Da laringe						
Ariepiglótico	Ápice da cartilagem aritenóidea	Margem lateral da epiglote	Auxilia no fechamento da entrada da laringe			Por sua vez, o movimento cranial da cartilagem tireóidea em direção ao osso hioide e dessas duas estruturas em direção à base da língua resulta na inclinação posterior da epiglote. O peso do bolo alimentar ao entrar em contato com a superfície anterior da epiglote auxilia no aumento dessa inclinação posterior. A mudança de posição da epiglote ajuda a direcionar o bolo alimentar ao redor das laterais da laringe para os seios piriformes e sobre a ponta da epiglote até a hipofaringe. Também ajuda a impedir que alimentos entrem na laringe. O principal mecanismo para protegê-la, entretanto, é o fechamento simultâneo, semelhante a um esfíncter, da entrada laríngea para o vestíbulo e o fechamento das pregas vestibular e vocal da glote.
Tireoepiglótico	Superfície medial da cartilagem tireóidea	Margem lateral da epiglote	Auxilia no fechamento da entrada da laringe			
Tireoaritenóideo	Superfície medial da cartilagem tireóidea	Processo muscular da cartilagem aritenóidea	Auxilia no fechamento da glote; encurta as pregas vocais			
Aritenóideo oblíquo	Base de uma cartilagem aritenóidea	Ápice da cartilagem aritenóidea oposta	Auxilia no fechamento da glote ao aduzir as cartilagens aritenóideas	Vago X Principalmente Acessório XI, raiz craniana	Vago X	
Aritenóideo transverso	Superfície posterior e borda lateral de uma cartilagem aritenóidea	Superfície posterior e borda lateral da cartilagem aritenóidea oposta				
Cricoaritenóideo lateral	Borda superior do arco da cartilagem cricóidea	Processo muscular da cartilagem aritenóidea	Aduz e roda medialmente a cartilagem aritenóidea, auxiliando no fechamento da glote			
Vocal	Superfície medial da cartilagem tireóidea	Processo vocal da cartilagem aritenóidea	Regula a tensão das pregas vocais			
Cricoaritenóideo posterior	Superfície posterior da lâmina da cartilagem cricóidea	Processo muscular da cartilagem aritenóidea	Abduz a cartilagem aritenóidea, alargando a glote			
Cricotireóideo – reto oblíquo	Parte anterior e lateral do arco da cartilagem cricóidea	Borda anterior, corno inferior da cartilagem tireóidea / Borda inferior da lâmina da cartilagem tireóidea	Eleva o arco da cartilagem cricóidea e alonga as pregas vocais			
Da faringe						Ocorrendo simultaneamente aos eventos descritos antes, ocorre uma contração sequencial dos músculos constritores superior, médio e inferior da faringe, que remove o bolo da faringe e força-o em direção ao esôfago. As fibras orientadas horizontalmente encontradas entre o músculo constritor inferior e o esôfago foram denominadas músculo cricofaríngeo. Esse músculo atua como um esfíncter e funcionalmente está mais relacionado com o esôfago do que com a faringe. Ele relaxa quando o bolo alimentar chega à extensão caudal da hipofaringe, permitindo que o alimento entre no esôfago.
Salpingofaríngeo	Tuba auditiva	Parede faríngea	Eleva a faringe	Plexo faríngeo IX, X, XI		
Palatofaríngeo	Ver acima					
Estilofaríngeo	Processo estiloide	Borda posterior da cartilagem tireóidea; parede posterolateral da faringe	Eleva a faringe e a laringe	Glossofaríngeo IX	Plexo faríngeo IX e X	
Constritor superior da faringe	Placa pterigóidea medial; rafe pterigomandibular; mandíbula	Tubérculo faríngeo Rafe de faringe	Constricta, sequencialmente, a nasofaringe, a orofaringe e a laringofaringe			
Constritor médio da faringe	Corno do hioide	Rafe da faringe		Plexo faríngeo IX, X, XI		
Constritor inferior da faringe	Cartilagens tireóidea e cricóidea	Rafe da faringe				
Cricofaríngeo	Arco da cartilagem cricóidea	Arco da cartilagem cricóidea	Atua como um esfíncter para evitar a entrada de ar no esôfago; relaxa durante a deglutição			

lateral assimétrica envolve o deslizamento da mandíbula para um dos lados.[4] Entretanto, a mastigação natural requer um desvio assimétrico para que o ato de mastigar seja possível.

EXAME/TESTE DE NERVOS CRANIANOS

Ver Tabela 3.3 para obter uma descrição do exame/teste de nervos cranianos.

SEÇÃO IV

ACHADOS CLÍNICOS

ESTUDOS DE CASO

A seguir são apresentados dois quadros com registros dos resultados de avaliações musculares em dois casos de paralisia de Bell (i.e., paralisia facial).

Caso 1, Paralisia de Bell

Neste caso, o início da paralisia ocorreu uma semana antes do primeiro exame. Como observado na Figura 3.25, três músculos foram graduados como zero, dez como traço e dois como ruim. Em um segundo exame, três semanas depois, todos os músculos apresentaram uma gradação boa. Aproximadamente três semanas depois do segundo exame, todos os músculos apresentaram gradação normal, exceto três que ainda apresentaram gradação boa.

Este caso é um exemplo de pacientes com paralisia facial que apresentam uma recuperação bastante rápida. Às vezes ela ocorre dentro de alguns dias ou uma semana; em outros, como este, a recuperação ocorre em até dois meses.[5]

No primeiro exame, o músculo orbicular do olho, que atua fechando a pálpebra e apertando-a, foi graduado como ruim, e o músculo frontal, que eleva a sobrancelha e enruga a fronte, graduado como traço. Contudo, em alguns casos de paralisia facial, o músculo orbicular do olho pode responder mais lentamente do que o mús-

TABELA 3.3 Exame/teste de nervos cranianos

Nervo craniano	Função	Procedimento de teste
I – Olfatório	Olfato	Identificação de diferentes odores
II – Óptico	Acuidade visual	Exame de campo visual
III – Oculomotor	Movimento ocular; reflexo pupilar	Movimento ocular superior, inferior e medial: reação da pupila à luz
IV – Troclear	Movimento ocular	Movimentos oculares mediais inferiores/superiores/oblíquos
V – Trigêmeo	Sensibilidade para partes da face Mastigação	Exame sensitivo de partes da face (Vi, V2, V3); movimento e força da ATM (V3); reflexo corneano (V1)
VI – Abducente	Movimento ocular	Movimento ocular lateral
VII – Facial	Músculo da expressão facial	Abra os olhos, sorria, abra e feche a boca
VIII – Vestibulococlear	Equilíbrio e audição	Exame de equilíbrio; exame auditivo
IX – Glossofaríngeo	Paladar e deglutição	Reflexo faríngeo; capacidade de deglutir
X – Vago	Controle do paladar, da faringe e da laringe	Reflexo faríngeo; capacidade de deglutir; "aah"
XI – Acessório	Ações dos músculos esternocleidomastóideo e trapézio	Ações resistidas dos músculos esternocleidomastóideo e trapézio
XII – Hipoglosso	Ações da língua	Coloque a língua para fora/mova para a direita e para a esquerda

QUADRO DE NERVOS CRANIANOS E MÚSCULOS

Nome: *Caso nº 1*   Data: *uma semana após o início*

SENSORIAL (S) OU MOTOR (M) PARA: **Esquerda**

Grau (27/Fev)	20/Mar	13/Abr	Nº	Região	Descrição	I Olfatório (S)	II Óptico (S)	III Oculomotor (M)	IV Troclear (M)	V Trigêmeo (S e M)	VI Abducente (M)	VII Facial (S e M)	VIII Vestibulococlear (S)	IX Glossofaríngeo (S e M)	X Vago (S e M)	XI Acessório (M)	XII Hipoglosso (M)
S			I	NARIZ	SENSORIAL – OLFATO	•											
S			II	OLHO	SENSORIAL – VISÃO		•										
			III	PÁLPEBRA	M. LEVANTADOR DA PÁLPEBRA SUPERIOR			•									
			III	OLHO	M. RETO SUPERIOR			•									
					M. OBLÍQUO INFERIOR			•									
					M. RETO MEDIAL			•									
					M. RETO INFERIOR			•									
			IV	OLHO	M. OBLÍQUO SUPERIOR				•								
S			V	→	SENSORIAL – FACE E ESTRUT. INTERNAS DA CABEÇA					•							
				OUVIDO	M. TENSOR DO TÍMPANO					•							
				PALATO	M. TENSOR DO VÉU PALATINO					•							
				MASTIGAÇÃO	M. MASSETER					•							
					M. TEMPORAL					•							
					M. PTERIGÓIDEO MEDIAL					•							
					M. PTERIGÓIDEO LATERAL					•							
				SUPRA-HIÓIDEO	M. MILO-HIÓIDEO					•							
					M. DIGÁSTRICO ANTERIOR					•							
			VI	OLHO	M. RETO LATERAL						•						
S			VII	LÍNGUA	SENSORIAL – PALADAR 2/3 ANTERIORES DA LÍNGUA							•					
S				→	SENSORIAL – OUVIDO EXTERNO							•					
				OUVIDO	M. ESTAPÉDIO							•					
				SUPRA-HIÓIDEO	M. DIGÁSTRICO POSTERIOR							•					
					M. ESTILO-HIÓIDEO							•					
				C. CABELUDO	M. OCCIPITAL (RAMO PÓS-AURICULAR)							•					
					MM. INTRÍNSECOS DO OUVIDO							•					
				OUVIDO	M. AURICULAR POSTERIOR							•					
					M. AURICULAR ANTERIOR							•					
					M. AURICULAR SUPERIOR (RAMO TEMPORAL)							•					
V	B	N		C. CABELUDO	M. FRONTAL							•					
V	B	N		SOBRANCELHA	M. CORRUGADOR DO SUPERCÍLIO (RAMOS TEMPORAL E ZIGOMÁTICO)							•					
R	B	N		PÁLPEBRA	M. ORBICULAR DO OLHO							•					
R	B	N			M. PRÓCERO							•					
–	–	–		NARIZ	ABAIX. DO SEPTO NASAL/ P. TRANS. M. NASAL							•					
V	B	N			PARTE TRANS. DO M. NASAL, ALAR							•					
V	B	N			PARTE TRANS. DO M. ZIGOMÁTICO MAIOR							•					
	B	N		BOCA	M. LEVANT. DO LÁBIO SUP. (RAMO BUCAL)							•					
V	B	N			M. BUCINADOR							•					
V	B	B			M. ORBICULAR BUCAL							•					
V	B	B			M. LEVANT. DO ÂNG. BUCAL							•					
V	B	N			M. RISÓRIO							•					
V	B	N			M. DEPRESSOR DO ÂNG. BUCAL							•					
O	B	N			M. DEPRESSOR DO LÁBIO INF. (RAMO MANDIBULAR)							•					
V	B	B		QUEIXO	M. MENTUAL							•					
O	B	N		PESCOÇO	M. PLATISMA (RAMO CERVICAL)							•					
S			VIII	OUVIDO	SENSORIAL – AUDIÇÃO E EQUILÍBRIO								•				
S			IX	LÍNGUA	SENSORIAL – 1/3 POSTERIOR DA LÍNGUA									•			
S				FARINGE	SENSORIAL – FARINGE, FAUCES, PALATO MOLE									•			
					M. ESTILOFARÍNGEO									•			
–					MÚSCULOS ESTRIADOS – FARINGE									•			
–			X	→	MM. ESTRIADOS – PALATO MOLE, FARINGE E LARINGE										•		
–				→	MÚSCULOS INVOLUNTÁRIOS – TRATO ALIMENTAR										•		
–				→	MÚSCULOS INVOLUNTÁRIOS – VIAS AÉREAS										•		
–				→	MÚSCULO CARDÍACO INVOLUNTÁRIO										•		
S				→	SENSORIAL – AURICULAR										•		
S				→	SENSORIAL – TRATO ALIMENTAR										•		
S				→	SENSORIAL – VIAS AÉREAS										•		
S				→	SENSORIAL – VÍSCERAS ABDOMINAIS E CORAÇÃO										•		
			XI	PESCOÇO	MM. TRAPÉZIO E ESTERNOCLEIDOMASTÓIDEO											•	
				PALATO	M. LEVANTADOR DO VÉU PALATINO											•	
				→	MM. ESTRIADOS – PALATO MOLE, FARINGE E LARINGE											•	
			XII	LÍNGUA	ESTILOGLOSSO												•
					HIOGLOSSO												•
					GENIOGLOSSO												•
					INTRÍNSECOS DA LÍNGUA												•

SENSORIAL

C2
C4
C3

DERMÁTOMOS

OFTÁLMICO — MAXILAR — MANDIBULAR — NERVOS CERVICAIS

ventrais   dorsais
ramos principais

DISTRIBUIÇÃO CUTÂNEA DE NERVOS CRANIANOS

Oftálmico
1. N. supratroclear
2. N. supra-orbital
3. N. lacrimal
4. N. infratroclear
5. N. nasal

Mandibular
9. N. auriculotemporal
10. N. bucal
11. N. mental

Maxilar
6. N. zigomático-temporal
7. N. infra-orbital
8. N. zigomático-facial

Nervos Cervicais
12. N. occipital maior
13. N. occipital menor
14. N. auricular maior

Reproduzido de *Gray's Anatomy of the Human Body*, 28ª ed.

FIGURA 3.25 Caso 1: Paralisia de Bell, 1. © 2005 Florence P. Kendall.

culo frontal. Nesses casos, desencoraja-se a realização de exercícios para o músculo frontal, pois ele atua em oposição ao músculo orbicular do olho. A razão para isso pode ser ilustrada do seguinte modo: Eleve a sobrancelha contraindo o músculo frontal. Em seguida, com as pontas dos dedos colocadas sobre ou logo acima da sobrancelha, mantenha a sobrancelha elevada. Agora, tente fechar a pálpebra delicadamente e, em seguida, tente fechá-la com força. A dificuldade em fazer ambos (e especialmente o último) é facilmente perceptível.

Caso 2, Paralisia de Bell

Neste segundo caso de paralisia facial, o paciente foi submetido a um primeiro exame três semanas depois do início dos sintomas; não foi observada qualquer evidência de atividade muscular, exceto por uma leve ação no músculo corrugador do supercílio (Fig. 3.26). Este caso mostrou pouca evolução durante os primeiros três meses e meio. Ao final de seis meses, entretanto, a maioria dos músculos apresentava gradação regular ou acima disso. Ao final de oito meses, foram observadas novas melhorias. Ao final de nove meses e meio, aproximadamente 1/3 dos músculos tiveram gradação regular e todos os outros tiveram gradação boa ou normal. Isso mostra a melhora lenta, mas gradual, que ocorre em alguns casos de paralisia facial.[5]

Esta paciente recebeu um gancho de plástico muito pequeno, moldado de modo a se encaixar no canto da boca e preso por um elástico na "perna" do óculos. (A perna, ou haste lateral, de um óculos é aquela que se estende a partir da lente e se fixa acima da orelha.) Ela foi instruída sobre como fazer uma leve massagem – para cima no lado afetado e para baixo e em direção à boca no lado não afetado. Às vezes se usava fita adesiva transparente para segurar a lateral da boca e as bochechas. Quando a paciente não estava utilizando o gancho ou a fita, ela foi orientada a adquirir o hábito, ao sentar-se, de apoiar o cotovelo direito sobre uma mesa ou braço de uma cadeira e colocar a palma da mão direita sob o lado direito do queixo e os dedos ao longo da bochecha para manter o lado direito da face para cima. Além disso, quando estivesse falando, sorrindo ou gargalhando, ela deveria usar a mão para empurrar o lado afetado para a direita e para cima, a fim de compensar a fraqueza, bem como para evitar que o lado não afetado distorcesse a boca naquela direção. Além disso, ela aprendeu a exercitar os músculos faciais auxiliando o lado fraco e restringindo o lado mais forte.

TRANSTORNOS DA ARTICULAÇÃO TEMPOROMANDIBULAR

Os transtornos da ATM podem causar cefaleia, dor facial e limitações na depressão da ATM. Os músculos comumente envolvidos nesses transtornos são os músculos pterigóideos, masseteres e temporais.[6] É necessário avaliar ainda a integridade e a função dos músculos digástrico, infra e supra-hióideo, bem como o tecido não contrátil, incluindo ligamentos associados e discos articulares. O tratamento fisioterapêutico conservador pode ser suficiente para aliviar a dor.[7-12] Vários dispositivos odontológicos podem ser usados para ajudar a realinhar ou exercitar esses músculos.[13]

SEÇÃO V

INTERVENÇÃO

PARALISIA DE BELL

Está bem documentado que a maioria dos indivíduos diagnosticados com paralisia de Bell recuperará a função normal sem qualquer intervenção.[14,15] Para os demais indivíduos, uma variedade de opções terapêuticas está disponível, incluindo tratamento farmacológico com anti-inflamatórios não esteroides ou corticosteroides, exercícios terapêuticos, massagem, acupuntura, laserterapia, estimulação elétrica e cuidados oftalmológicos para prevenir complicações da córnea.[14] Há evidências mínimas em apoio à eficácia dessas intervenções na restauração da função dos músculos afetados por essa condição.[16]

TRANSTORNOS DA ARTICULAÇÃO TEMPOROMANDIBULAR

As intervenções terapêuticas para os transtornos da articulação temporomandibular (TATM) dependem dos sintomas apresentados e da causa suspeita.[17] As intervenções podem ser administradas por uma variedade de profissionais da saúde, de maneira independente ou por meio de uma abordagem interprofissional colaborativa. Os TATM podem ser tratados por meios não conservadores, conservadores ou combinados. Embora alguns casos justifiquem uma intervenção não conservadora, como uma cirurgia, há evidências que sustentam

QUADRO DE NERVOS CRANIANOS E MÚSCULOS

Nome: *Caso nº 2* Data: *três semanas após o início*

SENSORIAL

		GRAU DE FORÇA MUSCULAR	SENSORIAL (S) OU MOTOR (M) PARA: Direita	I Olfatório (S)	II Óptico (S)	III Oculomotor (M)	IV Troclear (M)	V Trigêmeo (S e M)	VI Abducente (M)	VII Facial (S e M)	VIII Vestibulococlear (S)	IX Glossofaríngeo (S e M)	X Vago (S e M)	XI Acessório (M)	XII Hipoglosso (M)
I	NARIZ	S	SENSORIAL – OLFATO	●											
II	OLHO	S	SENSORIAL – VISÃO		●										
	PÁLPEBRA		M. LEVANTADOR DA PÁLPEBRA SUPERIOR			●									
			M. RETO SUPERIOR			●									
III	OLHO		M. OBLÍQUO INFERIOR			●									
			M. RETO MEDIAL			●									
			M. RETO INFERIOR			●									
IV	OLHO		M. OBLÍQUO SUPERIOR				●								
	⟶	S	SENSORIAL – FACE E ESTRUT. INTERNAS DA CABEÇA					●							
	OUVIDO		M. TENSOR DO TÍMPANO					●							
	PALATO		M. TENSOR DO VÉU PALATINO					●							
	MASTI-GAÇÃO		M. MASSETER					●							
			M. TEMPORAL					●							
V			M. PTERIGÓIDEO MEDIAL					●							
			M. PTERIGÓIDEO LATERAL					●							
	SUPRA-HIÓIDEO		M. MILO-HIÓIDEO					●							
			M. DIGÁSTRICO ANTERIOR					●							
VI	OLHO		M. RETO LATERAL						●						
	LÍNGUA	S	SENSORIAL – PALADAR 2/3 ANTERIORES DA LÍNGUA							●					
	⟶	S	SENSORIAL – OUVIDO EXTERNO							●					
	OUVIDO		M. ESTAPÉDIO							●					
	SUPRA-HIÓIDEO		M. DIGÁSTRICO POSTERIOR							●					
			M. ESTILO-HIÓIDEO							●					
	C. CABELUDO		M. OCCIPITAL							●					
			MM. INTRÍNSECOS DO OUVIDO ⎱ RAMO PÓS-AURICULAR							●					
	OUVIDO		M. AURICULAR POSTERIOR ⎰							●					
			M. AURICULAR ANTERIOR							●					
			M. AURICULAR SUPERIOR ⎱ RAMO TEMPORAL							●					
	C. CABELUDO	O	M. FRONTAL	V	V	R+	F	F		●					
	SOBRANCELHA	R	M. CORRUGADOR DO SUPERCÍLIO ⎱ RAMOS TEMPORAL E ZIGOMÁTICO	R	–	B–	B	B		●					
	PÁLPEBRA	O	M. ORBICULAR DO OLHO							●					
VII	NARIZ	O	M. PRÓCERO	O	R	B–	F	B		●					
		O	ABAIX. DO SEPTO NASAL	–	–	–	–	–		●					
		O	PARTE TRANS. DO M.NASAL, ALAR	O	?	F	F	F		●					
	BOCA	O	ZIGOMÁTICO MAIOR	R–	R	B–	B	B		●					
			M. LEVANT. DO LÁBIO SUP. ⎱ RAMO BUCAL	?	?	F	F	B		●					
		O	M. BUCINADOR	–	–	F–	F	F		●					
		O	M. ORBICULAR BUCAL	–	V	F	F–	F		●					
		O	M. LEVANT. DO ÂNG. BUCAL	V	?	B–	B	B		●					
		O	M. RISÓRIO	R–	R	F+	B	B		●					
		O	M. DEPRESSOR DO ÂNG. DA BOCA	?	–	F	F–	F		●					
		O	M. DEPRESSOR DO LÁBIO INF. ⎱ RAMO MANDIBULAR	?	–	R+	F–	B		●					
	QUEIXO	O	M. MENTUAL	?	?	F+	B	N		●					
	PESCOÇO	O	M. PLATISMA RAMO CERVICAL	V	–	F+	B	B		●					
VIII	OUVIDO	S	SENSORIAL – AUDIÇÃO E EQUILÍBRIO								●				
	LÍNGUA	S	SENSORIAL – 1/3 POSTERIOR DA LÍNGUA									●			
IX		S	SENSORIAL – FARINGE, FAUCES, PALATO MOLE									●			
	FARINGE		M. ESTILOFARÍNGEO									●			
		—	MÚSCULOS ESTRIADOS – FARINGE									●			
	⟶	—	MM. ESTRIADOS – PALATO MOLE, FARINGE E LARINGE										●		
	⟶	—	MÚSCULOS INVOLUNTÁRIOS – TRATO ALIMENTAR										●		
	⟶	—	MÚSCULOS INVOLUNTÁRIOS – VIAS AÉREAS										●		
	⟶		MÚSCULO CARDÍACO INVOLUNTÁRIO										●		
X	⟶	S	SENSORIAL – AURICULAR										●		
	⟶	S	SENSORIAL – TRATO ALIMENTAR										●		
	⟶	S	SENSORIAL – VIAS AÉREAS										●		
	⟶	S	SENSORIAL – VÍSCERAS ABDOMINAIS E CORAÇÃO										●		
	PESCOÇO		M. TRAPÉZIO E ESTERNOCLEIDOMASTÓIDEO											●	
XI	PALATO		M. LEVANTADOR DO VÉU PALATINO											●	
	⟶		MM. ESTRIADOS – PALATO MOLE, FARINGE E LARINGE											●	
			M. ESTILOGLOSSO												●
			M. HIOGLOSSO												●
XII	LÍNGUA		M. GENIOGLOSSO												●
			MM. INTRÍNSECOS DA LÍNGUA												●

(Datas na coluna I Olfatório: (22-8-61) / (3/11/61) (11/12/61) (28/2/62) (17/4/62) (6/6/62))

DERMÁTOMOS

DISTRIBUIÇÃO CUTÂNEA DE NERVOS CRANIANOS

Oftálmico
1. N. supratroclear
2. N. supra-orbital
3. N. lacrimal
4. N. infratroclear
5. N. nasal

Mandibular
9. N. auriculotemporal
10. N. bucal
11. N. mentual

Maxilar
6. N. zigomático-temporal
7. N. infra-orbital
8. N. zigomático-facial

Nervos Cervicais
12. N. occipital maior
13. N. occipital menor
14. N. auricular maior

ventrais | dorsais
ramos principais

Reproduzido de *Gray's Anatomy of the Human Body*, 28ª ed.

© 2005 Florence P. Kendall.

FIGURA 3.26 Caso 2: Paralisia de Bell, 2. © 2005 Florence P. Kendall.

que a maioria dos pacientes alcançará resultados satisfatórios com intervenções conservadoras.[18,19] Exemplos dessas intervenções incluem o retreinamento postural, a terapia manual, exercícios de amplitude de movimento ativa e passiva e aparelhos odontológicos.[17-19]

REFERÊNCIAS BIBLIOGRÁFICAS

1. Neumann DA. Kinesiology of the Musculoskeletal System: Foundations for Physical Rehabilitation. St. Louis: Mosby, 3rd edition; 2017. pp. 443-449.

2. Bourban B. Musculoskeletal analysis: The temporomandibular joint and cervical spine. In: Scully R, Barnes M, eds. Physical Therapy. Philadelphia: JB Lippincott; 1989.

3. Rocabado M. Arthrokinematics of the temporomandibular joint. Dent Clin North Am. 1983; 27: 573-594.

4. Yustin D, Rieger M, McGuckin R. Determination of the existence of hinge movements of the temporomandibular joint during normal opening by cine-MRI and computer digital addition. J Prosthodont. 1993; 2: 190-195.

5. Baugh RF, Basura GJ, Ishii LE, Schwartz SR, Drumheller CM, Burkholder R, Deckard NA, Dawson C, Driscoll C, Gillespie MB, Gurgel RK, Halperin J, Khalid AN, Kumar KA, Micco A, Munsell D, Rosenbaum S, Vaughan W. Clinical practice guideline: Bell's palsy. Otolaryngol Head Neck Surg. 2013; 149(3 Suppl): S1-S27. doi:10.1177/0194599813505967. PMID: 24189771.

6. Travell J. Temporomandibular joint pain referred from muscles of the head and neck. J Prosthet Dent. 1960; 10(4): 745-763.

7. Urbanski P, Trybulec B, Pihut M. The application of manual techniques in masticatory muscles relaxation as adjunctive therapy in the treatment of temporomandibular joint disorders. Int J Environ Res Public Health. 2021; 18(24): 12970. doi:10.3390/ijerpH182412970. PMID: 34948580; PMCID: PMC8700844.

8. De Resende CMBM, de Oliveira Medeiros FGL, de Figueiredo Rêgo CR, Bispo ASL, Barbosa GAS, de Almeida EO. Short-term effectiveness of conservative therapies in pain, quality of life, and sleep in patients with temporomandibular disorders: A randomized clinical trial. Cranio. 2019; 15: 1-9.

9. Pessoa DR, Costa DR, Prianti BDM, Delpasso CA, Arisawa ELS, Nicolau RA. Association of facial massage, dry needling, and laser therapy in temporomandibular disorder: Case report. Codas. 2018; 30: e20170265.

10. De la Serna PD, Plaza-Manzano GP, Cleland J, Fernández-De-Las--Peñas C, Martín-Casas P, Díaz-Arribas MJ. Effects of cervico-mandibular manual therapy in patients with temporomandibular pain disorders and associated somatic tinnitus: A randomized clinical trial. Pain Med. 2019; 21: 613-624.

11. Tuncer A, Ergun N, Tuncer AH, Karahan S. Effectiveness of manual therapy and home physical therapy in patients with temporomandibular disorders: A randomized controlled trial. J Bodyw Mov Ther. 2013; 17: 302-308.

12. Wieckiewicz M, Boening K, Wiland P, Shiau Y-Y, Paradowska-Stolarz A. Reported concepts for the treatment modalities and pain management of temporomandibular disorders. J Headache Pain. 2015; 16: 106.

13. Grace E, Sarlani E, Reid B, Read B. The use of an oral exercise device in the treatment of muscular TMD. J Craniomandib Pract. 2002; 20(3): 204-208.

14. Marson AG, Salinas R. Bell's palsy. West J Med. 2000; 173(4): 266-268. doi:10.1136/ewjm.173.4.266.

15. Holland NJ, Bernstein JM. Bell's palsy. BMJ Clin Evid. 2014; 2014: 1204. Published 2014 Apr 9.

16. Burelo-Peregrino EG, Salas-Magaña M, Arias-Vázquez PI, Tovilla--Zarate CA, Bermudez-Ocaña DY, López-Narváez ML, Guzmán--Priego CG, González-Castro TB, Juárez-Rojop IE. Efficacy of electrotherapy in Bell's palsy treatment: A systematic review. J Back Musculoskelet Rehabil. 2020; 33(5): 865-874. doi:10.3233/BMR-171031. PMID: 32144972.

17. Wright EF, North SL. Management and treatment of temporomandibular disorders: A clinical perspective. J Man Manip Ther. 2009; 17(4): 247-254. doi:10.1179/106698109791352184.

18. Butts R, Dunning J, Pavkovich R, Mettille J, Mourad F. Conservative management of temporomandibular dysfunction: A literature review with implications for clinical practice guidelines (Narrative review part 2). J Bodyw Mov Ther. 2017; 21(3): 541-548. doi: 10.1016/j.jbmt.2017.05.021.

19. Shaffer SM, Brismée JM, Sizer PS, Courtney CA. Temporomandibular disorders. Part 2: Conservative management. J Man Manip Ther. 2014; 22(1): 13-23. doi:10.1179/2042618613Y.0000000061.

4

PESCOÇO E COSTAS

CONTEÚDO

INTRODUÇÃO

A parte cervical da coluna e os músculos do pescoço formam uma estrutura notável, que possibilita o movimento da cabeça em todas as direções e a estabilidade em diversas posições. O pescoço suporta o peso da cabeça na posição vertical.

A posição padrão da cabeça (também chamada de normal) é aquela em que ela está nivelada em todos os planos, enquanto os olhos estão nivelados com o horizonte. A região cervical (pescoço) está em posição de lordose e a região torácica está em posição de cifose.

Nas posturas atípicas comuns, o alinhamento da cabeça não muda, mas o do pescoço se altera em resposta às mudanças na posição da região torácica. Se esta estiver reta, o pescoço poderá estar reto. Se a região torácica se tornar hipercifótica, a extensão do pescoço aumenta a ponto de uma cifose torácica acentuada resultar em uma posição de extensão completa do pescoço, com a cabeça mantendo uma posição nivelada (ver Fig. 4.25 B e D, mais adiante neste capítulo). Problemas crônicos no pescoço podem resultar da má postura na região torácica. Como visto nas radiografias da Figura 4.25, a extensão ocorre na região cervical baixa, com as vértebras superiores mantendo uma posição nivelada a fim de suportar a cabeça.

Uma das características do pescoço e das costas é que eles são vulneráveis ao estresse e a lesões graves. Atividades ocupacionais ou recreativas podem exigir a manutenção da cabeça e da coluna em posições que podem resultar em desalinhamento e desequilíbrio muscular. O estresse emocional também pode causar uma dor de início agudo, com espasmo dos músculos do pescoço e das costas (ver exemplos de posições incorretas e corretas em uma situação ocupacional na Fig. 4.68, mais adiante neste capítulo).

Este capítulo apresenta procedimentos básicos de avaliação e tratamento que abordam posturas incorretas, desequilíbrio muscular e condições dolorosas no pescoço e nas costas. Além disso, o capítulo examina o papel que os músculos desempenham no movimento e no suporte do pescoço e das costas. Serão explorados músculos que atuam em sinergia para produzir movimentos funcionais e coordenados no quadril, na pelve, nas costas e no pescoço. O tronco pode ser definido em duas partes: a parte torácica da coluna e a caixa torácica constituem a parte superior; a parte lombar da coluna e a pelve constituem a parte inferior. (A pelve será discutida em mais detalhes nos Caps. 5 e 7.)

É interessante notar que músculos que operam em uníssono em determinados movimentos atuam em oposição uns aos outros em apoio a um bom alinhamento. Por exemplo, durante o movimento de extensão da coluna em decúbito ventral, os músculos extensores do quadril auxiliam na estabilização da pelve em relação ao fêmur. Durante o movimento de flexão da coluna em decúbito dorsal, os músculos flexores do quadril atuam estabilizando a pelve. Por outro lado, para apoiar um bom alinhamento postural em pé, os músculos extensores do quadril atuam junto com os abdominais e os músculos flexores do quadril atuam em associação com os extensores das costas.

Fotografias e ilustrações mostrarão claramente as diferenças entre os movimentos normais que ocorrem durante o teste e as mudanças que ocorrem quando há desequilíbrio entre os músculos que normalmente atuam em uníssono. Em muitos casos, em razão da interação de alguns músculos do tronco, os testes de grupos musculares são mais úteis do que os testes de músculos individuais.

Em relação ao tronco, uma das grandes preocupações é a dor lombar. Uma elevada percentagem da população adulta experimentará dores lombares em algum momento da vida. Para muitos, o tratamento de escolha envolve restaurar o bom alinhamento postural e o equilíbrio muscular (ver seção sobre O enigma da região lombar).

SEÇÃO I

INERVAÇÃO

PESCOÇO

Medula espinal e raízes nervosas

A Figura 4.1 mostra a medula espinal e as raízes nervosas.

Nervos espinais e músculos do pescoço e diafragma

A Figura 4.2 mostra os nervos espinais e os músculos do pescoço e o diafragma.

Plexo cervical

O **plexo cervical** (Fig. 4.3) é formado pelos ramos primários ventrais dos nervos espinais C1 a C4, com uma pequena contribuição de C5. Os nervos periféricos que emergem do plexo cervical inervam a maior parte dos músculos anteriores e laterais do pescoço e fornecem inervação sensitiva para parte da cabeça, bem como para grande parte do pescoço.

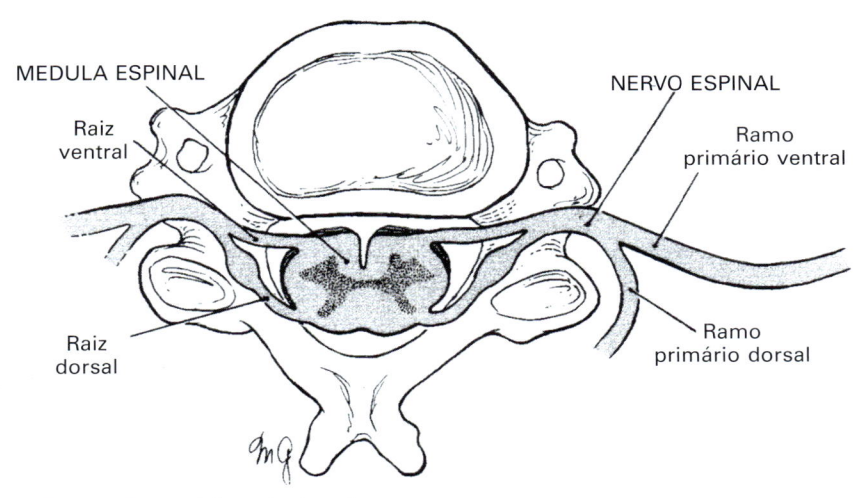

FIGURA 4.1 Medula espinal e raízes nervosas.

Nome | Data

NERVOS PERIFÉRICOS — CÓDIGO → D. = Ramo Dorsal Primário; V. = Ramo Ventral Primário; R.P. = Raiz de Plexo; T.S. = Tronco Superior; P. = Cordão Posterior; L. = Cordão Lateral; M. = Cordão Medial

	GRAU DA FORÇA MUSCULAR	MÚSCULO	D.	V.	V.	V.	R.P.	R.P.	T.S.	T.S.	P.	P.	P.	L.	M.	P.	L.	P.	L.M.	M.	C1	C2	C3	C4	C5	C6	C7	C8	T1
		T.	1												1			1	1	1									
		CERVICAL	1-8	1-8	1-4	3, 4, 5	5, 6, 7, (8)	4, 5	5, 6	4, 5, 6	(4), 5, 6, (7)	(5), 6, 7, 8	5, 6, (7)	5, 6, 7	(6), 7, 8	5, 6	(4), 5, 6, 7	5, 6, 7, 8	5, 6, 7, 8	7, 8	SEGMENTO ESPINAL								
			Cervical	Cervical	Cervical	Frênico	Torácico Longo	Dorsal da esc.	Subclav.	Supra-escapular	Infra-escapular	Toracodorsal	Subescap.	Peitoral Lat.	Peitoral Med.	Axilar	Musculocutâneo	Radial	Mediano	Ulnar									
		EXTENSORES DA CABEÇA E DO PESCOÇO	●																		1	2	3	4	5	6	7	8	1
Nervos Cervicais		MÚSCULOS INFRA-HIÓIDEOS			●																1	2	3						
Nervos Cervicais		RETOS ANTERIOR E LATERAL DA CABEÇA			●																1	2							
Nervos Cervicais		LONGO DA CABEÇA			●																1	2	3	(4)					
Nervos Cervicais		LONGO DO PESCOÇO		●																		2	3	4	5	6	(7)		
Nervos Cervicais		LEVANTADOR DA ESCÁPULA			●			●															3	4	5				
Nervos Cervicais		ESCALENOS (AMP)		●																			3	4	5	6	7	8	
Nervos Cervicais		ESTERNOCLEIDOMASTÓIDEO			●																(1)	2	3						
Nervos Cervicais		TRAPÉZIO (PARTES INF., MÉDIA E SUP.)			●																	2	3	4					
Nervos Cervicais		DIAFRAGMA				●																	3	4	5				

FIGURA 4.2 Nervos e músculos espinais: pescoço e diafragma. © 2005 Florence P. Kendall.

Inervação dos músculos do tronco

A inervação para os músculos do tronco não inclui um plexo intermediário entre a medula espinal e os nervos periféricos, como os plexos cervical, braquial, lombar e sacral. A inervação para os músculos profundos das costas é fornecida pelo ramo primário dorsal correspondente dentro da faixa segmentar da origem e inserção de determinado músculo. Os músculos da parede abdominal anterior, superficiais das costas e do tórax são inervados essencialmente por ramos primários ventrais e serão discutidos em mais detalhes nos Capítulos 5 e 6, respectivamente.

Nervos espinais e músculos do tronco

A Figura 4.4 mostra os nervos espinais e os músculos do tronco.

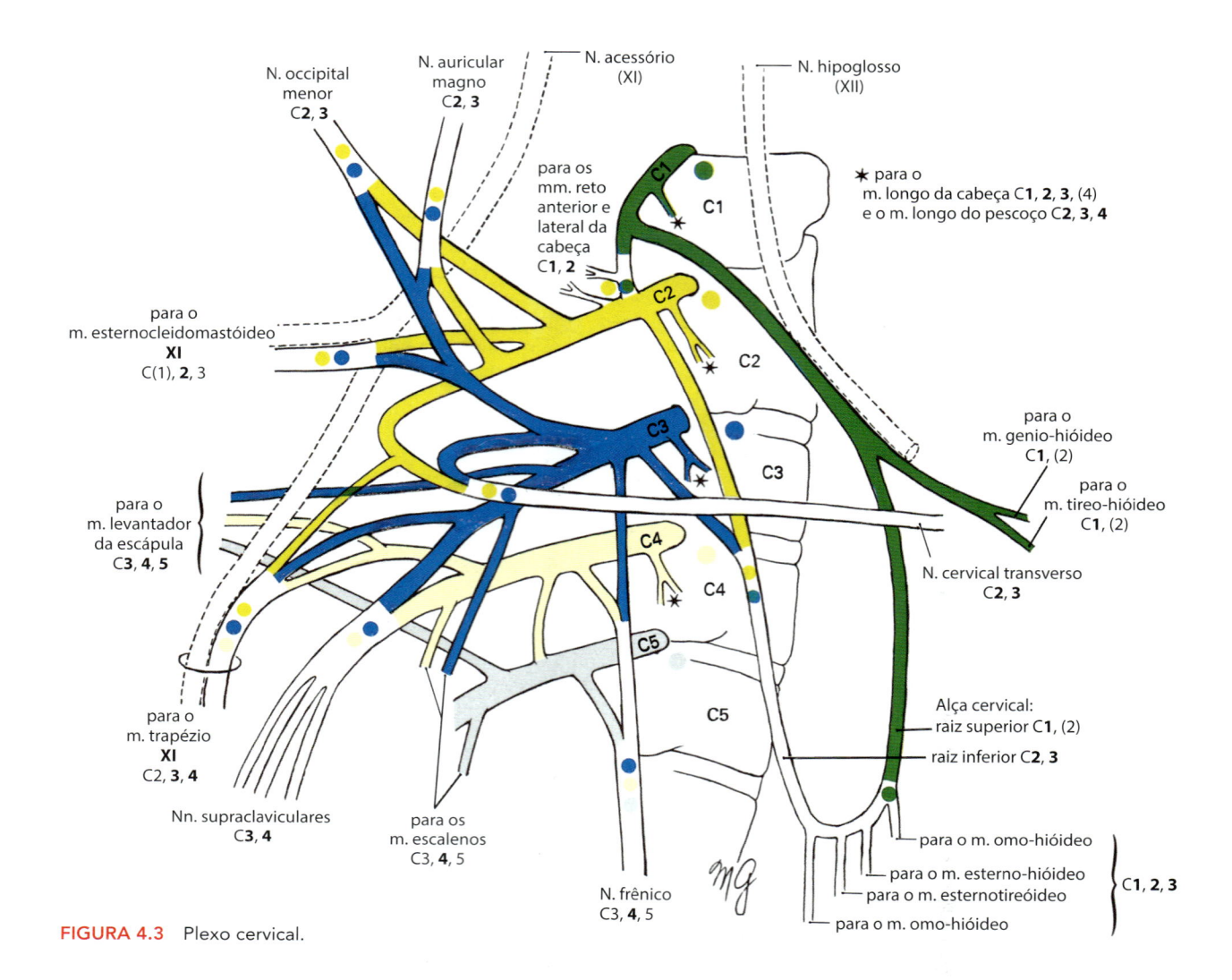

FIGURA 4.3 Plexo cervical.

Nome   Data

	GRAU DE FORÇA MUSCULAR	MÚSCULO	D. T1-12, L1-5, S1-3	V. T1-2, 3, 4	V. T5, 6	V. T7, 8	V. T9, 10, 11, 12	V. Ílio-hipogástrico T12 L1	V. Ilioinguinal T(12) L1	Plexo lombar T(12) L1, 2, 3, 4	P. Femoral L(1), 2, 3, 4	A. Obturatório L(1). 2, 3, 4	P. Glúteo superior L4, 5 S1	P. Glúteo inferior L5, S1. 2	Plexo sacral L4, 5, S1, 2, 3	V. Isquiático L4, 5, S1. 2	P. Isquiático L4, 5, S1, 2, 3	A. Fibular L4, 5, S1. 2	P. Tibial L4, 5, S1. 2, 3	L1	L2	L3	L4	L5	S1	S2	S3
						SEGMENTO ESPINAL																SEGMENTO ESPINAL					
																			1	2	3	4	5	1	2	3
NERVOS TORÁCICOS		Eretor da espinha	●																								
		Serrátil posterior superior		●																							
		Transverso do tórax		●	●	●																					
		Intercostal interno		●	●	●	●																				
		Intercostal externo		●	●	●	●																				
		Subcostal		●	●	●	●																				
		Levantador da escápula		●		●	●																				
		Oblíquo externo do abdome		(●)	●	●																					
		Reto do abdome		●	●	●																					
		Oblíquo interno do abdome			●	●	●	(●)												1							
		Transverso do abdome			●	●	●	(●)												1							
		Serrátil posterior inferior				●																					
Plexo lombar		Quadrado do lombo								●										1	2	3					
		Psoas menor								●										1	2						
		Psoas maior								●										1	2	3	4				

CÓDIGO
D Ramo primário dorsal
V Ramo primário ventral
A Divisão anterior
P Divisão posterior

DERMÁTOMOS

FIGURA 4.4 Nervos espinais e músculos do tronco e membros inferiores. © 2005 Florence P. Kendall.

ARTICULAÇÕES E MOVIMENTOS INTERVERTEBRAIS

DEFINIÇÕES

As definições a seguir são essenciais para a compreensão das funções dos músculos do tronco.

O **tronco** é composto por **tórax**, **abdome** e **pelve**. As partes torácica e lombar da coluna estão localizadas nas regiões torácica e abdominal, respectivamente. O termo **elevação de tronco** pode ser usado para descrever a elevação do tronco contra a força da gravidade a partir de várias posições: decúbito ventral, tronco elevado para trás; em decúbito lateral, tronco elevado lateralmente; e em decúbito dorsal, tronco elevado para a frente. Em posição ortostática, o termo também pode ser aplicado à elevação do tronco a partir de posições de inclinação anterior, lateral ou posterior de volta à posição ereta.

O tórax é **elevado** (levantado para cima e para a frente) pela extensão da parte torácica da coluna, que tira a caixa torácica de uma posição decaída. O tórax é **deprimido** quando o indivíduo assume uma posição curvada (sentado ou em pé) ou pode ser puxado para baixo pela ação de alguns músculos abdominais.

O tronco é unido às coxas pelas articulações do quadril. O movimento de flexão do quadril pode ser realizado movendo a parte anterior da coxa em direção à pelve (como na elevação anterior do membro inferior) ou inclinando a pelve anteriormente em direção à coxa (como no movimento de sentar).

ARTICULAÇÕES DA COLUNA VERTEBRAL

As articulações intervertebrais incluem as articulações sinoviais bilaterais dos arcos vertebrais (em que as facetas articulares inferiores de uma vértebra se unem às facetas articulares superiores da vértebra adjacente) e as articulações fibrosas entre sucessivos corpos vertebrais unidos por discos fibrocartilaginosos intervertebrais.

As articulações entre as duas primeiras vértebras da coluna são exceções à classificação geral. A **articulação atlanto-occipital**, que fica entre os côndilos do osso occipital e as facetas articulares superiores do atlas, é classificada como uma **articulação condiloide**. Os movimentos permitidos são a flexão e a extensão, com um movimento lateral muito leve. A **articulação atlan-** toaxial é composta por três articulações. As duas laterais se enquadram na descrição geral das articulações da coluna vertebral. A terceira, uma articulação mediana, é formada pela articulação entre o dente do áxis e a fóvea do dente do atlas. Esta é classificada como uma **articulação trocoide** e permite a rotação.

O movimento entre duas vértebras adjacentes é leve e determinado pela inclinação das facetas e pela flexibilidade dos discos intervertebrais. A amplitude de movimento da coluna como um todo, entretanto, é considerável e inclui flexão, extensão, flexão lateral e rotação.

MOVIMENTOS DA COLUNA VERTEBRAL

A lordose normal na região cervical leva a uma posição ligeiramente estendida.

Flexão

A flexão da região cervical corresponde ao movimento anterior da cabeça em direção ao tórax, diminuindo a curvatura lordótica normal. O movimento pode continuar até o ponto de retificar a região cervical (i.e., a amplitude máxima de flexão normal); em alguns casos, o movimento pode progredir até o ponto em que a coluna se curva convexamente para trás (i.e., uma posição de cifose). Gore et al., utilizando radiografias da região cervical, relataram que a cifose cervical é uma variante normal em indivíduos assintomáticos.[1] Harrison et al. usaram radiografias para observar o estresse produzido por diferentes posturas cervicais; descobriram que o estresse na região de cifose cervical era 6 a 10 vezes maior do que na região de lordose cervical.[2]

Na **região torácica**, a flexão da coluna é o movimento no sentido de *aumentar a cifose normal*. Na flexão normal, a coluna curva-se convexamente para trás, produzindo um contorno contínuo e suavemente arredondado em toda a área torácica.

Na **região lombar**, a flexão da coluna é o movimento no sentido de *diminuir a lordose normal*. Progride até o ponto de retificar ou aplanar a região lombar. Em condições normais, a região lombar não deve se curvar convexamente para trás, mas não é incomum encontrar flexão excessiva nessa região. Certos tipos de atividades ou exercícios (p. ex., exercícios abdominais convencionais feitos com joelhos em flexão) podem causar flexão além da amplitude normal e tornar as costas vulneráveis à tensão imposta por movimentos de levantamento de peso.

Em decúbito dorsal, a flexão normal permitirá uma curvatura do tronco suficiente para levantar as escápulas da superfície de apoio. A área da sétima vértebra cervical será elevada em aproximadamente 20 a 25 cm (Fig. 4.5).

Extensão

A extensão da coluna é o movimento da cabeça e do tronco para trás, enquanto a coluna se move na direção de curvar-se convexamente para a frente. A extensão da região cervical consiste no retorno da cabeça e da região cervical à posição anatômica a partir de uma posição flexionada.

Na **região torácica**, a extensão é o movimento da coluna no sentido de *diminuir a curvatura normal para trás*, endireitando a parte superior das costas. O movimento pode progredir até a posição reta (ou plana), mas normalmente não além disso.

Na **região lombar**, a extensão é o movimento no sentido de *aumentar a lordose normal* (Fig. 4.6). Ocorre ao curvar o tronco para trás ou inclinar a pelve para a frente. Como indicam as fotografias das Figuras 4.7 a 4.9, a amplitude de extensão é amplamente variável, dificultando o estabelecimento de um padrão para fins de medições. Além disso, essas variações podem existir sem queixas de dor ou incapacidade, tornando difícil determinar até que ponto o movimento limitado ou excessivo constitui um problema. Muitas vezes a avaliação da extensão das costas é imprecisa ou arbitrária.

Em decúbito ventral, a extensão normal permitirá que a cabeça e o tórax sejam elevados o suficiente para afastar o processo xifoide da maca em aproximadamente 5 a 10 cm (Fig. 4.8).

Hiperextensão

A **hiperextensão** da região cervical é o movimento no sentido de aumentar a lordose normal. Pode ocorrer pela inclinação da cabeça para trás, aproximando o occipúcio da sétima vértebra cervical. Também pode ocorrer com o indivíduo sentado ou em pé, arredondando a região torácica e anteriorizando a cabeça, trazendo a sétima vértebra cervical em direção ao occipúcio.

A hiperextensão da coluna (Fig. 4.9) é o movimento além da amplitude normal de movimento em extensão;

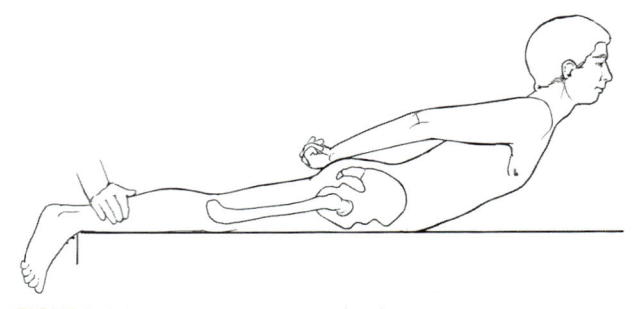

FIGURA 4.6   Extensão na região lombar.

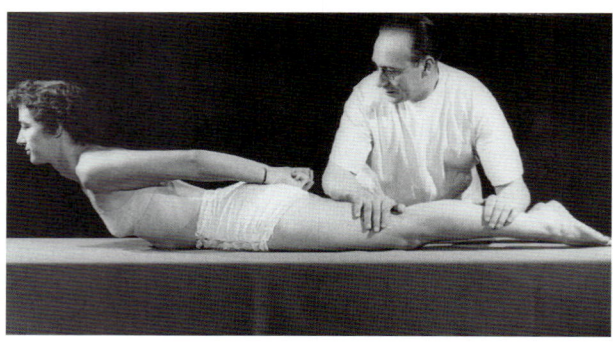

FIGURA 4.7   Amplitude de movimento de extensão das costas inferior à média, mas força muscular normal.

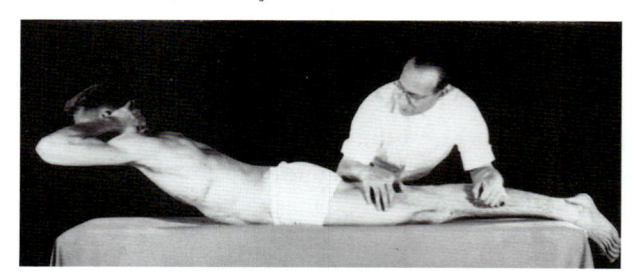

FIGURA 4.8   Amplitude de movimento de extensão das costas mediana, com espinhas ilíacas anterossuperiores em contato com a maca.

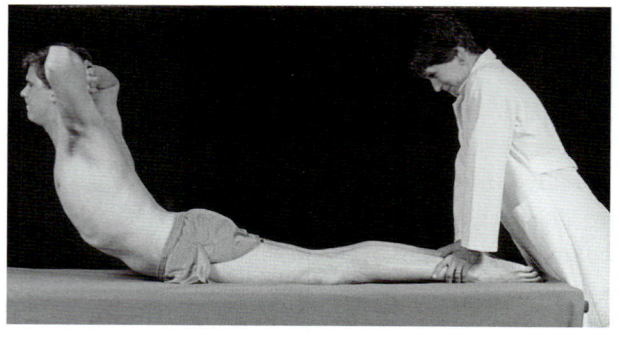

FIGURA 4.9   Amplitude de movimento de extensão das costas excessiva, somada à extensão da articulação do quadril que eleva as espinhas ilíacas anterossuperiores da maca. Este indivíduo é mergulhador e também apresenta uma flexão excessiva das costas.

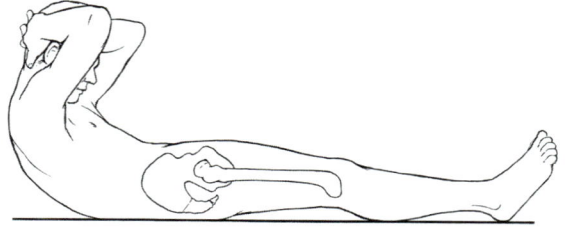

FIGURA 4.5   Flexão normal em decúbito dorsal.

também pode se referir a uma posição além da curvatura anterior normal. A hiperextensão pode variar de leve a extrema. A extensão excessiva em posição ortostática é obtida pela inclinação pélvica anterior e é uma posição de lordose. É importante notar que a amplitude de extensão das costas observada nos testes não se traduz automaticamente no mesmo grau de lordose na posição ortostática. Outros fatores, como o comprimento dos músculos flexores do quadril e a força muscular abdominal, também afetam a posição da região lombar.

Flexão lateral

A flexão lateral e a rotação são descritas separadamente, embora ocorram em combinação e não sejam consideradas movimentos puros.

A **flexão lateral** da coluna ocorre no plano coronal e o movimento no qual a cabeça e o tronco se curvam para um lado enquanto a coluna se curva convexamente para o lado oposto. Uma curva convexa para a direita equivale à flexão lateral para a esquerda. A partir de uma posição em pé, com os pés afastados a aproximadamente 10 cm, o corpo ereto e os braços ao lado do corpo, uma flexão lateral normal (i.e., inclinar-se diretamente para o lado) permitirá que as pontas dos dedos alcancem aproximadamente a altura do joelho.

Consistente com a geometria das facetas articulares cervicais, a flexão lateral ocorre principalmente entre o occipúcio e C1, e entre C1 e C2.[3] Ao observar a flexão lateral, é importante estabilizar as partes torácica e lombar da coluna, além de garantir que o movimento observado seja o de flexão lateral do pescoço, e não de elevação do ombro.[4]

A flexão lateral varia de acordo com a região da coluna. É mais livre nas regiões cervical e lombar e restrita na região torácica pela presença da caixa torácica.

Rotação

A **rotação** é um movimento no plano transverso. É mais livre na região torácica e leve na região lombar. A rotação cervical ocorre em torno de um eixo vertical entre C2 e C7.[5] Em razão da orientação coronal e oblíqua das articulações cervicais, a rotação cervical é combinada com a flexão lateral. A rotação na região cervical possibilita uma amplitude de movimento de aproximadamente 90° da cabeça e é chamada de rotação da face para a direita ou para a esquerda. A rotação das partes torácica e lombar da coluna segue a mesma convenção.

AMPLITUDE DE MOVIMENTO DO PESCOÇO

É importante manter uma boa amplitude de movimento do pescoço. Portanto, é aconselhável estabelecer e justificar um meio pelo qual possam ser realizadas medições para determinar a amplitude de movimento do pescoço em relação aos padrões estabelecidos.

Vários métodos têm sido empregados para medir a amplitude de movimento do pescoço: radiografias, goniômetros, eletrogoniômetros, inclinômetros, fitas métricas, aparelhos de amplitude de movimento cervical, ultrassonografia e instrumentação optoeletrônica digital, bem como estimativas simples do movimento observável.[6] A ampla variedade de instrumentos e a falta de procedimentos uniformes que têm sido usados tanto em estudos confiáveis como descritivos contribuíram para a ampla gama de normas publicadas para a amplitude de movimento ativa e passiva do pescoço. No entanto, a Tabela 4.1 fornece exemplos de três fontes concordantes entre si.

TABELA 4.1 Amplitude de movimento cervical: comparação de "normas"

Movimentos cervicais	Palmer e Eppler, 2. ed. (1998)[8]	Clarkson, 2. ed. (2000)[9]	Reese e Bandy (2002)[10]
Flexão	Cervical 0° a 45°	0° a 45°	0° a 45°-50°
Extensão	Cervical 0° a 45°	0° a 45°	0° a 45°-75°
Flexão lateral	0° a 45°-60°	0° a 45°	0° a 45°
Rotação	0° a 60°-75°	0° a 60°	0° a 80°

Fazer medições de um grande número de indivíduos não é a resposta, porque existem muitas variáveis. Dvorak et al. encontraram "diferenças significativas entre gêneros e décadas de idade".[7] Além disso, existem variações entre indivíduos de diferentes tipos de composição corporal.

É essencial que o indivíduo seja colocado o mais próximo possível do alinhamento postural ideal das partes torácica e cervical da coluna antes de realizar medições de amplitude de movimento. Começar em uma posição de anteriorização da cabeça limitará o movimento em todos os planos.

Se a região torácica estiver rígida em uma posição de cifose, a mobilização de tecidos moles e o alongamento leve de músculos extensores encurtados do pescoço podem ser apenas paliativos, embora ainda valham a pena. Se a postura da região torácica for habitualmente inadequada, mas o indivíduo for capaz de assumir um alinhamento normal, deve-se direcionar os esforços a manter o alinhamento ideal. O uso temporário de um suporte para ajudar a corrigir desvios posturais do ombro e da região torácica pode ser benéfico.

AMPLITUDE DE MOVIMENTO DO TRONCO

Flexão e extensão

As inclinações para a frente e para trás são usadas para avaliar a amplitude de movimento em flexão e extensão da coluna vertebral. Existem diversas variações desses testes.

Amplitude de movimento de flexão do tronco

A posição de inclinação para a frente com o indivíduo *sentado com os membros inferiores estendidos* envolve a flexão da articulação do quadril associada à flexão das costas. Deve-se tentar desconsiderar o movimento da articulação do quadril ao observar o contorno das costas (ver mais adiante a seção sobre Amplitude normal de movimento).

A amplitude de movimento e o contorno das costas também podem ser observados solicitando ao indivíduo *em pé* que curve o tronco para a frente. Contudo, essa posição de teste tem certas desvantagens. Se a pelve não estiver nivelada ou estiver rodada, o plano de inclinação anterior será alterado e o teste não será tão satisfatório quanto o realizado na posição sentada com os membros

inferiores estendidos, na qual a pelve está nivelada e a rotação é mais bem controlada.

Para avaliar a flexão das costas sem flexão associada da articulação do quadril, coloque o indivíduo em decúbito dorsal, apoiado nos antebraços, com os cotovelos flexionados em ângulo reto e os braços próximos ao corpo (Fig. 4.10). Se o indivíduo for capaz de flexionar a coluna nessa posição com a pelve apoiada na maca (i.e., sem flexão do quadril), a amplitude de movimento é considerada boa.

Às vezes é necessário verificar passivamente a amplitude de flexão das costas. Com o indivíduo em decúbito dorsal, o examinador eleva a parte superior do tronco em flexão até a máxima amplitude de movimento do indivíduo. Este deve estar relaxado para que o examinador alcance uma flexão completa.

Amplitude de movimento de extensão do tronco

Como os músculos lombares raramente estão fracos, a amplitude de extensão das costas pode ser determinada pelo teste de força ativa em decúbito ventral. Seja a amplitude de movimento normal, limitada ou excessiva, o indivíduo é capaz de se mover ao longo da amplitude existente. As espinhas ilíacas anterossuperiores não devem ser elevadas da maca durante a extensão das costas, porque isso adiciona a extensão do quadril à amplitude de movimento de extensão das costas (Fig. 4.11).

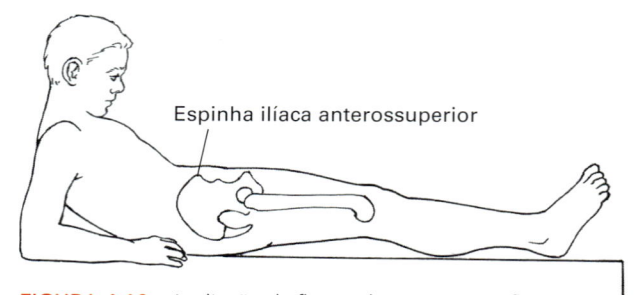

Espinha ilíaca anterossuperior

FIGURA 4.10 Avaliação da flexão das costas sem flexão associada da articulação do quadril.

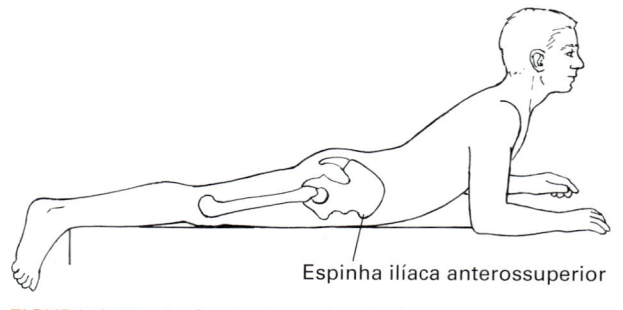

Espinha ilíaca anterossuperior

FIGURA 4.11 Avaliação da amplitude de extensão das costas pelo teste ativo de força muscular em decúbito ventral.

Em geral, verifica-se a extensão das costas na posição *ortostática*. O teste é útil como avaliação geral, mas não é muito específico. Oscilar os quadris para a frente é quase uma necessidade a fim de manter o equilíbrio durante a inclinação para trás, mas isso adiciona o elemento de extensão do quadril ao teste, ou os joelhos precisam flexionar um pouco se o quadril não se estender.

De maneira semelhante ao teste para determinar a amplitude de movimento em flexão da coluna, pode-se fazer um teste para determinar a amplitude em extensão da coluna. O indivíduo se deita em decúbito ventral sobre uma maca, apoiado nos antebraços, com os cotovelos flexionados em ângulo reto e os braços próximos ao corpo. Se ele puder estender a coluna o suficiente para apoiar-se nos antebraços com a pelve apoiada na maca (i.e., espinhas ilíacas anterossuperiores sobre a maca), a amplitude de movimento em extensão é considerada boa.

Ocasionalmente é necessário determinar a quantidade de extensão passiva das costas com o indivíduo em decúbito ventral sobre a maca, levantando-o em extensão ao longo da amplitude de movimento disponível.

A instabilidade escapular e, especificamente, a fraqueza do músculo serrátil anterior podem interferir no teste de extensão das costas, como visto na Figura 4.12.

> **Observação:** Indivíduos que apresentam esse tipo de fraqueza não são capazes de realizar o tradicional exercício de flexão de braços (*push-up*).

MOVIMENTOS DA COLUNA VERTEBRAL E DA PELVE

A inclinação para trás na posição em pé (Fig. 4.13) exige que a pelve e as coxas sejam deslocadas para a frente a fim de manter o equilíbrio. A extensão da coluna deve ser diferenciada da inclinação para trás do corpo. A extensão da coluna depende da amplitude de movimento disponível na coluna e do comprimento dos músculos abdominais. A inclinação para trás do corpo depende destes e também do comprimento dos músculos flexores do quadril.

O indivíduo da Figura 4.14 não está tentando tocar o chão com as pontas dos dedos, o que exigiria maior flexão na articulação do quadril, mas flexionou totalmente a coluna. A flexão da coluna é normal, conforme

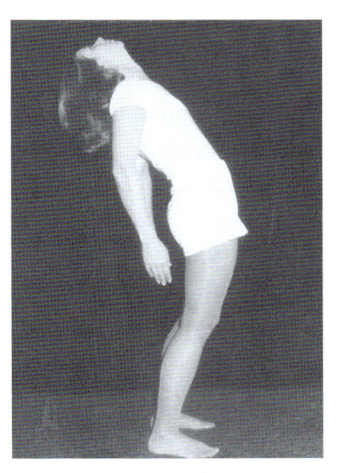

FIGURA 4.13 Inclinação para trás na posição ortostática.

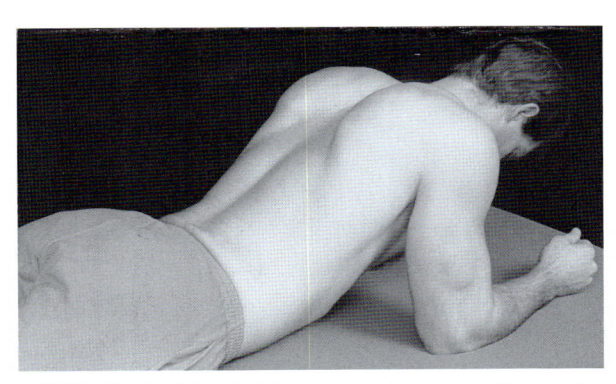

FIGURA 4.12 A instabilidade escapular e, especificamente, a fraqueza do músculo serrátil anterior podem interferir no teste de extensão das costas.

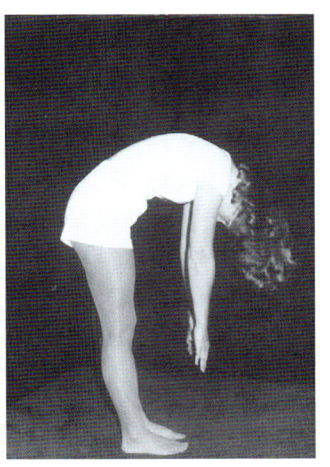

FIGURA 4.14 Flexão total da coluna, sem tocar o chão.

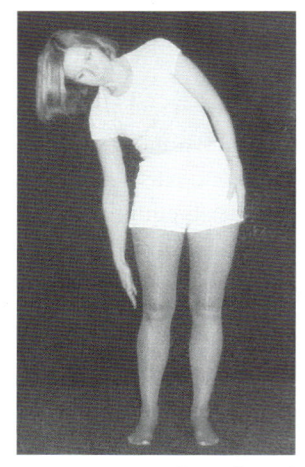

FIGURA 4.15 Flexão lateral da coluna.

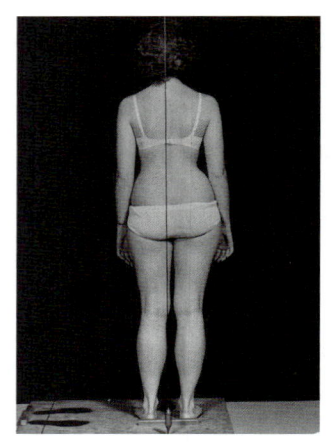

FIGURA 4.16 Com o quadril elevado à direita, a coluna já está em flexão lateral.

indicado pela coluna lombar retificada e pela presença de uma curvatura suave e contínua na região torácica (ver a flexão excessiva e limitada da região lombar).

A flexão lateral da coluna depende da amplitude de movimento disponível na coluna e do comprimento dos músculos flexores laterais do tronco do lado oposto (Fig. 4.15). A inclinação lateral do corpo depende destes e também do comprimento dos músculos abdutores do quadril do lado oposto. Para usar a inclinação lateral a fim de medir a flexão lateral, a pelve deve estar nivelada e os pés afastados a uma distância padronizada.

O indivíduo da Figura 4.16 apresenta uma elevação no quadril direito. Se ele inclinasse lateralmente e fosse medida a distância das pontas dos dedos até o chão, a medida seria menor à direita do que à esquerda. Se essas medidas fossem então interpretadas como representativas da flexão lateral da coluna, seriam registradas – erroneamente – como uma flexão lateral mais limitada à direita do que à esquerda. Em virtude da elevação do quadril direito, a coluna já está em flexão lateral, de modo que o ombro e o braço não se moverão para baixo tanto quanto ocorreria se a pelve estivesse nivelada.

Medições precisas da extensão e flexão da coluna, bem como da flexão lateral, não devem incluir movimentos nas articulações do quadril, que ocorrem nos movimentos de inclinação ilustrados na Figura 4.17. Desenvolveram-se vários aparelhos na esperança de obter medições objetivas representativas. Goniômetros, inclinômetros, réguas flexíveis, fitas métricas e radiografias têm sido utilizados em um esforço para estabelecer um método adequado de medição. Contudo, sem primeiro definir qual seria a flexão normal da região lombar, as medidas podem não ser relevantes.

Pelve

A posição neutra da pelve é aquela em que as espinhas ilíacas anterossuperiores estão em um mesmo plano

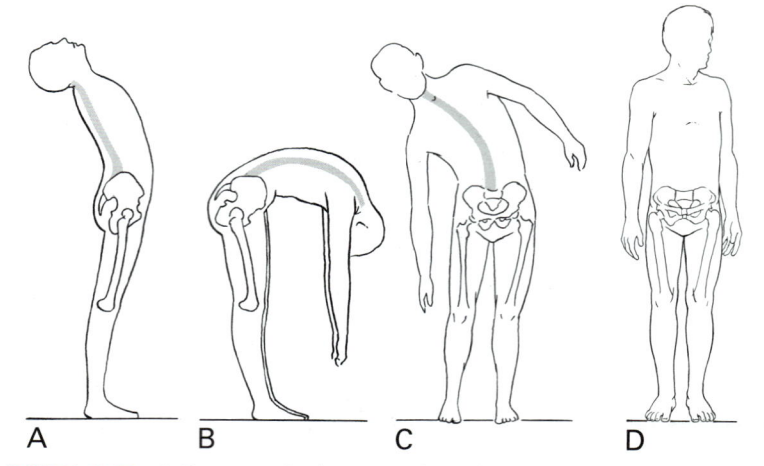

FIGURA 4.17 *A*: Extensão; *B*: Flexão; *C*: Flexão lateral; *D*: Rotação.

transverso e as espinhas e a sínfise púbica estão no mesmo plano vertical. A inclinação pélvica anterior é a posição da pelve na qual o plano vertical que passa pelas espinhas ilíacas anterossuperiores é anterior ao plano vertical que passa pela sínfise púbica. A inclinação pélvica posterior é uma posição da pelve na qual o plano vertical que passa pelas espinhas ilíacas anterossuperiores é posterior ao plano vertical que passa pela sínfise púbica. Na posição ortostática, a inclinação pélvica anterior está associada à hiperextensão da região lombar e à flexão das articulações do quadril, enquanto a inclinação pélvica posterior está associada à flexão da região lombar e à extensão das articulações do quadril.

Na **inclinação pélvica lateral**, a pelve não está nivelada quando se comparam ambos os lados; em vez disso, uma espinha ilíaca anterossuperior está mais alta que a outra. Na posição ortostática, a inclinação pélvica lateral está associada à flexão lateral da região lombar, e à adução e abdução das articulações do quadril. Por exemplo, em uma inclinação pélvica lateral em que o lado direito está mais alto que o esquerdo, a região lombar está flexionada lateralmente, resultando em uma curva convexa para a esquerda. A articulação do quadril direita está em adução e a esquerda em abdução (ver Fig. 4.18).

A pelve está em posição neutra, e a região lombar tem uma curvatura anterior normal (Fig. 4.19).

A pelve está em uma inclinação posterior de 10°, e a região lombar está retificada, ou seja, está em flexão normal (Fig. 4.20).

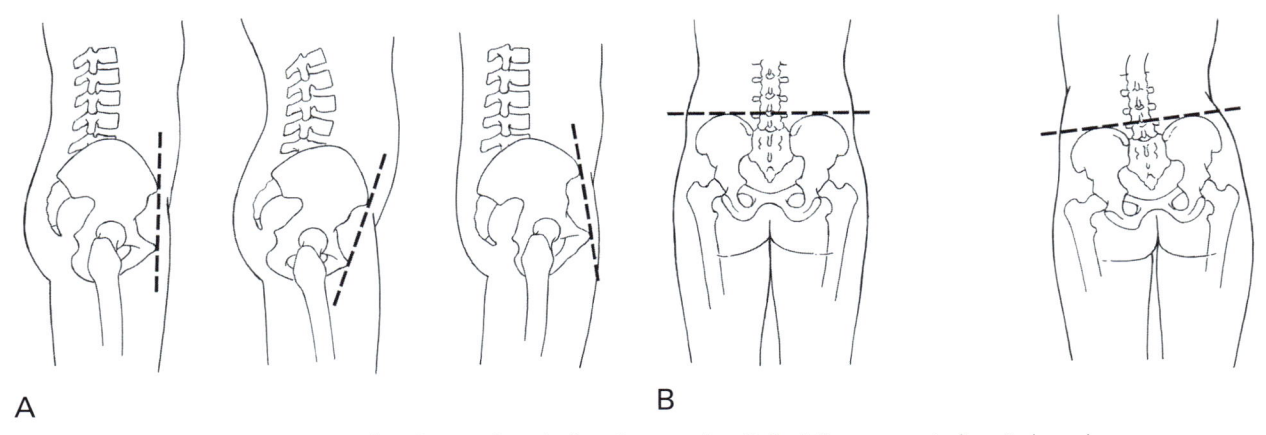

A   B

FIGURA 4.18   *A*: Posição neutra, inclinação anterior e inclinação posterior; *B*: Posição neutra e inclinação lateral.

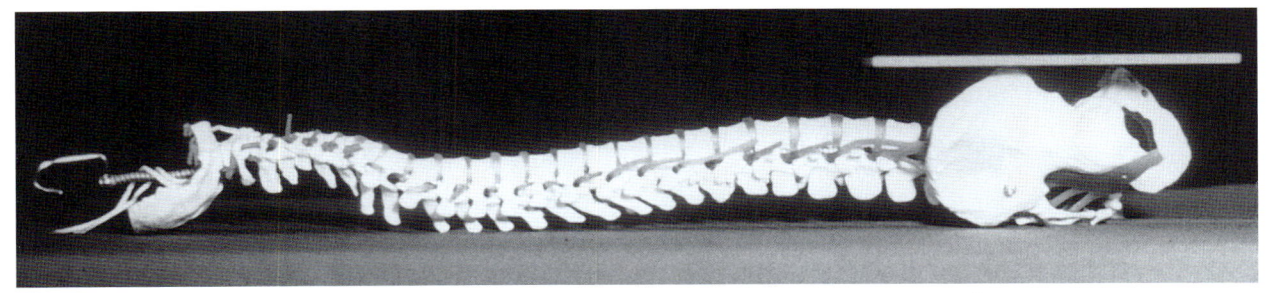

FIGURA 4.19   A pelve está em posição neutra e a região lombar tem uma curvatura anterior normal.

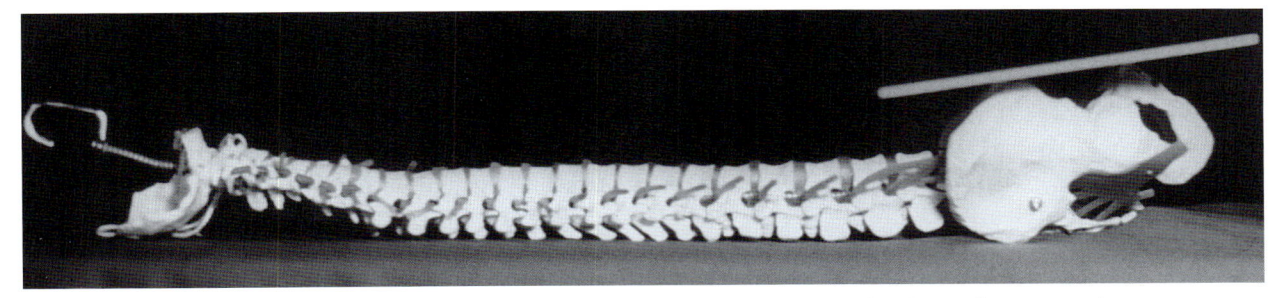

FIGURA 4.20   A pelve está inclinada posteriormente em 10° e a região lombar está retificada (i.e., flexão normal).

SEÇÃO III

SEÇÃO III

MÚSCULOS E TESTES MUSCULARES

MÚSCULOS DO PESCOÇO

Origens e inserções

A Tabela 4.2 mostra as origens e inserções de músculos específicos ilustrados nas Figuras 4.21 e 4.22.

Ações e inervação

A Tabela 4.3 lista as ações específicas dos músculos e suas respectivas inervações.

Músculos anteriores e laterais do pescoço

Ver as Tabelas 4.2 e 4.3, que descrevem as origens, inserções, ações e a inervação dos músculos mostrados na Figura 4.21.[11]

TABELA 4.2   Origem e inserção dos músculos da região cervical

Músculo	Origem	Inserção
Reto posterior menor da cabeça	Tubérculo no arco posterior do atlas	Parte medial da linha nucal inferior do osso occipital
Reto posterior maior da cabeça	Processo espinhoso do áxis	Parte lateral da linha nucal inferior do osso occipital
Oblíquo superior da cabeça	Superfície superior do processo transverso do atlas	Entre as linhas nucais superior e inferior do osso occipital
Oblíquo inferior da cabeça	Ápice do processo espinhoso do áxis	Parte inferoposterior do processo transverso do atlas
Longo da cabeça	Tubérculos anteriores dos processos transversos da terceira à sexta vértebras cervicais	Superfície interna da parte basilar do osso occipital
Longo do pescoço	*Parte oblíqua superior:* Tubérculos anteriores dos processos transversos da terceira à quinta vértebras cervicais *Parte oblíqua interna:* Superfície anterior dos corpos das primeiras duas ou três vértebras torácicas. *Parte vertical:* Superfície anterior dos corpos das três primeiras vértebras torácicas e das três últimas vértebras cervicais	Tubérculo no arco anterior do atlas Tubérculos anteriores dos processos transversos da quinta e sexta vértebras cervicais Superfície anterior dos corpos da segunda à quarta vértebras cervicais
Reto anterior da cabeça	Raiz do processo transverso; superfície anterior do atlas	Superfície interna da parte basilar do osso occipital
Reto lateral da cabeça	Superfície superior do processo transverso do atlas	Superfície inferior do processo jugular do osso occipital
Platisma	Fáscia que recobre as partes superiores dos músculos peitoral maior e deltoide	Margem inferior da mandíbula; pele da parte inferior do rosto e canto da boca
Esternocleidomastóideo	*Cabeça medial ou esternal:* Parte cranial do manúbrio do esterno *Cabeça lateral ou clavicular:* 1/3 medial da clavícula	Superfície lateral do processo mastoide; 1/2 lateral da linha nucal superior do osso occipital
Escaleno anterior	Tubérculos anteriores dos processos transversos da terceira à sexta vértebras cervicais	Tubérculo escaleno e crista cranial da primeira costela

(continua)

TABELA 4.2 Origem e inserção dos músculos da região cervical *(continuação)*

Músculo	Origem	Inserção
Escaleno médio	Tubérculos posteriores dos processos transversos da segunda à sétima vértebras cervicais	Primeira costela, superfície cranial entre o tubérculo e o sulco subclávio
Escaleno posterior	Por dois ou três tendões a partir dos tubérculos posteriores dos processos transversos das últimas duas ou três vértebras cervicais	Superfície externa da segunda costela
Trapézio, descendente	Protuberância occipital externa, 1/3 medial da linha nucal superior, ligamento nucal e processo espinhoso da sétima vértebra cervical	1/3 lateral da clavícula; acrômio da escápula

TABELA 4.3 Ações e inervações dos músculos da região cervical

Músculo	Ação bilateral		Ação unilateral	Rotação		Nervos
	Extensão	Flexão	Flexão lateral	Mesmo lado	Contralateral	
Reto posterior menor da cabeça	X					Suboccipital
Reto posterior maior da cabeça	X			X		Suboccipital
Oblíquo superior da cabeça	X		X			Suboccipital
Oblíquo inferior da cabeça				X		Suboccipital
Longo da cabeça		X		X		Cervical, 1-3
Longo do pescoço		X	X	X		Cervical, 2-7
Reto anterior da cabeça		X		X		Cervical, 1, 2
Reto lateral da cabeça			X			Cervical, 1, 2
Platisma		X				Facial
Esternocleidomastóideo	X	X	X		X	Acessório e cervical, 1, 2
Escaleno anterior		X	X		X	Cervical, inferior
Escaleno médio			X		X	Cervical, inferior
Escaleno posterior			X		X	Cervical, 6-8
Trapézio, descendente	X		X		X	Craniano, 1 Cervical, 3, 4

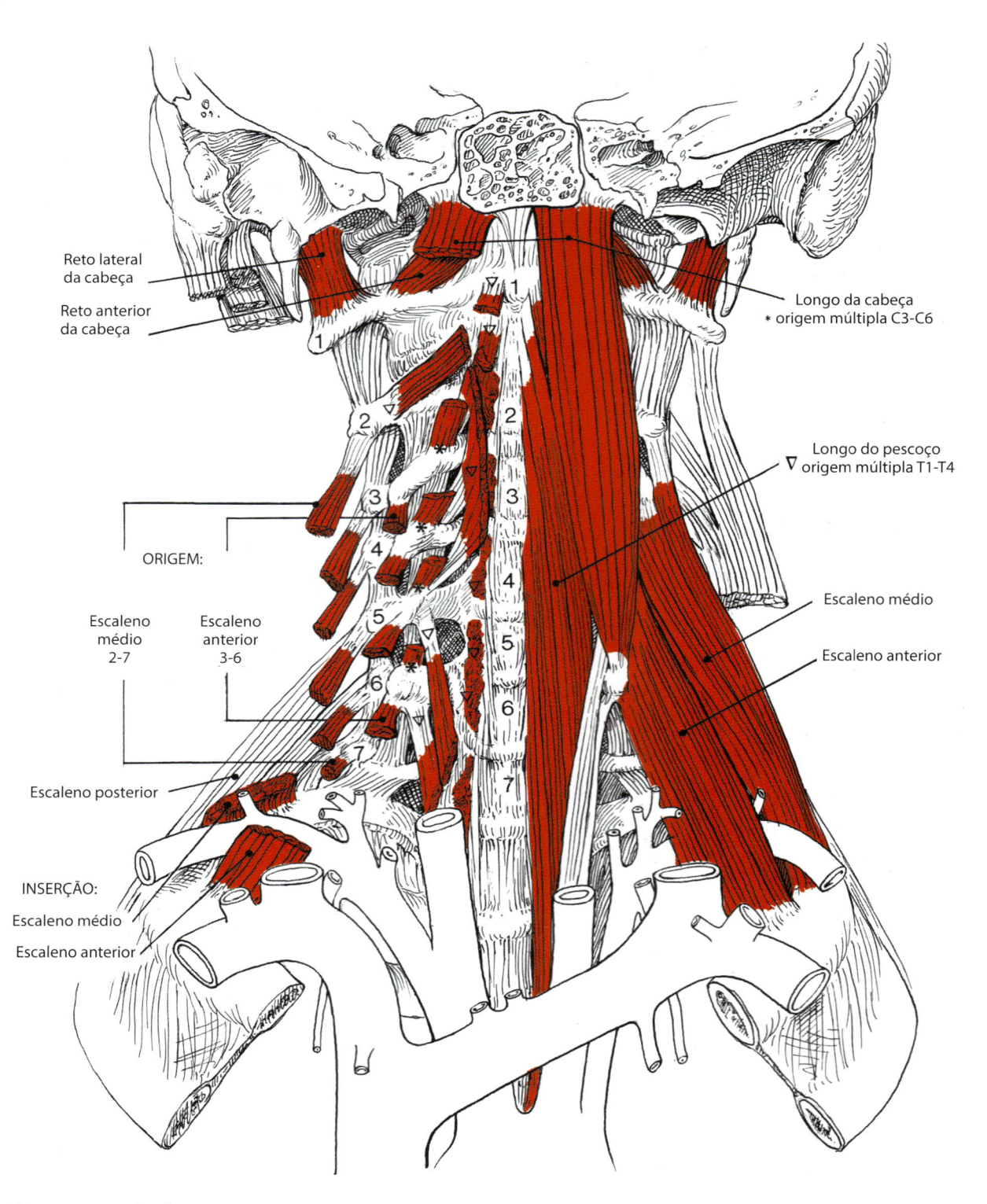

FIGURA 4.21 Músculos anteriores e laterais do pescoço.

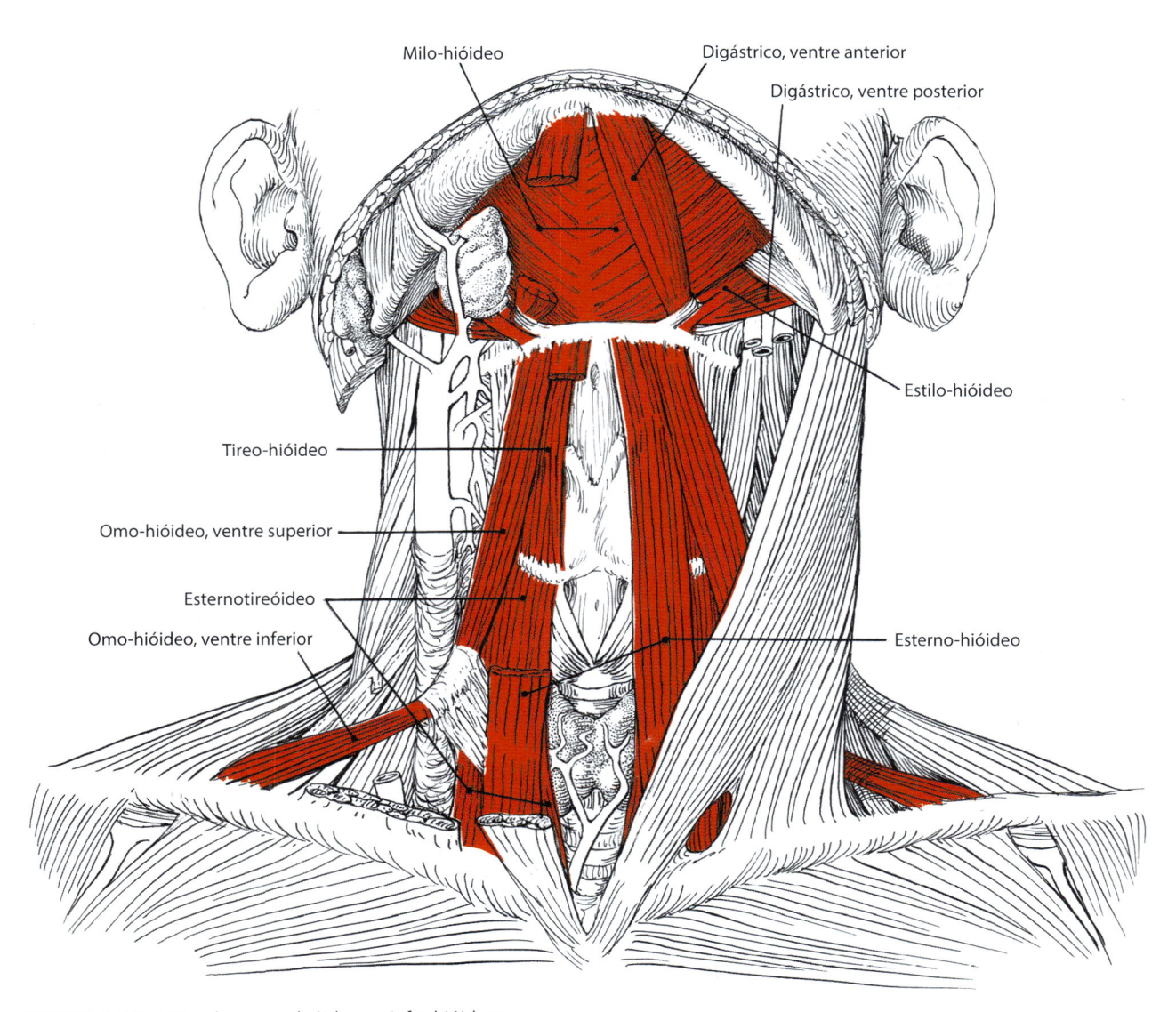

Milo-hióideo

Digástrico, ventre anterior

Digástrico, ventre posterior

Estilo-hióideo

Tireo-hióideo

Omo-hióideo, ventre superior

Esternotireóideo

Omo-hióideo, ventre inferior

Esterno-hióideo

FIGURA 4.22 Músculos supra-hióideos e infra-hióideos.

Extensores do pescoço

Músculos supra-hióideos e infra-hióideos

A Figura 4.22 ilustra os músculos supra-hióideos e infra-hióideos. Ver também a Tabela 3.2 no Capítulo 3 para saber as origens, inserções, ações, inervação e funções na deglutição desses músculos.[11]

Extensão e flexão da região cervical

Um indivíduo com flexibilidade normal foi fotografado e radiografado em cinco posições do pescoço (Fig. 4.23A-J). Colocaram-se marcadores na linha do cabelo e acima de C7.

Extensão da região cervical ao inclinar posteriormente a cabeça (Fig. 4.23A). Observe a aproximação dos marcadores na Figura 4.23B.

Extensão da região cervical em uma típica postura de anteriorização da cabeça (Fig. 4.23C, D). Observe a semelhança na curvatura e nas posições dos marcadores com aqueles da Figura 4.23A. Frequentemente, essa postura desleixada é erroneamente chamada de flexão da cervical baixa e extensão da cervical alta. No entanto, a extensão é mais pronunciada na região cervical baixa do que na alta.

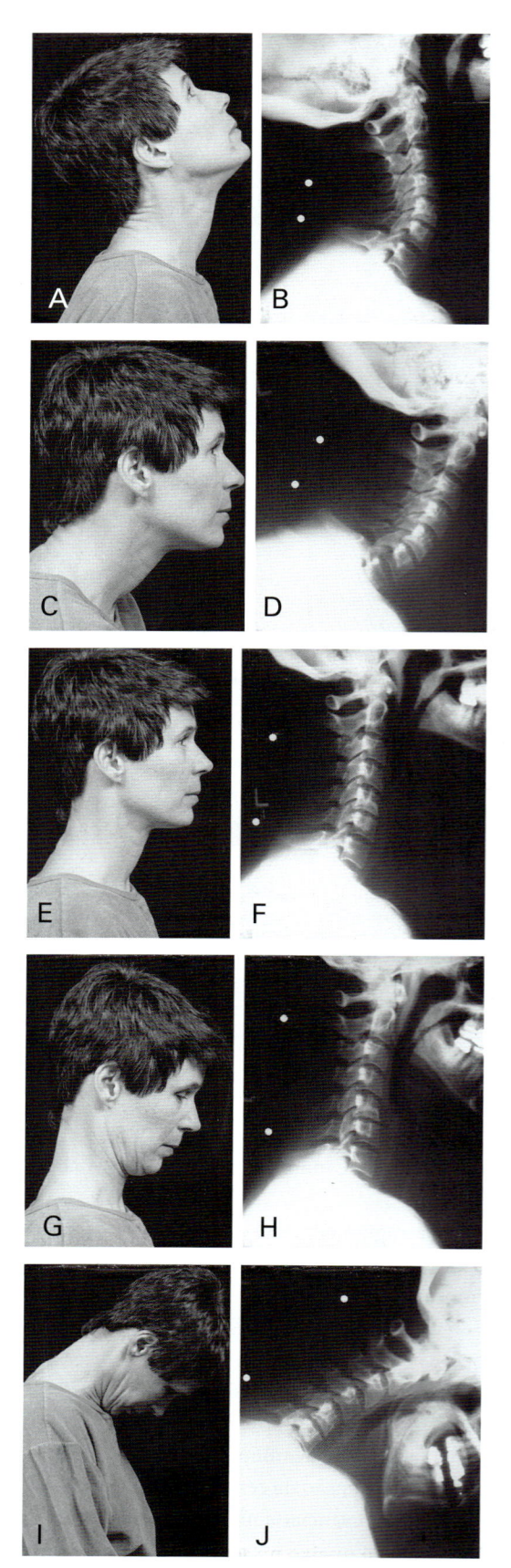

As Figuras 4.23 E e F ilustram um bom alinhamento da região cervical.

Flexão (achatamento) da região cervical ao inclinar anteriormente a cabeça (Fig. 4.23 G e H).

A flexão das partes cervical e torácica alta da coluna ocorre quando o queixo é trazido em direção ao tórax (Fig. 4.23 I e J).

Posições inadequadas de cabeça e pescoço

Região cervical, posições adequada e inadequada: Na Figura 4.24A, o indivíduo está sentado ereto, com a cabeça e a parte superior do tronco bem alinhadas. Na Figura 4.24B, o mesmo indivíduo está sentado em uma posição desleixada típica, com a parte superior das costas arredondada e a cabeça anteriorizada. Conforme ilustrado, a região cervical está em extensão.

Região cervical, extensão: Na Figura 4.25, parte A, a cabeça está inclinada para trás, a região cervical está hiperestendida e o tórax e os ombros estão elevados.

Região cervical, retificada (flexionada): Na Figura 4.25, parte B, a cabeça está levemente inclinada para a frente, as escápulas estão proeminentes e a parte superior das costas está retificada.

Cabeça anteriorizada com tentativa de correção: Na Figura 4.25, parte C, o indivíduo aparentemente está tentando corrigir o que é basicamente uma posição anteriorizada. A curvatura do pescoço começa de forma típica na região cervical baixa, mas ocorre uma angulação acentuada aproximadamente na altura da sexta vértebra cervical. Acima desse nível, a curva parece estar bastante diminuída. O queixo é pressionado contra a frente da garganta. Essa posição do pescoço distorcida, em vez de corrigida, resulta de uma falha em corrigir a posição inadequada da parte superior do tronco relacionada.

Cabeça muito anteriorizada: Na Figura 4.25, parte D, o indivíduo mostra um alinhamento extremamente inadequado do pescoço e da região torácica. O grau de deformidade na região torácica sugere uma epifisite. Esse paciente foi tratado para dor na região posterior do pescoço e occipital.

FIGURA 4.23 Extensão e flexão da parte cervical da coluna.

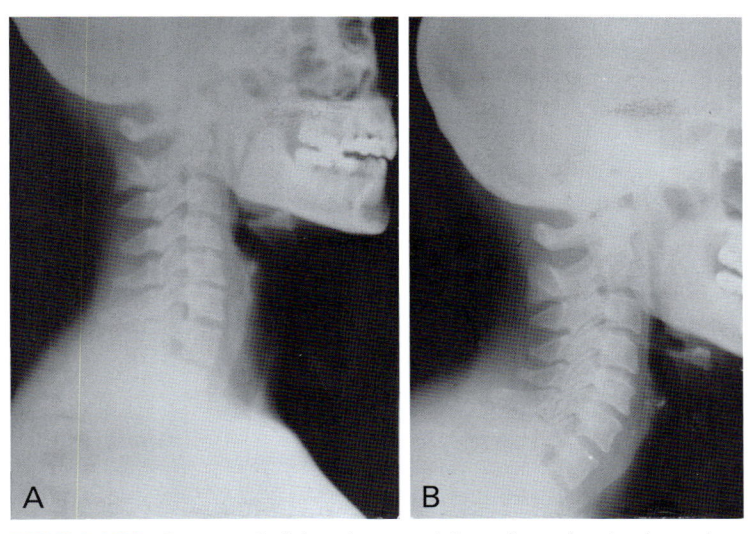

FIGURA 4.24 Parte cervical da coluna: posições adequada e inadequada.

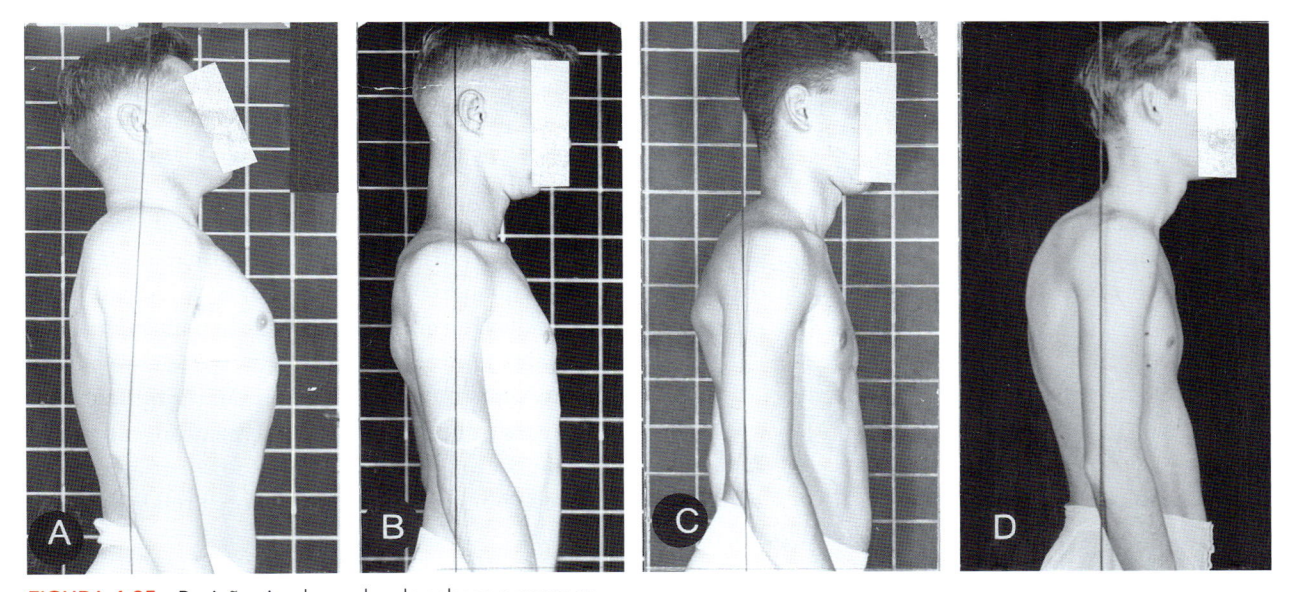

FIGURA 4.25 Posições inadequadas de cabeça e pescoço.

TESTES DOS MÚSCULOS DO PESCOÇO

Flexores anteriores do pescoço

Paciente: Em decúbito dorsal, com os cotovelos flexionados e as mãos acima da cabeça, apoiadas na maca (Fig. 4.26).

Fixação: Os músculos abdominais anteriores devem ser fortes o suficiente para proporcionar fixação anterior do tórax à pelve antes que a cabeça possa ser elevada pelos músculos flexores do pescoço. Se os músculos abdominais estiverem fracos, o examinador pode fornecer fixação exercendo uma pressão firme e descendente sobre o tórax. Crianças por volta de 5 anos ou menos devem receber fixação do tórax pelo examinador.

Teste: Flexão do pescoço elevando a cabeça da maca, com o queixo deprimido e próximo do esterno.

Pressão: Contra a testa no sentido posterior (ver Gradação, a seguir).

Teste modificado: Nos casos de fraqueza acentuada, peça ao paciente que tente retificar a região cervical sobre a maca, aproximando o queixo do esterno.

Pressão: Contra o queixo no sentido da extensão do pescoço.

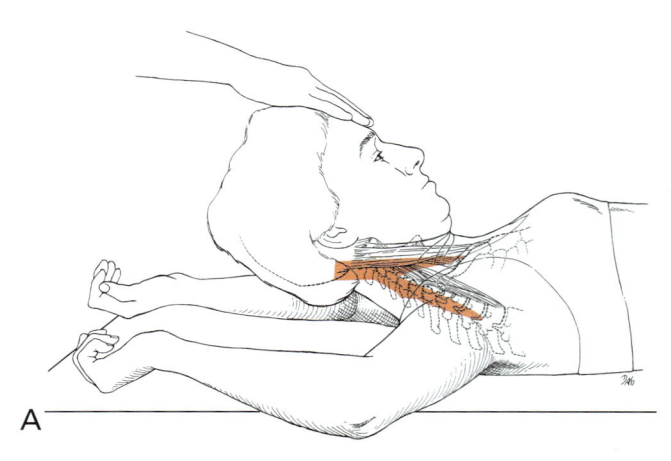
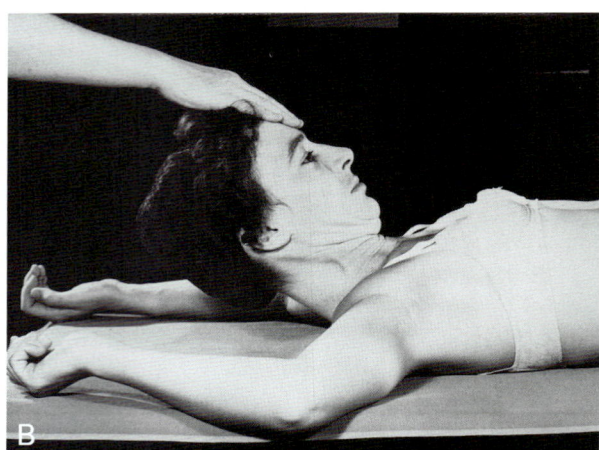

> **Observações:** Os músculos flexores anteriores do pescoço são o longo da cabeça, o longo do pescoço e o reto anterior da cabeça. Nesse movimento, eles são auxiliados pelos músculos esternocleidomastóideo, escalenos anteriores, supra-hióideos e infra-hióideos. O músculo platisma também tentará auxiliar quando os flexores estiverem muito fracos.

Fraqueza: Hiperextensão da região cervical, que resulta em uma posição de anteriorização da cabeça.

Contratura: A contratura em flexão do pescoço é rara, exceto unilateralmente, como no caso de um **torcicolo**.

Erro ao testar os músculos flexores do pescoço

Se os músculos flexores anteriores do pescoço estiverem fracos e os esternocleidomastóideos fortes, o indivíduo é capaz de elevar a cabeça da maca (conforme ilustrado na Fig. 4.27A, B) e mantê-la contra pressão. No entanto, esse não é um teste preciso para os músculos flexores do pescoço, porque a ação é realizada principalmente pelos esternocleidomastóideos, auxiliados pelos escalenos anteriores e pelas porções claviculares do trapézio descendente.

Gradação: Como a maioria dos graus máximos (10) se baseia em padrões de adultos, é necessário reconhecer quando um grau inferior a 10 é normal para crianças de determinada idade. Isso é particularmente verdadeiro em relação à força da parte anterior do pescoço e dos músculos abdominais. O tamanho da cabeça e do tronco em relação aos membros inferiores, bem como a longa envergadura e a protrusão normal da parede abdominal, afetam a força relativa desses músculos.

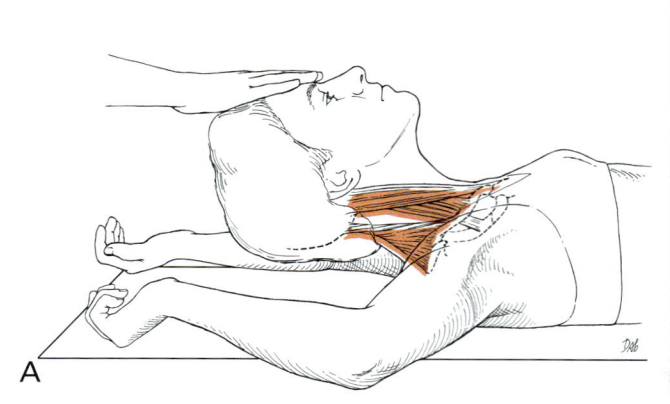
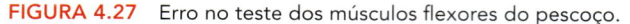
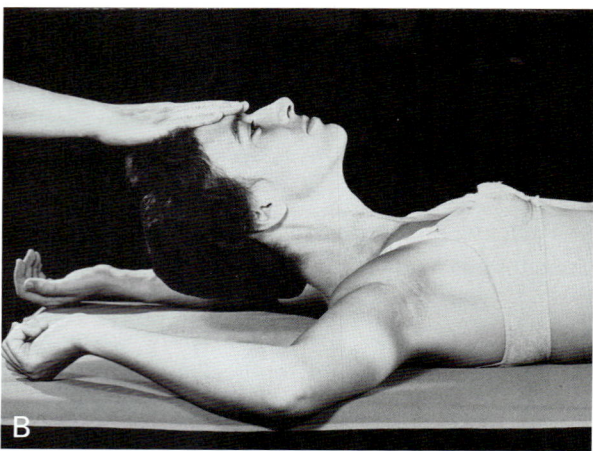

Flexores anterolaterais do pescoço

Os músculos que atuam neste teste são principalmente o esternocleidomastóideo e o escaleno.

Paciente: Em decúbito dorsal, com os cotovelos flexionados e as mãos nas laterais da cabeça, apoiadas na maca (Fig. 4.28A, B).

Fixação: Se os músculos abdominais anteriores estiverem fracos, o examinador pode fornecer fixação exercendo uma pressão firme e descendente sobre o tórax.

Teste: Flexão anterolateral do pescoço.

Pressão: Contra a região temporal da cabeça em uma direção obliquamente posterior.

> **Observações:** No caso de músculos do pescoço fortes o suficiente para manter a posição, mas não o suficiente para flexionar completamente, o paciente é capaz de elevar a cabeça da maca levantando os ombros. O paciente fará isso especialmente durante os testes dos músculos flexores do pescoço direito e esquerdo, colocando algum peso no cotovelo ou na mão a fim de levantar o ombro da maca. Para evitar isso, mantenha os ombros apoiados na maca.

Contratura e fraqueza: Uma contratura do músculo esternocleidomastóideo direito produz um torcicolo à direita. O rosto fica voltado para a esquerda e a cabeça inclinada para a direita. Assim, um torcicolo à direita produz uma escoliose cervical que é convexa para a esquerda, com o esternocleidomastóideo esquerdo em alongamento excessivo e fraqueza.

A contratura do esternocleidomastóideo esquerdo, com fraqueza do direito, produz torcicolo à esquerda com escoliose cervical convexa para a direita.

Em um paciente com postura habitualmente inadequada e anteriorização da cabeça, os músculos esternocleidomastóideos permanecem em posição encurtada e tendem a desenvolver encurtamento.

Extensores posterolaterais do pescoço

Os músculos que atuam neste teste (Fig. 4.29A, B) são principalmente o esplênio da cabeça e do pescoço, o semiespinal da cabeça e do pescoço e os eretores da espinha da região cervical.

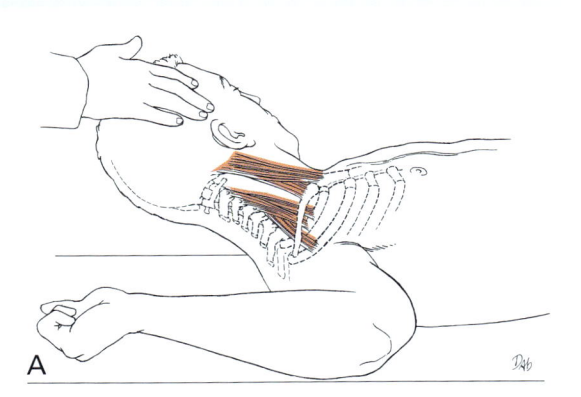

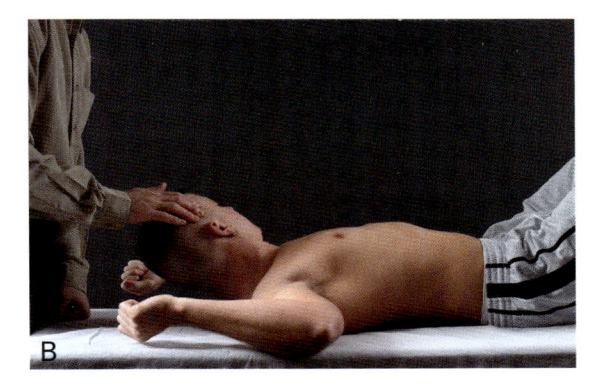

FIGURA 4.28 Flexores anterolaterais do pescoço.

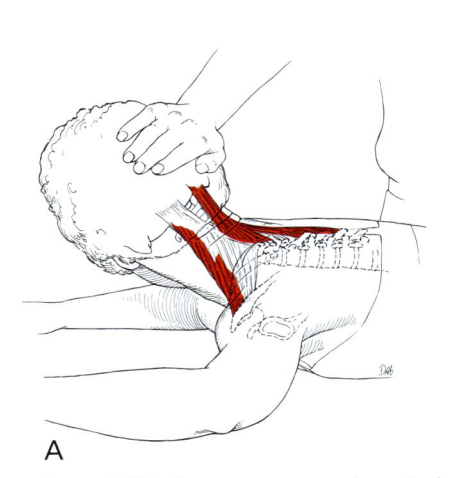

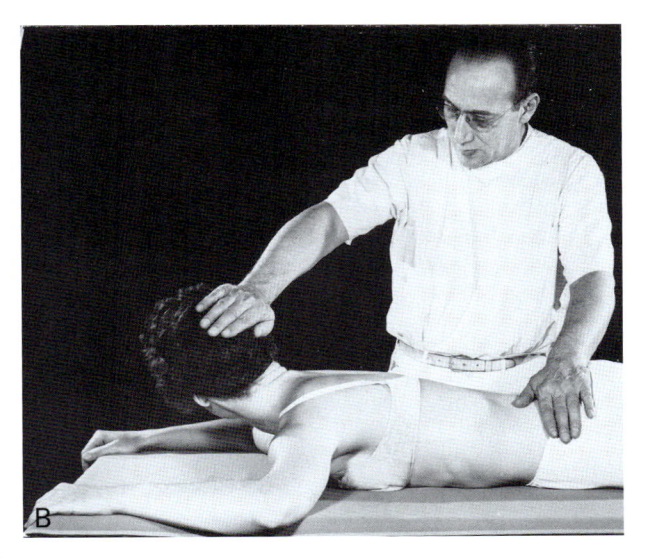

FIGURA 4.29 Extensores posterolaterais do pescoço.

Paciente: Em decúbito dorsal, com os cotovelos flexionados e as mãos acima da cabeça, apoiadas na maca.

Fixação: Não é necessária.

Teste: Extensão posterolateral do pescoço, com a face voltada para o lado que está sendo testado (ver *Observação*).

Pressão: Contra o aspecto posterolateral da cabeça, no sentido anterolateral.

Encurtamento: No torcicolo à esquerda, os músculos esplênio da cabeça direito e trapézio descendente esquerdo em geral estão encurtados, assim como o esternocleidomastóideo. Os músculos opostos estão encurtados no torcicolo à direita.

> **Observação:** O músculo trapézio descendente, que também é um extensor posterolateral do pescoço, é testado com a face voltada para o lado que está sendo testado.

Trapézio descendente

Paciente: Sentado.

Fixação: Não é necessária.

Teste: Elevação da extremidade acromial da clavícula e escápula e extensão posterolateral do pescoço, trazendo o occipúcio em direção ao ombro elevado com a face voltada no sentido oposto.

O músculo trapézio descendente pode ser diferenciado dos demais levantadores da escápula por ser o único que eleva a extremidade acromial da clavícula e da escápula. Também roda a escápula para cima à medida que ela se eleva, em contraste com a elevação reta que ocorre quando todos os elevadores se contraem, como ao "dar de ombros" (Fig. 4.30).

Pressão: Contra o ombro no sentido da depressão e contra a cabeça no sentido da flexão anterolateral.

Fraqueza: Unilateralmente, a fraqueza diminui a capacidade de aproximar o acrômio e o occipúcio. Bilateralmente, a fraqueza diminui a capacidade de estender a região cervical (p. ex., elevar a cabeça do apoio em decúbito ventral).

Encurtamento: Resulta em elevação do cíngulo do membro superior (comumente observada em lutadores e nadadores). Em uma postura inadequada envolvendo anteriorização da cabeça e hipercifose, a região cervical está em extensão e os músculos trapézio descendente estão em uma posição encurtada.

Contratura: A contratura unilateral é frequentemente observada em casos de torcicolo. Por exemplo, a contratura do músculo trapézio descendente em geral está associada à contratura dos músculos esternocleidomastóideo e escaleno direitos.

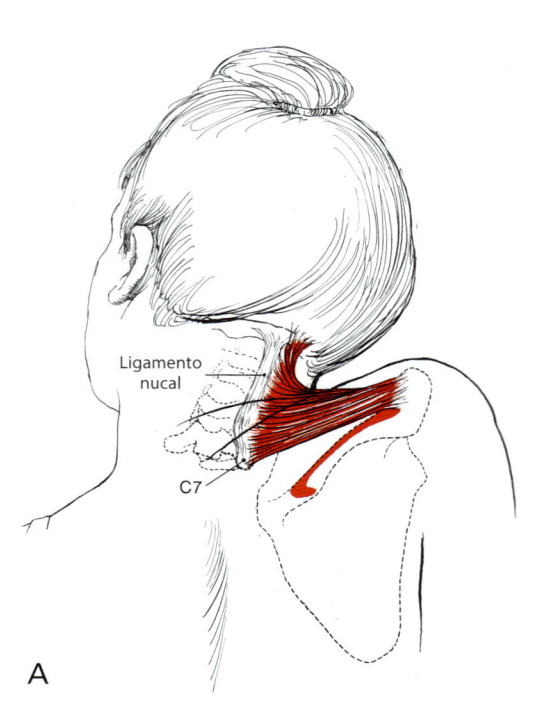

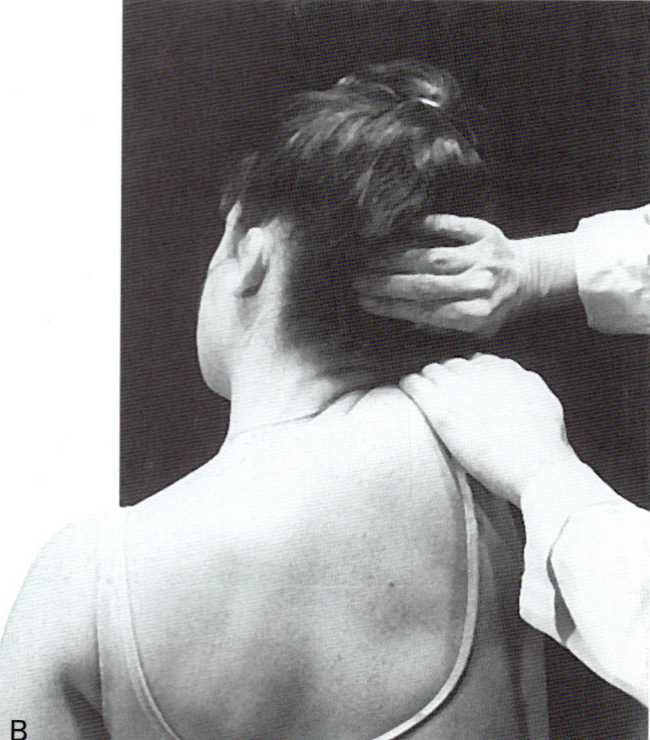

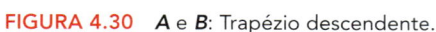

FIGURA 4.30 *A* e *B*: Trapézio descendente.

MÚSCULOS DO TRONCO

Os músculos do tronco consistem em extensores das costas (que estendem as partes torácica e lombar da coluna), flexores laterais (que flexionam para a direita ou a esquerda), abdominais anteriores (que curvam o tronco anteriormente ou inclinam a pelve posteriormente) e combinações desses músculos que rodam o tronco no sentido horário ou anti-horário. Todos esses músculos atuam na estabilização do tronco, mas os músculos extensores das costas são os mais importantes nesse aspecto. A perda de estabilidade que acompanha a paralisia ou a fraqueza acentuada dos músculos das costas oferece evidências drásticas de sua importância. Felizmente, a fraqueza acentuada desses músculos é uma ocorrência rara.

A "fraqueza nas costas", um termo frequentemente usado para se referir à dor lombar, sugere erroneamente uma fraqueza dos músculos lombares. A sensação de fraqueza que ocorre com as dores nas costas está associada à postura incorreta que o corpo assume; em geral, é causada pela fraqueza dos músculos abdominais. Indivíduos que apresentam uma postura incorreta com um arredondamento da região torácica podem apresentar fraqueza nos extensores da parte superior das costas, mas têm força normal na região lombar.

Testar os músculos das costas é menos complicado do que testar os músculos abdominais, e na área dos exercícios ocorrem poucos erros em relação aos exercícios para as costas. A Figura 4.31, a Tabela 4.4 e o texto a seguir fornecem informações detalhadas sobre as origens, inserções e ações desses músculos. Essas informações são essenciais para a compreensão das funções desses importantes músculos do tronco.

Anteroposterior: Os músculos lombares se opõem aos músculos abdominais anteriores.

Lateral: Os músculos laterais do tronco se opõem aos músculos contralaterais.

Rotativo: Os músculos que produzem rotação se opõem àqueles que produzem a rotação contralateral (i.e., os rotadores esquerdos se opõem aos rotadores direitos).

Músculos do tronco que se inserem na pelve

Com a pelve rodando sobre os fêmures, os grupos musculares opositores atuam não apenas na oposição anteroposterior direta, mas também combinam suas trações de modo a inclinar a pelve anteriormente ou posteriormente, bem como lateralmente.

Existem quatro grupos musculares principais que atuam na **oposição anteroposterior**:

1 Os músculos eretor da espinha, quadrado do lombo e outros músculos das costas que se inserem na parte posterossuperior da pelve exercem tração para cima posteriormente.
2 Os músculos abdominais anteriores, especialmente o reto do abdome com sua inserção na sínfise púbica e o oblíquo externo do abdome com sua inserção na crista ilíaca anterior, exercem tração para cima anteriormente.
3 O músculo glúteo máximo e os músculos posteriores da coxa, com inserções na região posterior do ílio, sacro e ísquio, exercem tração para baixo posteriormente.
4 Os músculos flexores do quadril, incluindo o reto femoral, o tensor da fáscia lata e o sartório, com inserção nas espinhas ilíacas anterior, superior e inferior, e o iliopsoas, que se insere na região lombar e na superfície interna do ílio, exercem tração para baixo anteriormente.

Os músculos lombares atuam com os flexores do quadril (especialmente o psoas, com sua tração direta da região lombar até o fêmur) inclinando a pelve anteriormente. Eles se opõem em ação à tração combinada dos músculos abdominais anteriores (que puxam para cima anteriormente) e dos músculos posteriores da coxa e glúteo máximo (que puxam para baixo posteriormente), a fim de nivelar a pelve a partir de uma posição de inclinação anterior.

Existem dois grupos principais de músculos pélvicos que atuam na **oposição lateral**:

1 Os músculos abdutores do quadril (principalmente os glúteos mínimo e médio), que se originam da superfície lateral da pelve, puxam a pelve para baixo quando o membro inferior está fixo, como na posição ortostática.
2 Os músculos laterais do tronco, que se inserem na crista lateral do ílio, tracionam lateralmente a pelve para cima.

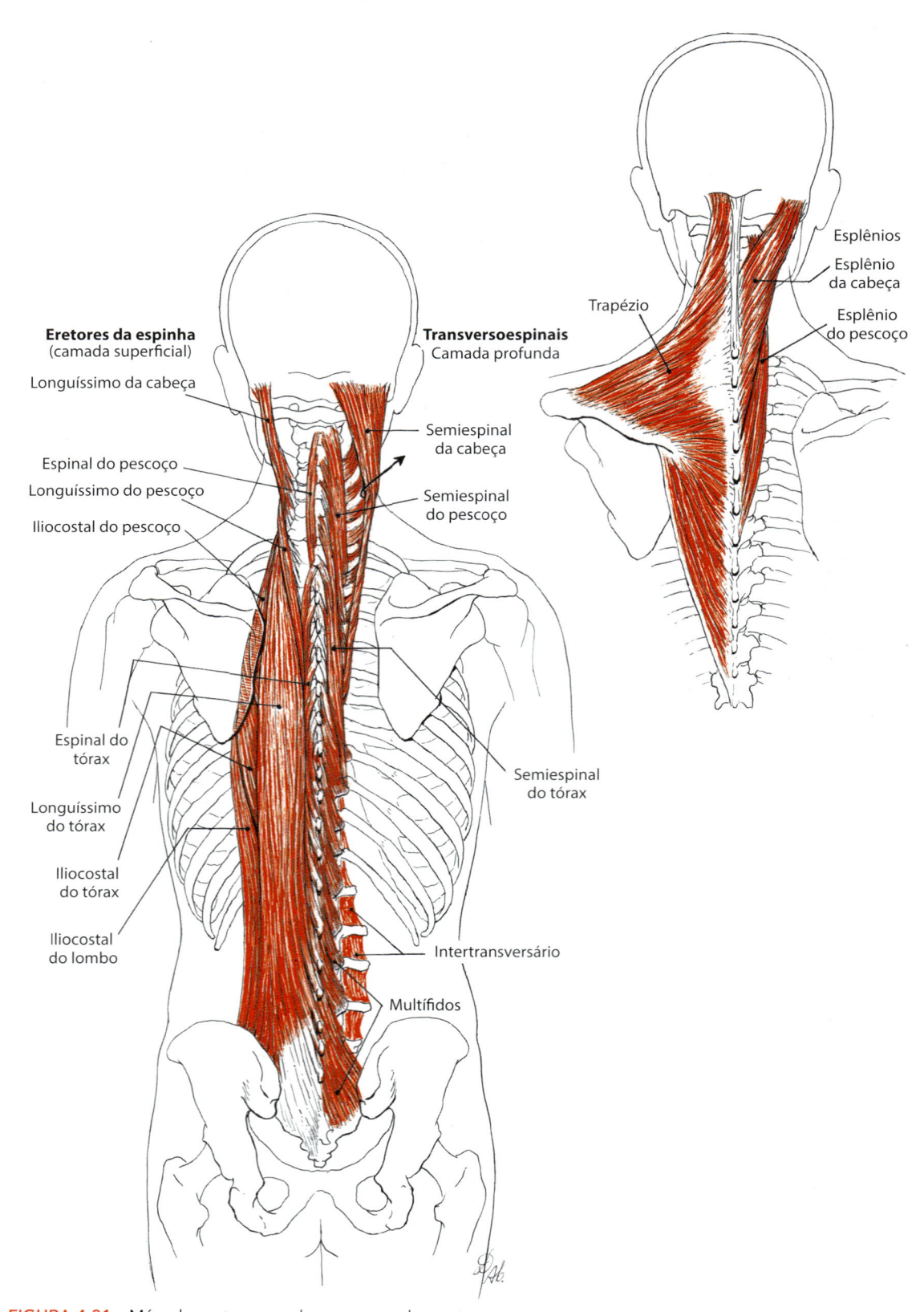

Eretores da espinha
(camada superficial)

Longuíssimo da cabeça

Espinal do pescoço

Longuíssimo do pescoço

Iliocostal do pescoço

Espinal do tórax

Longuíssimo do tórax

Iliocostal do tórax

Iliocostal do lombo

Transversoespinais
Camada profunda

Semiespinal da cabeça

Semiespinal do pescoço

Semiespinal do tórax

Intertransversário

Multífidos

Esplênios

Esplênio da cabeça

Esplênio do pescoço

Trapézio

FIGURA 4.31 Músculos extensores do pescoço e das costas.

TABELA 4.4 Origem, inserção e ação dos músculos profundos das costas

Músculo/nervo	Origem	Inserção	Ação
Eretor da espinha (superficial) Iliocostal do lombo/ *Espinal*	Origem comum a partir da superfície anterior do largo tendão inserido à crista medial do sacro, processos espinhosos das vértebras lombares e 11ª e 12ª torácicas, parte posterior do lábio medial da crista ilíaca, ligamento supraespinal e cristas laterais do sacro.	Por tendões nas bordas inferiores dos ângulos das seis ou sete costelas inferiores.	Extensão na região torácica baixa; puxa as costelas para baixo.
Iliocostal do tórax/*Espinal*	Por tendões das bordas superiores dos ângulos das seis costelas inferiores.	Bordas craniais dos ângulos das seis costelas superiores e dorso do processo transverso da sétima vértebra cervical.	Extensão e flexão lateral na região torácica alta; puxa as costelas para baixo.
Iliocostal do pescoço/ *Espinal*	Ângulos da terceira à sexta costelas.	Tubérculos posteriores dos processos transversos da quarta à sexta vértebras cervicais.	Extensão nas regiões torácica alta e cervical baixa.
Longuíssimo do tórax/ *Espinal*	Na região lombar, mesclado com o músculo iliocostal do lombo, superfícies posteriores dos processos transverso e acessório das vértebras lombares e camada anterior da fáscia toracolombar.	Por tendões nas pontas dos processos transversos de todas as vértebras torácicas e por digitações musculares nas 9 ou 10 costelas inferiores entre os tubérculos e ângulos.	Extensão e flexão lateral na região torácica; puxa as costelas para baixo.
Longuíssimo do pescoço/ *Espinal*	Por tendões dos processos transversos das quatro ou cinco vértebras torácicas superiores.	Por tendões nos tubérculos posteriores dos processos transversos da segunda à sexta vértebras cervicais.	Extensão e flexão lateral na região cervical; puxa as costelas para baixo.
Longuíssimo da cabeça/ *Cervical*	Por tendões dos processos transversos das quatro ou cinco vértebras torácicas superiores e dos processos articulares das três ou quatro vértebras cervicais inferiores.	Margem posterior do processo mastoide, profundamente aos músculos esplênio da cabeça e esternocleidomastóideo.	Extensão, flexão lateral e rotação na região cervical; roda a cabeça para o mesmo lado.
Espinal do tórax/*Espinal*	Por tendões dos processos espinhosos das duas primeiras vértebras lombares e das duas últimas vértebras torácicas.	Processos espinhosos das quatro a oito vértebras torácicas superiores (variável).	Extensão na região torácica.
Espinal do pescoço/ *Espinal*	Ligamento nucal, parte inferior; processo espinhoso da sétima vértebra cervical e, às vezes, do processo espinhoso da primeira e segunda vértebras torácicas.	Processo espinhoso do áxis e, ocasionalmente, nos processos espinhosos de C3 e C4.	Extensão na região cervical alta.
Espinal da cabeça/*Espinal*	Inseparavelmente conectado ao músculo semiespinal da cabeça.	A mesma que o músculo semiespinal da cabeça.	A mesma que a do músculo semiespinal da cabeça.

(continua)

TABELA 4.4 Origem, inserção e ação dos músculos profundos das costas *(continuação)*

Músculo/nervo	Origem	Inserção	Ação
Transversoespinais (profundo) Primeira camada Semiespinal do tórax/ *Espinal*	Processos transversos das 6 a 10 vértebras torácicas inferiores.	Por tendões nos processos espinhosos das quatro primeiras vértebras torácicas e das duas últimas vértebras cervicais.	Extensão e rotação para o lado oposto na região torácica.
Semiespinal do pescoço/ *Espinal*	Processos transversos das cinco ou seis vértebras torácicas superiores.	Processos espinhosos cervicais da segunda à quinta vértebras cervicais.	Extensão e rotação para o lado oposto nas regiões torácica alta e cervical.
Semiespinal da cabeça/ *Cervical*	Pontas dos processos transversos das seis ou sete vértebras torácicas superiores e da sétima vértebra cervical e dos processos articulares da quarta à sexta vértebras cervicais.	Entre as linhas nucais superior e inferior do osso occipital.	Extensão do pescoço e rotação da cabeça para o lado oposto.
Segunda camada Multífidos/*Espinal*	*Região sacral:* Superfície posterior do sacro, superfície medial da espinha ilíaca posterior e ligamentos sacroilíacos posteriores. Regiões lombar, torácica e cervical: processos transversos de L5 a C4.	Abrangendo duas a quatro vértebras, inseridas no processo espinhoso de uma das vértebras acima, da última lombar ao áxis (segunda vértebra cervical).	Extensão da coluna vertebral e rotação para o lado oposto.
Terceira camada Rotadores/*Espinal*	Processos transversos das vértebras.	Base do processo espinhoso da vértebra acima.	Extensão da coluna vertebral e rotação para o lado oposto.
Interespinais/*Espinal*	Dispostos em pares entre processos espinhosos de vértebras contíguas. *Cervicais:* seis pares. *Torácicos:* dois ou três pares; entre a primeira e a segunda (segunda e terceira) e 11ª e 12ª vértebras. *Lombares:* quatro pares.		Extensão da coluna vertebral.
Intertransversários anterior e posterior/*Espinal*	Pequenos músculos dispostos entre processos transversos de vértebras contíguas nas regiões cervical, torácica e lombar.		Flexão lateral da coluna vertebral.
Esplênio do pescoço/ *Cervical*	Processos espinhosos da terceira à sexta vértebras torácicas.	Tubérculos posteriores dos processos transversos das primeiras duas ou três vértebras cervicais.	Extensão, flexão lateral e rotação do pescoço, virando a face para o mesmo lado. Extensão do pescoço no caso de ação bilateral.
Esplênio da cabeça/ *Cervical*	1/2 caudal do ligamento nucal, processo espinhoso da sétima vértebra cervical e processo espinhoso das primeiras três ou quatro vértebras torácicas.	Osso occipital inferior ao 1/3 lateral da linha nucal superior; processo mastoide do osso temporal.	Extensão, flexão lateral e rotação do pescoço, virando a face para o mesmo lado. Extensão do pescoço no caso de ação bilateral.

Os músculos abdutores do quadril de um lado e os músculos laterais do tronco do lado contralateral combinam-se em ação para inclinar a pelve lateralmente: os músculos abdutores direitos puxam para baixo no lado direito da pelve, enquanto os músculos laterais do tronco esquerdo puxam para cima no lado esquerdo e vice-versa. Essas ações são auxiliadas pelos músculos adutores do quadril do mesmo lado dos músculos laterais do tronco. Em combinação, os músculos abdutores do quadril direito, adutores do quadril esquerdo e laterais do tronco esquerdo opõem-se aos abdutores do quadril esquerdo, adutores do quadril direito e laterais do tronco direito.

Extensores do pescoço e das costas

A Figura 4.31 ilustra os músculos extensores do pescoço e das costas. A Tabela 4.4 lista a origem, a inserção e a inervação de músculos extensores específicos.

Extensores das costas e do quadril

Para que os músculos extensores das costas elevem o tronco a partir do decúbito ventral, os músculos extensores do quadril precisam fixar a pelve em extensão no quadril. Normalmente a extensão das articulações do quadril e a extensão da região lombar são iniciadas simultaneamente, e não como dois movimentos separados. As ilustrações a seguir mostram as variações que ocorrem dependendo da força dos dois grupos musculares primários.

Em caso de encurtamento leve nos músculos flexores do quadril, não há amplitude de extensão nessa articulação, e todo o movimento no sentido de elevar a perna para trás é realizado pela hiperextensão da região lombar e pela inclinação pélvica.

Para que os músculos extensores do quadril elevem o membro inferior para trás a partir do decúbito ventral ao longo dos poucos graus de extensão verdadeira da articulação do quadril (aproximadamente 10°), os músculos extensores das costas precisam estabilizar a pelve em relação ao tronco (Fig. 4.32).

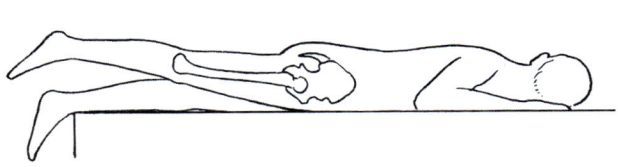

FIGURA 4.32 Extensão do quadril, decúbito ventral.

Um indivíduo com músculos extensores das costas e do quadril fortes é capaz de elevar o tronco em extensão (Fig. 4.33).

A elevação adicional do membro inferior é realizada pela hiperextensão da região lombar e inclinação anterior da pelve (Fig. 4.34). Neste último movimento, os músculos extensores das costas são auxiliados pelos flexores do quadril do lado oposto, que ajudam a inclinar a pelve anteriormente.

Um indivíduo com músculos extensores das costas fortes e extensores do quadril acentuadamente fracos ou paralisados é capaz de hiperestender a região lombar (Fig. 4.35). No entanto, não é capaz de elevar suficientemente o tronco da maca.

Quando tenta elevar o membro inferior, os músculos das costas contraem-se a fim de fixar a pelve ao tronco; contudo, com pouca ou nenhuma força nos músculos extensores do quadril, a coxa não pode ser estendida sobre a pelve (Fig. 4.36). A tração sem oposição dos músculos das costas resulta em hiperextensão do dorso, e a articulação do quadril é passivamente flexionada, apesar do esforço para estendê-la.

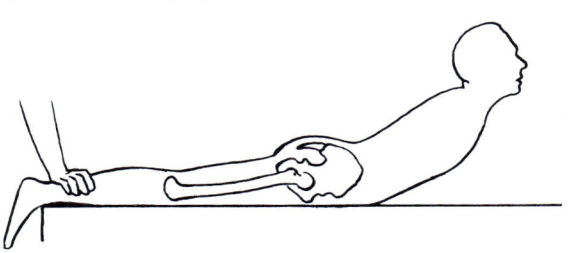

FIGURA 4.33 Músculos extensores das costas e do quadril fortes.

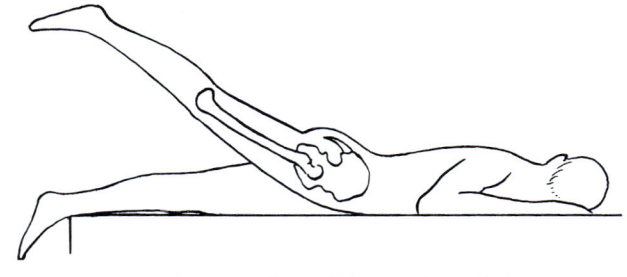

FIGURA 4.34 Elevação adicional do membro inferior.

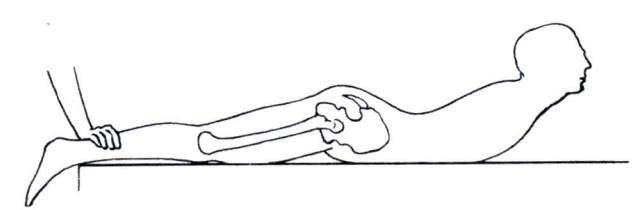

FIGURA 4.35 Músculos extensores das costas fortes e extensores do quadril fracos ou paralisados.

Um indivíduo com músculos extensores das costas fracos ou paralisados e extensores do quadril fortes não é capaz de elevar o tronco em extensão (Fig. 4.37). Os músculos extensores do quadril, em sua ação de fixar a pelve, não têm oposição: a pelve inclina-se posteriormente e a região lombar flexiona.

Em um esforço para elevar o membro inferior, os músculos extensores do quadril se contraem (Fig. 4.38). Contudo, o membro não pode ser elevado porque os músculos das costas são incapazes de estabilizar a pelve. A pelve inclina-se posteriormente devido à tração dos músculos extensores do quadril e do peso do membro,

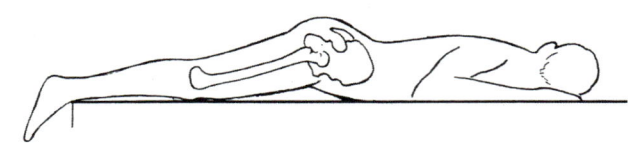

FIGURA 4.36 Força mínima nos músculos extensores do quadril ao tentar elevar o membro inferior.

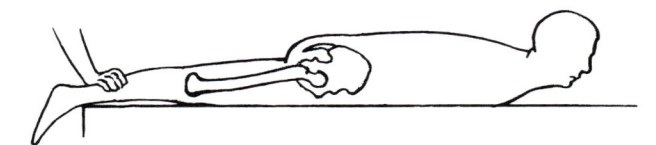

FIGURA 4.37 Músculos extensores das costas fracos ou paralisados e músculos extensores do quadril fortes.

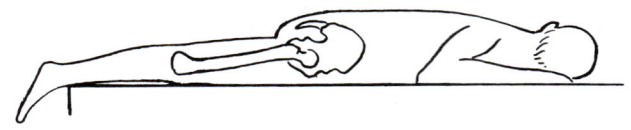

FIGURA 4.38 Os músculos extensores do quadril se contraem em um esforço para elevar o membro inferior.

em vez de inclinar-se anteriormente como aconteceria se os músculos extensores das costas estivessem normais.

Flexores laterais do tronco e abdutores do quadril

Músculos laterais do tronco fortes e abdutores do quadril fortes

Flexão lateral do tronco ao longo de toda a amplitude de movimento do indivíduo (Fig. 4.39, esquerda).

Abdução do quadril ao longo de toda a amplitude de movimento do indivíduo (Fig. 4.39, direita).

Músculos laterais fortes do tronco e abdutores paralisados do quadril

O indivíduo é capaz de flexionar lateralmente o tronco (Fig. 4.40, esquerda), mas o ombro de baixo dificilmente será elevado da maca. A pelve será puxada para cima à medida que a cabeça for elevada lateralmente, e a crista ilíaca e a margem costal serão aproximadas.

Ao tentar elevar o membro inferior em abdução, o movimento que ocorre é a elevação da pelve pelos músculos laterais do tronco (Fig. 4.40, direita). O membro inferior pode ser puxado para cima até a posição ilustrada, mas a articulação do quadril não é abduzida. Na verdade, a coxa caiu para uma posição de adução e é mantida nessa posição pela estrutura articular, e não pela ação dos músculos do quadril.

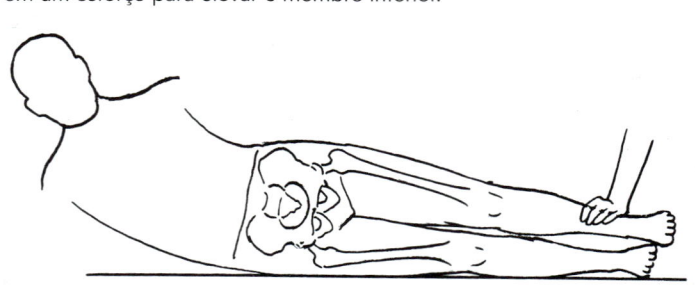
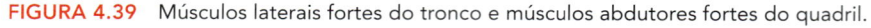

FIGURA 4.39 Músculos laterais fortes do tronco e músculos abdutores fortes do quadril.

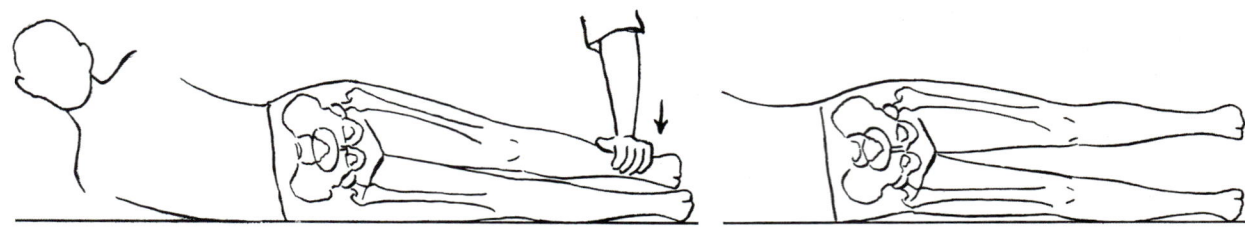

FIGURA 4.40 Músculos laterais fortes do tronco e músculos abdutores do quadril paralisados.

Músculos laterais fracos do tronco e abdutores fortes do quadril

O indivíduo não é capaz de elevar o tronco em flexão lateral verdadeira (Fig. 4.41, esquerda). Sob certas circunstâncias, o paciente pode ser capaz de elevar lateralmente o tronco da maca, mesmo que os músculos laterais do tronco estejam bastante fracos. Se o tronco puder ser mantido rígido, os músculos abdutores do quadril poderão elevar o tronco em abdução na coxa. A caixa torácica e a crista ilíaca não serão aproximadas lateralmente como acontece quando os músculos laterais do tronco estão fortes. Ao diminuir a pressão que fornece fixação aos músculos abdutores do quadril, o examinador pode fazer com que os abdominais laterais tentem iniciar o movimento.

O membro inferior pode ser elevado em abdução do quadril, mas, sem a fixação dada pelos músculos abdominais laterais, não pode ser elevado da maca. Em razão da fraqueza dos músculos laterais do tronco, o peso do membro inclina a pelve para baixo (Fig. 4.41, à direita).

TESTES DOS MÚSCULOS DO TRONCO

Teste de inclinação anterior para avaliação do comprimento dos músculos posteriores

Equipamento: Semelhante ao usado no teste de comprimento dos músculos posteriores da coxa, além de uma régua. A régua é usada para medir a distância das pontas dos dedos até a base do hálux ou além dela. Essa medida é usada apenas como um registro que mostra a inclinação anterior do tronco geral; não indica em absoluto onde há movimento limitado ou excessivo.

Posição inicial: Sentado com os membros inferiores estendidos e os pés em ângulo de 90° ou ligeiramente acima disso.

Justificativa: Padronizar a posição dos pés e dos joelhos.

Movimento de teste: Estenda a mão para a frente, com os joelhos estendidos, e tente tocar as pontas dos dedos na base do hálux ou além, indo até o máximo que o comprimento muscular permitir.

Justificativa: Tanto as costas como os músculos posteriores da coxa se alongarão ao máximo.

Comprimento normal dos músculos das costas, posteriores da coxa e gastrocnêmio-sóleo (Fig. 4.42).

A capacidade de tocar as pontas dos dedos dos pés é uma conquista desejável para a maioria dos adultos (Fig. 4.43). Esse indivíduo mostra comprimento dos músculos posteriores da coxa e flexibilidade das costas dentro dos limites normais.

Amplitude normal de movimento em inclinação anterior do tronco: O comprimento normal dos músculos posteriores da coxa permite que a pelve flexione em direção à coxa até o ponto em que o ângulo entre o

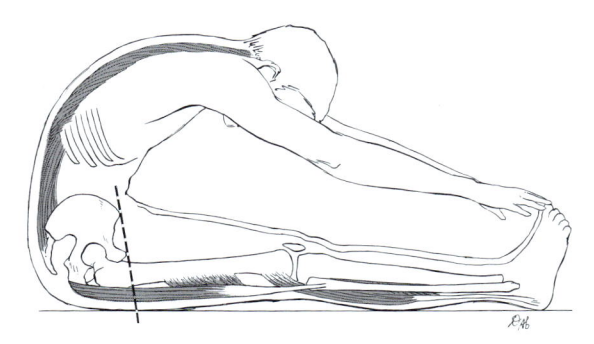

FIGURA 4.42 Comprimento normal dos músculos das costas, posteriores da coxa e gastrocnêmio-sóleo.

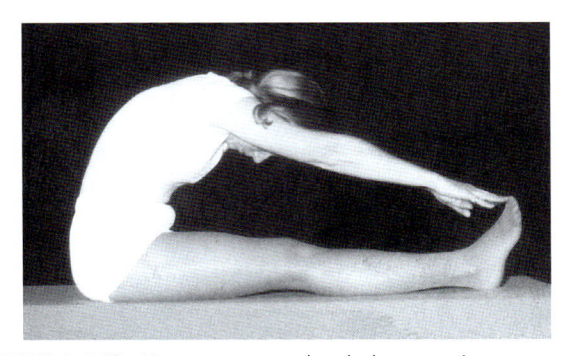

FIGURA 4.43 Tocar as pontas dos dedos nos pés.

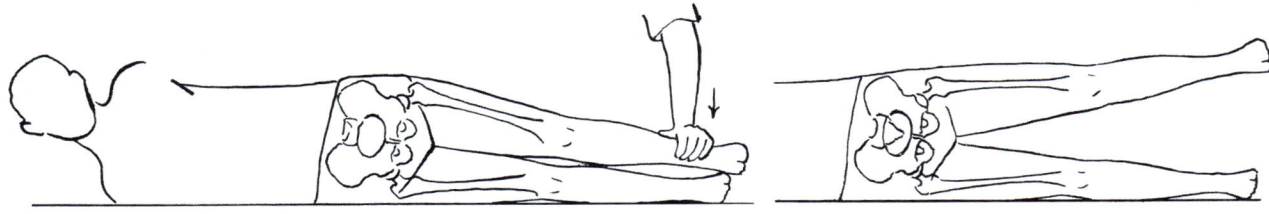

FIGURA 4.41 Músculos laterais fortes do tronco e músculos abdutores fortes do quadril.

sacro e a maca seja de aproximadamente 80°. A flexão normal da região lombar permite que a coluna se retifique. A flexão normal da região torácica permite um aumento na convexidade posterior, que é vista como uma curvatura suave e contínua nessa área. O adulto médio será capaz de tocar as pontas dos dedos dos pés durante a inclinação anterior do tronco com os joelhos estendidos se a flexibilidade das costas e o comprimento dos músculos posteriores da coxa forem normais (ver Fig. 4.42).

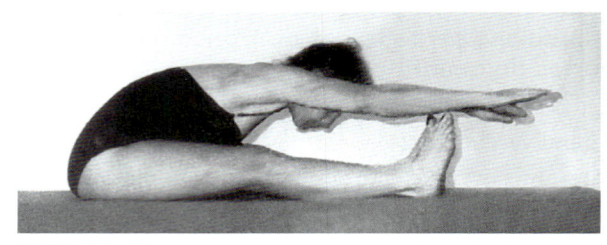

FIGURA 4.44 Comprimento excessivo dos músculos posteriores da coxa e flexão excessiva na região toracolombar (região central das costas).

Variações na inclinação anterior do tronco

Músculos posteriores da coxa e músculos das costas, ambos normais.

Músculos posteriores da coxa e músculos das costas, ambos excessivamente flexíveis.

Músculos posteriores da coxa encurtados, músculos da região lombar excessivamente flexíveis.

Músculos posteriores da coxa normais, músculos da parte superior das costas excessivamente flexíveis.

Músculos posteriores da coxa e músculos das costas, ambos encurtados.

Músculos posteriores da coxa de comprimento excessivo, músculos das região lombar encurtados.

Na inclinação anterior do tronco, o comprimento excessivo dos músculos posteriores da coxa permite uma flexão excessiva da pelve em direção à coxa (flexão da articulação do quadril). Este indivíduo também apresenta flexão excessiva na região central das costas (i.e., toracolombar) (Fig. 4.44).

Variações no comprimento dos músculos posteriores

Comprimento excessivo dos músculos das costas, músculos posteriores da coxa encurtados e comprimento normal do gastrocnêmio-sóleo (Fig. 4.45A).

A flexibilidade excessiva dos músculos das costas compensa o encurtamento dos músculos posteriores da coxa (Fig. 4.45B).

Comprimento excessivo dos músculos da parte superior das costas, ligeiro encurtamento dos músculos da região central das costas e do gastrocnêmio-sóleo (Fig. 4.46A). Músculos posteriores da coxa e da região lombar têm comprimento normal.

Este indivíduo é incapaz de tocar os dedos dos pés em razão do encurtamento do músculo gastrocnêmio-sóleo e da ligeira limitação na flexibilidade da região central das costas (Fig. 4.46B). A parte superior das costas mostra uma flexão ligeiramente excessiva.

Comprimento normal dos músculos da parte superior das costas e encurtamento dos músculos da parte inferior das costas, posteriores da coxa e gastrocnêmio-sóleo (Fig. 4.47).

Comprimento normal dos músculos da parte superior das costas e contratura dos músculos da parte inferior das costas, com paralisia e comprimento excessivo dos músculos de membros inferiores (Fig. 4.48).

Extensores das costas: testes e gradação

No teste de extensão do tronco para os músculos extensores das costas, os músculos eretores da espinha

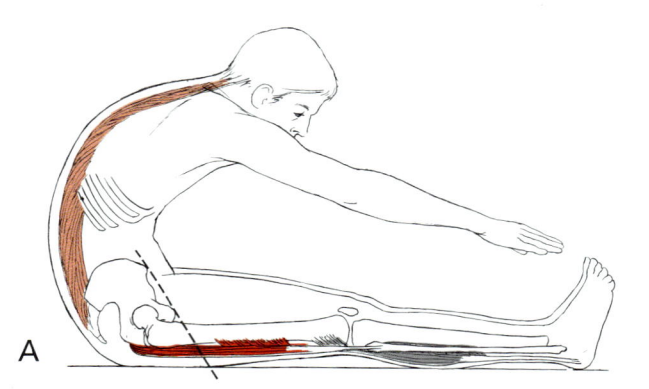

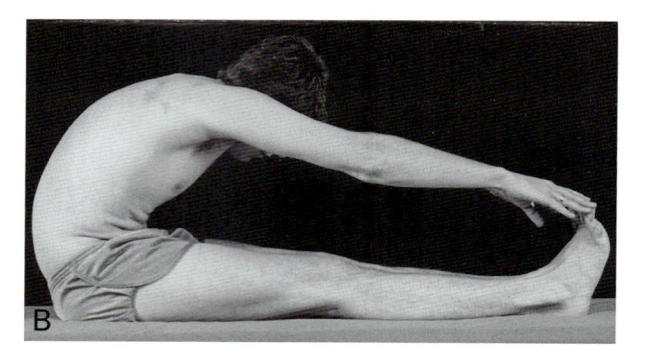

FIGURA 4.45 Músculos posteriores da coxa encurtados, músculos das costas excessivamente alongados.

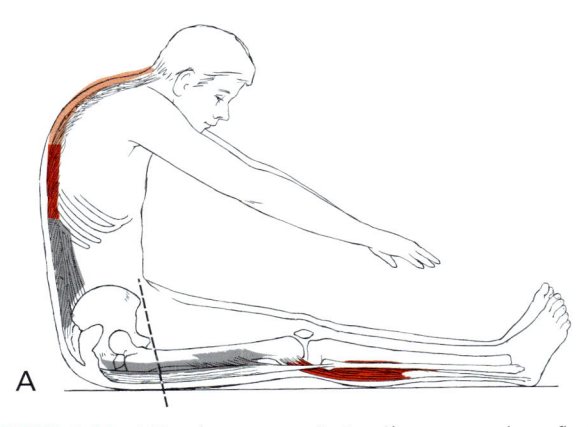 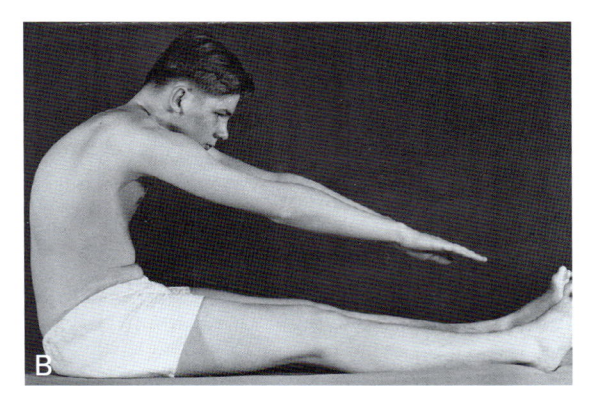

FIGURA 4.46 Músculos gastrocnêmio-sóleo encurtados e flexibilidade limitada dos músculos da região central das costas.

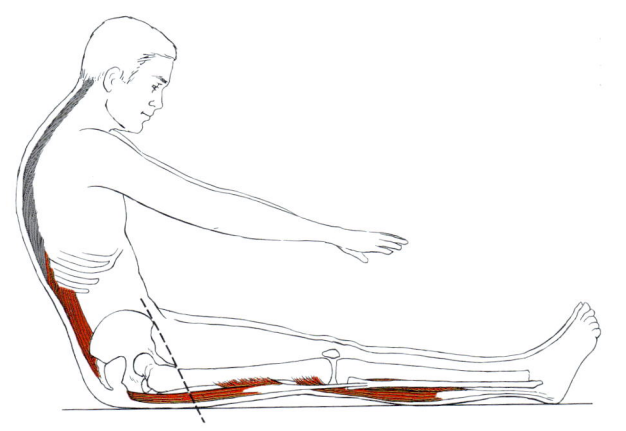 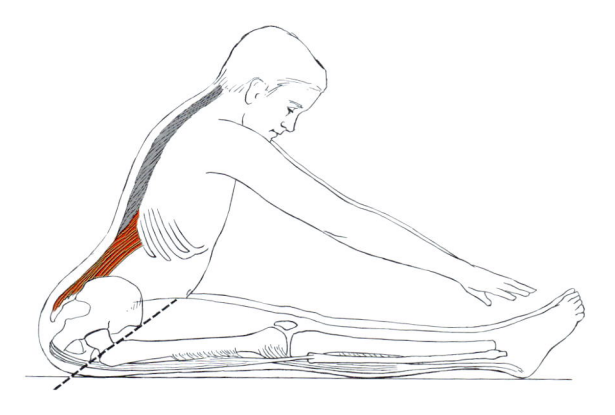

FIGURA 4.47 Comprimento normal dos músculos da parte superior das costas e encurtamento dos músculos da parte inferior das costas, posteriores da coxa e gastrocnêmio-sóleo.

FIGURA 4.48 Comprimento normal dos músculos da parte superior das costas e contratura dos músculos da parte inferior das costas, com paralisia e comprimento excessivo dos músculos de membros inferiores.

são auxiliados pelos músculos latíssimo do dorso, quadrado do lombo e trapézio (Fig. 4.49). Em decúbito ventral, a região lombar assumirá uma curvatura anterior normal.

Para evitar interpretações errôneas dos resultados dos testes, pode ser necessário realizar alguns testes prelimi-

nares. Contudo, não é necessário fazê-lo rotineiramente, porque a observação atenta do indivíduo em decúbito ventral e dos movimentos que ocorrem durante a extensão do tronco indicará se são necessários testes preliminares para comprimento dos músculos flexores do quadril e força dos músculos extensores do quadril.

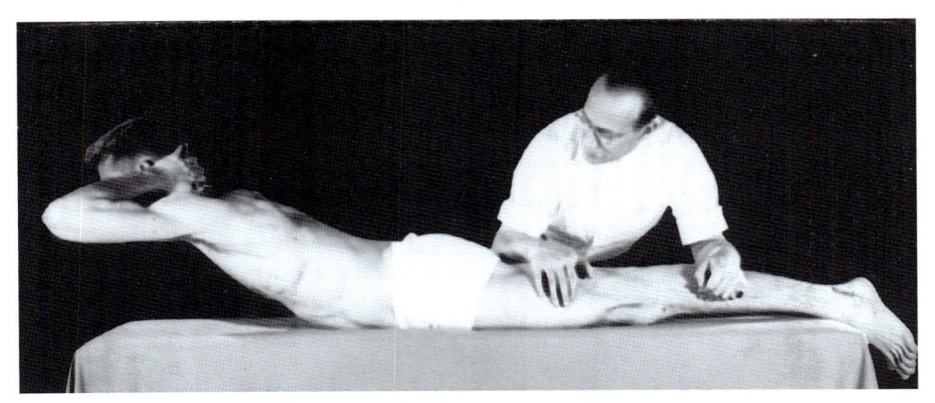

FIGURA 4.49 Teste e gradação dos músculos extensores das costas.

Paciente: Decúbito ventral, com as mãos cruzadas atrás das nádegas (ou da cabeça).

Fixação: Os músculos extensores do quadril precisam fazer a fixação da pelve sobre as coxas. O examinador estabiliza firmemente os membros inferiores na maca.

Movimento de teste: Extensão do tronco em toda a amplitude de movimento do indivíduo.

Resistência: Força da gravidade. Mãos atrás da cabeça ou atrás da região lombar.

Gradação: A capacidade de completar o movimento e manter a posição com as mãos atrás da cabeça ou atrás das costas pode ser considerada uma força normal. Os músculos lombares raramente estão fracos, mas, se parecer haver fraqueza, então se deve primeiro descartar encurtamento dos músculos flexores do quadril e/ou fraqueza dos músculos extensores do quadril. Em geral, pode-se determinar se há fraqueza real fazendo o examinador elevar o tronco do indivíduo em extensão (até a amplitude máxima) e depois pedindo a ele que mantenha a posição final de teste. A incapacidade de manter essa posição indicará fraqueza. Esta é mais bem descrita como leve, moderada ou acentuada, de acordo com o julgamento do examinador.

Se a amplitude de movimento parecer limitada, um assistente precisa fixar os membros inferiores na maca (ou podem ser usadas cintas) enquanto o examinador eleva passivamente o tronco do indivíduo em extensão até a amplitude máxima.

Se os músculos extensores do quadril estiverem fracos, é possível que o examinador consiga estabilizar a pelve firmemente no sentido da inclinação posterior em direção às coxas, desde que os membros inferiores também sejam firmemente segurados por outra pessoa ou por cintas. Alternativamente, o indivíduo pode ser colocado na extremidade da maca, com o tronco em decúbito ventral e as pernas penduradas para fora da maca, com os joelhos flexionados conforme necessário. O examinador então estabiliza a pelve e pede ao indivíduo que eleve o tronco em extensão e o mantenha contra a pressão. Na presença de músculos flexores do quadril encurtados, as costas assumirão um grau de extensão (i.e., lordose) proporcional à quantidade de encurtamento presente. Ou seja, a região lombar estará em extensão antes de iniciar o movimento de extensão do tronco. Nesse caso, o indivíduo apresentará limitação na altura em que o tronco pode ser elevado, e a interpretação equivocada pode ser a de que os músculos das costas estão fracos.

Uma situação semelhante pode surgir se os músculos extensores do quadril estiverem fracos. Para uma forte extensão das costas, esses músculos precisam estabilizar a pelve em direção às coxas. Se não forem capazes de fazê-lo, a pelve será puxada para cima pelos músculos extensores das costas, em uma posição de extensão das costas. Novamente, como no caso do encurtamento dos músculos flexores do quadril, se as costas já estiverem em algum grau de extensão antes de o movimento de elevação do tronco ser iniciado, o tronco não será elevado tão alto da maca como seria se a pelve estivesse fixada em extensão sobre as coxas.

Fraqueza: A fraqueza bilateral dos músculos extensores das costas pode resultar em cifose lombar e aumento da cifose torácica. A fraqueza unilateral resulta em uma curvatura lateral com convexidade para o lado fraco.

Contratura: A contratura bilateral dos músculos lombares resulta em hiperlordose. A contratura unilateral resulta em escoliose com convexidade para o lado oposto.

Extensores das costas fortes, erroneamente diagnosticados

Fraqueza do músculo glúteo máximo

Em decúbito dorsal sobre uma maca, este indivíduo exibe uma curvatura anterior normal na região lombar (Fig. 4.50).

No momento em que a extensão das costas é iniciada, a curvatura na região lombar aumenta devido à fraqueza do músculo glúteo máximo (Fig. 4.51).

Quando a extensão é continuada, o indivíduo é capaz de elevar o tronco mais alto, mas não até a amplitude total de movimento (Fig. 4.52).

Quando a pelve é estabilizada no sentido da inclinação pélvica posterior (como seria por um músculo glúteo máximo forte), o indivíduo é capaz de alcançar a amplitude total de movimento (Fig. 4.53).

Quadrado do lombo

A Figura 4.54 mostra o teste do músculo quadrado do lombo.

Origem: Ligamento iliolombar, crista ilíaca. Ocasionalmente, nas bordas superiores dos processos transversos das três ou quatro vértebras lombares inferiores.

Inserção: Borda inferior da última costela e processos transversos das quatro vértebras lombares superiores.

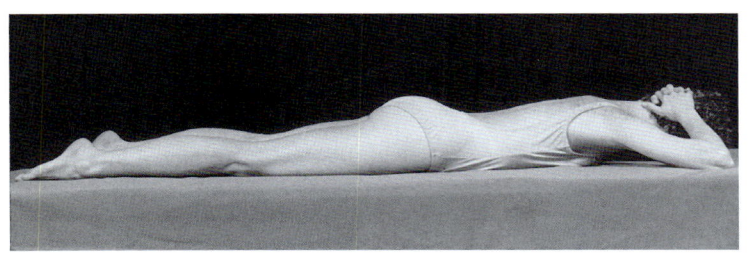

FIGURA 4.50 Curvatura anterior normal na região lombar.

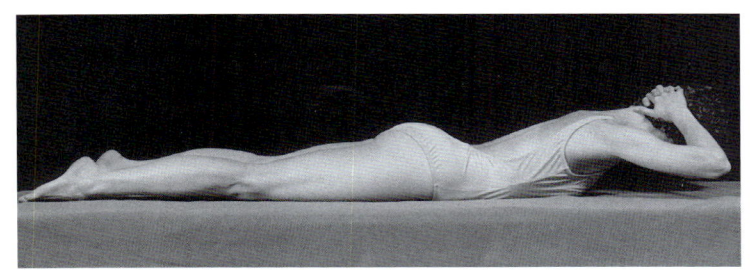

FIGURA 4.51 Fraqueza no músculo glúteo máximo.

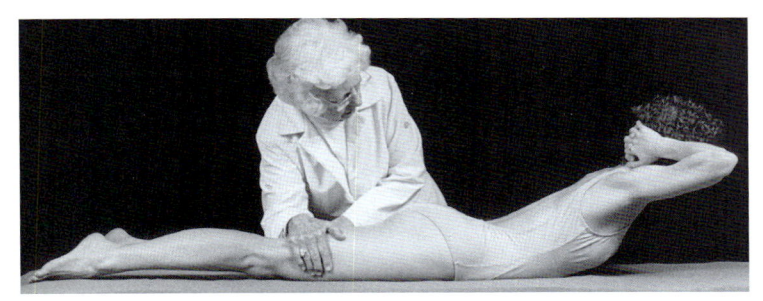

FIGURA 4.52 Extensão das costas sem alcançar a amplitude máxima de movimento.

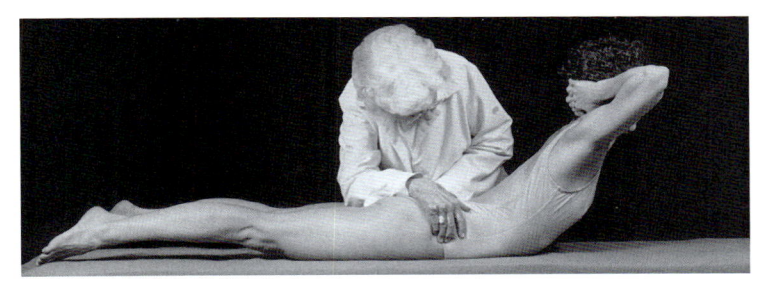

FIGURA 4.53 Glúteo máximo forte.

Ação: Auxilia na extensão, flexiona lateralmente a região lombar e deprime a última costela. Bilateralmente, atuando em conjunto com o músculo diafragma, fixa as duas últimas costelas durante a respiração.

Nervo: Plexo lombar, T12, L1, 2, 3.

Paciente: Decúbito ventral.

Fixação: Pelos músculos que mantêm o fêmur firmemente no acetábulo.

Movimento de teste: Elevação lateral da pelve. O membro é colocado em ligeira extensão e no grau de abdução que corresponde ao alinhamento com as fibras do músculo quadrado do lombo.

Resistência: Dada em forma de tração no membro, diretamente oposta à linha de tração do quadrado do lombo. Se os músculos do quadril estiverem fracos, pode ser aplicada pressão contra a crista ilíaca posterolateral oposta à linha de tração do músculo.

O quadrado do lombo atua com outros músculos na flexão lateral do tronco. É difícil de ser palpado, porque ele se encontra profundamente, abaixo do músculo ere-

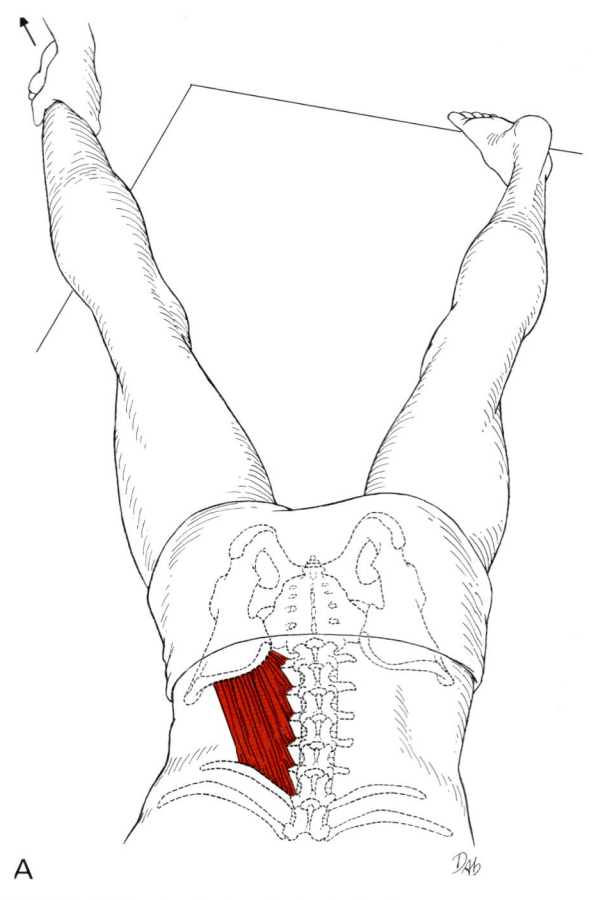

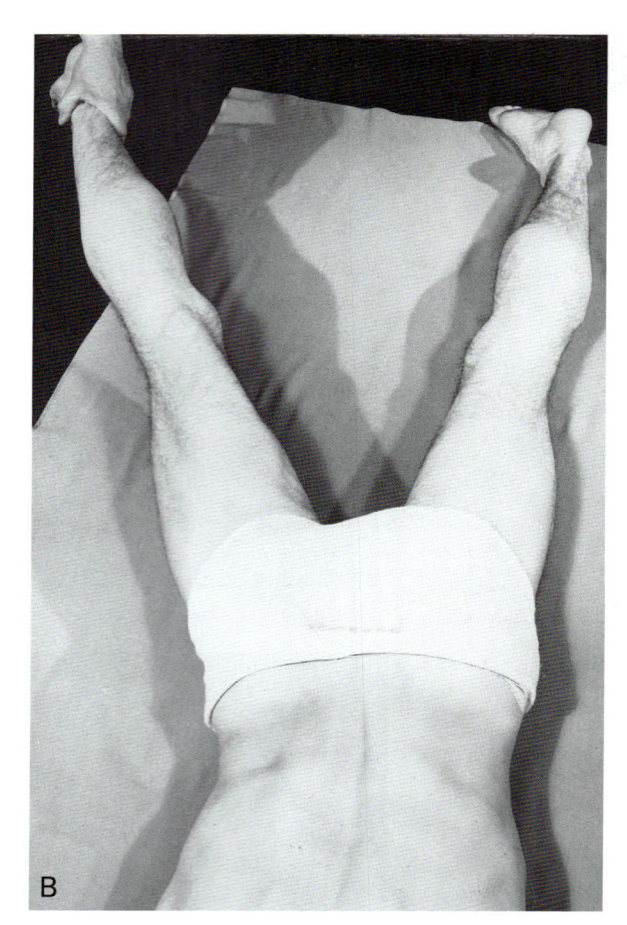

FIGURA 4.54 *A* e *B*: Quadrado do lombo.

tor da espinha. Embora ele atue no movimento de elevação da pelve em posição ortostática ou na marcha, a posição ortostática não é adequada para testar o músculo. A elevação do lado direito da pelve em pé, por exemplo, depende tanto (se não mais) da tração para baixo dos músculos abdutores da articulação do quadril esquerdo como da tração para cima dos músculos abdominais laterais direitos.

O teste não deve ser considerado limitado à ação do quadrado do lombo, proporcionando a diferenciação mais satisfatória que pode ser obtida.

Gradação: Não se recomenda classificar numericamente a força desse músculo. Simplesmente registre se ele parece estar fraco ou forte.

Flexores laterais do tronco: teste e gradação

Antes de testar os músculos laterais do tronco, deve-se testar a força dos músculos abdutores e adutores do quadril e flexores laterais do pescoço, além da amplitude de movimento em flexão lateral.

A elevação lateral do tronco a partir do decúbito lateral é uma combinação de flexão lateral do tronco e abdução do quadril (esta última sendo produzida pela inclinação para baixo da pelve no quadril). Os músculos laterais do tronco acionados no movimento são as fibras laterais dos músculos oblíquos externo e interno, o quadrado do lombo, o latíssimo do dorso, o reto do abdome e o eretor da espinha do lado que está sendo testado.

Paciente: Em decúbito lateral (com um travesseiro entre as coxas e as pernas), com a cabeça, a parte superior do tronco, a pelve e os membros inferiores em linha reta (Fig. 4.55). O membro superior de cima é estendido lateralmente ao corpo e os dedos são fechados para que o paciente não segure a coxa e tente ajudar com a mão. O membro superior de baixo está voltado para a frente, cruzando o tórax, com a mão segurando o ombro de cima a fim de que ele não ajude fazendo pressão para cima sobre o cotovelo.

Fixação: Os músculos abdutores do quadril devem fixar a pelve à coxa. Os adutores opositores também

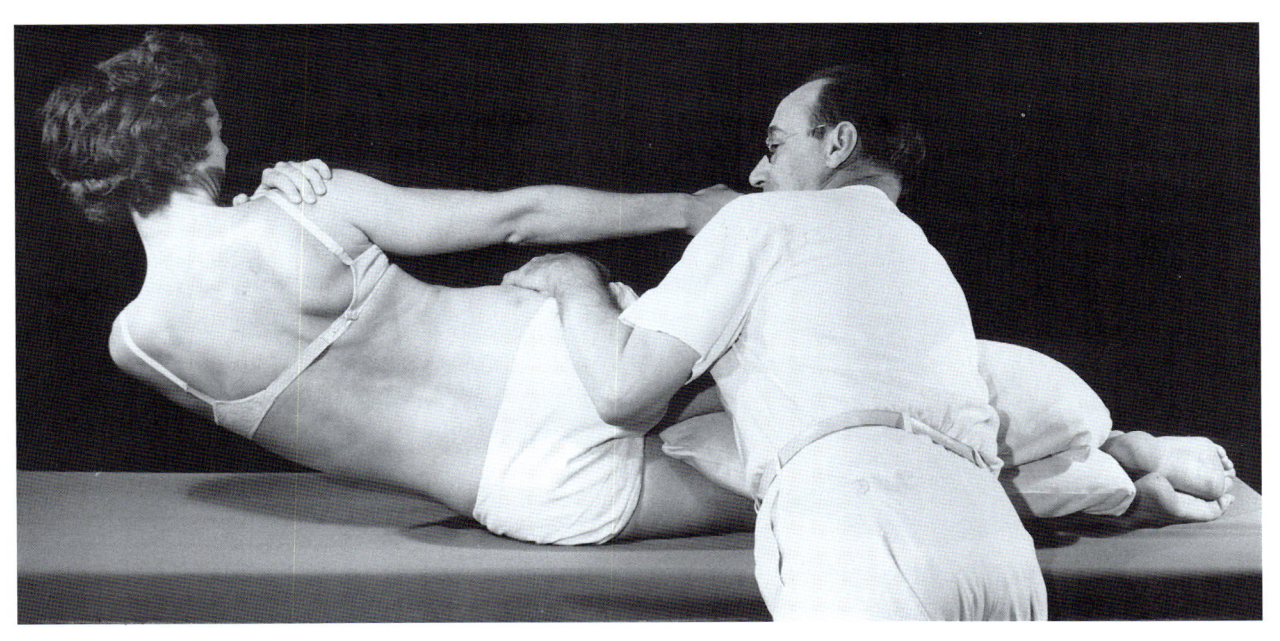

FIGURA 4.55 Teste e gradação dos músculos flexores laterais do tronco.

ajudam a estabilizar a pelve. Os membros inferiores precisam ser mantidos para baixo pelo examinador a fim de contrabalançar o peso do tronco, mas não devem ser segurados com tanta firmeza a ponto de impedir que o membro inferior de cima se mova ligeiramente para baixo a fim de acomodar o deslocamento para baixo da pelve daquele lado. Se a pelve for empurrada para cima ou não puder inclinar-se para baixo, o indivíduo não conseguirá elevar o tronco lateralmente, mesmo que os músculos laterais do abdome sejam fortes.

Movimento de teste: Elevação lateral do tronco, sem rotação.

Resistência: O peso corporal oferece resistência suficiente.

Grau Normal (10):* Capacidade de elevar o tronco lateralmente a partir do decúbito lateral até um ponto de flexão lateral máxima.

Grau Bom (8): Igual ao anterior, embora o ombro de baixo esteja aproximadamente 10 cm acima da maca.

Grau Regular (5): Igual ao anterior, embora o ombro de baixo esteja aproximadamente 5 cm acima da maca (ver testes e graus em casos de fraqueza acentuada dos músculos laterais do tronco).

---

* Ver equivalentes numéricos para símbolos de palavras usados em Código para gradação da força muscular, Capítulo 1.

Observações: Testes dos músculos laterais do tronco podem revelar um desequilíbrio nos músculos oblíquos. Na elevação lateral do tronco, se os membros inferiores e a pelve forem mantidos firmes (i.e., sem permitir que rodem para a frente ou para trás a partir do decúbito lateral), o tórax pode rodar anterior ou posteriormente conforme o tronco é flexionado lateralmente. Uma rotação anterior do tórax denota uma tração mais forte do músculo oblíquo externo do abdome; uma rotação posterior denota uma tração mais forte do músculo oblíquo interno do abdome. Se as costas se hiperestenderem conforme o paciente eleva o tronco, os músculos quadrado do lombo e latíssimo do dorso mostram uma tração mais forte, indicando que os músculos abdominais anteriores não são capazes de contrabalançar essa tração a fim de manter o tronco em linha reta com a pelve. O teste de força dos músculos flexores laterais do tronco é importante em caso de escoliose.

Flexores oblíquos do tronco: teste e gradação

Elevar o tronco obliquamente a partir do decúbito dorsal combina flexão e rotação do tronco. É realizado pela ação dos músculos reto do abdome e oblíquo externo do abdome de um lado, combinado com a ação do músculo oblíquo interno do abdome do lado oposto (Fig. 4.56).

Paciente: Decúbito dorsal. (Para posicionamento do membro superior, ver a discussão sobre os graus a seguir.)

Compressão de raiz nervosa cervical

A dor no braço causada pela compressão de uma raiz nervosa cervical é essencialmente um problema neurológico. A postura incorreta da região cervical pode atuar como um fator contributivo quando o início não está associado a um trauma súbito. A extensão da região cervical, vista na típica posição de anteriorização da cabeça, produz compressão indevida nas facetas articulares e superfícies posteriores dos corpos das vértebras cervicais.

COSTAS

O enigma da região lombar

As causas de muitas condições dolorosas da região lombar permanecem obscuras. A dor lombar, um dos tipos de dor mais comuns, continua confundindo os especialistas. Apesar da quantidade de informações agora disponíveis com as tecnologias modernas, os sinais e sintomas são amplamente utilizados como base para determinar o tratamento conservador (i.e., não cirúrgico). Mesmo quando esses sinais e sintomas são objetivos, os examinadores muitas vezes discordam sobre sua significância clínica. Em muitos casos a interpretação desses sinais e sintomas ainda não é adequada para levar a um diagnóstico conclusivo. DeRosa e Porterfield afirmam que, "atualmente, identificar com alguma certeza os tecidos exatos envolvidos na maior parte das lombalgias é praticamente impossível".[14]

A incapacidade de estabelecer um diagnóstico definitivo contribuiu para os diversos sistemas terapêuticos – apoiados por evidências de sucesso. O tratamento pode ser de diversos tipos: repouso no leito e medicação, mobilização bem-sucedida (i.e., manipulação), aplicação imediata de um suporte que proporcione imobilização ou tratamento leve que emprega várias modalidades e procedimentos de alívio da dor. A observação clínica demonstra que uma elevada percentagem (até 80%) dos casos se recupera em 2 semanas, com ou sem tratamento. Levando em consideração essas estatísticas, não é surpreendente que exista uma elevada taxa de sucesso, independentemente da abordagem ou sistema terapêutico. Na mente daqueles que foram aliviados da dor intensa, porém, não há dúvida de que o tratamento ajudou.

Independentemente da abordagem terapêutica, existem na literatura inúmeras referências bibliográficas à necessidade de correção postural. Às vezes o cuidado imediato envolve a correção do alinhamento postural, mas a correção duradoura e a prevenção de problemas futuros são aspectos ainda mais importantes do cuidado. Essa é a área terapêutica com a qual este livro se preocupa especialmente.

A correção de posturas inadequadas envolve o exame do alinhamento e testes de comprimento e força muscular. A preservação do alinhamento ideal depende do estabelecimento e manutenção de um bom equilíbrio muscular. Essa foi a tese básica declarada pelos autores originais deste livro no folheto técnico *Estudo e tratamento do desequilíbrio muscular em casos de dor lombar e isquiática* (1936) e em *Postura e dor* (1952).[15,16]

A mecânica da região lombar é inseparável da postura geral, mas especialmente da pelve e dos membros inferiores. Como resultado, a avaliação da postura incorreta deve incluir o exame de todo o corpo. Embora os sintomas e as inadequações frequentemente apareçam na mesma área, as alterações podem não estar limitadas às áreas em que os sintomas aparecem. Uma dor manifestada na perna, por exemplo, pode ser causada por um problema subjacente nas costas. Uma tensão mecânica ou funcional que causa desequilíbrio muscular em uma parte do corpo pode em breve resultar em alterações compensatórias em outras partes. Por outro lado, os sintomas que aparecem na região lombar podem ser causados por inadequações na mecânica subjacente dos pés, dos membros inferiores ou da pelve.

Um desequilíbrio pode começar com fraqueza ou tensão na musculatura abdominal resultante de cirurgia ou obesidade. Entre as mulheres, a causa pode ser uma gestação. A dor lombar em geral ocorre pós-gestação, e as pacientes melhoram totalmente da dor com um tratamento para fortalecer os músculos abdominais e corrigir posturas incorretas.

Em adultos, poucas atividades exigem o uso extenuante dos músculos abdominais, mas a maioria delas tende a fortalecer os músculos das costas. Um fator importante a ser considerado como causa predisponente para o encurtamento dos músculos das costas e do relaxamento dos músculos abdominais é que os músculos eretores da espinha são numerosos e curtos, e se inserem em uma forte estrutura óssea. Os músculos abdominais, contudo, são longos, com fortes inserções fasciais, mas sem uma estrutura óssea de suporte. Além disso, os músculos abdominais suportam a tensão do peso das vísceras abdominais e, no caso das mulheres, a sobrecarga do alongamento e tensão muscular que acompanham uma gestação.

Esta seção se concentra na avaliação dos achados em testes de alinhamento postural, amplitude de movimento, comprimento muscular e força muscular. Ela não rotula a maior parte dos tipos de condições dolorosas da região lombar, a não ser para nomear os problemas de alinhamento postural e desequilíbrio muscular associados à inclinação pélvica anterior, posterior e lateral. Os problemas dolorosos de membros inferiores incluem aqueles associados: a um músculo tensor da fáscia lata e banda iliotibial encurtados ou em alongamento excessivo; a uma dor isquiática associada a protrusão discal; ou a um músculo piriforme excessivamente alongado, com dor e fraqueza na parte posterior do músculo glúteo médio e com problemas nos joelhos e nos pés (nos quais o alinhamento incorreto e o desequilíbrio muscular são fatores relevantes).

Dor lombar

As condições abordadas nesta categoria incluem o estiramento lombossacro e o deslizamento facetário. O estiramento lombossacro pode ser de origem postural. O deslizamento facetário não é considerado um problema essencialmente postural, mas está associado ao alinhamento e desequilíbrio muscular que frequentemente afeta essa condição.

Estiramento lombossacro

O estiramento lombossacro é o tipo mais comum de problema lombar. Contudo, a palavra *estiramento* (que denota uma tensão prejudicial) não cobre as inadequações mecânicas presentes. Essencialmente, existem dois problemas: **compressão indevida** nas estruturas ósseas, especialmente em posições que envolvem descarga de peso (i.e., em pé ou sentado), e **tensão indevida** nos músculos e ligamentos durante a sustentação de peso e o movimento.

As costas podem ter um bom alinhamento postural em posições que envolvem descarga de peso, mas se os músculos lombares estiverem encurtados eles serão submetidos a uma tensão indevida em caso de uma tentativa repentina ou desprotegida de se curvar anteriormente. Pode ocorrer um estiramento muscular agudo.

As costas podem apresentar um alinhamento muito incorreto – como uma hiperlordose – sem que haja encurtamento dos músculos lombares. O movimento pode não causar um estiramento, mas ficar em pé por qualquer período pode causar dor. Se acentuado ou constante, o estresse compressivo resultante do alinhamento incorreto pode provocar sintomas dolorosos. Esse tipo de postura é mais comum entre as mulheres do que entre os homens. A inadequação está frequentemente associada à fraqueza dos músculos abdominais. O início dos sintomas em geral é gradual e não agudo, e os sintomas comumente permanecem em graus variados de cronicidade. A dor é menor se o indivíduo estiver ativo do que se estiver parado, e melhora ao deitar ou sentar.

Naqueles com uma combinação de alinhamento incorreto e encurtamento muscular, tanto a posição como o movimento podem causar dor. Essa dor tende a ser constante, embora possa variar em intensidade com as mudanças de posição. Estresses que não seriam excessivos em circunstâncias normais podem causar dor; um ato aparentemente inconsequente pode ocasionar uma dor de início agudo.

Deslizamento facetário

As articulações ou facetas que conectam uma vértebra a outra podem apresentar desvios anormais de posição ou movimento. É concebível que isso possa ocorrer no limite da amplitude em flexão ou em hiperextensão. Quando o problema ocorre na hiperextensão, pode resultar de um movimento repentino nessa direção ou de uma lordose lombar grave e persistente; este último foi visto em radiografias.[17,18] Os espaços intervertebrais estão diminuídos e a hiperlordose é tão acentuada que a força de compressão faz com que as estruturas articulares cedam e permitam o encavalamento de uma faceta sobre a outra.

O início repentino, a intensidade da dor e a ausência de sintomas neuromusculares prévios sugerem que a faceta pode ser a causa de alguns casos de dor aguda de baixa intensidade nas costas. Normalmente esses incidentes são de duração apenas momentânea, e, assim, não são confirmados por radiografias. O diagnóstico é estabelecido, necessariamente, com base em achados subjetivos e não objetivos.

O movimento do corpo e a direção do estresse denotam a direção da contribuição dada pela faceta. Na maior parte das vezes, ocorre durante a flexão, e o paciente relata não ser capaz de ficar em pé. Quando o estresse resulta de movimentos de hiperextensão, os sintomas relatados podem se manifestar como um espasmo muscular ou podem envolver movimento excessivo na faceta. As inadequações no alinhamento e na mobilidade que resultam em um movimento articular excessivo são os fatores básicos a serem considerados na correção ou prevenção de problemas desse tipo.

Inclinação pélvica anterior

Postura cifótico-lordótica

Quatro grupos de músculos sustentam a pelve no alinhamento anteroposterior. Os músculos extensores da região lombar puxam a pelve para cima posteriormente, os músculos posteriores da coxa a puxam para baixo posteriormente, os músculos abdominais a puxam para cima anteriormente e os músculos flexores do quadril a puxam para baixo anteriormente. Quando há um bom equilíbrio muscular, a pelve é mantida em um alinhamento correto. No caso de desequilíbrio muscular, a pelve inclina-se anterior ou posteriormente. Na inclinação pélvica anterior, a região lombar se arqueia para a frente em uma posição de hiperlordose. Nessa posição, há compressão indevida posteriormente nas vértebras e nas facetas articulares, e tensão indevida no ligamento longitudinal anterior na região lombar.

Os desequilíbrios musculares associados a uma inclinação anterior podem incluir todos ou alguns dos seguintes: músculos abdominais anteriores fracos, músculos flexores do quadril encurtados (principalmente o iliopsoas), músculos lombares encurtados e músculos extensores do quadril fracos.

A Figura 4.57 mostra esses desequilíbrios musculares. A Figura 4.57A mostra uma lordose acentuada. A lordose mostrada na Figura 4.57B também seria proeminente se o indivíduo assumisse uma postura ereta. Quando os quatro grupos musculares estão envolvidos, a correção da inclinação pélvica anterior requer o fortalecimento dos músculos abdominais anteriores e extensores do quadril e o alongamento dos músculos lombares e flexores do quadril encurtados. Qualquer um destes pode ser um fator primário, mas o encurtamento dos músculos lombares e a fraqueza nos músculos extensores do quadril têm menor probabilidade de ser a causa primária.

Frank Ober afirmou: "É bem sabido que uma coluna lordótica pode ser uma coluna dolorosa, mas isso, é claro, não é verdade em todos os casos".[19] Fahrni e Trueman enfatizaram a associação comum de aumento da lordose lombar e lombalgia.[20] Alguns indivíduos com hiperlordose queixam-se de dor lombar, enquanto outros com lordose mais grave podem não relatar a mesma queixa. A lordose pode ser comum, mas, se os músculos das costas forem flexíveis o suficiente para que a posição possa ser alterada de tempos em tempos, pode não haver desenvolvimento de sintomas. Contudo, uma coluna tão encurtada a ponto de a posição hiperlordótica ser fixa tende a envolver dor nas costas, independentemente da posição do corpo.

O melhor indicador de dor lombar não é o grau de lordose ou outra alteração mecânica visível no exame do alinhamento. Em vez disso, é a extensão do encurtamento muscular que mantém um alinhamento anteroposterior fixo, e a extensão da fraqueza muscular que permite que a posição inadequada ocorra e persista.

Músculos abdominais anteriores fracos

A fraqueza dos músculos abdominais anteriores permite que a pelve se incline para a frente. Esses músculos são incapazes de exercer a tração ascendente na pelve necessária para ajudar a manter um bom alinhamento. À medida que a pelve se inclina para a frente, a região lombar é levada a uma posição de hiperlordose. Isso pode resultar em queixas de lombalgia.

Durante as fases iniciais, essa dor pode ser descrita como uma fadiga; mais tarde, como um incômodo, que pode ou não progredir para uma dor aguda. A dor em geral piora no final do dia e é aliviada ao deitar, a ponto de, depois de uma noite de descanso, o indivíduo poder estar livre de sintomas.

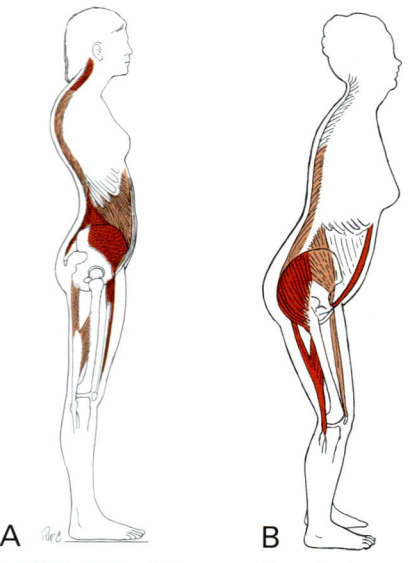

FIGURA 4.57 *A*: Postura cifótico-lordótica; *B*: Flexão do quadril com tronco em inclinação anterior.

Músculos flexores do quadril monoarticulares (principalmente o músculo iliopsoas) encurtados

O encurtamento dos músculos flexores do quadril monoarticulares causa uma inclinação anterior da pelve em posição ortostática. A região lombar entra em hiperlordose quando o indivíduo fica em pé. Ocasionalmente, o indivíduo inclina-se anteriormente nos quadris, evitando uma posição ereta, que resultaria em uma lordose acentuada.

Este indivíduo (Fig. 4.58) apresentava um grave encurtamento nos músculos flexores do quadril, o que limitava a extensão da articulação do quadril. Apresentava ainda limitação na extensão das costas. Para levantar-se da maca, o movimento precisava ocorrer na articulação do joelho. Como exercício, esse movimento não seria apropriado para esse indivíduo.

Músculos flexores do quadril biarticulares encurtados

O encurtamento causa hiperlordose na posição ajoelhada (Fig. 4.59). Quando alguém se queixa de que apenas a posição ajoelhada causa dor na região lombar, é importante examinar se há encurtamento dos músculos flexores do quadril biarticulares (ver teste de comprimento dos músculos flexores do quadril). A discussão sobre o encurtamento destes músculos pode ser encontrada no Capítulo 7.

Músculos lombares encurtados

O encurtamento nos músculos da região lombar causa uma inclinação anterior da pelve e pode fazer a região ser mantida em uma posição de lordose. Esses músculos cruzam apenas articulações da coluna vertebral, de modo que não há outra articulação na qual os

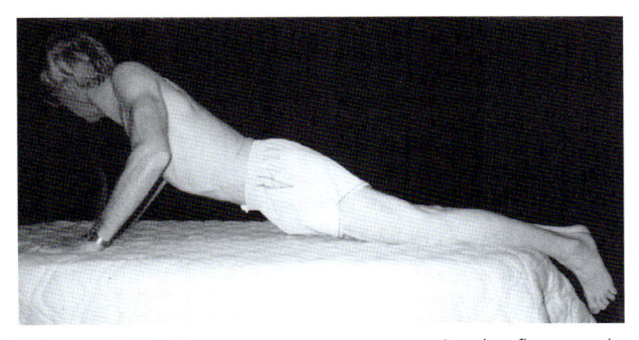

FIGURA 4.58 Encurtamento grave nos músculos flexores do quadril, que limita a extensão da articulação do quadril.

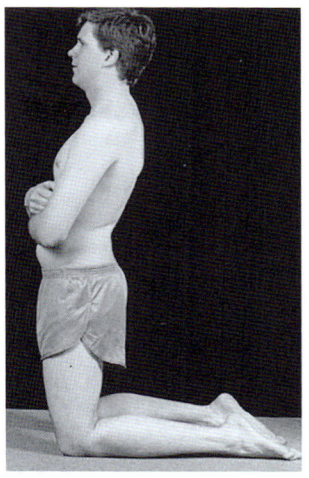

FIGURA 4.59 O encurtamento dos músculos flexores do quadril biarticulares causa hiperlordose lombar na posição ajoelhada.

músculos possam ceder à tensão. Independentemente da posição do corpo, a região lombar permanecerá em um grau de extensão que corresponde ao grau de encurtamento desses músculos. Na inclinação anterior do tronco, a região lombar permanece em uma curvatura anterior (lordose) e não se retifica.

Nos casos em que o encurtamento dos músculos lombares é um fator primário, a dor pode ser crônica, mas ela comumente tem um início agudo. A dor aumenta – e tende a começar – com o movimento, em vez de nas posições em pé ou sentada.

Inclinação pélvica posterior

Dois tipos de postura exibem inclinação pélvica posterior, extensão do quadril e fraqueza do músculo iliopsoas: a postura de dorso plano e a postura *sway-back*. A **postura de dorso plano**, como o nome indica, inclui retificação das costas tanto na região lombar como torácica, embora algum grau de flexão na região torácica alta acompanhe a posição anteriorizada da cabeça. A **postura *sway-back*** é aquela em que há deslocamento posterior (i.e., oscilação para trás) da parte superior do tronco e deslocamento anterior (i.e., oscilação para a frente) da pelve. Uma longa cifose se estende até a região lombar alta e a região lombar baixa é retificada. As fibras posterolaterais do músculo oblíquo externo do abdome têm comprimento excessivo. Ambas as posturas foram discutidas previamente em mais detalhes no Capítulo 2 (Fig. 2.17).

Flexão excessiva (hiperflexão)

A flexão excessiva (i.e., hiperflexão) da parte lombar da coluna não é incomum. É vista como uma cifose da região lombar quando se está sentado, mas raramente aparece como uma cifose quando se está em pé (Cap. 7, Fig. 7.32B). Na maior parte dos casos de flexão lombar excessiva, os músculos extensores das costas não estão fracos, mas os posteriores da coxa costumam estar encurtados.

Alguns indivíduos com flexão excessiva na posição sentada podem assumir uma posição hiperlordótica quando em pé. Certos exercícios promovem uma flexão lombar excessiva, pois fortalecem e tendem a encurtar os músculos flexores do quadril. Notavelmente, o exercício abdominal tradicional com os joelhos flexionados exige uma curvatura completa do tronco, incluindo a parte lombar da coluna, e exercita o iliopsoas em flexão do quadril quase até a amplitude final de movimento.

LEVANTAMENTO DE PESO

Muito tem sido escrito sobre como levantar objetos pesados e as condições no local de trabalho que precisam ser corrigidas. O peso do objeto a ser carregado, a frequência e a duração do carregamento e a altura a partir da qual um objeto precisa ser levantado são variáveis que afetam o indivíduo. No entanto, em razão das muitas variáveis envolvidas no processo, pode não haver uma forma correta única de carregar objetos pesados. Alguns pontos de concordância, no entanto, referem-se ao objeto e ao indivíduo que o carrega:

1 Fique o mais próximo possível do objeto.
2 Fique em pé, com os pés afastados e um ligeiramente à frente do outro.
3 Flexione os joelhos.
4 Comece a elevação lentamente, sem solavancos.
5 Evite torcer o tronco quando na posição de inclinação anterior.

Também existe um consenso de que a elevação de um objeto a partir do chão é mais desafiadora do que quando o objeto está em posição mais elevada. Se essa não for uma opção, deverá ser utilizado um dispositivo de assistência, se possível.

As opiniões divergem sobre se o indivíduo deve agachar-se (mantendo a lordose da região lombar) ou inclinar-se (permitindo que a lordose diminua) ao levantar o peso. O agachamento envolve flexão moderada dos joelhos; inclinar-se envolve inclinação anterior a partir dos quadris ou da cintura (ou ambos) e uma leve flexão dos joelhos.

Defende-se que o levantamento de peso na posição agachada é uma maneira de colocar a carga mais nas pernas e reduzi-la nas costas. Porém, a posição de agachamento pode colocar o músculo quadríceps femoral em desvantagem mecânica. Além disso, indivíduos com disfunção no joelho podem ter dificuldade em levantar-se a partir dessa posição. Alguns podem tolerá-la, mas não ter a força de quadríceps necessária para o trabalho requerido para realizar repetidamente esse tipo de ação.

Em muitos casos, o levantamento de peso na posição agachada não é uma opção. Nessas situações, a mecânica do levantamento é relevante, mas a *mecânica corporal do levantador* é ainda mais importante. A decisão sobre como levantar peso deve levar em consideração a habilidade do levantador. Sua mobilidade, estabilidade e força são muito relevantes. Na população em geral, a mobilidade da região lombar muda amplamente, variando de excessiva a limitada. Flexão e extensão excessivas representam potenciais problemas relacionados com o levantamento de peso. A rigidez lombar pode ainda levar a tensão indevida em outros lugares (se não na própria região lombar).

Na inclinação anterior do tronco, alguns indivíduos exibem uma *flexão excessiva* (i.e., hiperflexão), em que a parte lombar da coluna se curva convexamente na direção posterior e assume uma posição de cifose lombar. Embora os músculos lombares permaneçam fortes, os ligamentos posteriores têm um comprimento excessivo e as costas ficam vulneráveis a tensões ao levantar peso. Na presença dessa condição, o tratamento de escolha é a utilização de um suporte que evite a flexão excessiva ao levantar peso. A alternativa inclui tentar manter as costas em uma posição neutra por meio de uma forte cocontração dos músculos das costas e abdominais.

Alguns indivíduos apresentam uma extensão excessiva, na qual a região lombar se curva convexamente na direção anterior e assume uma posição de hiperlordose. Referindo-se ao trabalho de Fahrni, Pope et al. afirmaram que, "à medida que a lordose lombar aumenta, o plano dos discos L5 e S1 torna-se mais vertical e sujeito a maiores forças de cisalhamento e torção cíclica, enquanto os segmentos não lordóticos estão sujeitos a forças compressivas".[20,21] Referindo-se ao trabalho de Farfan, Pope et al. também declararam que "as cargas de inclinação e de torção são de particular interesse, uma vez que a maior parte dos achados experimentais sugerem que estas, e não as cargas compressivas, são as mais prejudiciais aos discos".[21,22]

Quando se defende que as costas sejam mantidas em uma posição neutra (lordose normal) ao levantar um peso, surge a questão sobre precisamente quais músculos precisam ser acionados para manter essa posição exata. Se os músculos da região lombar se contraírem sem oposição, a lordose e a inclinação pélvica anterior aumentam, e o potencial de uso excessivo dos músculos e lesões na região lombar também crescem e predispõem o indivíduo a lesões. Chaffin – referindo-se ao trabalho de Poulson e Jorgensen, e Tichauer et al. – afirmou que "os músculos lombares (como todos os músculos esqueléticos) apresentam dor isquêmica quando contraídos estaticamente por períodos prolongados sob carga moderada a intensa".[23-25]

A força opositora que impede um aumento na curvatura deve ser fornecida pelos músculos abdominais anteriores (mais especificamente os abdominais inferiores). Devem ser aplicados testes e exercícios específicos para esses músculos. A fraqueza dos músculos abdominais inferiores é um achado comum entre indivíduos fortes que afeta a capacidade de levantar peso. O fortalecimento dos músculos abdominais, entretanto, pode afetar mais do que apenas a estabilidade das costas. Pope et al. descobriram que "a pressão intradiscal cai quando a pressão abdominal é aumentada. Assim, na posição ortostática, a pressão intradiscal diminui proporcionalmente ao aumento da atividade muscular abdominal".[21]

A Figura 4.60 mostra um indivíduo levantando peso que desenvolveu uma dor nas costas e precisou parar de fazê-lo até ganhar força nos músculos abdominais. Ele então voltou a levantar peso e demonstrou como pegaria um objeto pesado do chão. Para quem tem fraqueza na musculatura abdominal e continua levantando peso, é aconselhável utilizar um suporte que proporcione estabilização do abdome e das costas.

Muitos indivíduos exibirão uma região lombar retificada na posição de inclinação anterior do tronco. A flexão da parte lombar da coluna é um movimento no sentido de endireitar a região lombar, e uma região lombar retificada representa uma flexão normal. Quando a região lombar se flexiona até – *mas não além* – o ponto de retificação, a estabilidade é proporcionada por essa

limitação ao movimento, assim como há estabilidade na articulação do joelho se ela não se hiperestender.

No caso de hiperflexão, pode haver um estiramento nos músculos e ligamentos da região lombar; em caso de hiperlordose, pode haver dor isquêmica; problemas discais podem resultar de ambas as condições.[26] Do ponto de vista da prevenção, deve-se avaliar como alguns exercícios afetam negativamente o corpo em relação aos desafios do levantamento de peso. O tradicional exercício abdominal com os joelhos flexionados leva à flexão excessiva da região lombar, bem como ao superdesenvolvimento e encurtamento dos músculos flexores do quadril. Em muitos adolescentes, as pernas são longas demais em relação ao tronco e há uma tendência de encurtamento nos músculos posteriores da coxa. Inclinar o tronco para a frente a fim de alcançar os dedos dos pés ou além co-

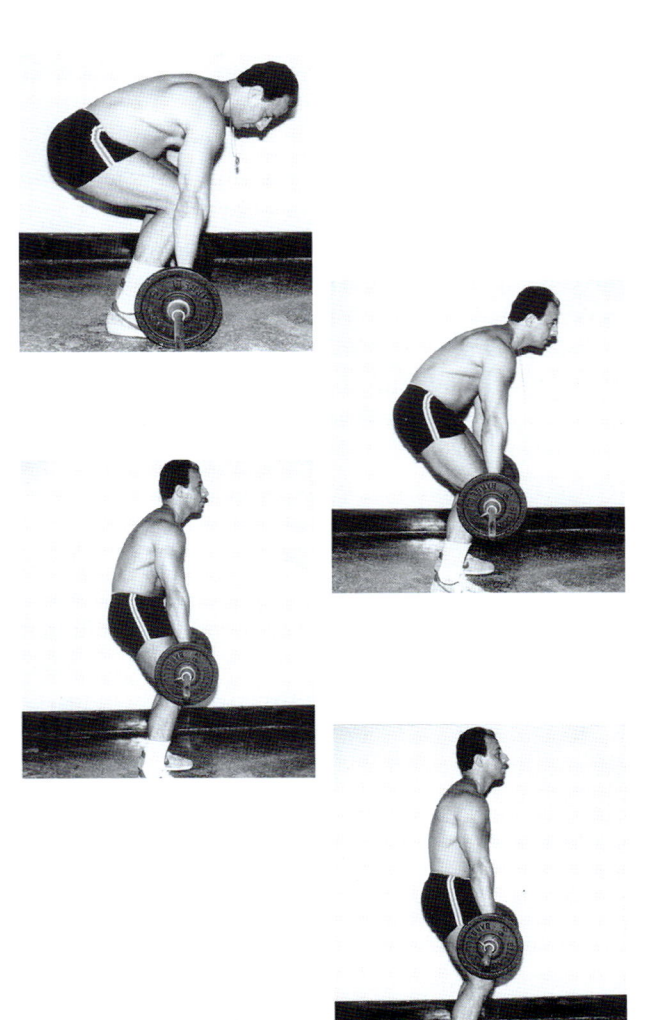

FIGURA 4.60 Indivíduos com músculos abdominais fracos que levantam peso precisam usar um suporte que forneça estabilização do abdome e das costas.

mumente resulta em flexão excessiva das costas. O tradicional exercício de flexão de braços em decúbito ventral (que enfatiza a extensão das costas até a extensão total dos cotovelos) incentiva uma amplitude de movimento excessiva em extensão das costas.

Pode-se reduzir a ocorrência de problemas de dor lombar ao levantar peso enfatizando a manutenção ou restauração de uma boa mecânica corporal e equilíbrio muscular, ou na compensação de déficits com as órteses necessárias.

INTERVENÇÃO

PESCOÇO

Músculos posteriores encurtados do pescoço

O paciente deve utilizar um travesseiro que permita uma posição confortável do pescoço. O paciente *não* deve dormir sem travesseiro, pois a cabeça cairá para trás em extensão do pescoço. Por outro lado, o uso de um travesseiro muito alto deve ser desencorajado, pois pode resultar em uma posição de maior anteriorização da cabeça. Um travesseiro para cervical disponível comercialmente ou feito em casa pode proporcionar o conforto necessário e manter o pescoço em uma boa posição. O travesseiro deve ser achatado no centro para fornecer apoio tanto posterior como lateralmente.

O tratamento pode consistir em termoterapia, mobilização de tecidos moles e alongamento. A mobilização de tecidos moles deve ser suave e relaxante no início, depois progredir para um amassamento mais profundo. O alongamento dos músculos encurtados deve ser muito gradual, utilizando movimentos ativos e assistidos. O paciente deve tentar alongar ativamente os músculos posteriores do pescoço, esforçando-se para retificar a região cervical (i.e., puxando o queixo para baixo e para dentro). Essa ação se compara ao esforço para retificar a região lombar em casos de hiperlordose e pode ser realizada em decúbito dorsal, sentado ou em pé, mas não em decúbito ventral. *Exercícios que hiperestendem a parte cervical da coluna são contraindicados.*

Como uma posição incorreta da cabeça em geral ocorre para compensar uma hipercifose torácica, que por sua vez pode resultar de desvios posturais na região lombar ou na pelve, o tratamento frequentemente deve começar com a correção dos desvios associados. Pode ser necessário iniciar o tratamento do pescoço com exercícios para fortalecer os músculos abdominais inferiores e com o uso de um bom suporte abdominal que possibilite ao paciente assumir uma melhor posição da parte superior das costas e do tórax.

Estiramento do músculo trapézio descendente

Pode-se indicar a aplicação de calor (termoterapia) seguida de alongamento passivo e/ou ativo suave. Se houver espasmo muscular, deve-se priorizar essa área. Deve-se empregar a mobilização de tecidos moles, começando com uma técnica de amassamento suave antes de aumentar conforme tolerado.

Pode-se usar um colar improvisado ou uma tipoia (ou ambos) se a condição permanecer muito dolorosa e não responder favoravelmente à mobilização de tecidos moles (Fig. 4.61).

Pode-se confeccionar um colar simples com uma pequena toalha dobrada longitudinalmente na largura correta. A toalha é enrolada com segurança em volta do pescoço e presa no lugar por uma tira de fita adesiva forte. O colar pode ficar mais firme colocando-se uma tira de papelão dentro da toalha. Ele pode ser necessário por apenas 2 ou 3 dias.

Compressão de raiz nervosa cervical

Quando a condição é aguda, pode-se obter um alívio significativo com o uso de calor úmido para aliviar o espasmo muscular protetor, mobilização suave de tecidos moles para ajudar a relaxar os músculos e uma leve tração manual ou mecânica para aliviar a compressão. O uso de um colar costuma ser necessário nos estágios iniciais. Ele pode fornecer um suporte adequado para ajudar a imobilizar a parte cervical da coluna, prevenir a hiperextensão e transmitir o peso da cabeça para o cíngulo do membro superior. Quando os sintomas são subagudos ou crônicos, o tratamento também deve incluir exercícios para corrigir qualquer desequilíbrio muscular e posturas inadequadas subjacentes. O tratamento conservador pode ser adequado ou pode ser um complemento às medidas cirúrgicas.

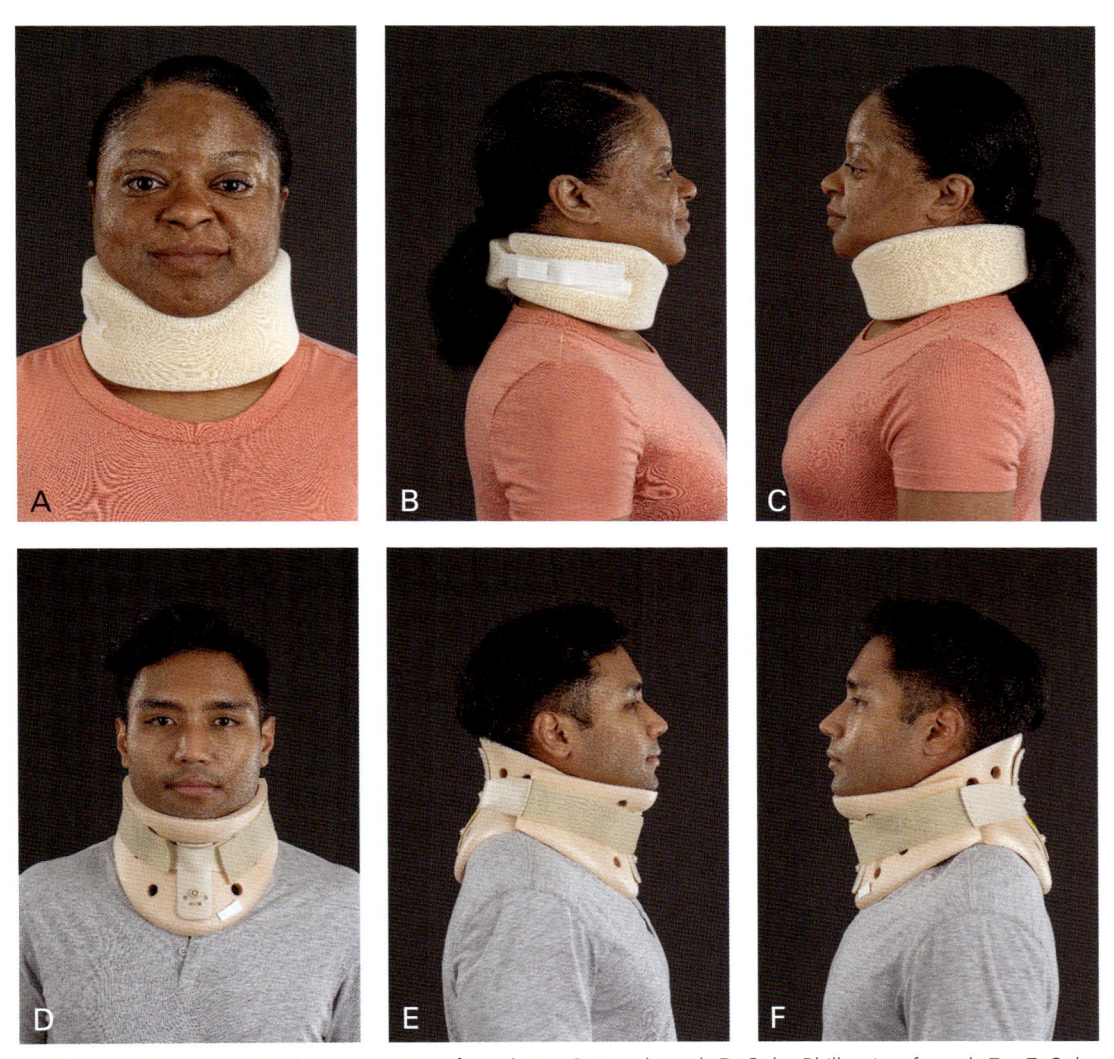

FIGURA 4.61 Colar cervical macio: *A*: Vista frontal; *B* e *C*: Vista lateral; *D*: Colar Philly, vista frontal; *E* e *F*: Colar Philly, vista lateral.

Mobilização de tecidos moles dos músculos do pescoço

A mobilização de tecidos moles é uma modalidade importante no tratamento de condições dolorosas no pescoço. Os efeitos calmantes dessa técnica podem ajudar a relaxar músculos tensos. Os músculos extensores do pescoço muitas vezes ficam encurtados em razão de uma postura incorreta em anteriorização da cabeça. A mobilização de tecidos moles, juntamente com exercícios apropriados, pode ser usada para ajudar a relaxar e alongar músculos encurtados e restaurar a amplitude normal de movimento (ver Capítulo 1).

A Figura 4.62A-F mostra as diversas posições para aplicar eficazmente a mobilização de tecidos moles para ajudar a aliviar a tensão e a rigidez do pescoço. O indivíduo está sentado em um banco ao lado da maca de tratamento. As almofadas sobre a maca são ajustadas a um nível confortável para o indivíduo se inclinar anteriormente e apoiar a cabeça nas mãos. A mobilização de tecidos moles é aplicada aos músculos posteriores e laterais do pescoço, principalmente ao trapézio descendente (ver Flexão e extensão do pescoço, e Rotação e flexão lateral).

Inicie a mobilização de tecidos moles nas inserções occipitais do trapézio descendente (Fig. 4.62A). Comece com uma massagem suave e firme (*effleurage*).

Continue a mobilização de tecidos moles ao longo do trapézio até as inserções nas clavículas e nas escápulas (Fig. 4.62B).

Repita a mobilização de tecidos moles usando uma técnica de amassamento (*petrissage*) no trapézio descendente esquerdo e direito (Fig. 4.62C).

Com a face voltada para a esquerda a fim de alongar levemente o trapézio esquerdo, repita os movimentos de *effleurage* e *petrissage* (Fig. 4.62D).

Com a face voltada para a direita a fim de alongar o trapézio direito, repita os movimentos de *effleurage* e *petrissage* (Fig. 4.62E).

Sente-se com o lado esquerdo voltado para a maca (Fig. 4.62F). Com o cotovelo apoiado na maca, apoie a cabeça na mão. Com a cabeça inclinada para a esquerda, pode-se realizar a mobilização dos músculos da lateral direita do pescoço. Inverta as posições para realizar a mobilização dos músculos da lateral esquerda do pescoço.

Exercícios para alongar os músculos do pescoço

Alongamento dos músculos rotadores do pescoço: Sente-se em uma cadeira com as mãos segurando o assento a fim de manter os ombros para baixo e nivelados (Fig. 4.63). Sem inclinar a cabeça, vire a face para cada lado (usando os músculos rotadores do pescoço do lado oposto).

Alongamento dos músculos flexores laterais do pescoço: Sente-se em uma cadeira com os ombros para trás e as mãos segurando o assento a fim de manter os ombros para baixo e nivelados (Fig. 4.64). Incline a cabeça diretamente para o lado a fim de alongar os músculos flexores laterais do pescoço do lado oposto. Os exercícios de alongamento dos músculos laterais do pescoço podem

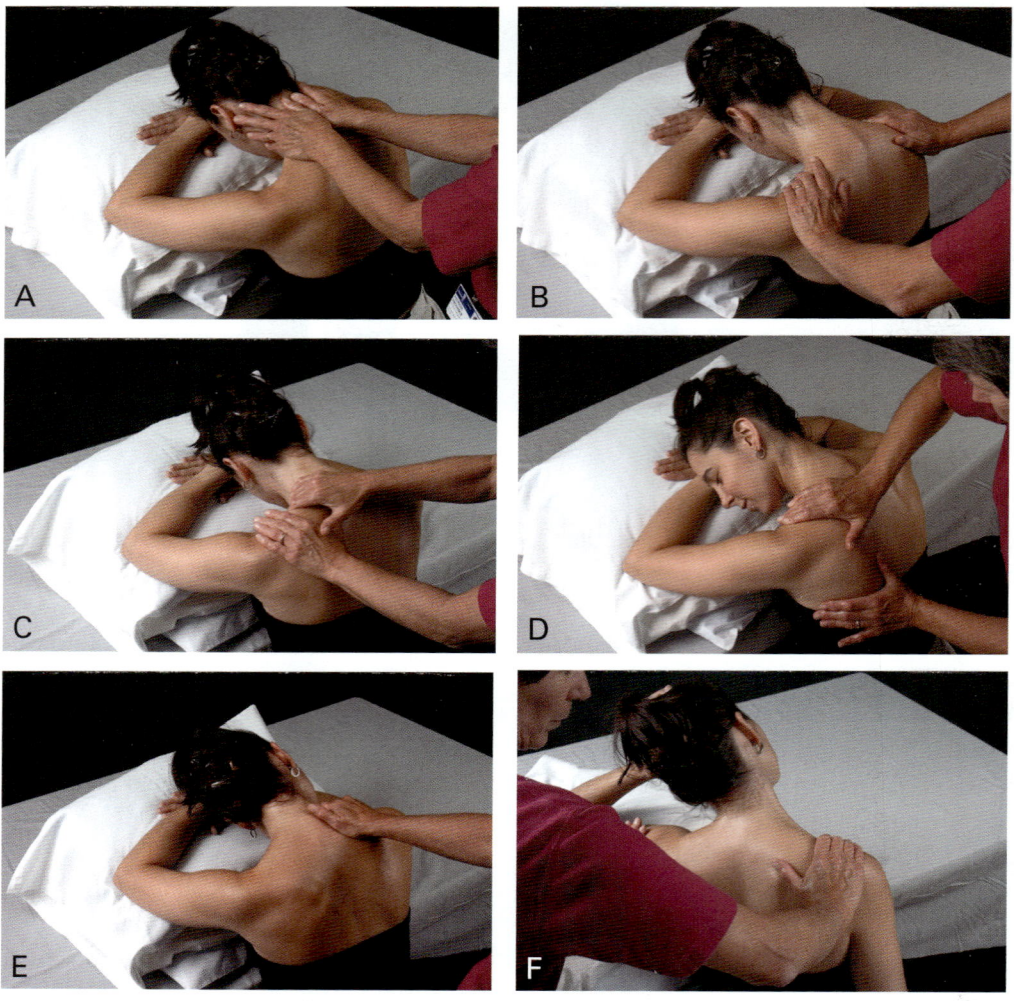

FIGURA 4.62 Mobilização de tecidos moles dos músculos do pescoço.

ser modificados inclinando-se anterolateralmente a fim de alongar os músculos posterolaterais do lado oposto.

Alongamento alternativo dos músculos flexores laterais do pescoço: Sentado ou em pé, coloque a mão direita no ombro esquerdo, segurando-o (Fig. 4.65). Dê assistência com a mão esquerda, segurando o antebraço direito próximo ao cotovelo e puxando-o para baixo. Incline a cabeça diretamente para o lado direito a fim de alongar os músculos flexores laterais esquerdos do pescoço. Inverta a posição das mãos e do pescoço para alongar o lado direito.

Alongamento dos músculos extensores do pescoço: Deite-se em decúbito dorsal (ou sente-se em um banco com as costas apoiadas na parede). Com as mãos nas laterais da cabeça e a região lombar retificada (em forma de gancho), pressione a cabeça para trás com o queixo para baixo e para dentro, usando os músculos flexores anteriores do pescoço para endireitá-lo (i.e., retificá-lo) (Fig. 4.66).

Alongamento do músculo trapézio descendente pelo fortalecimento do músculo latíssimo do dorso: Sente-se em uma maca com blocos acolchoados nas laterais dos quadris (Fig. 4.67). Mantenha o corpo ereto, com os ombros bem alinhados. Pressione para baixo, estendendo os cotovelos, e eleve as nádegas da maca, diretamente para cima.

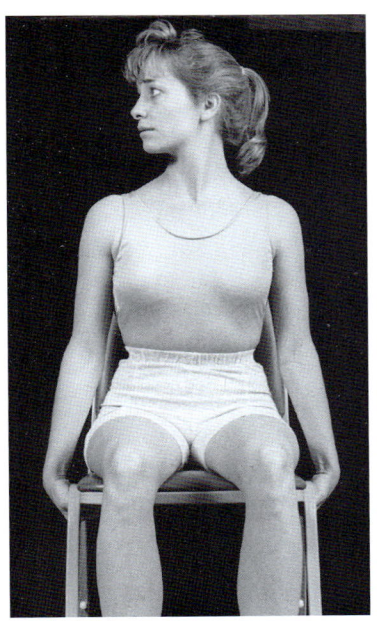

FIGURA 4.63 Exercício para alongar os músculos rotadores do pescoço.

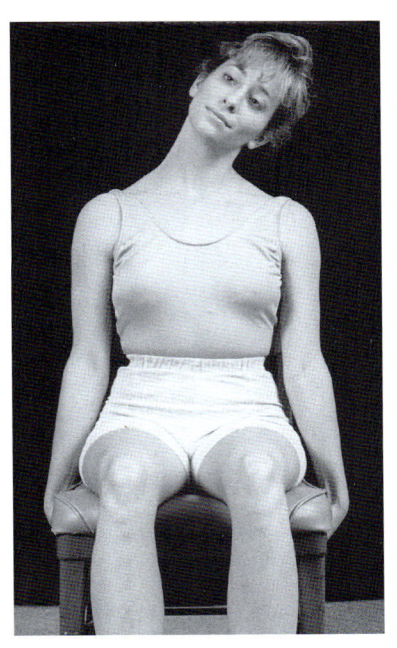

FIGURA 4.64 Exercício para alongar os músculos flexores laterais do pescoço.

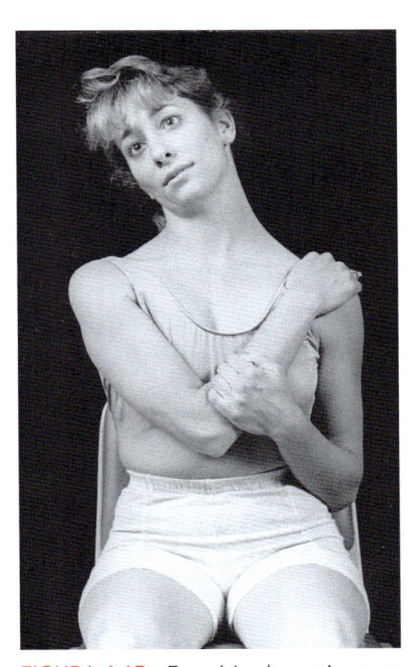

FIGURA 4.65 Exercício alternativo para alongar os músculos flexores laterais do pescoço.

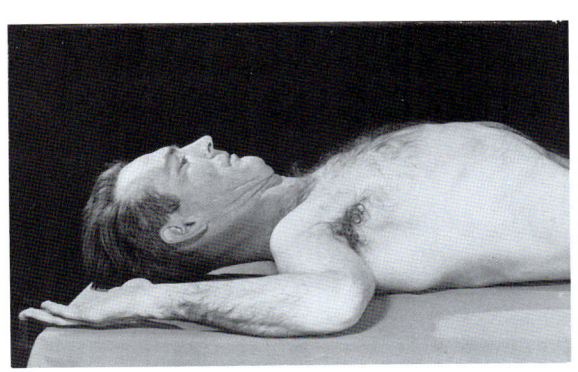

FIGURA 4.66 Exercício para alongar os músculos extensores do pescoço.

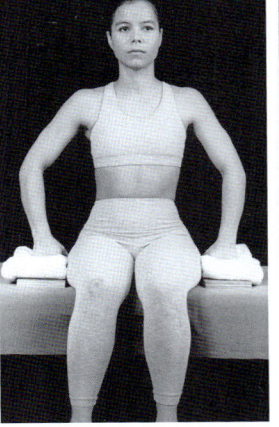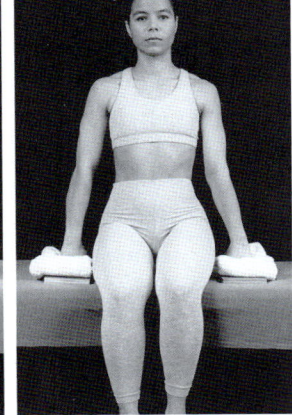

FIGURA 4.67 Exercício para alongar o músculo trapézio descendente pelo fortalecimento do músculo latíssimo do dorso.

INCORRETA:

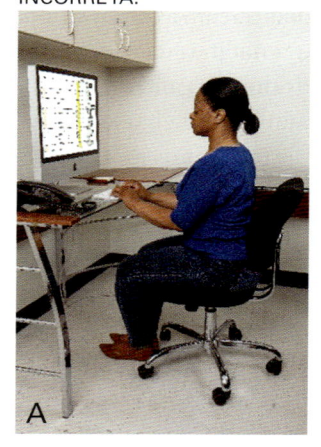 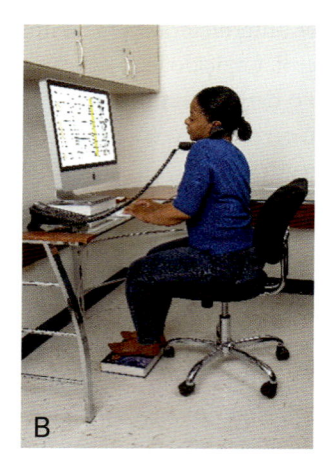

CORRETA:

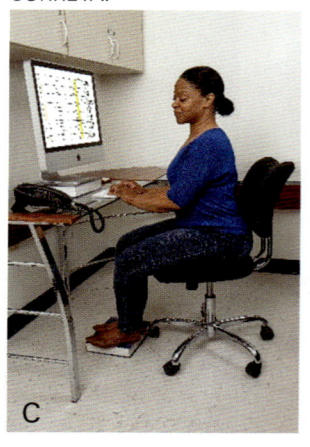 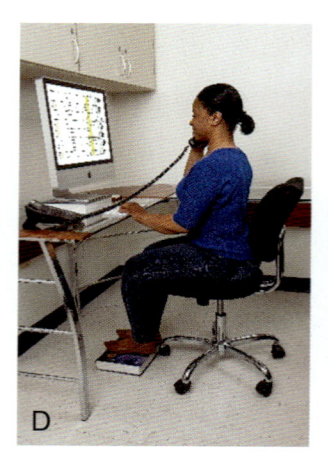 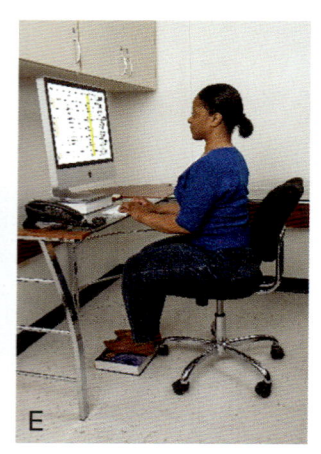

FIGURA 4.68 Ergonomia ao computador: **A**: Posição incorreta ao sentar-se em frente ao computador; **B**: Posição incorreta ao usar o telefone; **C**: Posição correta usando o telefone no modo viva-voz; **D**: Posição correta ao usar o telefone; **E**: Posição correta ao usar o computador.

Ergonomia ao computador

Se as regras básicas de ergonomia forem ignoradas, trabalhar em um computador (*laptop* ou *desktop*) é frequentemente a causa de desconforto no pescoço e na parte superior das costas, além de cefaleia. A configuração de escritório mostrada na Figura 4.68 foi escolhida como um exemplo de como corrigir o alinhamento e aliviar a tensão. A chave para melhorar a postura é uma cadeira bem ajustada que se adeque à altura, e a presença de apoios de braço e de costas apropriados. O uso do viva-voz e de um aparelho de telefone adequado podem aliviar a tensão no pescoço.

Incorreta: Na Figura 4.68A, os cotovelos estão posicionados abaixo do punho e os joelhos abaixo dos quadris. Na parte B, o telefone do indivíduo foi colocado no ombro, com o pescoço inclinado para a esquerda, rodado para a direita e estendido; os ombros estão elevados, apesar da postura correta para visualização do monitor e digitação no teclado.

Correto: Monitor no nível dos olhos ou abaixo dele. O uso do viva-voz (parte C) e a postura corrigida para uso do telefone (parte D) possibilitam a manutenção da região cervical em uma posição neutra a fim de aliviar a tensão. A cadeira tem um encosto adequado e uma altura correta em relação à mesa. Pernas sobre um apoio para os pés (livro) sob a mesa (parte E).

COSTAS

Músculos abdominais anteriores fracos

Dormir em um colchão firme permite que as costas fiquem retificadas. Deixar desse modo uma posição lordótica pode proporcionar alívio e conforto ao paciente. Pode-se aliviar as costas sentando-se apoiado no encosto da cadeira e evitando a posição sentada sem apoio, que tende a arquear a região lombar. O alívio da dor também pode advir do uso de um suporte adequado para ajudar a corrigir o alinhamento incorreto e aliviar a tensão em músculos abdominais fracos. (A cinta de flexão de William e a cinta Goldthwait foram projetadas para apoiar o abdome e corrigir a lordose.)

Em caso de fraqueza acentuada, o paciente deve iniciar um programa de exercícios e continuar usando o suporte enquanto trabalha para fortalecer os músculos. Esse conselho é contrário à advertência frequentemente reproduzida de que os músculos ficarão mais fracos no caso de uso de um suporte. A fraqueza associada ao suporte ocorrerá somente se o paciente não fizer exercícios de fortalecimento muscular. O uso do suporte ajuda a manter o alinhamento e a aliviar o estiramento e a tensão dos músculos fracos, até que eles recuperem a força por meio dos exercícios.

Em caso de encurtamento dos músculos extensores das costas ou flexores do quadril, é necessário tratar esses músculos visando restaurar o comprimento normal antes que os abdominais possam atuar de maneira ideal. Ver exercícios de alongamento, em Intervenções.

Músculos flexores do quadril monoarticulares (principalmente o iliopsoas) encurtados

A gravidade da lordose depende diretamente da extensão do encurtamento dos músculos flexores do quadril. O estresse na região lombar na posição lordótica costuma ser aliviado pela flexão dos músculos flexores do quadril encurtados. Em pé, isso é conseguido flexionando-se ligeiramente os joelhos. Na posição sentada, os quadris ficam flexionados e os músculos flexores do quadril ficam frouxos. Alguns indivíduos podem ficar sentados por longos períodos sem dor nem desconforto, mas sentem dor quando em pé por pouco tempo. Nesses casos, esses pacientes devem ser examinados quanto ao encurtamento dos músculos flexores do quadril. Deitar em decúbito dorsal ou lateral com os quadris e joelhos flexionados relaxa a tração na região lombar de músculos flexores do quadril encurtados. Os pacientes muitas vezes procuram esses meios para aliviar a dor nas costas – e legitimamente durante a fase aguda. O problema, porém, é que aliviar a tensão flexionando os quadris nessas diversas posições agrava o problema subjacente, pois possibilita maior encurtamento adaptativo dos próprios músculos que estão causando o problema. De-

pois que os músculos flexores do quadril forem alongados por meio de exercícios apropriados, não é necessário flexionar os quadris e joelhos para ficar confortável em decúbito dorsal.

Em decúbito dorsal, com os quadris flexionados o suficiente para possibilitar a retificação das costas, o paciente pode se sentir mais confortável em um colchão firme do que em um macio. Neste último, a pelve pode afundar e inclinar-se anteriormente, causando uma hiperlordose na região lombar.

O decúbito ventral pode não ser tolerado porque os músculos flexores do quadril encurtados mantêm as costas em uma posição lordótica. Contudo, a posição pode ser confortável se for utilizado um travesseiro firme diretamente sob o abdome para ajudar a retificar a região lombar e permitir uma leve flexão dos quadris.

Um apoio para as costas pode proporcionar algum alívio para a dor decorrente da posição de lordose resultante de músculos flexores do quadril encurtados; contudo, não ajuda a alongar esses músculos (ver exercícios de alongamento de músculos flexores do quadril e exercícios de fortalecimento de músculos abdominais inferiores).

Músculos da região lombar encurtados

A dor relacionada com o encurtamento dos músculos da região lombar pode melhorar ou piorar em decúbito. O alívio da dor em decúbito resulta da remoção de parte da tensão causada pelo movimento ou ação muscular na manutenção da posição ereta. O aumento da dor em decúbito ocorre se o peso corporal nessa posição impõe uma sobrecarga aos músculos das costas encurtados. Durante o repouso no leito na fase aguda, obtém-se algum alívio flexionando as costas pela colocação de um pequeno rolo sob a região lombar. Esse rolo deve se adaptar aos contornos e dar suporte à região lombar. A pressão contra a região lombar também oferece algum alívio. Quando for indicado um apoio para as costas em forma de espartilho ou cinta, às vezes é aconselhável utilizar o apoio tanto em decúbito como em posições que envolvem descarga de peso.

Além do alívio que advém da restrição do movimento, a dor é aliviada pela pressão do suporte contra a região lombar. As escoras de aço do suporte devem ser conformadas de modo a se adaptarem às costas, e pode-se adicionar um acolchoamento se isso proporcionar conforto adicional.

Suportes para as costas

A diminuição da dor que pode acompanhar a imobilização – e o medo de repetir o movimento que provocou um início agudo de dor – pode ter aliviado tanto o paciente que ele relutará em cooperar com o tratamento para restaurar o movimento. A recuperação depende da cooperação, e esta não será obtida a menos que o paciente compreenda o procedimento.

Ceder à posição preferida pelo paciente e apoiar as costas nessa posição para o alívio da dor não deve ser o objetivo do tratamento. Os objetivos finais incluem alongar os músculos lombares a fim de restaurar a flexibilidade normal e fortalecer os músculos abdominais.

A seguir são apresentadas diversas formas de suporte abdominal e para as costas (Fig. 4.69 e 4.70, respectivamente).

Flexão excessiva (hiperflexão)

No caso de dor e hipermobilidade em flexão lombar, o tratamento de escolha é um suporte que evita a amplitude de movimento excessiva. Se os músculos posteriores da coxa estiverem encurtados e forem feitos exercícios

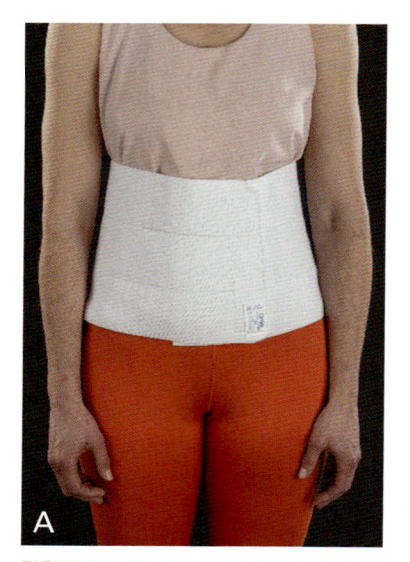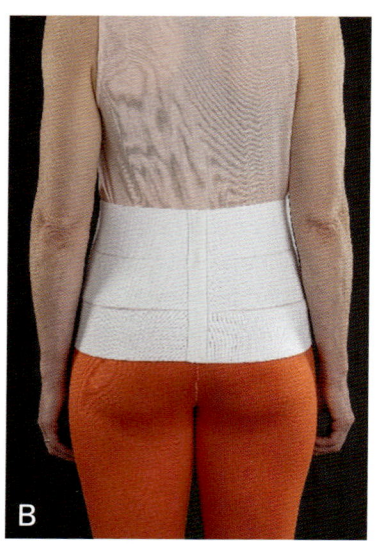

FIGURA 4.69   Cinta abdominal. *A*: Vista frontal. *B*: Vista posterior.

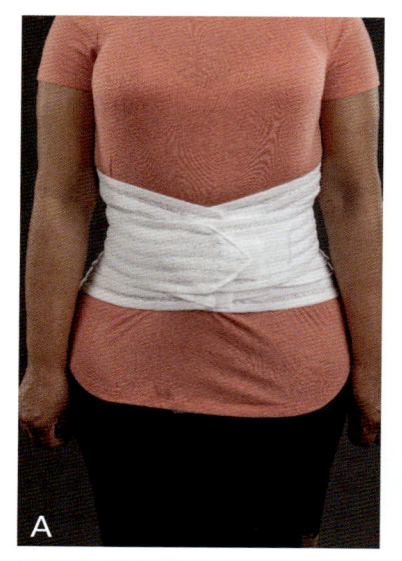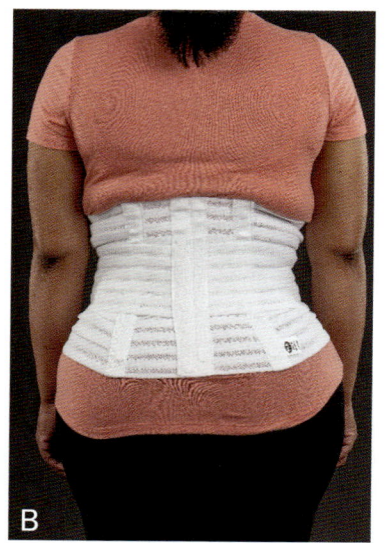

FIGURA 4.70   Suporte para as costas: *A*: Vista frontal; *B*: Vista posterior.

para alongá-los, deve-se evitar a inclinação anterior do tronco, e deve-se usar um suporte para as costas ao fazer a elevação passiva ou ativa da perna estendida.

Tratamento para a fraqueza nas costas

A fraqueza da região lombar é rara nas posturas incorretas mais comuns. Os músculos lombares são uma exceção à regra geral de que músculos alongados além da amplitude normal tendem a apresentar fraqueza. Para um exemplo notável, ver os Capítulos 5 e 7, que contêm fotografias de um indivíduo que apresenta flexão excessiva, mas força normal nas costas.

Não é comum haver fraqueza acentuada dos músculos eretores da espinha, exceto em conexão com problemas neuromusculares. Mesmo em casos de envolvimento extenso em algumas condições neuromusculares, os músculos extensores das costas frequentemente são poupados.

Um indivíduo deve ser capaz de elevar o tronco para trás a partir de uma posição de decúbito ventral, conforme a amplitude de movimento das costas permitir. Se o indivíduo não tiver força para realizar esse movimento e não houver contraindicações, exercícios de extensão das costas seriam adequados. Para a manutenção de uma postura ereta, é importante que os músculos das costas tenham uma força adequada.

Quando há fraqueza severa, é necessário um suporte. O tipo, a rigidez e o comprimento do suporte dependem da gravidade da fraqueza. Em geral, toda a musculatura do tronco é envolvida se os músculos eretores da espinha estiverem fracos. O colapso do tronco ocorre anteroposterior e lateralmente.

Os exercícios para fortalecer os extensores devem ser avaliados de acordo com a tolerância e a resposta do paciente. Deve-se preservar um bom alinhamento nas posições de decúbito e fornecer apoios nas posições sentada ou em pé para ajudar a manter quaisquer benefícios do exercício.

A firmeza do colchão é uma consideração importante da postura na posição deitada. Uma boa posição de sono envolve ter as várias partes do corpo aproximadamente no mesmo plano horizontal. Molas gastas ou colchões muito macios podem resultar em mau alinhamento do corpo.

Muitos indivíduos que experimentaram dores posturais nas costas descobriram que ela diminui ou desaparece quando é mudada a firmeza do colchão. Outros que estavam acostumados a dormir em colchões firmes descobriram que dormir em colchões macios pode causar dor aguda. Um travesseiro sob a cintura ao dormir em decúbito ventral ou entre os joelhos em decúbito lateral pode ajudar a manter um alinhamento mais ideal, levando ao alívio do estresse sobre as costas.

Para alguns indivíduos – principalmente aqueles que apresentam problemas estruturais fixos no alinhamento como curvaturas vertebrais exageradas – pode ser necessário um colchão mais macio para o bem-estar durante o sono, pois ele proporcionará mais suporte e conforto à medida que se adapta às curvas do usuário.

Um adulto pode se sentir confortável sem travesseiro ao dormir em decúbito dorsal ou ventral, mas pode não se sentir bem em decúbito lateral. O uso de um travesseiro muito firme ou mais de um travesseiro pode contribuir para posições incorretas da cabeça e dos ombros. Porém, um indivíduo que está acostumado a dormir com a cabeça elevada não deve mudar abruptamente para um travesseiro baixo ou ficar sem travesseiro. Alguém que tenha uma inadequação postural fixa de anteriorização da cabeça e arredondamento da parte superior das costas não deve dormir sem travesseiro. É importante que essa pessoa seja alta o suficiente para compensar a hipercifose e a posição anteriorizada da cabeça. Na ausência de travesseiro ou se ele for muito baixo, a cabeça penderá para trás em hiperextensão do pescoço.

REFERÊNCIAS BIBLIOGRÁFICAS

1. Gore DR, Sepic SB, Gardner GM. Roentgenographic findings of the cervical spine in asymptomatic people. Spine 1986; 11: 521-524.
2. Harrison DE, Harrison DD, Janik TJ, et al. Comparison of axial and flexural stresses in lordosis and three configurations of the cervical spine. Clin Biomech 2001; 16: 276-284.
3. Soderberg GL. Kinesiology-Application to Pathological Motion. 2nd ed. Baltimore: Williams & Wilkins, 1997.
4. Magee DJ. Orthopedic Physical Assessment. Philadelphia: Saunders, 2002.
5. Norkin C, White DJ. Measurement of Joint Motion: A Guide to Goniometry. Ed. Philadelphia: F.A. Davis, 1985.
6. Sforza C, Grassi G, Fragnito N, et al. Three-dimensional analysis of active head and cervical spine range of motion: effect of age in healthy male subjects. Clin Biomech 2002; 17: 611-614.
7. Dvorak J, Antinnes J, Panjabi M, et al. Age and gender-related normal motion of the cervical spine. Spine 1992; 17: 393-398.
8. Palmer ML, Epler ME. Fundamentals of Musculoskeletal Assessment Techniques. 2nd ed. Lippincott: Philadelphia, 1998. pp. 221-224.
9. Clarkson HM. Musculoskeletal Assessment. 2nd ed. Baltimore: Lippincott Williams & Wilkins, 2000, p. 402.
10. Reese NB, Bandy WD. Joint Range of Motion and Muscle Length Testing. Philadelphia: W.B. Saunders, 2002. p. 408.

11. Sobotta-Figge. Atlas of Human Anatomy, Vol 1. Munich: Urban & Schwarzenberg, 1974.

12. Margolis S, Moses S, eds. Johns Hopkins Medical Handbook. New York: Rebus, 1992, pp. 128, 129.

13. Ayub E, Glasheen-Wray M, Kraus S. Head posture: a case study of the effects on the rest position of the mandible. J Orthop Sports Phys Ther 1984; 6: 179-183.

14. DeRosa C, Porterfield JA. A physical therapy model for the treatment of low back pain. Phys Ther 1992; 72(4): 263.

15. Kendall H, Kendall F. Study and Treatment of Muscle Imbalance in Cases of Low Back and Sciatic Pain. Baltimore: Privately Printed, 1936.

16. Kendall H, Kendall F, Boynton D. Posture and Pain. Baltimore: Williams & Wilkins, 1952, pp. 2-73, 156-159.

17. Perolat R, Kastler A, Nicot B, et al. Facet joint syndrome: from diagnosis to interventional management. Insights Imaging 2018; 9(5): 773-789.

18. Williams PC. Lesions of the lumbosacral spine. Part II. Chronic traumatic (postural) destruction of the lumbosacral intervertebral disc. J Bone Joint Surg 1937; 19: 690-703.

19. Ober FR. Relation of the fascia lata to conditions of the lower part of the back. JAMA 1937; 109(8): 554-555.

20. Fahrni WH, Trueman GE. Comparative radiological study of spines of a primitive population with North Americans and North Europeans. J Bone Joint Surg [Br] 1965; 47-B: 552.

21. Pope M, Wilder D, Booth J. The biomechanics of low back pain. In: White AA, Gordon SL, eds. Symposium on Idiopathic Lower Back Pain. St. Louis, MO: C.V. Mosby, 1982.

22. Farfan HF. Mechanical Disorders of the Low Back. Philadelphia: Lea & Febiger, 1973.

23. Chaffin DB. Occupational biomechanics of low back injury. In: White AA, Gordon SL, eds. Symposium on Idiopathic Low Back Pain. St. Louis, MO: C.V. Mosby, 1982.

24. Poulson E, Jorgensen K. Back muscle strength, lifting and stoop working positions. Appl Ergon 1971; 133-137.

25. Tichauer ER, Miller M, Nathan IM. Lordosimetry: a new technique for the measurement of postural response to materials handling. AM Ind Hyg Assoc J 1973; 34: 1-12.

26. Adams MA, Hutton WC. Prolapsed invertebral disc: a hyperflexion injury. In: Industrial Rehabilitation American Therapeutics 1989, pp. 1031-1038. Presented at the 8th annual meeting of the international society for the study of the lumbar spine. Paris, May 18, 1981.

5

TRONCO E MÚSCULOS RESPIRATÓRIOS

CONTEÚDO

INTRODUÇÃO

É interessante notar que músculos que atuam em uníssono em determinados movimentos trabalham em oposição entre si a fim de possibilitar um bom alinhamento. No movimento de elevação lateral do tronco, os músculos laterais flexionam lateralmente o tronco enquanto os abdutores de quadril estabilizam a pelve. A fim de amparar um bom alinhamento em posição ortostática, os músculos laterais do tronco são auxiliados pelos músculos abdutores do quadril no lado oposto.

Fotografias e ilustrações mostram claramente as diferenças entre os movimentos normais utilizados durante um teste e as mudanças que ocorrem quando há desequilíbrio entre músculos que normalmente atuam em uníssono. Em muitos casos, em razão da interação com alguns músculos abdominais, testar os músculos em grupos é mais útil do que testá-los individualmente.

A seção sobre Músculos respiratórios pertence legitimamente a este capítulo. Os pulmões e o diafragma estão localizados no tronco. O alinhamento incorreto das estruturas do esqueleto e problemas de desequilíbrio muscular podem afetar negativamente o sistema respiratório. O Quadro dos músculos respiratórios (Fig. 5.33) lista os 23 músculos (cada um com um componente direito e um esquerdo), além do diafragma, que são considerados músculos da respiração. A maior parte deles atua também na postura e no equilíbrio muscular.

SEÇÃO I

INERVAÇÃO

A inervação dos músculos do tronco não inclui um plexo intermediário entre a medula espinal e os nervos periféricos, como os plexos cervical, braquial, lombar e sacral. Os músculos abdominais recebem sua inervação dos ramos torácicos das divisões ventrais dos nervos espinais.

QUADRO DE NERVOS ESPINAIS E MÚSCULOS: TRONCO

A Figura 5.1 mostra os nervos espinais e os músculos do tronco.

MÚSCULOS DO TRONCO QUE SE INSEREM NA PELVE

Com a pelve rodando sobre os fêmures, os grupos musculares opositores atuam não apenas em oposição anteroposterior direta, mas também combinam suas trações a fim de inclinar a pelve anterior ou posteriormente, bem como lateralmente. Existem quatro grupos musculares principais que atuam na **oposição anteroposterior**:

Nome   Data

GRAU DA FORÇA MUSCULAR	MÚSCULO	NERVOS PERIFÉRICOS																	CÓDIGO / SEGMENTO ESPINAL	SENSORIAL
		T1-12, L1-5, S1-3 (D)	T1,2,3,4 (V)	T5,6 (V)	T7,8 (V)	T9,10,11,12 (V)	Ílio-hipogástrico T12 L1 (V)	Ilioinguinal T(12) L1 (V)	Plexo lombar T(12) L1,2,3,4 (V)	Femoral L(1),2,3,4 (P.)	Obturador L(1),2,3,4 (A.)	Glúteo sup. L4,5,S1 (P.)	Glúteo inf. L5,S1,2 (P.)	Plexo sacral L4,5,S1,2 (V)	Isquiático L4,5,S1,2 (V)	Isquiático L4,5,S1,2 (A.)	Fibular curto L4,5,S1,2 (P.)	Tibial L4,5,S1,2,3 (A.)	L1 L2 L3 L4 L5 S1 S2 S3	
	ERETOR DA ESPINHA	●																	1 2 3 4 5 1 2 3	
Nervos Torácicos	SERRÁTIL POST. SUP.		●																	
	TRANSVERSO DO TÓRAX		●	●	●															
	INTERCOSTAIS INT.		●	●	●	●														
	INTERCOSTAIS EXT.		●	●	●	●														
	SUBCOSTAIS		●	●	●	●														
	LEV. DA COSTELA		●	●	●	●														
	OBL. EXT. DO ABDOME		(●)	●	●															
	RETO DO ABDOME			●	●															
	OBL. INT. DO ABDOME			●	●	●	(●)												1	
	TRANSV. DO ABDOME			●	●	●	(●)												1	
	SERRÁTIL POST. INF.				●															
Plexo Lombar	QUADRADO DO LOMBO								●										1 2 3	
	PSOAS MENOR								●										1 2	
	PSOAS MAIOR								●										1 2 3 4	

CÓDIGO
→ D. Ramo Prim. Dorsal
V. Ramo Prim. Ventral
A. Divisão Anterior
P. Divisão Post.

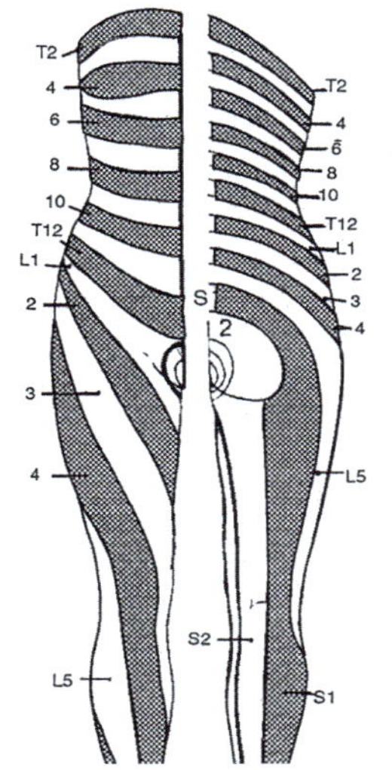

FIGURA 5.1 Nervos espinais e músculos do tronco. © 2005 Florence P. Kendall.

- Os músculos eretor da espinha, quadrado do lombo e outros *músculos posteriores das costas* que se inserem na parte posterossuperior da pelve exercem tração para cima posteriormente.
- Os músculos *abdominais anteriores*, especialmente o reto do abdome, com sua inserção na sínfise púbica, e o oblíquo externo do abdome, com sua inserção na crista ilíaca anterior, exercem tração para cima anteriormente.
- O músculo *glúteo máximo e os músculos posteriores da coxa*, com inserções na parte posterior do ílio, sacro e ísquio, exercem tração para baixo posteriormente.
- Os músculos flexores do *quadril*, incluindo o reto femoral, o tensor da fáscia lata e o sartório, com inserção nas espinhas ilíacas anterior, superior e inferior, e o iliopsoas, que se insere na parte lombar da coluna e na superfície interna do ílio, exercem tração para baixo anteriormente.

Os músculos lombares atuam em conjunto com os flexores do quadril (especialmente o psoas, com sua tração direta da parte lombar da coluna até o fêmur), inclinando a pelve para baixo e para a frente (i.e., inclinação anterior). Eles se opõem em ação à tração combinada dos músculos abdominais anteriores, que tracionam para cima anteriormente, e dos músculos posteriores da coxa e o glúteo máximo, que tracionam para baixo posteriormente, a fim de nivelar a pelve a partir de uma posição de inclinação anterior.

Existem dois grupos principais de músculos pélvicos que atuam na **oposição lateral**:

- Os músculos abdutores do quadril (principalmente os glúteos mínimo e médio), que se inserem na superfície lateral da pelve, tracionam a pelve para baixo quando o membro inferior está fixo, como na posição ortostática.
- Os músculos laterais do tronco, que se inserem na crista lateral do ílio, tracionam lateralmente a pelve para cima.

Os músculos abdutores do quadril de um lado e os laterais do tronco contralaterais atuam em conjunto inclinando a pelve lateralmente: os músculos abdutores direitos tracionam para baixo o lado direito da pelve, enquanto os laterais do tronco esquerdos tracionam para cima o lado esquerdo e vice-versa. Essas ações são auxiliadas pelos músculos adutores do quadril do mesmo lado dos músculos laterais do tronco.

Em combinação, os músculos abdutores do quadril direito, adutores de quadril esquerdo e laterais do tronco esquerdo opõem-se aos músculos abdutores do quadril esquerdo, adutores de quadril direito e laterais do tronco direito.

MÚSCULOS ABDOMINAIS E TESTES

MÚSCULOS ABDOMINAIS

Músculo reto do abdome

Origem: Crista e sínfise púbica (Fig. 5.2).

Inserção: Cartilagens costais da quinta à sétima costelas e processo xifoide do esterno.

Direção das fibras: Vertical.

Ação: Flexiona a coluna vertebral aproximando o tórax e a pelve anteriormente. Com a pelve fixa, o tórax se moverá em direção à pelve; com o tórax fixo, a pelve se moverá em direção ao tórax.

Inervação: T5, 6, T**7-11**, T12, ramos ventrais.

Fraqueza: A fraqueza desse músculo resulta em diminuição da capacidade de flexionar a coluna vertebral. Em decúbito dorsal, a capacidade de inclinar a pelve posteriormente ou de aproximar o tórax da pelve diminui, dificultando a elevação da cabeça e da parte superior do tronco. Para que os flexores anteriores do pescoço elevem a cabeça a partir do decúbito dorsal, os músculos abdominais anteriores (particularmente o reto do abdome) precisam fixar o tórax. No caso de fraqueza acentuada dos músculos abdominais, um indivíduo pode não ser capaz de elevar a cabeça, mesmo que os flexores do pescoço sejam fortes. Na posição ereta, a fraqueza desse músculo leva a uma inclinação pélvica anterior e a uma postura hiperlordótica (i.e., aumento da convexidade anterior na região lombar).

Corte transversal do músculo reto do abdome e sua bainha

Acima da linha arqueada (1), a aponeurose do músculo oblíquo interno do abdome (b) se divide. Sua lâmina anterior se funde à aponeurose do oblíquo externo do abdome (a), formando a camada ventral da bainha do reto. Sua lâmina posterior se funde à aponeurose do transverso do abdome (c), formando a camada dorsal da bainha do reto.

Abaixo da linha arqueada (2), as aponeuroses dos três músculos se fundem formando a camada ventral da bainha do reto, e a fáscia transversal forma a camada dorsal.

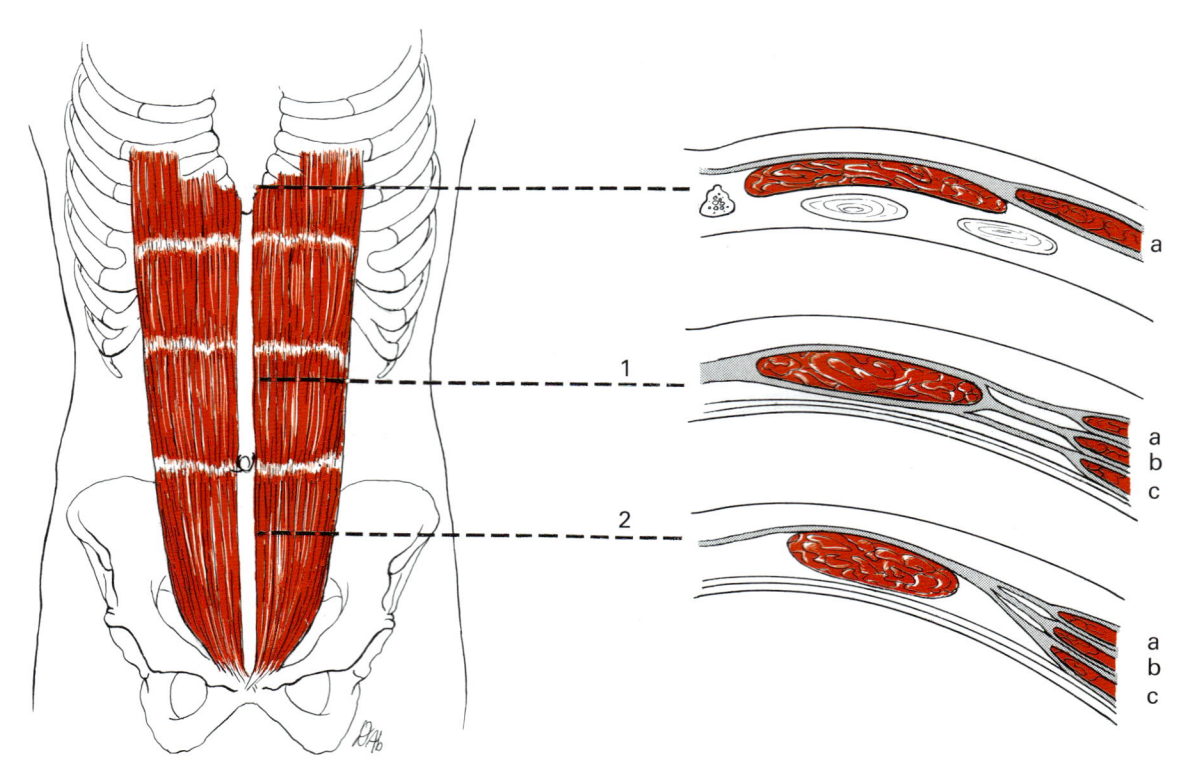

FIGURA 5.2 Vista anterior e em corte transversal do músculo reto do abdome.

Músculo oblíquo externo do abdome

Os músculos oblíquos externos do abdome estão ilustrados na Figura 5.3.

Músculo oblíquo externo do abdome, fibras anteriores

Origem: Superfícies externas da quinta à oitava costelas, interdigitando-se com o músculo serrátil anterior.

Inserção: Em uma aponeurose larga e plana que termina na linha alba; trata-se de uma rafe tendínea que se estende desde o xifoide.

Direção das fibras: Obliquamente para baixo e medialmente, sendo as fibras superiores mais mediais.

Ação: Atuando *bilateralmente*, as fibras anteriores flexionam a coluna vertebral (aproximando o tórax e a pelve anteriormente), sustentam e comprimem as vísceras abdominais, deprimem o tórax e auxiliam na respiração. Atuando *unilateralmente* com as fibras anteriores do oblíquo interno do abdome do lado oposto, as fibras anteriores do oblíquo externo do abdome rodam a coluna vertebral, trazendo o tórax para a frente (quando a pelve está fixa) ou a pelve para trás (quando o tórax está fixo). Por exemplo, com a pelve fixa, o oblíquo externo do abdome direito roda o tórax para a esquerda e o oblíquo externo do abdome esquerdo roda o tórax para a direita.

Inervação das fibras anteriores e laterais: (T5, 6), T**7-11**, T-12

Músculo oblíquo externo do abdome, fibras laterais

Origem: Superfície externa da nona costela, interdigitando-se com o músculo serrátil anterior; superfícies externas da 10ª à 12ª costelas, interdigitando-se com o músculo latíssimo do dorso.

Inserção: Como o ligamento inguinal, na espinha ilíaca anterossuperior e tubérculo púbico e no lábio externo da metade anterior da crista ilíaca.

Direção das fibras: As fibras estendem-se obliquamente para baixo e medialmente, porém mais para baixo do que as fibras anteriores.

Ação: Atuando *bilateralmente*, as fibras laterais do oblíquo externo do abdome flexionam a coluna vertebral com grande influência na região lombar, inclinando a pelve posteriormente (ver também ação em relação à postura). Atuando *unilateralmente* com as fibras laterais do oblíquo interno do abdome do mesmo lado, essas

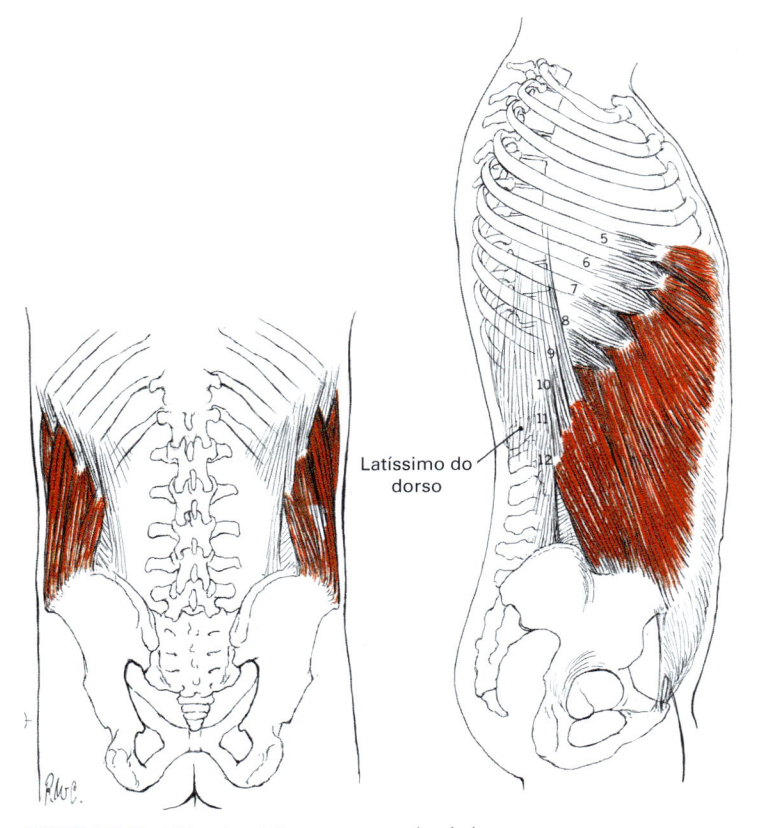
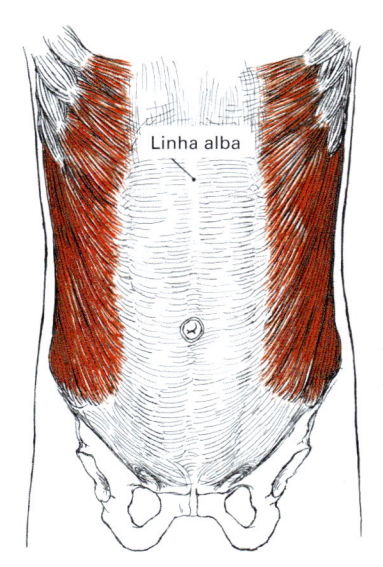

FIGURA 5.3 Músculo oblíquo externo do abdome.

fibras do oblíquo externo do abdome flexionam lateralmente a coluna vertebral, aproximando o tórax e a crista ilíaca. Essas fibras do oblíquo externo também atuam com as fibras do oblíquo interno do lado oposto, rodando a coluna vertebral. Na sua ação sobre o tórax, o músculo oblíquo externo do abdome é comparável ao esternocleidomastóideo em sua ação sobre a cabeça e a parte cervical da coluna.

Músculo oblíquo interno do abdome

Os músculos oblíquos internos do abdome estão ilustrados na Figura 5.4.

Músculo oblíquo interno do abdome, fibras anteriores inferiores

Origem: 2/3 laterais do ligamento inguinal e inserção curta na crista ilíaca próxima à espinha ilíaca anterossuperior.

Inserção: Com o músculo transverso do abdome na crista do púbis, na parte medial da linha pectínea e na linha alba por meio de uma aponeurose.

Direção das fibras: Transversalmente na parte inferior do abdome.

Ação: As fibras anteriores inferiores comprimem e sustentam as vísceras abdominais inferiores em conjunto com o músculo transverso do abdome.

Músculo oblíquo interno do abdome, fibras anteriores superiores

Origem: 1/3 anterior da linha intermediária da crista ilíaca.

Inserção: Linha alba por meio de uma aponeurose.

Direção das fibras: Obliquamente, medialmente e para cima.

Ação: Atuando *bilateralmente*, as fibras anteriores superiores flexionam a coluna vertebral (aproximando o tórax e a pelve anteriormente), sustentam e comprimem as vísceras abdominais, deprimem o tórax e auxiliam na respiração. Atuando *unilateralmente* em conjunto com as fibras anteriores do oblíquo externo do abdome do lado oposto, as fibras anteriores superiores do oblíquo interno do abdome rodam a coluna vertebral, trazendo o tórax para trás (quando a pelve está fixa) ou a pelve para a frente (quando o tórax está fixo). Por exemplo, o oblíquo interno do abdome direito roda o tórax para a direita e o oblíquo interno do

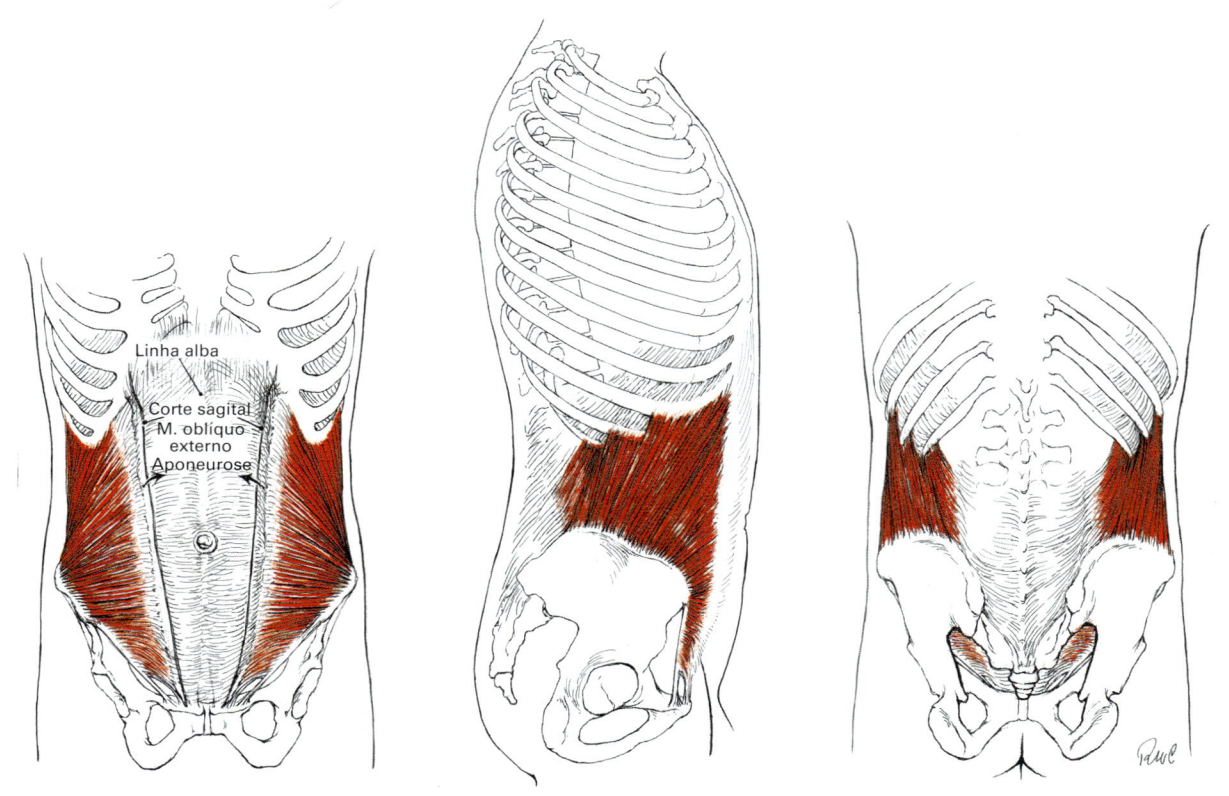

FIGURA 5.4   Músculo oblíquo interno do abdome.

abdome esquerdo roda o tórax para a esquerda sobre uma pelve fixa.

Músculo oblíquo interno do abdome, fibras laterais

Origem: 1/3 médio da linha intermediária da crista ilíaca e da fáscia toracolombar.

Inserção: Bordas inferiores da 10ª à 12ª costelas e linha alba por meio de uma aponeurose.

Direção das fibras: Obliquamente para cima e medialmente, porém mais para cima que as fibras anteriores.

Ação: Atuando *bilateralmente*, as fibras laterais flexionam a coluna vertebral (aproximando o tórax e a pelve anteriormente) e deprimem o tórax. Atuando *unilateralmente* com as fibras laterais do oblíquo externo do abdome do mesmo lado, essas fibras do oblíquo interno do abdome flexionam lateralmente a coluna vertebral, aproximando o tórax e a pelve. Essas fibras também atuam com o oblíquo externo do abdome do lado oposto, rodando a coluna vertebral.

Inervação das fibras anteriores e laterais: T7, 8, T9-12, L1 (ílio-hipogástrico e ilioinguinal), ramos ventrais.

Músculo transverso do abdome

Origem: Superfícies internas das cartilagens das seis costelas inferiores, interdigitando-se com o diafragma; fáscia toracolombar; 3/4 anterior do lábio interno da crista ilíaca; e 1/3 lateral do ligamento inguinal (Fig. 5.5).

Inserção: Linha alba por meio de uma ampla aponeurose, crista púbica e linha pectínea do púbis.

Direção das fibras: Transversal (horizontal).

Ação: Atua como uma cinta, achatando a parede abdominal e comprimindo as vísceras abdominais; a porção superior ajuda a diminuir o ângulo infraesternal das costelas, como ocorre na expiração. Esse músculo não tem ação na flexão lateral do tronco exceto por atuar na compressão das vísceras e na estabilização da linha alba, possibilitando melhor ação dos músculos anterolaterais do tronco.

Inervação: T7-12, L1 ílio-hipogástrico e ilioinguinal, ramos ventrais.

Fraqueza: Permite a protrusão da parede abdominal anterior, o que indiretamente tende a aumentar a hiperextensão do tronco em decúbito ventral; um abaula-

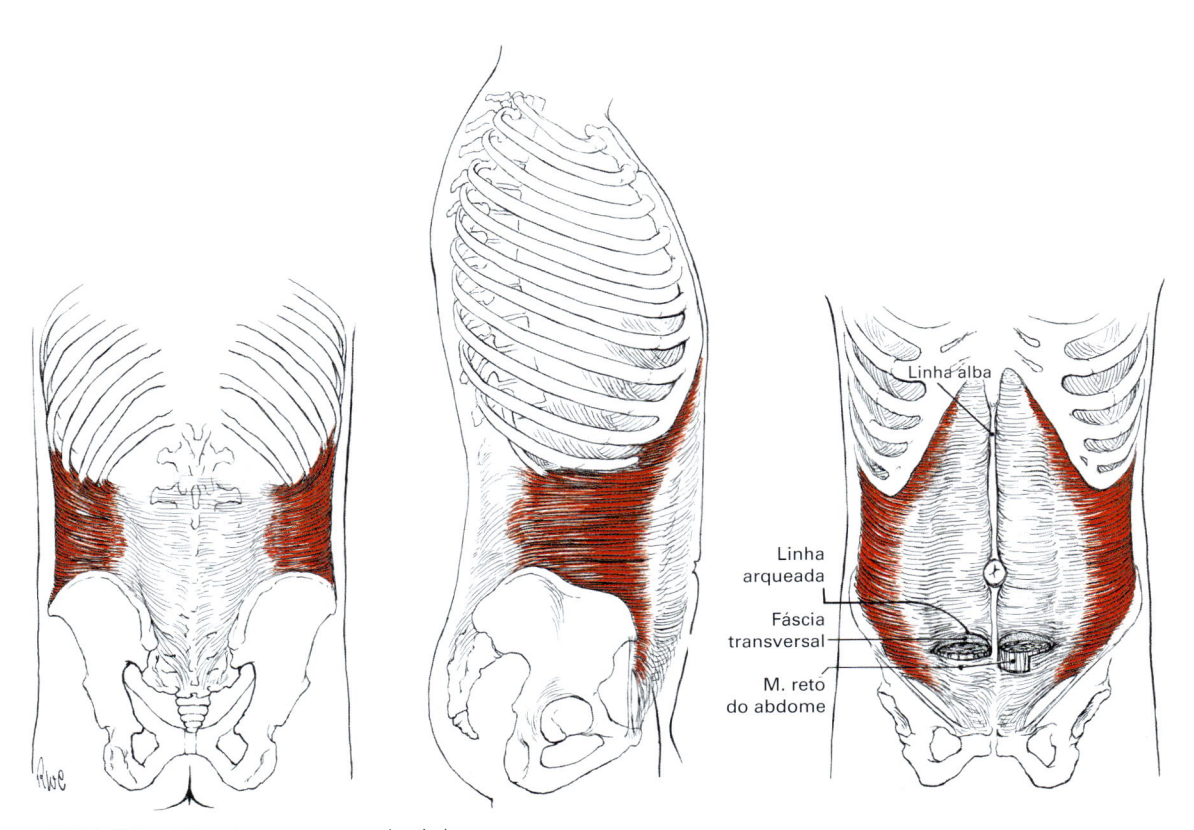

Linha alba

Linha arqueada

Fáscia transversal

M. reto do abdome

FIGURA 5.5 Músculos transversos do abdome.

mento lateral tende a ocorrer se o músculo transverso do abdome estiver fraco (Fig. 5.6).

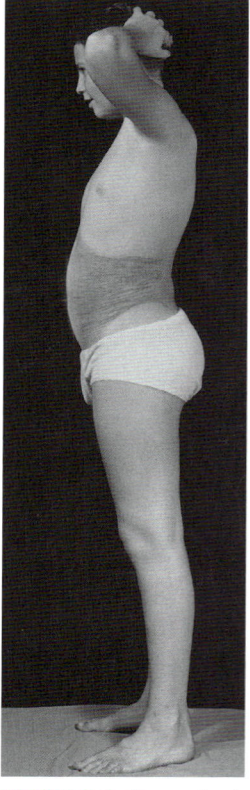

FIGURA 5.6 Protrusão da parede abdominal anterior.

Músculos oblíquos externo e interno do abdome: fraqueza e encurtamento

Os músculos oblíquos externo e interno do abdome estão ilustrados na Figura 5.7.

Fraqueza: A fraqueza moderada ou acentuada dos músculos oblíquos externo e interno do abdome diminui a eficiência respiratória e o suporte das vísceras abdominais.

A *fraqueza bilateral do músculo oblíquo externo do abdome* diminui a capacidade de flexionar a coluna vertebral e inclinar a pelve posteriormente. Em pé, resulta em inclinação pélvica anterior ou em desvio anterior da pelve em relação ao tórax e aos membros inferiores.

A *fraqueza bilateral do músculo oblíquo interno do abdome* diminui a capacidade de flexionar a coluna vertebral.

A *fraqueza transversal* do músculo oblíquo externo de um lado e interno do outro permite a separação da margem costal da crista ilíaca oposta, resultando em rotação e desvio lateral da coluna vertebral. No caso de fraqueza dos oblíquos externo direito e interno esquerdo (como observado em uma escoliose torácica para a direita e lombar para a esquerda), há uma separação da margem costal direita da crista ilíaca esquerda. O tórax desvia para a direita e roda posteriormente para a direita. No caso de fraqueza dos oblíquos externo esquerdo e interno direito, ocorre o inverso.

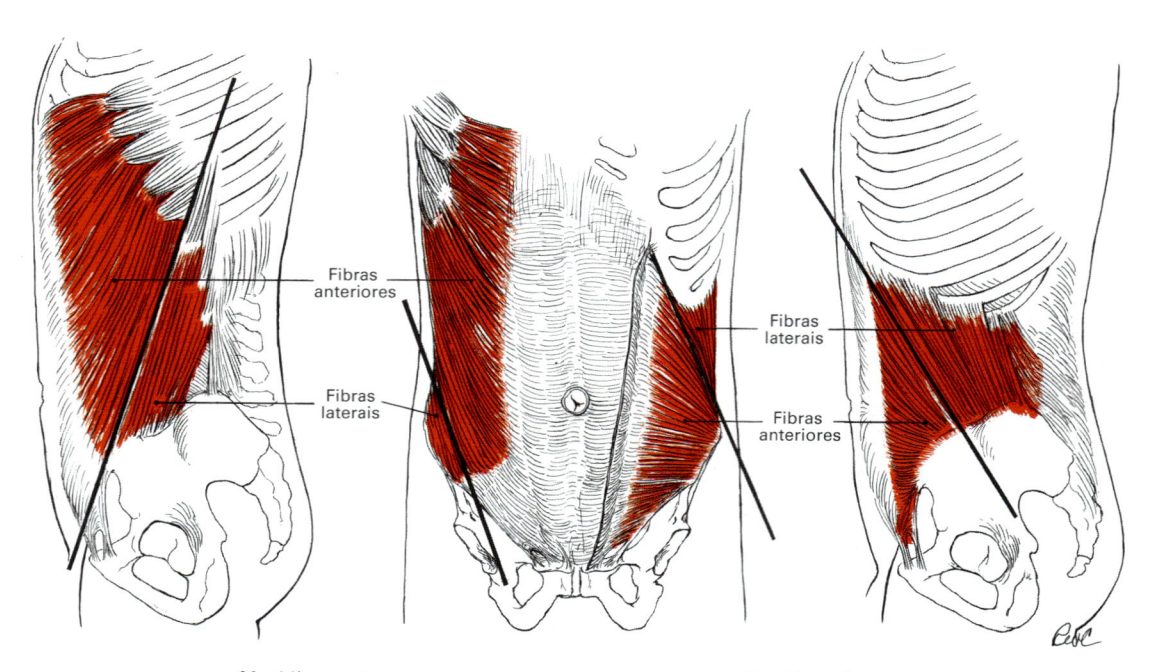

Fibras anteriores

Fibras laterais

Fibras laterais

Fibras anteriores

M. oblíquo externo

M. oblíquo interno

FIGURA 5.7 Músculos oblíquos externo e interno do abdome.

A *fraqueza unilateral das fibras laterais* dos oblíquos externo e interno do mesmo lado permite a separação do tórax e da crista ilíaca lateralmente, resultando em uma curva em C que é convexa em direção ao lado da fraqueza. A fraqueza das fibras laterais dos oblíquos externo e interno esquerdos dá origem a uma curva em C para a esquerda.

Encurtamento: O *encurtamento bilateral* das fibras anteriores dos músculos oblíquos externo e interno do abdome faz com que o tórax fique deprimido anteriormente, contribuindo para a flexão da coluna vertebral. Ao ficar em pé, isso é visto como uma tendência à cifose e depressão do tórax. Na postura cifótico-lordótica, as porções laterais do oblíquo interno do abdome estão encurtadas e as porções laterais do oblíquo externo do abdome estão em alongamento excessivo. Esses mesmos achados ocorrem na postura *sway-back* com desvio anterior da pelve e desvio posterior do tórax.

O *encurtamento transversal* do oblíquo externo de um lado e do oblíquo interno do outro causa rotação e desvio lateral da coluna vertebral. O encurtamento dos oblíquos externo esquerdo e interno direito (como observado em casos avançados de escoliose torácica à direita e lombar à esquerda) causa rotação do tórax para a frente à esquerda.

O *encurtamento unilateral* das fibras laterais dos oblíquos externo e interno do mesmo lado causa aproximação da crista ilíaca e do tórax lateralmente, resultando em uma curva em C convexa em direção ao lado oposto. O encurtamento das fibras laterais dos oblíquos interno e externo direitos pode ser observado em uma curva em C para a esquerda.

Divisões dos músculos abdominais

As divisões dos músculos abdominais estão ilustradas na Figura 5.8.

TESTES DOS MÚSCULOS ABDOMINAIS

Diferenciação das ações dos músculos abdominais superiores e inferiores

Os termos *superiores* e *inferiores* diferenciam dois importantes testes de força para os músculos abdominais. Na maior parte das vezes, há uma diferença entre os graus de força atribuídos aos abdominais superiores em comparação com aqueles atribuídos aos abdominais inferiores.

Se os mesmos músculos foram testados em ambos os testes e a diferença na força resultou de uma diferença na dificuldade dos testes, deveria haver uma relação bastante constante entre as duas medições.

Em ordem de frequência, encontram-se as seguintes combinações de força e fraqueza:

1   Superiores fortes e inferiores fracos.
2   Superiores e inferiores ambos fracos.
3   Superiores e inferiores ambos fortes.
4   Inferiores fortes e superiores fracos.

A diferença de força pode ser considerável. Um indivíduo capaz de realizar até 50 ou mais exercícios abdominais clássicos com encurvamento do tronco pode ter um grau de força inferior a regular no teste de abaixamento dos membros inferiores. Esse mesmo indivíduo pode fortalecer os abdominais inferiores até o normal fazendo exercícios especificamente voltados ao músculo oblíquo externo do abdome.

Como os músculos abdominais oblíquos são essencialmente em forma de leque, uma parte de um músculo pode desempenhar uma função um pouco diferente de outra parte do mesmo músculo. O conhecimento das inserções e da linha de tração das fibras, juntamente com as observações clínicas de pacientes com fraqueza acentuada e daqueles com boa força, levam a conclusões sobre a ação dos músculos ou segmentos dos músculos abdominais.

O músculo reto do abdome é acionado em ambos os testes. Contudo, há uma diferença distinta entre as ações dos músculos oblíquos interno e externo do abdome, conforme mostrado pelos dois testes.

Ao analisar quais músculos ou partes de músculos são acionados nos diversos testes, é necessário observar os movimentos que ocorrem e a linha de tração dos músculos que são acionados no movimento.

Conforme a flexão do tronco é iniciada pela elevação lenta da cabeça e dos ombros a partir do decúbito dorsal, o tórax é deprimido e o tórax é tracionado em direção à pelve. Simultaneamente, a pelve inclina-se posteriormente. Esses movimentos obviamente resultam da ação do músculo reto do abdome (Fig. 5.9).

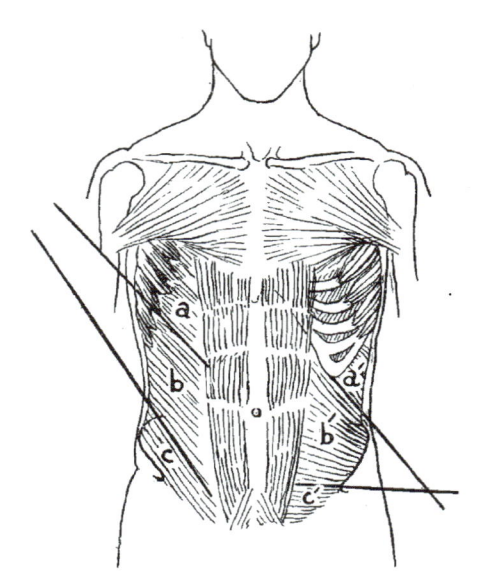

Vista anterior do abdome mostrando a divisão do músculo oblíquo externo do abdome direito em porções a, b e c e do oblíquo interno em porções a', b' e c'.

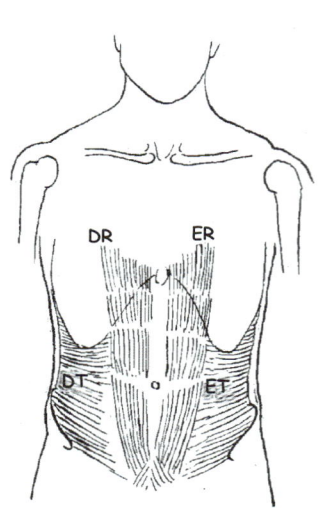

Vista anterior mostrando as porções direita e esquerda (DR e ER) do músculo reto do abdome e as porções direita e esquerda (DT e ET) do músculo transverso do abdome.

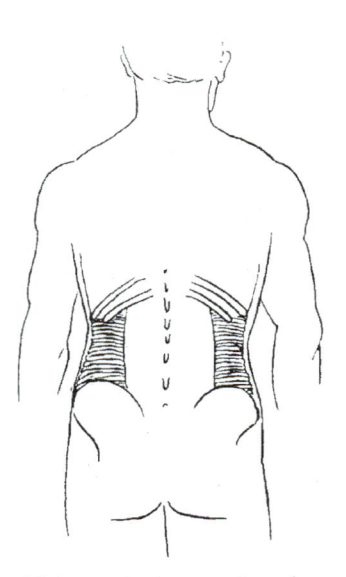

Vista posterior mostrando as fibras posteriores do músculo transverso do abdome.

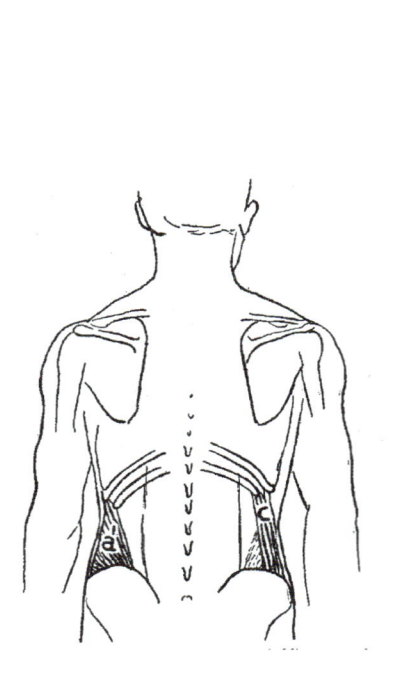

Vista posterior mostrando as fibras posteriores do músculo oblíquo interno do abdome esquerdo (a) e oblíquo externo direito (c).

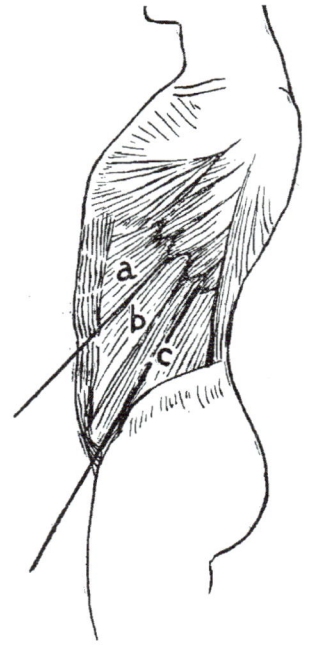

Vista lateral do músculo oblíquo externo do abdome esquerdo mostrando as porções a, b e c.

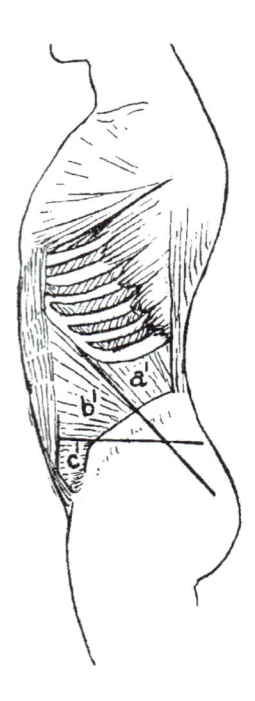

Vista lateral do músculo oblíquo interno do abdome esquerdo mostrando as porções a', b' e c'.

FIGURA 5.8 Divisões dos músculos abdominais.

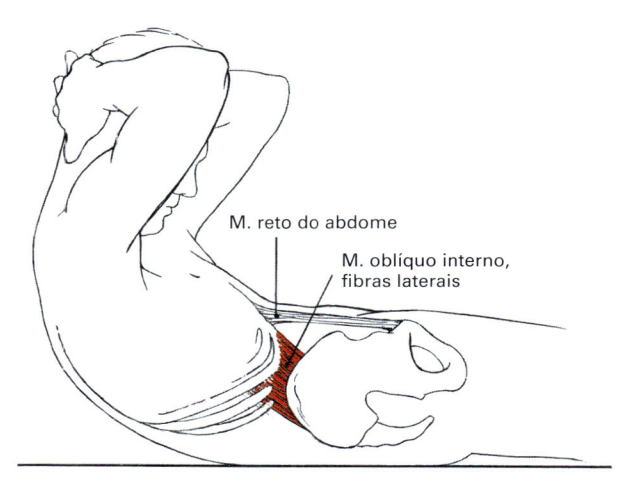

FIGURA 5.9 Movimentos que resultam da ação dos músculos reto do abdome.

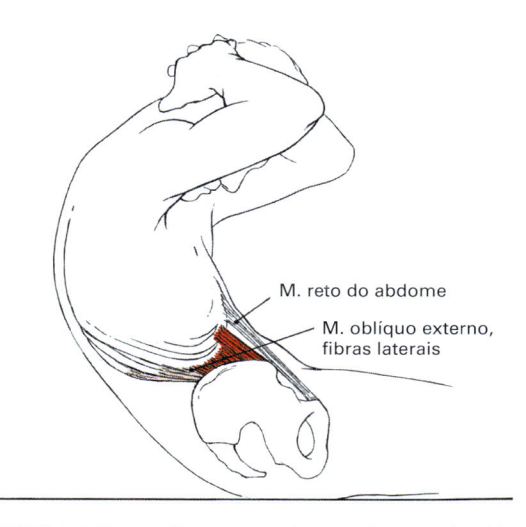

FIGURA 5.10 As fibras posterolaterais do músculo oblíquo externo do abdome são alongadas à medida que a região torácica se flexiona durante o encurvamento do tronco.

Junto à depressão do tórax, as costelas se alargam para fora e o ângulo infraesternal aumenta. Esses movimentos são compatíveis com a ação do músculo oblíquo interno do abdome.

Nenhum movimento de teste é capaz de causar uma aproximação das partes nas quais estão inseridas as fibras transversais inferiores do oblíquo interno do abdome, pois estas se estendem ao longo do abdome inferior, de um ílio ao outro, como as fibras inferiores do transverso do abdome. Na inclinação pélvica posterior e nos movimentos de elevação do tronco, entretanto, essa parte do oblíquo interno do abdome atuará com o transverso do abdome comprimindo o abdome inferior.

À medida que o encurvamento do tronco é concluído e o movimento entra na fase de flexão de quadril, observa-se que a caixa torácica (que havia se alargado para fora) está agora sendo tracionada para dentro e que o ângulo infraesternal diminui. As fibras anteriores do oblíquo externo do abdome agora entram em ação.

Se os músculos oblíquos internos do abdome e retos do abdome são fortes (como indicado pela capacidade de realizar múltiplos exercícios abdominais clássicos com encurvamento do tronco), e se parte do oblíquo externo do abdome também é acionada durante esse movimento, onde está a fraqueza que explica a diferença marcante nos resultados dos testes dos abdominais superiores e inferiores?

As fibras posterolaterais do oblíquo externo do abdome são alongadas à medida que a região torácica se flexiona durante o encurvamento do tronco (Fig. 5.10). Essas fibras ajudam a tracionar a caixa torácica posterior em direção à crista ilíaca anterior e, ao fazê-lo, tendem a estender, e não flexionar, a região torácica.

A ação do oblíquo externo do abdome também pode ser observada em casos de escoliose com desequilíbrio muscular entre os músculos oblíquos externos direito e esquerdo. Não é incomum observar que a flexão da coluna pode começar com uma tração bastante simétrica; entretanto, à medida que se tenta elevar o tronco em flexão em direção às coxas, haverá rotação anterior do tórax com extensão da região torácica no lado do oblíquo externo do abdome mais forte.

Com o tronco mantido em flexão durante a fase de flexão de quadril da elevação do tronco, o músculo reto do abdome, as fibras anteriores do oblíquo externo do abdome e as fibras anteriores superiores e laterais do oblíquo interno do abdome encurtam. Em contraste, as fibras posterolaterais do oblíquo externo do abdome se alongam. Isso ajuda a explicar por que um indivíduo pode ser capaz de realizar muitos exercícios abdominais clássicos mas ter um desempenho ruim no teste de abaixamento dos membros inferiores.

A Figura 5.11 mostra um indivíduo com músculoss oblíquos externos do abdome fortes fazendo exercícios abdominais clássicos com o tronco reto e a parte inferior do abdome tracionada para cima e para dentro. Isso contrasta fortemente com o exercício abdominal realizado com o tronco encurvado (como mostrado na ilustração da Fig. 5.10) ou com as costas arqueadas, como mostrado mais adiante na ilustração de um indivíduo com fraqueza muscular abdominal fazendo uma elevação do tronco, Figura 5.35.

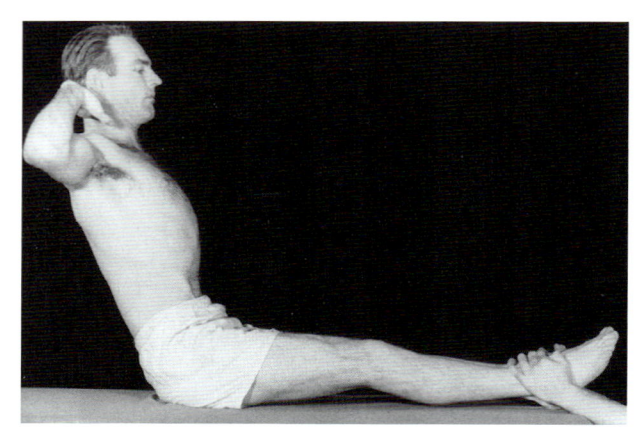

FIGURA 5.11　Indivíduo com músculos oblíquos externos do abdome fortes fazendo exercícios abdominais clássicos com o tronco reto e a parte inferior do abdome tracionada para cima e para dentro.

Análise dos movimentos e ações dos músculos durante exercícios abdominais clássicos com o tronco encurvado

Definições e descrições dos movimentos do tronco

O **encurvamento do tronco** refere-se apenas à flexão da coluna vertebral (i.e., a parte superior das costas curva-se convexamente para trás e a região lombar se retifica). Quando os músculos abdominais estão fortes e os flexores do quadril estão muito fracos, há apenas um encurvamento do tronco ao tentar realizar um exercício abdominal clássico (*sit-up*).

A **posição sentada** (*sitting*) é aquela em que o tronco fica ereto e os quadris flexionados. **Sentar-se** (*sit down*) significa passar da posição ortostática para a posição sentada flexionando as articulações de quadril; entre-

tanto, esse movimento pode ser feito sem a ação dos músculos flexores do quadril. **Sentar-se ereto** (*sit-up*) significa passar da posição reclinada para a posição sentada ereta, flexionando as articulações de quadril. Quando executado sem auxílio, esse movimento pode ser realizado apenas pelos músculos flexores do quadril. Seja isoladamente ou em combinação, o termo *sentar-se* (*sit*) deve ser usado apenas em conexão com movimentos que envolvam a flexão da articulação do quadril.

O **exercício abdominal clássico** (*sit-up*), portanto, consiste no movimento de passar do decúbito dorsal para a posição sentada flexionando as articulações de quadril, e é realizado pelos músculos flexores do quadril. Ele pode ser corretamente combinado com as posições do tronco e dos membros inferiores, conforme ilustrado antes, ou incorretamente, como na Figura 5.45, mais adiante neste capítulo.

Um exercício abdominal realizado com encurvamento do tronco e joelhos estendidos consiste em uma flexão da coluna (i.e., encurvamento do tronco) realizada pelos músculos abdominais seguida pela flexão das articulações de quadril (i.e., movimento de sentar-se) realizada pelos flexores do quadril[1-3] (Fig. 5.12).

Um exercício abdominal com encurvamento do tronco realizado com os quadris e joelhos flexionados (i.e., exercício abdominal com joelhos flexionados) começa a partir de uma posição de flexão de quadril (i.e., flexão da coxa em direção à pelve) e consiste em flexão da coluna (i.e., encurvamento do tronco) realizada pelos músculos abdominais seguida de flexão adicional das articulações de quadril (pela flexão da pelve em direção à coxa) realizada pelos músculos flexores do quadril (Fig. 5.13).[1,2]

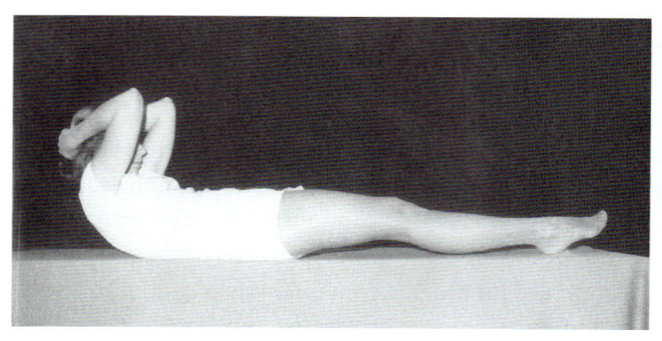
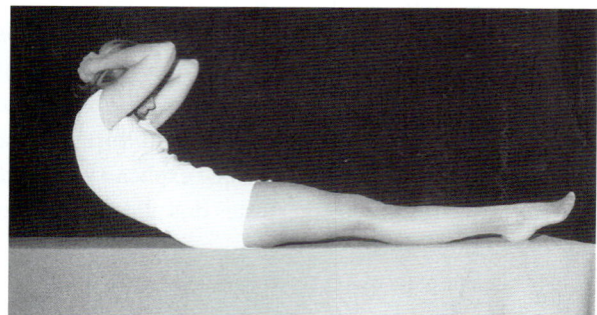

FIGURA 5.12　Exercício abdominal realizado com o tronco encurvado e os membros inferiores estendidos.

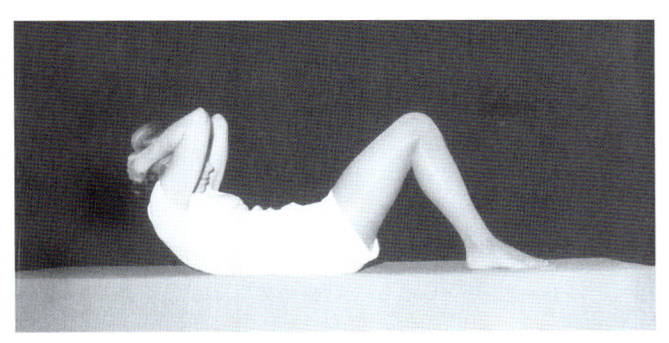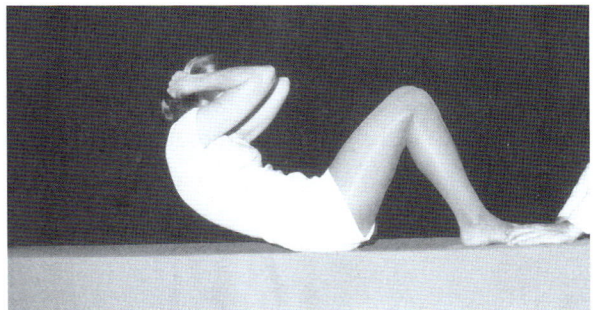

FIGURA 5.13 Exercício abdominal realizado com o tronco encurvado e os quadris e joelhos flexionados (i.e., exercício abdominal com joelhos flexionados).

As Figuras 5.14 e 5.15 mostram os diversos estágios de movimento das articulações da coluna e do quadril que ocorrem durante um exercício abdominal com encurvamento do tronco. As ilustrações são acompanhadas de texto que descreve as ações musculares associadas.

Os contornos das características básicas foram feitos a partir de fotografias. Adicionaram-se desenhos do fêmur e da pelve e uma linha pontilhada representando parte da coluna vertebral. A linha sólida que liga a espinha ilíaca anterossuperior à sínfise púbica é a linha de referência para a pelve. Uma linha pontilhada paralela à linha sólida foi traçada ao longo da pelve até a articulação do quadril, e essa linha continua como uma linha de referência ao longo do fêmur para indicar o ângulo da articulação do quadril (i.e., o ângulo de flexão) nos diversos estágios do movimento.

Graus específicos, baseados nas amplitudes de movimento normais médias apresentadas aqui e no Capítulo 2, ajudam a explicar os movimentos que ocorrem. Em razão das variações individuais nas amplitudes de movimento das articulações da coluna e de quadril, a maneira como os indivíduos realizam esses movimentos também irá variar.

Para essa análise específica, considera-se que os músculos abdominais e eretores da espinha, bem como os músculos flexores e extensores do quadril, têm comprimento e força normais. Supõe-se também que as articulações da coluna e do quadril permitem uma amplitude normal de movimento.

A extensão normal da articulação do quadril é dada como 10°. Do ponto de vista da estabilidade em pé, é desejável ter alguns graus de extensão; entretanto, não é desejável ter mais do que alguns poucos graus. Em posição ortostática ou em decúbito ventral com os quadris e joelhos estendidos, uma inclinação pélvica posterior de 10° resulta em 10° de extensão da articulação

do quadril. Isso ocorre porque a pelve é inclinada posteriormente em direção à parte posterior da coxa, em vez de a coxa ser movida posteriormente em direção à pelve. A retificação da região lombar acompanha a inclinação pélvica posterior. A flexão até o ponto de endireitamento ou retificação da região lombar é considerada uma flexão normal com base no fato de ser uma amplitude de movimento aceitável e desejável.

Com o joelho flexionado, a articulação do quadril é capaz de flexionar aproximadamente 125° da posição zero até um ângulo agudo de aproximadamente 55° entre o fêmur e a pelve. Com o joelho estendido (como no teste de elevação do membro inferior estendido para avaliação do comprimento dos músculos posteriores da coxa), o membro inferior pode ser elevado aproximadamente 80° em relação à maca. O equivalente a isso é um movimento de elevação do tronco com os joelhos estendidos no qual a pelve é flexionada em direção às coxas em uma amplitude de aproximadamente 80° em relação à maca.

Para facilitar a mensuração do movimento articular, a tendência é usar a posição anatômica como zero. Assim, a posição estendida da articulação do quadril é considerada a posição zero. No entanto, é necessário aderir a termos geométricos ao descrever ângulos e a quantidade de graus dos ângulos.

Nas Figuras 5.14 e 5.15, a coluna da direita intitulada *Articulações de quadril* refere-se ao ângulo de flexão anterior entre a linha de referência que passa pela pelve e a linha que passa pelo fêmur, e os graus são expressos em termos geométricos. Mudanças no ângulo de flexão representam mudanças correspondentes no comprimento dos músculos flexores do quadril. A coluna da esquerda (a das. Ilustrações) lista a quantidade de graus a partir da posição anatômica ao longo dos quais a articulação de quadril se moveu, primeiro em extensão e depois em flexão.

MOVIMENTOS DURANTE EXERCÍCIOS ABDOMINAIS CLÁSSICOS (*SIT-UP*) COM ENCURVAMENTO DO TRONCO COM JOELHOS ESTENDIDOS

A Figura 5.14 ilustra movimentos feitos durante exercícios abdominais clássicos com encurvamento do tronco com joelhos estendidos.

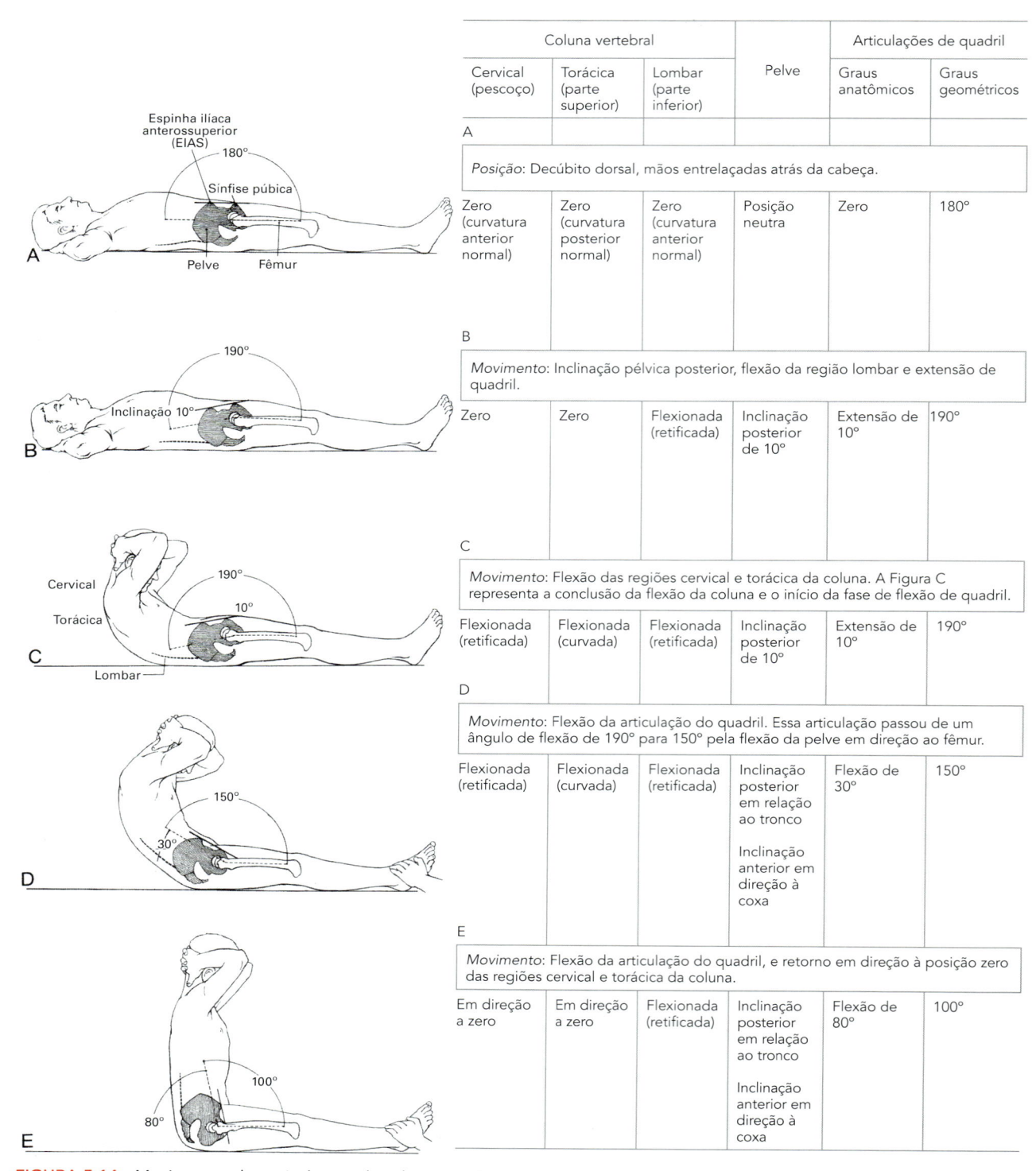

	Coluna vertebral			Pelve	Articulações de quadril	
	Cervical (pescoço)	Torácica (parte superior)	Lombar (parte inferior)		Graus anatômicos	Graus geométricos
A						
Posição: Decúbito dorsal, mãos entrelaçadas atrás da cabeça.						
	Zero (curvatura anterior normal)	Zero (curvatura posterior normal)	Zero (curvatura anterior normal)	Posição neutra	Zero	180°
B						
Movimento: Inclinação pélvica posterior, flexão da região lombar e extensão de quadril.						
	Zero	Zero	Flexionada (retificada)	Inclinação posterior de 10°	Extensão de 10°	190°
C						
Movimento: Flexão das regiões cervical e torácica da coluna. A Figura C representa a conclusão da flexão da coluna e o início da fase de flexão de quadril.						
	Flexionada (retificada)	Flexionada (curvada)	Flexionada (retificada)	Inclinação posterior de 10°	Extensão de 10°	190°
D						
Movimento: Flexão da articulação do quadril. Essa articulação passou de um ângulo de flexão de 190° para 150° pela flexão da pelve em direção ao fêmur.						
	Flexionada (retificada)	Flexionada (curvada)	Flexionada (retificada)	Inclinação posterior em relação ao tronco Inclinação anterior em direção à coxa	Flexão de 30°	150°
E						
Movimento: Flexão da articulação do quadril, e retorno em direção à posição zero das regiões cervical e torácica da coluna.						
	Em direção a zero	Em direção a zero	Flexionada (retificada)	Inclinação posterior em relação ao tronco Inclinação anterior em direção à coxa	Flexão de 80°	100°

FIGURA 5.14 Movimentos das articulações da coluna vertebral e do quadril que ocorrem durante exercícios abdominais clássicos com encurvamento do tronco e membros inferiores estendidos.

MOVIMENTOS DURANTE EXERCÍCIOS ABDOMINAIS CLÁSSICOS (*SIT-UP*) COM ENCURVAMENTO DO TRONCO COM QUADRIS E JOELHOS FLEXIONADOS

A Figura 5.15 ilustra movimentos feitos durante exercícios abdominais clássicos com encurvamento do tronco com quadris e joelhos flexionados.

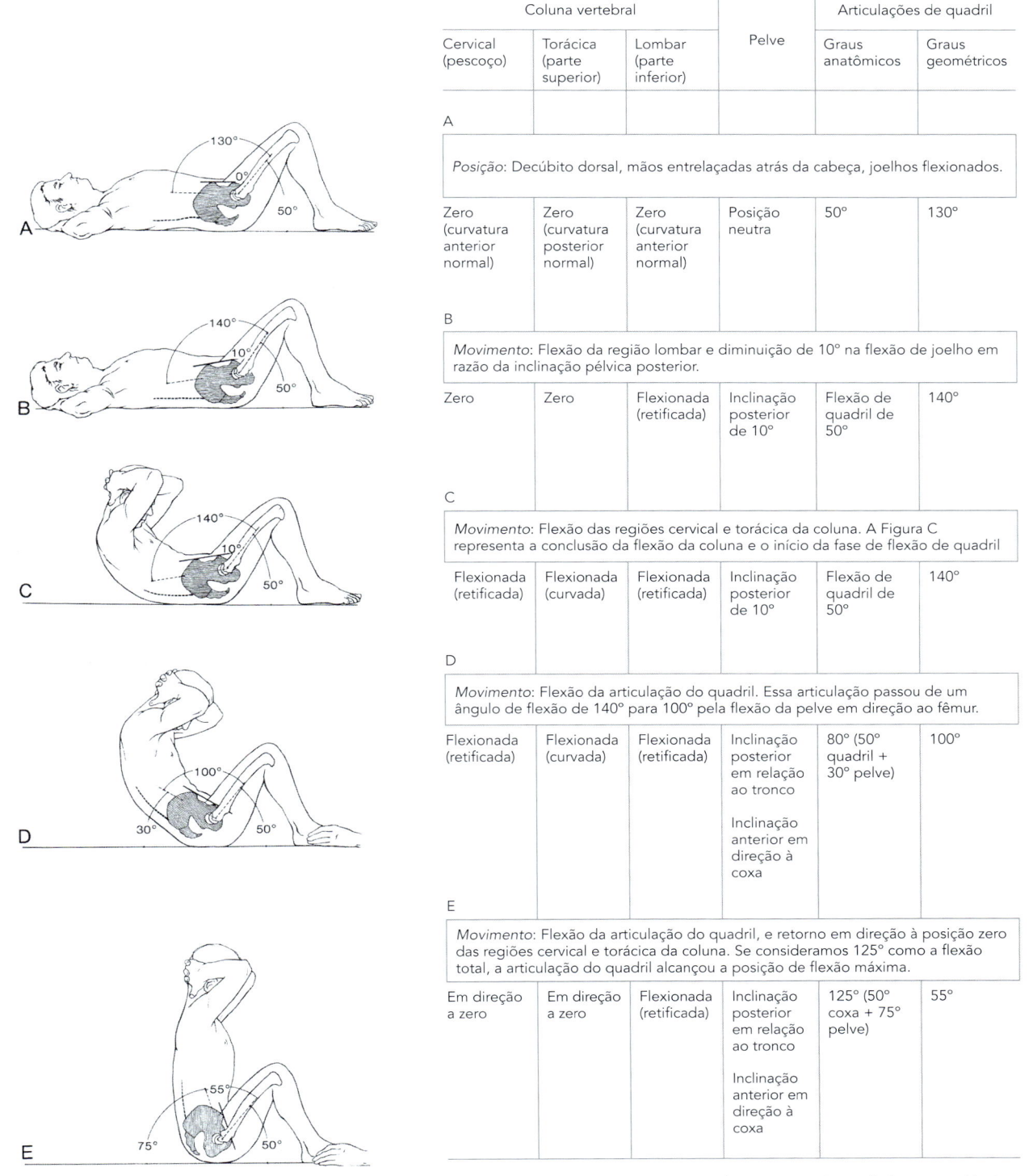

	Coluna vertebral			Pelve	Articulações de quadril	
	Cervical (pescoço)	Torácica (parte superior)	Lombar (parte inferior)		Graus anatômicos	Graus geométricos
A						
Posição: Decúbito dorsal, mãos entrelaçadas atrás da cabeça, joelhos flexionados.						
	Zero (curvatura anterior normal)	Zero (curvatura posterior normal)	Zero (curvatura anterior normal)	Posição neutra	50°	130°
B						
Movimento: Flexão da região lombar e diminuição de 10° na flexão de joelho em razão da inclinação pélvica posterior.						
	Zero	Zero	Flexionada (retificada)	Inclinação posterior de 10°	Flexão de quadril de 50°	140°
C						
Movimento: Flexão das regiões cervical e torácica da coluna. A Figura C representa a conclusão da flexão da coluna e o início da fase de flexão de quadril						
	Flexionada (retificada)	Flexionada (curvada)	Flexionada (retificada)	Inclinação posterior de 10°	Flexão de quadril de 50°	140°
D						
Movimento: Flexão da articulação do quadril. Essa articulação passou de um ângulo de flexão de 140° para 100° pela flexão da pelve em direção ao fêmur.						
	Flexionada (retificada)	Flexionada (curvada)	Flexionada (retificada)	Inclinação posterior em relação ao tronco. Inclinação anterior em direção à coxa	80° (50° quadril + 30° pelve)	100°
E						
Movimento: Flexão da articulação do quadril, e retorno em direção à posição zero das regiões cervical e torácica da coluna. Se consideramos 125° como a flexão total, a articulação do quadril alcançou a posição de flexão máxima.						
	Em direção a zero	Em direção a zero	Flexionada (retificada)	Inclinação posterior em relação ao tronco. Inclinação anterior em direção à coxa	125° (50° coxa + 75° pelve)	55°

FIGURA 5.15   Movimentos das articulações da coluna vertebral e do quadril que ocorrem durante exercícios abdominais clássicos com encurvamento do tronco com quadris e joelhos flexionados.

MÚSCULOS ABDOMINAIS E FLEXORES DO QUADRIL DURANTE EXERCÍCIOS ABDOMINAIS CLÁSSICOS (*SIT-UP*) COM ENCURVAMENTO DO TRONCO

Posição zero das articulações da coluna vertebral, da pelve e do quadril

As Figuras 5.16A e B podem ser consideradas posições iniciais hipotéticas. Na realidade, especialmente quando os joelhos estão flexionados, a região lombar tende a se retificar (i.e., ela se flexiona) quando um indivíduo com flexibilidade normal assume o decúbito dorsal.

Na Figura 5.16A, o comprimento dos músculos flexores do quadril corresponde à posição zero das articulações de quadril.

Posição zero das articulações da coluna vertebral e da pelve, com flexão das articulações de quadril

Na Figura 5.16B, devido à posição flexionada dos quadris, os flexores monoarticulares de quadril têm um comprimento menor do que aqueles da Figura 5.16A. Em relação ao seu comprimento total, o músculo ilíaco está em aproximadamente 40% de sua amplitude de movimento, dentro do terço intermediário da amplitude geral.

Inclinação pélvica posterior, flexão da região lombar e extensão das articulações de quadril

As Figuras 5.17A e B representam um estágio do movimento em que a pelve está inclinada posteriormente antes de começar a elevação do tronco. (Observe a inclinação pélvica posterior de 10°.) Nos testes, esse movimento geralmente é realizado como um estágio separado para garantir a flexão da região lombar.

Quando a inclinação posterior não é feita como um movimento separado, conforme mostrado nas Figuras 5.17A e B, ela ocorre simultaneamente à fase inicial de elevação do tronco (i.e., a fase de encurvamento do tronco), *a menos que* os músculos abdominais sejam extremamente fracos ou os flexores do quadril estejam tão encurtados a ponto de impedir a inclinação posterior quando o indivíduo está em decúbito dorsal com os joelhos estendidos.

Na Figura 5.17A, os músculos flexores do quadril aumentaram em comprimento e os flexores monoarticulares do quadril (principalmente o ilíaco) alcançaram o limite de comprimento permitido pela extensão da articulação do quadril. Nesse comprimento, eles ajudam a estabilizar a pelve, restringindo ainda mais a inclinação pélvica posterior.

Inclinação pélvica posterior, flexão da região lombar e flexão das articulações de quadril

Na Figura 5.17B, o comprimento dos músculos flexores do quadril é ligeiramente maior que o da Figura 5.16B, porque a pelve se inclinou posteriormente em 10° em relação ao fêmur. Os exercícios de inclinação pélvica posterior são frequentemente utilizados com a intenção de fortalecer os músculos abdominais. Muitas vezes, porém, a inclinação é feita sem o uso dos abdominais. O indivíduo realiza o movimento contraindo os músculos das nádegas (i.e., os extensores do quadril)

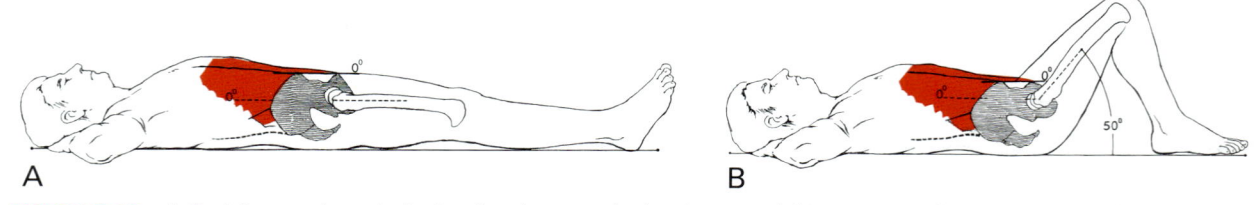

FIGURA 5.16   ***A***: Posição zero das articulações da coluna vertebral, pelve e quadril (posição inicial); ***B***: Posição zero das articulações da coluna vertebral e pelve, com flexão das articulações de quadril.

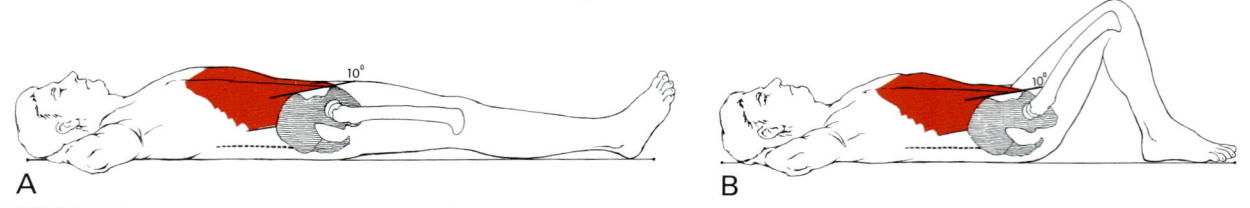

FIGURA 5.17   ***A***: Inclinação pélvica posterior, flexão da região lombar e extensão das articulações de quadril. ***B***: Inclinação pélvica posterior, flexão da região lombar e flexão das articulações de quadril.

e, no caso da posição com os joelhos flexionados, empurrando com os pés para ajudar a "oscilar" a pelve de volta à inclinação posterior.

A fim de garantir que a inclinação pélvica seja realizada pelos músculos abdominais, deve haver uma tração para cima e para dentro desses músculos, com as partes frontal e laterais do abdome inferior contraindo com firmeza.

Ao realizar uma inclinação pélvica posterior, é necessário desencorajar o uso dos músculos glúteos a fim de forçar a ação dos abdominais.

Conclusão da fase de flexão da coluna (encurvamento do tronco)

Nas Figuras 5.18A e B, as partes cervical, torácica e lombar da coluna estão flexionadas. A parte lombar permaneceu no mesmo grau de flexão mostrado nas Figuras 5.17A e B, em que alcançou a flexão máxima para esse indivíduo.

Nas Figuras 5.18A e B, os músculos abdominais encurtaram ao máximo com a conclusão da fase de flexão da coluna. Na Figura 5.18A, os músculos flexores do quadril permaneceram alongados na mesma extensão mostrada na Figura 5.17A.

Na Figura 5.18B, os músculos flexores monoarticulares do quadril não alcançaram o limite de seu comprimento e, portanto, não atuam passivamente restringindo a inclinação posterior. Os músculos flexores do quadril se contraem para estabilizar a pelve, e a palpação da parte superficial desses músculos fornece evidências de contração firme quando o indivíduo começa a elevar a cabeça e os ombros da maca.

Início da fase de flexão de quadris (ação dos músculos abdominais)

Com a flexão da coluna finalizada (como mostrado nas Figuras 5.18A e B e Figuras 5.19A e B), nenhum outro movimento adicional pode levar à posição sentada além da flexão das articulações de quadril.

Como os músculos abdominais não cruzam a articulação do quadril, eles não são capazes de flexionar essa articulação.

Em decúbito dorsal, a flexão de quadril pode ser realizada apenas pelos músculos flexores do quadril, em sua ação de flexionar a pelve em direção às coxas.

As Figuras 5.19A e B representam o início da fase de ação dos músculos abdominais, bem como o final da fase de encurvamento do tronco.

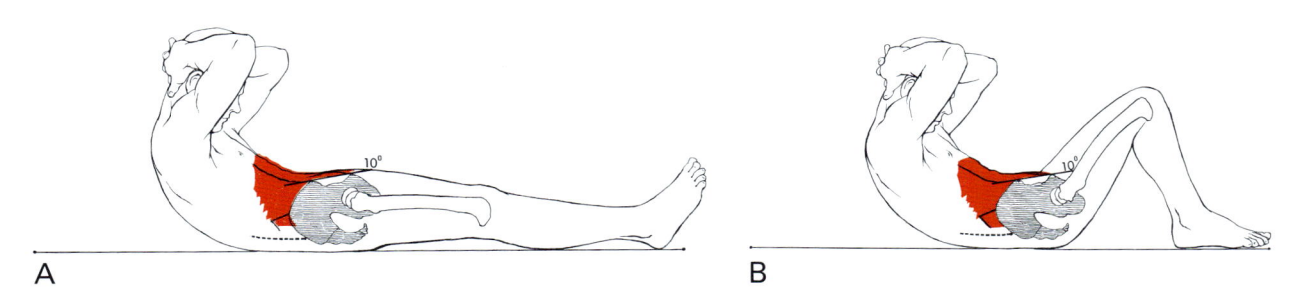

A B

FIGURA 5.18 Conclusão da fase de flexão da coluna (encurvamento do tronco).

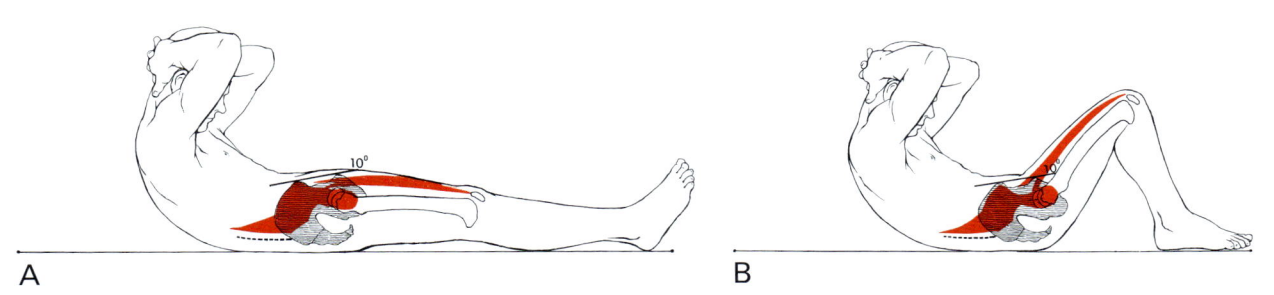

A B

FIGURA 5.19 Início da fase de flexão de quadris (ação dos músculos abdominais).

Continuação da fase de flexão de quadris (ação dos abdominais)

As Figuras 5.20A e B mostram um ponto no arco de movimento entre a conclusão do encurvamento do tronco (como mostrado nas Figuras 5.18A e B e 5.19A e B) e o sentar completo. Os músculos abdominais mantêm o tronco em flexão e os músculos flexores do quadril elevam o tronco flexionado em direção à posição sentada ao longo de um arco de movimento de aproximadamente 30° em relação à maca.

Quando necessário, pode-se estabilizar os pés do indivíduo no início e durante a fase de flexão de quadris. Antes da fase de flexão de quadris, os pés não devem ser estabilizados.

Conclusão da fase de flexão de quadris (ação dos abdominais)

Nas Figuras 5.21A e B, à medida que os indivíduos chegam à posição sentada, as partes cervical e torácica da coluna não estão mais totalmente flexionadas e os músculos abdominais relaxam um pouco.

Na Figura 5.21A, os músculos flexores do quadril moveram a pelve em flexão sobre a coxa, completando um arco de aproximadamente 80° em relação à maca. Nessa posição, com os joelhos estendidos e a região lombar flexionada, a articulação do quadril se flexiona até o limite do comprimento normal dos músculos posteriores da coxa. A região lombar permanece flexionada, porque passar de uma posição flexionada para a posição zero (i.e., curvatura anterior normal) exigiria que a pelve se inclinasse mais 10° em flexão sobre a coxa, o que o comprimento dos músculos posteriores da coxa não permite.

Na Figura 5.21B, os músculos flexores do quadril moveram a pelve em flexão sobre a coxa em um arco de aproximadamente 75° em relação à maca. A região lombar permanece em flexão, pois a articulação do quadril já alcançou os 125° de flexão total. Uma flexão adicional das articulações de quadril, inclinando a pelve para a frente (e trazendo a região lombar para uma curvatura anterior normal), só poderia ocorrer se a flexão de quadril fosse diminuída ao afastar os calcanhares das nádegas nessa posição sentada.

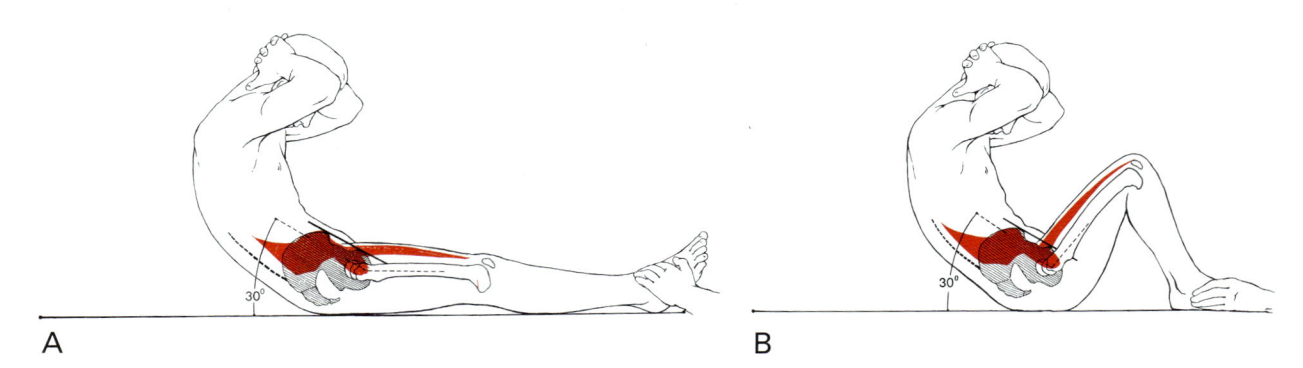

A   **B**

FIGURA 5.20   Continuação da fase de flexão de quadris (ação dos abdominais).

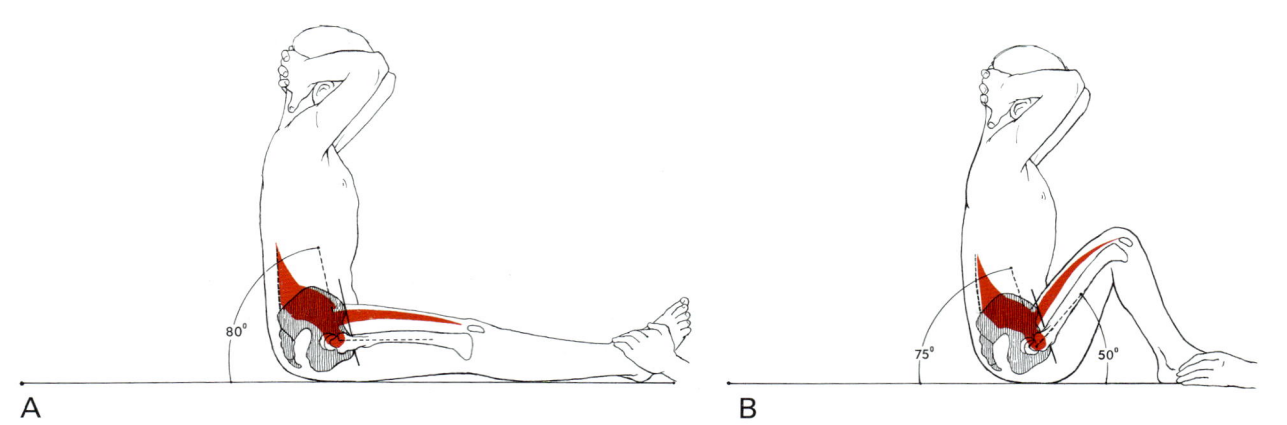

A   **B**

FIGURA 5.21   Conclusão da fase de flexão de quadris (ação dos abdominais).

MÚSCULOS ABDOMINAIS SUPERIORES: TESTE E GRADAÇÃO

Análise do movimento de elevação do tronco

Antes de fazer este teste, examine a flexibilidade das costas para que qualquer restrição de movimento não seja interpretada como uma fraqueza muscular.

O *movimento de elevação do tronco*, quando realizado corretamente como um teste, consiste em duas partes: flexão da coluna (i.e., encurvamento do tronco) pelos músculos abdominais e flexão de quadril (i.e., chegar à posição sentada) pelos músculos flexores do quadril.

Durante a *fase de encurvamento do tronco*, os músculos abdominais se contraem e encurtam, flexionando a coluna. A parte superior das costas se arredonda, a parte inferior se retifica e a pelve se inclina posteriormente. Ao final do encurvamento, a coluna está totalmente flexionada, com a região lombar e a pelve ainda apoiadas na maca. Os músculos abdominais atuam apenas flexionando a coluna. Durante essa fase, os calcanhares devem permanecer em contato com a maca.

O encurvamento do tronco é seguido pela *fase de flexão de quadril*, durante o qual os músculos flexores do quadril se contraem e encurtam, elevando o tronco e a pelve da maca pela flexão nas articulações de quadril e puxando a pelve no sentido da inclinação anterior. Como os músculos abdominais não cruzam as articulações de quadril, eles não podem auxiliar no movimento de sentar. Porém, se os músculos abdominais forem fortes o suficiente, eles poderão continuar mantendo o tronco encurvado.

A fase de flexão de quadril está incluída nesse teste porque impõe resistência aos músculos abdominais. O ponto crucial do teste é o momento em que se inicia a fase de flexão de quadril. Nesse momento, os pés de alguns indivíduos podem começar a se elevar da maca. Eles podem ser estabilizados contra a maca se a força exercida pelos membros inferiores estendidos não contrabalançar a exercida pelo tronco flexionado. No entanto, se forem estabilizados, deve-se atentar para que o tronco mantenha sua curvatura porque, nesse momento, a força dos músculos flexores do quadril pode superar a capacidade dos músculos abdominais de manter a curvatura. Se isso ocorrer, a pelve se inclinará rapidamente para a frente, as costas se arquearão e o indivíduo continuará o movimento de sentar-se com os pés estabilizados.

Quando realizado corretamente, o teste de elevação do tronco para avaliação dos músculos abdominais superiores é valioso. No entanto, se a capacidade de sentar-se – desconsiderando o modo como o movimento é feito – for equiparada a uma boa força abdominal, este teste perde o seu valor.

Durante um exercício abdominal clássico com o tronco encurvado e os joelhos estendidos, a pelve primeiro se inclina posteriormente, acompanhada pela retificação da região lombar e extensão das articulações de quadril. Depois da conclusão da fase de encurvamento do tronco, a pelve inclina-se anteriormente (i.e., para a frente) em direção à coxa, em flexão de quadril, mas permanece em inclinação posterior em relação ao tronco, mantendo a posição de dorso plano (ver Figs. 5.18A e 5.19A).

Durante um exercício abdominal com a região lombar arqueada, a pelve inclina-se anteriormente em direção à coxa quando o exercício abdominal começa e permanece inclinada anteriormente.

Teste para músculos abdominais superiores

Paciente: Em decúbito dorsal, com os joelhos estendidos. Se os músculos flexores do quadril estiverem encurtados e impedirem a inclinação pélvica posterior com retificação da região lombar, coloque um rolo sob os joelhos para flexionar passivamente os quadris o suficiente para possibilitar a retificação das costas. (As posições dos membros superiores são descritas a seguir em *Gradação*.)

Fixação: Não é necessária durante a fase inicial do teste (i.e., encurvamento do tronco), na qual a coluna é flexionada e o tórax e a pelve são aproximados. *Não estabilize os pés na maca durante a fase de encurvamento do tronco.* A estabilização dos pés possibilitará que os músculos flexores do quadril iniciem a elevação do tronco pela flexão da pelve sobre as coxas.

Movimento de teste: Peça ao indivíduo que encurve o tronco *lentamente*, concluindo a flexão da coluna e, assim, a parte da amplitude de movimento que pode ser realizada pelos músculos abdominais. Sem interromper o movimento, peça ao indivíduo que prossiga com a fase de flexão de quadril (i.e., sentar-se) a fim de obter uma forte resistência contra os músculos abdominais e, assim, um teste de força adequado.

Resistência: Durante a fase de encurvamento do tronco, a resistência é oferecida pelo peso da cabeça e da parte superior do tronco e pelos membros superiores dispostos em posições diversas. Entretanto, a resistência oferecida pelo peso da cabeça, dos ombros e dos

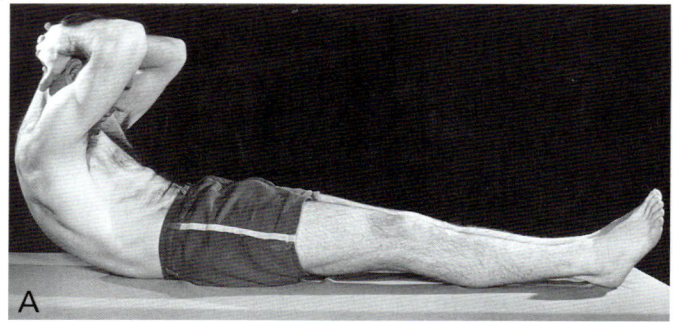
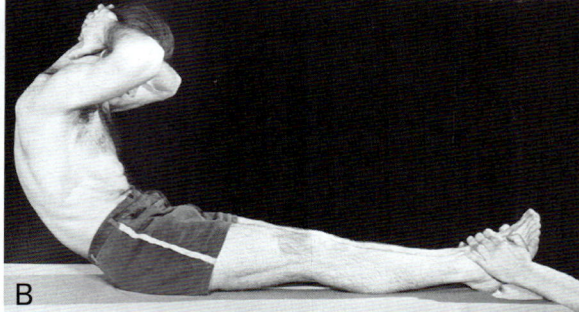

FIGURA 5.22   Teste e gradação dos músculos abdominais superiores; Grau Normal (10).

membros superiores não é suficiente para fornecer um teste adequado de força dos músculos abdominais.

A fase de flexão de quadril fornece uma forte resistência contra os abdominais. Os músculos flexores do quadril puxam fortemente a pelve para baixo enquanto os abdominais trabalham para manter o tronco em flexão e a pelve no sentido da inclinação posterior.

Grau normal (10)*: Com as mãos entrelaçadas atrás da cabeça, o indivíduo é capaz de flexionar a coluna vertebral (Fig. 5.22A) e mantê-la flexionada ao entrar na fase de flexão de quadril e chegar à posição sentada (Fig. 5.22B). Os pés podem ser estabilizados passivamente na maca durante a fase de flexão de quadril se preciso for, mas é necessária uma observação cuidadosa para assegurar que o indivíduo mantém a flexão do tronco.

Como muitos indivíduos são capazes de realizar exercícios abdominais com o tronco encurvado e as mãos cruzadas atrás da cabeça, em geral solicita-se que o indivíduo coloque as mãos nessa posição (inicialmente) e tente realizar o teste. Caso se suspeite de que a dificuldade desse teste é excessiva, peça ao indivíduo que comece com os membros superiores estendidos para a frente, progrida cruzando-os sobre o tórax e depois coloque as mãos atrás da cabeça.

Grau bom (8): Com os membros superiores cruzados sobre o tórax, o indivíduo é capaz de flexionar a coluna vertebral e mantê-la flexionada ao entrar na fase de flexão de quadril e chegar à posição sentada. A força mais vigorosa contra os músculos abdominais ocorre no momento em que os músculos flexores do quadril começam a elevar o tronco. Realizar apenas o encurvamento do tronco não é suficiente para um teste de força (Fig. 5.23).

Grau regular+ (6): Com os membros superiores estendidos para a frente, o indivíduo é capaz de flexio-

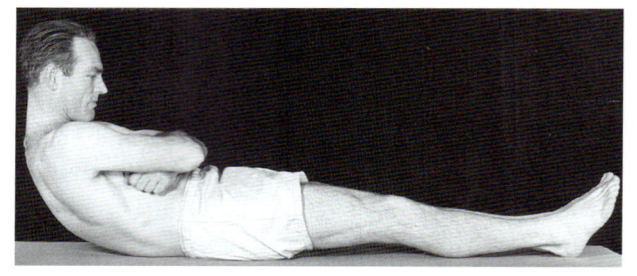

FIGURA 5.23   Teste e gradação dos músculos abdominais superiores; Grau Bom (8).

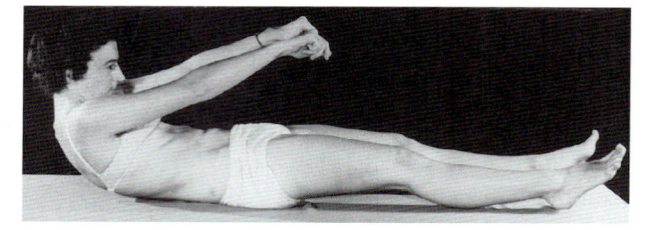

FIGURA 5.24   Teste e gradação dos músculos abdominais superiores; Grau Regular+ (6).

nar a coluna vertebral e mantê-la flexionada enquanto entra na fase de flexão de quadril e chega à posição sentada (Fig. 5.24).

Grau regular (5): Com os membros superiores estendidos para a frente, o indivíduo é capaz de flexionar a coluna vertebral, mas é incapaz de manter a flexão ao tentar entrar na fase de flexão de quadril.

MÚSCULOS ABDOMINAIS INFERIORES: TESTE E GRADAÇÃO

Músculos flexores anteriores do tronco: teste dos músculos abdominais inferiores

A flexão anterior do tronco pelos músculos abdominais inferiores concentra-se na capacidade desses músculos de flexionar a região lombar, retificando-a

---

*   Ver equivalentes numéricos para símbolos de palavras usados em *Código para gradação da força muscular*, Capítulo 1.

sobre a maca, e, em seguida, mantê-la retificada contra a resistência gradualmente crescente proporcionada pelo movimento de abaixamento dos membros inferiores.

Paciente: Decúbito dorsal em uma superfície firme. Pode-se usar um cobertor dobrado, mas não um acolchoamento macio. Os antebraços são flexionados sobre o tórax a fim de garantir que os cotovelos não sejam pressionados contra a maca como apoio.

> **Observações: Evite** estender os membros superiores acima da cabeça ou cruzar as mãos atrás da cabeça.

Fixação: Não deve ser aplicada fixação ao tronco, pois este teste determina a capacidade dos músculos abdominais de fixar a pelve em aproximação ao tórax contra a resistência proporcionada pelo movimento de abaixamento dos membros inferiores. Fornecer estabilização ao tronco seria dar assistência. Permitir que o paciente se segure na maca, ou apoie as mãos ou os cotovelos sobre a maca, também seria uma assistência.

Movimento de teste: O examinador ajuda o paciente a elevar os membros inferiores até uma posição vertical, ou pede a ele que os eleve, um de cada vez, até essa posição, mantendo os joelhos estendidos. (O encurtamento dos músculos posteriores da coxa interferirá na obtenção da posição inicial exata.)

Peça ao indivíduo que incline a pelve posteriormente a fim de retificar a região lombar sobre a maca, contraindo os músculos abdominais, e, em seguida, mantenha a região lombar retificada enquanto abaixa lentamente os membros inferiores. Concentre a atenção na posição da região lombar e da pelve enquanto os membros inferiores são abaixados. O indivíduo não deve elevar a cabeça nem os ombros durante o teste.

Resistência: A força exercida pelos músculos flexores do quadril e o movimento de abaixamento dos membros inferiores tende a inclinar a pelve anteriormente e atua como uma forte resistência contra os músculos abdominais, que tentam manter a pelve em inclinação posterior. À medida que os membros inferiores são abaixados em contração excêntrica (i.e., em alongamento) dos músculos flexores do quadril, o braço de alavanca aumenta e fornece resistência crescente contra os músculos abdominais com o propósito de avaliar a força desses músculos.

Gradação: A força é avaliada de acordo com a capacidade de manter a região lombar retificada sobre a maca enquanto ambos os membros inferiores são len-

tamente abaixados da posição vertical (i.e., ângulo de 90°).

Observa-se o ângulo entre os membros inferiores estendidos e a maca no momento em que a pelve se inclina anteriormente e a região lombar se arqueia em relação à maca. Para ajudar a detectar o momento em que isso ocorre, o examinador pode colocar uma mão na região lombar – mas não abaixo dela – e a outra com o polegar logo abaixo da espinha ilíaca anterossuperior. Contudo, ao testar pacientes com fraqueza ou dor, coloque o polegar de uma mão logo abaixo da espinha ilíaca anterossuperior e deixe a outra livre para apoiar os membros inferiores no momento em que as costas começarem a arquear.

O teste de abaixamento dos membros inferiores para verificar a força abdominal não é aplicável a crianças muito pequenas. O peso de seus membros inferiores é pequeno em relação ao tronco, e as costas não arqueiam à medida que os membros inferiores são levantados ou abaixados. Ver Apêndice A para obter mais detalhes.

Ver equivalentes numéricos para símbolos de palavras usados em *Código para gradação da força muscular*, no Capítulo 1 (Fig. 5.25).

Grau regular+ (6): Com os membros superiores cruzados sobre o tórax, o indivíduo é capaz de manter a região lombar retificada sobre a maca enquanto abaixa os membros inferiores em um ângulo de 60° em relação à maca (Fig. 5.26).

Grau bom (8): Com os membros superiores cruzados sobre o tórax, o indivíduo é capaz de manter a região lombar retificada enquanto abaixa os membros inferio-

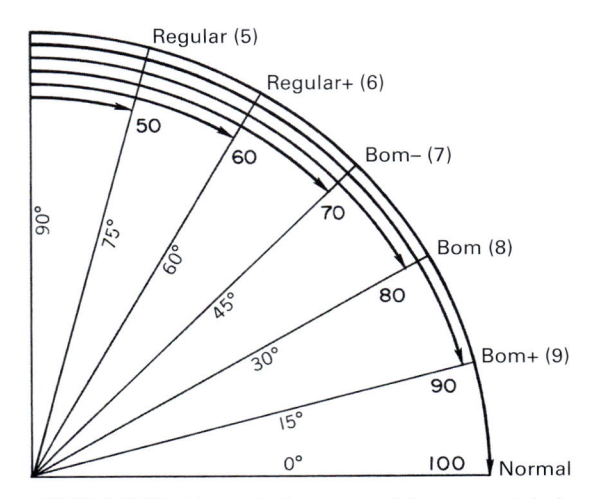

FIGURA 5.25 Ver equivalentes numéricos para símbolos de palavras usados em *Código para gradação da força muscular* no Capítulo 1.

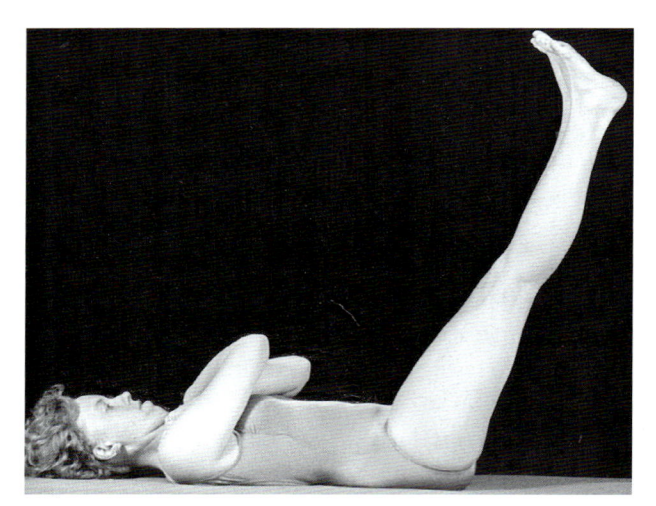

FIGURA 5.26 Teste e gradação dos músculos abdominais inferiores; Grau Regular+ (6).

res em um ângulo de 30° em relação à maca. (Na Figura 5.27, os membros inferiores estão em um ângulo de 20°.)

Grau normal (10): Com os membros superiores cruzados sobre o tórax, o indivíduo é capaz de manter a região lombar retificada sobre a maca enquanto abaixa os membros inferiores até o nível da maca. (Na Fig. 5.28, os membros inferiores estão elevados em alguns graus.)

Fraqueza dos músculos abdominais: abaixamento dos membros inferiores

Um indivíduo com músculos abdominais muito fracos e flexores do quadril fortes é capaz de manter os membros inferiores estendidos em flexão sobre a pelve e abaixá-los lentamente, mas a região lombar se arqueia cada vez mais à medida que os membros se aproximam da horizontal. A força exercida pelo peso dos membros inferiores e pelos músculos flexores do quadril que mantém os membros em flexão sobre a pelve inclina esta anteriormente, superando a força dos músculos abdo-

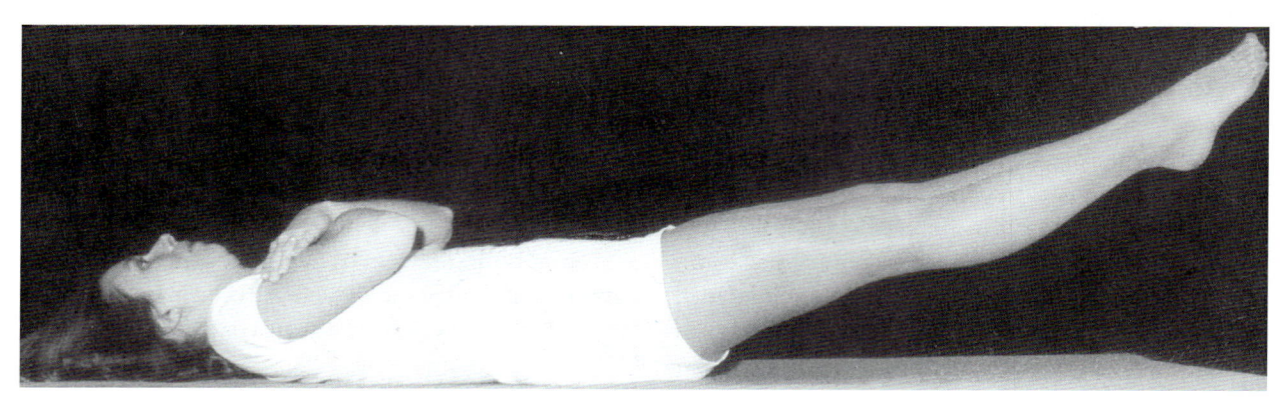

FIGURA 5.27 Teste e gradação dos músculos abdominais inferiores; Grau Bom (8).

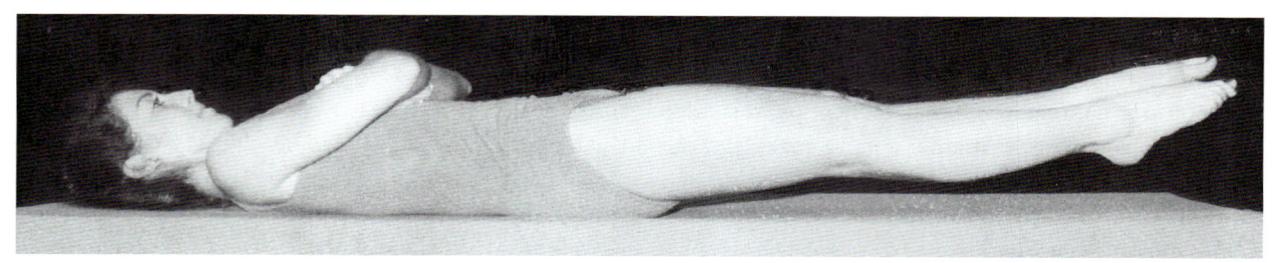

FIGURA 5.28 Teste e gradação dos músculos abdominais inferiores; Grau Normal (10).

minais fracos que estão tentando tracionar no sentido da inclinação posterior (Fig. 5.29).

FRAQUEZA GRAVE DOS MÚSCULOS ABDOMINAIS: TESTE E GRADAÇÃO

Uso temporário da posição de decúbito dorsal com os joelhos flexionados

Quando os músculos flexores monoarticulares de quadril estão encurtados, eles mantêm a pelve em inclinação anterior e a região lombar em hiperextensão quando em pé ou em decúbito dorsal com os membros inferiores estendidos. A partir dessa posição, é difícil – senão impossível – fazer exercícios de inclinação pélvica posterior a fim de fortalecer os músculos abdominais. Como o movimento de elevação da cabeça e dos ombros envolve uma inclinação pélvica posterior simultânea, também interfere nesse exercício.

À medida que se tenta inclinar a pelve, os músculos flexores do quadril encurtados ficam tensos e impedem o movimento. Para liberar essa restrição e facilitar a

inclinação da pelve, pode-se utilizar a posição de decúbito dorsal com os joelhos flexionados. Essa posição obviamente isola músculos flexores do quadril encurtados e tensos. Também facilita muito a realização da inclinação, muitas vezes simplesmente pressionando os pés contra a maca, "oscilando" a pelve para trás. No caso de encurtamento dos músculos flexores do quadril, os quadris e joelhos devem ser flexionados *apenas o necessário* para permitir que a pelve se incline posteriormente. Essa posição deve ser mantida passivamente usando um rolo ou travesseiro com volume suficiente sob os joelhos.

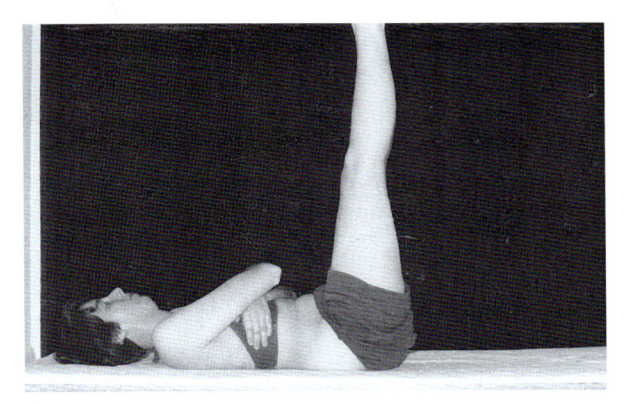

A

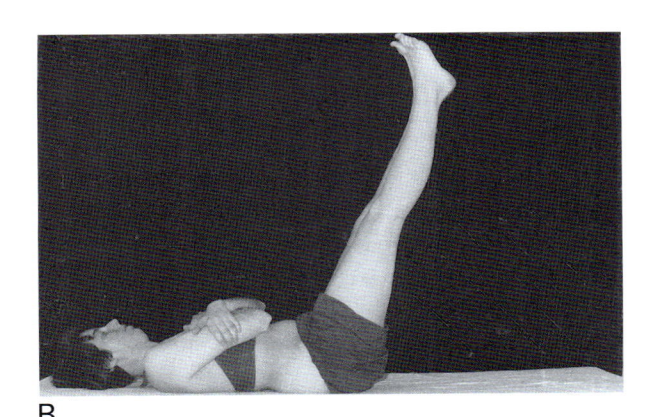

B

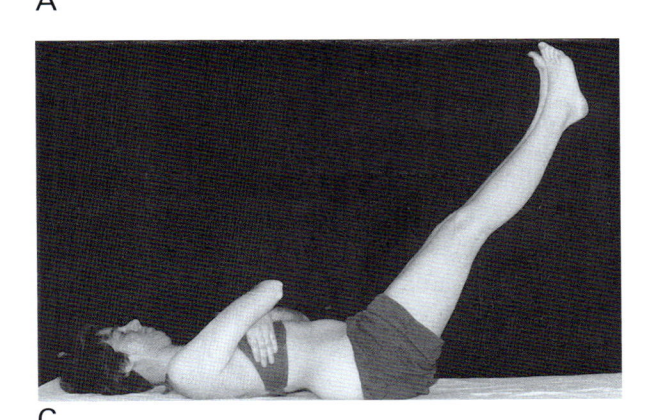

C

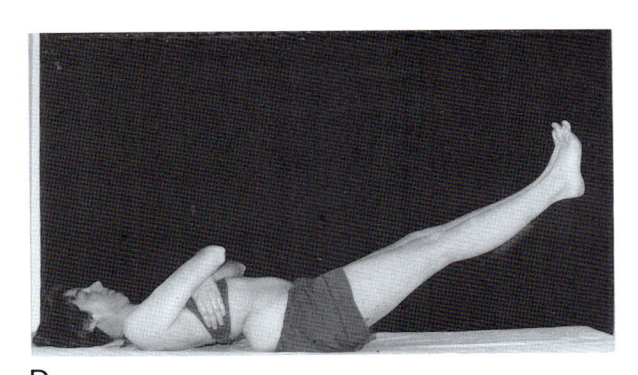

D

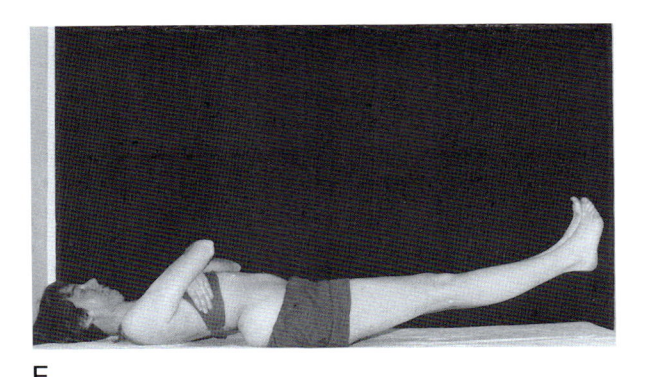

E

FIGURA 5.29A-E Fraqueza dos músculos abdominais, mas com flexores do quadril fortes durante o abaixamento dos membros inferiores.

Nela se pode fazer exercícios de inclinação pélvica e encurvamento do tronco para fortalecer os músculos abdominais.

Embora a flexão de quadris e joelhos seja inicialmente necessária e justificada, essa posição não deve ser mantida indefinidamente. Desse modo, o âmbito de uso e a duração da modificação do exercício tornam-se importantes. As metas devem basear-se no resultado final desejado e os exercícios devem ser direcionados a alcançá-lo. Na posição ortostática, algo que se almeja é a capacidade de manter uma boa disposição da pelve com os membros inferiores alinhados (i.e., com as articulações de quadril e joelho em uma posição adequada). Tendo em vista esse objetivo, durante os exercícios tenta-se minimizar e diminuir gradualmente a quantidade de flexão de quadril permitida pela posição de decúbito dorsal com os joelhos flexionados.

Inclinar a pelve posteriormente com os membros inferiores tão estendidos quanto possível move a pelve no sentido de alongar os músculos flexores do quadril enquanto fortalece os abdominais. Esse movimento não é suficiente para alongar os flexores do quadril, mas ajuda a estabelecer o padrão necessário de ação muscular ao tentar corrigir uma postura lordótica inadequada em posição ortostática. Simultaneamente ao fortalecimento abdominal adequado, os músculos flexores do quadril devem ser alongados para que, com o tempo, o indivíduo seja capaz de fazer a inclinação posterior com os membros inferiores estendidos.

A gradação objetiva dos músculos abdominais anterolaterais não é difícil quando a força tem um grau regular (i.e., grau 5) ou superior. Abaixo de um grau regular, é mais difícil avaliar com precisão. Os testes e graus descritos aqui fornecem diretrizes para avaliar músculos fracos.

No caso de desequilíbrio acentuado da musculatura abdominal, deve-se observar desvios do umbigo e confiar na palpação para gradação.

Antes de realizar os testes a seguir, é necessário testar a força dos músculos anteriores do pescoço.

Músculos abdominais anteriores (principalmente o reto do abdome)

Grau regular– (4): Em decúbito dorsal com os joelhos levemente flexionados (i.e., toalha enrolada sob os joelhos), o paciente é capaz de inclinar a pelve posteriormente e manter a aproximação entre a pelve e o tórax enquanto a cabeça é elevada da maca.

Grau ruim (2): Na mesma posição de antes, o indivíduo é capaz de inclinar a pelve posteriormente. Contudo, conforme eleva a cabeça, os músculos abdominais não são capazes de resistir a essa resistência que traciona anteriormente e o tórax se afasta da pelve.

Grau traço: Em decúbito dorsal, quando o indivíduo tenta deprimir o tórax ou inclinar a pelve posteriormente, pode-se sentir uma contração nos músculos abdominais anteriores, mas não se observa aproximação entre a pelve e o tórax.

Músculos oblíquos do abdome

Grau regular– (4): Em decúbito dorsal, com o examinador fornecendo resistência moderada contra uma tração diagonal para baixo do membro superior, a tração transversal dos músculos abdominais oblíquos será muito firme à palpação e tracionará a margem costal em direção à crista ilíaca oposta. Se o membro superior estiver fraco, empurrar diagonalmente o ombro para a frente em direção ao quadril oposto e mantê-lo contra a pressão pode substituir o movimento do membro superior.

Em decúbito dorsal com um membro inferior estendido mantido a aproximadamente 60° de flexão de quadril, o examinador aplica pressão moderada para baixo e para fora contra a coxa. Os músculos oblíquos devem ser fortes o suficiente para tracionar a crista ilíaca em direção à margem costal oposta. (Este teste só pode ser usado se a força dos músculos flexores do quadril for boa.)

Grau ruim (2): O paciente é capaz de aproximar a crista ilíaca em direção à margem costal oposta.

Grau traço: Uma contração pode ser sentida no músculo oblíquo quando o paciente faz um esforço para tracionar a margem costal em direção à crista ilíaca oposta (i.e., um leve deslocamento lateral do tórax sobre a pelve, mas sem aproximação dessas partes).

Músculos laterais do tronco

Grau regular (4): Em decúbito lateral, será notada uma fixação firme e uma aproximação entre a caixa torácica e a crista ilíaca lateralmente durante a abdução ativa do membro inferior e adução do membro superior contra resistência.

Grau ruim (2): Em decúbito dorsal, o paciente é capaz de aproximar a crista ilíaca e a caixa torácica lateralmente enquanto tenta elevar a pelve lateralmente ou aduzir o membro superior contra resistência.

Grau traço: Em decúbito dorsal, pode-se se sentir uma contração nos músculos abdominais laterais conforme o indivíduo tenta elevar a pelve lateralmente ou aduzir o membro superior contra resistência, mas não se observa aproximação entre o tórax e a crista ilíaca lateralmente.

Registro dos graus de força muscular abdominal

A gradação dos músculos abdominais é registrada de duas maneiras diferentes. O método escolhido depende da quantidade de resistência.

Quando a força é regular (i.e., grau 5) ou superior nos testes de elevação do tronco e abaixamento dos membros inferiores, em geral é suficiente avaliar e registrar de acordo com esses testes (Fig. 5.30A). Em casos raros, o desequilíbrio intrínseco entre partes do reto do abdome ou dos oblíquos exige a gradação das partes separadamente se esses testes mostrarem um grau regular ou superior.

Em caso de fraqueza ou desequilíbrio acentuado, é necessário indicar os resultados do teste para cada músculo específico (Fig. 5.30B).

Desequilíbrio muscular abdominal e desvios do umbigo

Em caso de fraqueza e desequilíbrio acentuado nos músculos abdominais, é possível, até certo ponto, determinar a extensão do desequilíbrio observando os desvios do umbigo. Este se desviará em direção a um segmento forte e se afastará de um segmento fraco. Se, por exemplo, três segmentos – o oblíquo externo esquerdo e os oblíquos internos esquerdo e direito – forem igualmente fortes e o oblíquo externo direito for acentuadamente fraco, o umbigo decididamente se desviará em direção ao oblíquo interno esquerdo. Isso acontece não porque o oblíquo esquerdo interno é o mais forte, mas porque não tem oposição do oblíquo externo direito. Isso mostra desvios no sentido de se afastar de um segmento fraco.

Por outro lado, o desvio pode indicar que um segmento é forte enquanto os outros três são fracos, e o desvio será em direção ao segmento mais forte. Nesse caso, as forças relativas devem ser determinadas pela palpação e pela extensão em que o umbigo se desvia durante a realização de movimentos de teste localizados.

Às vezes o umbigo se desvia não devido à contração muscular ativa, mas por causa do alongamento do músculo. O examinador precisa assegurar que os músculos testados estão se contraindo ativamente antes que desvios do umbigo possam ser usados para indicar força ou fraqueza.

A fim de determinar desvios verdadeiros, os músculos abdominais devem inicialmente estar relaxados. Os joelhos podem estar flexionados o suficiente para que as costas estejam relaxadas sobre a maca. Em seguida, pode-se solicitar ao paciente que tente levantar a cabeça ou inclinar a pelve posteriormente (mesmo que as costas já estejam retificadas). Se movimentos resistivos de membros superiores e inferiores forem usados no teste, eles também deverão começar nessa posição relaxada. Os movimentos devem produzir um encurtamento real do músculo. Quando a fraqueza é muito aparente, o teste inicial deve utilizar um movimento suave e ativo, aplicando-se resistência gradualmente. Observe primeiro até que ponto o músculo pode aproximar sua origem e inserção e, em seguida, quanta pressão pode ser adicionada antes que esta prevaleça e o músculo comece a aumentar em comprimento.

Um indivíduo não familiarizado com o exame dos músculos abdominais pode achar muito difícil estar seguro quanto aos desvios do umbigo. Se uma fita ou cordão for segurado transversalmente e depois diagonalmente sobre o umbigo enquanto os movimentos de teste são realizados, a direção do desvio pode ser determinada mais facilmente. O umbigo pode desviar-se para cima ou para baixo da fita transversal, mostrando uma tração irregular dos músculos reto do abdome superior ou inferiormente. Se também houver um desvio da fita

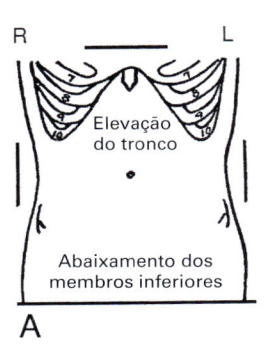
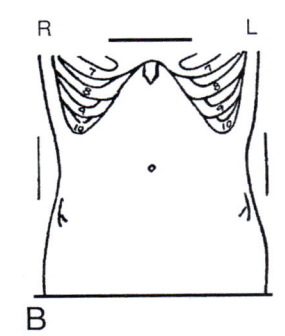

FIGURA 5.30 **A**: Quando a força é regular (i.e., grau 5) ou acima nos testes de elevação do tronco e abaixamento dos membros inferiores, em geral é suficiente avaliar e registrar de acordo com esses testes. **B**: Em caso de fraqueza ou desequilíbrio acentuado, é necessário indicar os resultados do teste para cada músculo específico.

colocada diagonalmente sobre o umbigo, isso revela um desequilíbrio entre os oblíquos.

Linhas feitas com tinta ou caneta dermográfica nas cristas ilíacas anteriores, nas margens costais, logo acima do púbis e abaixo do esterno também podem ajudar o examinador. À medida que o movimento de teste é feito, segura-se a fita desde o umbigo até as diversas marcas. Pode-se então detectar um encurtamento ou alongamento real dos segmentos quando um movimento é tentado.

Movimentos de membro superior nos testes de músculos abdominais

Os movimentos de membro superior são realizados contra resistência ou mantidos contra pressão durante o teste de músculos abdominais, pois os movimentos de membro superior sem resistência não exigem ação apreciável dos músculos do tronco para fixação.

Em condições normais, um movimento dos braços para cima no plano anterior requer fixação pelos músculos das costas, e um movimento para baixo no plano anterior requer fixação pelos músculos abdominais. Contudo, no caso de fraqueza abdominal, a fixação para puxar ou empurrar o braço para baixo pode ser fornecida pelos músculos das costas. Por exemplo, se um paciente estiver em decúbito dorsal e receber resistência a uma tração para baixo de ambos os braços, músculos abdominais normais se contrairão para fixar o tórax firmemente sobre a pelve. Porém, no caso de fraqueza abdominal extensa, as costas se arquearão da maca e o tórax se afastará da pelve até ficar firmemente fixado pela extensão da região torácica. O arqueamento das costas alonga os músculos abdominais, que podem ficar tensos e firmes à palpação. O examinador deve ter cuidado para não confundir essa tensão com a firmeza que acompanha a contração desses músculos.

Nos movimentos transversais ou diagonais do membro superior, se os músculos abdominais estiverem normais, o oblíquo externo do abdome do mesmo lado do braço e o oblíquo interno do lado oposto se contraem para fixar o tórax à pelve. Entretanto, no caso de fraqueza transversal nessa linha de tração, os músculos oblíquos opostos podem atuar para fornecer fixação. Para realizar um exame preciso, o examinador precisa compreender essas ações compensatórias.

MÚSCULOS DA RESPIRAÇÃO E TESTES

A **respiração** refere-se às trocas gasosas entre as células de um organismo e o ambiente externo. Múltiplos componentes neurais, químicos e musculares estão envolvidos. Esta seção, entretanto, refere-se especificamente ao papel dos músculos.

A respiração consiste em ventilação e circulação. **Ventilação** é o movimento de gases para dentro e para fora dos pulmões; **circulação** é o transporte desses gases para os tecidos pelo sangue. Embora o movimento dos gases nos pulmões e nos tecidos ocorra por difusão, seu transporte do e para o ambiente e por todo o corpo requer o trabalho das bombas respiratória e cardíaca.

A bomba respiratória é composta pelos músculos respiratórios e pelo tórax; este é composto pelas costelas, escápulas, clavícula, esterno e parte torácica da coluna. Essa bomba musculoesquelética fornece os gradientes de pressão necessários para mover os gases para dentro e para fora dos pulmões e garantir a difusão adequada de oxigênio e dióxido de carbono no interior dos pulmões.

O trabalho realizado pelos músculos respiratórios para superar a resistência dos pulmões, da parede torácica e das vias respiratórias normalmente ocorre apenas durante a inspiração. É necessário esforço muscular para ampliar a cavidade torácica e diminuir a pressão intratorácica. A expiração resulta do recolhimento elástico dos pulmões e do relaxamento dos músculos inspiratórios. Todavia, os músculos expiratórios são ativados quando as demandas respiratórias aumentam. Trabalho árduo, exercícios, soprar, tossir e cantar envolvem um esforço significativo dos músculos expiratórios. Além disso, em doenças como o enfisema pulmonar, em que a retração elástica é prejudicada, empregam-se técnicas como a respiração com freno labial para potencializar a expiração e minimizar o esforço respiratório.

O *Quadro de músculos respiratórios* (Fig. 5.33) mostra a divisão dos músculos de acordo com suas principais funções inspiratórias ou expiratórias na ventilação. Essa divisão, porém, não significa que os músculos listados atuam apenas nessa função singular. Os músculos abdominais, por exemplo, são os principais músculos expiratórios, mas também atuam na inspiração. Os intercostais inspiratórios, assim como o diafragma, também desempenham uma importante ação de "frenagem" durante a expiração.

A divisão adicional do Quadro em músculos primários e acessórios mostra os diversos músculos que podem ser recrutados para auxiliar no processo ventilatório. As demandas respiratórias, bem como as diferenças individuais nos hábitos ou necessidades respiratórias, determinam exatamente quais músculos atuam, bem como a extensão de sua atuação.

O fato de a respiração poder ser alterada por mudanças na posição, estado emocional, nível de atividade, doença e até mesmo pelo uso de roupas apertadas faz com que existam inúmeras variações nos padrões respiratórios. Por exemplo, Duchenne observou que a respiração normal das mulheres em meados do século XIX era "do tipo costal alta" em razão da compressão da parte inferior do tórax pelos espartilhos usados na época.[4]

Segundo Shneerson, "É mais correto considerar os músculos respiratórios capazes de ser recrutados de acordo com o padrão de ventilação, postura, vigília ou estágio do sono, força muscular, resistência ao fluxo de ar e complacência dos pulmões e da parede torácica".[5]

Alguns especialistas contestam o papel acessório de certos músculos, particularmente a parte descendente do trapézio e o serrátil anterior. Outros músculos também são frequentemente omitidos nos escritos sobre os músculos acessórios da respiração. O romboide, por exemplo, que não está incluído na Figura 5.33, atua na estabilização da escápula a fim de auxiliar o serrátil na inspiração forçada.

Todos os músculos listados no Quadro têm a capacidade de serem recrutados, quando necessário, para facilitar a respiração. Muitos deles desempenham funções vitais na estabilização de partes do corpo, de modo que seja fornecida força adequada para mover o ar para dentro e para fora dos pulmões. À medida que o trabalho respiratório aumenta, volumes maiores de gás precisam ser movidos mais rapidamente e é necessária maior geração de pressão. Os músculos ventilatórios trabalham mais e músculos adicionais são recrutados para atender às demandas respiratórias.

A citação a seguir enfatiza a importância de *todos* os músculos respiratórios: "O corredor de longa distância lutando por ar... pode usar até o platisma para expandir o tórax; e o paciente em paroxismos de tosse provavelmente contrai todos os músculos do tronco, tórax e

cíngulo do membro superior durante a expiração forçada".[6] Embora os diversos músculos das vias respiratórias superiores, especialmente os músculos intrínsecos e extrínsecos da laringe, não sejam discutidos aqui, eles desempenham um papel importante ao permitir o livre fluxo de ar tanto para dentro como para fora dos pulmões (Tab. 3.2).

Em alguns indivíduos e sob certas circunstâncias, os músculos acessórios podem ser usados como músculos primários. Se o diafragma ou os músculos intercostais estiverem paralisados, por exemplo, a respiração ainda será possível pelo aumento do uso dos músculos acessórios. A importância dos músculos acessórios foi bem documentada no caso de um paciente com traqueostomia permanente e sem movimento do diafragma ou dos músculos intercostais. Ele tinha, surpreendentemente, uma capacidade vital muito grande, respirando com os músculos escalenos inervados pelos nervos cervicais e com o esternocleidomastóideo e o trapézio descendente inervados pelo nervo acessório espinal.[7]

MÚSCULOS PRIMÁRIOS DA RESPIRAÇÃO

A maior parte dos músculos primários e acessórios listados na Figura 5.33 tem uma função postural. Apenas o diafragma e os intercostais anteriores podem ser puramente respiratórios. Vinte desses músculos têm todas ou parte de suas origens ou inserções nas costelas ou nas cartilagens costais. Qualquer músculo inserido na caixa torácica é capaz de influenciar, até certo ponto, a mecânica da respiração. Esses músculos devem ser capazes de ajudar a sustentar as estruturas esqueléticas da bomba ventilatória e de gerar pressões que garantam uma troca gasosa adequada e contínua nos alvéolos.

Essas pressões podem ser substanciais. Para duplicar o fluxo de ar, normalmente é necessário um aumento de quatro vezes na pressão. Para que o fluxo de ar permaneça constante quando o raio de uma via respiratória diminui pela metade, é necessário que haja um aumento de 16 vezes na pressão.[6] Uma variedade de doenças obstrutivas e restritivas, bem como de distúrbios neuromusculares e esqueléticos, pode levar a complicações respiratórias. Uma vez estabelecido o diagnóstico, o tratamento é voltado a preservar a função pulmonar existente e a eliminar ou reduzir o problema que está comprometendo a respiração. O objetivo é melhorar a capacidade do paciente de ventilar os pulmões.

De importância primordial é a necessidade de diminuir o trabalho respiratório e, assim, reduzir o gasto energético (i.e., o consumo de oxigênio) dos músculos respiratórios. Dependendo do distúrbio respiratório, pode ser o trabalho elástico, resistivo, mecânico ou alguma combinação desses que precisa ser aliviado. Quando o aumento do trabalho respiratório leva à hipoventilação alveolar e à hipóxia, pode haver insuficiência respiratória.

Músculo diafragma

Origem, parte esternal: Dorso do processo xifoide.

Origem, parte costal: Superfícies internas das seis cartilagens costais inferiores e das seis costelas inferiores de cada lado, interdigitando-se com o músculo transverso do abdome.

Origem, parte lombar: Por dois pilares musculares a partir dos corpos das vértebras lombares superiores e por dois arcos fibrosos de cada lado, conhecidos como ligamentos arqueados medial e lateral, que se estendem das vértebras aos processos transversos e deste último à 12ª costela (Fig. 5.31).

Inserção: No tendão central, que é uma aponeurose fina e forte, sem fixação óssea. Como as fibras musculares anteriores do diafragma são mais curtas que as fibras musculares posteriores, o tendão central está situado mais próximo à parte ventral do que à parte dorsal do tórax.

Ação: O diafragma tem forma de cúpula, que separa as cavidades torácica e abdominal; é o principal músculo da respiração. Durante a inspiração, ele se contrai e a cúpula desce, aumentando o volume e diminuindo a pressão da cavidade torácica enquanto diminui o volume e aumenta a pressão da cavidade abdominal. A descida da cúpula ou tendão central é limitada pelas vísceras abdominais; quando ocorre a descida, o tendão central torna-se a porção mais fixa do músculo. Conforme a tração continua, as fibras verticais que estão inseridas nas costelas elevam-se e evertem a margem costal. As dimensões do tórax são constantemente aumentadas craniocaudalmente, anteroposteriormente e transversalmente. Durante a expiração, o diafragma relaxa e a cúpula sobe, diminuindo o volume e aumentando a pressão da cavidade torácica enquanto aumenta o volume e diminui a pressão da cavidade abdominal.

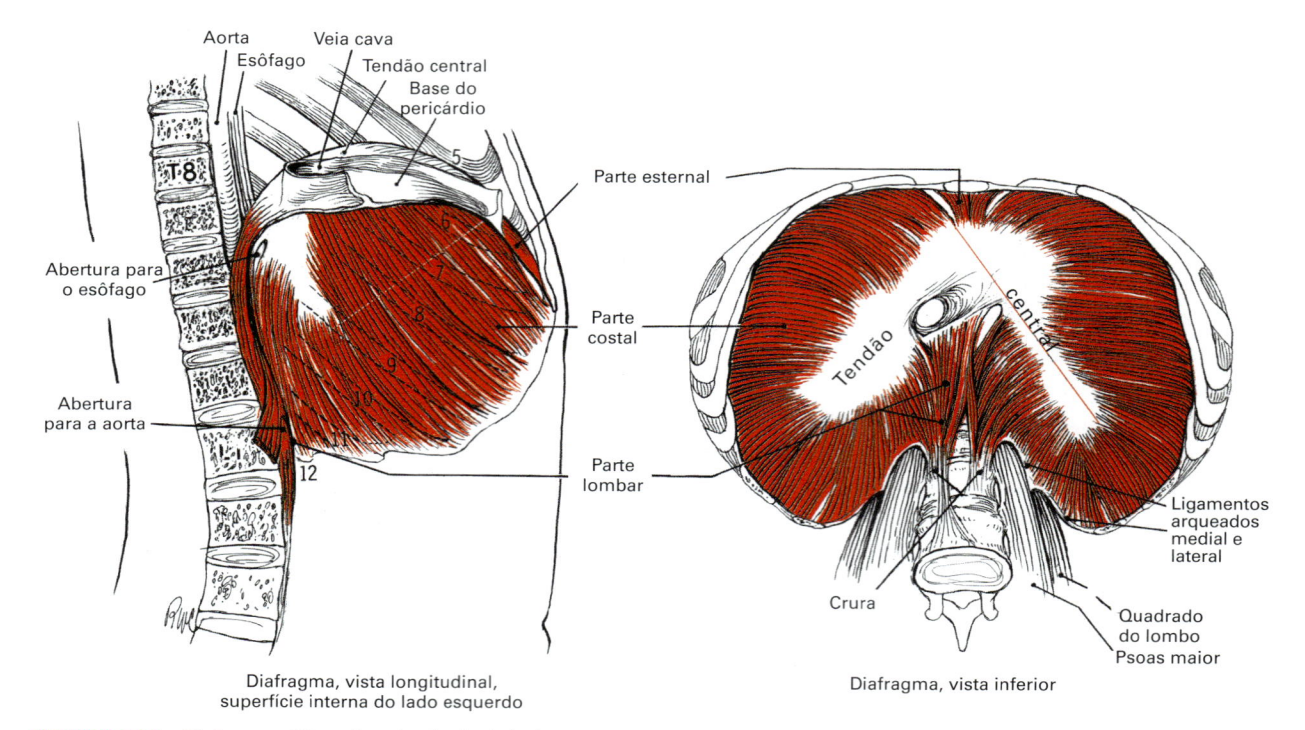

Diafragma, vista longitudinal, superfície interna do lado esquerdo

Diafragma, vista inferior

FIGURA 5.31   Diafragma: Vistas longitudinal e inferior.

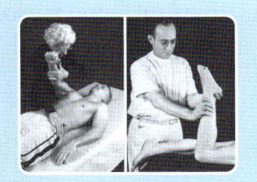

KENDALL CLÁSSICO

Relato de caso

Um exemplo drástico de ação invertida do diafragma foi observado em uma criança com poliomielite que foi colocada em ventilação mecânica. Os músculos do abdome, que normalmente são fracos em lactentes, estavam paralisados. Durante a fase de pressão positiva, o ar foi expelido dos pulmões e o diafragma moveu-se para cima. Durante a fase de pressão negativa, o ar foi aspirado para os pulmões com uma expansão momentânea da caixa torácica, seguida pela descida excessiva do diafragma para a cavidade abdominal. O abdome se expandiu conforme as vísceras desciam. Em virtude da fixação do diafragma à parede interna do tórax, as costelas foram puxadas para baixo e para dentro, fazendo a caixa torácica desabar à medida que o diafragma descia para a cavidade abdominal – anulando completamente a função desse músculo. Em algumas horas, fabricou-se e aplicou-se no paciente um suporte em forma de um minúsculo espartilho, destinado a restringir a protrusão do abdome e ajudar a evitar a descida excessiva do diafragma e o devastador efeito disso sobre a caixa torácica.

Observações: Em casos de doença pulmonar (p. ex., enfisema pulmonar), a cúpula do diafragma fica tão deprimida que a margem costal ou base do tórax não pode ser expandida.

Inervação: Frênico, C3, **4**, 5.

Testes: Ver mais adiante neste capítulo.

O diafragma, em virtude de suas inserções e ações, atua como um particionador de pressão e transmissor de força. O comprimento e força normais desse músculo são essenciais para essas funções. A excursão limitada ou excessiva do diafragma reduz sua eficácia tanto na inspiração como na expiração.

Em certas condições respiratórias (p. ex., enfisema pulmonar), o diafragma não é capaz de retornar ao contorno em forma de cúpula durante o relaxamento; em vez disso, é mantido em uma posição encurtada e achatada. Tanto a capacidade de geração de pressão como a capacidade inspiratória são reduzidas porque os pulmões permanecem parcialmente insuflados no nível de repouso. Além disso, a capacidade do diafragma de atuar como transmissor de força e auxiliar no esvaziamento dos pulmões é reduzida.

As vísceras abdominais, sustentadas pelos músculos abdominais, normalmente limitam a descida do diafragma durante a inspiração e auxiliam em seu movimento ascendente durante a expiração. Em circunstâncias anormais, por exemplo, durante o uso de ventilação mecânica, pode até ocorrer uma ação invertida do diafragma.

Músculos intercostais

Os músculos **intercostais externos** se originam das bordas inferiores das costelas e se inserem nas bordas superiores das costelas abaixo (Fig. 5.32). Da mesma

maneira, os **intercostais internos** se originam das superfícies internas das costelas e cartilagens costais e se inserem nas bordas superiores das costelas adjacentes abaixo. O corpo tem duas camadas desses músculos de caixa torácica "em todos os lugares, exceto anteriormente na região intercondral e posteriormente nas áreas mediais ao ângulo costal".[8]

Esses músculos desempenham um importante papel postural e respiratório. Eles estabilizam e mantêm a forma e a integridade da caixa torácica. Anatomicamente, parecem ser extensões dos músculos oblíquos externo e interno do abdome.

O debate persiste quanto à função respiratória exata desses músculos. Parece que pelo menos a parte anterior exposta dos intercostais internos (i.e., paraesternal, intercartilaginosa) atua como um músculo inspiratório junto com os intercostais externos, elevando as costelas e expandindo o tórax. A parte posterior (i.e., interóssea)

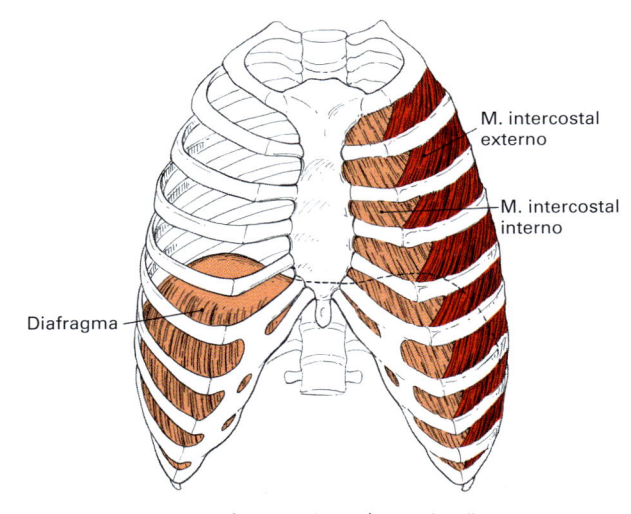

FIGURA 5.32 Músculos primários da respiração.

dos intercostais internos deprime as costelas e atua na capacidade expiratória.

Sugeriu-se que a função desses músculos varia de acordo com o volume pulmonar e a profundidade da respiração, conforme mudam a posição e a inclinação das costelas nas quais estão inseridas. Esses músculos são sempre ativados durante a fala. Durante a expiração controlada, eles realizam uma importante ação de "frenagem" que minimiza o recolhimento estático dos pulmões e da parede torácica. Os cantores fazem muito uso dessa ação expiratória dos músculos intercostais.

Quando os músculos intercostais estão paralisados, a respiração é possível, mas a capacidade de sucção e sopro está diminuída. O movimento da caixa torácica também é limitado e a capacidade de estabilizá-la diminui.

Músculos abdominais

Os músculos abdominais incluem o oblíquo interno do abdome, o oblíquo externo do abdome, o reto do abdome e o transverso do abdome. Esses músculos são os principais músculos expiratórios, mas também são ativados no final da inspiração. Os músculos mais importantes no final da inspiração e no início da expiração são aqueles com pouca ou nenhuma ação flexora. Especificamente, as fibras inferiores do oblíquo interno do abdome e o músculo transverso do abdome são os mais ativos, juntamente com as fibras laterais do oblíquo externo do abdome.

Esses músculos devem ser capazes de se contrair o suficiente para aumentar a pressão intra-abdominal e atender às crescentes demandas respiratórias – especialmente durante atos expulsivos repentinos. A pressão produzida dessa maneira é transmitida à caixa torácica pelo diafragma para auxiliar no esvaziamento dos pulmões.

O músculo transverso da abdome se origina das cartilagens das seis costelas inferiores e se interdigita com o diafragma. O músculo quadrado do lombo, em virtude de sua inserção na 12ª costela, ancora a caixa torácica e, assim, auxilia na ação do diafragma tanto na inspiração como na expiração.

Os músculos oblíquos externos do abdome cobrem a maior parte da porção inferior do tórax porque algumas de suas fibras se interdigitam com as digitações inferiores do músculo serrátil anterior. O aumento da atividade dos músculos abdominais (particularmente do oblíquo externo do abdome) reduz as flutuações no volume da caixa torácica e ajuda a manter a constância da pressão.

MÚSCULOS ACESSÓRIOS DA RESPIRAÇÃO

Músculos escalenos

Os músculos escalenos anterior, medial e posterior são músculos acessórios da inspiração que atuam em unidade. Ao elevar e fixar firmemente a primeira e a segunda costelas, auxiliam na inspiração profunda. Observou-se que os escalenos estão ativos durante a respiração tranquila; alguns pesquisadores classificaram-nos como músculos primários, não acessórios.

Os escalenos também podem ser ativados durante a expiração forçada. Segundo Egan, "a função expiratória dos músculos escalenos é fixar as costelas contra a contração dos músculos abdominais e evitar a herniação do ápice do pulmão durante a tosse".[9]

Músculo esternocleidomastóideo

Este músculo é considerado por muitos o mais importante músculo acessório da inspiração. Para que o esternocleidomastóideo atue nessa função, a cabeça e o pescoço precisam ser mantidos em uma posição estável pelos músculos flexores e extensores do pescoço. O esternocleidomastóideo "traciona a partir de suas inserções no crânio e eleva o esterno, aumentando o diâmetro anteroposterior do tórax".[9] Ele se contrai durante a inspiração moderada e profunda. Quando os pulmões estão hiperinsuflados, o esternocleidomastóideo fica especialmente ativo. Ocasionalmente se observa atividade elétrica neste músculo durante a inspiração tranquila.[5,10] Este músculo não é ativado durante a expiração.

Músculo serrátil anterior

Este músculo se origina das oito ou nove costelas superiores e se insere na superfície costal da borda medial da escápula. Sua ação primária é abduzir e rodar a escápula e manter firmemente sua borda medial contra a caixa torácica.

Quando a escápula é estabilizada em adução pelos músculos romboides, fixando assim a inserção do serrátil anterior, este músculo pode auxiliar na inspiração forçada. Ajuda a expandir a caixa torácica puxando a origem em direção à inserção. Como é necessário um serrátil anterior mais forte para mover a caixa torácica do que para mover a escápula, um indivíduo com um grau de força Regular pode ser capaz de mover a escápula em abdução, mas terá dificuldade em expandir a caixa torácica com a escápula fixa em adução. Consequentemente, a fraqueza deste músculo diminui a sua capacidade de ser recrutado para atender a demandas inspiratórias aumentadas.

Músculo peitoral maior

O peitoral maior é um músculo grande, em forma de leque, que atua na inspiração profunda ou forçada, mas não na expiração. Egan o considera o terceiro músculo acessório mais importante e descreve seu mecanismo de ação da seguinte maneira: "Se os membros superiores e ombros estiverem fixos, como ao apoiar-se nos cotovelos ou segurar firmemente uma mesa, o peitoral maior pode usar sua inserção como origem e puxar vigorosamente a parte anterior do tórax, levantando as costelas e o esterno e aumentando o diâmetro anteroposterior do tórax".[9]

Músculo peitoral menor

O músculo peitoral menor auxilia na inspiração forçada elevando as costelas, movendo assim a origem em direção à inserção. A inserção precisa ser fixada estabilizando-se a escápula em uma posição ideal que impeça a inclinação anterior com depressão do processo coracoide para baixo e para a frente. Essa estabilização é realizada pelas partes ascendente e transversa do trapézio.

Parte descendente do trapézio

O músculo trapézio é discutido em detalhes no Capítulo 6. A função ventilatória do trapézio descendente é auxiliar na inspiração forçada, ajudando a elevar a caixa torácica. A inserção das fibras superiores no 1/3 lateral da clavícula garante a participação dessa porção do músculo sempre que a respiração clavicular for necessária para a ventilação.

Músculo latíssimo do dorso

Embora o papel do músculo latíssimo do dorso na respiração seja essencialmente na expiração forçada, ele também atua na inspiração profunda. As fibras anteriores, ativas durante a flexão do tronco, auxiliam na expiração; as fibras posteriores, que são ativadas durante a extensão do tronco, auxiliam na inspiração.

Músculo eretor da espinha (parte torácica)

O músculo eretor da espinha da parte torácica da coluna estende a região torácica e auxilia na inspiração, elevando a caixa torácica a fim de possibilitar a expansão total do tórax.

Músculo iliocostal do lombo

Este músculo eretor da espinha insere-se nos ângulos inferiores das seis ou sete costelas inferiores e pode atuar como um músculo acessório da expiração.

Músculo quadrado do lombo

O músculo quadrado do lombo fixa as fibras posteriores do diafragma ao estabilizar a 12ª costela para que ela não seja elevada junto com as demais durante a respiração.

OUTROS MÚSCULOS ACESSÓRIOS

Os músculos a seguir não podem ser testados manualmente e são inacessíveis à palpação.

Músculo serrátil posterior superior: Este músculo inspiratório está inserido da segunda à quinta costelas e se origina nos processos espinhosos da sétima vértebra cervical e duas ou três vértebras torácicas superiores. Encontra-se abaixo das fibras dos músculos romboides e trapézio; expande o tórax elevando as costelas nas quais está inserido.

Músculo serrátil posterior inferior: Este músculo se insere nas quatro costelas inferiores e se origina nos processos espinhosos das duas vértebras torácicas inferiores e nas duas ou três vértebras lombares superiores. Atua tracionando as costelas para trás e para baixo. Em geral, é considerado um músculo acessório da expiração, embora algumas pesquisas o listem como um músculo inspiratório.[5,11]

Músculos levantadores das costelas: Esses 12 músculos fortes em forma de leque são paralelos às bordas posteriores dos intercostais externos. Sua ação é elevar e abduzir as costelas, e estender e flexionar lateralmente a coluna vertebral. São considerados músculos inspiratórios. Eles se originam dos processos transversos da sétima vértebra cervical e das 11 vértebras torácicas superiores e se inserem na costela imediatamente abaixo de cada vértebra.

Músculo transverso do tórax: Este músculo (e outros músculos da camada mais interna do tórax) atua na capacidade expiratória diminuindo o volume da cavidade torácica. O transverso do tórax é um músculo expiratório que se encontra na parede torácica ventral. Ele estreita o tórax deprimindo da segunda à sexta costelas. Origina-se da cartilagem do processo xifoide e do esterno e se insere nas bordas inferiores das cartilagens costais dessas costelas. Suas fibras caudais são contínuas com o músculo transverso do abdome.

Também nessa camada estão os músculos intercostais íntimos e os subcostais. Os últimos músculos da parede torácica dorsal inferior conectam dois ou três espaços intercostais e atuam aproximando as costelas.

Músculo subclávio: Este é um músculo do cíngulo do membro superior que se origina na primeira costela e cuja cartilagem e se insere na superfície inferior da clavícula. Ele traciona a clavícula para baixo e a estabiliza. A ação desse músculo sugere que ele é importante para evitar a respiração clavicular quando esta não é apropriada.

A Figura 5.33 contém o Quadro de músculos respiratórios mencionado neste capítulo.

As fotografias apresentadas nas Figuras 5.34 A a D mostram os músculos da respiração na inspiração e na expiração.

SEÇÃO IV

PELVE

OSTEOLOGIA

A cavidade pélvica é formada pela articulação entre o sacro, o cóccix e os ossos do quadril esquerdo e direito, além dos ligamentos, músculos e estruturas fasciais que sustentam essas articulações. A cavidade pélvica contém os órgãos terminais e estruturas associadas aos sistemas digestório e geniturinário, incluindo vasos sanguíneos, nervos e tecido linfático específicos. Os limites da cavidade pélvica são a parede anteroinferior, a parede posterior, as paredes laterais direita e esquerda e o assoalho pélvico. Os músculos dispostos nas paredes pos-

terior e lateral serão discutidos em mais detalhes no Capítulo 7.

MÚSCULOS

O assoalho pélvico consiste em um grupo de músculos que formam o diafragma pélvico (Tab. 5.1). Esses músculos incluem o levantador do ânus – composto pelo iliococcígeo, puborretal e pubococcígeo – e o coccígeo. Juntamente com suas fáscias de suporte, esses músculos separam a cavidade pélvica do períneo. O papel desses músculos é aumentar a pressão intra-abdominal, mitigar a pressão intrapélvica, manter a continência, apoiar o conteúdo da pelve e resistir à migração através da saída pélvica.[12]

TESTE

Observação/palpação

A inspeção visual do triângulo urogenital, períneo e triângulo anal é essencial para descartar qualquer deformidade anatômica macroscópica. A palpação digital dos músculos do assoalho pélvico é usada para examinar a contração e o relaxamento e para avaliar a dor. A contração normal resulta em uma elevação ascendente do períneo. O esforço excessivo e a contração prejudicada dos músculos do assoalho pélvico podem resultar em descida do períneo.[15]

Avaliação manual dos músculos

Os pacientes podem ser testados em decúbito dorsal com um travesseiro sob a cabeça, quadris fletidos e joelhos flexionados a 60°, e um pequeno rolo de toalha colocado sob a região lombar a fim de manter a coluna em uma posição neutra.

Realiza-se um exame vaginal digital usando dois dedos enquanto as pacientes são instruídas a realizar uma contração máxima do assoalho pélvico ao mesmo tempo que respiram normalmente.[12] Elas são instruídas a "contrair os músculos da parte inferior da pelve, como se estivessem tentando interromper o fluxo de urina".

A escala de Oxford modificada é amplamente utilizada para avaliar a força da musculatura do assoalho pélvico. Uma escala ordinal de 6 pontos é utilizada da

Nome do Paciente _____ Clínica nº _____

Esquerdo									Direito
				Examinador					
				Data					
				Músculos Inspiratórios Principais					
				Diafragma					
· · · ·	· · · · ·	· · · · ·	· · · · ·	Levantadores das costelas (3)	· · · · ·	· · · · ·	· · · · ·	· · · · ·	
				Intercostais externos					
				Intercostais internos, ant. (1)					
				Acessórios					
				Escalenos					
				Esternocleidomastóideo					
				Trapézio					
				Serrátil anterior					
· · · ·	· · · · ·	· · · · ·	· · · · ·	Serrátil posterior, superior (3)	· · · · ·	· · · · ·	· · · · ·	· · · · ·	
				Peitoral maior					
				Peitoral menor					
				Latíssimo do dorso					
				Eretores da espinha (torácicos)					
· · · ·	· · · · ·	· · · · ·	· · · · ·	Subclávio (3)	· · · · ·	· · · · ·	· · · · ·	· · · · ·	
				Músculos Expiratórios Principais					
				Músculos abdominais					
				Oblíquo interno					
				Oblíquo externo					
				Reto do abdome					
				Transverso do abdome					
				Intercostais internos, post. (2)					
· · · ·	· · · · ·	· · · · ·	· · · · ·	Transverso do tórax (3)	· · · · ·	· · · · ·	· · · · ·	· · · · ·	
				Acessórios					
				Latíssimo do dorso					
· · · ·	· · · · ·	· · · · ·	· · · · ·	Serrátil posterior inferior (3)	· · · · ·	· · · · ·	· · · · ·	· · · · ·	
				Quadrado do lombo					
				Iliocostal do lombo					

Anotações: _____
_____
_____
_____
_____

(1) Também denominados paraesternais ou intercartilaginosos _____
(2) Também denominados interósseos _____
(3) Não podem ser testados manualmente _____

FIGURA 5.33 Quadro de músculos respiratórios.

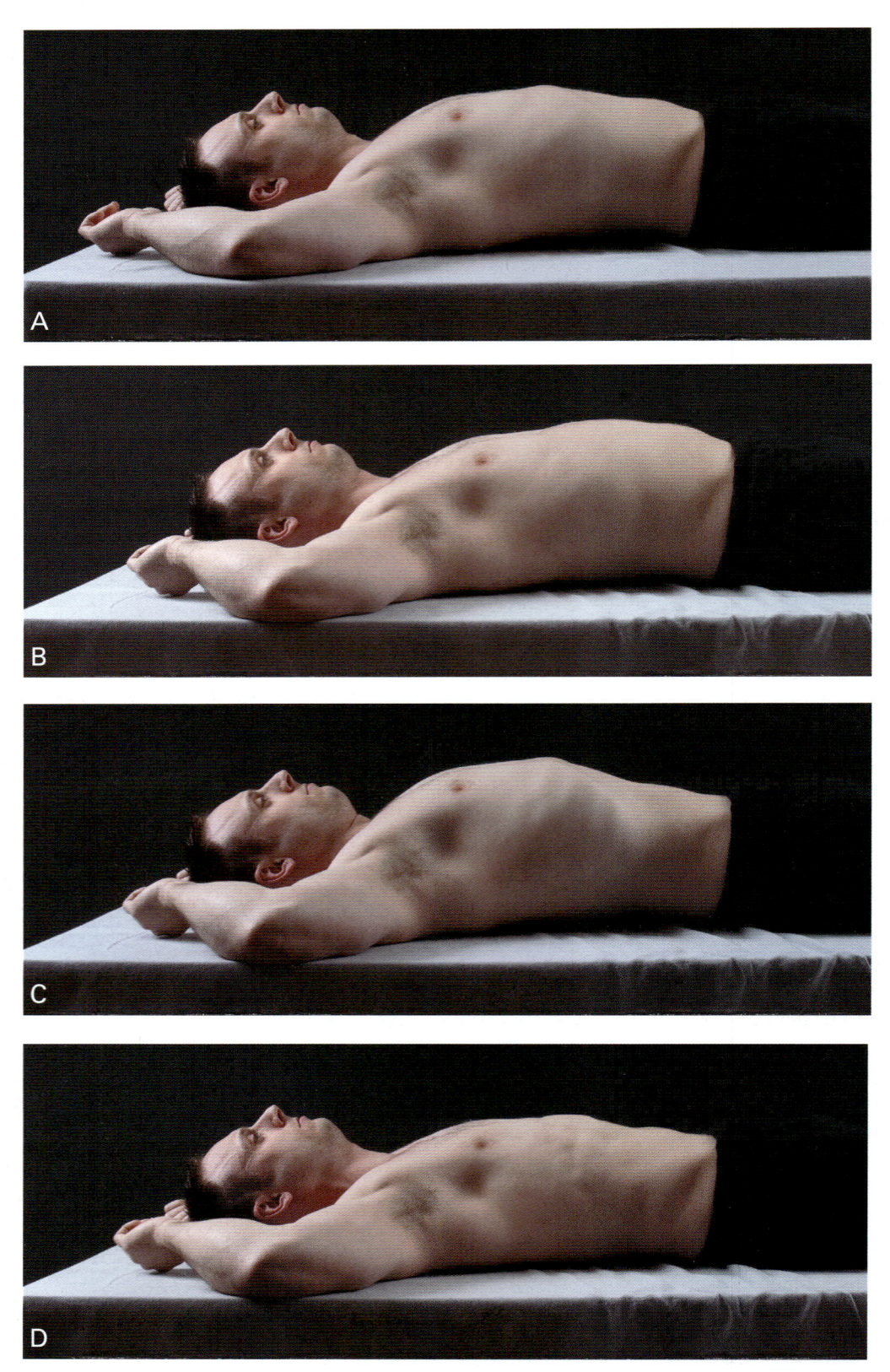

FIGURA 5.34   *A*: Inspiração normal: intercostal e diafragmática; *B*: Inspiração: diafragmática; *C*: Inspiração: intercostal; *D*: Expiração forçada: músculos intercostais, abdominais e acessórios.

TABELA 5.1 Músculos, inserções e inervação do diafragma pélvico

Músculos		Inserções	Inervação
Levantador do ânus	Iliococcígeo	Ligamento anococcígeo da espinha isquiática	Superfície pélvica – ramos ventrais; S2-S4
	Pubococcígeo	Corpo do púbis/cóccix/ligamento anococcígeo	Superfície perineal – nervo pudendo
	Puborretal	Corpo dos ossos púbicos direito e esquerdo	
Coccígeo		Espinha isquiática/sacro/cóccix	Ramos ventrais; S4-S5
Obturador interno (OI)		Discutidas em detalhes no Capítulo 6	Nervo para o OI; L5-S2
Piriforme (P)			Nervo para o P; S-S2/variável*

*Ramos diretos do plexo sacral; L5-S2/nervo glúteo superior; S1-S2.[13,14]

seguinte maneira: 0 = sem contração, 1 = contração intermitente, 2 = contração fraca, 3 = contração moderada, 4 = contração boa (com elevação) e 5 = contração forte.[16]

SEÇÃO V

ACHADOS CLÍNICOS

REGIÃO ABDOMINAL

Fraqueza muscular abdominal: elevação do tronco

Quando os músculos abdominais estão fracos demais para encurvar o tronco, os flexores do quadril inclinam a pelve anteriormente e hiperestendem a parte lombar da coluna enquanto elevam o tronco à posição sentada. Alguns indivíduos não são capazes de realizar exercícios abdominais a menos que os pés sejam estabilizados passivamente na maca desde o início do movimento. Em geral, esses indivíduos apresentam fraqueza acentuada dos músculos abdominais. Eles devem praticar apenas o encurvamento do tronco e evitar fazer exercícios abdominais da maneira ilustrada na Figura 5.35.

Desequilíbrio entre músculos abdominais e flexores do quadril

Músculos abdominais fortes, flexores do quadril fracos

Um indivíduo com músculos abdominais fortes e flexores do quadril fracos pode ser capaz de realizar apenas o encurvamento do tronco (Fig. 5.36). Flexionar o tronco em direção às coxas (i.e., flexão da articulação do quadril) requer ação dos músculos que cruzam essa articulação (i.e., os flexores do quadril). Como os músculos abdominais não a cruzam, não podem auxiliar no movimento.

Pode-se notar que o indivíduo não eleva o tronco tão alto da maca enquanto os membros inferiores estão flexionados como enquanto estão estendidos. A pelve se move mais livremente em inclinação posterior com os membros inferiores flexionados. À medida que os músculos abdominais encurtam, tanto a pelve como o tórax se movem, o que faz com que o tórax não seja elevado tão alto da maca como ocorreria se a pelve tivesse sido estabilizada pelo posicionamento dos membros inferiores em extensão. (Mantiveram-se nas fotografias as órteses de perna utilizadas para estabilizar os membros inferiores com os joelhos em flexão.)

Músculos flexores do quadril fortes, abdominais fracos

Quando os músculos abdominais estão muito fracos (Fig. 5.37), chega-se à posição sentada com a região lombar arqueada (quer os membros inferiores estejam estendidos ou flexionados). O movimento consiste na flexão dos quadris pela ação dos músculos flexores do quadril, acompanhada de hiperextensão da região lombar (i.e., hiperlordose). No caso de flexores do quadril fortes, todo o movimento de elevação do tronco pode ser realizado. (Compare com as fotografias da Figura 5.35, nas quais não ocorre flexão de quadril na ausência de ação dos músculos flexores do quadril.)

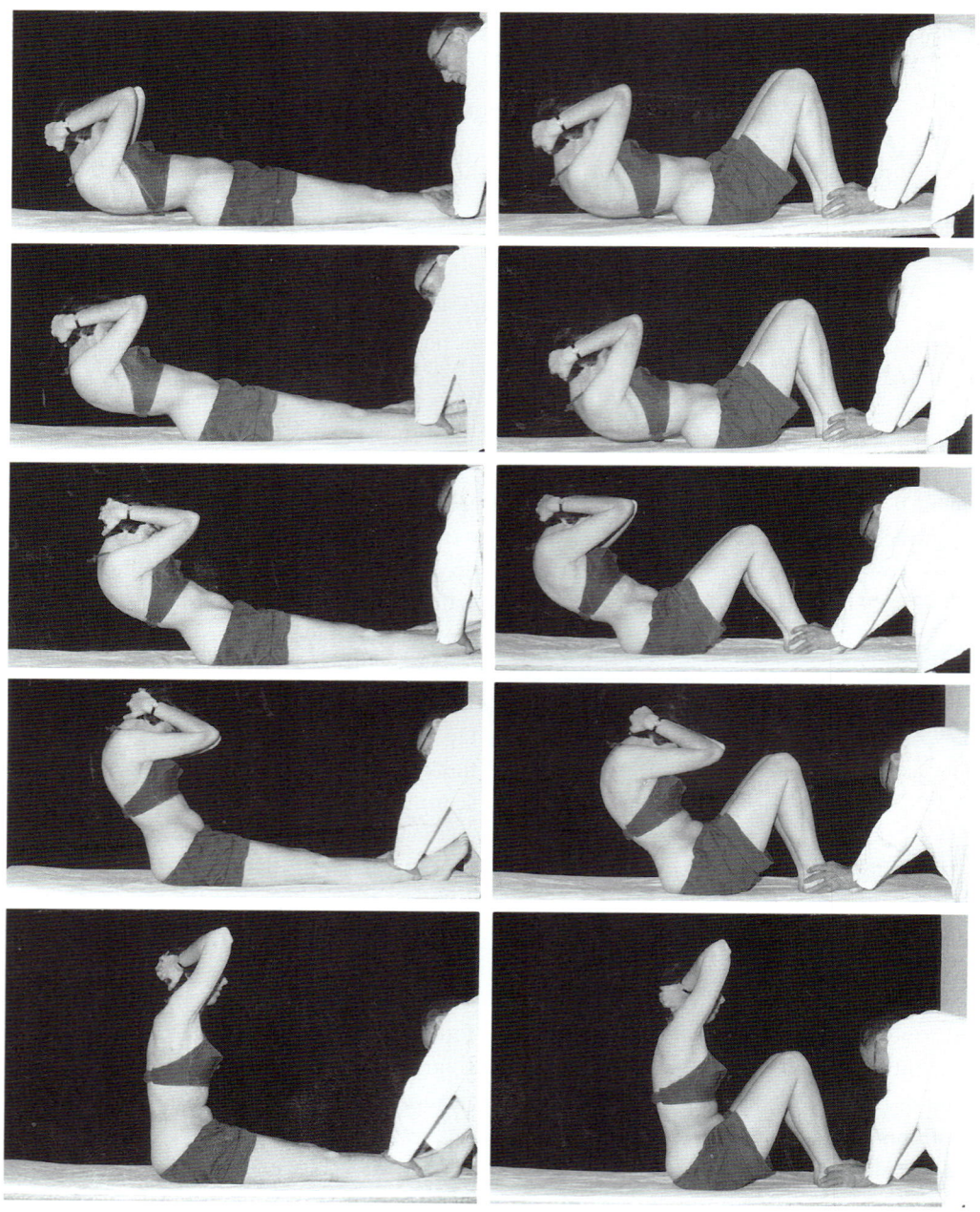

FIGURA 5.35 Indivíduos com músculos abdominais fracos devem praticar apenas o encurvamento do tronco e evitar fazer exercícios abdominais da maneira ilustrada aqui.

REGIÃO PÉLVICA

Distensão sacroilíaca

O tipo de articulação e a quantidade de movimento permitida pela articulação sacroilíaca são fundamentais para qualquer discussão sobre o reconhecimento e tratamento da distensão sacroilíaca.

Articulação sacroilíaca

Basmajian descreve duas áreas de conexão na articulação sacroilíaca. Vistas de lado, as asas do sacro apresentam uma porção anterior e outra posterior. A porção anterior tem o formato de uma orelha e é chamada de **superfície auricular**. Sua articulação com o ílio é chamada de **articulação sacroilíaca sinovial**. A

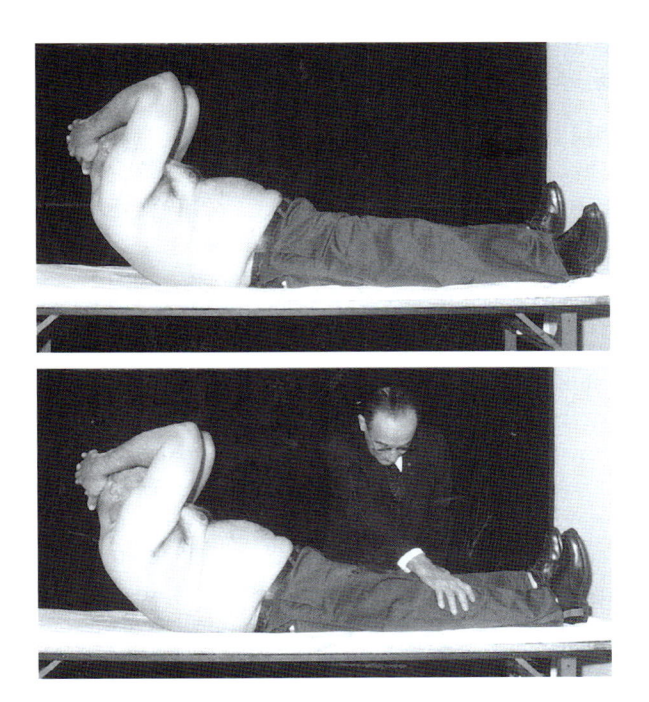
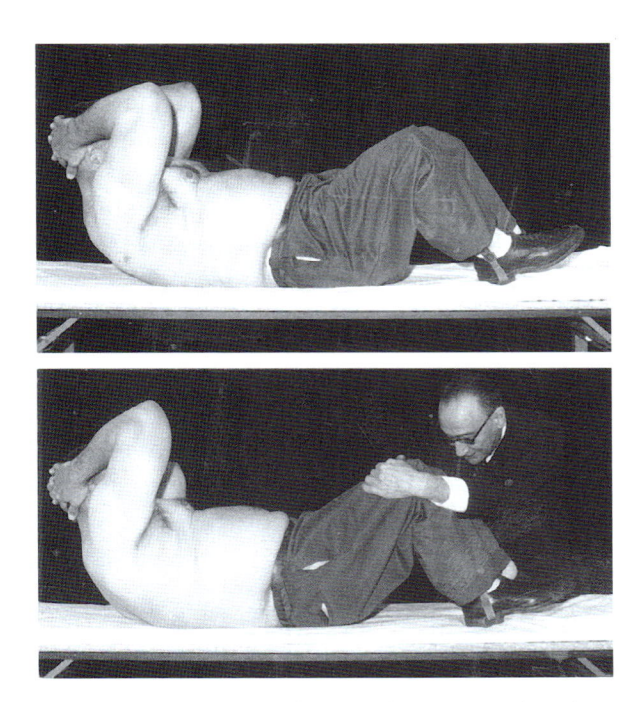

FIGURA 5.36 Um indivíduo com músculos abdominais fortes e músculos flexores do quadril fracos pode ser capaz de realizar apenas o encurvamento do tronco.

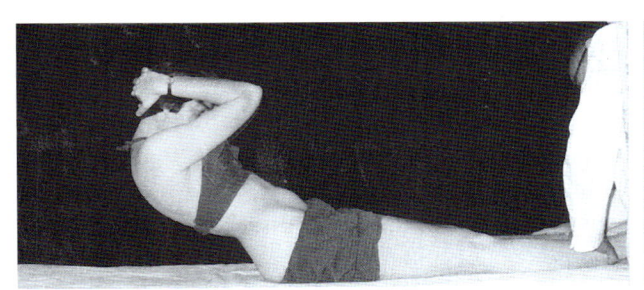
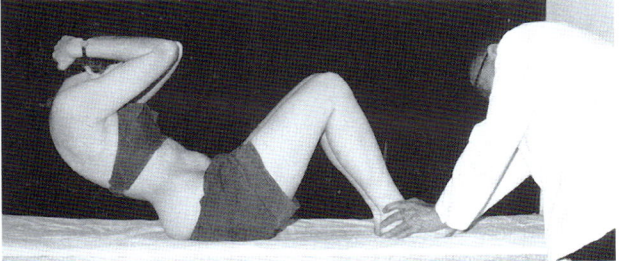

FIGURA 5.37 Indivíduo realizando um exercício abdominal com a região lombar arqueada (com os membros inferiores estendidos ou flexionados), o que ocorre quando os músculos abdominais estão muito fracos, mas os flexores do quadril estão fortes.

porção posterior é áspera e é chamada de **tuberosidade**. Essa articulação com o ílio é chamada de **articulação sacroilíaca fibrosa**, e "fornece inserção em fortes ligamentos interósseos e sacroilíacos posteriores que unem os ossos e permitem apenas movimentos mínimos".[17]

A distinção ajuda a esclarecer a confusão que resulta quando a articulação é descrita de maneiras diversas: como uma **sindesmose** (i.e., imóvel), uma **sincondrose** (i.e., ligeiramente móvel) ou uma **articulação sinovial** (i.e., livremente móvel).

Os anatomistas referem-se a essa articulação de vários modos. *O Gray's Anatomy* a chama de sincondrose.[18] Sobotta afirma que se trata de uma articulação quase imóvel e que as tuberosidades são unidas anteriormente por uma articulação e posteriormente por uma sindesmose.[19]

Para quem precisa pensar em polegadas, 1 mm equivale a aproximadamente 1/25 de polegada. Essas medidas seguramente colocam essa articulação na categoria de uma articulação quase imóvel ou, na melhor das hipóteses, ligeiramente móvel. Quando se considera também que as articulações sacroilíacas e a sínfise púbica, assim como a sutura sagital do crânio, mantêm as duas metades do corpo unidas, o conceito de articulação quase imóvel é muito importante.

Incontinência

A incontinência urinária (IU) é definida como a perda involuntária de urina e afeta aproximadamente 25 milhões de pessoas anualmente. As mulheres são inicialmente mais afetadas que os homens, e a incidência se iguala na nona década de vida. A incidência de IU pode estar relacionada com a gestação, o parto vaginal múltiplo ou complexo e alterações fisiológicas relacionadas com a menopausa em mulheres e doenças da próstata em homens.[20,21] Outros fatores que afetam a incidência de IU são alterações do trato urinário relacionadas com a idade, histórico de tabagismo, obesidade, constipação, fraqueza do assoalho pélvico, lesões e depressão.[20] Pizzol et al. constataram que a IU está associada à má qualidade de vida.[22]

A incontinência fecal é definida como a perda involuntária ou descontrolada de fezes sólidas ou líquidas e é prevalente em 7 a 15% das pessoas idosas residentes na comunidade. As mulheres são mais afetadas que os homens. Os fatores de risco incluem idade avançada, tabagismo, comorbidades de doenças, diminuição da atividade física, traumatismo cirúrgico e infecção.[23]

O prolapso de órgãos pélvicos consiste em herniação anormal dos órgãos pélvicos (útero, ápice vaginal, bexiga ou reto) de sua posição normal na pelve. A fraqueza da musculatura do assoalho pélvico e o aumento no comprimento das conexões do tecido conjuntivo à pelve óssea podem levar a essa hérnia.[24]

Coccialgia

Coccialgia ou coccidínia refere-se à dor no cóccix ou arredores. Diversos fatores, incluindo o traumatismo, são responsáveis pela coccialgia. A posição incorreta do corpo pode não ter relação com o início dos sintomas, mas pode ocorrer secundariamente e tornar-se um fator importante.

Quem tem coccialgia persistente tende a sentar-se em uma posição muito ereta, em hiperextensão (i.e., hiperlordose) da coluna vertebral, em um esforço para evitar pressão indevida sobre o cóccix dolorido. Anos sentando nessa posição podem resultar em rigidez na região lombar e fraqueza do músculo glúteo máximo.

SEÇÃO VI

INTERVENÇÃO

EXERCÍCIOS ABDOMINAIS CLÁSSICOS (*SIT-UP*)

Ao longo de muitos anos, o mais comum era fazer os exercícios abdominais com os membros inferiores estendidos. Mais recentemente, enfatizou-se a realização do exercício com os joelhos flexionados, o que automaticamente flexiona os quadris em decúbito dorsal. Quer seja realizado com os membros inferiores estendidos ou flexionados, o exercício abdominal é um robusto fortalecimento para os flexores do quadril; a diferença entre as duas posições de membros inferiores está no arco de movimento da articulação do quadril ao longo do qual atuam os flexores do quadril. Com os membros inferiores estendidos, os músculos flexores do quadril atuam em um arco de zero a aproximadamente 80°. Com os quadris e joelhos flexionados, os flexores do quadril atuam em um arco de aproximadamente 50° (i.e., a posição inicial) a 125°, uma amplitude de movimento total de aproximadamente 75°.

Ironicamente, o exercício abdominal com joelhos flexionados tem sido defendido como um meio de minimizar a ação dos flexores do quadril. Por muitos anos, persistiu a ideia, tanto entre profissionais como entre leigos, de que manter os quadris e joelhos flexionados quando em decúbito dorsal isolaria os flexores do quadril do movimento e eliminaria sua ação ao fazer um exercício abdominal clássico, e que nessa posição a ação seria realizada exclusivamente pelos músculos abdominais. Contudo, os abdominais são capazes apenas de encurvar o tronco; eles não têm ação na parte da flexão de quadril (i.e., a maior parte da ação) do movimento de elevação do tronco (ver Fig. 5.35). Além disso, o ilíaco é um músculo monoarticular que se espera que complete o movimento de flexão de quadril, e, assim, não é isolado. O biarticular reto femoral também não é isolado, porque está alongado sobre a articulação do joelho e encurtado sobre a articulação do quadril.

Se os músculos flexores do quadril não estiverem patologicamente encurtados, ao iniciar o movimento de elevação do tronco com os membros inferiores estendidos, o indivíduo encurvará o tronco e a parte lombar da coluna se retificará antes do início da fase de flexão de quadril. O perigo da hiperextensão ocorrerá apenas se os músculos abdominais estiverem fracos demais para manter o encurvamento – uma razão para não prosseguir com os exercícios abdominais.

O verdadeiro problema de fazer exercícios abdominais com os membros inferiores estendidos em comparação com a aparente vantagem de flexionar os quadris e joelhos decorre de lidar com muitos indivíduos que têm encurtamento nos músculos flexores do quadril. Em decúbito dorsal, um indivíduo com flexores do quadril encurtados ficará com a região lombar hiperestendida (i.e., em hiperlordose). O perigo de fazer exercícios abdominais nessa posição é que os flexores do quadril hiperestenderão ainda mais a região lombar, causando estresse nessa área durante a execução do exercício, e aumentarão a tendência a uma postura hiperlordótica em pé. A posição com os joelhos flexionados, entretanto, libera a tração para baixo dos flexores do quadril encurtados, permitindo que a pelve se incline posteriormente e a parte lombar da coluna se retifique, aliviando assim a tensão na região lombar.

Em vez de reconhecer e tratar o problema dos flexores do quadril encurtados, a solução tem sido relaxá-los flexionando os quadris e os joelhos. Contudo, essa solução causa problemas. Quando os joelhos estão flexionados, o risco de ficar com a região lombar hiperestendida continua existindo, e ocorre quando os músculos abdominais estão fracos demais para encurvar o tronco. Ao tentar elevar o tronco, o indivíduo requer mais pressão do que o normal para manter os pés fixos na maca (ou mais extensão dos membros inferiores), ou é auxiliado pela execução rápida do movimento utilizando um impulso. Às vezes se defende – de maneira desaconselhável – que os membros superiores sejam colocados acima da cabeça e trazidos rapidamente para a frente a fim de ajudar na execução do exercício abdominal. Esse impulso adicional permite que o indivíduo complete o exercício, mas a região lombar fica hiperestendida, causando sobrecarga nos músculos abdominais, bem como estresse na região lombar.

Indicações e contraindicações

Este indivíduo é capaz de flexionar a coluna vertebral com os joelhos flexionados, mas não consegue elevar o tronco da maca além da altura ilustrada (Fig. 5.38).

Com os pés estabilizados passivamente na maca, o indivíduo imediatamente inicia a fase de flexão de quadril e é capaz de continuar até uma posição sentada completa (Fig. 5.39), como pode ser visto na série de fotografias deste mesmo indivíduo na Figura 5.35.

O indivíduo está tentando chegar à posição sentada com os membros superiores em uma posição que facilita o teste e os pés não estabilizados por um auxiliar (Fig. 5.40). Pode-se ver que ele imediatamente entra na fase de flexão de quadril. Os joelhos tendem a se estender em um esforço para mover o centro de gravidade dos membros inferiores mais distalmente e compensar a força exercida pelo tronco. Esses mesmos problemas existem com relação à estabilização dos pés, quer os joelhos estejam estendidos ou flexionados.

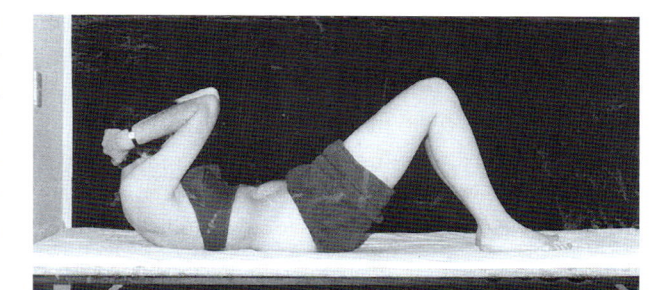

FIGURA 5.38 O indivíduo é capaz de flexionar a coluna vertebral, mas não consegue elevar o tronco da maca além da altura ilustrada.

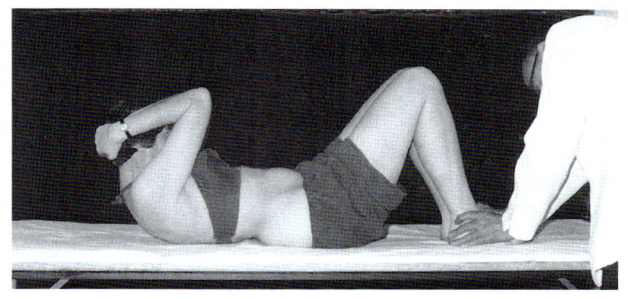

FIGURA 5.39 O indivíduo, com os pés estabilizados passivamente na maca, é capaz de continuar até a posição sentada completa.

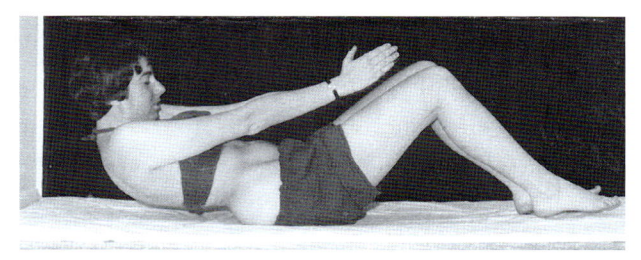

FIGURA 5.40 O indivíduo, com os pés não estabilizados por um auxiliar, tenta sentar-se.

A capacidade de fazer exercícios abdominais com o tronco encurvado deve ser considerada uma conquista normal. As pessoas devem ser capazes de se levantar facilmente do decúbito dorsal sem ter que rolar para o lado ou empurrar-se para cima usando os braços. Quando há fraqueza em um ou em ambos os grupos musculares envolvidos em um exercício abdominal com o tronco encurvado (i.e., músculos abdominais ou flexores do quadril), deve-se tentar corrigir a fraqueza e restaurar a capacidade de realizar o movimento corretamente. Os músculos flexores do quadril podem apresentar um pouco de fraqueza associada a problemas posturais, mas isso raramente ocorre a ponto de interferir na execução do movimento de sentar-se (i.e., flexão de quadril). O problema na realização do encurvamento do tronco resulta da fraqueza dos músculos abdominais. Utilizar o exercício abdominal para corrigir a fraqueza dos abdominais é um erro porque, quando há fraqueza acentuada, os flexores do quadril iniciam e realizam o movimento com a região lombar hiperestendida.

O exercício abdominal é um potente exercício para os músculos flexores do quadril, quer os joelhos estejam flexionados ou estendidos. A articulação do quadril se move até o final da amplitude de flexão com os quadris e joelhos flexionados, tornando esse tipo de exercício mais propício ao desenvolvimento de encurtamento no músculo iliopsoas do que quando o exercício é realizado com os joelhos e quadris estendidos.

A flexibilidade normal das costas é uma característica desejável, mas a flexibilidade excessiva não. Os perigos do exercício abdominal com os joelhos flexionados também estão relacionados com o perigo da hiperflexão do tronco (i.e., a coluna curvando-se convexamente para trás). Com o corpo em posição anatômica ou em decúbito dorsal com os membros inferiores estendidos, o centro de gravidade fica ligeiramente anterior ao primeiro ou segundo segmento sacral. Com os quadris e joelhos flexionados, o centro de massa se move cranialmente (i.e., em direção à cabeça). Os membros inferiores exercem menos força para contrabalançar o peso do tronco durante um exercício abdominal com os quadris e joelhos flexionados do que quando os membros inferiores estão estendidos.

Existem duas alternativas para realizar o exercício abdominal com os joelhos flexionados: deve ser exercida estabilização nos pés para evitar que levantem (mais do que a estabilização exigida por aqueles poucos que precisam dela no exercício com os membros inferiores estendidos) ou o tronco precisa encurvar-se excessiva-mente a fim de mover o centro de massa para baixo. Essa flexão excessiva é vista como uma curvatura torácica exagerada (i.e., um arredondamento acentuado da região torácica), como uma flexão anormal envolvendo a área toracolombar (i.e., um arredondamento que se estende até a região lombar) ou ambas. A flexão anormal envolvendo a região toracolombar é acentuada quando o exercício abdominal com os joelhos flexionados é feito sem estabilização nos pés e com os calcanhares posicionados próximos às nádegas.

Efeito de estabilizar os pés na maca durante a elevação anterior do tronco

Em geral, o centro de massa do corpo encontra-se aproximadamente ao nível do primeiro segmento sacral, e esse ponto está acima da articulação do quadril. Se metade do peso corporal estiver acima do centro de massa, então mais da metade dele estará acima da articulação do quadril (Basmajian afirma que os membros inferiores correspondem a aproximadamente 1/3 do peso corporal).[25] Para a maior parte das pessoas, isso significa que a força exercida pelo tronco em decúbito dorsal é maior do que a força exercida por ambos os membros inferiores. Em geral, a elevação de ambos os membros inferiores com os joelhos estendidos pode ser iniciada sem desequilibrar o peso do tronco em decúbito dorsal. Contudo, em alguns poucos casos, o tronco reto ou hiperestendido pode ser elevado do decúbito dorsal até a posição sentada se não for aplicada força externa (p. ex., estabilização sobre os pés) além daquela exercida pelos membros inferiores estendidos.

Por outro lado, se o tronco se encurva suficientemente quando a elevação do tronco é iniciada, o centro de massa do corpo se moverá para baixo, em direção ou abaixo das articulações de quadril. À medida que isso ocorre, o tronco encurvado pode ser elevado em flexão em direção às coxas sem que os pés precisem ser estabilizados. A maior parte dos adolescentes (especialmente aqueles com pernas longas em relação ao tronco) e a maioria das mulheres é capaz de realizar exercícios abdominais com os membros inferiores estendidos sem precisar de estabilização sobre os pés. Em contraste, muitos homens requerem a aplicação de um pouco de estabilização adicional (normalmente muito pouca) no momento em que o encurvamento do tronco é concluído e começa a fase de flexão de quadril.

Para que o exercício abdominal com o tronco encurvado seja usado como um teste de força muscular abdominal, deve-se assegurar que a capacidade de encurvar o tronco está realmente sendo medida. O encurvamento do tronco deve preceder a fase de flexão de quadril no movimento de elevação do tronco. Quando os pés não são estabilizados na maca, a pelve inclina-se posteriormente à medida que a cabeça e os ombros são elevados para iniciar o encurvamento do tronco. Com os pés estabilizados na maca, os músculos flexores do quadril recebem fixação e a elevação do tronco pode imediatamente se tornar um exercício abdominal com as costas arqueadas e flexão nas articulações de quadril. Portanto, para ajudar a garantir que o teste determine a capacidade de encurvar o tronco antes do início da fase de flexão de quadril, os pés não devem ser estabilizados na maca durante a fase de flexão do tronco.

Se a força abdominal estiver normal, o indivíduo é capaz de manter os pés na maca se estiver realizando apenas alguns exercícios abdominais, mas isso deve ser evitado caso sejam realizadas muitas repetições. Um ou dois exercícios abdominais com o tronco encurvado, feitos corretamente, determinam que a força é normal; não determinam a resistência. Um indivíduo pode ter um grau normal e realizar vários exercícios abdominais adequadamente. Contudo, com a repetição do movimento, os músculos abdominais podem fatigar-se, e esse mesmo indivíduo pode perder o controle e passar a fazê-los com as costas arqueadas. Essa situação com frequência surge porque os músculos abdominais não têm a resistência exibida pelos músculos flexores do quadril.

Se os pés fossem estabilizados na maca desde o início do exercício, a transição para um exercício abdominal com as costas arqueadas poderia passar (e passaria!) despercebida. Contudo, se os pés não fossem estabilizados durante a fase inicial de flexão da coluna, a incapacidade de encurvar o tronco se tornaria óbvia à medida que a fadiga se instalasse. Um indivíduo pode ser capaz de fazer até 100 abdominais com os pés estabilizados, mas não mais do que 5 sem essa estabilização. Isso indicaria que a elevação do tronco se tornou um exercício abdominal com as costas arqueadas depois das primeiras cinco repetições.

A Figura 5.41 mostra um indivíduo com acentuada fraqueza muscular abdominal que, com os membros superiores em uma posição de teste relativamente fácil, é incapaz de flexionar a região lombar e chegar à posição sentada sem que os pés sejam mantidos estabilizados.

Com os membros superiores em uma posição de teste de grau normal, o mesmo indivíduo mostrado na Figura 5.41A é capaz de chegar à posição sentada pela ação dos músculos flexores do quadril porque os pés são mantidos estabilizados no chão. Como teste, isso mede apenas a força dos flexores do quadril.

EXERCÍCIOS TERAPÊUTICOS: ENCURVAMENTO DO TRONCO

Para fortalecer os músculos abdominais que apresentam fraqueza no teste de encurvamento do tronco, é desejável, na maior parte dos casos, que o indivíduo execute apenas a parte de encurvamento do tronco do movimento. Isso oferece a vantagem do exercício muscular abdominal, sem exercitar vigorosamente os flexores do quadril. Além disso, de acordo com Nachemson e Elfstron, ocorre menos pressão intradiscal ao fazer apenas o encurvamento do tronco em comparação com a conclusão do exercício abdominal até a posição sentada.[26]

Quando o indivíduo é capaz de realizar o encurvamento do tronco até completar a flexão da coluna, pode-se aumentar a resistência flexionando os antebraços sobre o tórax e completando o encurvamento. Mais

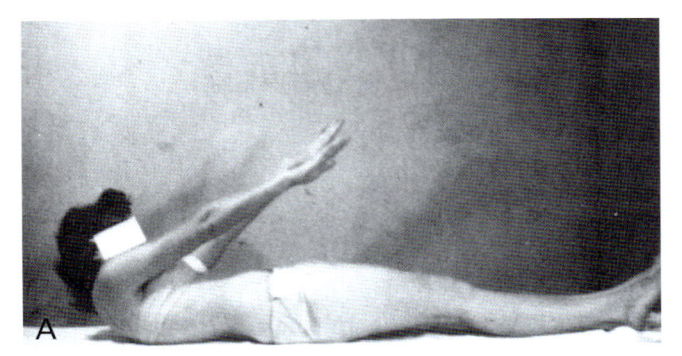
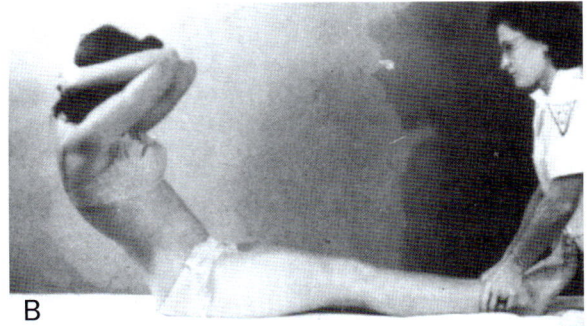

FIGURA 5.41 **A**: Um indivíduo com fraqueza abdominal acentuada tem dificuldade para realizar o exercício abdominal até a posição sentada quando os pés não são estabilizados na maca. **B**: O mesmo indivíduo, com os pés estabilizados.

tarde, pode-se adicionar mais resistência colocando as mãos atrás da cabeça e completando o encurvamento. Em cada estágio, trabalhe para alcançar um pouco de resistência (i.e., completar o encurvamento, mantê-lo por alguns segundos e repetir aproximadamente 10 vezes).

Exercício abdominal, encurvamento do tronco: Em decúbito dorsal com os membros inferiores estendidos, coloque um pequeno rolo sob os joelhos. Incline a pelve para retificar a parte inferior das costas sobre a maca, puxando para cima e para dentro com os músculos da parte inferior do abdome. Com os membros superiores estendidos para a frente, eleve a cabeça e os ombros da maca. Eleve a parte superior do tronco o mais alto que as costas puderem dobrar, mas *não tente chegar à posição sentada* (Fig. 5.42A).

Exercício abdominal, encurvamento do tronco assistido: Se os músculos abdominais estiverem muito fracos e o indivíduo não for capaz de elevar os ombros da maca, modifique o exercício anterior colocando um travesseiro em forma de cunha (ou equivalente) sob a cabeça e os ombros. Essa posição permite que o indivíduo se exercite dentro de uma pequena amplitude de movimento. À medida que a capacidade de manter o encurvamento completo melhora, use um travesseiro menor e faça o indivíduo flexionar até completar o encurvamento (Fig. 5.42B).

Exercício abdominal, flexores do quadril encurtados: Quando os músculos flexores do quadril estão encurtados e restringem a inclinação pélvica posterior, modifique o exercício de encurvamento do tronco descrito colocando temporariamente um travesseiro sob os joelhos para flexionar passivamente os quadris, conforme ilustrado na Figura 5.42C.

MÚSCULOS ABDOMINAIS DURANTE O ABAIXAMENTO DOS MEMBROS INFERIORES

Definições e descrições dos músculos abdominais durante o abaixamento dos membros inferiores

A elevação de ambos os membros inferiores em decúbito dorsal consiste na flexão dos quadris com os joelhos estendidos. Com os músculos extensores do joelho mantendo os joelhos estendidos, os músculos flexores do quadril elevam os membros inferiores do

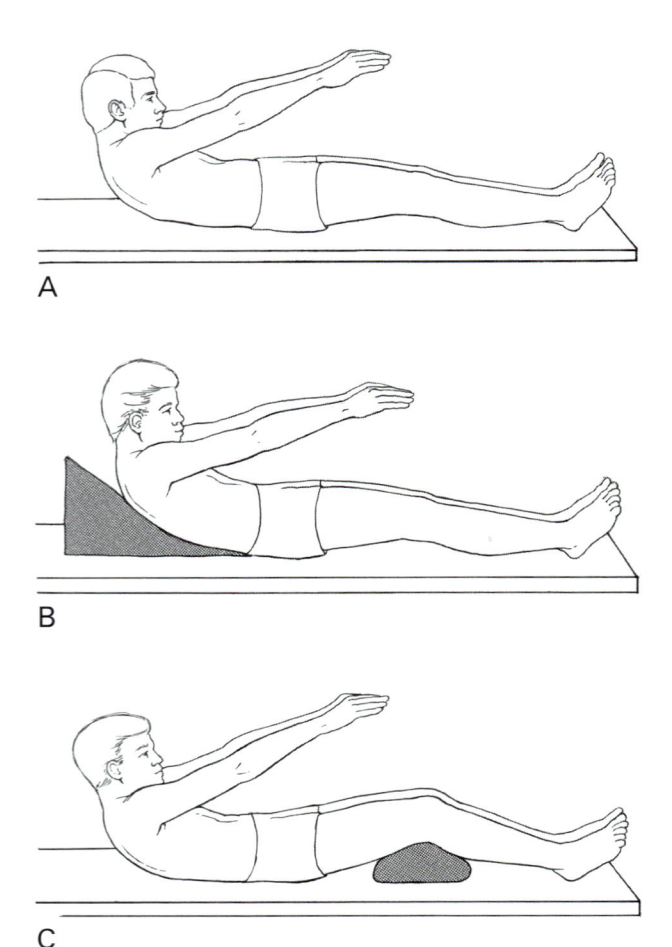

FIGURA 5.42 Exercícios abdominais: **A**: Encurvamento do tronco; **B**: Encurvamento assistido do tronco; **C**: Flexores do quadril encurtados.

apoio. Nenhum músculo abdominal cruza as articulações de quadril; portanto, eles não são capazes de auxiliar diretamente no movimento de elevação dos membros inferiores. O papel dos músculos flexores do quadril fica bem claro ao observar a perda de função que ocorre quando eles estão paralisados, como visto na Figura 5.43.

Para realizar o movimento de elevação de ambos os membros inferiores em decúbito dorsal, a pelve precisa ser estabilizada de alguma maneira. Os músculos abdominais não podem participar diretamente do movimento de elevação dos membros inferiores, mas a força ou fraqueza desses músculos afeta diretamente a posição do tronco e a maneira como a pelve é estabilizada. A elevação do membro inferior pela ação dos músculos flexores do quadril exerce uma forte tração para baixo na pelve no sentido de incliná-la anteriormente. Os músculos abdominais tracionam a pelve para cima, no sentido de incliná-la posteriormente.

Um indivíduo com músculos abdominais fortes e flexores do quadril muito fracos ou paralisados não é capaz de elevar os membros inferiores a partir do decúbito dorsal. Ao tentar fazê-lo, o único movimento ativo que ocorre é a pelve sendo puxada com força em inclinação posterior. As coxas podem ser ligeiramente elevadas passivamente da maca, em razão da inclinação da pelve, como ilustrado na Figura 5.43, ou podem permanecer estendidas sobre a maca se as estruturas anteriores da articulação do quadril estiverem relaxadas.

Se o indivíduo tiver músculos abdominais fortes, as costas podem ser mantidas retificadas sobre a maca pelos abdominais, que mantêm a pelve em inclinação posterior durante o movimento de elevação dos membros inferiores (Fig. 5.44).

Se os músculos abdominais estiverem fracos, a pelve inclina-se anteriormente à medida que os membros inferiores são elevados. À medida que essa inclinação ocorre, as costas se hiperestendem, muitas vezes causando dor, e os músculos abdominais fracos ficam em uma posição de alongamento excessivo e vulneráveis ao estiramento (Fig. 5.45).

Ações dos músculos abdominais

Ao discutir as ações dos músculos abdominais, deve-se reconhecer que vários segmentos da musculatura abdominal estão intimamente aliados e são interdependentes. O músculo oblíquo externo do abdome, entretanto, essencialmente tem forma de leque e seus diferentes segmentos podem ter ações distintas. A pelve pode ser inclinada posteriormente por uma tração para cima no púbis, por uma tração oblíqua em direção ascendente e posterior na crista ilíaca anterior, ou por uma tração para baixo posteriormente no ísquio. Os músculos (ou partes de músculos) alinhados nessas direções de tração são o reto do abdome, as fibras laterais do oblíquo externo do abdome e os extensores do quadril. Esses

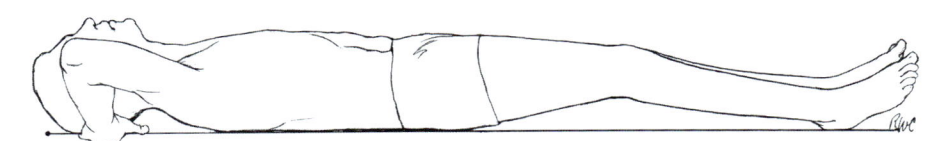

FIGURA 5.43 Um indivíduo com músculos abdominais fortes e flexores do quadril muito fracos ou paralisados não é capaz de elevar os membros inferiores do decúbito dorsal.

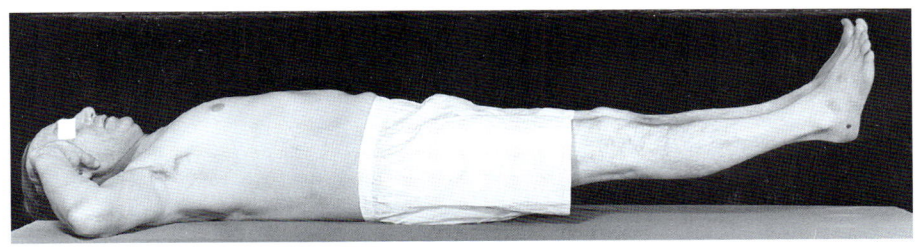

FIGURA 5.44 Um indivíduo com músculos abdominais fortes é capaz de manter as costas retificadas contra a maca contraindo os músculos abdominais que mantêm a pelve em inclinação posterior durante o movimento de elevação dos membros inferiores.

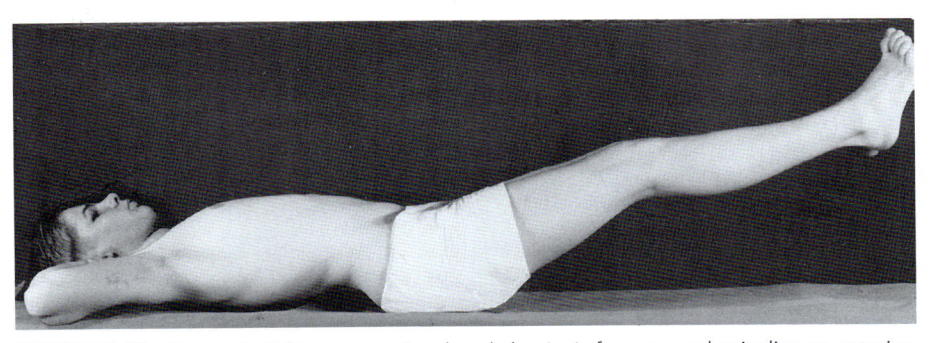

FIGURA 5.45 Em um indivíduo com músculos abdominais fracos, a pelve inclina-se anteriormente à medida que os membros inferiores são elevados.

músculos podem atuar inclinando a pelve posteriormente, quer o indivíduo esteja em pé ou em decúbito dorsal. Contudo, em decúbito dorsal, durante o abaixamento dos membros inferiores, os músculos extensores do quadril não estão em posição de auxiliar na manutenção da flexão da região lombar e da inclinação pélvica posterior. Consequentemente, os músculos reto do abdome e oblíquo externo do abdome assumem o papel principal de manter a posição da região lombar e da pelve durante o movimento de abaixamento dos membros inferiores.

As fibras laterais do músculo oblíquo externo do abdome atuam inclinando a pelve posteriormente, e podem fazê-lo com pouco ou nenhum auxílio do reto do abdome. Os membros superiores do indivíduo foram colocados acima da cabeça a fim de expor as ilustrações no abdome (Fig. 5.46).

A ação dos músculos reto do abdome e oblíquo externo do abdome é necessária para manter a pelve em inclinação posterior e a região lombar retificada sobre a maca à medida que os membros inferiores são elevados ou abaixados (Fig. 5.47).

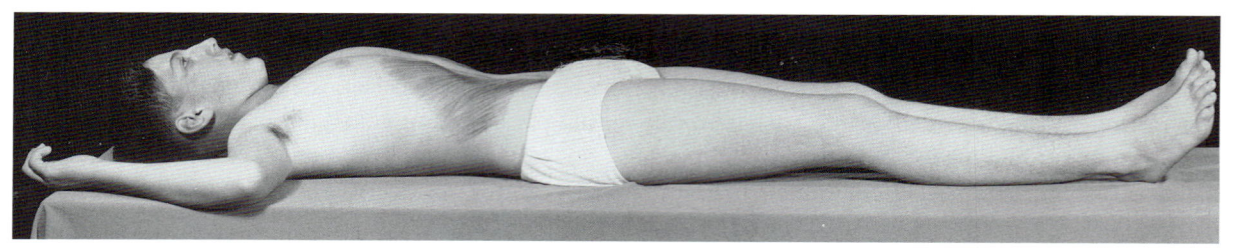

FIGURA 5.46   As fibras laterais do músculo oblíquo externo do abdome atuam inclinando a pelve posteriormente.

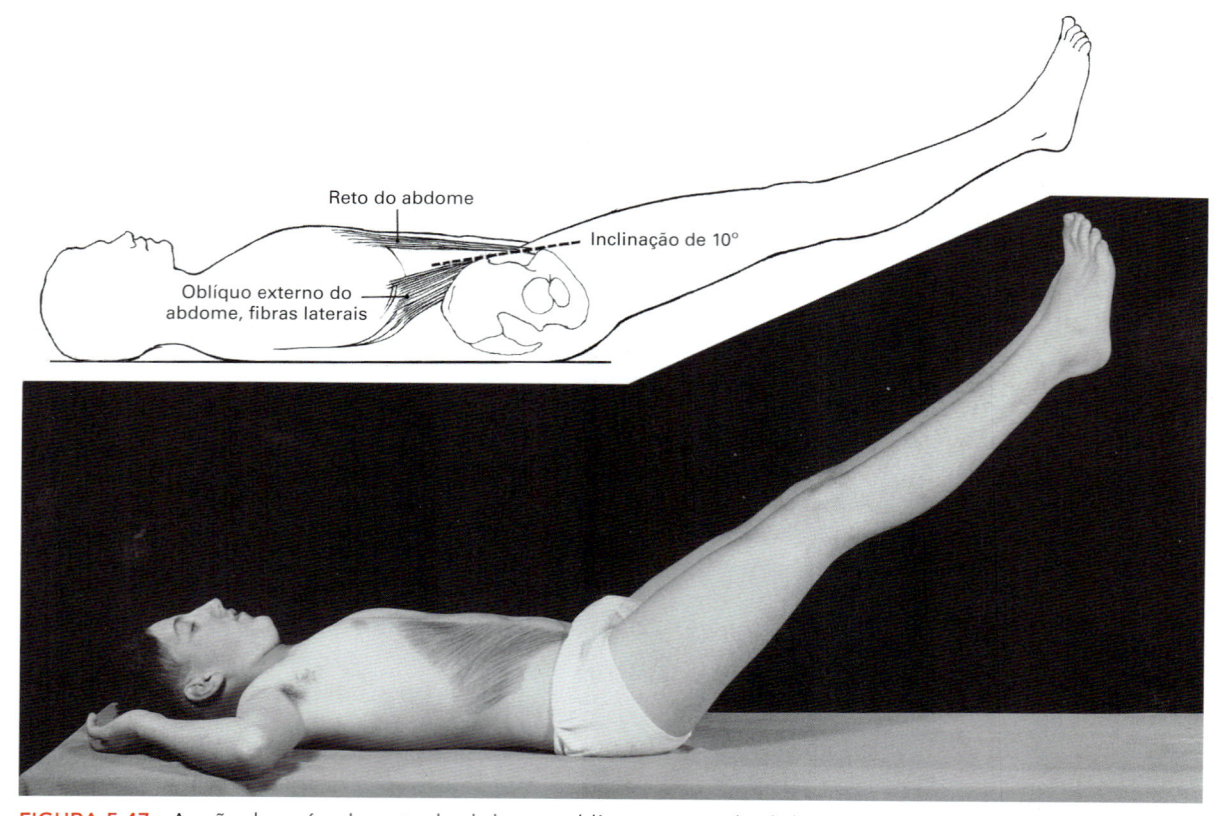

FIGURA 5.47   A ação dos músculos reto do abdome e oblíquo externo do abdome é necessária para manter a pelve em inclinação posterior e a região lombar retificada sobre a maca à medida que os membros inferiores são elevados ou abaixados.

EXERCÍCIOS TERAPÊUTICOS: INCLINAÇÃO PÉLVICA POSTERIOR

A Figura 5.48 mostra o exercício de inclinação pélvica posterior e deslizamento das pernas feitos corretamente para exercitar o músculo oblíquo externo do abdome.

A parte inferior do abdome é puxada para cima e para dentro, e a pelve é inclinada posteriormente a fim de retificar a região lombar sobre a maca pela ação do músculo oblíquo externo do abdome (especialmente das fibras laterais posteriores). O indivíduo deve ser ensinado a palpar as fibras laterais do oblíquo de modo a garantir sua ação e evitar usar o músculo glúteo máximo para inclinar a pelve ao fazer este exercício.

A inclinação pélvica posterior pode ser feita com o músculo reto do abdome, mas não deve ser feita dessa maneira quando o objetivo for fortalecer o músculo oblíquo externo do abdome (Fig. 5.49).

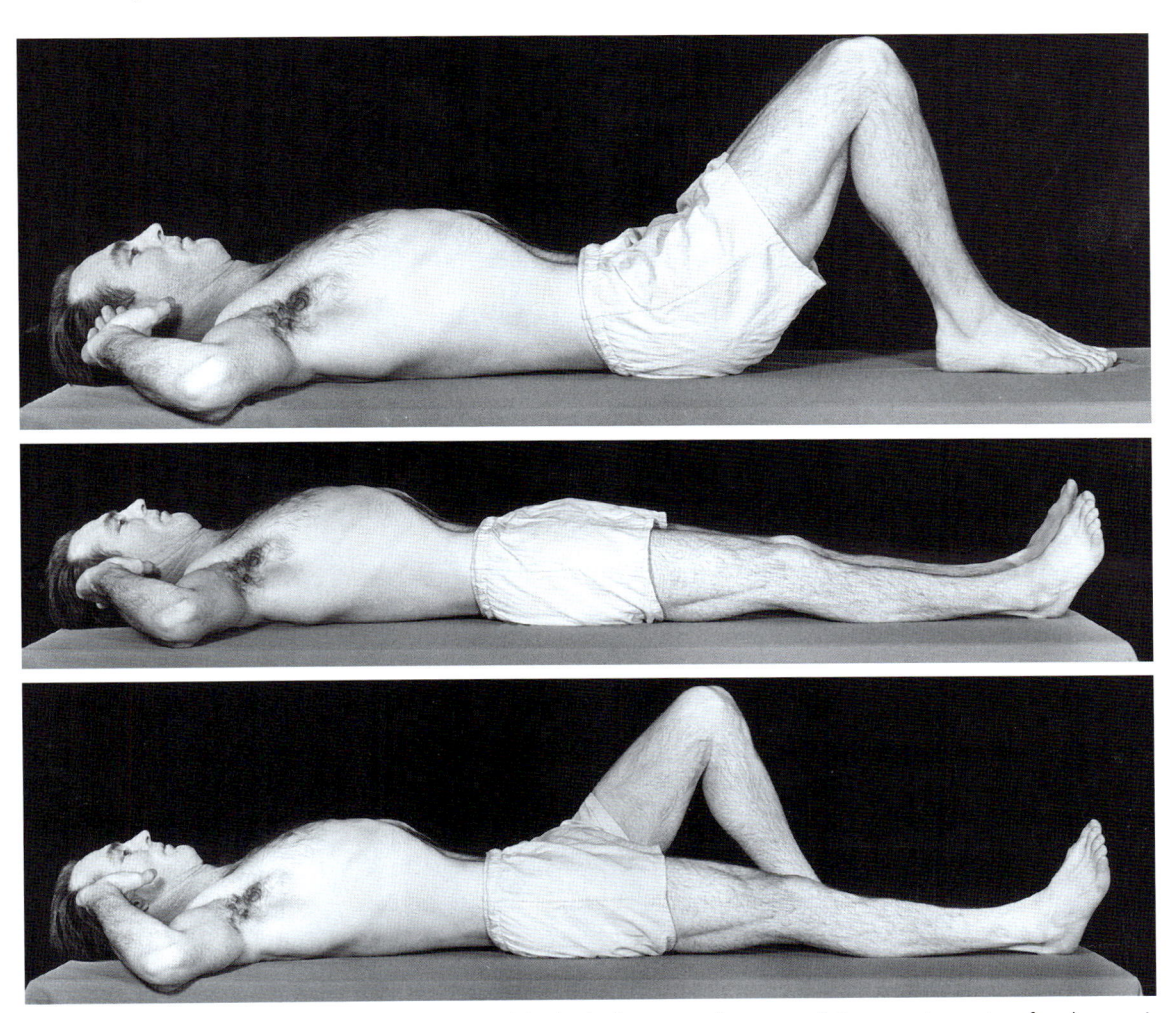

FIGURA 5.48   Inclinação pélvica posterior e exercício de deslizamento das pernas feitos corretamente a fim de exercitar o músculo oblíquo externo do abdome.

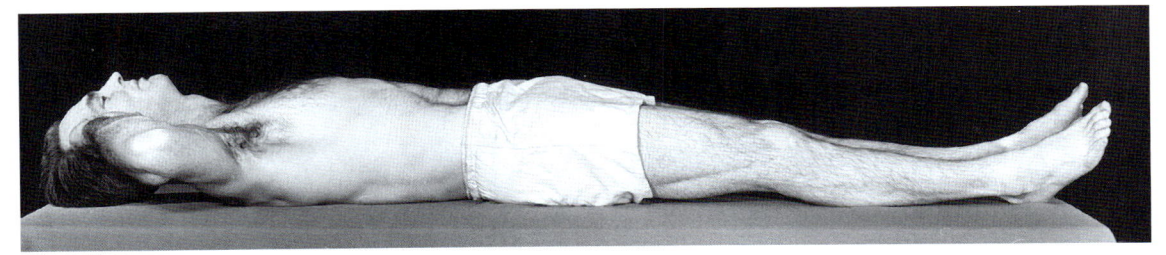

FIGURA 5.49   A inclinação pélvica posterior pode ser feita com o músculo reto do abdome, mas não deve ser feita dessa maneira quando o objetivo for fortalecer o músculo oblíquo externo do abdome.

EXERCÍCIOS TERAPÊUTICOS: ROTAÇÃO DO TRONCO

Exercício de fortalecimento do músculo oblíquo externo do abdome

Músculos oblíquos externos do abdome fortes desempenham um papel importante na manutenção de um bom alinhamento postural e na prevenção da dor lombar. Os exercícios para fortalecer esses músculos devem ser específicos, conforme ilustrado antes. A fraqueza desse músculo é comum em pessoas que realizam exercícios abdominais em excesso, pois as fibras posterolaterais do oblíquo externo do abdome se alongam durante o encurvamento do tronco.

A posição sentada oferece resistência para que os músculos oblíquos externos mantenham a parte inferior do abdome para cima e para dentro e mantenham a região lombar retificada. Além disso, a rotação do tórax sobre a pelve, conforme ilustrado na Figura 5.50, requer uma forte ação unilateral alternada dos músculos oblíquos externos direito e esquerdo.

Posição inicial: Sente-se ereto em uma cadeira ou banco, voltado para a frente, com os pés no chão e os joelhos unidos. Essa posição estabiliza a pelve. Coloque as mãos no topo da cabeça para ajudar a manter o tórax erguido e a região torácica em um bom alinhamento.

Exercício: Para fortalecer o músculo oblíquo externo do abdome esquerdo, rode lentamente a parte superior do tronco para a direita (sentido horário), mantendo a posição por alguns segundos. Relaxe e retorne à linha média. Para exercitar o oblíquo externo do abdome direito, rode lentamente a parte superior do tronco para a esquerda (sentido anti-horário), mantendo a posição por alguns segundos. Relaxe e retorne à linha média.

> **Observações:** Os exercícios podem ser realizados em pé, porém é mais difícil fixar a parte superior do tronco porque a pelve roda para o mesmo lado do oblíquo externo do abdome.

TRATAMENTO PARA A COCCIALGIA

O tratamento conservador para a coccialgia consiste em fornecer acolchoamento para o cóccix por meio de uma cinta, que é usada em posição rebaixada de modo a manter as nádegas unidas. Preferencialmente, essa cinta tem cadarços nas costas, que se cruzam e são apertados por tiras laterais.

A cinta deve ser apertada com o paciente em pé. Os músculos glúteos formam assim um acolchoamento para o cóccix na posição sentada. Uma almofada macia também pode ser incorporada à cinta. A dor pode ser aliviada por esse procedimento simples.

OBJETIVOS TERAPÊUTICOS PARA OS MÚSCULOS DA RESPIRAÇÃO

Usa-se uma variedade de técnicas, procedimentos e dispositivos mecânicos para auxiliar a função pulmonar.

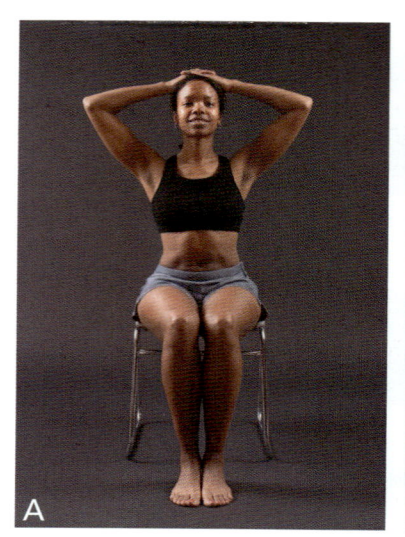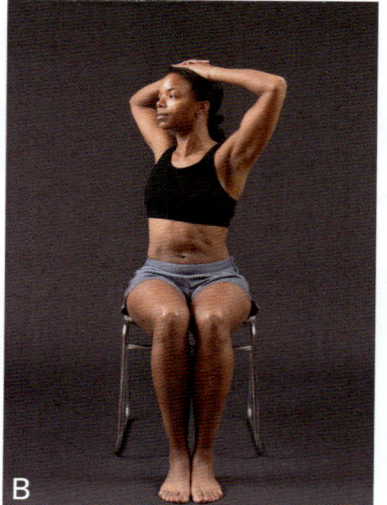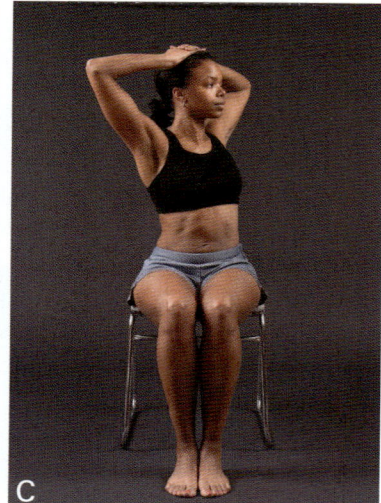

FIGURA 5.50 Rotação do tronco durante o exercício de fortalecimento do músculo oblíquo externo do abdome.

O tratamento deve ser específico para o problema ventilatório do paciente, mas certos princípios e práticas são básicos para todas as terapias respiratórias.

Reduzir o medo: O primeiro passo para reduzir o trabalho respiratório e instituir um tratamento eficaz é reduzir o nível de medo e ansiedade do paciente a fim de conseguir sua confiança e adesão. Os problemas respiratórios existentes são gravemente exacerbados pela apneia, dispneia e aumento da tensão nos músculos acessórios, os quais frequentemente acompanham um estado de medo. Quando a confiança e a cooperação do paciente forem obtidas, outras medidas de tratamento serão muito mais eficazes.

Melhorar o relaxamento: O relaxamento leva a uma diminuição no consumo de oxigênio pelos músculos esqueléticos e a um aumento na complacência da parede torácica. Quando indicados, exercícios respiratórios diafragmáticos podem auxiliar no relaxamento e proporcionar ao paciente uma melhor sensação de controle sobre a respiração. Esses exercícios enfatizam a expansão abdominal em vez da expansão da caixa torácica; são úteis em casos de uso excessivo dos músculos acessórios do pescoço e da parte superior do tórax. Praticar um padrão de respiração profunda e suspiros pode reduzir o trabalho respiratório e ajudar a relaxar um paciente que tem crises de falta de ar ou que prende a respiração.

Melhorar a postura: A capacidade respiratória ideal deriva de uma postura de equilíbrio muscular correta. Uma musculatura equilibrada é mais eficiente em termos de gasto energético. O desequilíbrio da musculatura resultante da rigidez, da fraqueza ou da paralisia pode afetar adversamente os volumes e pressões que podem ser alcançados e mantidos. Músculos abdominais muito fracos e protrusos não são capazes de produzir pressões expiratórias máximas para atender às crescentes demandas respiratórias provocadas pelo esforço ou por doenças. A fraqueza dos músculos eretores da espinha da porção superior das costas e das partes transversa e ascendente do trapézio interfere na capacidade de endireitar a parte superior das costas, limitando a capacidade de elevar e expandir o tórax e, assim, maximizar a capacidade pulmonar. Problemas posturais associados à cifose, cifoescoliose, osteoporose e *pectus excavatum* restringem a respiração e resultam em diminuição da complacência da parede torácica.

Melhorar a força e a resistência dos músculos respiratórios: "É necessária força para realizar movimentos respiratórios repentinos (como tosse e espirros) e durante breves períodos de esforço extremo; por outro lado, é necessária resistência para exercícios mais prolongados ou para superar um aumento na resistência ao fluxo de ar ou uma diminuição na complacência".[5]

Músculos fortes e bem condicionados são mais eficientes e requerem menos oxigênio para determinada quantidade de trabalho do que músculos mal condicionados. Os relatos são mistos quanto à eficácia do treinamento de força muscular dos músculos respiratórios; contudo, este treinamento pode ser benéfico se a fraqueza muscular respiratória limitar o exercício ou diminuir a capacidade inspiratória.

Quanto mais fortes forem os músculos abdominais, maior será sua capacidade de comprimir o abdome e, assim, produzir pressão adicional durante a expiração. Exercícios para fortalecer esses músculos podem ajudar a melhorar a tosse e outras manobras expulsivas necessárias para desobstruir as vias respiratórias e facilitar a respiração.

Se houver fraqueza acentuada desses músculos abdominais, os exercícios devem ser complementados com um suporte que reduza a tração do abdome para baixo e ajude a manter o diafragma na posição mais vantajosa tanto para a inspiração como para a expiração. Essa assistência muitas vezes ajuda a minimizar os problemas respiratórios associados à obesidade.

A fadiga muscular respiratória pode precipitar uma insuficiência respiratória. O treinamento de resistência visa aumentar a capacidade dos músculos de resistir à fadiga. Demonstrou-se que o treinamento beneficia aproximadamente 40% dos pacientes que apresentam obstrução crônica do fluxo respiratório, e foi observada uma leve melhora na resistência em pacientes com fibrose cística.[5]

Nos transtornos de músculos respiratórios, "a insuficiência respiratória em geral está intimamente relacionada com o grau de fraqueza muscular respiratória, mas ocasionalmente ocorre em casos de comprometimento leve da função muscular".[5] Em razão do elevado risco de insuficiência respiratória associado a músculos respiratórios fracos, os exercícios para fortalecer esses músculos podem ser de importância crítica, mas também devem ser muito conservadores e atentamente monitorados.

Melhorar a coordenação: O consumo de oxigênio para realizar determinada tarefa pode ser maior que o normal em um indivíduo que se move de maneira descoordenada. Quando são identificados padrões ineficientes de respiração e movimento, o tratamento corretivo pode ser instituído e o trabalho respiratório será gradualmente reduzido.

Melhorar o condicionamento físico geral: O condicionamento cardiovascular pode ser melhorado com exercícios para o corpo todo (p. ex., caminhar e andar de bicicleta) a fim de fortalecer a capacidade e eficiência ventilatória. Inicialmente se preferem exercícios que envolvam os membros inferiores em vez dos superiores, para que os músculos acessórios possam ser usados para auxiliar na respiração.

Reduzir o peso: Os problemas respiratórios associados à obesidade frequentemente são muito graves. Segundo Cherniack, o consumo de oxigênio para a respiração em um indivíduo obeso é aproximadamente três vezes o consumo normal.[27] Ao contrário de alguns transtornos respiratórios de origem esquelética e neuromuscular, a obesidade é uma condição que ocasionalmente pode ser revertida, o que, por sua vez, leva a uma ampla melhora na função respiratória.

EXERCÍCIOS DE FORTALECIMENTO ABDOMINAL

Os exercícios em decúbito devem ser feitos sobre uma superfície firme (p. ex., uma prancha na cama, uma maca de tratamento ou no chão, com um colchonete fino ou cobertor dobrado colocado sobre a superfície rígida para melhorar o conforto).

Os *exercícios de alongamento* devem ser precedidos por termoterapia e massagem suave a fim de ajudar a relaxar músculos tensos. (Evite o uso de termoterapia em músculos fracos e excessivamente alongados.) O alongamento deve ser feito gradualmente, com um esforço consciente para relaxar. Continue até sentir esticar bem, mas com uma sensação tolerável, respirando confortavelmente enquanto mantém o alongamento; em seguida, retorne lentamente da posição alongada.

Os *exercícios de fortalecimento* também devem ser feitos lentamente, buscando sentir um grande esforço dos músculos que estão sendo exercitados. Mantenha a posição final por alguns segundos, depois relaxe e repita o exercício na quantidade de vezes indicada pelo seu fisioterapeuta.

Alongamento da região lombar

Em decúbito ventral: Coloque um travesseiro firme sob o abdome (*não* sob os quadris) e uma toalha enrolada sob os tornozelos. Deitar sobre um travesseiro firme alonga levemente os músculos da região lombar.

Em decúbito dorsal: Puxe lentamente ambos os joelhos em direção ao tórax, alongando suavemente os músculos da região lombar, apenas o suficiente para retificá-la sobre a maca (Fig. 5.51).

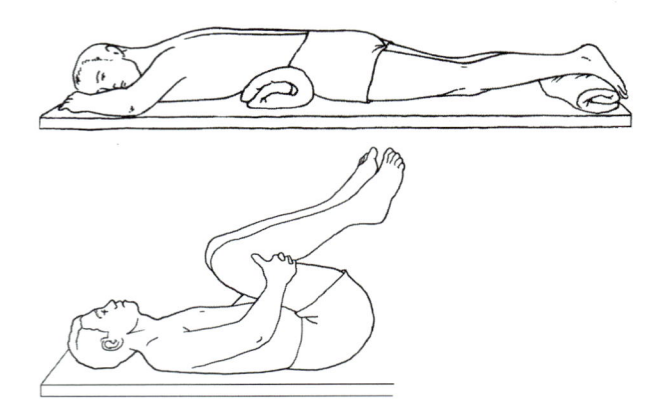

FIGURA 5.51   Alongamento da região lombar.

Rotação do tronco em decúbito dorsal

Posição inicial: Deitado no chão com os joelhos flexionados e os pés apoiados (Fig. 5.52), mova lentamente os joelhos para a esquerda, rodando a parte inferior do tronco. Volte à linha média e repita para o outro lado. NÃO mova os membros superiores da posição inicial e mantenha os pés apoiados no chão durante todo o exercício.

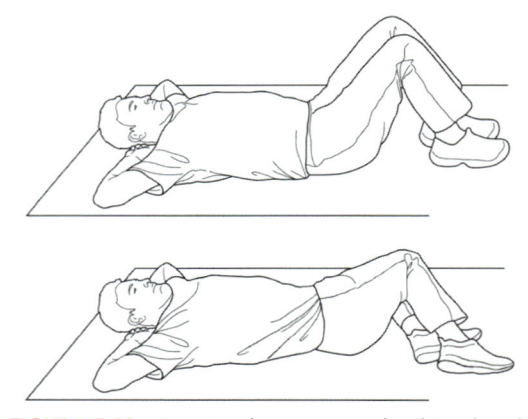

FIGURA 5.52   Rotação do tronco em decúbito dorsal.

Exercício de músculos abdominais inferiores e alongamento da região lombar

Em decúbito dorsal: Flexione os joelhos e coloque os pés apoiados na maca (Fig. 5.53). Com as mãos nas laterais da cabeça, incline a pelve retificando a região lombar contra a maca, tracionando para cima e para dentro com os músculos abdominais inferiores. Mantenha a região lombar retificada e deslize os calcanhares ao longo da maca estendendo os joelhos. Estenda os membros inferiores tanto quanto possível com as costas retificadas. Mantenha as costas retificadas e retorne os joelhos à posição flexionada, deslizando de volta uma perna de cada vez. (NÃO use os músculos das nádegas para inclinar a pelve e NÃO eleve os pés do chão.)

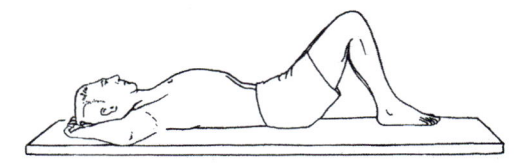

FIGURA 5.53 Exercício do músculo abdominal inferior e alongamento da região lombar.

Exercício de músculos abdominais inferiores

Em decúbito dorsal: Coloque uma toalha enrolada ou um travesseiro pequeno sob os joelhos (Fig. 5.54). Com as mãos nas laterais da cabeça, incline a pelve de modo a retificar a região lombar contra a maca, tracionando para cima e para dentro com os músculos abdominais inferiores. Mantenha as costas retificadas e inspire e expire sem esforço, relaxando os músculos abdominais superiores. Deve haver uma boa expansão torácica durante a inspiração, mas as costas não devem se arquear. (NÃO use os músculos das nádegas para inclinar a pelve.)

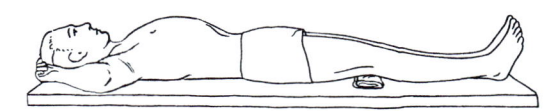

FIGURA 5.54 Exercício do músculo abdominal inferior.

Exercícios posturais em pé contra a parede

Fique em pé de costas contra a parede, com os calcanhares a cerca de 7 cm da parede. Os joelhos devem estar estendidos, mas *não travados*. Coloque as mãos nas laterais da cabeça com os cotovelos tocando a parede. Incline a pelve de modo a retificar a região lombar contra a parede, tracionando para cima e para dentro com os músculos abdominais inferiores. Mantenha os braços em contato com a parede e mova-os lentamente a uma posição diagonal acima da cabeça (Fig. 5.55).

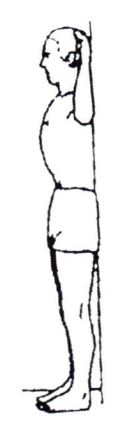

FIGURA 5.55 Exercícios posturais na parede.

Fortalecimento de músculos abdominais superiores modificado

O fortalecimento de músculos abdominais superiores modificado é feito com apoio do antebraço no caso de fraqueza acentuada. Mantenha o tronco encurvado sem elevá-lo nem rodá-lo (Fig. 5.56).

Posição inicial: Apoio de antebraço com encurvamento do tronco; cabeça em posição neutra.

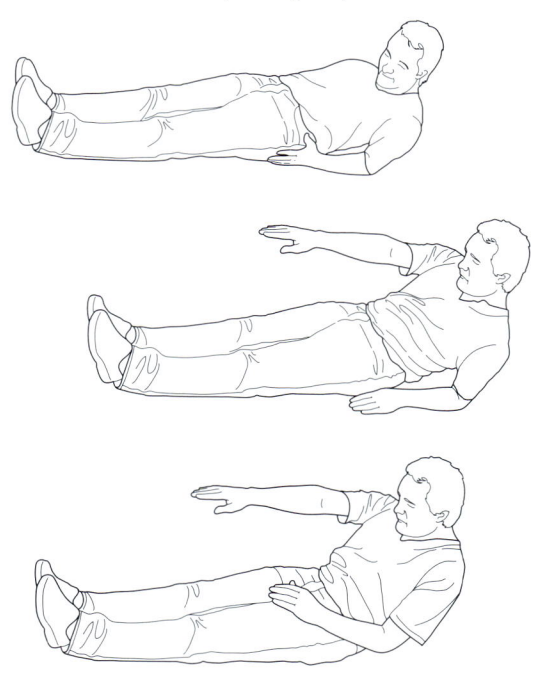

FIGURA 5.56 Fortalecimento de músculos abdominais superiores modificado.

1 Estenda o braço direito para a frente, mantendo o tronco encurvado. Mantenha a posição. Retorne à posição inicial. Repita com o braço esquerdo.

2 Estenda o braço direito para a frente. Mantenha. Estenda o braço esquerdo para a frente. Retorne o braço direito e depois o braço esquerdo à posição inicial.

Fortalecimento do músculo oblíquo externo do abdome

Sentado em uma cadeira com os pés no chão e os joelhos unidos e voltados para a frente, rode lentamente o tronco para a esquerda, utilizando os músculos abdominais diagonais. Mantenha. Retorne à linha média e repita para o outro lado (Fig. 5.57).

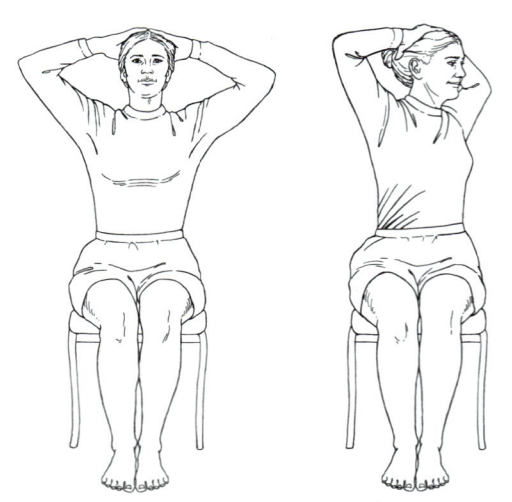

FIGURA 5.57 Fortalecimento do músculo oblíquo externo do abdome.

Fortalecimento de músculos abdominais superiores

Em decúbito dorsal, incline a pelve de modo a retificar a região lombar contra a maca, tracionando para cima e para dentro com os músculos abdominais inferiores. Com os braços para a frente, eleve a cabeça e os ombros da maca. NÃO tente sentar-se, mas eleve a parte superior do tronco o mais alto que as costas puderem flexionar. Conforme a força melhora, os braços podem ser cruzados sobre o tórax e então colocados atrás da cabeça para aumentar a resistência durante o exercício (Fig. 5.58).

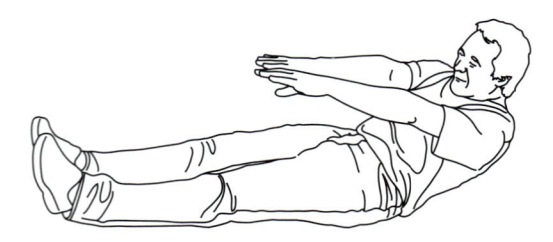

FIGURA 5.58 Fortalecimento de músculos abdominais superiores.

JUSTIFICATIVA PARA O TRATAMENTO DA ARTICULAÇÃO SACROILÍACA

Distensões sacroilíacas existem. Como afirmam os autores de *Postura e dor*, "Como a amplitude normal de movimento da articulação é pequena, é preciso apenas um pouco além para que ela seja excessiva. Uma tensão suficiente para causar uma distensão ligamentar pode não aparecer nas radiografias".[28]

O tratamento varia desde uma abordagem conservadora (que inclui apenas a colocação de uma cinta, espartilho ou imobilizador) até o uso de sofisticadas técnicas de mobilização.

Muito provavelmente, a maior parte das distensões sacroilíacas decorre de tensão indevida nos ligamentos sem qualquer deslocamento. Não há como saber quantos casos nunca serão levados à atenção profissional, mas se resolverão espontaneamente. Muitas vezes a colocação de uma cinta ou de algum outro suporte proporciona alívio imediato. Essa resposta à imobilização é um forte indício de que o problema advém isoladamente de uma distensão.

As opiniões variam muito no que diz respeito à necessidade de mobilização. Em alguns casos, este pode ser o tratamento de escolha e adequado; em outros, pode ser desnecessário e injustificado. Se uma cinta não oferecer alívio, mas a mobilização sim, é plausível que um pequeno deslocamento tenha sido corrigido pela manipulação. Muitos indivíduos se beneficiarão do uso de um suporte depois do tratamento de mobilização. O uso de um suporte para proteger a articulação de se tornar excessivamente móvel é mais útil ao indivíduo sujeito a crises recorrentes do que àquele que teve uma distensão simples.

A articulação sacroilíaca é sustentada por fortes ligamentos. Nenhum músculo cruza diretamente essa articulação para apoiá-la. Um tecido elástico e contrátil (p. ex., músculo) não teria qualquer função útil em uma articulação que quase não tem movimento. Contudo, a fraqueza ou rigidez muscular em outras partes do corpo pode afetar a articulação sacroilíaca. Quando o movimento é restrito em uma área adjacente (p. ex., nas costas ou nas articulações de quadril), o estresse nas articulações sacroilíacas aumenta durante qualquer movimento de inclinação anterior do tronco.

A distensão sacroilíaca em indivíduos com postura de dorso plano e músculos posteriores da coxa encurtados tende a ser mais frequente entre homens do que entre mulheres. Por outro lado, a distensão sacroilíaca em indivíduos com lordose é encontrada com mais frequência em mulheres. A distensão sacroilíaca pode ser bilateral, porém mais comumente é unilateral. A dor pode ser pior ao sentar do que ao ficar em pé ou deambular. A distensão pode ser causada ao sentar-se com flexão do tronco sem apoio na região lombossacral (p. ex., sentar-se no chão à moda de alfaiate [borboleta], agachar-se ou sentar-se em uma cadeira ou sofá muito profundo anteroposteriormente).

Em geral, há dor à palpação na região sacroilíaca afetada. Também pode haver dor difusa e de difícil definição na pelve, nas nádegas e na coxa. A dor pode ser referida à parte inferior do abdome e à região da virilha, e, ocasionalmente, pode haver sintomas isquiáticos associados. Em alguns casos, há dor à flexão do quadril.

Para imobilização com cinta, normalmente existem cintas comerciais e adequadas para homens. Para as mulheres, é mais difícil evitar que a cinta saia da posição de suporte.

A Figura 5.59 mostra uma cinta-calça com uma tira de aproximadamente 7 cm de largura presa à cinta com Velcro.

TREINAMENTO DOS MÚSCULOS DO ASSOALHO PÉLVICO

Exercícios e *biofeedback*

A eficácia dos exercícios destinados a melhorar a força e a função dos músculos do assoalho pélvico foi bem documentada.[29,30] Os pacientes são instruídos a "contrair os músculos da parte inferior da pelve como se estivessem tentando interromper o fluxo de urina". O *feedback* para elicitar a contração do assoalho pélvico

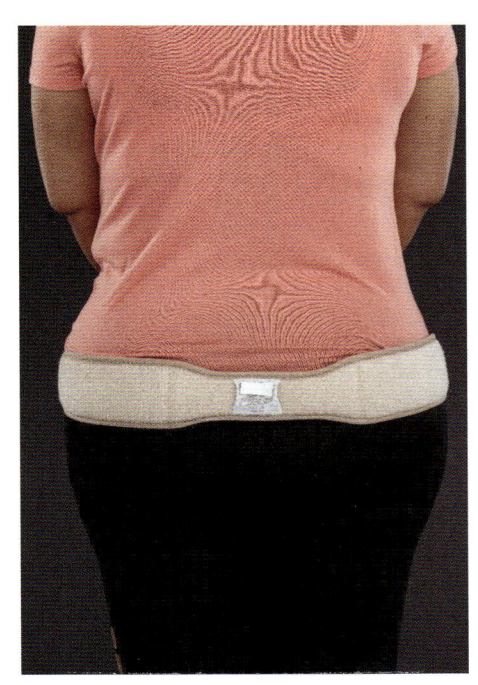

FIGURA 5.59   Suporte para distensão sacroilíaca na forma de cinta, espartilho ou imobilizador.

pode ser fornecido via palpação vaginal, com o uso da tecnologia de *biofeedback* por ultrassonografia.[31]

O *biofeedback* via manômetro anal, usando um balão retal, demonstrou ser eficaz no tratamento da incontinência fecal. Os pacientes são orientados a contrair o esfíncter anal externo ao perceberem a distensão do balão. O processo é repetido com volumes de distensão progressivamente menores.[32] O regime de treinamento muscular do assoalho pélvico – que consiste em quatro sessões de *biofeedback* de 30 minutos combinadas com um regime de exercícios domiciliares – demonstrou melhorar a continência.[33]

REFERÊNCIAS BIBLIOGRÁFICAS

1. Guimaraes ACS, et al. The contribution of the rectus abdominis and rectus femoris in twelve selected abdominal exercises. J Sports Med Phys Fitness 1991; 31: 222-230.
2. Andersson EA, et al. Abdominal and hip flexor muscle activation during various training exercises. Eur J Appl Physiol 1997; 75: 115-123.
3. Wickenden D, Bates S, Maxwell L. An electromyographic evaluation of upper and lower rectus abdominus during various forms of abdominal exercises. N Z J Physiother 1992; August: 17-21.
4. Duchenne GB. Physiology of Motion. Philadelphia: J.B. Lippincott, 1949, p. 480.
5. Shneerson J. Disorders of Ventilation. London: Blackwell Scientific Publications, 1988, pp. 22, 31, 155, 287, 289.

6. Youmans WD, Siebens AA. Respiration. In: Brobeck, ed. Best and Taylors Physiological Basis of Medical Practice. 9th Ed. Baltimore: Williams & Wilkins, 1973, pp. 6-35.

7. Guz A, Noble M, Eisele J, Trenchard D. The role of vagal inflation reflexes. In: Porter R, ed. Breathing: Hering-Breuer Centenary Symposium. A CIBA Foundation Symposium. London: JA Churchill, 1970, pp. 155, 235, 246, 287, 289.

8. Basmajian JV, De Luca DJ. Muscles Alive. 5th Ed. Baltimore: Williams & Wilkins, 1985, pp. 255, 414.

9. Egan DF. Fundamentals of Respiratory Therapy. 3rd Ed. St. Louis, MO: C.V. Mosby, 1977.

10. Basoudan N, Rodrigues A, Gallina A, Garland J, Guenette JA, Shadgan B, Road J, Reid WD. Scalene and sternocleidomastoid activation during normoxic and hypoxic incremental inspiratory loading. Physiol Rep 2020; 8(14): e14522. doi:10.14814/phy2.14522. PMID: 32726513; PMCID: PMC7389984.

11. Moore KL. Clinically Oriented Anatomy. 2nd Ed. Baltimore: Williams & Wilkins, 1985.

12. Thompson J, O'Sullivan P, Briffa K, Neumann P. Assessment of voluntary pelvic floor muscle contraction in continent and incontinent women using transperineal ultrasound, manual muscle testing and vaginal squeeze pressure measurements. Int Urogynecol J Pelvic Floor Dysfunct 2006; 17: 624-630. doi:10.1007/s00192-006-0081-2.

13. Iwanaga J, Eid S, Simonds E, Schumacher M, Loukas M, Tubbs RS. The majority of piriformis muscles are innervated by the superior gluteal nerve. Clin Anat 2019; 32(2): 282-286. doi:10.1002/ca.23311. Epub 2018 Dec 21. PMID: 30408241.

14. Ramirez PT, Frumovitz M, Abu-Rustum NR. Principles of Gynecologic Oncology Surgery E-Book. Elsevier Health Sciences; 2018 July 1, pp. 3-49.

15. Faubion SS, Shuster LT, Bharucha AE. Recognition and management of nonrelaxing pelvic floor dysfunction. Mayo Clin Proc 2012; 87(2): 187-193. doi:10.1016/j.mayocp.2011.09.004.

16. Chevalier F, Fernandez-Lao C, Cuesta-Vargas AI. Normal reference values of strength in pelvic floor muscle of women: a descriptive and inferential study. BMC Womens Health 2014; 14: 143. Published 2014 Nov 25. doi:10.1186/s12905-014-0143-4.

17. Basmajian JV. Primary Anatomy. 5th Ed. Baltimore: Williams & Wilkins, 1964, pp. 29, 61.

18. Goss CM, ed. Gray's Anatomy of the Human Body. 28th Ed. Philadelphia: Lea & Febiger, 1966, pp. 277, 311, 319, 380-381, 968.

19. Sabotta J. Atlas of Human Anatomy. New York: GE Stechert, 1933, p. 142.

20. Demaagd GA, Davenport TC. Management of urinary incontinence. P T 2012; 37(6): 345-361H.

21. Markland AD, Goode PS, Redden DT, Borrud LG, Burgio KL. Prevalence of urinary incontinence in men: results from the national health and nutrition examination survey. J Urol 2010; 184(3): 1022-1027. doi:10.1016/j.juro.2010.05.025.

22. Pizzol D, Demurtas J, Celotto S, et al. Urinary incontinence and quality of life: a systematic review and meta-analysis. Aging Clin Exp Res 2021; 33(1): 25-35. doi:10.1007/s40520-020-01712-y.

23. Bharucha AE, Dunivan G, Goode PS, et al. Epidemiology, pathophysiology, and classification of fecal incontinence: state of the science summary for the National Institute of Diabetes and Digestive and Kidney Diseases (NIDDK) workshop. Am J Gastroenterol 2015; 110(1): 127-136. doi:10.1038/ajg.2014.396.

24. Wallace SL, Miller LD, Mishra K. Pelvic floor physical therapy in the treatment of pelvic floor dysfunction in women. Curr Opin Obstet Gynecol 2019; 31(6): 485-493 doi:10.1097/GCO.0000000000000584.

25. Boileau J, Basmajian JV. Grant's Methods of Anatomy. 7th Ed. Baltimore: Williams & Wilkins, 1965.

26. Nachemson A, Elfstron G. Intravital Dynamic Pressure Measurements in Lumbar Discs. Stockholm: Almqvista Wiksell, 1970.

27. Cherniack RM, et al. Respiration in Health and Disease. 2nd Ed. Philadelphia: W.B. Saunders, 1972: 410.

28. Kendall H, Kendall F, Boynton D. Posture and Pain. Baltimore: Williams & Wilkins, 1952, pp. 2-73, 156-159.

29. Kegel AH. Progressive resistance exercise in the functional restoration of the perineal muscles. Am J Obstet Gynecol 1948; 56(2): 238-248, ISSN 0002-9378, doi:10.1016/0002-9378(48)90266-X.

30. Dumoulin C, Cacciari LP, Hay-Smith EJC. Pelvic floor muscle training versus no treatment, or inactive control treatments, for urinary incontinence in women. Cochrane Database Syst Rev 2018; 10(10): CD005654. Published 2018 Oct 4. doi:10.1002/14651858. CD005654.pub4.

31. Lasak AM, Jean-Michel M, Le PU, Durgam R, Harroche J. The role of pelvic floor muscle training in the conservative and surgical management of female stress urinary incontinence: does the strength of the pelvic floor muscles matter? PM R 2018; 10(11): 1198-1210. doi:10.1016/j.pmrj.2018.03.023.

32. Heymen S, Scarlett Y, Jones K, Ringel Y, Drossman D, Whitehead WE. Randomized controlled trial shows biofeedback to be superior to pelvic floor exercises for fecal incontinence. Dis Colon Rectum 2009; 52(10): 1730-1737. doi:10.1007/DCR.0b013e3181b55455.

33. Theofrastous J, Wyman J, Bump R, McClish D, Elser D, Bland D, Fantl J. Effects of pelvic floor muscle training on strength and predictors of response in the treatment of urinary incontinence. Neurourol Urodyn 2002; 21: 486-490. doi:10.1002/nau.10021.

6

MEMBRO SUPERIOR

CONTEÚDO

INTRODUÇÃO

O diagnóstico diferencial de problemas do cíngulo do membro superior requer atenção especial à inervação dos músculos. O cíngulo do membro superior e o membro superior têm muitos músculos que são inervados por nervos puramente motores, o que significa que não contêm um ramo que forneça inervação cutânea a uma região designada (i.e., sensibilidade tátil, à pressão, dolorosa). Na ausência de inervação sensitiva, o resultado pode ser a perda da função motora sem sintomas álgicos na mesma região. Um exemplo é a extrema fraqueza do músculo serrátil anterior, ilustrada na Seção IV deste capítulo. Habitualmente, os termos *articulação* e *junta* são usados de maneira intercambiável. No entanto, os autores originais deste livro forneceram uma distinção entre os dois. Diferenciá-los atendeu a um propósito especial. *Articulação* referia-se à conexão "osso-osso", e *junta de articulação* referia-se à conexão "osso-músculo-osso", de modo que o papel do músculo ficou muito claro.

Essa distinção possibilita uma descrição completa do cíngulo do membro superior, reconhecendo junta de articulação como a vertebroescapular e a vertebroclavicular posteriormente, e a costoescapular e a costoclavicular anteriormente. A referência às inserções dos músculos escapulares ao dorso do tórax via articulação escapulotorácica não deve mais ser necessária. Os quadros e tabelas da Seção III deste capítulo fornecem informações sobre as 10 classificações para as 25 juntas de articulação do cíngulo do membro superior.

A articulação glenoumeral confere liberdade de movimento em todas as direções ao membro superior como um todo. A estabilidade em determinadas posições é obtida pela ação muscular coordenada. A articulação do cotovelo possibilita um livre movimento na direção da flexão e estabilidade na posição de extensão zero (ângulo de 180°). Em virtude da supinação e pronação do antebraço nas articulações radioulnares proximal e distal, a mão estendida pode ser movida da posição anatômica voltada para a frente para a voltada para trás. As articulações do punho proporcionam flexão e extensão e desvios radial e ulnar, mas não rotação. O texto e os quadros mais adiante neste capítulo são dedicados às amplitudes de movimento articular e aos testes de força dos dedos e do polegar.

Este capítulo inclui discussões sobre condições inadequadas e dolorosas da parte superior das costas e dos membros superiores. Breves revisões de diversos casos de lesões nervosas mostram a importância do *Quadro de nervos espinais e músculos* (Cap. 1) como um auxílio no diagnóstico diferencial.

SEÇÃO I

INERVAÇÃO

O PLEXO BRAQUIAL

O plexo braquial emerge entre os músculos escalenos anterior e médio. Os ramos ventrais de C5, 6, 7 e 8, e a maior parte de T1, mais uma alça comunicante de C4 a C5 e uma de T2 (sensitiva) a T1, formam (sucessivamente) as raízes, troncos, divisões, cordões e ramos terminais do plexo.

Os ramos ventrais contendo fibras de C5 e C6 se unem formando o tronco superior. Os ramos ventrais de C7 formam o tronco médio. Aqueles que contêm fibras C8 e T1 unem-se formando o tronco inferior. A seguir, os troncos se separam em divisões anteriores e posteriores. As divisões anteriores dos troncos superior e médio, compostas por fibras de C5, 6 e 7, unem-se formando o cordão lateral. A divisão anterior do tronco inferior, composta por fibras de C8 e T1, forma o cordão medial, e as divisões posteriores dos três troncos, compostas por fibras de C5 a C8 (mas não T1), unem-se formando o cordão posterior.

Os cordões então se dividem e se reúnem em ramos que se tornam nervos periféricos. O cordão posterior se ramifica nos nervos axilar e radial. O cordão medial, depois de receber um ramo do cordão lateral, termina como nervo ulnar. Um ramo do cordão lateral torna-se o nervo musculocutâneo; o outro ramo se une a um do cordão medial formando o nervo mediano. Outros nervos periféricos emergem diretamente de diversos componentes do plexo, e alguns emergem diretamente dos ramos ventrais (ver as colunas da esquerda e o topo da Fig. 6.1).

As divisões anteriores, os cordões lateral e medial e os nervos periféricos que emergem deles inervam os músculos anteriores (ou flexores) do membro superior. A divisão posterior, o cordão posterior e os nervos periféricos que emergem deles inervam os músculos posteriores (ou extensores) do membro superior.

A Figura 6.1 é a porção do plexo braquial do *Quadro de nervos espinais e músculos* (Cap. 1). A Figura 6.2 é uma ilustração anatômica do plexo braquial. A Figura 6.3 facilita a interpretação dos resultados dos testes musculares, conforme registrado na Figura 6.1, e auxilia na determinação do local ou nível de lesão.

NERVOS CUTÂNEOS DO MEMBRO SUPERIOR

Vista anterior

Dos cinco ramos terminais do plexo braquial – nervos musculocutâneo, mediano, ulnar, radial e axilar – os quatro primeiros contribuem com ramos cutâneos para a mão (Fig. 6.4A). O cordão posterior do plexo é representado por cinco nervos cutâneos. Um deles, o nervo cutâneo lateral superior do braço, é um ramo do nervo axilar.

Vista posterior

Os outros ramos do cordão posterior são o nervo cutâneo posterior do braço, o nervo cutâneo lateral inferior do braço, o nervo cutâneo posterior do antebraço e o ramo superficial do nervo radial (Fig. 6.4B).

		GRAU DE FORÇA MUSCULAR	MÚSCULO	NERVOS PERIFÉRICOS																		SEGMENTO ESPINAL								
				D.	V.	V.	V.	P.R.	P.R.	S.T.	S.T.	P.	P.	P.	L.	M.	P.	L.	P.	L.M.	M.									
			T.	1												1			1	1	1									
			Cervical	1-8	1-8	1-4	3, 4, 5	5, 6, 7, (8)	4, 5	5, 6	4, 5, 6	(4), 5, 6, (7)	(5), 6, 7, 8	5, 6, (7)	5, 6, 7	(6), 7, 8	5, 6	(4), 5, 6, 7	5, 6, 7, 8	5, 6, 7, 8	7, 8									
				Cervical	Cervical	Cervical	Frênico	Torácico Longo	Dorsal da esc.	N. p/ o subclávio	Supraescapular	Subescapular S.	Toracodorsal	Subescapular Inf.	Peitoral Lateral	Peitoral Medial	Axilar	Musculocutâneo	Radial	Mediano	Ulnar	C1	C2	C3	C4	C5	C6	C7	C8	T1
Plexo Braquial	Raiz		Serrátil Anterior					●																		5	6	7	8	
			Romboides Maior e Menor						●																4	5				
	Tronco		Subclávio							●																5	6			
			Supraespinal								●														4	5	6			
			Infraespinal								●														(4)	5	6			
	Cordão P		Subescapular									●		●												5	6	7		
			Latíssimo do dorso										●														6	7	8	
			Redondo Maior											●												5	6	7		
	L		Peitoral Maior (Superior)												●											5	6	7		
	M e L		Peitoral Maior (Inferior)												●	●											6	7	8	1
			Peitoral Menor													●											(6)	7	8	1

CÓDIGO →
- D. = Ramo Primário Dorsal
- V. = Ramo Primário Ventral
- R.P. = Raiz do Plexo
- T.S. = Tronco Superior
- P. = Cordão Posterior
- L. = Cordão Lateral
- M. = Cordão Medial

FIGURA 6.1 Gráfico de nervos espinais e músculos: plexo braquial. © 2005 Florence P. Kendall.

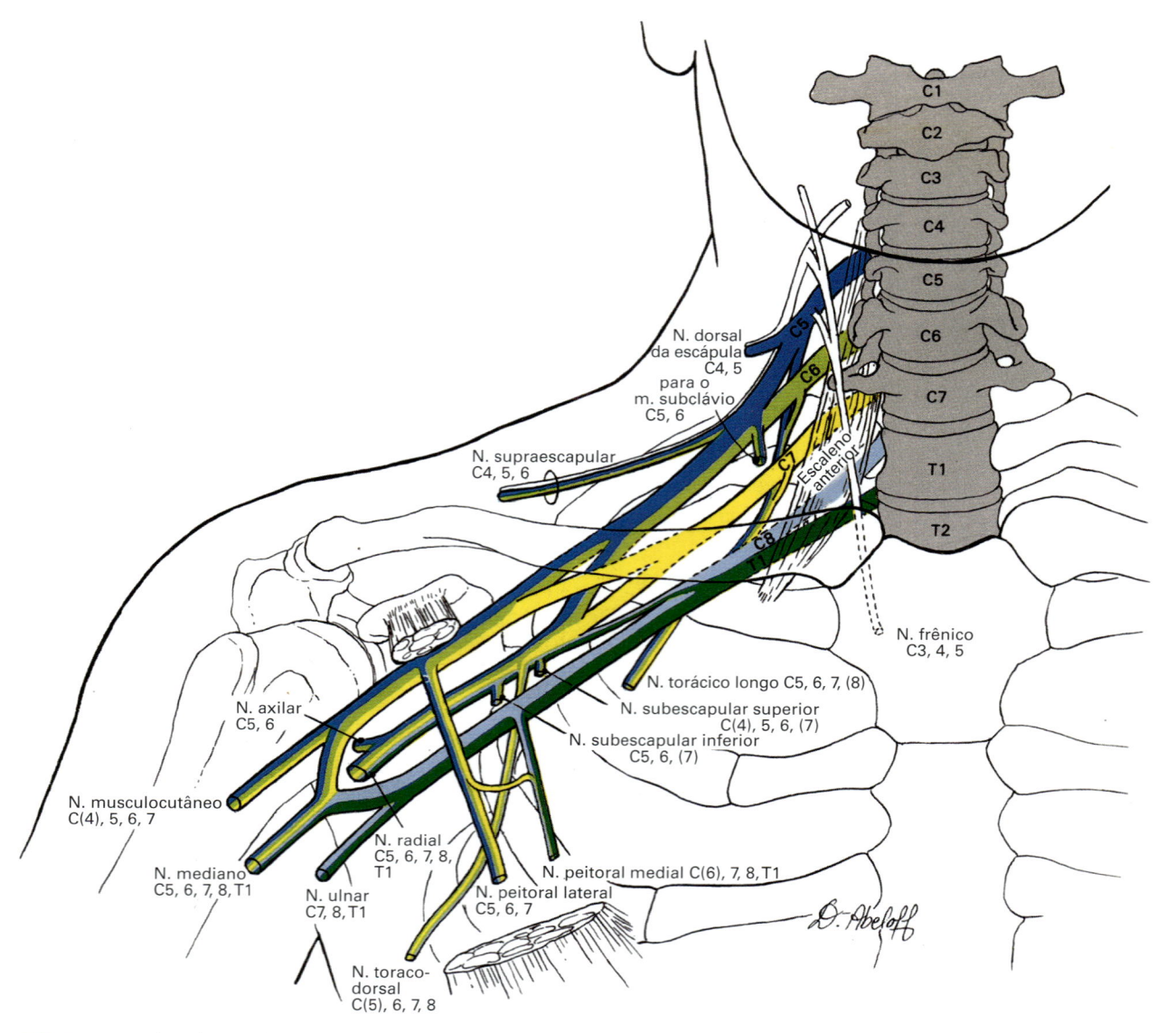

FIGURA 6.2 Plexo braquial.

DERMÁTOMOS E DISTRIBUIÇÃO DOS NERVOS CUTÂNEOS

A Tabela 6.1 lista e a Figura 6.5 ilustra os dermátomos e distribuição dos nervos cutâneos.

NERVOS

Motores e sensitivos

A seguir é apresentada uma breve descrição da relação entre nervos e músculos. Este material foi retirado essencialmente do *Gray's Anatomy*.[2]

Axilar: Deixa a axila através do espaço quadrilátero delimitado pelo colo cirúrgico do úmero, músculos redondo maior, redondo menor e cabeça longa do tríceps braquial, e inerva os músculos deltoide e redondo menor.

Musculocutâneo: Perfura o coracobraquial e inerva esse músculo, bem como o bíceps braquial e o braquial.

Radial: O ramo *interósseo posterior* se divide em um ramo muscular e outro articular. O ramo muscular inerva os músculos extensor radial curto do carpo e supinador antes de passar entre as camadas superficial e profunda do músculo supinador. Depois de passar pelo músculo supinador, inerva os demais músculos que são inervados pelo nervo radial.

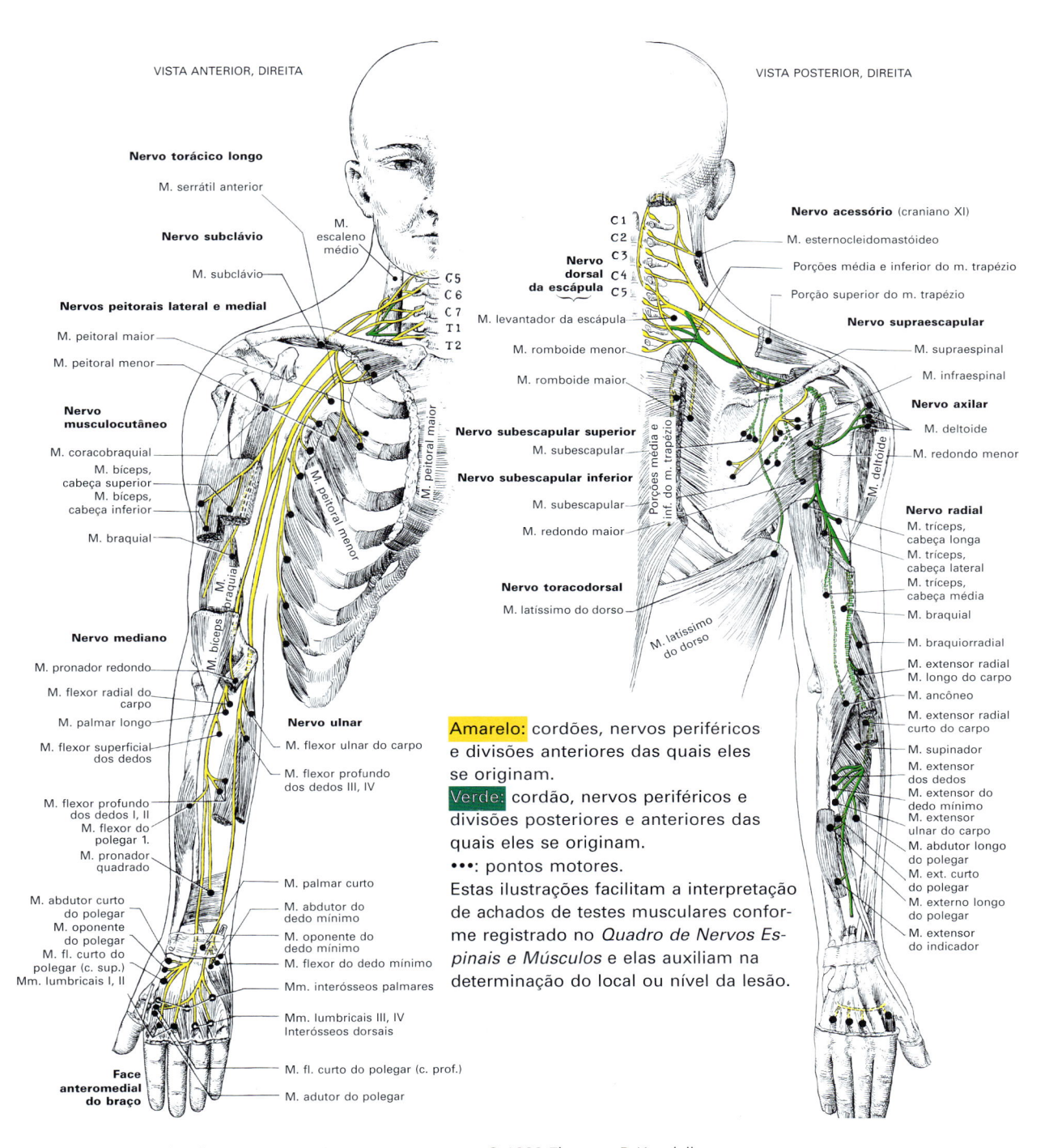

VISTA ANTERIOR, DIREITA

Nervo torácico longo
M. serrátil anterior

Nervo subclávio
M. subclávio
M. escaleno médio

Nervos peitorais lateral e medial
M. peitoral maior
M. peitoral menor

Nervo musculocutâneo
M. coracobraquial
M. bíceps, cabeça superior
M. bíceps, cabeça inferior
M. braquial

Nervo mediano
M. pronador redondo
M. flexor radial do carpo
M. palmar longo
M. flexor superficial dos dedos
M. flexor profundo dos dedos I, II
M. flexor do polegar 1.
M. pronador quadrado

M. abdutor curto do polegar
M. oponente do polegar
M. fl. curto do polegar (c. sup.)
Mm. lumbricais I, II

Face anteromedial do braço

Nervo ulnar
M. flexor ulnar do carpo
M. flexor profundo dos dedos III, IV

M. palmar curto
M. abdutor do dedo mínimo
M. oponente do dedo mínimo
M. flexor do dedo mínimo
Mm. interósseos palmares
Mm. lumbricais III, IV
Interósseos dorsais
M. fl. curto do polegar (c. prof.)
M. adutor do polegar

VISTA POSTERIOR, DIREITA

Nervo acessório (craniano XI)
M. esternocleidomastóideo
Porções média e inferior do m. trapézio
Porção superior do m. trapézio

Nervo dorsal da escápula
M. levantador da escápula
M. romboide menor
M. romboide maior

Nervo subescapular superior
M. subescapular

Nervo subescapular inferior
M. subescapular
M. redondo maior

Nervo toracodorsal
M. latíssimo do dorso

Nervo supraescapular
M. supraespinal
M. infraespinal

Nervo axilar
M. deltoide
M. redondo menor

Nervo radial
M. tríceps, cabeça longa
M. tríceps, cabeça lateral
M. tríceps, cabeça média
M. braquial
M. braquiorradial
M. extensor radial longo do carpo
M. ancôneo
M. extensor radial curto do carpo
M. supinador
M. extensor dos dedos
M. extensor do dedo mínimo
M. extensor ulnar do carpo
M. abdutor longo do polegar
M. ext. curto do polegar
M. extenso longo do polegar
M. extensor do indicador

Amarelo: cordões, nervos periféricos e divisões anteriores das quais eles se originam.
Verde: cordão, nervos periféricos e divisões posteriores e anteriores das quais eles se originam.
•••: pontos motores.
Estas ilustrações facilitam a interpretação de achados de testes musculares conforme registrado no *Quadro de Nervos Espinais e Músculos* e elas auxiliam na determinação do local ou nível da lesão.

FIGURA 6.3 Quadro de nervos espinais e pontos motores. © 1993 Florence P. Kendall.

Mediano: O nervo mediano é formado por contribuições dos cordões medial e lateral do plexo braquial e desce ao longo do aspecto medial do braço até a fossa cubital. Depois de deixar a fossa cubital, passa entre as duas cabeças do músculo pronador redondo e sob o retináculo dos músculos flexores. Distribui-se no antebraço e na mão. (Ver a Fig. 6.3, que lista os músculos inervados.)

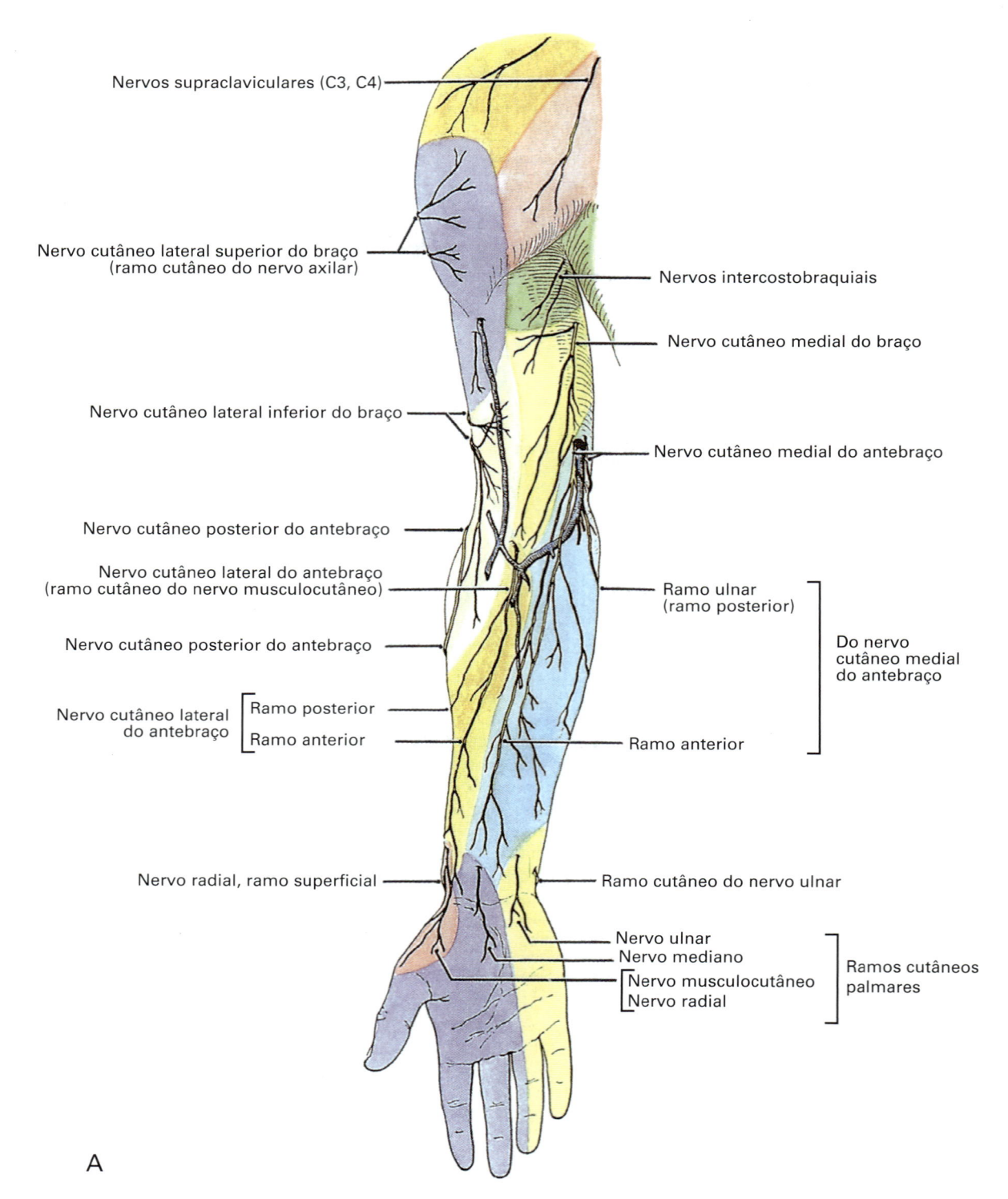

Nervos supraclaviculares (C3, C4)

Nervo cutâneo lateral superior do braço
(ramo cutâneo do nervo axilar)

Nervos intercostobraquiais

Nervo cutâneo medial do braço

Nervo cutâneo lateral inferior do braço

Nervo cutâneo medial do antebraço

Nervo cutâneo posterior do antebraço

Nervo cutâneo lateral do antebraço
(ramo cutâneo do nervo musculocutâneo)

Ramo ulnar
(ramo posterior)

Do nervo
cutâneo medial
do antebraço

Nervo cutâneo posterior do antebraço

Nervo cutâneo lateral
do antebraço — Ramo posterior
Ramo anterior

Ramo anterior

Nervo radial, ramo superficial

Ramo cutâneo do nervo ulnar

Nervo ulnar
Nervo mediano
Nervo musculocutâneo
Nervo radial

Ramos cutâneos
palmares

A

FIGURA 6.4 *A*: Nervos cutâneos do membro superior: vista anterior.

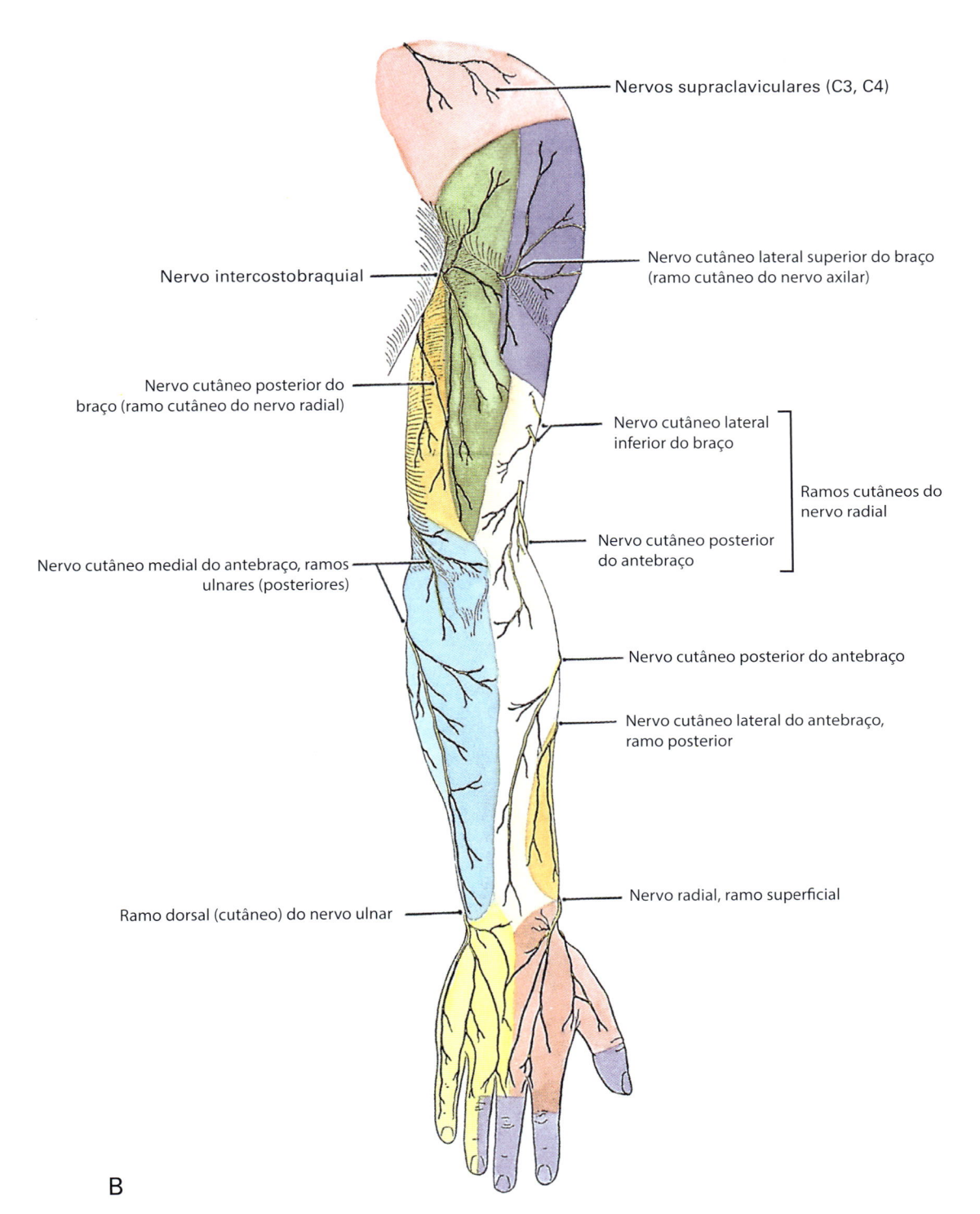

Nervos supraclaviculares (C3, C4)

Nervo cutâneo lateral superior do braço
(ramo cutâneo do nervo axilar)

Nervo intercostobraquial

Nervo cutâneo posterior do
braço (ramo cutâneo do nervo radial)

Nervo cutâneo lateral
inferior do braço

Ramos cutâneos do
nervo radial

Nervo cutâneo posterior
do antebraço

Nervo cutâneo medial do antebraço, ramos
ulnares (posteriores)

Nervo cutâneo posterior do antebraço

Nervo cutâneo lateral do antebraço,
ramo posterior

Nervo radial, ramo superficial

Ramo dorsal (cutâneo) do nervo ulnar

B

FIGURA 6.4 *(Continuação)* **B**: Nervos cutâneos do membro superior: vista posterior. Reproduzida de *Grant's Atlas of Anatomy.*[1]

TABELA 6.1 Quadro dos músculos escapulares

Músculos escapulares	Segmento espinal								Elevação	Adução	Rotação	Para baixo ou medial Rotação	Para cima ou lateral Depressão	Abdução	Inclinação anterior
	Cervical					Torácico									
	2	3	4	5	6	7	8	1							
Trapézio	2	3	4						Parte descendente do trapézio	Trapézio		Trapézio	Parte ascendente do trapézio		
Levantador da escápula		3	4	5					Levantador da escápula		Levantador da escápula				
Romboides, maior e menor			4	5					Romboides	Romboides	Romboides				
Serrátil anterior				5	6	7	8		Serrátil anterior superior			Serrátil anterior	Serrátil anterior inferior	Serrátil anterior	
Peitoral menor					(6)	7	8	1							Peitoral menor

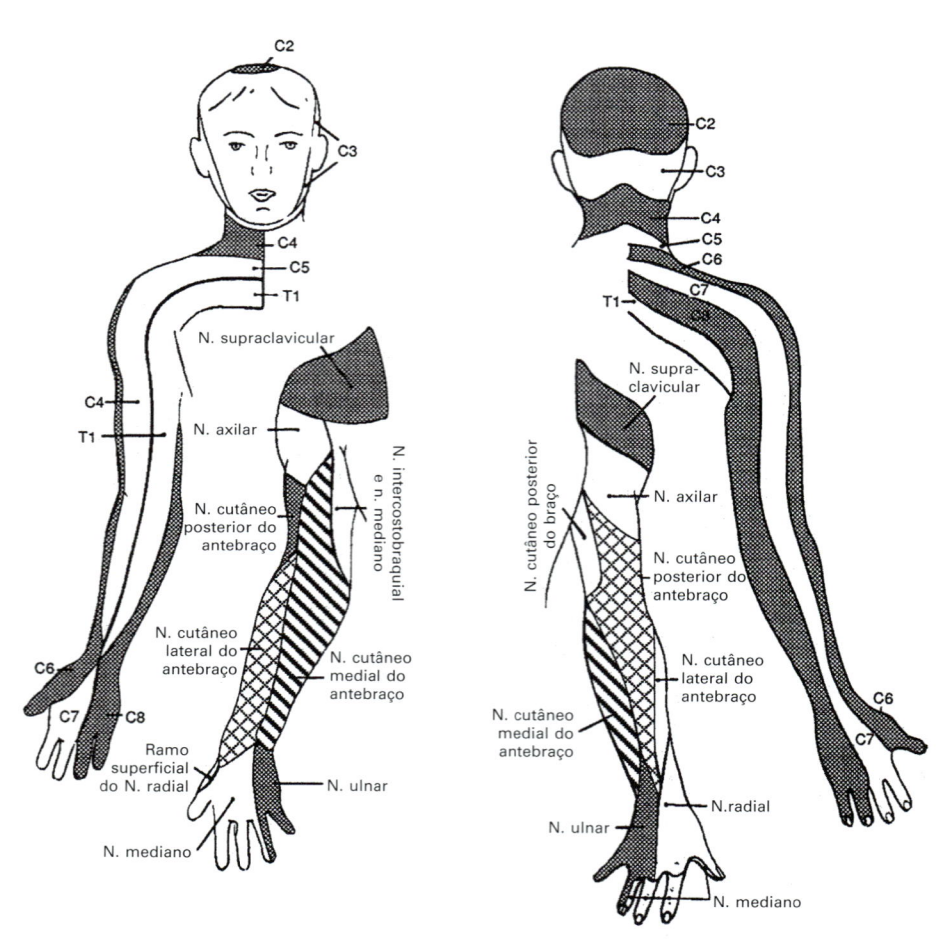

FIGURA 6.5 Dermátomos e distribuição dos nervos cutâneos.

Acessório espinal: O nervo acessório espinal é um nervo craniano que emerge do crânio pelo forame jugular e desce profundamente até o músculo esternocleidomastóideo. Em seguida, passa pelo triângulo posterior do pescoço e termina no plexo subtrapezial. Livros de anatomia descrevem esse nervo como sendo puramente motor. Contudo, um estudo de 1999 realizado por Bremner-Smith e Unwin "mostrou que o nervo acessório espinal não contém apenas fibras motoras, mas também pequenas fibras C amielínicas associadas a respostas álgicas, térmicas e mecanorreceptoras reflexas".[3]

Ulnar: O cordão medial do plexo termina como nervo ulnar. Fornece ramos à articulação do cotovelo e aos músculos flexor ulnar do carpo e flexor profundo dos dedos. (Ver a Fig. 6.3, que contém uma lista completa dos músculos inervados pelo nervo ulnar.)

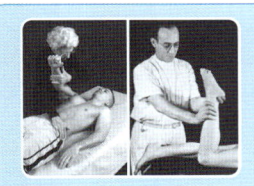

KENDALL CLÁSSICO

Puramente motor

Durante anos, Florence P. Kendall, a autora principal das três últimas edições deste livro, reuniu informações sobre quais músculos são inervados por nervos puramente motores. Algumas páginas datilografadas datadas do final da década de 1930 listavam os nervos periféricos e se eles eram sensitivos, motores ou ambos; contudo, essas páginas não citavam nenhuma fonte de referência específica. O *Dorland's Medical Dictionary* de 1932 continha uma tabela de nervos que incluía essa informação.[4] Um artigo sobre paralisia do músculo serrátil anterior afirmou: "O nervo torácico longo ou nervo respiratório externo de Bell é quase único, pois emerge diretamente das raízes nervosas espinais, não contém fibras sensitivas conhecidas e segue para um único músculo do qual é a única inervação de consequência".[5] Mais tarde, encontrou-se uma tabela no dicionário de Taber.[6] A edição de 1988 do *Dorland* não continha as tabelas incluídas na edição anterior, e as informações eram encontradas em conjunto com a descrição de cada nervo.[7] Por fim, informações dispersas vieram de alguns dos muitos livros e artigos sobre lesão, compressão e encarceramento de nervos.[8-14]

Surpreendentemente, à medida que as informações foram compiladas, desenvolveu-se um padrão muito interessante. A Figura 6.6 mostra que os nervos que vão das raízes, troncos e cordões do plexo braquial aos músculos são nervos motores. Além disso, os nervos interósseos anterior e posterior, que são ramos dos nervos mediano e radial, respectivamente, são puramente motores dos músculos que eles inervam.[6,12-14] Vários nervos têm ramos sensitivos para as articulações. Hadley et al. afirmam que o nervo supraescapular "emite ramos motores para os músculos e ramos sensitivos para as articulações acromioclavicular e do ombro".[9] Além disso, Dawson et al. afirmam: "Como não existe território cutâneo para esse nervo, não há sintomas ou achados sensitivos característicos em qualquer lesão dele".[15] Conway et al. afirmam que "o encarceramento do nervo interósseo posterior leva a sintomas puramente motores, e não está associado à perda sensitiva e dor disestésica".[11]

A ausência de fibras sensitivas explica a carência de sintomas sensitivos nos músculos inervados por nervos puramente motores. (Ver discussão e exemplos mais adiante neste capítulo.) Pode haver um ramo sensitivo para uma articulação ou articulações, mas não para o músculo.

SEÇÃO II

TESTES DE FORÇA E EXTENSIBILIDADE DOS MÚSCULOS DA MÃO, DO PUNHO, DO ANTEBRAÇO E DO COTOVELO

A Tabela 6.2 lista as articulações, movimentos, posições iniciais e ADM disponíveis da mão, do punho, do antebraço e do cotovelo.

Cervical					T	MÚSCULO	OMBRO						COTOVELO		ANTEBRAÇO	
4	5	6	7	8	1		Abdução	Rotação Lateral	Flexão	Rotação Medial	Extensão	Adução	Flexão	Extensão	Supinação	Pronação
4	5	6				Supraespinal	Supraespinal									
(4)	5	6				Infraespinal		Infraespinal								
	5	6				Redondo menor		Redondo menor								
	5	6				Deltoide	Deltoide	Deltoide, parte espinal		Deltoide, parte clavicular	Deltoide, parte espinal					
	5	6				Biceps	Biceps, cabeça longa		Biceps			Biceps, cabeça curta	Biceps		Biceps	
	5	6				Braquial							Braquial			
	5	6				Braquiorradial							Braquiorradial		Braquiorradial	Braquiorradial
	5	6	7			Peitoral maior, superior			Peitoral maior, superior	Peitoral maior, superior		Peitoral maior, superior				
	5	6	7			Subescapular				Subescapular						
	5	6	(7)			Supinador									Supinador	
	5	6	7			Redondo maior				Redondo maior	Redondo maior	Redondo maior				
	5	6	7	8		Ext. rad. longo e curto do carpo							Ext. rad. longo e curto do carpo			
		6	7			Coracobraquial			Coracobraquial			Coracobraquial				
		6	7			Pronador redondo							Pronador redondo			Pronador redondo
		6	7	8		Flexor radial do carpo							Flexor radial do carpo			Flexor radial do carpo
		6	7	8		Latíssimo do dorso				Latíssimo do dorso	Latíssimo do dorso	Latíssimo do dorso				
		6	7	8		Extensor dos dedos										
		6	7	8		Extensor do dedo mínimo										
		6	7	8		Extensor ulnar do carpo										
		6	7	8		Abdutor longo do polegar										
		6	7	8		Extensor curto do polegar										
		6	7	8		Extensor longo do polegar										
		6	7	8		Extensor do indicador										
		6	7	8	1	Peitoral maior, inferior						Peitoral maior, inferior				
		6	7	8	1	Triceps					Triceps, cabeça longa	Triceps, cabeça longa		Triceps		
		(6)	7	8	1	Palmar longo							Palmar longo			
		(6)	7	8	1	Flexor longo do polegar										
		(6)	7	8	1	Lumbricais I e II										
		6	7	8	1	Abdutor curto do polegar										
		6	7	8	1	Oponente do polegar										
		6	7	8	1	Flexor curto do polegar (s.h.)										
			7	8		Ancôneo								Ancôneo		
			7	8	1	Flexor ulnar do carpo							Flexor ulnar do carpo			
			7	8	1	Flexor superficial dos dedos										
			7	8	1	Flexor profundo dos dedos										
			7	8	1	Pronador quadrado										Pronador quadrado
			(7)	8	1	Abdutor do dedo mínimo										
			(7)	8	1	Oponente do dedo mínimo										
			(7)	8	1	Flexor do dedo mínimo										
			(7)	8	1	Lumbricais III e IV										
				8	1	Interósseos dorsais										
				8	1	Interósseos palmares										
				8	1	Flexor curto do polegar (d.h.)										
				8	1	Adutor do polegar										

FIGURA 6.6 Quadro de músculos do membro superior. © 1993 Florence P. Kendall.

PUNHO				ARTICULAÇÕES METACARPOFALÂNGICAS E CARPOMETACARPAIS DO POLEGAR E DO DEDO MÍNIMO					ARTICULAÇÕES INTERFALÂNGICAS PROXIMAIS DO 2° AO 5° DEDO DA MÃO		ARTICULAÇÕES INTERFALÂNGICAS DISTAIS DO 1° AO 5° DEDO DA MÃO	
Extensão	Flexão	Abdução	Adução	Extensão	Abdução	Flexão	Oposição	Adução	Extensão	Flexão	Extensão	Flexão
Ext. rad. longo e curto do carpo		Ext. rad. longo e curto do carpo										
	Flexor radial do carpo	Flexor radial do carpo										
Extensor dos dedos		Extensor dos dedos		Extensor dos dedos	Extensor dos dedos				Extensor dos dedos		Extensor dos dedos	
				Extensor do dedo mínimo	Extensor do dedo mínimo				Extensor do dedo mínimo		Extensor do dedo mínimo	
Extensor ulnar do carpo			Extensor ulnar do carpo									
	Abdutor longo do polegar	Abdutor longo do polegar		Abdutor longo do polegar	Abdutor longo do polegar							
		Extensor curto do polegar		Extensor curto do polegar	Extensor curto do polegar							
Extensor longo do polegar		Extensor longo do polegar		Extensor longo do polegar							Extensor longo do polegar	
				Extensor do indicador				Extensor do indicador	Extensor do indicador		Extensor do indicador	
	Palmar longo											
	Flexor longo do polegar					Flexor longo do polegar						Flexor longo do polegar
						Lumbricais I e II			Lumbricais I e II		Lumbricais I e II	
				Abdutor curto do polegar	Abdutor curto do polegar	Abdutor curto do polegar	Abdutor curto do polegar				Abdutor curto do polegar	
							Oponente do polegar					
						Flexor curto do polegar (s)	Flexor curto do polegar (s)				Flexor curto do polegar (s)	
	Flexor ulnar do carpo		Flexor ulnar do carpo									
	Flex. superficial dos dedos					Flex. superficial dos dedos				Flex. superficial dos dedos		
	Flexor profundo dos dedos					Flexor profundo dos dedos				Flexor profundo dos dedos		Flexor profundo dos dedos
					Abdutor do dedo mínimo	Abdutor do dedo mínimo	Abdutor do dedo mínimo		Abdutor do dedo mínimo		Abdutor do dedo mínimo	
							Oponente do dedo mínimo					
						Flexor do dedo mínimo	Flexor do dedo mínimo					
						Lumbricais III e IV			Lumbricais III e IV		Lumbricais III e IV	
					Interósseos dorsais	Interósseos dorsais			Interósseos dorsais		Interósseos dorsais	
						Interósseos palmares		Interósseos palmares	Interósseos palmares		Interósseos palmares	
						Flexor curto do polegar (d)	Flexor curto do polegar (d)					
				Adutor do polegar		Adutor do polegar	Adutor do polegar	Adutor do polegar				

FIGURA 6.6 (Continuação)

TABELA 6.2 Articulações, movimentos e amplitude de movimento

Articulação	Tipo de articulação	Movimentos	Posição inicial	ADM disponível
1ª articulação IF	Gínglimo	Flexão e extensão do polegar no sentido ulnar e radial	Articulações MCF e IF em extensão	Flexão de 0° a 80°; 10° de hiperextensão podem ser alcançados
1ª articulação MCF	Elipsóidea	Flexão/extensão, abdução/adução e rotação	Articulações MCF e IF em extensão	0° a 50°
1ª articulação CM	Selar	Flexão/extensão, abdução/adução, rotação medial/lateral e circundução	1° e 2° metacarpais adjacentes e paralelos entre si	
Articulações IF dos dedos	Gínglimo	Flexão/extensão	Punho e dedos em posição anatômica	IFP: 0° a 100° IFD: 0° a 80°
Articulações MCF dos dedos 2-5	Elipsóidea	Flexão/extensão, abdução/adução e circundução	Punho e dedos em posição anatômica	Flexão de 0° a 90° A hiperextensão é possível. A linha de referência para a abdução-adução dos dígitos é a linha axial que passa pelo terceiro dígito. A abdução é o movimento no plano da palma da mão afastando-se da linha axial, separando amplamente os dedos. O terceiro dedo pode mover-se em abdução tanto ulnar como radialmente em relação à linha axial. A adução é o movimento no plano da palma da mão em direção à linha axial (i.e., fechar os dedos estendidos lateralmente). A *circundução* é a combinação dos movimentos de flexão, abdução, extensão e adução realizados consecutivamente, em qualquer direção, nas articulações metacarpofalângicas dos dedos. A extensão nessas articulações elipsóideas é um tanto limitada; portanto, a base do cone descrito pela ponta do dedo é relativamente pequena.

Articulações carpometacarpais dos dedos

Articulação	Tipo de articulação	Movimentos	Posição zero	ADM observáveis?
Punho	Elipsóidea	Flexão/extensão, abdução/adução (desvio radial/ulnar) e circundução		Começando com o punho estendido (como na posição anatômica) como posição zero, a amplitude de flexão é de aproximadamente 80° a 85° e a de extensão é de aproximadamente 70° a 85°. Com a posição anatômica como posição zero, a amplitude de adução é de aproximadamente 35° a 45° e a de abdução é de aproximadamente 20°.

(continua)

TABELA 6.2 Articulações, movimentos e amplitude de movimento *(continuação)*

Articulação	Tipo de articulação	Movimentos	Posição zero	ADM observáveis?
Radioulnar	Trocóidea	Supinação/ pronação	A partir da posição anatômica com o cotovelo estendido, a meio caminho entre a supinação e a pronação (o polegar estará direcionado para a frente)	A amplitude de movimento normal é de 90° a partir da posição zero em qualquer direção.
Cotovelo	Gínglimo	Flexão/extensão	Cotovelo estendido	Das posições zero até uma posição totalmente fletida, aproximadamente 145°.

IF: interfalângica; MCF: metacarpofalângica; CM: carpometacarpal; IFP: interfalângica proximal; IFD: interfalângica distal.

A Figura 6.7 contém um quadro para documentar a análise do desequilíbrio muscular.

TESTES DE FORÇA MUSCULAR

Músculo adutor do polegar

Origem da cabeça oblíqua: Osso capitato e bases do segundo e terceiro ossos metacarpais (Fig. 6.8A).

Origem da cabeça transversa: Superfície palmar do osso metacarpal III.

Inserção: Cabeça transversa no aspecto ulnar da base da falange proximal do polegar e cabeça oblíqua na expansão extensora.

Ação: Aduz a articulação carpometacarpal e tanto aduz como auxilia na flexão da articulação metacarpofalângica, de modo que o polegar se move em direção ao plano da palma da mão. Auxilia na oposição do polegar em direção ao quinto dígito. Pode ajudar na extensão da articulação interfalângica.

Inervação: Ulnar, **C8**, **T1**.

Paciente: Sentado ou em decúbito dorsal.

Fixação: A mão pode ser estabilizada pelo examinador ou deixada sobre a maca para apoio (conforme ilustrado).

Teste: Adução do polegar em direção à palma da mão (Fig. 6.8B).

Pressão: Contra a superfície medial do polegar, na direção da abdução, afastando-se da palma da mão.

Fraqueza: Resulta na incapacidade de apertar firmemente o polegar sobre a mão fechada.

Encurtamento: Deformidade em adução da articulação carpometacarpal.

> **Observações:** Um teste frequentemente usado para determinar a força do músculo adutor do polegar é a capacidade de segurar uma folha de papel entre o polegar e o segundo metacarpal. Porém, em um indivíduo com um músculo adutor do polegar bem desenvolvido, o próprio volume do músculo impede a aproximação dessas partes.

Músculo abdutor curto do polegar

Origem: Retináculo dos músculos flexores, tubérculo do osso trapézio e tubérculo do osso escafoide (Fig. 6.9A).

Inserção: Base da falange proximal do polegar, aspecto radial.

Ação: Abduz as articulações carpometacarpal e metacarpofalângicas do polegar em direção ventral perpendicular ao plano da palma da mão. Auxilia na oposição e pode auxiliar na flexão e rotação medial da articulação metacarpofalângica.

Inervação: Mediano, C6, 7, 8, T1.

Paciente: Sentado ou em decúbito dorsal.

Fixação: A mão pode repousar sobre a maca para apoio (conforme ilustrado) ou o examinador pode estabilizá-la.

Teste: Abdução do polegar ventralmente a partir da palma da mão (Fig. 6.9B).

Pressão: Contra a falange proximal, no sentido da adução em direção à palma da mão.

Nome: .... Data do Primeiro Exame: .... Data do Segundo Exame: ....

Diagnóstico: .... Início: .... Exame da Extremidade ....

	Músculo		Segundo Exame	Primeiro Exame	Primeiro Exame	Segundo Exame	Músculo	
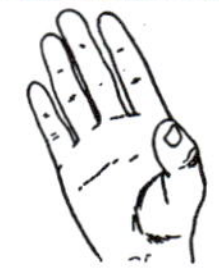	FLEXOR CURTO DO POLEGAR						EXTENSOR CURTO DO POLEGAR	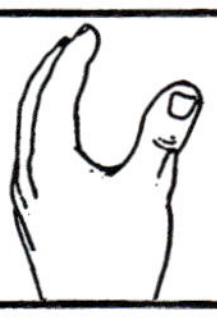
	FLEXOR LONGO DO POLEGAR						EXTENSOR LONGO DO POLEGAR	
	OPONENTE DO POLEGAR						ADUTOR DO POLEGAR	
	ABDUTOR LONGO DO POLEGAR						1 INTERÓSSEO PALMAR	
	ABDUTOR CURTO DO POLEGAR						1 INTERÓSSEO DORSAL (ADT. DO POLEGAR)	
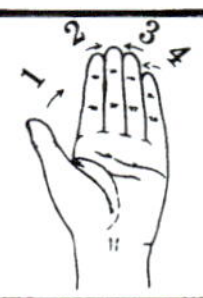	INTERÓSSEO PALMAR	2					1 INTERÓSSEO DORSAL (ABD. DO INDICADOR)	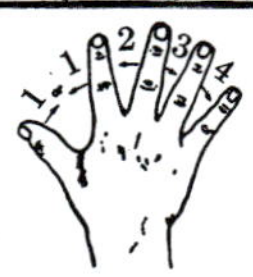
	INTERÓSSEO DORSAL	3					2 INTERÓSSEO DORSAL	
	INTERÓSSEO DORSAL	2					3 INTERÓSSEO DORSAL	
	INTERÓSSEO PALMAR	3					4 INTERÓSSEO DORSAL	
	INTERÓSSEO PALMAR	4					ABDUTOR DO DEDO MÍNIMO	
	FLEXOR PROFUNDO DOS DEDOS	1					1	
		2					2 EXTENSORES DA JUNTA	
		3					3 INTERFALÂNGICA DISTAL	
		4					4	
	FLEXOR SUPERFICIAL DOS DEDOS	1					1	
		2					2 EXTENSORES DA JUNTA	
		3					3 INTERFALÂNGICA PROXIMAL	
		4					4	
	LUMBRICAIS E INTERÓSSEOS	1					1 EXT. DOS DEDOS E INDICADOR	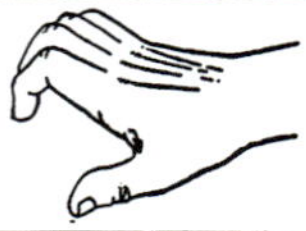
		2					2 EXT. DOS DEDOS	
		3					3 EXT. DOS DEDOS	
	E FLEXOR DO DEDO MÍNIMO	4					4 EXT. DOS DEDOS E DO DEDO MÍNIMO	
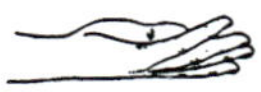	OPONENTE DO DEDO MÍNIMO							
	PALMAR CURTO							
	PALMAR LONGO							
	FLEXOR ULNAR DO CARPO						EXT. RADIAIS LONGO E CURTO DO CARPO	
	FLEXOR RADIAL DO CARPO						EXTENSOR ULNAR DO CARPO	
	BÍCEPS .... SUPINADOR .... } SUPINADORES						PRONADORES { ...... QUADRADO ...... REDONDO	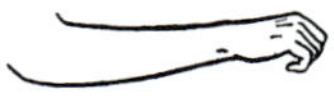
	BRAQUIORRADIAL ..... BRAQUIAL .... BÍCEPS .... } FLEXORES DO COTOVELO						EXTENSORES DO COTOVELO { .... TRÍCEPS .... ÂNCONEO	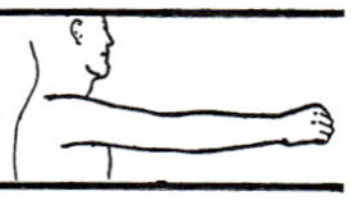
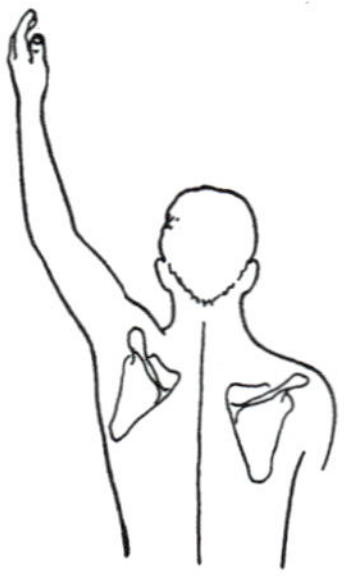	CORACOBRAQUIAL							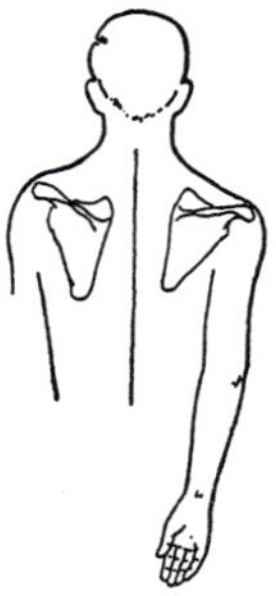
	DELTOIDE, PARTE CLAVICULAR							
	DELTOIDE, PARTE ACROMIAL							
	DELTOIDE, PARTE ESPINAL						LATÍSSIMO DO DORSO	
	SUPRAESPINAL						PEITORAL MAIOR CLAVICULAR	
	REDONDO MENOR E INFRAESPINAL						PEITORAL MAIOR ESTERNAL	
	SERRÁTIL ANTERIOR						REDONDO MAIOR E SUBESCAPULAR	
	PARTE SUPERIOR DO TRAPÉZIO						ROMBOIDE E LEV. DA ESCÁPULA	
	PARTE MÉDIA DO TRAPÉZIO						LATÍSSIMO DO DORSO	
	PARTE INFERIOR DO TRAPÉZIO						PEITORAL MAIOR PEITO	
							PEITORAL MENOR	

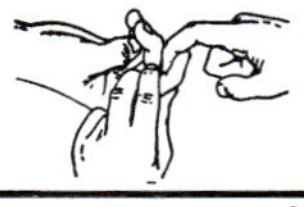

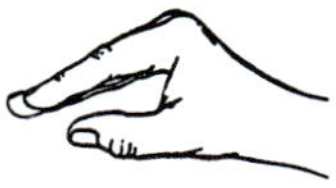

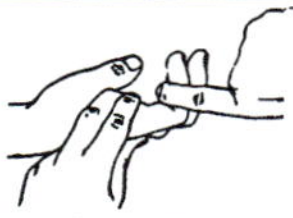

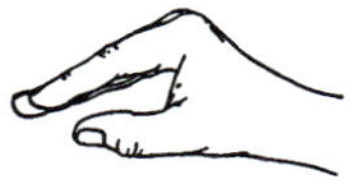

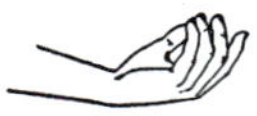

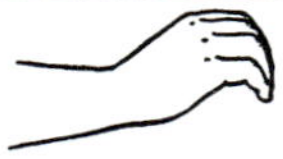

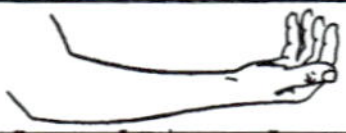

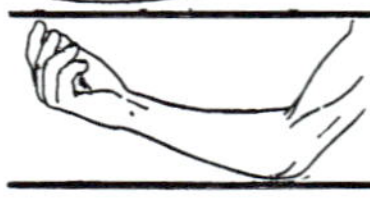

FIGURA 6.7 Análise do desequilíbrio muscular. © 1993 Florence P. Kendall.

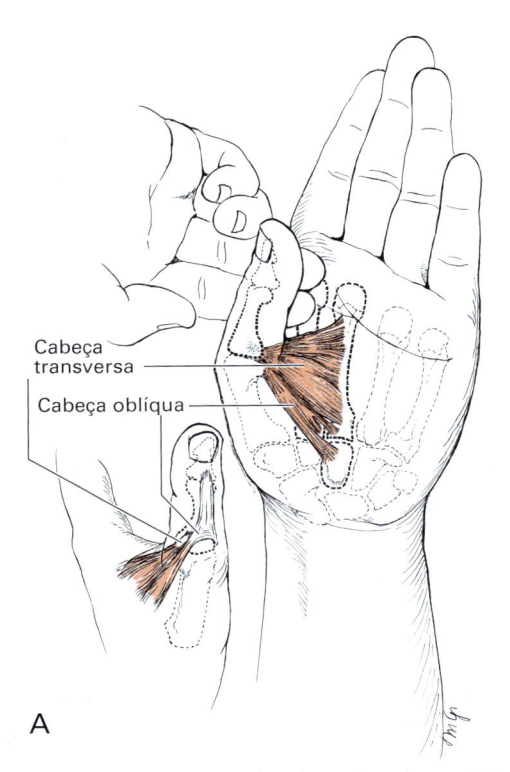

Cabeça transversa

Cabeça oblíqua

A

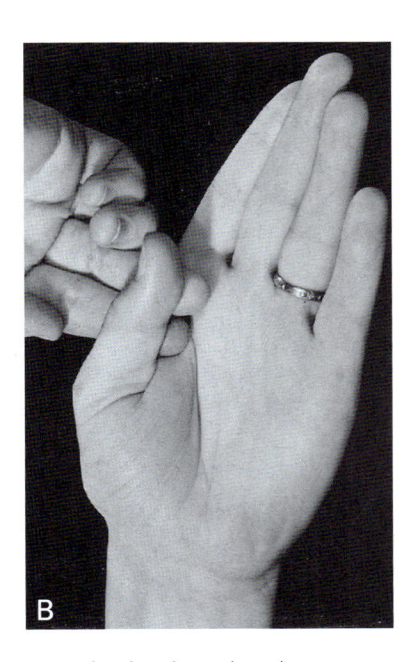

B

FIGURA 6.8 **A**: Músculo adutor do polegar. **B**: Teste de força muscular do adutor do polegar.

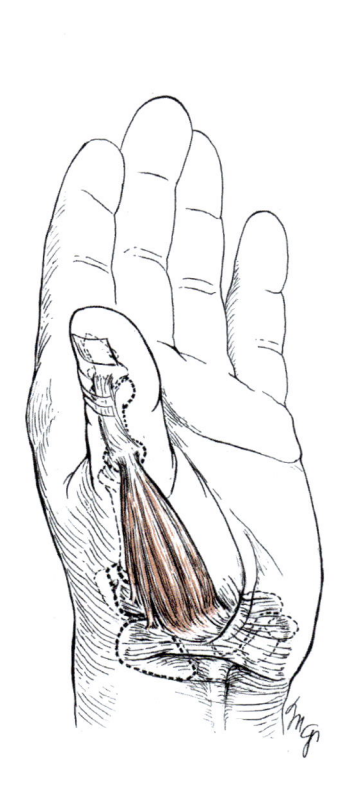

A

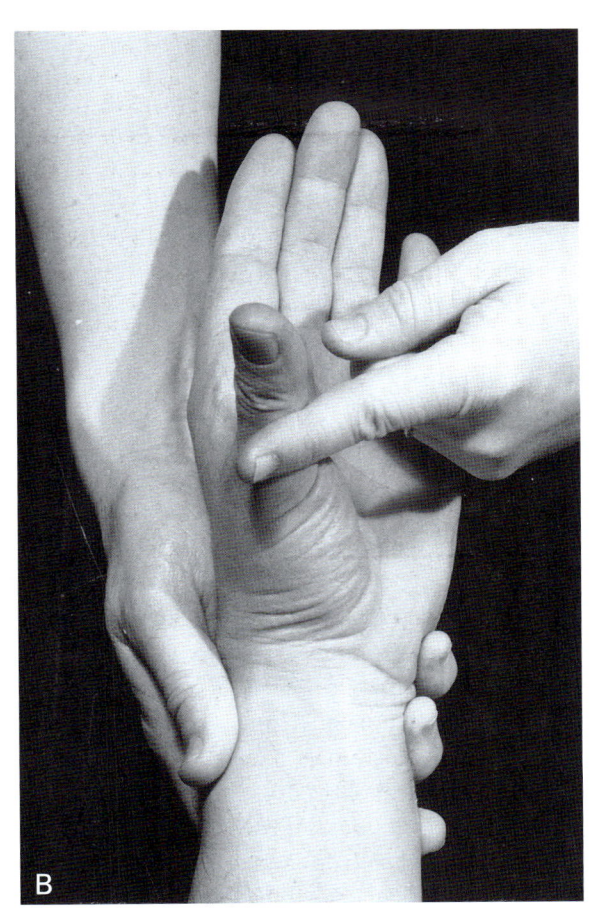

B

FIGURA 6.9 **A**: Músculo abdutor curto do polegar. **B**: Teste de força muscular do abdutor curto do polegar.

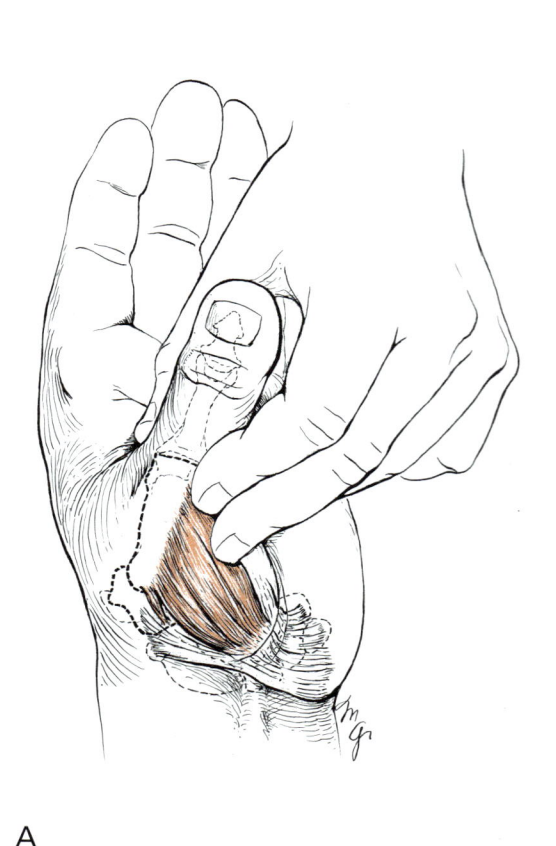

A

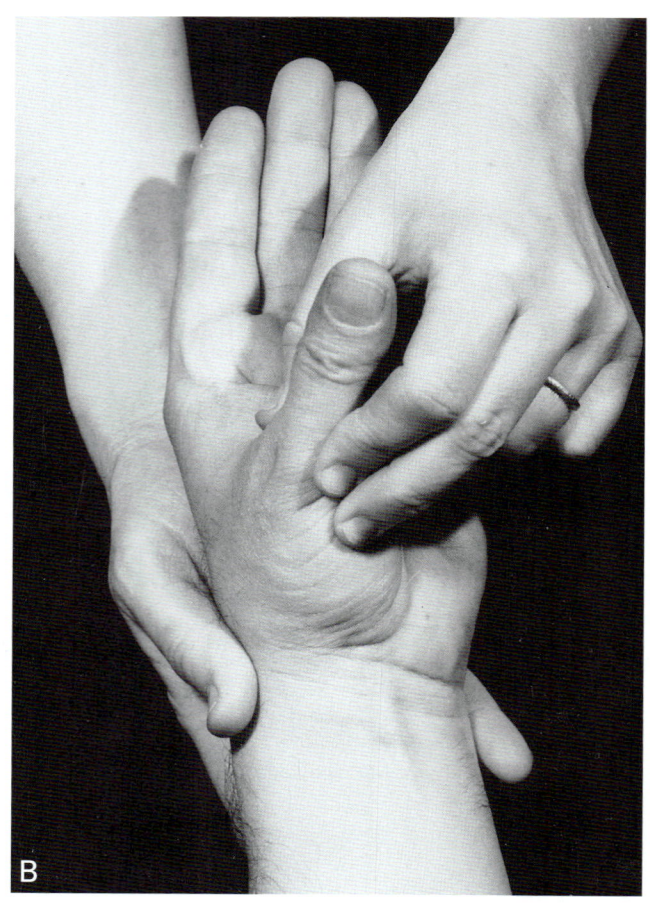

B

FIGURA 6.10 *A*: Músculo oponente do polegar. *B*: Teste de força muscular do oponente do polegar.

Fraqueza: Diminui a capacidade de abdução da articulação carpometacarpal, dificultando a preensão de objetos grandes. Uma deformidade em adução do polegar pode resultar de fraqueza acentuada nesse músculo.

Músculo oponente do polegar

Origem: Retináculo dos músculos flexores e tubérculo do osso trapézio (Fig. 6.10A).

Inserção: Todo o comprimento do osso metacarpal I, aspecto radial.

Ação: Opõe (i.e., flexiona e abduz com leve rotação medial) a articulação carpometacarpal do polegar, colocando o polegar em uma posição tal que, pela flexão da articulação metacarpofalângica, ele possa se opor aos dedos. Para uma oposição verdadeira entre o polegar e o quinto dígito, as pontas desses dígitos entram em contato. A união das pontas desses dedos pode ser feita sem a ação do músculo oponente do polegar pela flexão excessiva das articulações metacarpofalângicas e interfalângicas.

Inervação: Mediano, C6, 7, 8, T1.

Paciente: Sentado ou em decúbito dorsal.

Fixação: O examinador estabiliza a mão.

Teste: Flexão, abdução e leve rotação medial do osso metacarpal de modo que a unha do polegar apareça na vista palmar (Fig. 6.10B).

Pressão: Contra o osso metacarpal, no sentido da extensão e adução com rotação lateral.

Fraqueza: Resulta em achatamento da eminência tenar, extensão e adução do primeiro metacarpal e dificuldade em segurar um lápis para escrever ou segurar objetos firmemente entre o polegar e outros dedos.

> **Observação:** A inserção dos músculos palmar longo e oponente do polegar ao retináculo dos músculos flexores é responsável pela contração do músculo palmar longo durante o teste do músculo oponente.

Músculo flexor longo do polegar

Origem: Superfície anterior do corpo do rádio abaixo da tuberosidade, membrana interóssea, borda medial

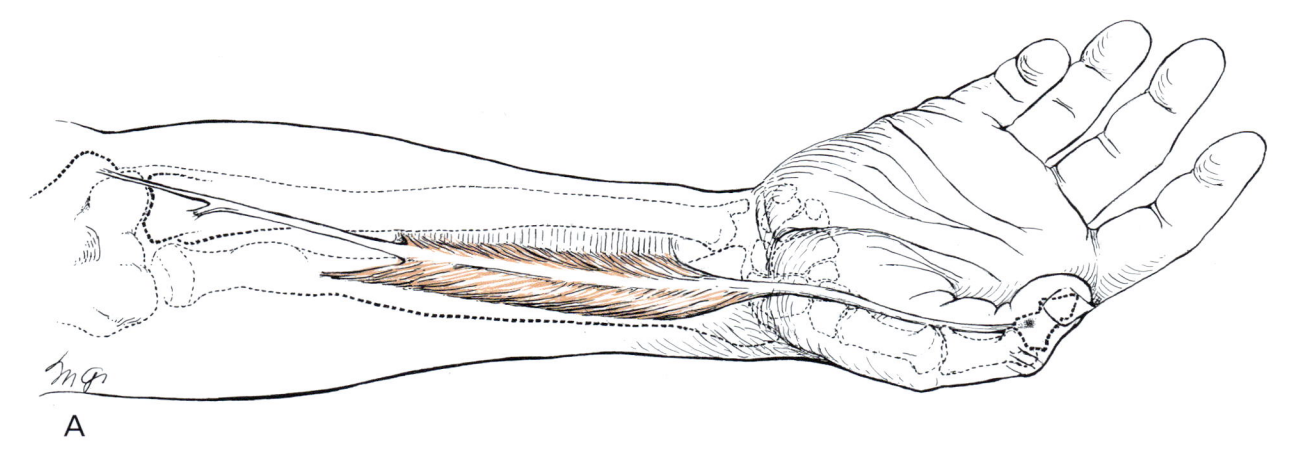

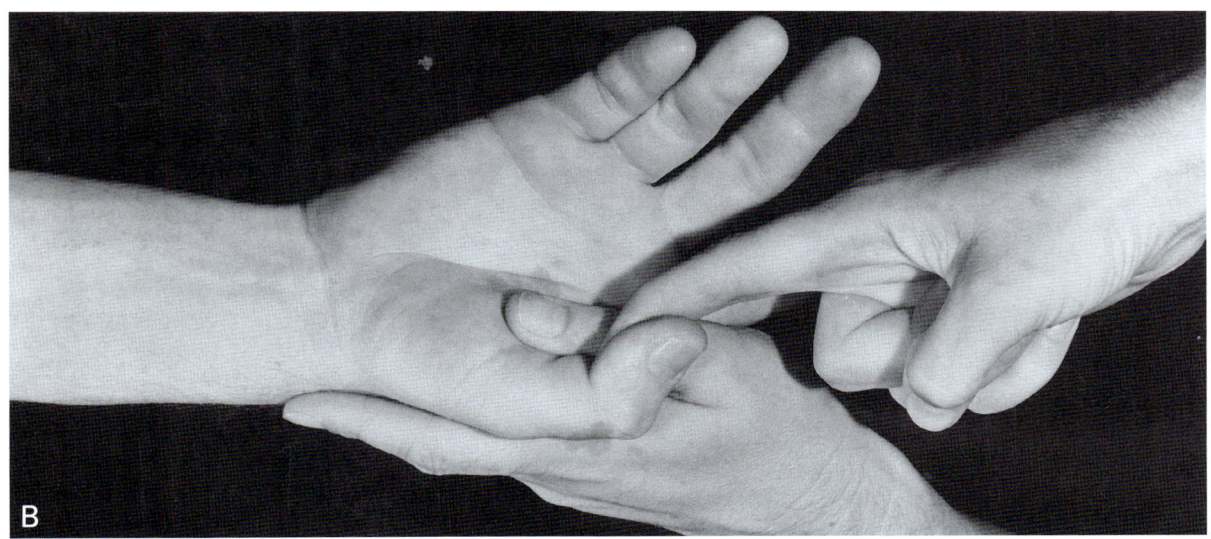

FIGURA 6.11 *A*: Músculo flexor longo do polegar. *B*: Teste de força muscular do flexor longo do polegar.

do processo coronoide da ulna e/ou epicôndilo medial do úmero (Fig. 6.11A).

Inserção: Base da falange distal do polegar, superfície palmar.

Ação: Flexiona a articulação interfalângica do polegar. Auxilia na flexão das articulações metacarpofalângica e carpometacarpal e pode auxiliar na flexão do punho.

Inervação: Mediano, C(6), 7, **8**, **T1**.

Paciente: Sentado ou em decúbito dorsal.

Fixação: A mão pode repousar sobre a maca para apoio (conforme ilustrado), com o examinador estabilizando o osso metacarpal e a falange proximal do polegar em extensão. Alternativamente, a mão pode repousar sobre o aspecto ulnar, com o punho em leve extensão e o examinador estabilizando a falange proximal do polegar em extensão.

Teste: Flexão da articulação interfalângica do polegar (Fig. 6.11B).

Pressão: Contra a superfície palmar da falange distal, no sentido da extensão.

Fraqueza: Diminui a capacidade de flexionar a falange distal, tornando difícil segurar um lápis para escrever ou pegar objetos minúsculos entre o polegar e outros dedos. A fraqueza acentuada pode resultar em deformidade em hiperextensão da articulação interfalângica.

Contratura: Deformidade em flexão da articulação interfalângica.

Músculo flexor curto do polegar

Origem da cabeça superficial: Retináculo dos músculos flexores e osso trapézio (Fig. 6.12A).

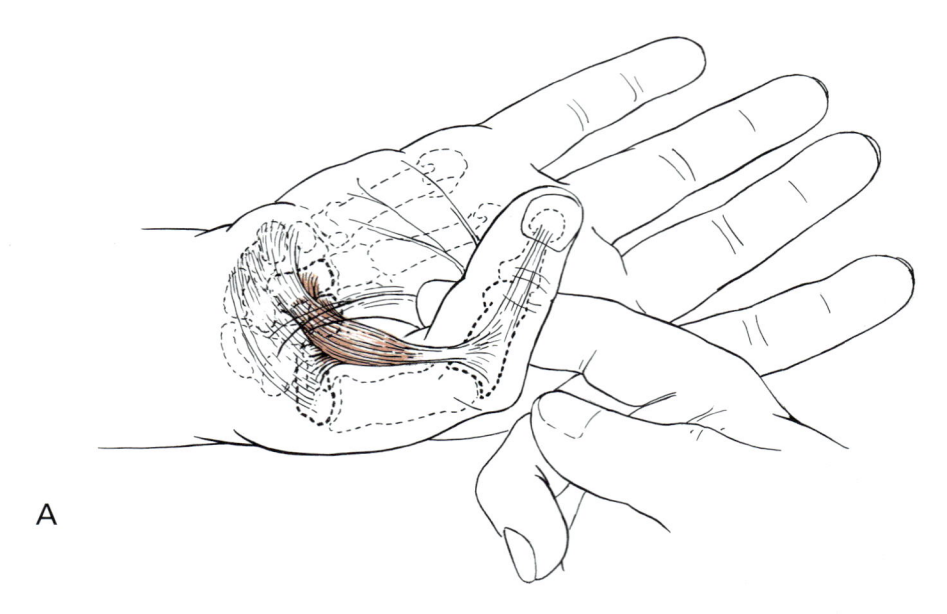

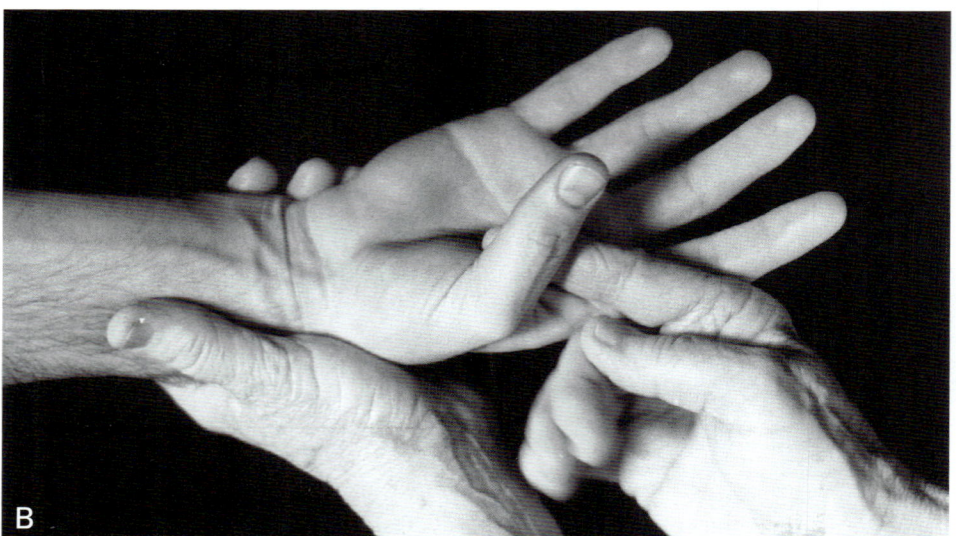

FIGURA 6.12 **A**: Músculo flexor curto do polegar. **B**: Teste de força muscular do flexor curto do polegar.

Origem da cabeça profunda: Ossos trapézio e capitato.

Inserção: Base da falange proximal do polegar, aspecto radial e expansão extensora.

Ação: Flexiona as articulações metacarpofalângica e carpometacarpal do polegar e auxilia na oposição do polegar em direção ao quinto dedo.

Inervação da cabeça superficial: Mediano, C6, 7, 8, T1.

Inervação da cabeça profunda: Ulnar, **C8, T1**.

Paciente: Sentado ou em decúbito dorsal.

Fixação: O examinador estabiliza a mão.

Teste: Flexão da articulação metacarpofalângica do polegar sem flexão da articulação interfalângica (Fig. 6.12B).

Pressão: Contra a superfície palmar da falange proximal, na direção da extensão.

Fraqueza: Diminui a capacidade de flexionar a articulação metacarpofalângica, dificultando a preensão firme de objetos entre o polegar e os outros dedos. A fraqueza acentuada pode resultar em deformidade em hiperextensão da articulação metacarpofalângica.

Contratura: Deformidade em flexão da articulação metacarpofalângica.

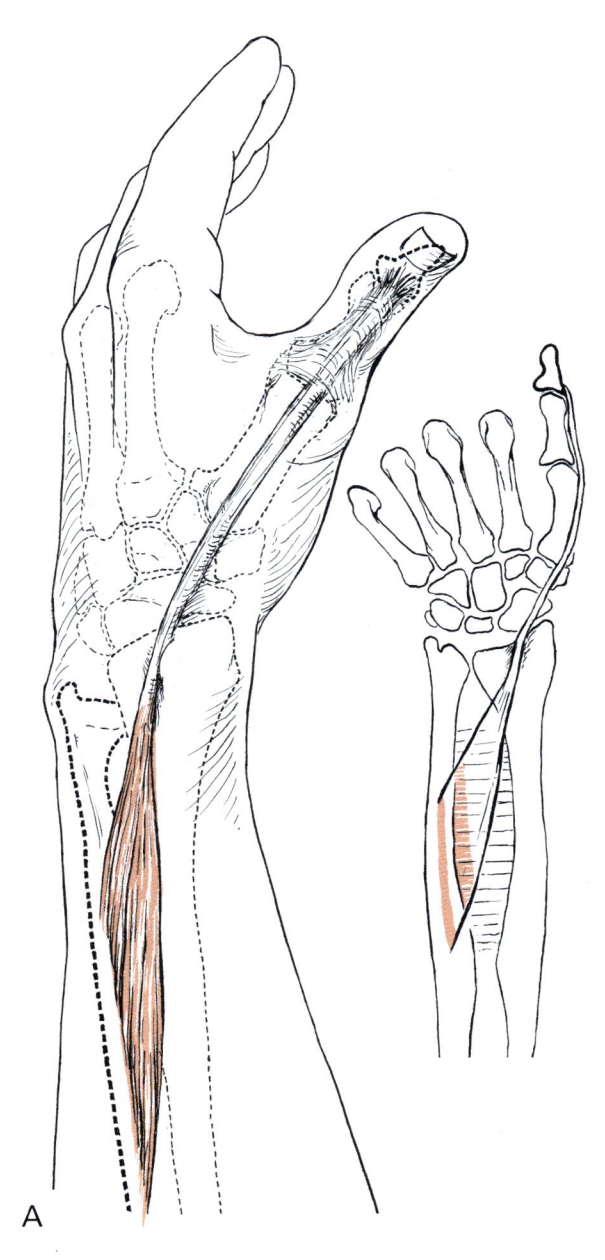

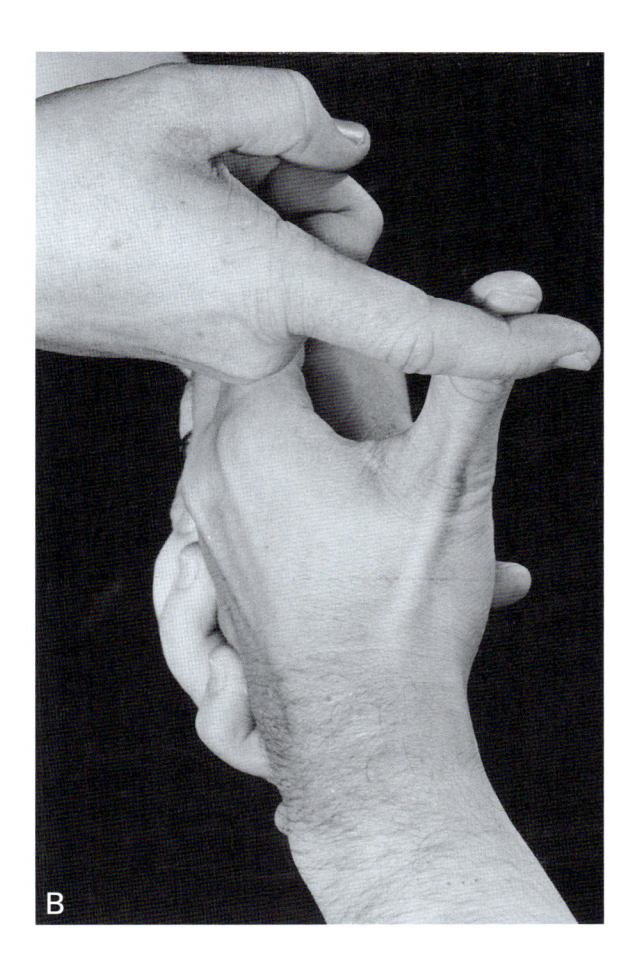

FIGURA 6.13 **A**: Músculo extensor longo do polegar. **B**: Teste de força muscular do extensor longo do polegar.

Músculo extensor longo do polegar

Origem: 1/3 médio da superfície posterior da ulna, distal à origem do músculo abdutor longo do polegar e à membrana interóssea (Fig. 6.13A).

Inserção: Base da falange distal do polegar, superfície dorsal.

Ação: Estende a articulação interfalângica e auxilia na extensão das articulações metacarpofalângica e carpometacarpal do polegar. Auxilia na abdução e extensão do punho.

Inervação: Radial, C6, **7**, **8**.

Paciente: Sentado ou em decúbito dorsal.

Fixação: O examinador estabiliza a mão e aplica contrapressão contra a superfície palmar do primeiro metacarpal e falange proximal.

Teste: Extensão da articulação interfalângica do polegar (Fig. 6.13B).

Pressão: Contra a superfície dorsal da articulação interfalângica do polegar na direção da flexão.

Fraqueza: Diminui a capacidade de estender a articulação interfalângica e pode resultar em uma deformidade em flexão dessa articulação.

Observações: Em uma lesão do nervo radial, a articulação interfalângica do polegar pode ser estendida pela ação dos músculos abdutor curto do polegar, flexor curto do polegar, cabeça oblíqua do adutor do polegar ou primeiro interósseo palmar em virtude de suas inserções na expansão extensora do polegar. A extensão da articulação interfalângica em uma lesão completa do nervo radial não deve ser interpretada como uma regeneração ou envolvimento parcial se apenas essa ação for observada.

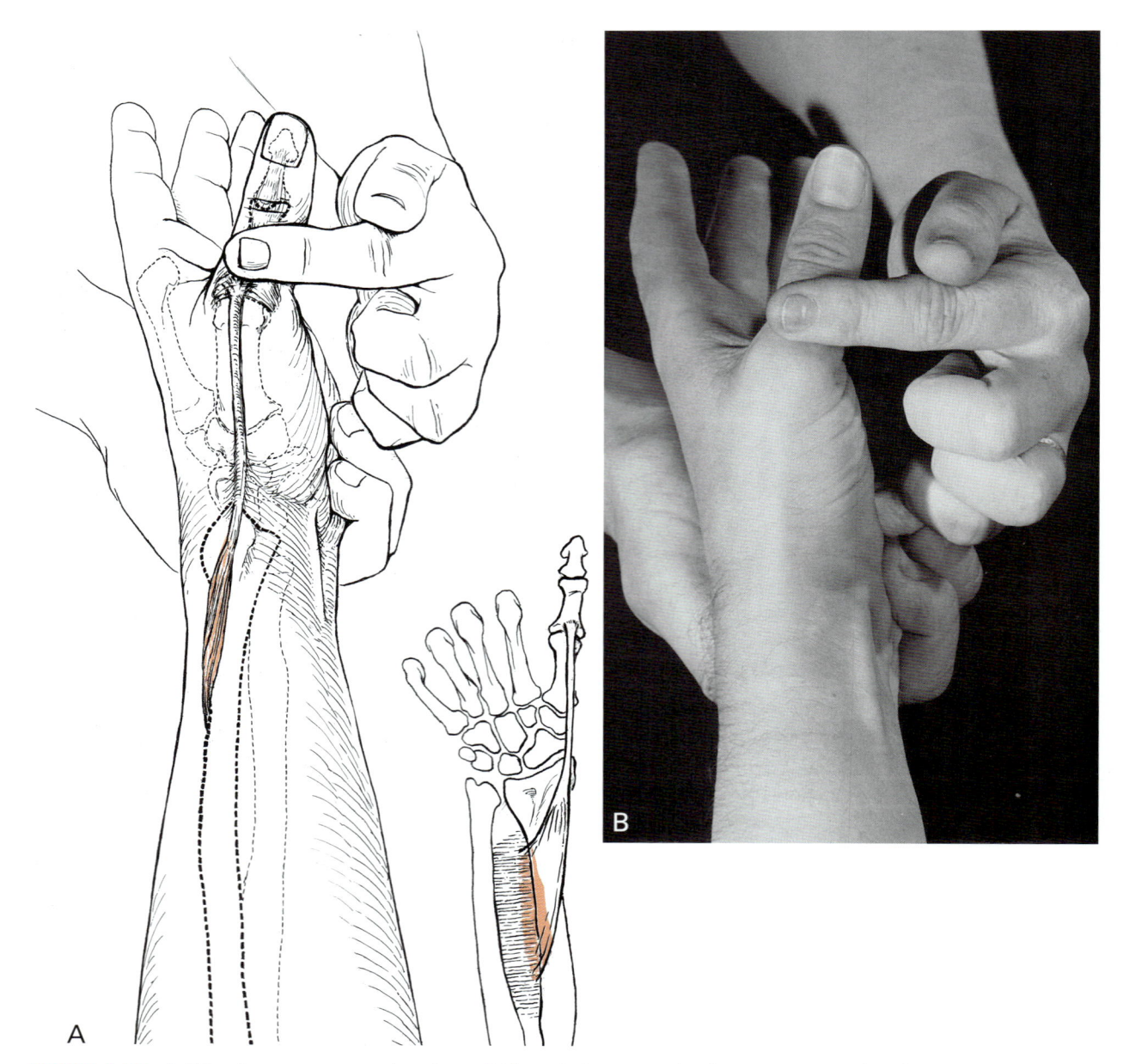

FIGURA 6.14 **A**: Músculo extensor curto do polegar. **B**: Teste de força muscular do extensor curto do polegar.

Músculo extensor curto do polegar

Origem: Superfície posterior do corpo do rádio, distal à origem do músculo abdutor longo do polegar e à membrana interóssea (Fig. 6.14A).

Inserção: Base da falange proximal do polegar, superfície dorsal.

Ação: Estende a articulação metacarpofalângica do polegar e estende e abduz a articulação carpometacarpal. Também auxilia na abdução (desvio radial) do punho.

Inervação: Radial, C6, **7**, **8**.

Paciente: Sentado ou em decúbito dorsal.

Fixação: O examinador estabiliza o punho.

Teste: Extensão da articulação metacarpofalângica do polegar (Fig. 6.14B).

Pressão: Contra a superfície dorsal da falange proximal, na direção da flexão.

Fraqueza: Diminui a capacidade de extensão da articulação metacarpofalângica e pode resultar em uma posição de flexão dessa articulação.

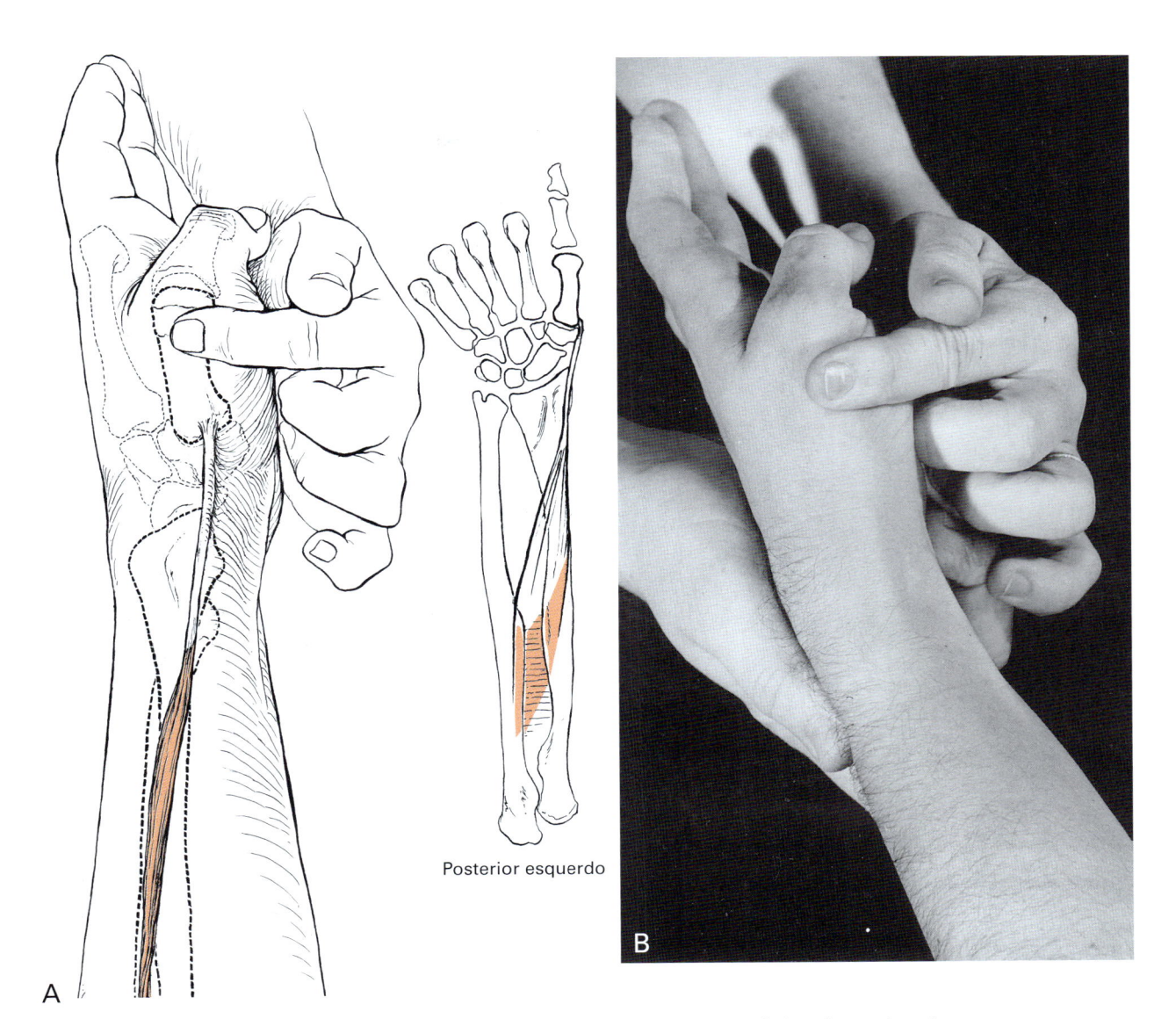

Posterior esquerdo

A

B

FIGURA 6.15   **A**: Músculo abdutor longo do polegar. **B**: Teste de força muscular do abdutor longo do polegar.

Músculo abdutor longo do polegar

Origem: Superfície posterior do corpo da ulna distal à origem do supinador, membrana interóssea e superfície posterior do 1/3 médio do corpo do rádio (Fig. 6.15A).

Inserção: Base do osso metacarpal I, aspecto radial.

Ação: Abduz e estende a articulação carpometacarpal do polegar e abduz (desvio radial) e auxilia na flexão do punho.

Inervação: Radial, C6, **7**, **8**.

Paciente: Sentado ou em decúbito dorsal.

Fixação: O examinador estabiliza o punho.

Teste: Abdução e leve extensão da primeira articulação carpometacarpal (Fig. 6.15B).

Pressão: Contra a superfície lateral da extremidade distal do primeiro metacarpal, no sentido da adução e flexão.

Fraqueza: Diminui a capacidade de abdução do primeiro metacarpal e do punho.

Contratura: Posição do primeiro metacarpal abduzida e ligeiramente estendida, com um leve desvio radial da mão.

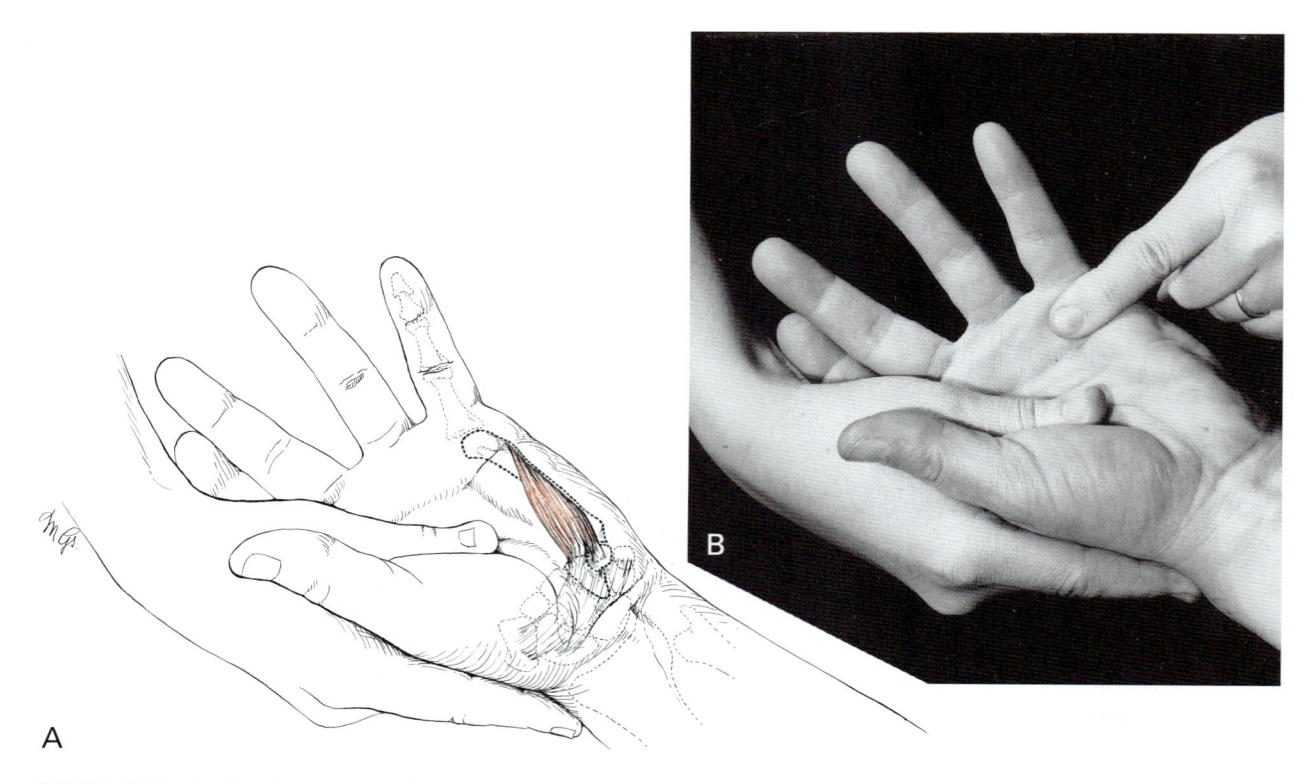

A

FIGURA 6.16 *A*: Músculo oponente do dedo mínimo; *B*: Teste de força muscular do oponente do dedo mínimo.

Músculo oponente do dedo mínimo

Origem: Gancho do osso hamato e retináculo dos músculos flexores (Fig. 6.16A).

Inserção: Todo o comprimento do osso metacarpal V, aspecto ulnar.

Ação: Opõe (i.e., flexiona com leve rotação) a articulação carpometacarpal do quinto dedo, elevando a borda ulnar da mão a uma posição na qual os músculos flexores metacarpofalângicos podem opor o quinto dedo ao polegar. Ajuda a palma da mão a assumir uma forma de copo.

Inervação: Ulnar, C(7), **8, T1**.

Paciente: Sentado ou em decúbito dorsal.

Fixação: A mão pode ser estabilizada pelo examinador ou deixada sobre a maca para apoio. O primeiro metacarpal é segurado firmemente pelo examinador.

Teste: Oposição do metacarpal V em direção ao metacarpal I (Fig. 6.16B).

Pressão: Contra a superfície palmar, ao longo do metacarpal V, no sentido de retificar a palma da mão. Na ilustração, foi utilizada pressão de um dígito para evitar ocultar o ventre do músculo; normalmente se usa o polegar para aplicar pressão ao longo do metacarpal V.

Fraqueza: Resulta em retificação da palma da mão e torna difícil, se não impossível, opor o quinto dedo ao polegar.

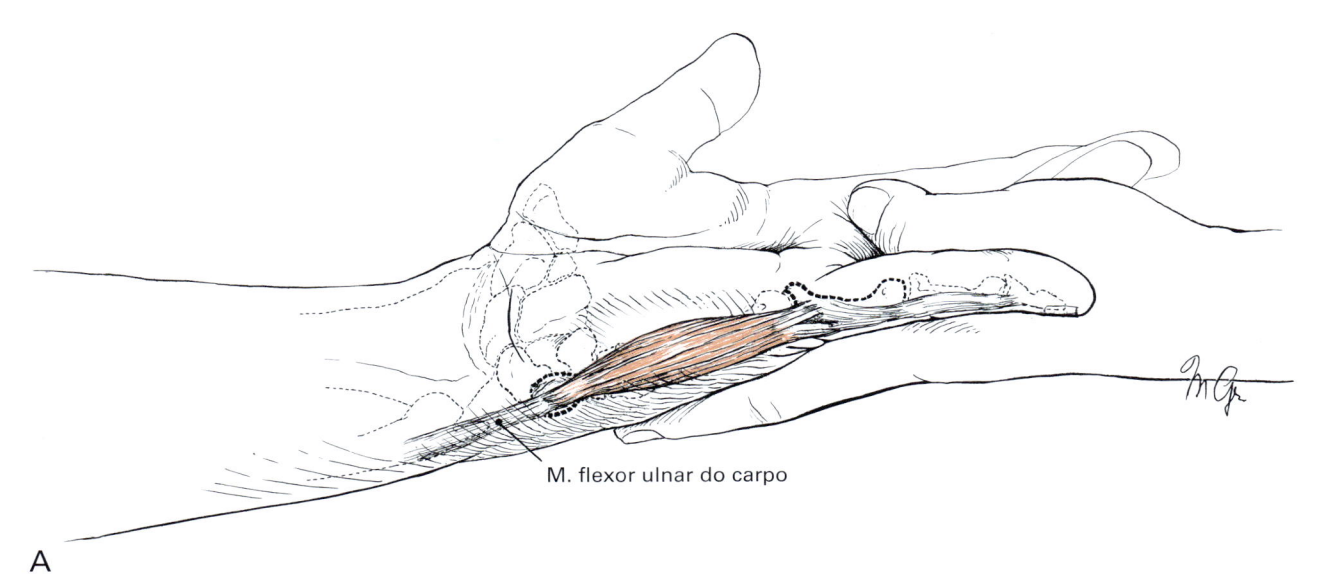

M. flexor ulnar do carpo

A

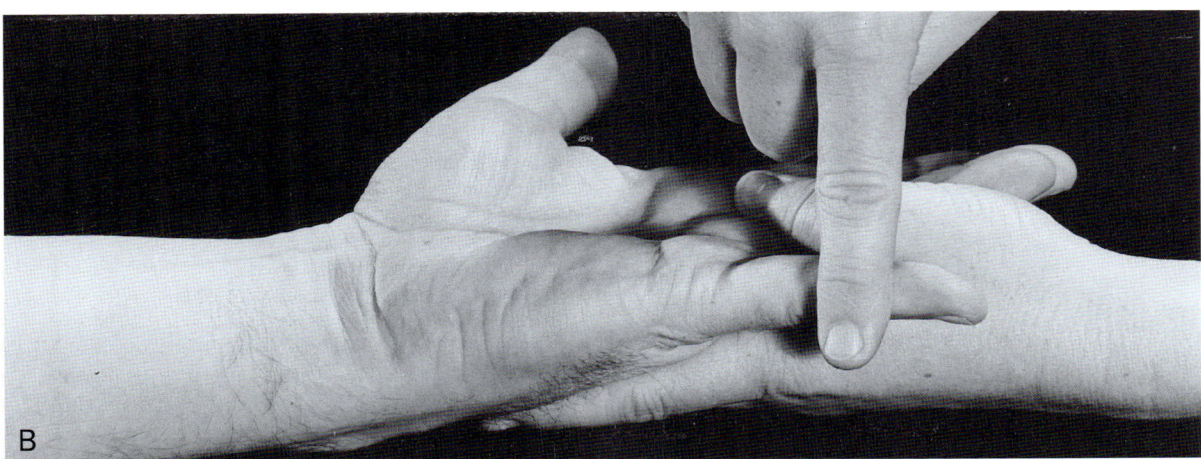

B

FIGURA 6.17 *A*: Músculo abdutor do dedo mínimo. *B*: Teste de força muscular do abdutor do dedo mínimo.

Músculo abdutor do dedo mínimo

Origem: Tendão do flexor ulnar do carpo e osso pisiforme (Fig. 6.17A).

Inserção: Por dois feixes: um na base da falange proximal do quinto dedo, aspecto ulnar, e outro na borda ulnar da expansão extensora.

Ação: Abduz, auxilia na oposição e pode auxiliar na flexão da articulação metacarpofalângica do quinto dedo. Em virtude de sua inserção na expansão extensora, pode auxiliar na extensão das articulações interfalângicas.

Inervação: Ulnar, C(7), **8**, **T1**.

Paciente: Sentado ou em decúbito dorsal.

Fixação: A mão pode ser estabilizada pelo examinador ou deixada sobre a maca para apoio.

Teste: Abdução do quinto dígito (Fig. 6.17B).

Pressão: Contra o aspecto ulnar do quinto dígito, no sentido da adução em direção à linha média da mão.

Fraqueza: Diminui a capacidade de abduzir o quinto dígito e resulta em adução desse dedo.

> **Observações:** Deve-se ser consistente quanto à aplicação de pressão durante todos os testes de abdução e adução dos dedos. A pressão contra as laterais das falanges médias parece ser o mais apropriado em todos estes testes.

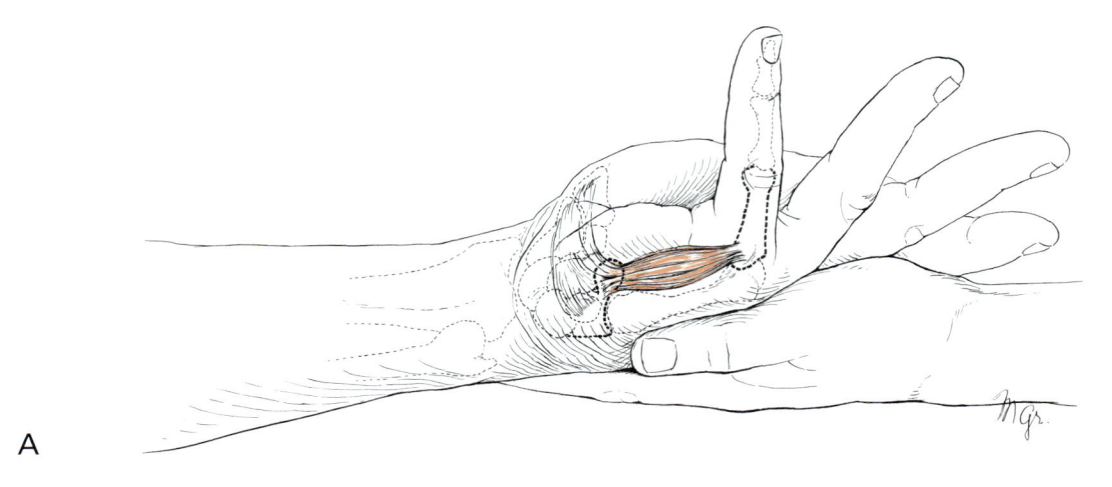

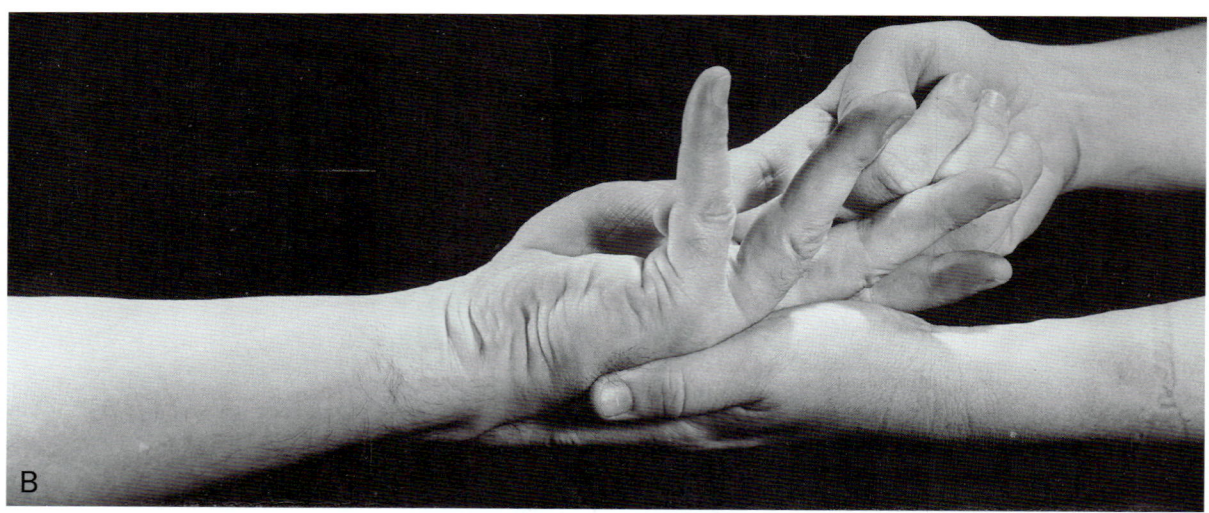

FIGURA 6.18 **A**: Músculo flexor do dedo mínimo. **B**: Teste de força muscular do flexor do dedo mínimo.

Músculo flexor do dedo mínimo

Origem: Gancho do osso hamato e retináculo dos músculos flexores (Fig. 6.18A).

Inserção: Base da falange proximal do quinto dígito, aspecto ulnar.

Ação: Flexiona a articulação metacarpofalângica do quinto dígito e auxilia na oposição do quinto dedo em direção ao polegar.

Inervação: Ulnar, C(7), **8**, **T1**.

Paciente: Sentado ou em decúbito dorsal.

Fixação: A mão pode repousar sobre a maca para apoio ou ser estabilizada pelo examinador.

Teste: Flexão da articulação metacarpofalângica, com as articulações interfalângicas estendidas (Fig. 6.18B).

Pressão: Contra a superfície palmar da falange proximal, no sentido da extensão.

Fraqueza: Diminui a capacidade de flexionar o quinto dígito e opô-lo em direção ao polegar.

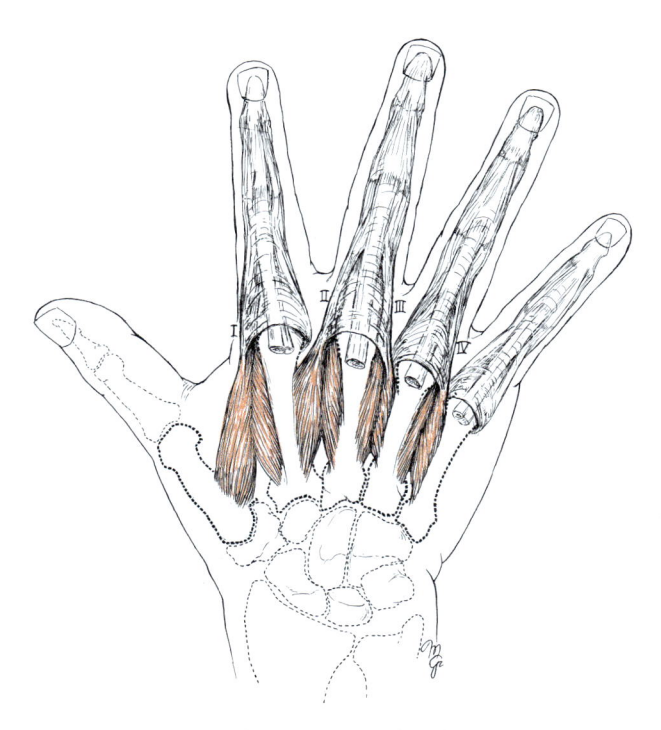

FIGURA 6.19 Músculos interósseos dorsais.

Músculos interósseos dorsais

Origens:

Primeiro, cabeça lateral: 1/2 proximal da borda ulnar do osso metacarpal I.

Primeiro, cabeça medial: Borda radial do osso metacarpal II.

Segundo, terceiro e quarto: Lados adjacentes dos ossos metacarpais em cada interespaço.

Inserções: Na expansão extensora e na base da falange proximal da seguinte maneira:

Primeiro: Aspecto radial do segundo dígito, principalmente à base da falange proximal.

Segundo: Aspecto radial do terceiro dígito.

Terceiro: Aspecto ulnar do terceiro dígito, principalmente na expansão extensora.

Quarto: Aspecto ulnar do quarto dígito.

Ação: Abdução metacarpofalângica do segundo, terceiro e quarto dígitos, da linha média até o terceiro dígito. Auxilia na flexão das articulações metacarpofalângicas e na extensão das articulações interfalângicas dos mesmos dedos. O primeiro auxilia na adução do polegar (Fig. 6.19).

Inervação: Ulnar, **C8, T1.**

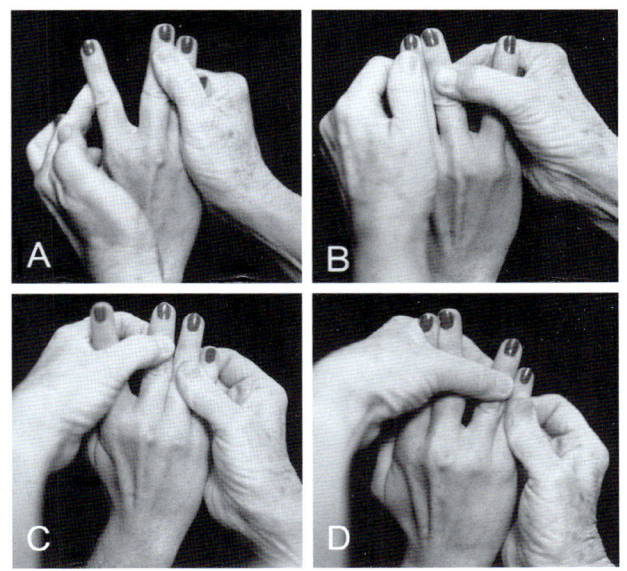

FIGURA 6.20 *A-D*: Teste de força muscular dos interósseos dorsais.

Paciente: Sentado ou em decúbito dorsal.

Fixação: Em geral, estabilização dos dígitos adjacentes para dar fixação ao dedo em direção ao qual o dígito que está sendo testado é movido e para evitar a assistência do dígito do outro lado.

Teste e pressão ou tração: Contra a falange média (Fig. 6.20):

Primeiro: (Parte A) Abdução do segundo dígito em direção ao polegar. Aplique pressão contra o aspecto radial do segundo dígito na direção do terceiro dígito.

Segundo: (Parte B) Abdução do terceiro dígito em direção ao segundo dígito. Segure o terceiro dígito e puxe na direção do quarto dígito.

Terceiro: (Parte C) Abdução do terceiro dígito em direção ao quarto dígito. Segure o terceiro dígito e puxe na direção do segundo dígito.

Quarto: (Parte D) Abdução do quarto dígito em direção ao quinto dígito. Segure o quarto dígito e puxe na direção do terceiro dígito.

Fraqueza: Diminui a capacidade de abduzir o segundo, terceiro e quarto dígitos. Diminui a força de extensão das articulações interfalângicas e de flexão das articulações metacarpofalângicas do segundo, terceiro e quarto dígitos.

Encurtamento: Segundo e quarto dígitos abduzidos. Adução limitada do terceiro dígito no sentido ulnar ou radial.

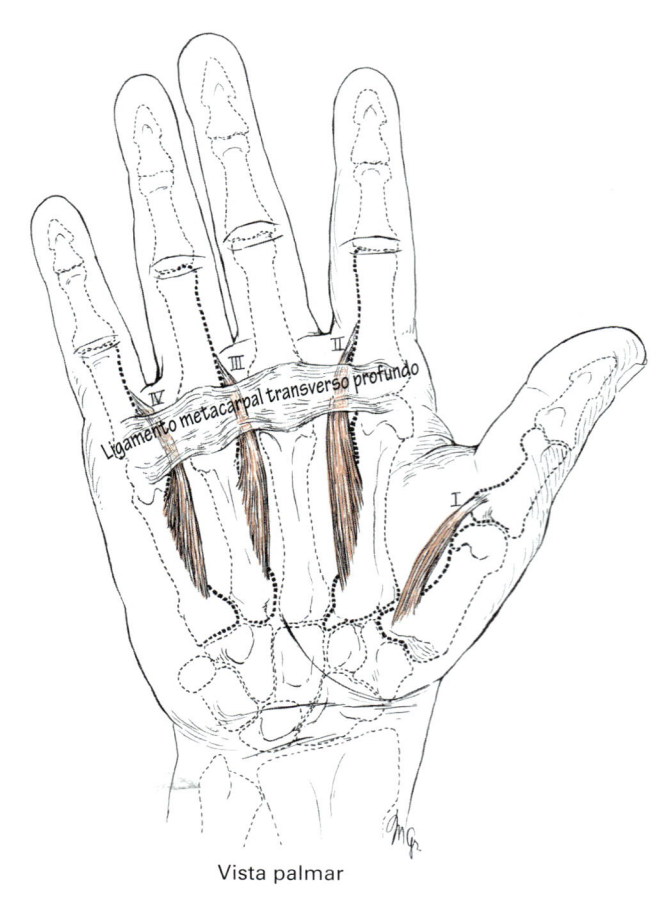

Vista palmar

FIGURA 6.21   Músculos interósseos palmares.

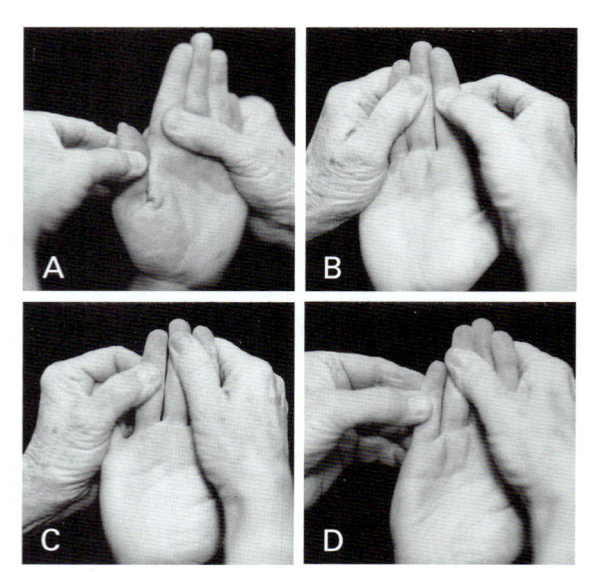

FIGURA 6.22   *A-D*: Teste de força muscular dos interósseos palmares.

Músculos interósseos palmares

Origens:
Primeiro: Base do osso metacarpal I, aspecto ulnar.
Segundo: Comprimento do osso metacarpal II, aspecto ulnar.
Terceiro: Comprimento do osso metacarpal IV, aspecto radial.
Quarto: Comprimento do osso metacarpal V, aspecto radial.

Inserções: Principalmente na expansão extensora do respectivo dedo, com possível inserção à base da falange proximal da seguinte maneira:
Primeiro: Aspecto ulnar do polegar.
Segundo: Aspecto ulnar do segundo dígito.
Terceiro: Aspecto radial do quarto dígito.
Quarto: Aspecto radial do quinto dígito.

Ação: Adução metacarpofalângica do primeiro, segundo, terceiro e quarto dígitos em direção à linha média que passa através do terceiro dígito. Auxilia na flexão das articulações metacarpofalângicas e na extensão das articulações interfalângicas dos três dígitos (Fig. 6.21).

Inervação: Ulnar, **C8**, **T1**.

Paciente: Sentado ou em decúbito dorsal.

Fixação: Em geral, estabilização dos dígitos adjacentes para dar fixação ao dedo em direção ao qual o dígito que está sendo testado é movido e para evitar a assistência do dígito do outro lado.

Teste e tração: Contra a falange média (Fig. 6.22):
Primeiro: (A) Adução do polegar em direção ao segundo dígito (atuando com o músculo adutor do polegar e primeiro interósseo dorsal). Segure o polegar e puxe na direção radial.
Segundo: (B) Adução do segundo dígito em direção ao terceiro dígito. Segure o segundo dígito e puxe na direção do polegar.
Terceiro: (C) Adução do quarto dígito em direção ao terceiro dígito. Segure o quarto dígito e puxe na direção do quinto dígito.
Quarto: (D) Adução do quinto dígito em direção ao quarto dígito. Segure o quinto dígito e puxe em direção ulnar.

Fraqueza: Diminui a capacidade de adução do polegar e do segundo, terceiro e quarto dígitos. Diminui a força em flexão das articulações metacarpofalângicas e em extensão das articulações interfalângicas do segundo, quarto e quinto dígitos.

Encurtamento: Dígitos mantidos em adução. Pode resultar de imobilização prolongada com os dedos em adução.

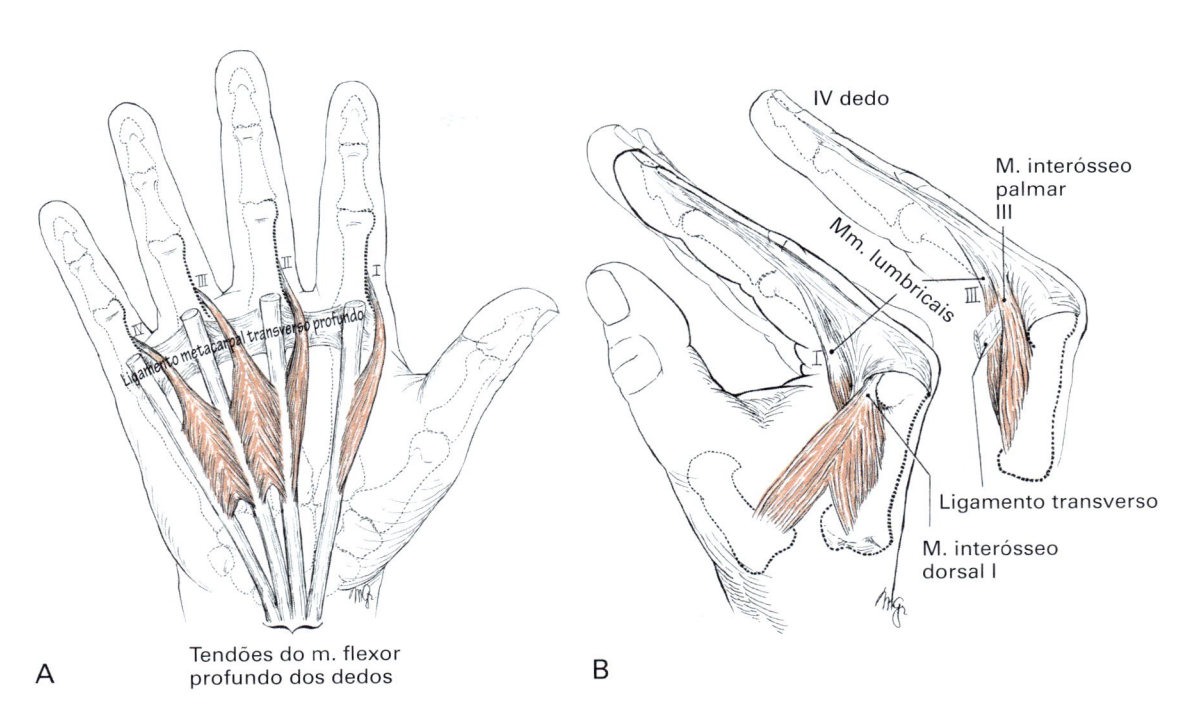

FIGURA 6.23 *A* e *B*: Músculos lumbricais.

Músculos lumbricais

Origens:
Primeiro e segundo: Superfície radial dos tendões do flexor profundo do segundo e terceiro dígitos, respectivamente.

Terceiro: Lados adjacentes dos tendões do flexor profundo do terceiro e quarto dígitos.

Quarto: Lados adjacentes dos tendões do flexor profundo do quarto e quinto dígitos.

Inserção: Na borda radial da expansão extensora no dorso dos respectivos dedos.

Ação: Estende as articulações interfalângicas e simultaneamente flexiona as articulações metacarpofalângicas do segundo ao quinto dígitos. Os músculos lumbricais também estendem as articulações interfalângicas quando as articulações metacarpofalângicas estão estendidas. Conforme os dedos são estendidos em todas as articulações, os tendões do flexor profundo dos dedos oferecem uma forma de resistência passiva a esse movimento. Como os músculos lumbricais estão inseridos nos tendões do flexor profundo dos dedos, eles podem diminuir essa tensão resistiva contraindo e puxando esses tendões distalmente, e essa liberação de tensão diminui a força contrátil necessária aos músculos que estendem as articulações dos dedos (Fig. 6.23).

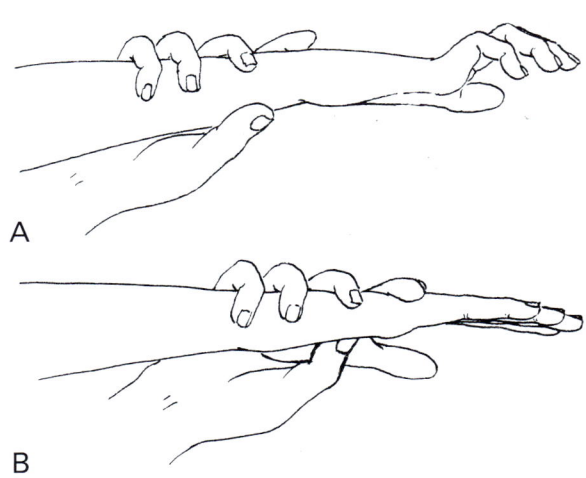

FIGURA 6.24 *A* e *B*: Teste de força muscular dos lumbricais.

Inervação:
Primeiro e segundo: Mediano (ramo interósseo anterior), C(6), 7, **8**, **T1**.

Terceiro e quarto: Ulnar, C(7), **8**, **T1**.

A hiperextensão das articulações metacarpofalângicas, resultante da fraqueza dos músculos lumbricais e interósseos, impede a função normal do músculo extensor dos dedos na extensão das articulações interfalângicas (Fig. 6.24A).

Quando o examinador oferece a fixação que normalmente é proporcionada pelos músculos lumbricais e interósseos, um músculo extensor dos dedos forte estenderá os dígitos (Fig. 6.24B).

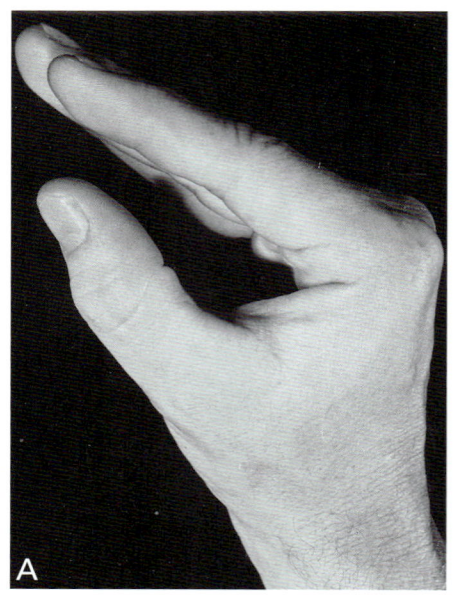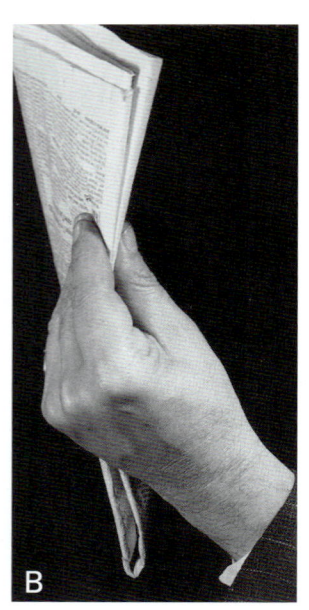

FIGURA 6.25   *A* e *B*: Músculos lumbricais e interósseos.

Músculos lumbricais e interósseos

Paciente: Sentado ou em decúbito dorsal.

Fixação: O examinador estabiliza o punho em leve extensão se houver alguma fraqueza dos músculos do punho.

Teste: Extensão das articulações interfalângicas, com flexão simultânea das articulações metacarpofalângicas.

Pressão: Primeiro, contra a superfície dorsal das falanges média e distal, no sentido da flexão, e segundo, contra a superfície palmar das falanges proximais, no sentido da extensão. A pressão não está ilustrada na fotografia, porque é *aplicada em duas etapas*, não simultaneamente.

Fraqueza: Resulta em deformidade de mão em garra.

Encurtamento: Flexão da articulação metacarpofalângica com extensão da articulação interfalângica.

> **Observações:** Uma importante função dos músculos lumbricais e interósseos é ilustrada na Figura 6.25. No caso de fraqueza acentuada ou paralisia desses músculos, o indivíduo não é capaz de segurar um jornal ou um livro na posição vertical com uma das mãos. A queixa do paciente de que não era possível segurar o jornal com uma das mãos foi uma pista para esse tipo de fraqueza.

Músculo palmar longo

Origem: Tendão flexor comum no epicôndilo medial do úmero e fáscia do antebraço (Fig. 6.26A).

Inserção: Retináculo dos músculos flexores e aponeurose palmar.

Ação: Tensiona a fáscia palmar, flexiona o punho e pode auxiliar na flexão do cotovelo.

Inervação: Mediano, C(6), **7**, **8**, T1.

Paciente: Sentado ou em decúbito dorsal.

Fixação: O antebraço repousa sobre a maca para apoio, em posição de supinação.

Teste: Tensão da fáscia palmar formando vigorosamente um copo com a palma da mão, e flexão do punho (Fig. 6.26B).

Pressão: Contra as eminências tenar e hipotenar no sentido de retificação da palma da mão e contra a mão no sentido da extensão do punho.

Fraqueza: Diminui a capacidade de formar um copo com a palma da mão. A força de flexão do punho também está diminuída.

Músculo palmar curto

Origem: Borda ulnar da aponeurose palmar e superfície palmar do retináculo dos músculos flexores.

Inserção: Pele da borda ulnar da mão.

Ação: Ondula a pele do aspecto ulnar da mão.

Inervação: Ulnar, C(7), **8**, **T1**.

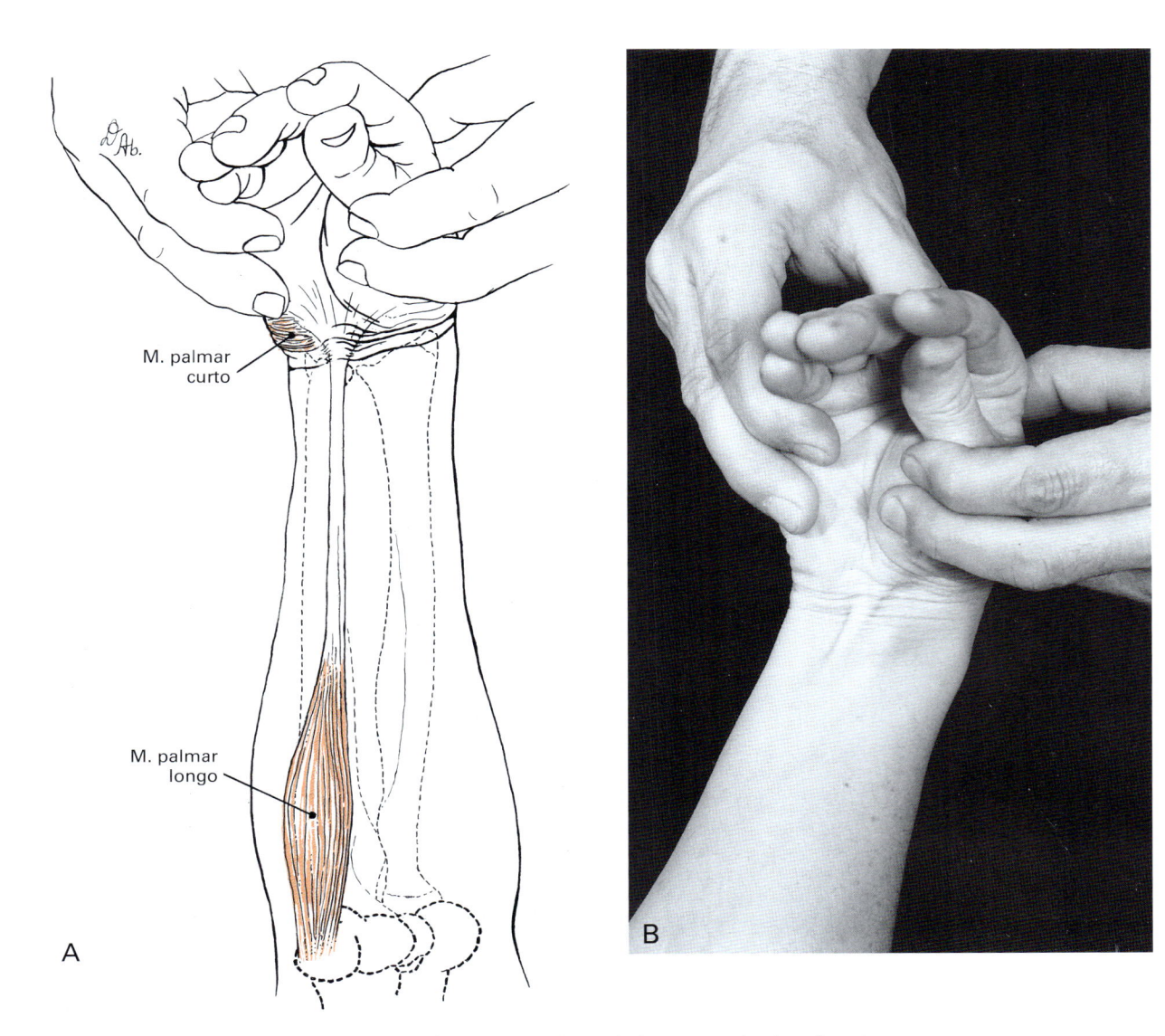

M. palmar
curto

M. palmar
longo

A

B

FIGURA 6.26 **A**: Músculos palmar longo e palmar curto. **B**: Teste de força muscular do palmar longo.

MÚSCULOS EXTENSOR DO INDICADOR E EXTENSOR DO DEDO MÍNIMO

Músculo extensor do indicador

Origem: Superfície posterior do corpo da ulna distal à origem do músculo extensor longo do polegar, e membrana interóssea (Fig. 6.27).

Inserção: Na expansão extensora do segundo dedo, juntamente com o tendão do extensor longo dos dedos.

Ação: Estende a articulação metacarpofalângica e, em conjunto com os músculos lumbricais e interósseos, estende as articulações interfalângicas do segundo dígito. Pode auxiliar na adução do segundo dígito.

Inervação: Radial, C6, **7**, **8**.

Músculo extensor do dedo mínimo

Origem: Tendão extensor comum do epicôndilo lateral do úmero e fáscia do antebraço.

Inserção: Na expansão extensora do quinto dedo, juntamente com o tendão do extensor dos dedos.

Ação: Estende a articulação metacarpofalângica e, em conjunto com os músculos lumbricais e interósseos, estende as articulações interfalângicas do quinto dedo. Auxilia na abdução do quinto dígito.

Inervação: Radial, C6, **7**, **8**.

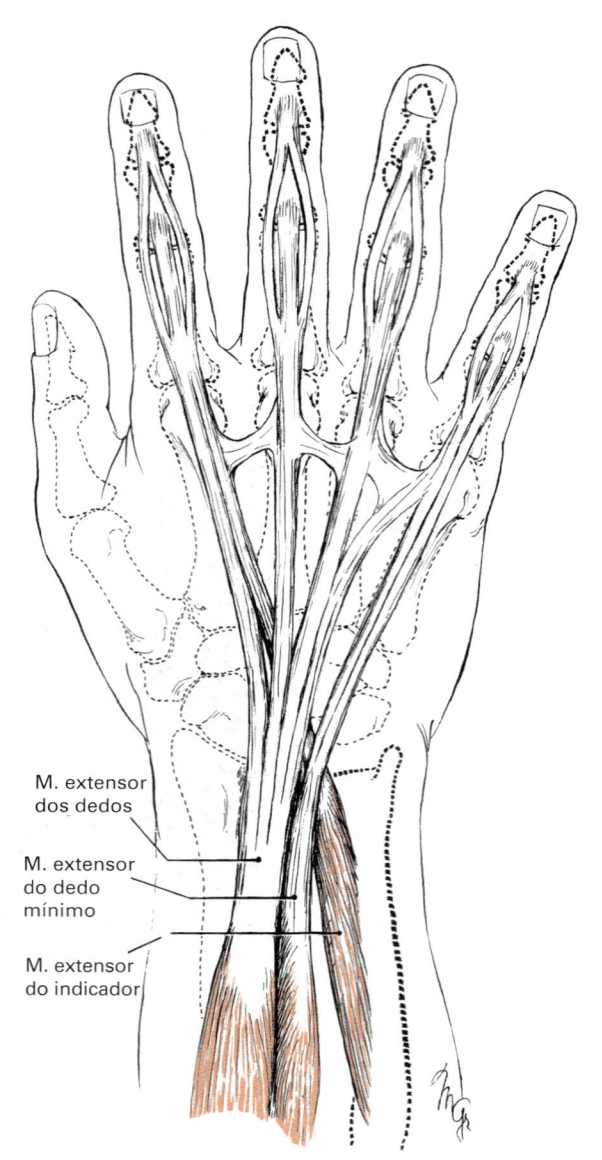

FIGURA 6.27   Músculos extensor do indicador e extensor do dedo mínimo.

Músculo extensor dos dedos

Origem: Tendão extensor comum do epicôndilo lateral do úmero e fáscia do antebraço (Fig. 6.28A).

Inserção: Por quatro tendões, cada um penetrando uma expansão membranosa no dorso do segundo ao quinto dígitos e dividindo-se sobre a falange proximal em uma faixa medial e duas laterais. A faixa medial insere-se na base da falange média; as faixas laterais se reúnem sobre a falange média e se inserem na base da falange distal.

Ação: Estende as articulações metacarpofalângicas e, em conjunto com os músculos lumbricais e interósseos, estende as articulações interfalângicas do segundo ao quinto dígitos. Auxilia na abdução do segundo, quarto e quinto dígitos e na extensão e abdução do punho.

Inervação: Radial, **C6**, **7**, **8**.

Paciente: Sentado ou em decúbito dorsal.

Fixação: O examinador estabiliza o punho, evitando a extensão total.

Teste: Extensão das articulações metacarpofalângicas do segundo ao quinto dígitos com as articulações interfalângicas relaxadas (Fig. 6.28B).

Pressão: Contra as superfícies dorsais das falanges proximais, na direção da flexão.

Fraqueza: Diminui a capacidade de estender as articulações metacarpofalângicas do segundo ao quinto dígitos e pode resultar em uma posição de flexão dessas

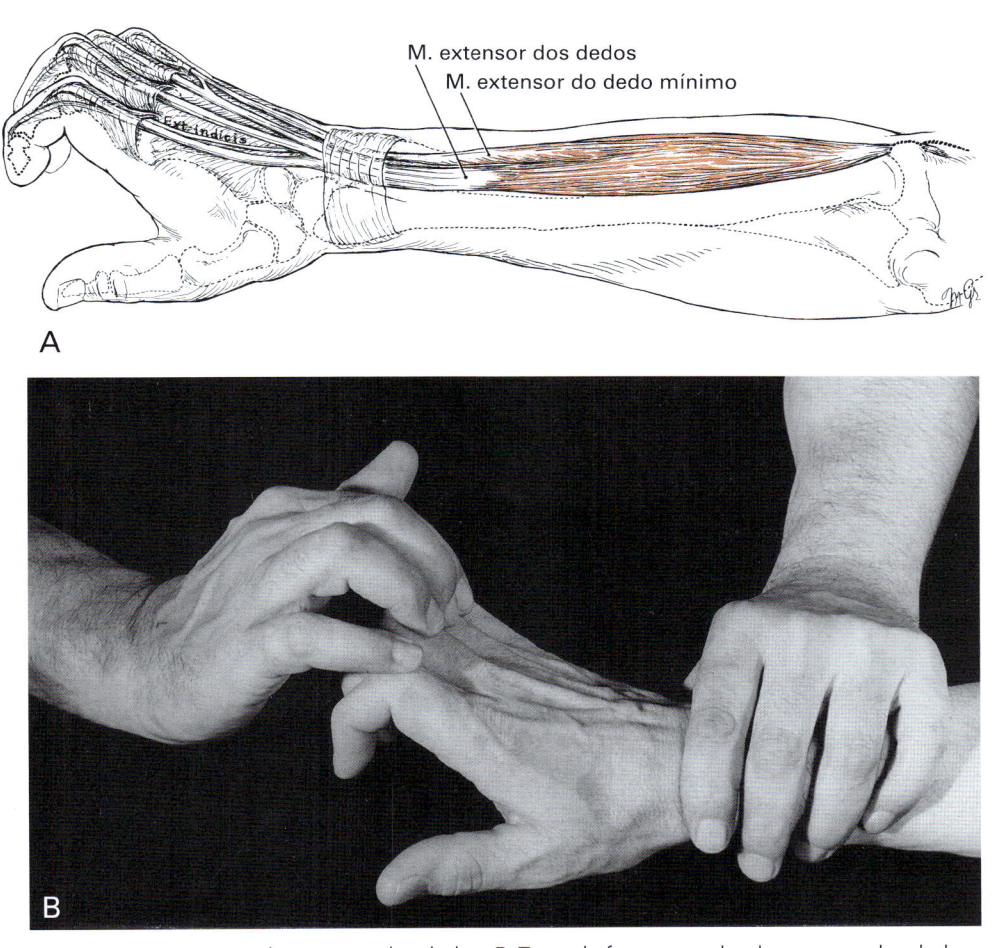

M. extensor dos dedos
M. extensor do dedo mínimo

Ext. indicis

A

B

FIGURA 6.28 *A*: Músculo extensor dos dedos. *B*: Teste de força muscular do extensor dos dedos.

articulações. A força de extensão do punho também diminui.

Contratura: Deformidade em hiperextensão das articulações metacarpofalângicas e limitações na flexão do punho.

Encurtamento: Hiperextensão das articulações metacarpofalângicas se o punho estiver flexionado, ou extensão do punho se as articulações metacarpofalângicas estiverem flexionadas.

Músculo flexor superficial dos dedos

Origem da cabeça umeral: Tendão flexor comum no epicôndilo medial do úmero, ligamento colateral ulnar da articulação do cotovelo e fáscia do antebraço.

Origem da cabeça ulnar: Aspecto medial do processo coronoide.

Origem da cabeça radial: Linha oblíqua do rádio.

Inserção: Por quatro tendões nas laterais das falanges médias do segundo ao quinto dígitos.

Ação: Flexiona as articulações interfalângicas proximais do segundo ao quinto dígitos e auxilia na flexão das articulações metacarpofalângicas e na flexão do punho (Fig. 6.29A).

Inervação: Medial, **C7, 8, T1**.

Paciente: Sentado ou em decúbito dorsal.

Fixação: O examinador estabiliza a articulação metacarpofalângica, com o punho em posição neutra ou em leve extensão.

Teste: Flexão da articulação interfalângica proximal, com a articulação interfalângica distal estendida, do segundo, terceiro, quarto e quinto dígitos. (Ver *Observação.*) Cada dígito é testado conforme ilustrado para o segundo dígito (Fig. 6.29B).

Pressão: Contra a superfície palmar da falange média, no sentido da extensão.

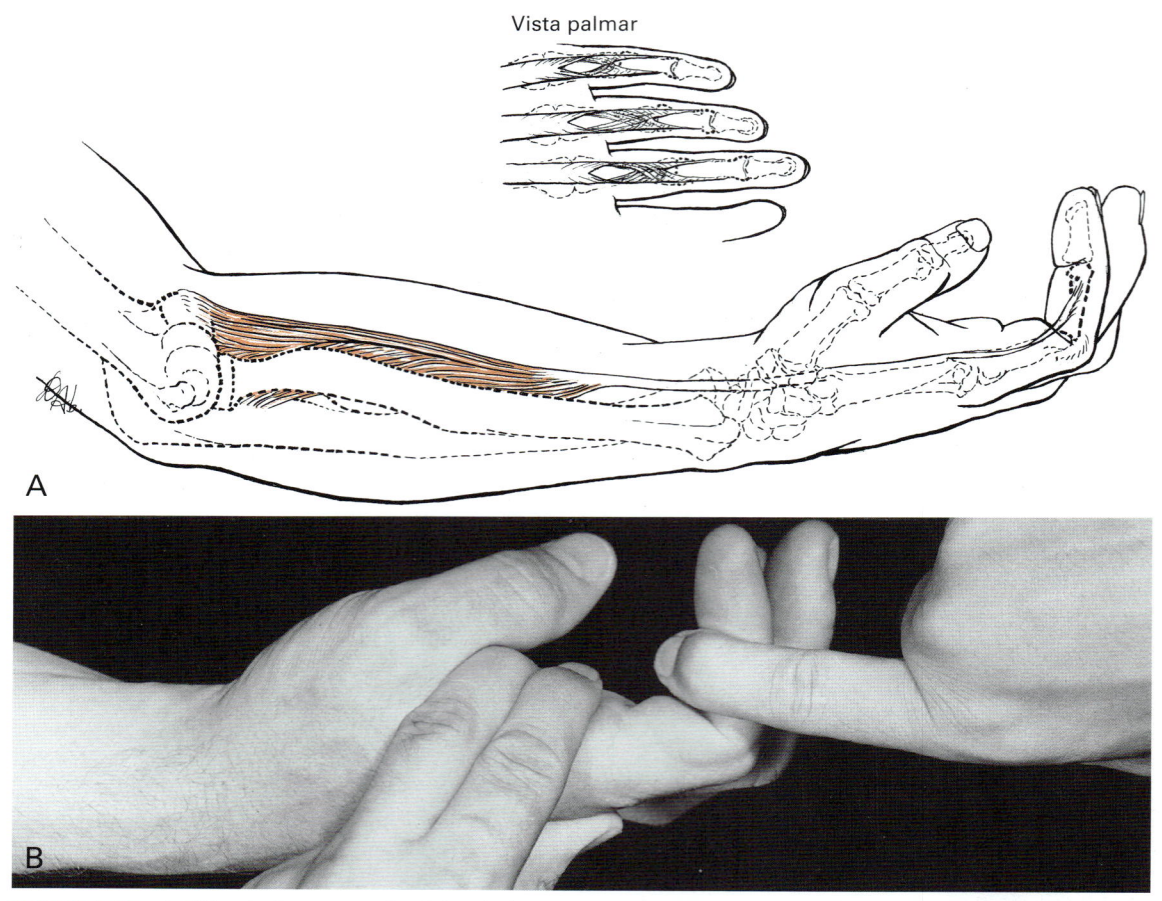

Vista palmar

FIGURA 6.29 **A**: Músculo flexor superficial dos dedos. **B**: Teste de força muscular do flexor superficial dos dedos.

Fraqueza: Diminui a força de preensão e flexão do punho. Interfere na função dos dedos em atividades nas quais a articulação interfalângica proximal é flexionada, enquanto a articulação distal é estendida, como ao digitar, tocar piano e tocar alguns instrumentos de cordas. A fraqueza causa perda da estabilidade articular nas articulações interfalângicas proximais dos dedos, de modo que, durante a extensão dos dedos, essas articulações se hiperestendem.

Contratura: Deformidade em flexão da articulação interfalângica proximal do segundo ao quinto dígitos. Uma deformidade em flexão do punho também pode ser observada.

Encurtamento: Flexão da articulação interfalângica proximal do segundo ao quinto dígitos se o punho estiver estendido, ou flexão do punho se os dedos estiverem estendidos.

> **Observação:** Parece ser a exceção e não a regra obter uma ação isolada do músculo flexor superficial no quinto dígito.

Músculo flexor profundo dos dedos

Origem: Superfícies anterior e medial dos 3/4 proximais da ulna, membrana interóssea e fáscia do antebraço (Fig. 6.30A).

Inserção: Por quatro tendões nas bases das falanges distais, superfície anterior.

Ação: Flexiona as articulações interfalângicas distais do segundo ao quinto dígitos e auxilia na flexão das articulações interfalângicas proximais e metacarpofalângicas. Pode auxiliar na flexão do punho.

Inervação:
Primeiro e segundo: Mediano, C7, **8**, **T1**.
Terceiro e quarto: Ulnar, C7, **8**, **T1**.

Paciente: Sentado ou em decúbito dorsal.

Fixação: Com o punho em leve extensão, o examinador estabiliza as falanges proximal e média.

Teste: Flexão da articulação interfalângica distal do segundo, terceiro, quarto e quinto dígitos. Cada dígito é testado conforme ilustrado na figura para o segundo dígito (Fig. 6.30B).

Vista palmar

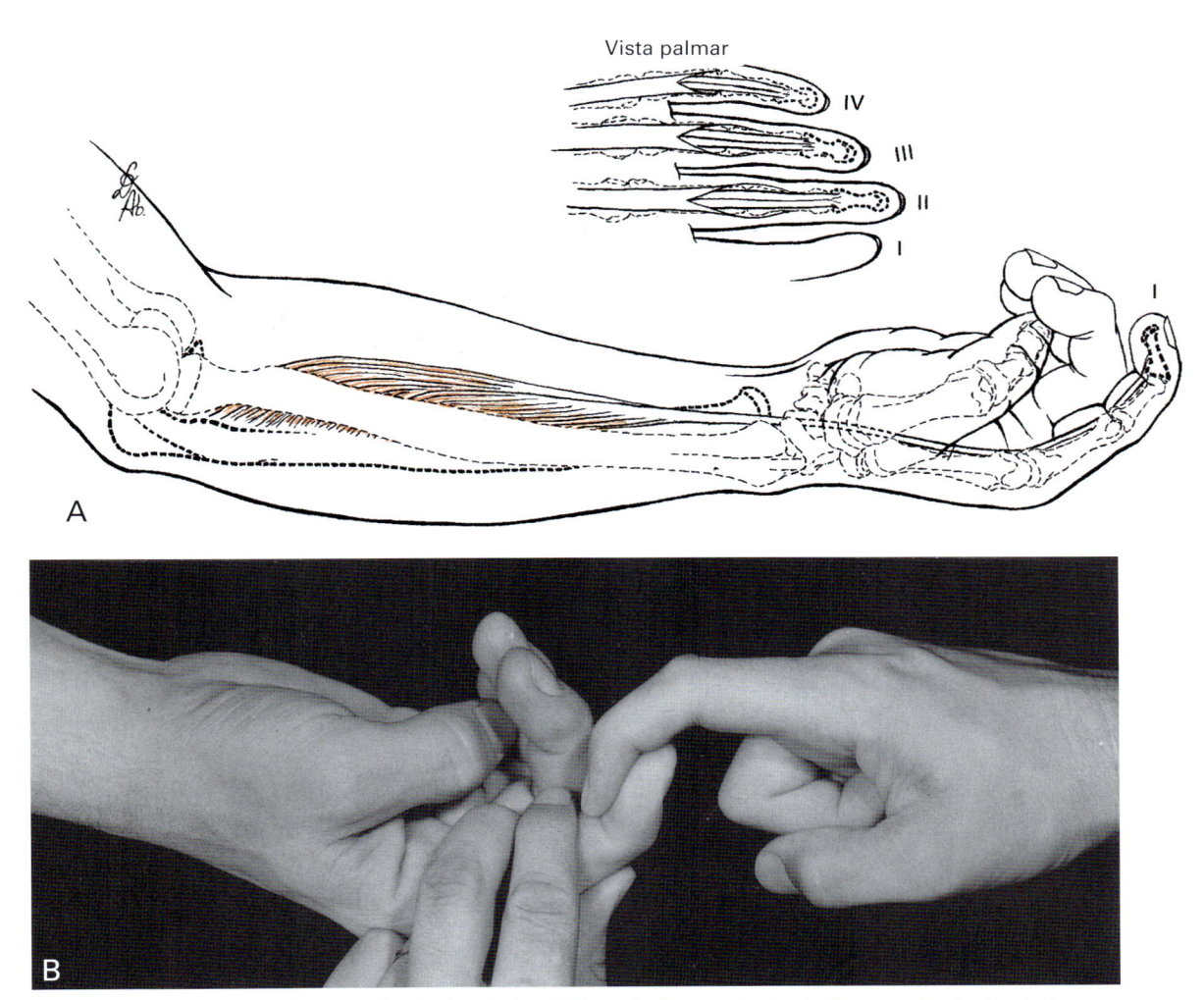

FIGURA 6.30 *A*: Músculo flexor profundo dos dedos. *B*: Teste de força muscular do flexor profundo dos dedos.

Pressão: Contra a superfície palmar da falange distal, no sentido da extensão.

Fraqueza: Diminui a capacidade de flexionar as articulações distais dos dedos em proporção direta à extensão da fraqueza porque este é o único músculo que flexiona as articulações interfalângicas distais. A força de flexão das articulações interfalângicas proximais, metacarpofalângicas e do punho pode estar diminuída.

Contratura: Deformidade em flexão da articulação interfalângica distal do segundo ao quinto dígitos e extensão limitada do punho.

Encurtamento: Flexão da articulação interfalângica distal dos dedos dois a cinco se o punho estiver estendido, ou flexão do punho se os dedos estiverem estendidos.

Músculo flexor radial do carpo

Origem: Tendão flexor comum no epicôndilo medial do úmero e fáscia do antebraço (Fig. 6.31A). (As fáscias são indicadas por linhas paralelas.)

Inserção: Base do osso metacarpal II e um feixe na base do osso metacarpal III.

Ação: Flexiona e abduz o punho e pode auxiliar na pronação do antebraço e na flexão do cotovelo.

Inervação: Mediano, **C6**, **7**, 8.

Paciente: Sentado ou em decúbito dorsal.

Fixação: O antebraço está quase em supinação completa e repousa sobre a maca para apoio ou é sustentado pelo examinador.

Teste: Flexão do punho com desvio radial (Fig. 6.31B). (Ver *Observações a seguir.*)

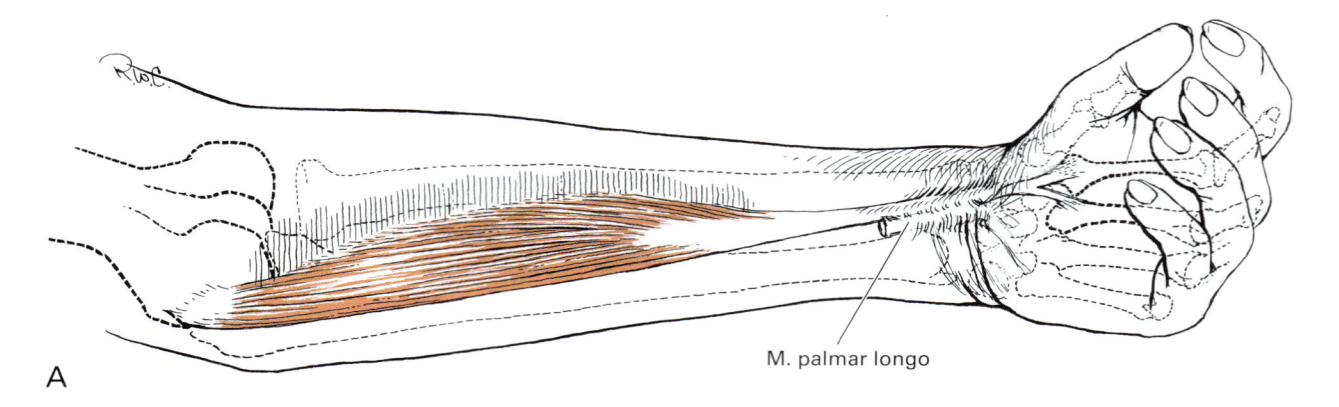

A

M. palmar longo

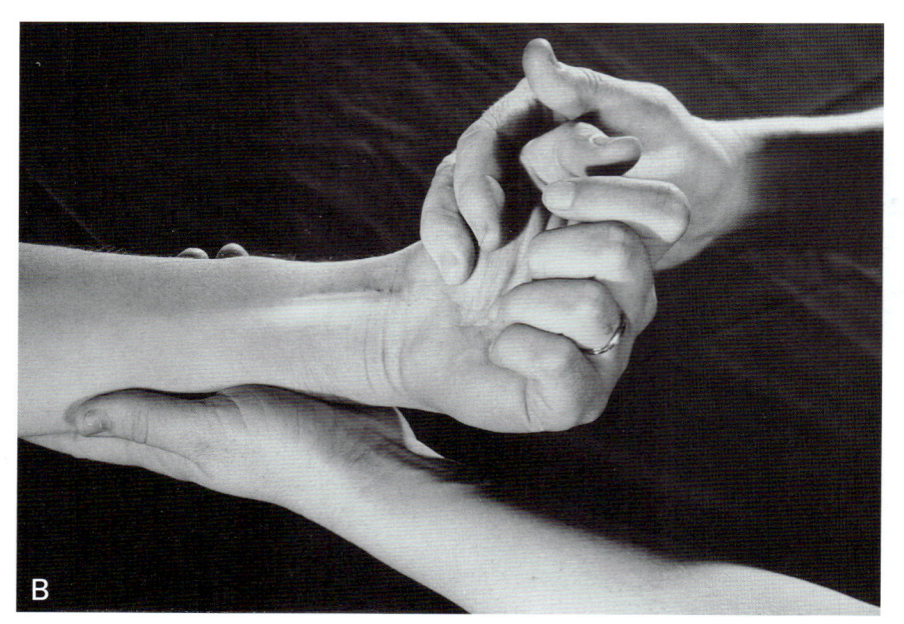

B

FIGURA 6.31   *A*: Músculo flexor radial do carpo (músculo palmar longo refletido). *B*: Teste de força muscular do flexor radial do carpo.

Pressão: Contra a eminência tenar, no sentido da extensão em direção ao aspecto ulnar.

Fraqueza: Força de flexão do punho reduzida e a força de pronação pode estar diminuída. Permite um desvio ulnar da mão.

Encurtamento: Flexão do punho com desvio radial.

> **Observação:** O músculo palmar longo não pode ser isolado neste teste.

Músculo flexor ulnar do carpo

Origem da cabeça umeral: Tendão flexor comum no epicôndilo medial do úmero.

Origem da cabeça ulnar: Pela aponeurose da margem medial do olécrano, 2/3 proximais da borda posterior da ulna, e fáscia do antebraço.

Inserção: Osso pisiforme e, por ligamentos, aos ossos hamato e metacarpal V.

Ação: Flexiona e aduz o punho e pode auxiliar na flexão do cotovelo (Fig. 6.32A).

Inervação: Ulnar, C7, **8**, T1.

Paciente: Sentado ou em decúbito dorsal.

Fixação: O antebraço está em supinação completa e repousa sobre a maca para apoio ou é sustentado pelo examinador.

Teste: Flexão do punho com desvio ulnar (Fig. 6.32B).

Pressão: Contra a eminência hipotenar, no sentido da extensão em direção ao aspecto radial.

Fraqueza: Diminui a força de flexão do punho e pode resultar em desvio radial da mão.

Encurtamento: Flexão do punho com desvio ulnar.

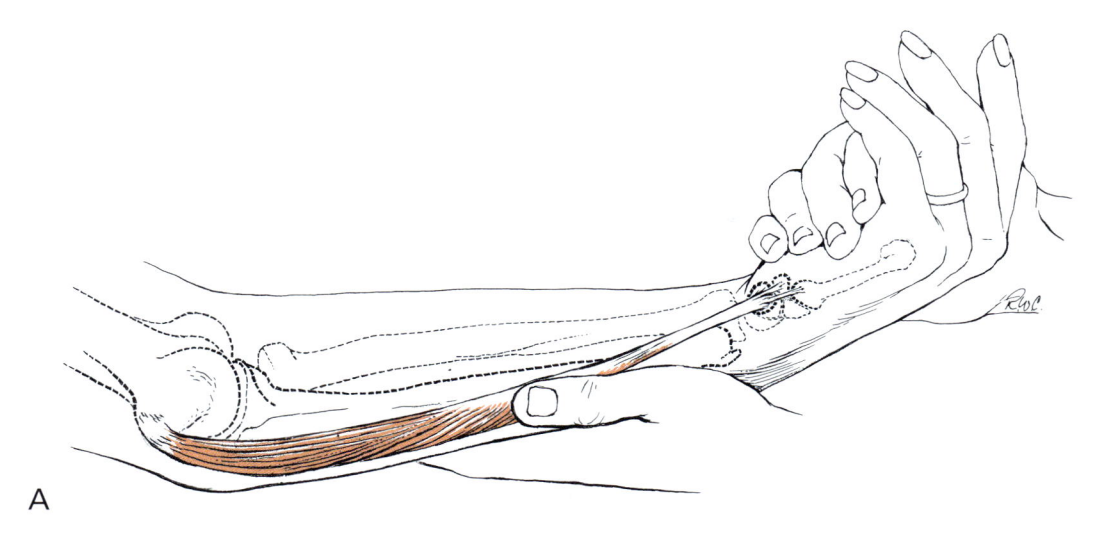

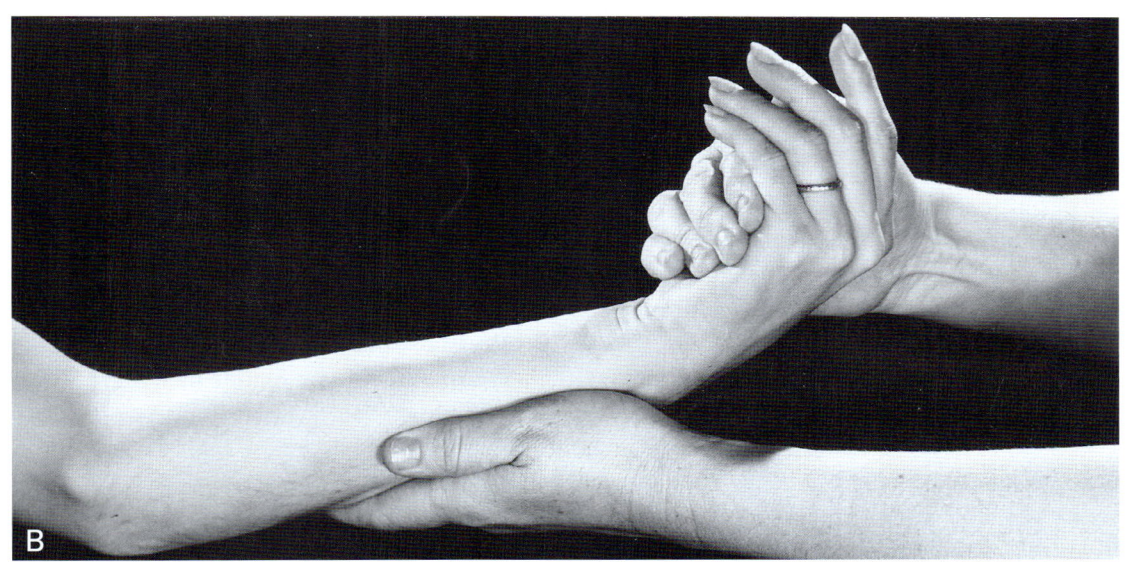

FIGURA 6.32 **A**: Músculo flexor ulnar do carpo. **B**: Teste de força muscular do flexor ulnar do carpo.

Observações: Os dedos normalmente ficam relaxados quando o punho é flexionado. Entretanto, se os dedos se flexionam ativamente quando a flexão do punho é iniciada, os músculos flexores dos dedos (profundo e superficial) estão tentando compensar os músculos flexores do punho.

MÚSCULO EXTENSOR RADIAL CURTO E LONGO DO CARPO

Músculo extensor radial longo do carpo

Origem: 1/3 distal da crista supracondiliana lateral do úmero e septo intermuscular lateral (Fig. 6.33).

Inserção: Superfície dorsal da base do osso metacarpal II, aspecto radial.

Ação: Estende e abduz o punho e auxilia na flexão do cotovelo.

Inervação: Radial, C5, **6**, **7**, 8.

Músculo extensor radial curto do carpo

Origem: Tendão extensor comum do epicôndilo lateral do úmero, ligamento colateral radial da articulação do cotovelo e fáscia do antebraço.

Inserção: Superfície dorsal da base do osso metacarpal III.

Ação: Estende e auxilia no desvio radial do punho.

Inervação: Radial, **C6**, **7**, 8.

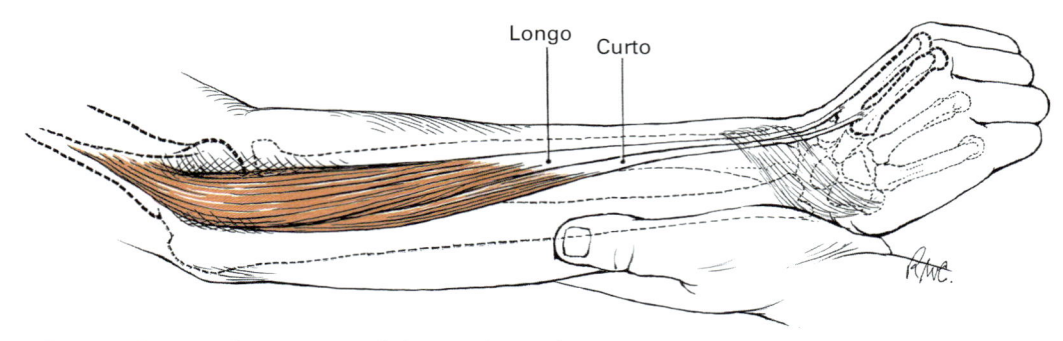

Longo   Curto

FIGURA 6.33   Músculos extensor radial curto e longo do carpo.

Teste do músculo extensor radial curto e longo do carpo

Paciente: Sentado com o cotovelo a aproximadamente 30° da extensão zero (Fig. 6.34A).

Fixação: O antebraço está em pronação quase completa e repousa sobre a maca para suporte.

Teste: Extensão do punho com desvio radial. (Deve-se permitir que as articulações interfalângicas flexionem conforme o punho é estendido.)

Pressão: Contra o dorso da mão, ao longo dos ossos metacarpais II e III, no sentido da flexão em direção ao aspecto ulnar.

Fraqueza: Diminui a força de extensão do punho e permite um desvio ulnar da mão.

Encurtamento: Extensão do punho com desvio radial.

Teste do músculo extensor radial curto do carpo

Paciente: Sentado com o cotovelo totalmente flexionado (Fig. 6.34B). (Peça ao indivíduo que se incline para a frente a fim de flexionar o cotovelo.)

Fixação: O antebraço está em pronação quase completa e repousa sobre a maca para suporte.

Teste: Extensão do punho com desvio radial.

Pressão: Contra o dorso da mão, ao longo dos ossos metacarpais II e III, no sentido da flexão em direção ao aspecto ulnar.

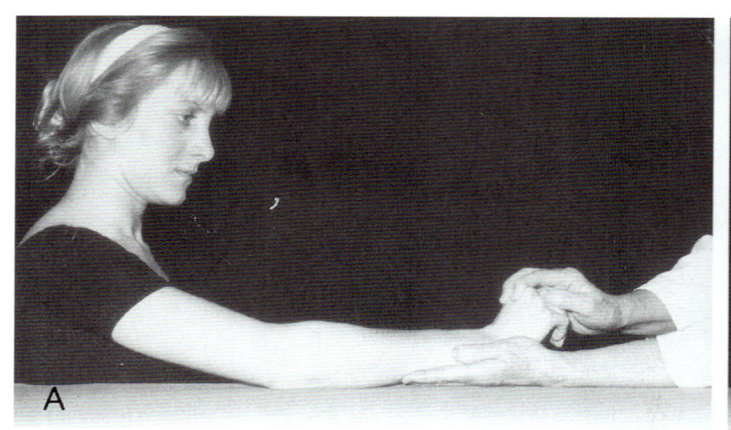
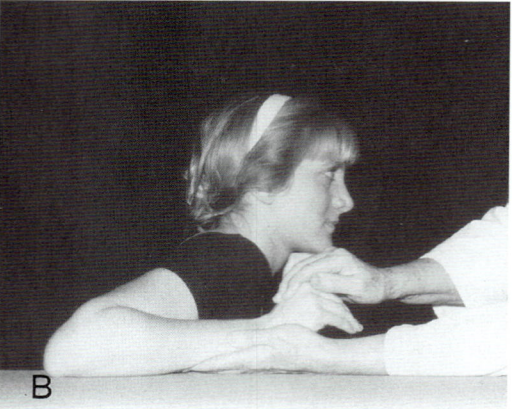

FIGURA 6.34   **A**: Teste de força muscular do extensor radial longo e curto do carpo. **B**: Teste de força muscular do extensor radial curto do carpo.

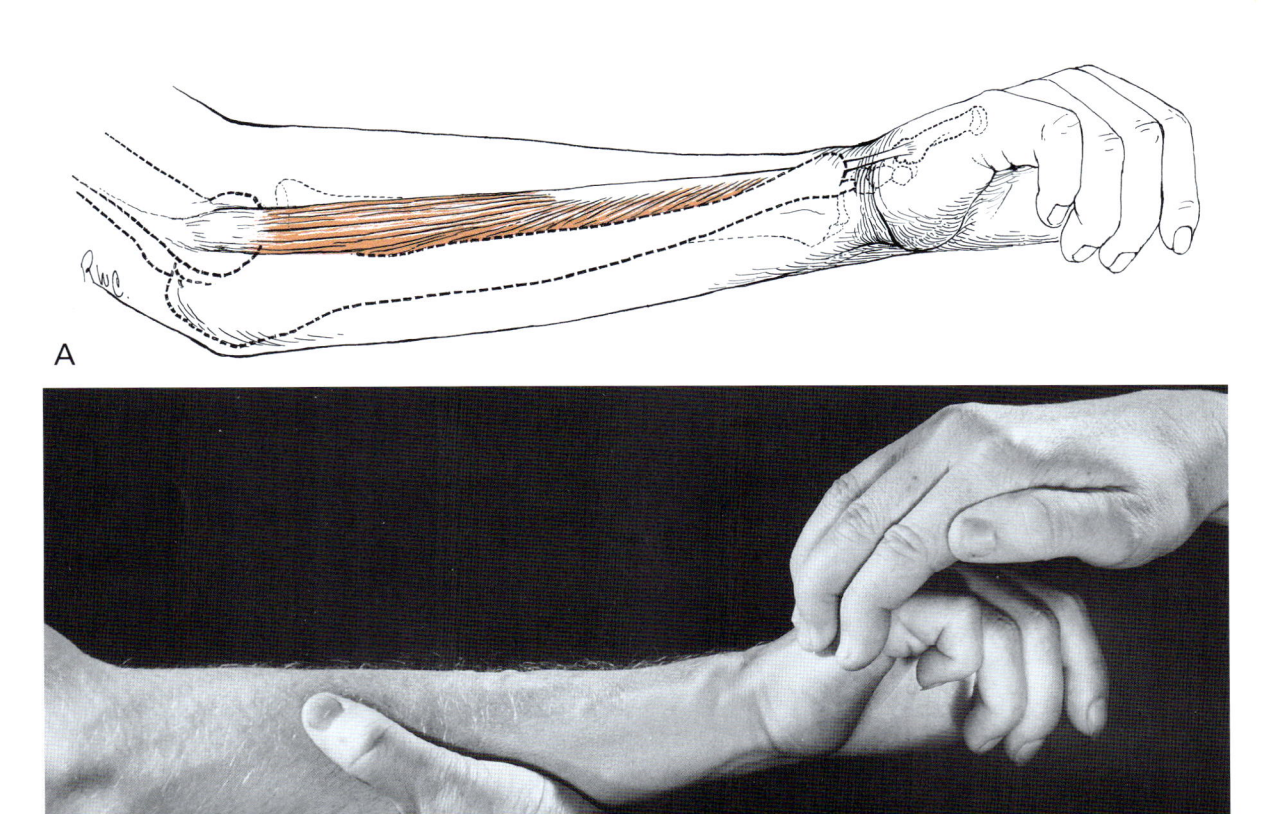

FIGURA 6.35 **_A_**: Músculo extensor ulnar do carpo. **_B_**: Teste de força muscular do extensor ulnar do carpo.

Músculo extensor ulnar do carpo

Origem: Tendão extensor comum do epicôndilo lateral do úmero, pela aponeurose da borda posterior da ulna, e fáscia do antebraço (Fig. 6.35A).

Inserção: Base do osso metacarpal V, aspecto ulnar.

Ação: Estende e desvia o punho no sentido ulnar.

Inervação: Radial, C6, **7**, **8**.

Paciente: Sentado ou em decúbito dorsal.

Fixação: O antebraço está em pronação total e repousa sobre a maca para apoio ou é suportado pelo examinador.

Teste: Extensão do punho com desvio ulnar (Fig. 6.35B).

Pressão: Contra o dorso da mão, ao longo do metacarpal V, no sentido da flexão em direção ao aspecto radial.

Fraqueza: Diminui a força de extensão do punho e pode resultar em desvio radial da mão.

Encurtamento: Desvio ulnar do punho com leve extensão.

> **Observações:** Os dedos normalmente ficam em posição de flexão passiva quando o punho está estendido. Entretanto, se os dedos se estendem ativamente quando a extensão do punho é iniciada, os músculos extensores dos dedos (dos dedos, do indicador e do dedo mínimo) estão tentando compensar músculos extensores do punho fracos.

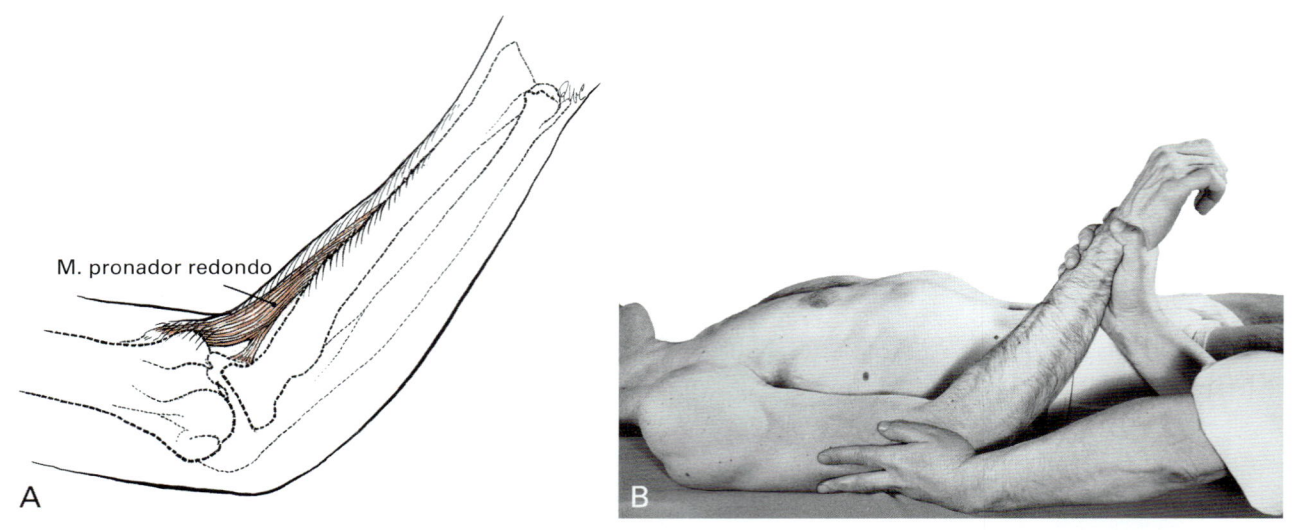

FIGURA 6.36 *A*: Músculo pronador redondo. *B*: Teste de força muscular do pronador redondo e do pronador quadrado.

MÚSCULOS PRONADOR REDONDO E PRONADOR QUADRADO

Músculo pronador redondo

Origem da cabeça umeral: Imediatamente proximal ao epicôndilo medial do úmero, tendão flexor comum e fáscia do antebraço (Fig. 6.36A).

Origem da cabeça ulnar: Aspecto medial do processo coronoide da ulna.

Inserção: Meio da superfície lateral do rádio.

Ação: Prona o antebraço e auxilia na flexão da articulação do cotovelo.

Inervação: Mediano, **C6**, 7.

Pronador quadrado

Origem: Aspecto medial, superfície anterior do 1/4 distal da ulna (Fig. 6.37A).

Inserção: Aspecto lateral, superfície anterior do 1/4 distal do rádio.

Ação: Prona o antebraço.

Inervação: Mediano, C7, **8**, **T1**.

Teste para os músculos pronador redondo e pronador quadrado

Paciente: Decúbito dorsal ou sentado.

Fixação: O cotovelo deve ser mantido contra a lateral do paciente ou estabilizado pelo examinador para evitar qualquer movimento de abdução do ombro.

Teste: Pronação do antebraço, com o cotovelo parcialmente flexionado (Fig. 6.36B).

Pressão: Na parte inferior do antebraço, acima do punho (para evitar a torção do punho), no sentido da supinação do antebraço.

Fraqueza: Permite uma posição supinada do antebraço e interfere em muitas funções cotidianas, como girar uma maçaneta, usar uma faca para cortar carne e virar a mão para baixo ao pegar uma xícara ou outro objeto.

Contratura: Com o antebraço mantido em posição de pronação, interfere marcadamente em muitas funções normais da mão e do antebraço que exigem a passagem da pronação para a supinação.

> **Observação:** Evite comprimir o rádio contra a ulna, pois isso pode ser doloroso.

Teste para o músculo pronador quadrado

Paciente: Decúbito dorsal ou sentado.

Fixação: O cotovelo deve ser mantido contra a lateral do corpo do indivíduo (pelo indivíduo ou pelo examinador) a fim de evitar a abdução de ombro.

Teste: Pronação das articulações radioulnares, com o cotovelo completamente flexionado de modo a minimizar a ação da cabeça umeral do músculo pronador redondo por ela estar em uma posição encurtada (Fig. 6.37B).

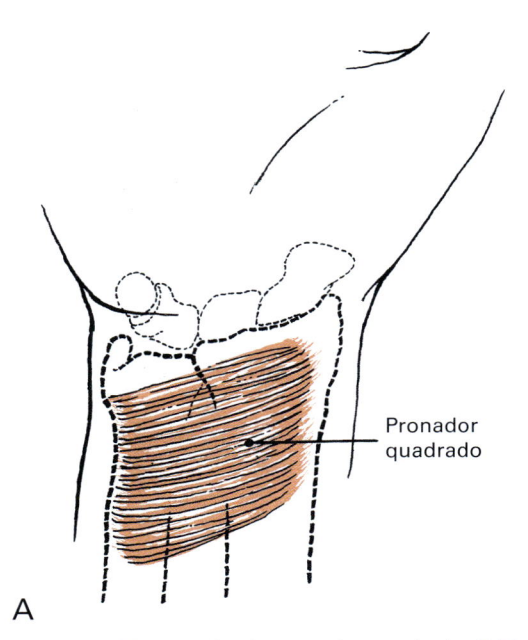

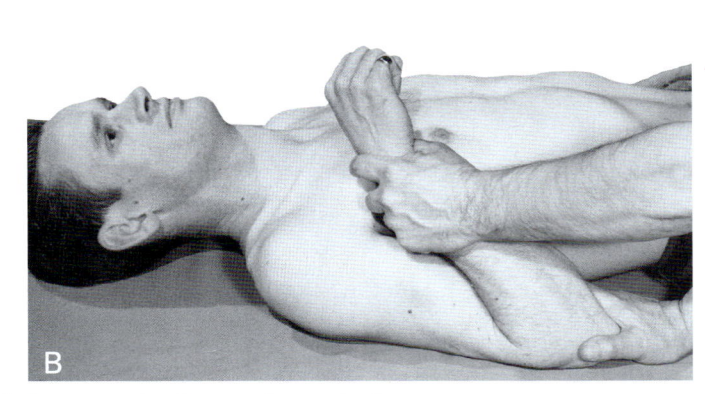

Pronador
quadrado

A

B

FIGURA 6.37 **A**: Músculo pronador quadrado. **B**: Teste de força muscular do pronador quadrado.

Pressão: Na parte inferior do antebraço, acima do punho (para evitar a torção do punho), no sentido da supinação do antebraço.

> **Observação:** Evite comprimir o rádio contra a ulna, pois isso pode ser doloroso.

MÚSCULOS SUPINADOR E BÍCEPS BRAQUIAL

Músculo supinador

Origem: Epicôndilo lateral do úmero, ligamento colateral radial da articulação do cotovelo, ligamento anular do rádio e crista supinadora da ulna (Fig. 6.38A).

Inserção: Superfície lateral do 1/3 superior do corpo do rádio, cobrindo parte das superfícies anterior e posterior.

Ação: Supina o antebraço na articulação radioulnar.

Inervação: Radial profundo, C5, **6**, (7).

Teste com o músculo bíceps braquial em posição alongada:

Paciente: Sentado ou em pé.

Fixação: O examinador mantém o ombro e o cotovelo em extensão com o músculo bíceps braquial em posição alongada.

Teste: Supinação do antebraço (Fig. 6.39A).

Pressão: Na extremidade distal do antebraço, acima do punho, no sentido da pronação. O indivíduo pode tentar rodar o úmero lateralmente a fim de fazer parecer que o antebraço permanece em supinação enquanto é aplicada pressão e o antebraço começa a pronar.

Teste com o músculo bíceps braquial em posição encurtada:

Paciente: Decúbito dorsal.

Fixação: O examinador mantém o ombro flexionado, com o cotovelo totalmente flexionado e o músculo bíceps braquial em posição encurtada. Em geral, é aconselhável que o indivíduo feche os dedos para evitar que toquem a maca, o que pode ser feito na tentativa de apoiar o antebraço na posição de teste.

Teste: Supinação do antebraço (Fig. 6.39B).

Pressão: Na extremidade distal do antebraço, acima do punho, no sentido da pronação. Tome cuidado para evitar a pressão máxima porque, conforme é aplicada uma pressão forte, o músculo bíceps braquial se contrai e pode desenvolver cãibras nessa posição encurtada. Uma cãibra intensa pode deixar o músculo dolorido por vários dias. Este teste deve ser usado apenas como auxílio diagnóstico diferencial.

Teste para os músculos supinador e bíceps braquial

Paciente: Decúbito dorsal.

Fixação: O cotovelo deve ser mantido contra a lateral do corpo do paciente a fim de evitar movimentos dos ombros.

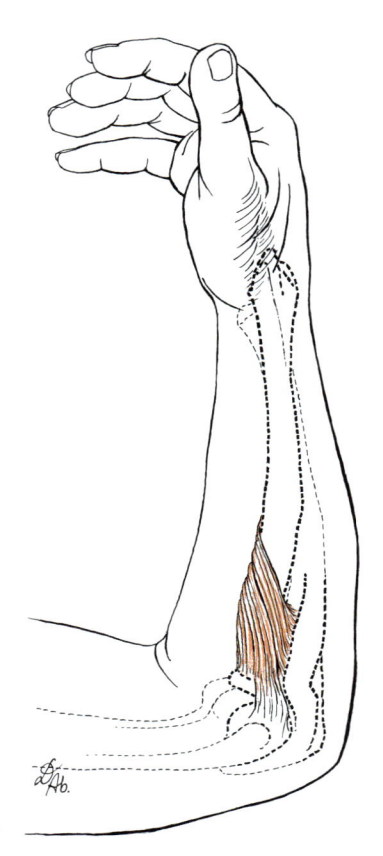
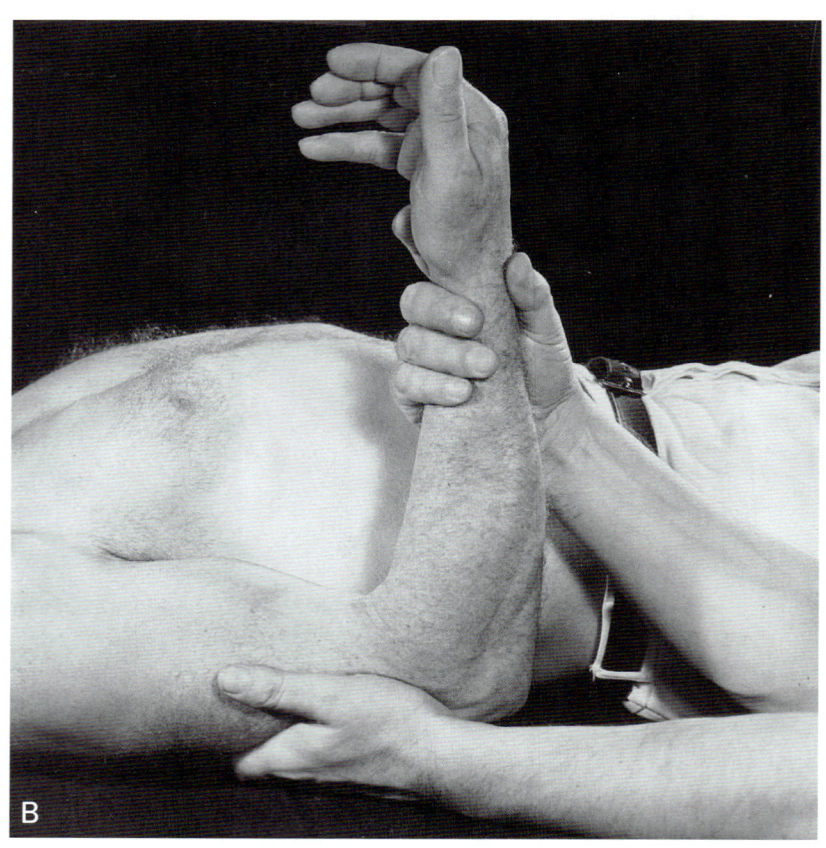

FIGURA 6.38 **A**: Músculos supinador e bíceps braquial. **B**: Posição para teste de força muscular do supinador e do bíceps braquial.

Teste: Supinação do antebraço, com o cotovelo em um ângulo de 90º ou ligeiramente abaixo disso (Fig. 6.38B).

Pressão: Na extremidade distal do antebraço, acima do punho (para evitar a torção dessa articulação), no sentido da pronação do antebraço.

Fraqueza: Permite que o antebraço permaneça em posição pronada. Interfere em muitas funções do membro, principalmente aquelas envolvidas na alimentação.

Contratura: Flexão do cotovelo com supinação do antebraço. Interfere acentuadamente nas funções do membro que envolvem a passagem da pronação para a supinação de antebraço.

MÚSCULOS BÍCEPS BRAQUIAL E BRAQUIAL

Músculo bíceps braquial

Origem da cabeça curta: Ápice do processo coracoide da escápula.

Origem da cabeça longa: Tubérculo supraglenoidal da escápula.

Inserção: Tuberosidade do rádio e aponeurose do músculo bíceps braquial.

Ação: Flexiona a articulação do ombro. A cabeça curta auxilia na adução do ombro. A cabeça longa pode auxiliar na abdução se o úmero estiver rodado lateralmente. Com a origem fixa, flexiona a articulação do cotovelo, movendo o antebraço em direção ao úmero, e supina o antebraço. Com a inserção fixa, flexiona a articulação do cotovelo, movendo o úmero em direção ao antebraço, como em um exercício de rosca de braço (Fig. 6.40).

Inervação: Musculocutâneo **C5**, **6**.

Músculo braquial

Origem: Metade distal da superfície anterior do úmero e septos intermusculares medial e lateral.

Inserção: Tuberosidade e processo coronoide da ulna.

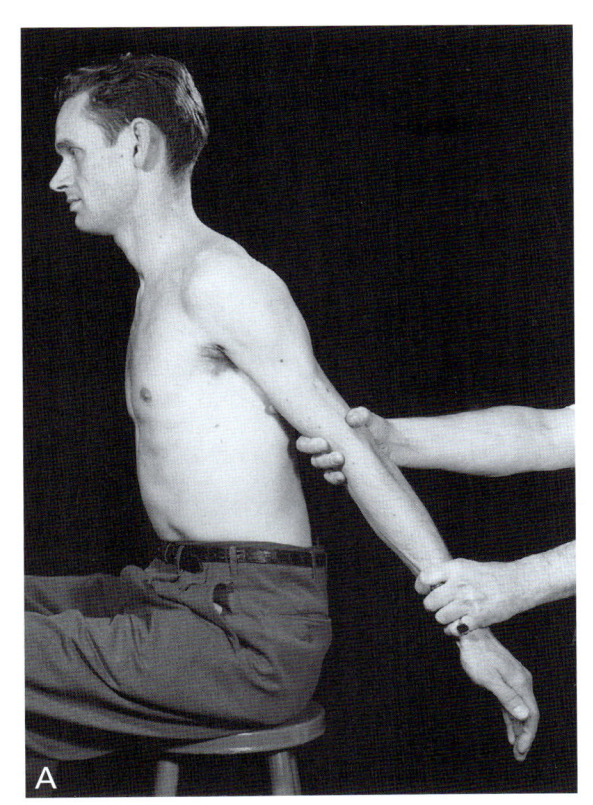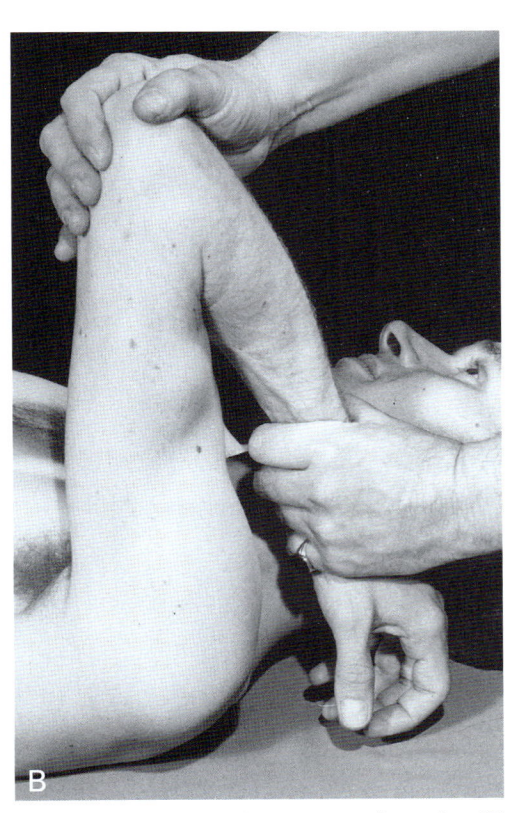

FIGURA 6.39 Teste de força muscular do supinador com (**A**) o músculo bíceps braquial em posição alongada e (**B**) encurtada.

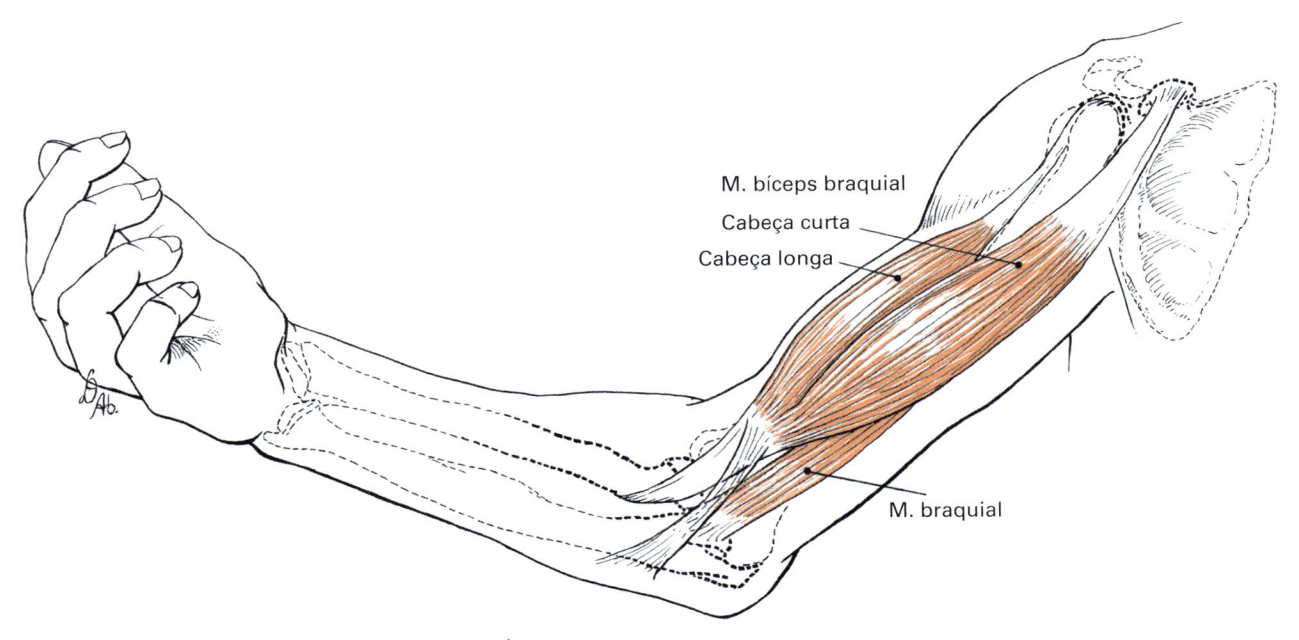

M. bíceps braquial
Cabeça curta
Cabeça longa

M. braquial

FIGURA 6.40 Músculos bíceps braquial e braquial.

Ação: Com a origem fixa, flexiona a articulação do cotovelo, movendo o antebraço em direção ao úmero. Com a inserção fixa, flexiona a articulação do cotovelo, movendo o úmero em direção ao antebraço, como em um exercício de rosca de braço.

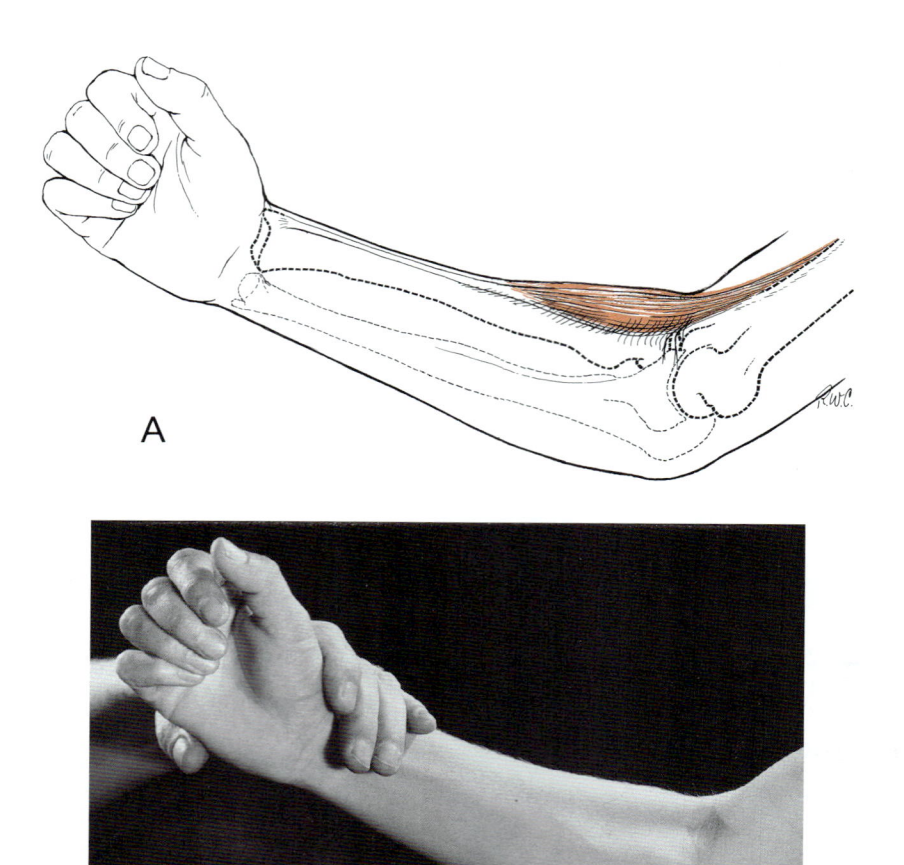

FIGURA 6.41   *A*: Músculo braquiorradial. *B*: Teste de força muscular do braquiorradial.

Inervação: Musculocutâneo, pequeno ramo do nervo radial, **C5, 6**.

Teste para os músculos bíceps braquial e braquial

Paciente: Decúbito dorsal ou sentado.

Fixação: O examinador coloca uma mão sob o cotovelo para acolchoá-lo da pressão da maca.

Teste: Flexão de cotovelo a 90° ou um pouco menos, com o antebraço em supinação.

Pressão: Contra a parte distal do antebraço, na direção da extensão.

Fraqueza: Diminui a capacidade de flexionar o cotovelo contra a força da gravidade. Interfere acentuadamente nas atividades de vida diária, como alimentar-se ou pentear o cabelo.

Encurtamento: Deformidade em flexão de cotovelo.

Músculo braquiorradial

Origem: 2/3 proximais da crista supraepicondilar lateral do úmero e septo intermuscular lateral (Fig. 6.41A).

Inserção: Aspecto lateral da base do processo estiloide do rádio.

Ação: Flexiona a articulação do cotovelo. Também tem ação secundária na pronação do antebraço.[16]

Inervação: Radial, **C5,6**.

Paciente: Decúbito dorsal ou sentado.

Fixação: O examinador coloca uma mão sob o cotovelo para acolchoá-lo da pressão da maca.

Teste: Flexão do cotovelo, com o antebraço em posição neutra entre a pronação e a supinação. O ventre do músculo braquiorradial (Fig. 6.41B) deve ser visto e palpado durante este teste porque o movimento também pode ser produzido por outros músculos que flexionam o cotovelo.

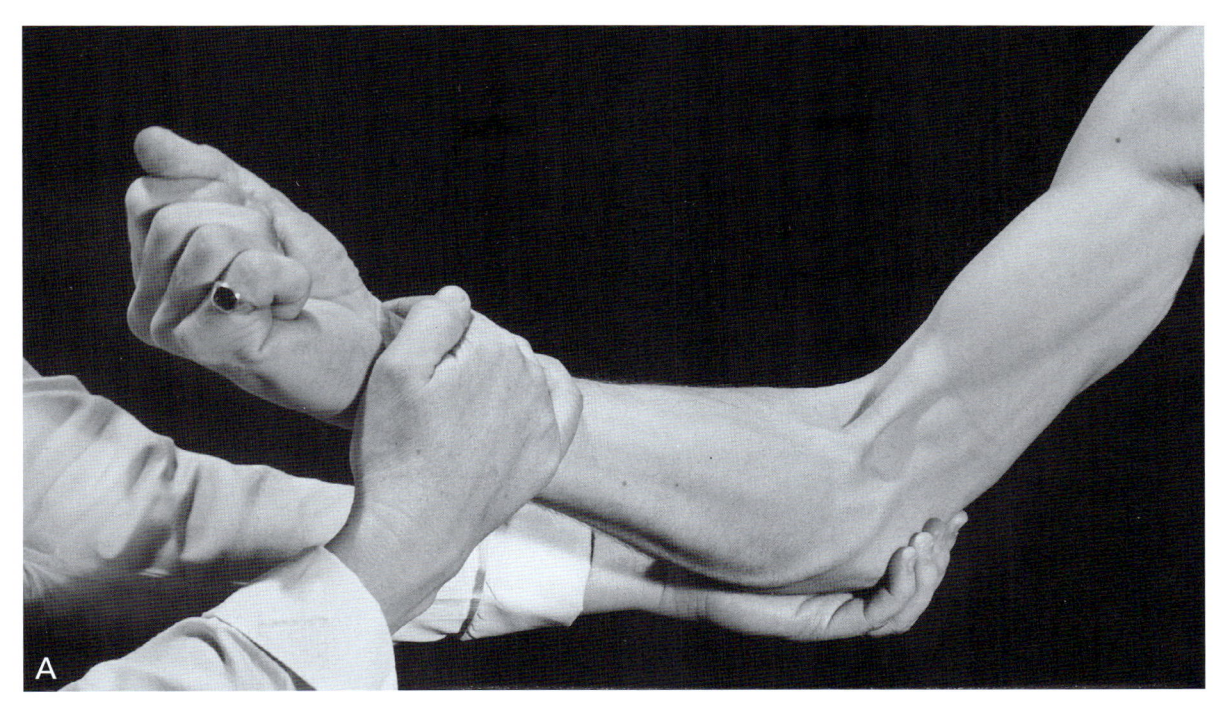

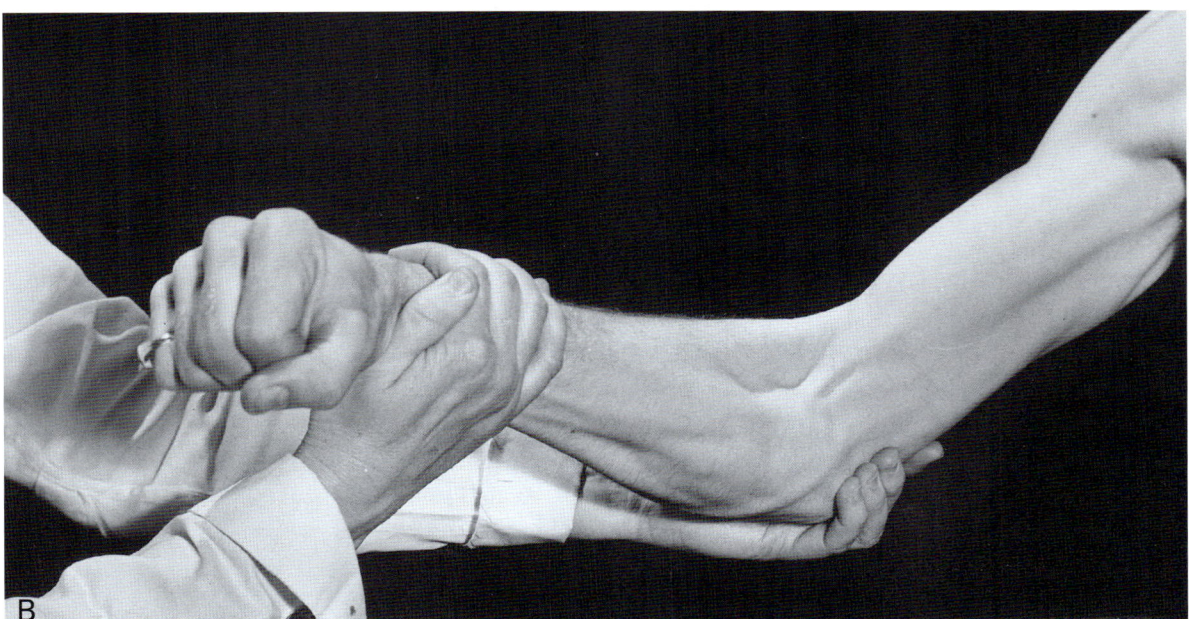

FIGURA 6.42 *A*: Flexão de cotovelo com o antebraço supinado. *B*: Flexão de cotovelo com o antebraço pronado.

Pressão: Contra a parte distal do antebraço, na direção da extensão.

Fraqueza: Diminui a força de flexão de cotovelo e de pronação resistida até a linha média.

Flexores do cotovelo

A Figura 6.42 ilustra a flexão do cotovelo. A Parte B mostra que, contra resistência, o músculo bíceps bra-quial atua na flexão mesmo que o antebraço esteja em pronação. Como o músculo braquial está inserido na ulna, a posição do antebraço, seja em supinação ou em pronação, não afeta a ação desse músculo na flexão do cotovelo. Durante o teste de flexão do cotovelo, o músculo braquiorradial parece ter uma ação um pouco mais forte em pronação do que em supinação do antebraço, embora sua ação mais forte na flexão seja com o antebraço em uma posição intermediária.[17]

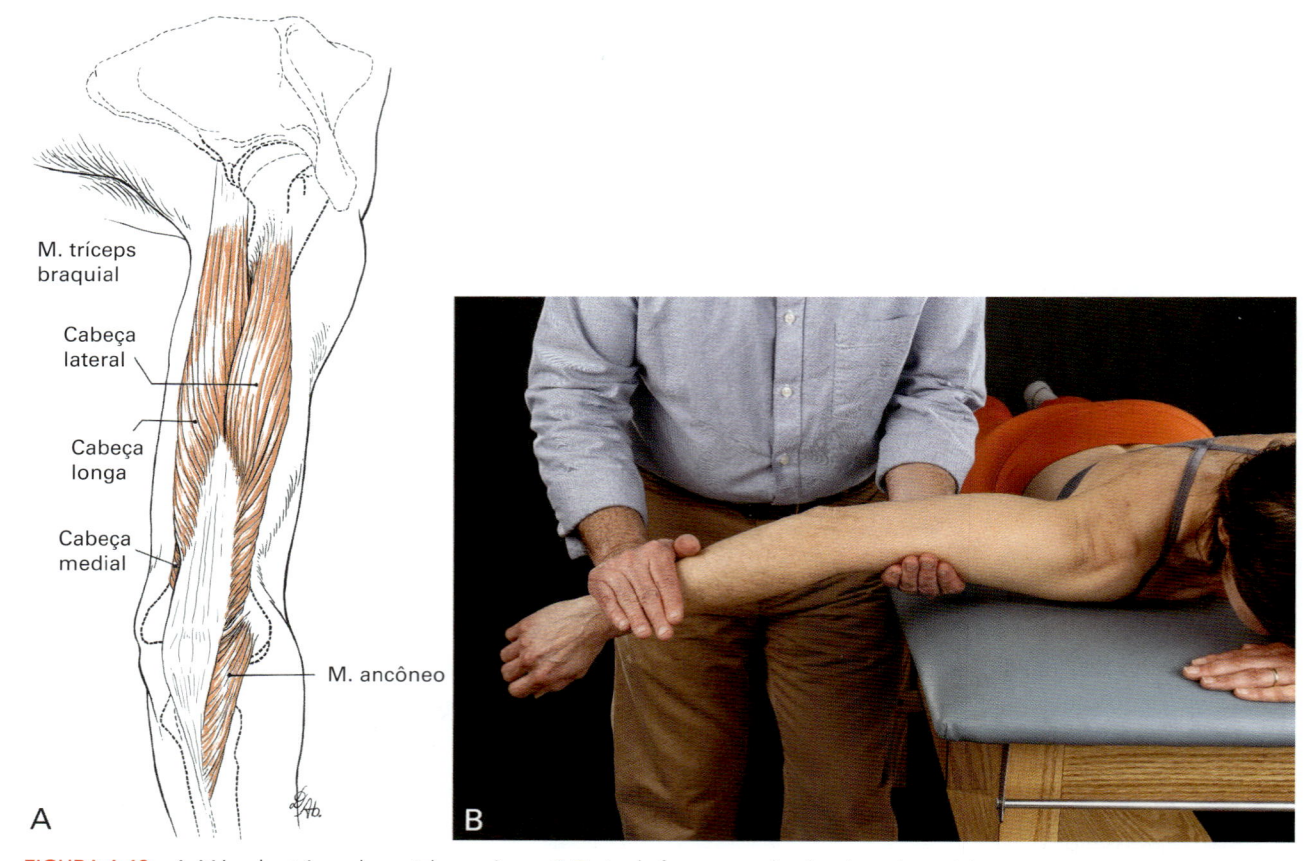

FIGURA 6.43 **A**: Músculos tríceps braquial e ancôneo. **B**: Teste de força muscular do tríceps braquial.

MÚSCULOS TRÍCEPS BRAQUIAL E ANCÔNEO

Músculo tríceps braquial

Origem da cabeça longa: Tubérculo infraglenoidal da escápula.

Origem da cabeça lateral: Superfícies lateral e posterior da metade proximal do corpo do úmero e septo intermuscular lateral.

Origem da cabeça medial: 2/3 distais das superfícies medial e posterior do úmero abaixo do sulco radial, e septo intermuscular medial.

Inserção: Superfície posterior do olécrano da ulna e fáscia do antebraço.

Ação: Estende a articulação do cotovelo. A cabeça longa também auxilia na adução e extensão da articulação do ombro (Fig. 6.43A).

Inervação: Radial, C6, **7**, **8**, T1.

Músculo ancôneo

Origem: Epicôndilo lateral do úmero, superfície posterior.

Inserção: Aspecto lateral do olécrano e 1/4 superior da superfície posterior do corpo da ulna.

Ação: Estende a articulação do cotovelo e pode estabilizar a ulna durante a pronação e a supinação.

Inervação: Radial, **C7**, **8**.

Músculos tríceps braquial e ancôneo

Paciente: Decúbito ventral.

Fixação: O ombro está em abdução de 90°, neutro em relação à rotação e com o membro superior apoiado na maca entre o ombro e o cotovelo. O examinador coloca uma mão sob o braço, próximo do cotovelo, a fim de acolchoar o braço da pressão da maca (Fig. 6.43B).

Teste: Extensão da articulação do cotovelo (até um pouco menos que a extensão total).

Pressão: Contra o antebraço, na direção da flexão.

Paciente: Decúbito dorsal.

Fixação: O ombro fica em flexão de aproximadamente 90°, com o braço apoiado em uma posição perpendicular à maca (Fig. 6.44).

Teste: Extensão do cotovelo (quase até a extensão total).

Pressão: Contra o antebraço no sentido da flexão.

Fraqueza: Resulta em incapacidade de estender o antebraço contra a força da gravidade. Interfere nas funções cotidianas que envolvem a extensão do cotovelo, como alcançar uma prateleira alta. Resulta na perda da capacidade de lançar objetos ou empurrá-los com o cotovelo estendido. Também prejudica o indivíduo no uso de muletas ou bengala em razão da incapacidade de estender o cotovelo e transferir o peso para a mão.

Contratura: Deformidade em extensão do cotovelo. Interfere significativamente nas funções cotidianas que envolvem a flexão do cotovelo.

> **Observações:** Quando o ombro é abduzido horizontalmente com o cotovelo estendido, a cabeça longa do músculo tríceps braquial é encurtada sobre as articulações do ombro e do cotovelo. Quando o ombro é aduzido horizontalmente com o cotovelo estendido, a cabeça longa do tríceps braquial está em uma posição encurtada sobre a articulação do cotovelo, mas alongada sobre a articulação do ombro. Em decorrência dessa ação biarticular, a cabeça longa torna-se menos eficaz em decúbito ventral por estar encurtada em ambas as articulações, o que faz com que o músculo tríceps braquial suporte menos pressão quando testado em decúbito ventral do que em decúbito dorsal. Os músculos tríceps braquial e ancôneo atuam juntos na extensão do cotovelo, mas pode ser útil diferenciar esses dois músculos. Como o ventre do músculo ancôneo é distal à articulação do cotovelo, ele pode ser distinguido do tríceps braquial à palpação. O ramo do nervo radial para o ancôneo emerge próximo ao nível médio do úmero e é bastante longo. É possível que uma lesão envolva apenas esse ramo, deixando o músculo tríceps braquial intacto. O prejuízo na ação do ancôneo reduz a força de extensão do cotovelo. Pode-se descobrir que um grau Bom de força em extensão de cotovelo é, na verdade, o resultado de um tríceps braquial normal e um ancôneo prejudicado.

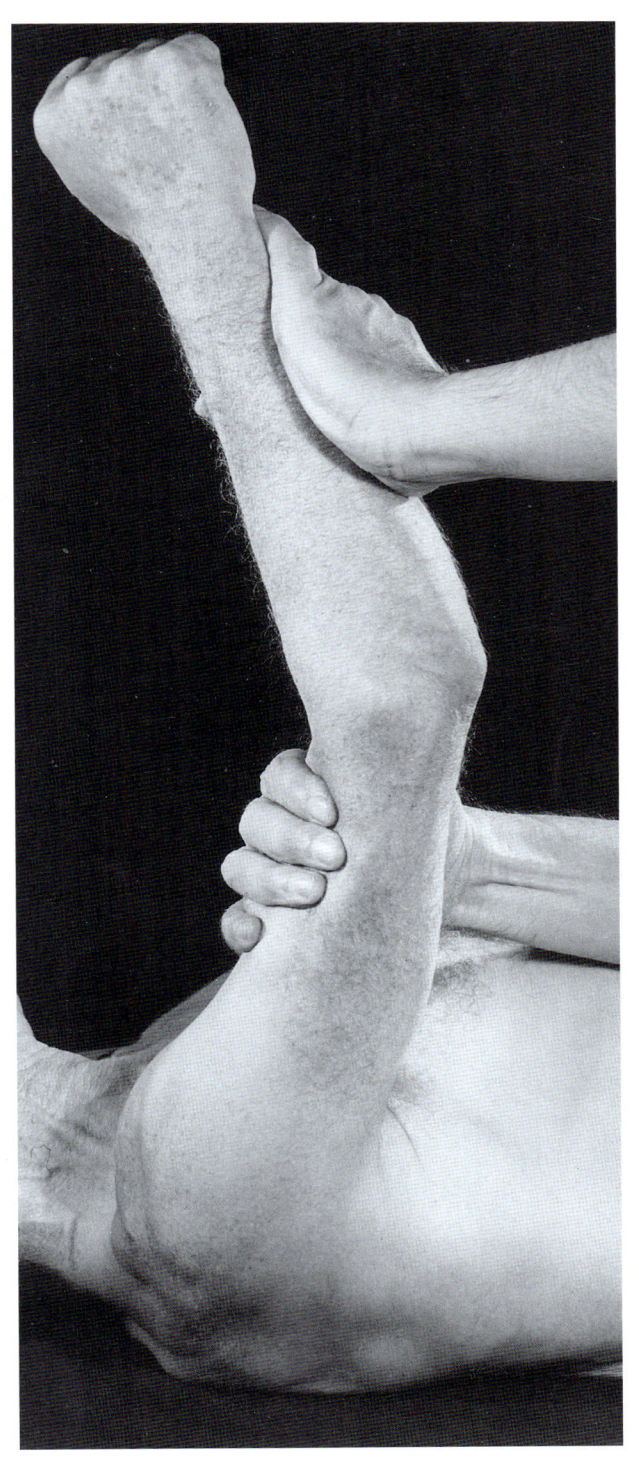

FIGURA 6.44 Teste de força muscular do ancôneo.

Amplitude de movimento: polegar e dedos

As referências da Figura 6.45 evidenciam a falta de consenso em relação aos valores normativos para a amplitude de movimento do polegar e dos dedos. Autores prévios escolheram amplitudes representativas tanto de fontes estabelecidas como da prática clínica. Quando a mobilidade é limitada, a medida deve ser documentada entre parênteses, e, quando excessiva, a hipermobilidade deve ser indicada por um círculo ao redor do valor medido.

Teste de força muscular do polegar e dos dígitos

O Quadro 6.1 lista os graus dos testes de força muscular do polegar e dos dedos.

Articulação	Polegar	Kendall	Palmer[17]	Reese[18]	Clarkson[19]	AAOS[20]	AMA[21]
CMC	Flexão	15	0-15	0-15	0-15	0-15	
	Extensão	20	0-70	0-20	0-20	0-20	
	Abdução	60	0-60	0-70	0-70	0-70	0-50
	Oposição	Almofada do polegar à almofada do 5° dígito					
MCF	Flexão	50	0-50	0-50	0-50	0-50	0-60
	Extensão	0	50-0	0		0	0
IF	Flexão	80	0-80	0-65	0-80	0-80	0-80
	Extensão	0	80-0	0-10-20		0-20	0-10
	2° a 5° dígitos						
MCF	Flexão	90	0-90	0-90	0-90	0-90	0-90
	Extensão	0	90-0	0-20	0-45	0-45	
	Abdução	20	0-20				
IFP	Flexão	100	0-120	0-100	0-100	0-100	0-100
	Extensão	0	120-0	0		0	
IFD	Flexão	70	0-80	0-70	0-90	0-90	0-70
	Extensão	0	80-0	0	0		

F: interfalângica; MCF: metacarpofalângica; CMC: carpometacarpal; IFP: interfalângica proximal; IFD: interfalângica distal.

FIGURA 6.45 Amplitude de movimento: polegar e dedos.

QUADRO 6.1

Gradação do teste de força muscular dos polegares e dos dedos das mãos

Grau	Descrição
0	Nenhuma contração é sentida no músculo
1	Contração fraca no ventre muscular ou proeminência do tendão
2	O músculo move o membro ao longo de um arco de movimento pequeno
3	O músculo move o membro ao longo de um arco de movimento moderado
4	O músculo move o membro ao longo de um arco de movimento quase completo
5	O músculo move o membro ao longo de um arco de movimento completo
6-7	Move o membro ao longo de um arco de movimento completo, resiste contra uma pressão leve
8-9	Igual ao anterior, mas resiste contra uma pressão moderada
10	Igual ao anterior, mas resiste contra pressão máxima

TESTES DE FORÇA DOS MÚSCULOS DO OMBRO E DA ESCÁPULA

MOVIMENTOS DO CÍNGULO DO MEMBRO SUPERIOR

Articulações

O **cíngulo do membro superior** é uma estrutura complexa, eficiente na execução de muitos movimentos, mas vulnerável a lesões em razão das muitas e variadas tensões com as quais se depara. As articulações do cíngulo do membro superior são nomeadas de acordo com as estruturas esqueléticas unidas e são listadas a seguir.

1 *Esternocostal:* conecta o esterno às extremidades esternais de 10 costelas (sete diretamente e três indiretamente).
2 *Esternoclavicular:* conecta o manúbrio do esterno à extremidade medial da clavícula.
3 *Acromioclavicular:* conecta o acrômio da escápula à extremidade lateral da clavícula.
4 *Glenoumeral:* conecta a cabeça do úmero e o soquete da cavidade glenoidal (é, portanto, uma articulação esferóidea).
5 *Costovertebral:* inclui as conexões da cabeça de cada costela com dois corpos vertebrais adjacentes e a conexão do tubérculo de cada costela com o processo transverso da vértebra.

Articulação glenoumeral

A articulação do ombro, também chamada de *articulação glenoumeral,* é uma articulação esferóidea formada pela cabeça do úmero e pela cavidade glenoidal da escápula. É a articulação mais móvel e menos estável do corpo,[18] muito vulnerável a lesões e dependente das juntas de articulação musculoesqueléticas vizinhas para estabilidade e posicionamento. Em razão da mobilidade dessa articulação e dos muitos movimentos realizados pelos músculos do ombro e da escápula, manter uma musculatura equilibrada é vital para a estabilidade dessa articulação. As ações dos músculos do pescoço e dos ombros estão intimamente relacionadas, e podem ser observados padrões compensatórios em resposta à fraqueza ou encurtamento muscular. Além dos seis movimentos articulares básicos, é necessário definir a circundução e dois movimentos no plano horizontal.

A *flexão* e a *extensão* são movimentos em torno de um eixo coronal. A flexão é o movimento no sentido anterior e pode começar a partir de uma posição de extensão de 45° além da linha axilar média. Ela descreve um arco para a frente ao longo da posição anatômica zero e até a posição acima da cabeça de 180°. No entanto, a posição acima da cabeça de 180° é alcançada apenas pelo movimento combinado das articulações do cíngulo do membro superior. A articulação glenoumeral pode ser flexionada apenas até aproximadamente 120°. Os 60° restantes são obtidos pela abdução e rotação para cima da escápula, o que permite que a cavidade glenoidal fique mais anterior e superiormente e que o úmero se flexione até uma posição totalmente vertical. O movimento escapular pode ser bastante variável no início, mas, depois de 60° de flexão ou 30° de abdução, existe uma relação relativamente constante entre os movimentos do úmero e da escápula. Inman et al. descobriram que, entre a amplitude de flexão de 30° e 170°, a articulação glenoumeral contribuiu com 10°, e a rotação escapular com 5° para cada 15° de movimento.[19]

A *extensão* é o movimento na direção posterior e tecnicamente se refere ao arco de movimento de 180° de flexão a 45° de extensão. Se a articulação do cotovelo estiver flexionada, a amplitude de extensão do ombro será aumentada, porque a tensão do músculo bíceps braquial será liberada.

A *abdução* e a *adução* são movimentos em torno de um eixo sagital. A *abdução* é o movimento em sentido lateral ao longo de uma amplitude de 180° até uma posição vertical acima da cabeça. Essa posição final é a mesma obtida na flexão e sincroniza os movimentos do cíngulo do membro superior e da articulação glenoumeral. A *adução* é o movimento em direção ao plano sagital médio em um sentido medial; tecnicamente se refere ao arco de movimento desde a elevação total acima da cabeça, passando pela posição anatômica zero, até uma posição obliquamente para cima e na frente do corpo.

A *abdução horizontal* e a *adução horizontal* são movimentos combinados de abdução e adução que ocorrem em um determinado grau de flexão do ombro. Esses movimentos ocorrem no plano transverso, em torno de um eixo longitudinal. A *abdução horizontal* é o movimento no sentido lateral e posterior, e a *adução horizontal* é o movimento no sentido anterior e medial. A posição final da adução horizontal completa é a mesma da adução obliquamente para cima, cruzando o corpo. No primeiro caso, o braço move-se horizontalmente até essa posição; no segundo, move-se obliquamente para cima até essa posição.

A amplitude de abdução horizontal, que é determinada em grande parte pelo comprimento do músculo peitoral maior, é extremamente variável. Com o ombro a 90° de abdução como posição zero para medição, a amplitude normal deve ser de aproximadamente 45° em abdução horizontal e de aproximadamente 135° em adução horizontal, mais facilmente avaliada pela capacidade de colocar a palma da mão em cima do ombro oposto.[20]

A *rotação medial* e a *rotação lateral* são movimentos em torno de um eixo longitudinal através do úmero. A *rotação medial* é o movimento no qual a superfície anterior do úmero roda em direção ao plano sagital médio. A *rotação lateral* é o movimento no qual a superfície anterior do úmero se afasta do plano sagital médio.

A magnitude da rotação medial ou lateral varia de acordo com o grau de elevação em abdução ou flexão. Para fins de medição articular, a posição zero é aquela em que o ombro está a 90° de abdução, o cotovelo está a 90° de flexão e o antebraço está em um ângulo reto com o plano coronal. A partir dessa posição, a rotação lateral do ombro descreve um arco de 90° até uma posição em que o antebraço encontra-se paralelo à cabeça. Com a escápula estabilizada, a rotação medial descreve um arco de aproximadamente 70°. Se a escápula for inclinada anteriormente, pode-se alcançar uma amplitude de 90° de rotação medial.

À medida que o ombro é abduzido ou flexionado a partir da posição anatômica, a rotação lateral continua livre, mas a rotação medial é limitada. À medida que o ombro é aduzido ou estendido, a amplitude de rotação medial permanece livre e a de rotação lateral diminui. No tratamento para restaurar o movimento de uma articulação de ombro restrita, deve-se tentar alcançar uma amplitude de rotação lateral como pré-requisito para a flexão ou abdução total.[21]

A *circundução* combina, consecutivamente, os movimentos de flexão, abdução, extensão e adução à medida que o membro superior circunscreve um cone de ápice na articulação glenoumeral (Fig. 6.46). Essa sucessão de movimentos pode ser realizada em qualquer direção e é usada para aumentar a amplitude de movimento geral da articulação do ombro, como nos exercícios de Codman ou nos exercícios feitos na roda de ombro.

ARTICULAÇÃO ESTERNOCLAVICULAR E ESCÁPULA

Articulação esternoclavicular

Em razão de sua estrutura articular (selar), a **articulação esternoclavicular** permite movimentos nos sentidos anterior e posterior em torno de um eixo longitudinal, nas direções cranial e caudal em torno de um eixo sagital e em rotação em torno de um eixo coronal. Esses movimentos são levemente potencializados e transmitidos pela articulação acromioclavicular para a escápula, permitindo o movimento escapular. Os movimentos adicionais do cíngulo do membro superior descritos aqui são os da escápula.

Escápula

A **escápula** conecta-se com o úmero na articulação glenoumeral e com a clavícula na articulação acromioclavicular. Com a parte superior das costas bem alinhada, as escápulas ficam encostadas no tórax, aproximadamente entre os níveis da segunda e sétima costelas. Além disso, as bordas mediais são essencialmente paralelas e separadas por aproximadamente 10 cm.

Os músculos que fixam a escápula ao tórax anteriormente e à coluna vertebral posteriormente fornecem suporte e movimento (Tab. 6.3). Eles têm uma orientação oblíqua, de modo que suas direções de tração podem produzir movimentos rotatórios e também lineares no osso. Como resultado, os movimentos atribuídos à escápula não ocorrem individualmente como movimentos puros (Fig. 6.47). Como o contorno do tórax é arredondado, algum grau de rotação ou inclinação da escápula acompanha a abdução e a adução e, em menor extensão, a elevação e a depressão.

Embora não ocorram movimentos lineares puros, são descritos oito movimentos básicos da escápula:

1 *Adução:* Movimento de deslizamento em que a escápula se move em direção à coluna vertebral.
2 *Abdução:* Movimento de deslizamento em que a escápula se afasta da coluna vertebral e, acompanhando o contorno do tórax, assume uma posição posterolateral em abdução total.

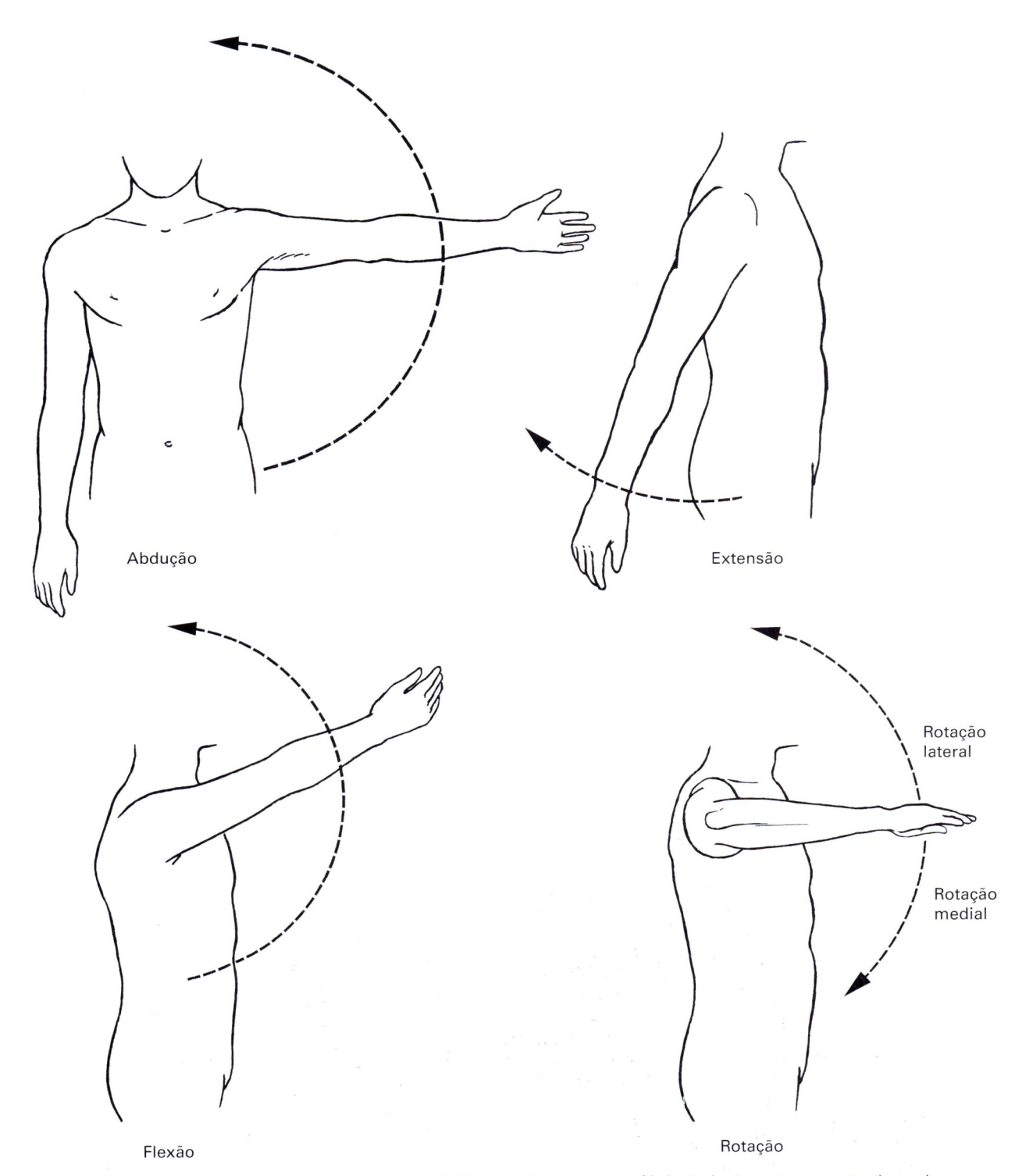

Abdução

Extensão

Flexão

Rotação

Rotação lateral

Rotação medial

FIGURA 6.46   Movimentos da articulação glenoumeral. Observação: a adução e abdução horizontais não estão ilustradas.

TABELA 6.3 Combinação dos músculos do ombro e da escápula

Movimento	Músculos do ombro	Músculos da escápula
Flexão total (até 180°)	*Flexores:* Parte clavicular do deltoide Bíceps braquial Peitoral maior, superior Coracobraquial *Rotadores laterais:* Infraespinal Redondo menor Parte espinal do deltoide	*Abdutor:* Serrátil anterior *Rotadores laterais:* Serrátil anterior Trapézio
Abdução total (até 180°)	*Abdutores:* Deltoide Supraespinal Bíceps braquial, cabeça longa *Rotadores laterais:* Infraespinal Redondo menor Parte espinal do deltoide	*Adutor:* Trapézio, atua estabilizando a escápula em adução *Rotadores laterais:* Trapézio Serrátil anterior
Extensão total (até 45°)	*Extensores:* Parte espinal do deltoide Redondo maior Latíssimo do dorso Tríceps braquial, cabeça longa	*Adutores, rotadores mediais e elevadores:* Romboides Levantador da escápula *Inclinação anterior da escápula pelo:* Peitoral menor
Adução total para o lado contra resistência	*Adutores:* Peitoral maior Redondo maior Latíssimo do dorso Tríceps braquial, cabeça longa Bíceps braquial, cabeça curta	*Adutores:* Romboides Trapézio

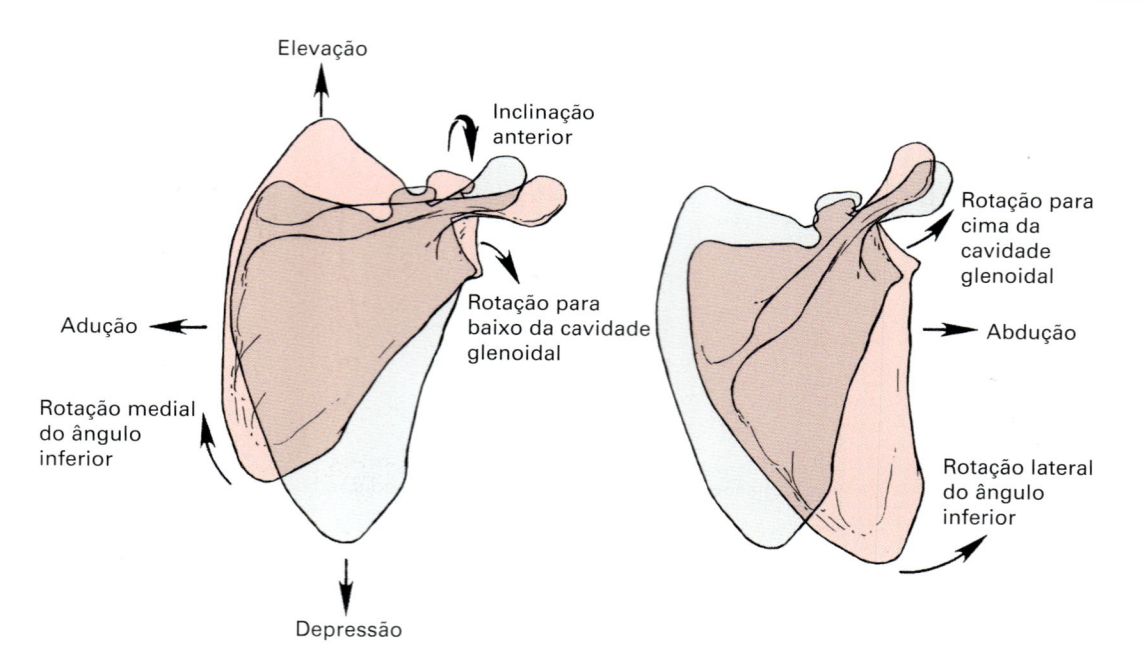

FIGURA 6.47 Movimentos da escápula.

3 *Rotação lateral ou para cima:* Movimento em torno de um eixo sagital no qual o ângulo inferior da escápula se move lateralmente e a cavidade glenoidal se move cranialmente.

4 *Rotação medial ou para baixo:* Movimento em torno de um eixo sagital no qual o ângulo inferior da escápula se move medialmente e a cavidade glenoidal se move caudalmente.

5 *Inclinação anterior:* Movimento em torno de um eixo coronal no qual o processo coracoide se move em direção anterior e caudal enquanto o ângulo inferior se move em direção posterior e cranial. Pode-se dizer que o processo coracoide está deprimido anteriormente. Esse movimento está associado à elevação.

6 *Inclinação posterior:* Movimento em torno de um eixo coronal no qual o processo coracoide se move em direção posterior e cefálica, enquanto o ângulo inferior se move em direção anterior e cefálica.

7 *Elevação:* Movimento de deslizamento em que a escápula se move cranialmente, como ao "encolher" os ombros.

8 *Depressão:* Movimento de deslizamento em que a escápula se move caudalmente. Esse movimento é o inverso da elevação e da inclinação anterior.

Observações: Sugere-se evitar o uso dos termos "protração" e "retração" para descrever os movimentos da escápula porque faltam a precisão e os detalhes necessários para explicar a posição e o movimento escapular. A escápula deve abduzir para que ocorra "protração" do braço e do ombro, mas também pode haver rotação lateral do ângulo inferior, inclinação anterior e elevação. A "retração" do braço e do ombro requer adução e (geralmente) rotação medial da escápula, com possibilidade de elevação ou depressão.

TESTES DE COMPRIMENTO MUSCULAR

Comprimento dos músculos umerais e escapulares

A amplitude de movimento escapuloumeral e escapular total para a elevação normal do braço acima da cabeça em flexão ou em abdução requer um comprimento adequado dos músculos peitoral maior, peitoral menor, latíssimo do dorso, redondo maior, subescapular, romboides, bíceps braquial e tríceps braquial (Fig. 6.48).

A amplitude de movimento total do ombro em rotação lateral requer um comprimento normal dos músculos rotadores mediais – ou seja, a parte clavicular do deltoide, o peitoral maior, o latíssimo do dorso, o redondo maior

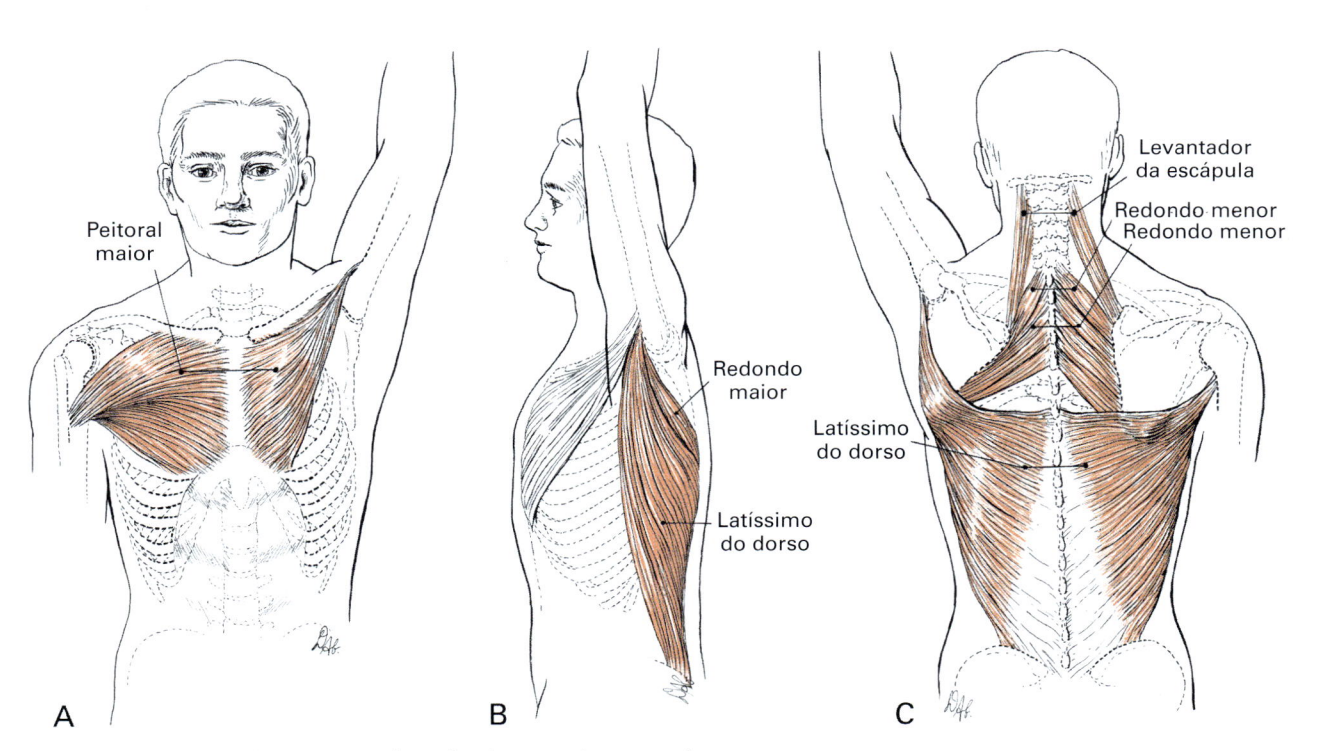

FIGURA 6.48   *A-C*: Comprimento dos músculos umerais e escapulares.

e o subescapular. A amplitude de movimento total em rotação medial requer um comprimento normal dos músculos rotadores laterais – ou seja, redondo menor, infraespinal e parte espinal do deltoide.

Para testar com precisão os diversos movimentos, não deve haver compensação por movimentos do tronco. A posição do tronco deve ser padronizada, com o indivíduo em decúbito dorsal, os joelhos flexionados e a região lombar apoiada em uma superfície plana (i.e., em decúbito dorsal com joelhos flexionados) (Fig. 6.49). A maca não deve ser muito macia; entretanto, pode-se usar um cobertor dobrado para deixar o indivíduo mais confortável.

Se a região lombar se arquear afastando-se da maca, a quantidade de flexão ou rotação lateral de ombro parecerá maior e a quantidade de rotação medial parecerá menor do que a amplitude de movimento real do ombro e da escápula. Se o tórax estiver deprimido (como em uma hipercifose torácica ou no caso de músculos abdominais superiores encurtados), a quantidade de flexão e rotação lateral de ombro parecerá menor e a

quantidade de rotação medial parecerá maior do que a amplitude de movimento real.

Se o tronco se curvar lateralmente com convexidade em direção ao lado testado, a quantidade de abdução parecerá maior do que a amplitude de movimento real do ombro e da escápula.

Teste de comprimento do músculo peitoral menor

Equipamento: Maca firme; não acolchoada.

Posição inicial: Em decúbito dorsal, com joelhos flexionados, os braços na lateral do corpo, cotovelos estendidos e palmas da mão para cima.

Teste: O examinador fica na cabeceira da maca e observa a posição do cíngulo do membro superior. A Figura 6.50 mostra um músculo peitoral menor esquerdo de comprimento normal e um direito encurtado. A quantidade de encurtamento é medida pela extensão em que o ombro se eleva da maca e pela quantidade de resistência à pressão descendente sobre o ombro.

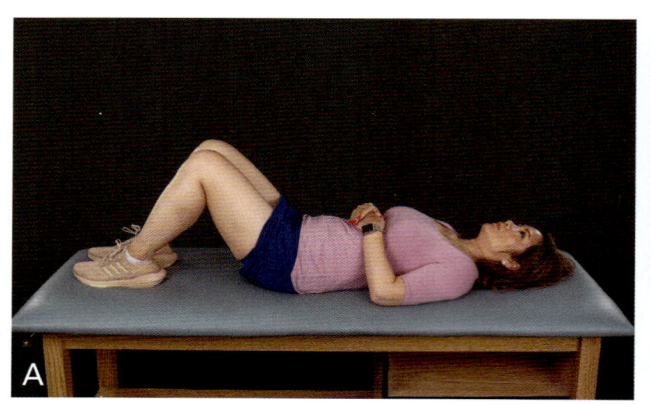 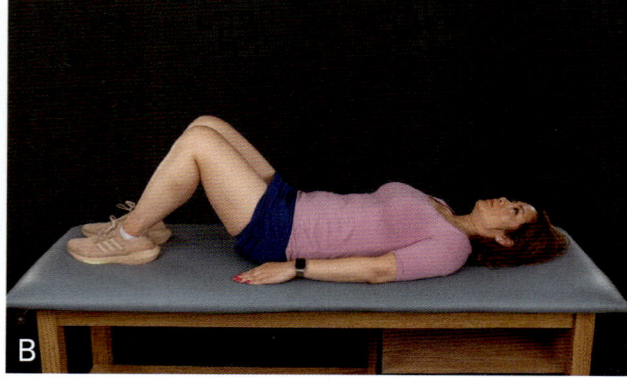

FIGURA 6.49 Posição de decúbito dorsal com joelhos flexionados. *A*: Mãos no abdome. *B*: Membros superiores estendidos.

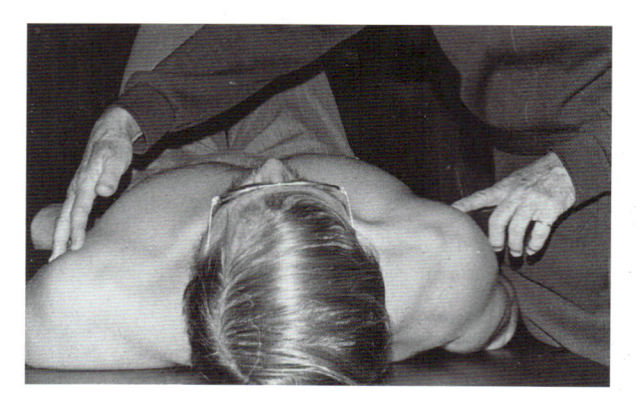

FIGURA 6.50 Posição de decúbito dorsal com joelhos flexionados, membros superiores estendidos. Esquerda, comprimento normal; direita, encurtamento, que mantém o ombro anteriorizado.

O encurtamento pode ser registrado como leve, moderado ou acentuado.

Teste de encurtamento dos músculos que deprimem o processo coracoide anteriormente

O indivíduo assume uma posição de decúbito dorsal com joelhos flexionados sobre uma maca firme, com os braços nas laterais do corpo, cotovelos estendidos e palmas das mãos para cima. Parece haver um pouco de inclinação anterior do ombro que sugere encurtamento do músculo peitoral menor.

O examinador fica do lado esquerdo do indivíduo, com a palma da mão esquerda sobre a região anterior do ombro dele; o examinador pressiona firmemente em direção à maca, como se tentasse rolar o ombro para trás a fim de corrigir sua inclinação anterior (em oposição à inclinação anterior da escápula). A quantidade de resistência indica a extensão do encurtamento no grupo de músculos que inserem no processo coracoide (Fig. 6.51).

Para focar o músculo peitoral menor, é necessário isolar a tensão de cada um dos outros músculos. Mantendo uma pressão contínua com a mão esquerda sobre a região anterior do ombro, a mão direita do examinador flexiona totalmente o cotovelo do indivíduo a fim de isolar a tensão do músculo bíceps braquial. Se for, então, possível deslocar para baixo um pouco a região do ombro, isso fornece evidências de que o músculo bíceps braquial está contribuindo para o quadro clínico.

Mantendo uma pressão contínua na região anterior do ombro, o examinador eleva o cotovelo do indivíduo em aproximadamente 15 ou 20 cm acima da maca a fim de isolar a tensão do músculo coracobraquial. Se o ombro puder ser adicionalmente abaixado, isso fornece evidências de que o coracobraquial está contribuindo para o quadro clínico. Qualquer tensão remanescente deve ser atribuída ao músculo peitoral menor.

Teste de comprimento do músculo peitoral maior

Equipamento: Maca firme; não acolchoada.

Posição inicial: Decúbito dorsal com joelhos flexionados.

Movimento de teste da parte inferior (esternocostal): O examinador coloca o membro superior do indivíduo em uma posição de aproximadamente 135° de abdução de ombro (alinhado com as fibras inferiores), com o cotovelo estendido. O ombro estará em rotação lateral.

Comprimento normal: O membro superior cai até o nível da maca, com a região lombar permanecendo retificada sobre o apoio (Fig. 6.52A).

Encurtamento: O membro superior estendido não desce até o nível da maca. A limitação pode ser registrada como leve, moderada ou acentuada, medida em graus usando um goniômetro ou em centímetros usando uma régua (registrando a distância do epicôndilo lateral até a maca).

Movimento de teste da parte superior (clavicular): O examinador posiciona o ombro do indivíduo a 90° de abdução com o cotovelo estendido e o ombro em rotação lateral (palma da mão voltada para o teto).

Comprimento normal: 90° de abdução de ombro, com rotação lateral, membro superior apoiado na maca e sem rotação do tronco (Fig. 6.52B).

Encurtamento: O membro superior não desce até o nível da maca. A limitação pode ser registrada como leve, moderada ou acentuada, medida em graus usando um goniômetro ou em centímetros usando uma régua (registrando a distância entre a maca e o epicôndilo lateral). É raro encontrar uma limitação acentuada neste teste.

> **Observação:** A rigidez da fáscia clavipeitoral pode interferir no teste de comprimento da parte superior (clavicular).

Teste para comprimento excessivo: Posicione o indivíduo com a articulação do ombro na borda da maca de modo que o braço possa abduzir horizontalmente abaixo do nível da maca. Registre a amplitude excessiva como leve, moderada ou acentuada, ou meça em graus usando um goniômetro. A presença de uma amplitude de movimento excessiva não é incomum (Fig. 6.53).

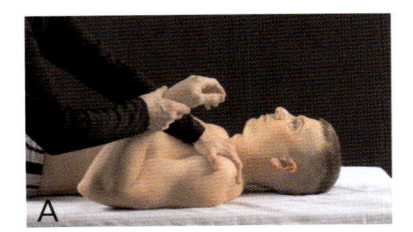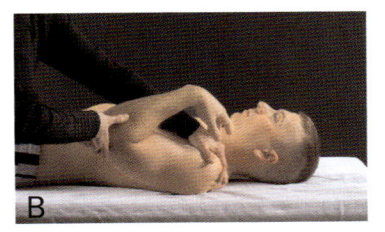

FIGURA 6.51 *A* e *B*: Teste de encurtamento dos músculos que deprimem (movem para baixo) anteriormente o processo coracoide.

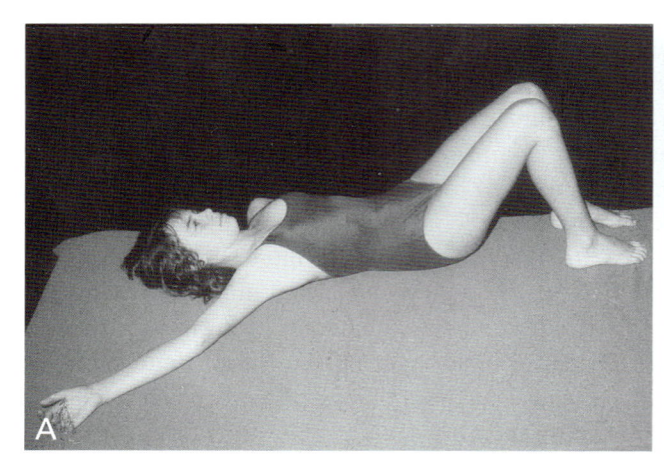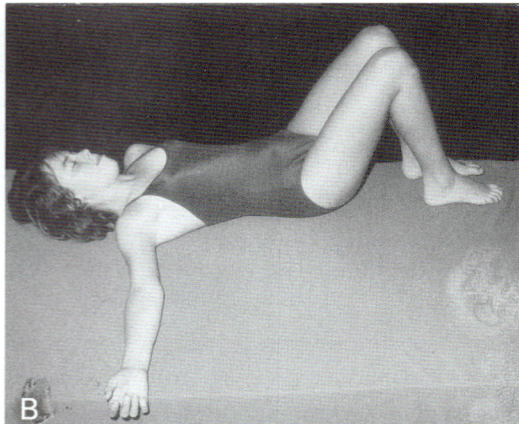

FIGURA 6.52   Teste de comprimento do músculo peitoral maior. **A**: Comprimento normal das fibras inferiores. **B**: Comprimento normal das fibras superiores.

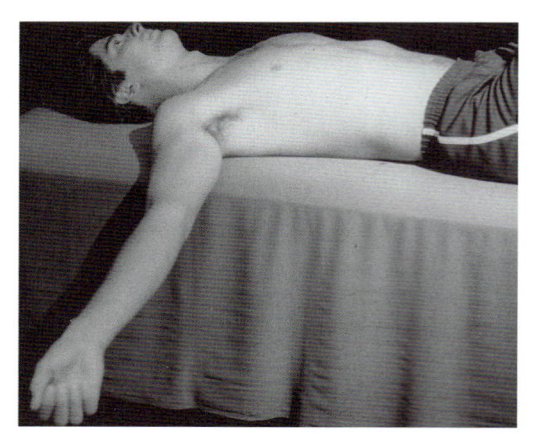

FIGURA 6.53   Teste para comprimento excessivo da parte superior (clavicular) do músculo peitoral maior.

Testes de comprimento dos músculos redondo maior, latíssimo do dorso e romboides

Equipamento: Maca firme; não acolchoada.

Posição inicial: Em decúbito dorsal com joelhos flexionados, membros superiores nas laterais do corpo, cotovelos estendidos.

Movimento de teste: O indivíduo eleva ambos os membros superiores em flexão acima da cabeça, mantendo-os perto da cabeça e trazendo-os para baixo em direção à maca (mantendo a região lombar retificada) (Fig. 6.54).

Comprimento normal: Capacidade de trazer os membros superiores até o nível da maca, mantendo-os próximos à cabeça.

Encurtamento: Indicado pela incapacidade de trazer os membros superiores ao nível da maca. Registre o

encurtamento como leve, moderado ou acentuado; meça o ângulo entre a maca e o úmero para determinar a quantidade de graus de limitação ou meça a distância em centímetros entre a maca e o epicôndilo lateral.

> **Observações:** O encurtamento dos músculos abdominais superiores deprimirá o tórax e tenderá a tracionar anteriormente o ombro, interferindo no teste. Da mesma maneira, uma hipercifose da parte torácica da coluna tornará impossível colocar o ombro sobre a maca.
> Um músculo peitoral menor contraturado inclina a escápula anteriormente, puxando o cíngulo do membro superior para baixo e para a frente. Com a mudança no alinhamento do cíngulo do membro superior, a flexão da articulação glenoumeral parecerá limitada, mesmo que a amplitude seja efetivamente normal, porque o braço não pode ser abaixado até tocar a maca.
> O encurtamento do músculo peitoral menor é um fator relevante em muitos casos de dor no braço. Como o peitoral menor se insere no processo coracoide, o encurtamento desse músculo deprime o processo coracoide anteriormente e pode causar pressão e impacto nos cordões do plexo braquial e nos vasos sanguíneos axilares que ficam entre o processo coracoide e a caixa torácica.

Testes de comprimento dos músculos rotadores mediais de ombro

Equipamento: Maca firme; não acolchoada.

Posição inicial: Em decúbito dorsal, com a região lombar apoiada na maca, ombro a 90° de abdução, cotovelo na borda da maca e flexionado a 90° (antebraço perpendicular à maca).

Teste de comprimento dos músculos rotadores mediais: Rotação lateral de ombro, trazendo o antebraço

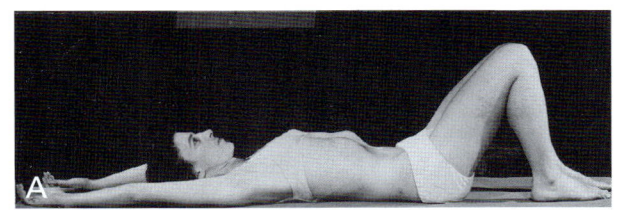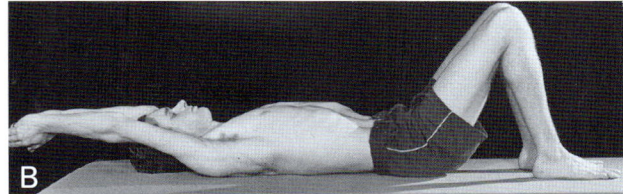

FIGURA 6.54 Testes de comprimento dos músculos redondo maior, latíssimo do dorso e romboides. **A**: Comprimento normal. **B**: Encurtamento.

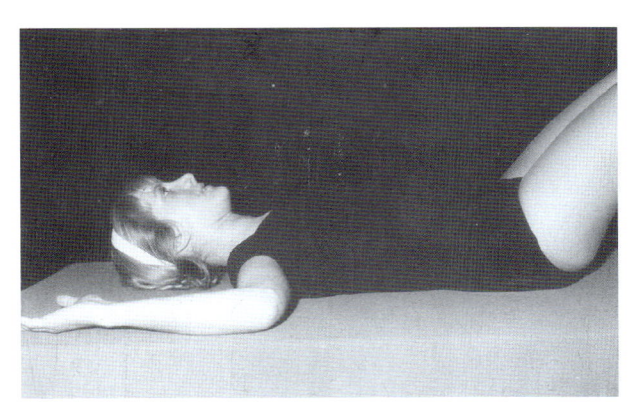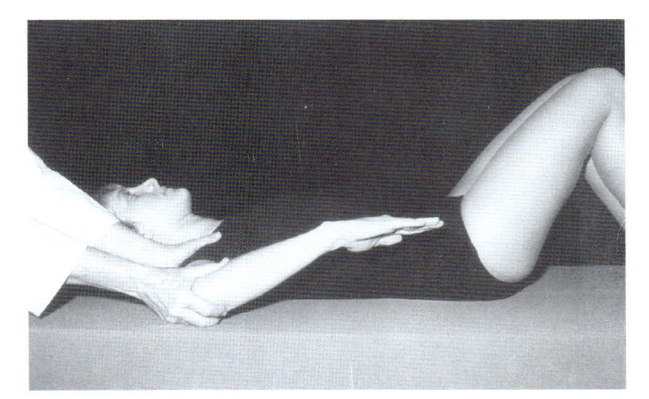

FIGURA 6.55 Testes de comprimento dos músculos rotadores de ombro. **A**: Rotadores mediais. **B**: Rotadores laterais.

para baixo em direção ao nível da maca (Fig. 6.55A). (Não permita que as costas se arqueiem em relação à maca.)

Amplitude de movimento normal: 90° de rotação lateral (antebraço apoiado na maca enquanto mantém a região lombar retificada na maca).

> **Observações:** Se o teste de encurtamento dos músculos redondo maior e latíssimo do dorso mostra limitação, mas a rotação lateral (como na Fig. 6.56A) tem uma amplitude normal, então o encurtamento está no músculo latíssimo do dorso, mas não no redondo maior.

Teste de comprimento dos músculos rotadores laterais de ombro

Equipamento: Maca firme; não acolchoada.

Posição inicial: Em decúbito dorsal, com a região lombar apoiada na maca, ombro a 90° de abdução, cotovelo na borda da maca e flexionado a 90° (antebraço perpendicular à maca).

Teste de comprimento dos músculos rotadores laterais: Rotação medial do ombro, trazendo o antebraço para baixo em direção à maca, enquanto o examinador

estabiliza o ombro para evitar a compensação pelo cíngulo do membro superior (Fig. 6.55B). (Não permita o impulso para a frente do cíngulo do membro superior.)

Amplitude de movimento normal: 70° de rotação medial.

Para testar se há amplitude de movimento excessiva em rotação lateral, é necessário manter o cotovelo ligeiramente além da borda da maca a fim de permitir que o antebraço caia abaixo do nível da maca (Fig. 6.56A).

Este indivíduo demonstrou rotação medial muito limitada e rotação lateral excessiva – um desequilíbrio frequentemente observado em jogadores de beisebol.[22]

Colocar as mãos atrás das costas, conforme ilustrado na Figura 6.57, requer uma amplitude normal de rotação de ombro, sem movimento anormal do cíngulo do membro superior.

Rotação lateral de ombro ligeiramente excessiva. As mãos podem ser colocadas com facilidade na parte superior das costas (Fig. 6.58).

Rotação medial de ombro limitada, pior à direita do que à esquerda (Fig. 6.59). Mantém-se o cíngulo do membro superior pressionado para evitar que seus movimentos compensem os movimentos da articulação do ombro.

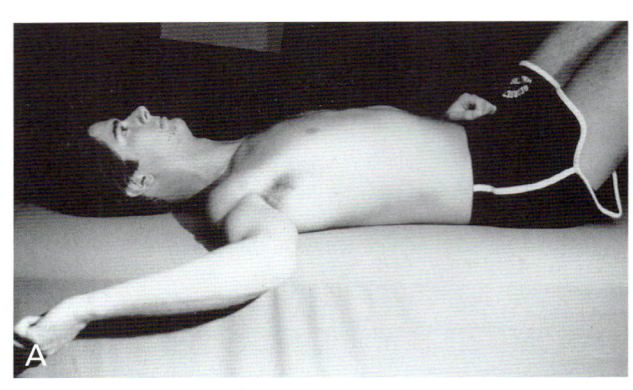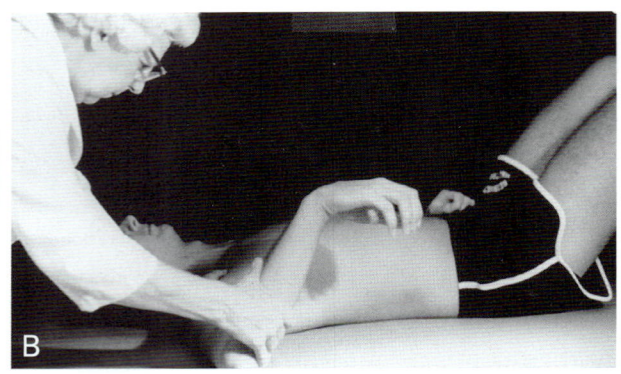

FIGURA 6.56 Testes de comprimento dos músculos rotadores de ombro. **A**: Teste para amplitude de movimento excessiva em rotação lateral. **B**: Desequilíbrio – rotação medial limitada e rotação lateral excessiva.

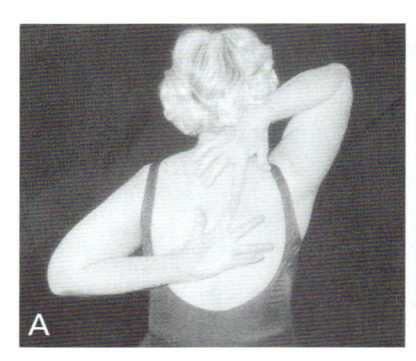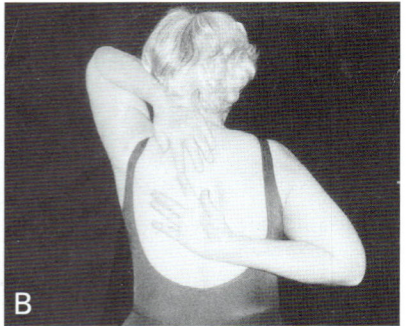

FIGURA 6.57 **A** e **B**: Colocação das mãos atrás das costas para testar a amplitude de rotação de ombro.

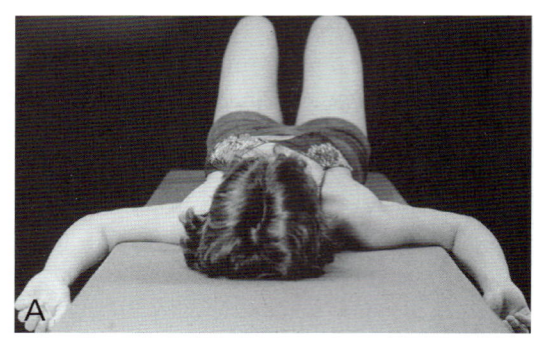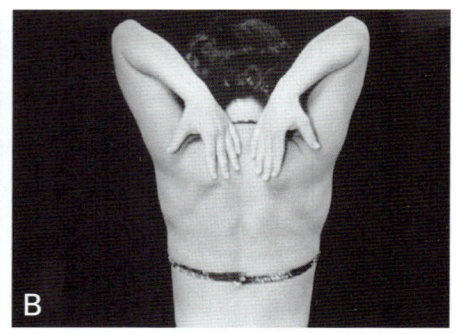

FIGURA 6.58 **A**: Rotação lateral de ombro ligeiramente excessiva. **B**: O indivíduo coloca com facilidade as mãos na parte superior das costas.

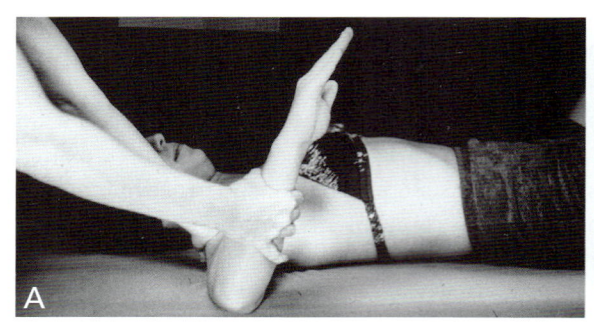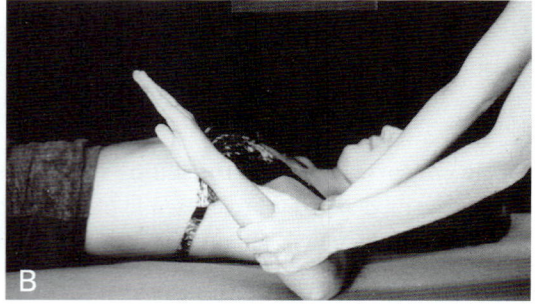

FIGURA 6.59 **A** e **B**: Rotação medial de ombro limitada, pior à direita do que à esquerda.

NOTA HISTÓRICA
Quadro do membro superior

NOME DO PACIENTE   PRONTUÁRIO Nº

ESQUERDO   **DIREITO**

					Examinador								
					Data								
					Trapézio, parte descendente								
					Trapézio, parte transversa								
					Trapézio, parte ascendente								
					Serrátil anterior								
					Romboides								
					Peitoral menor								
					Peitoral maior								
					Latíssimo do dorso								
					Rotadores mediais do ombro								
					Rotadores laterais do ombro								
					Deltoide, parte clavicular								
					Deltoide, parte acromial								
					Deltoide, parte espinal								
					Bíceps								
					Tríceps								
					Braquiorradial								
					Supinadores								
					Pronadores								
					Flexor radial do carpo								
					Flexor ulnar do carpo								
					Extensor radial do carpo								
					Extensor ulnar do carpo								
					1 Flexor profundo dos dedos 1								
					2 Flexor profundo dos dedos 2								
					3 Flexor profundo dos dedos 3								
					4 Flexor profundo dos dedos 4								
					1 Flexor superficial dos dedos 1								
					2 Flexor superficial dos dedos 2								
					3 Flexor superficial dos dedos 3								
					4 Flexor superficial dos dedos 4								
					1 Extensor dos dedos 1								
					2 Extensor dos dedos 2								
					3 Extensor dos dedos 3								
					4 Extensor dos dedos 4								
					1 Lumbrical 1								
					2 Lumbrical 2								
					3 Lumbrical 3								
					4 Lumbrical 4								
					1 Interósseo dorsal 1								
					2 Interósseo dorsal 2								
					3 Interósseo dorsal 3								
					4 Interósseo dorsal 4								
					1 Interósseo palmar 1								
					2 Interósseo palmar 2								
					3 Interósseo palmar 3								
					4 Interósseo palmar 4								
					Flexor longo do polegar								
					Flexor curto do polegar								
					Extensor longo do polegar								
					Extensor curto do polegar								
					Abdutor longo do polegar								
					Abdutor curto do polegar								
					Adutor do polegar								
					Oponente do polegar								
					Flexor do dedo mínimo								
					Abdutor do dedo mínimo								
					Oponente do dedo mínimo								

Anotações: _____
_____
_____

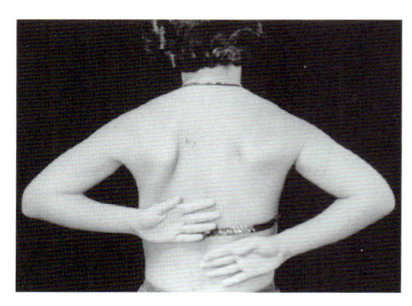

FIGURA 6.60 Compensação por movimentos do cíngulo do membro superior.

A compensação por movimentos do cíngulo do membro superior permite que o indivíduo coloque as mãos atrás das costas (Fig. 6.60). No entanto, encorajar ou permitir tal compensação pode ter efeitos adversos ao colaborar para o superdesenvolvimento do músculo peitoral menor. (Ver músculo peitoral menor.)

TESTES DE FORÇA MUSCULAR

Músculo coracobraquial

Origem: Ápice do processo coracoide da escápula (Fig. 6.61A).

Inserção: Superfície medial do meio da diáfise do úmero, oposta à tuberosidade para o músculo deltoide.

Ação: Flexiona e aduz a articulação do ombro.

Inervação: Musculocutâneo, C5, **6**, **7**.

Paciente: Sentado ou em decúbito dorsal.

Fraqueza: Diminui a força de flexão do ombro, principalmente em movimentos que envolvem a completa flexão e supinação do cotovelo, como ao pentear os cabelos.

Encurtamento: O processo coracoide fica deprimido anteriormente quando o membro superior está posicionado para baixo na lateral do corpo.

Fixação: Se o tronco estiver estável, não é necessária.

Teste: Flexão de ombro em rotação lateral, com o cotovelo completamente flexionado e o antebraço supinado. A assistência do músculo bíceps braquial na flexão do ombro é diminuída nessa posição de teste porque a flexão total do cotovelo e a supinação do antebraço colocam esse músculo em uma posição muito encurtada para ser eficaz na flexão do ombro.

Pressão: Contra a superfície anteromedial do 1/3 inferior do úmero, no sentido da extensão e leve abdução (Fig. 6.61B).

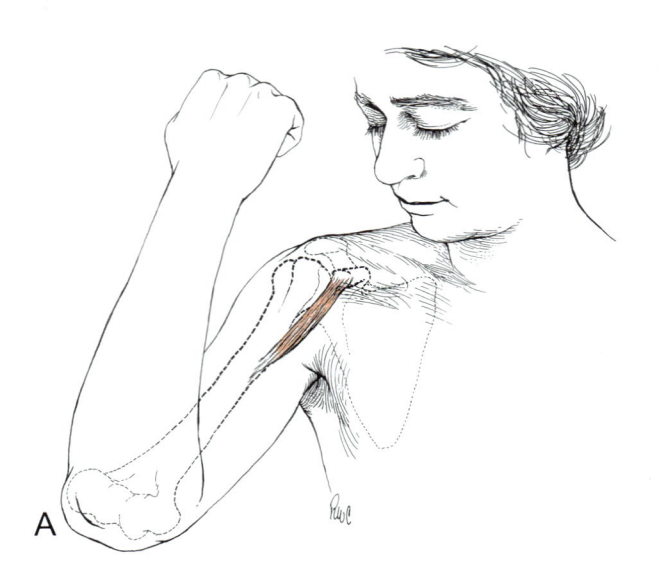

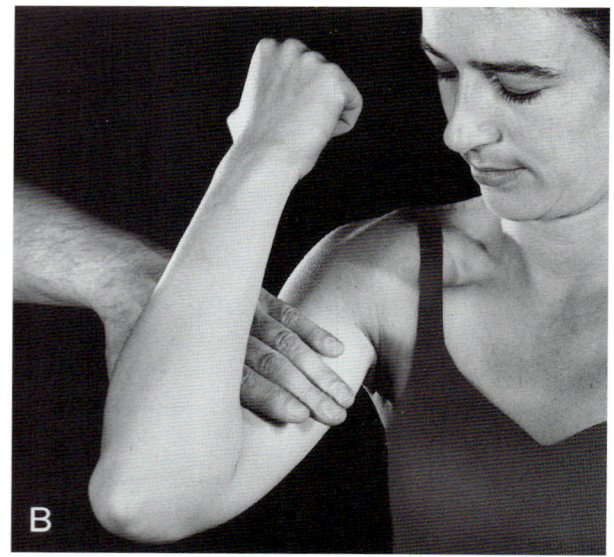

FIGURA 6.61 **A**: Músculo coracobraquial. **B**: Teste de força muscular do coracobraquial.

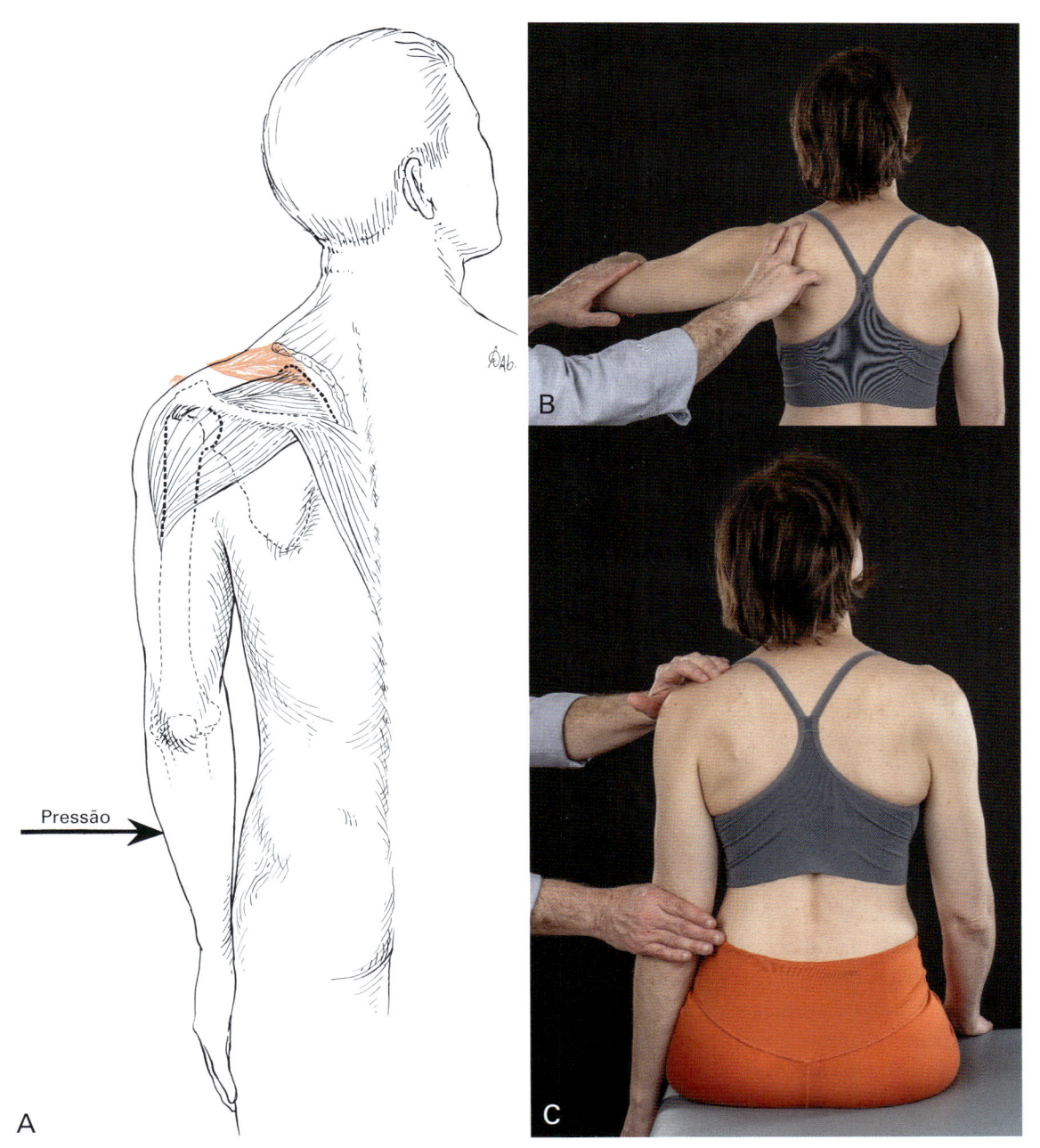

FIGURA 6.62 **A**: Músculo supraespinal. **B** e **C**: Teste de força muscular do supraespinal.

Músculo supraespinal

Origem: 2/3 mediais da fossa supraespinal da escápula (Fig. 6.62A).

Inserção: Faceta superior do tubérculo maior do úmero e cápsula articular do ombro.

Ação: Abduz e roda lateralmente a articulação do ombro. Estabiliza a cabeça do úmero na cavidade glenoidal durante os movimentos desta articulação.

Inervação: Supraescapular, C4, 5, 6.

Paciente: Sentado ou em pé, com o ombro abduzido a 90°, cabeça e pescoço estendidos e flexionados lateralmente para o mesmo lado e rosto rodado para o lado oposto.

Fixação: A posição sentada proporciona maior estabilização do tronco do que a posição em pé.

> **Observações:** Não se faz nenhum esforço para distinguir o músculo supraespinal do deltoide no teste de força muscular para fins de gradação porque esses músculos atuam simultaneamente na abdução do ombro. No entanto, pode-se palpar o músculo supraespinal para determinar se ele foi acionado. Como o supraespinal é totalmente coberto pelas fibras superiores e médias da parte descendente do trapézio, este músculo deve estar o mais relaxado possível ao palpar o supraespinal. Isto é conseguido estendendo e flexionando lateralmente a cabeça e o pescoço de modo que o rosto gire em direção ao lado oposto, conforme ilustrado na Figura 6.62B, e pela palpação do músculo supraespinal no início do movimento de abdução, quando a atividade do trapézio está em um nível baixo. Os músculos deltoide e supraespinal atuam juntos no início da abdução, e este teste não deve ser interpretado como indicativo de que o supraespinal é responsável pelos primeiros graus de abdução.

Movimento de teste: Início da abdução do úmero.[23]

Resistência: Contra o antebraço, no sentido da adução.

> **Observações:** O músculo supraespinal precisa ser testado em sua posição mais encurtada porque é um músculo monoarticular e é mais forte em sua posição mais encurtada.
> O teste da "lata vazia" não atende aos requisitos para testar a força desse músculo. Rowlands et al. concluíram "que o teste da lata vazia não permite a ativação seletiva do músculo supraespinal".[24]

Fraqueza: O tendão do músculo supraespinal está firmemente inserido na superfície superior da cápsula da articulação do ombro. A fraqueza do músculo ou a ruptura de seu tendão diminui a estabilidade desta articulação, permitindo que a cabeça do úmero altere sua relação com a cavidade glenoidal.

Músculo deltoide

Origem da parte clavicular: Borda anterior, superfície superior e 1/3 lateral da clavícula (Fig. 6.63A).

Origem da parte acromial: Margem lateral e superfície superior do acrômio.

Origem da parte espinal: Lábio inferior da borda posterior da espinha da escápula.

Inserção: Tuberosidade para o músculo deltoide do úmero.

Ação: Abdução da articulação do ombro, realizada principalmente pela parte acromial, com estabilização pelas partes clavicular e espinal. Além disso, a parte clavicular flexiona e roda medialmente a articulação do ombro. A parte espinal estende e roda lateralmente o ombro.

Inervação: Axilar, **C5,6**.

Paciente: Sentado.

Fixação: A posição do tronco em relação ao braço neste teste faz com que um tronco estável não necessite de estabilização adicional por parte do examinador. Se os músculos que fixam a escápula estiverem fracos, o examinador precisará estabilizá-la.

Teste: Abdução do ombro sem rotação (Fig. 6.63B). Ao colocar o ombro na posição de teste, o cotovelo deve ser flexionado a fim de indicar a posição neutra de rotação. Contudo, o cotovelo pode ser estendido depois de estabelecida a posição do ombro, de modo que se possa usar o braço de alavanca mais longo conferido pelo membro estendido. O examinador deve ser consistente na técnica durante os testes subsequentes.

Pressão: Contra a superfície dorsal do aspecto distal do braço se o cotovelo estiver flexionado, ou contra o aspecto distal do antebraço se o cotovelo estiver estendido.

Fraqueza: Resulta na incapacidade de elevar o braço em abdução contra a força da gravidade. No caso de paralisia de todo o músculo deltoide e do supraespinal, o úmero tende a subluxar inferiormente se o braço permanecer sem apoio contra a força da gravidade. A cápsula da articulação do ombro permite quase 2,5 cm de separação entre a cabeça do úmero e a cavidade glenoidal. Nos casos de envolvimento do nervo axilar em que o músculo deltoide está fraco mas o supraespinal não é afetado, o relaxamento da articulação não é tão acentuado, mas tende a progredir se a força do músculo deltoide não retornar.

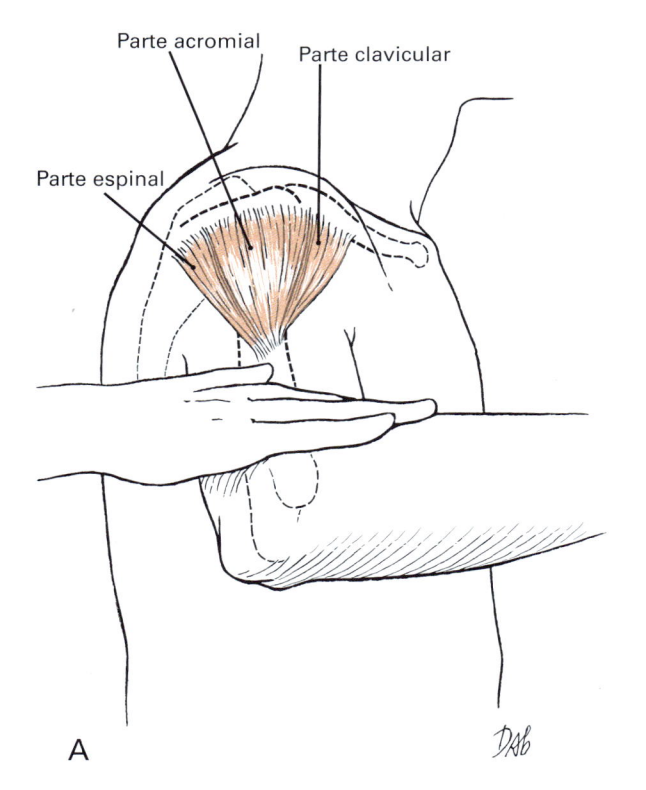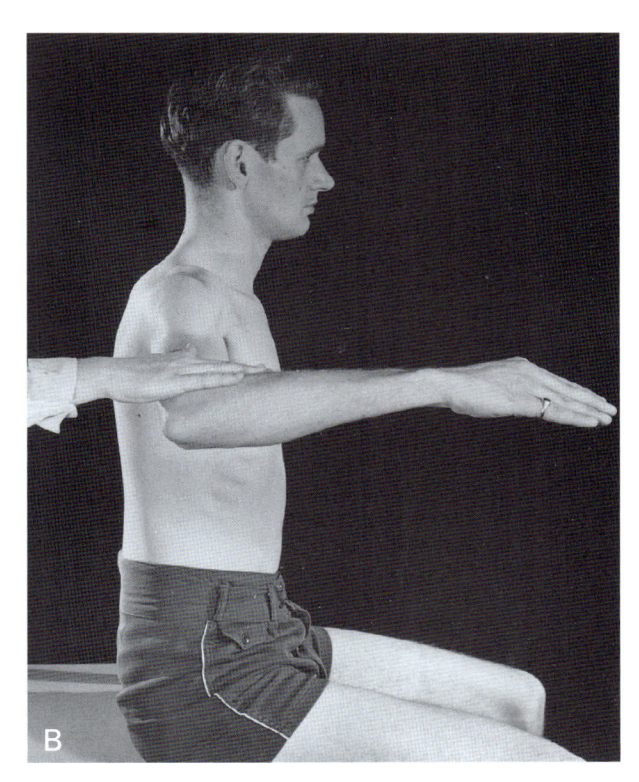

FIGURA 6.63 **A**: Músculo deltoide. **B**: Teste de força muscular do deltoide.

Parte clavicular do músculo deltoide

Paciente: Sentado.

Fixação: Se os músculos que fixam a escápula estiverem fracos, o examinador precisará estabilizá-la. Conforme se aplica pressão no braço, aplica-se contrapressão posteriormente ao cíngulo do membro superior.

Teste: Abdução do ombro em leve flexão e leve rotação lateral (Fig. 6.64A). Na posição sentada ereta, é necessário colocar o ombro em leve rotação lateral a fim de potencializar o efeito da força da gravidade na parte clavicular do músculo.

Pressão: Contra a superfície anteromedial do braço, no sentido da adução e leve extensão.

Parte espinal do músculo deltoide

Paciente: Sentado.

Fixação: Se os músculos que fixam a escápula estiverem fracos, o examinador precisará estabilizá-la. Conforme se aplica pressão no braço, aplica-se contrapressão anteriormente ao cíngulo do membro superior.

Teste: Abdução do ombro em leve extensão e rotação medial (Fig. 6.64B). Na posição sentada ereta, é necessário colocar o ombro em leve rotação medial para que a parte espinal do músculo fique posicionada contra a força da gravidade.

Pressão: Contra a superfície posterolateral da parte distal do braço, no sentido da adução e leve flexão.

Parte clavicular do músculo deltoide

Paciente: Decúbito dorsal.

Fixação: Os músculos trapézio e serrátil anterior precisam estabilizar a escápula *em todos os testes de força do músculo deltoide*; se estiverem fracos, o examinador precisará estabilizar a escápula.

Teste: Abdução do ombro em posição de leve flexão e rotação medial (Fig. 6.65A). Uma mão do examinador é colocada sob o punho do paciente a fim de garantir que o cotovelo não seja elevado pela ação reversa dos extensores de punho, o que pode ocorrer se o paciente puder pressionar a mão no tórax.

Pressão: Contra a superfície anterior da parte distal do braço, no sentido da adução em direção à lateral do corpo.

Parte espinal do músculo deltoide

Paciente: Decúbito ventral.

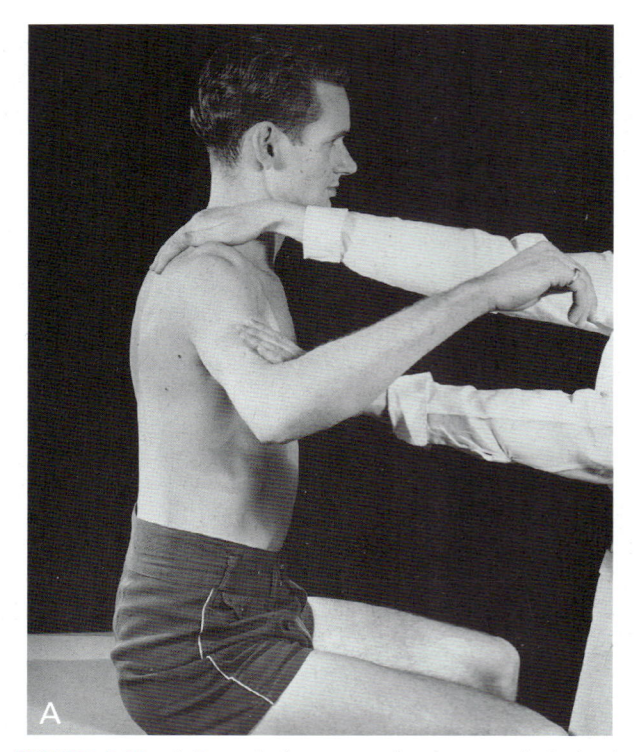
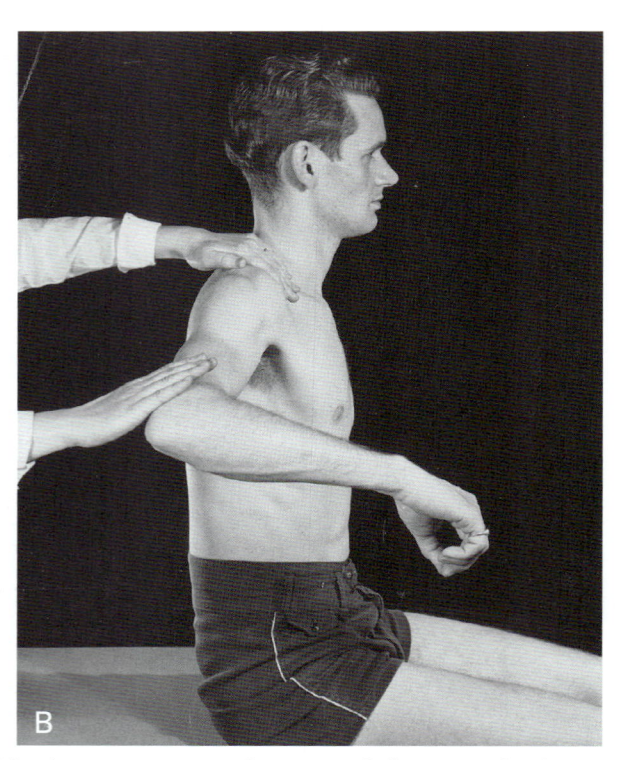

FIGURA 6.64   *A*: Teste de força muscular da parte clavicular do deltoide, na posição sentada. *B*: Teste de força muscular da parte espinal do deltoide, na posição sentada.

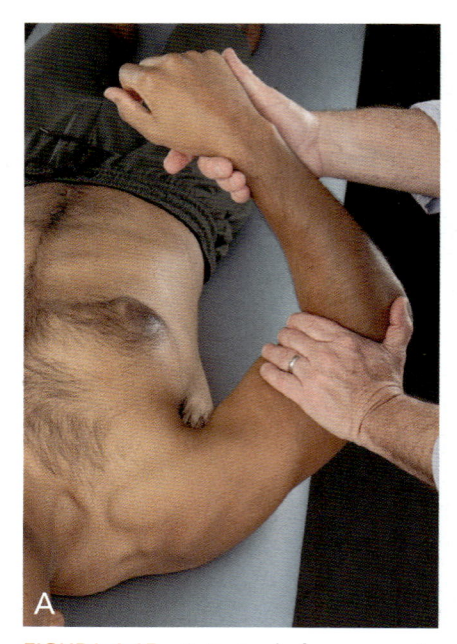
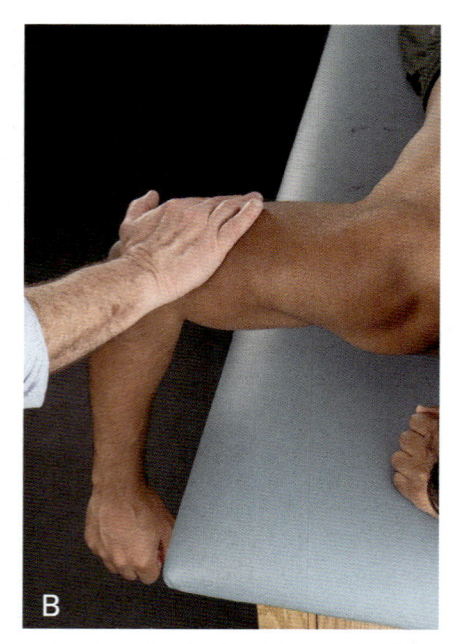

FIGURA 6.65   *A*: Teste de força muscular da parte clavicular do deltoide, em decúbito dorsal. *B*: Teste de força muscular da parte espinal do deltoide, em decúbito ventral.

Fixação: A escápula precisa ser mantida estável pelos músculos escapulares ou pelo examinador.

Teste: Abdução do ombro a 90° com leve extensão e rotação lateral (Fig. 6.65B).

Pressão: Contra a superfície posterolateral do braço, em uma direção obliquamente para baixo e a meio caminho entre a adução e a flexão.

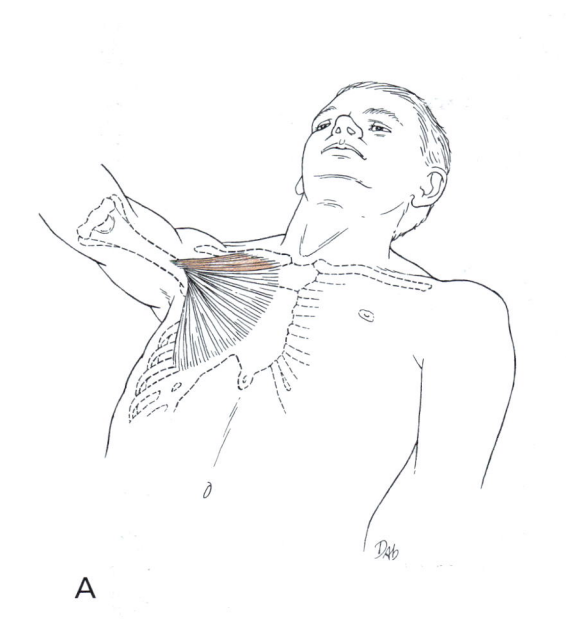

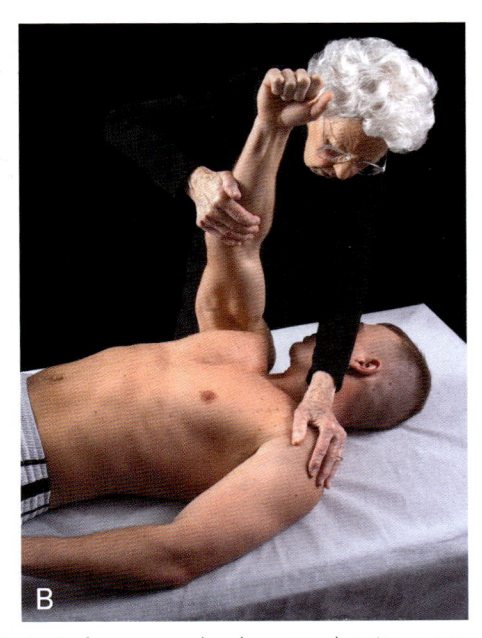

FIGURA 6.66 **A**: Músculo peitoral maior, parte clavicular. **B**: Teste de força muscular do peitoral maior, parte clavicular.

Músculo peitoral maior, parte clavicular

Origem, parte clavicular: Superfície anterior da metade esternal da clavícula (Fig. 6.66A).

Inserção: Crista do tubérculo maior do úmero. As fibras claviculares inserem-se mais anterior e caudalmente na crista do que as fibras esternocostais.

Ação: Flexiona e roda medialmente a articulação do ombro e aduz horizontalmente o úmero em direção ao ombro oposto.

Inervação: Peitoral lateral, **C5**, **6**, **7**, 8, T1.

Paciente: Decúbito dorsal.

Fixação: O examinador mantém o ombro oposto firmemente sobre a maca. O músculo tríceps braquial mantém o cotovelo em extensão.

Teste: Começando com o cotovelo estendido e com o ombro em flexão de 90° e leve rotação medial, o membro superior é aduzido em direção à extremidade esternal da clavícula (Fig. 6.66B).

Pressão: Contra o antebraço proximal medial, no sentido da abdução.

Fraqueza: Diminui a capacidade de puxar o braço em adução sobre o tórax, dificultando o toque da mão no ombro oposto. Diminui a força de flexão e rotação medial do ombro.

Encurtamento: A amplitude de movimento de flexão, abdução e rotação lateral de ombro está diminuída. O encurtamento do músculo peitoral maior mantém o braço em rotação medial e adução e, secundariamente, resulta em abdução da escápula, afastando-se da coluna vertebral.

Músculo peitoral maior, parte esternocostal

Origem, parte esternocostal: Superfície anterior do esterno, cartilagens das primeiras seis ou sete costelas e aponeurose do oblíquo externo do abdome (Fig. 6.67A).

Inserção: Crista do tubérculo maior do úmero. As fibras esternocostais torcem-se sobre si mesmas e são mais posteriores e craniais que as fibras claviculares.

Ação: Deprime o cíngulo do membro superior em virtude da inserção no úmero e aduz o úmero obliquamente em direção à crista ilíaca oposta.

Inervação: Peitoral lateral e medial, C5, **6**, **7**, **8**, **T1**.

Ação do músculo como um todo: Com a origem fixa, o músculo peitoral maior aduz e roda medialmente o úmero. Com a inserção fixa, pode auxiliar na elevação do tórax, como na inspiração forçada. No trabalho com muletas ou nas barras paralelas, ajudará a suportar o peso do corpo.

Paciente: Decúbito dorsal.

Fixação: O examinador coloca uma mão na crista ilíaca oposta a fim de manter a pelve firmemente na maca. As partes anteriores dos músculos oblíquo externo e interno do abdome estabilizam o tórax sobre a pelve. Em casos de fraqueza abdominal, deve-se estabi-

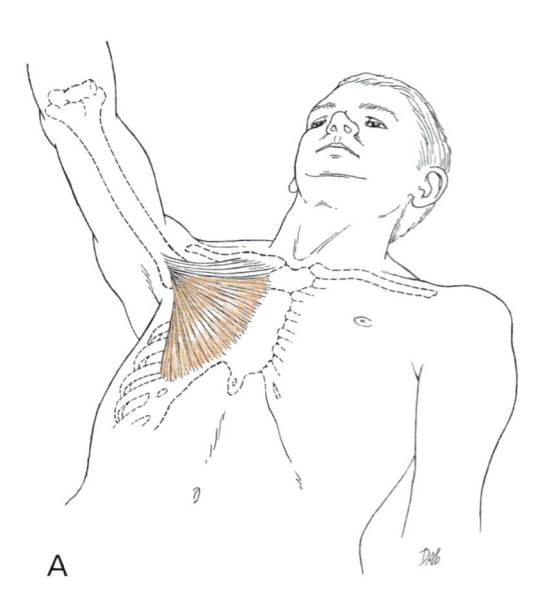

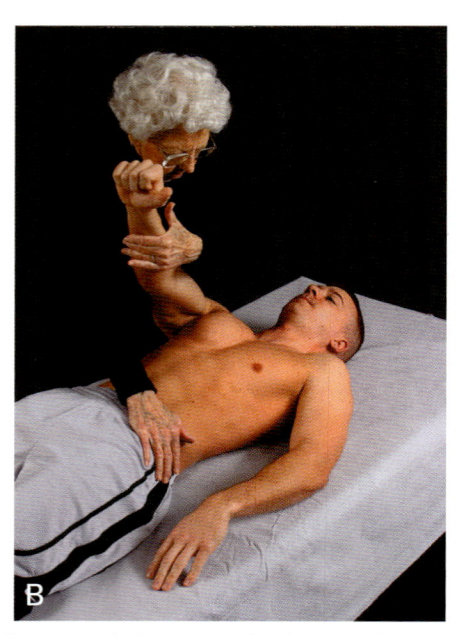

FIGURA 6.67 *A*: Músculo peitoral maior, parte esternocostal. *B*: Teste de força muscular do peitoral maior, parte esternocostal.

lizar o tórax, em vez da pelve. O músculo tríceps braquial mantém o cotovelo em extensão.

Teste: Começando com o cotovelo estendido e com o ombro em flexão e leve rotação medial, adução do ombro e do membro superior obliquamente em direção à crista ilíaca oposta (Fig. 6.67B).

Pressão: Contra a porção anteromedial do antebraço obliquamente, em abdução e flexão do ombro.

Fraqueza: Diminui a força de adução obliquamente em direção ao quadril oposto. Também é perdida a continuidade da ação muscular do peitoral maior para o oblíquo externo do abdome do mesmo lado e oblíquo interno do lado oposto, o que dificulta os movimentos de cortar ou golpear vigorosamente. Quando em decúbito dorsal, se o braço do indivíduo estiver colocado diagonalmente acima da cabeça, será difícil elevá-lo da maca. O indivíduo também terá dificuldade em segurar qualquer objeto grande ou pesado com ambas as mãos na altura da cintura ou próximo disso.

Encurtamento: Uma depressão anterior do cíngulo do membro superior decorrente da tração do músculo peitoral maior sobre o úmero em geral está associada à tração de um músculo peitoral menor encurtado na escápula. As amplitudes de movimento de flexão e abdução acima da cabeça são limitadas.

Músculo peitoral menor

Origem: Margens superiores; superfícies externas da segunda, terceira, quarta e quinta costelas próximo às cartilagens costais; fáscia sobre os músculos intercostais correspondentes (Fig. 6.68A).

Inserção: Borda medial, superfície superior do processo coracoide da escápula.

Ação: Com a origem fixa, deprime, roda para baixo e aduz a escápula. Com a escápula estabilizada (inserção fixa), o músculo peitoral menor auxilia na inspiração forçada.

Inervação: Peitoral medial, com fibras de um ramo comunicante do nervo peitoral lateral; C8, T1.

Paciente: Decúbito dorsal.

Fixação: Não é necessária, a menos que os músculos abdominais estejam fracos; nesse caso, a caixa torácica do mesmo lado deve ser mantida firmemente pressionada.

Teste: Impulso do ombro para a frente, com o braço na lateral do corpo. O indivíduo não deve exercer pressão para baixo com a mão a fim de forçar o ombro para a frente (Fig. 6.68B). (Se necessário, levante a mão e o cotovelo do indivíduo da maca.)

Pressão: Contra o aspecto anterior do ombro, para baixo em direção à maca.

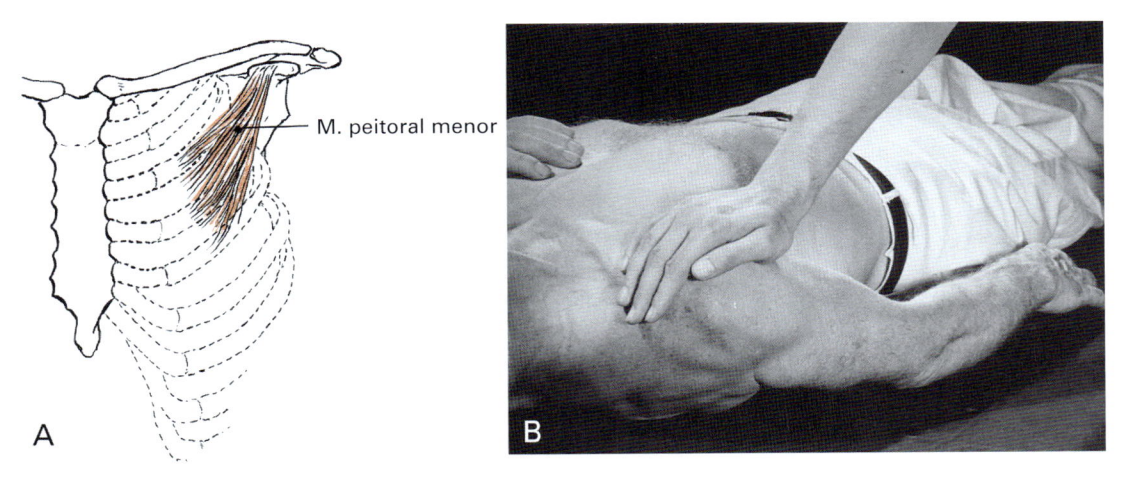

FIGURA 6.68 ***A***: Músculo peitoral menor. ***B***: Teste de força muscular do peitoral menor.

Fraqueza: A forte extensão do ombro depende da fixação da escápula pelos músculos romboides e levantador da escápula posteriormente e pelo peitoral menor anteriormente. No caso de fraqueza do músculo peitoral menor, a força de extensão do ombro diminui.

Com a escápula estabilizada em posição de bom alinhamento, o peitoral menor atua como um músculo acessório de inspiração. A fraqueza deste músculo aumentará a dificuldade respiratória em pacientes que já têm envolvimento dos músculos respiratórios.

Encurtamento: Como este músculo se origina nas costelas e se insere no processo coracoide da escápula, uma contratura tende a deprimir o processo coracoide tanto anteriormente como para baixo. Essa contratura muscular é um importante fator contribuinte em muitos casos de dor nos membros superiores. Com os cordões do plexo braquial e os vasos sanguíneos axilares situados entre o processo coracoide, o tendão do peitoral menor e a caixa torácica, a contratura do músculo peitoral menor pode produzir pressão sobre esses grandes vasos e nervos.

A contratura do músculo peitoral menor restringe a flexão do ombro, limitando a rotação escapular e impedindo que a cavidade glenoidal alcance a orientação cranial necessária para a flexão máxima da articulação.

Músculos rotadores laterais de ombro

Músculo infraespinal
Origem: 2/3 medial da fossa infraespinal da escápula (Fig. 6.69A).

Inserção: Faceta média do tubérculo maior do úmero e cápsula articular do ombro.

Ação: Roda lateralmente a articulação do ombro e estabiliza a cabeça do úmero na cavidade glenoidal durante os movimentos desta articulação.

Inervação: Supraescapular, **C5, 6**.

Paciente: Decúbito ventral.

Fixação: O braço repousa sobre a maca. O examinador coloca uma mão sob o parte distal do braço e estabiliza o úmero para garantir a rotação, evitando a adução ou abdução do ombro. A mão do examinador amortece a pressão da maca. Este teste requer uma forte fixação dos músculos escapulares, principalmente das partes transversa e ascendente do trapézio; ao realizar este teste, deve-se observar se os rotadores laterais da escápula ou do ombro são superados em força quando é aplicada pressão.

Teste: Rotação lateral do ombro, com o cotovelo a 90° de flexão (Fig. 6.69B).

Pressão: Usando o antebraço como alavanca, aplica-se pressão no sentido da rotação medial do ombro.

Músculo redondo menor
Origem: 2/3 superiores, superfícies dorsais da borda lateral da escápula (Fig. 6.69A).

Inserção: Faceta inferior do tubérculo maior do úmero e cápsula articular do ombro.

Ação: Roda lateralmente a articulação do ombro e estabiliza a cabeça do úmero na cavidade glenoidal durante os movimentos desta articulação.

Inervação: Axilar, **C5, 6**.

Paciente: Decúbito dorsal.

Fixação: O examinador aplica contrapressão contra a face interna da extremidade distal do braço para garantir a rotação.

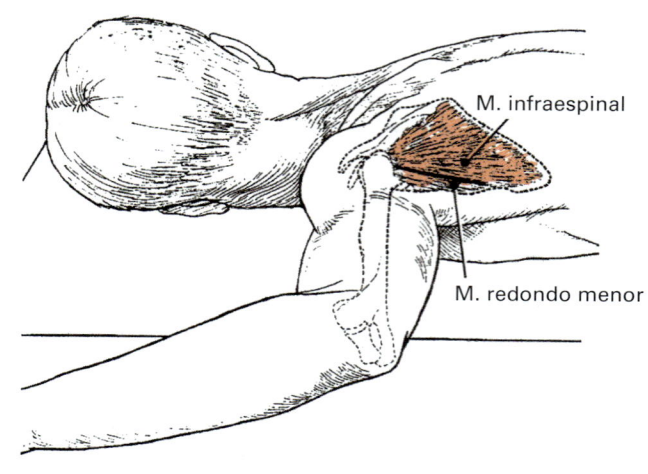

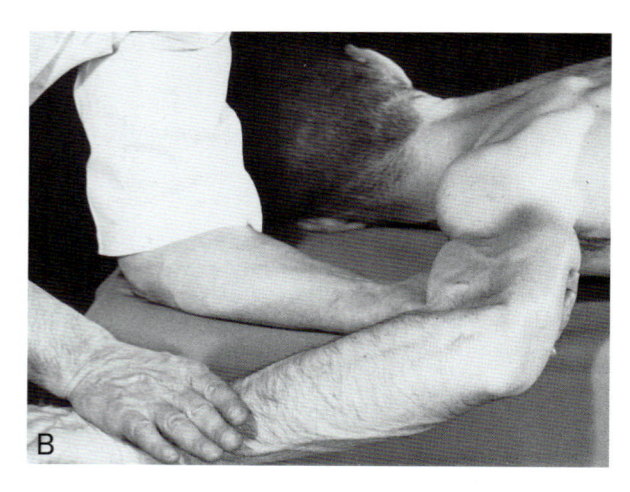

FIGURA 6.69 *A*: Músculo infraespinal. *B*: Teste de força muscular do infraespinal.

Teste: Rotação lateral do ombro, com o cotovelo mantido a 90° de flexão (Fig. 6.70).

Pressão: Utilizando o antebraço como alavanca, aplica-se pressão no sentido da rotação medial do ombro.

Fraqueza: O ombro assume uma posição de rotação medial. A rotação lateral em posições contra a força da gravidade é difícil ou impossível.

Para fins de gradação objetiva de um grupo rotador lateral fraco com dificuldade para vencer a força da gravidade e para palpação dos músculos rotadores, o teste dos músculos redondo menor e infraespinal em decúbito ventral é preferível ao teste em decúbito dorsal. Para ação desses dois rotadores sem muita assistência da parte espinal do deltoide e sem necessidade de fixação máxima pelo músculo trapézio, prefere-se o teste em decúbito dorsal.

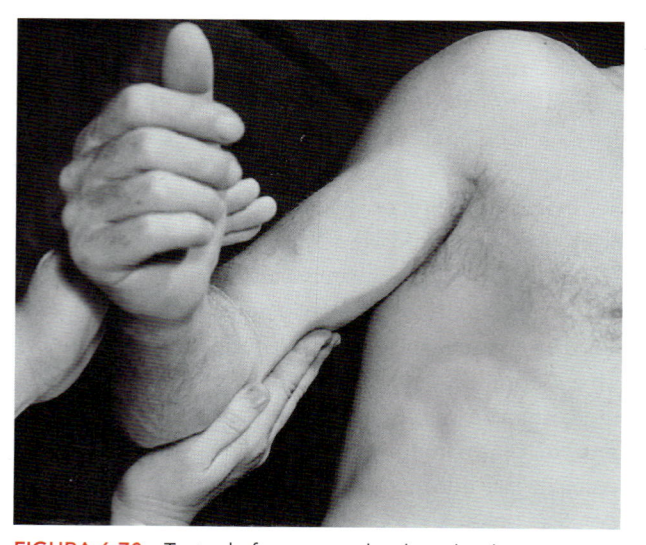

FIGURA 6.70 Teste de força muscular do redondo menor.

Músculos rotadores mediais de ombro (teste do grupo muscular)

Os principais músculos que atuam neste teste de rotação medial do ombro são o latíssimo do dorso, o peitoral maior, o subescapular e o redondo maior.

Paciente: Decúbito dorsal.

Fixação: O examinador aplica contrapressão contra o aspecto externo da extremidade distal do úmero a fim de garantir um movimento de rotação.

Teste: Rotação medial do úmero, com o braço na lateral do corpo e o cotovelo mantido a 90° de flexão.

Pressão: Aplica-se pressão na região distal e anterior do antebraço no sentido da rotação lateral de ombro.

Observações: Com o propósito de gradar objetivamente um grupo rotador interno fraco com dificuldade para vencer a força da gravidade, prefere-se o teste em decúbito ventral (ver Fig. 6.71B) ao teste em decúbito dorsal. Para um teste de força máxima é necessária maior fixação escapular. Por esse motivo, prefere-se o teste em decúbito dorsal porque ele fornece a fixação escapular necessária.

Paciente: Decúbito ventral.

Fixação: O braço repousa sobre a maca. A mão do examinador, próxima ao cotovelo, amortece a pressão da maca e estabiliza o úmero a fim de garantir a rotação, evitando qualquer adução ou abdução do ombro. Os romboides realizam a fixação da escápula.

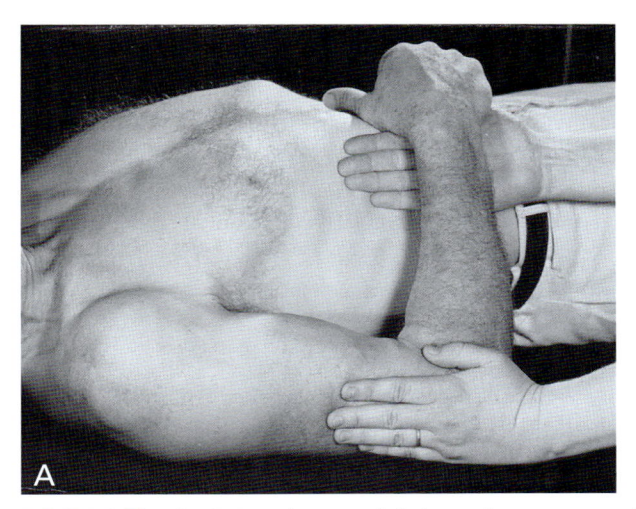
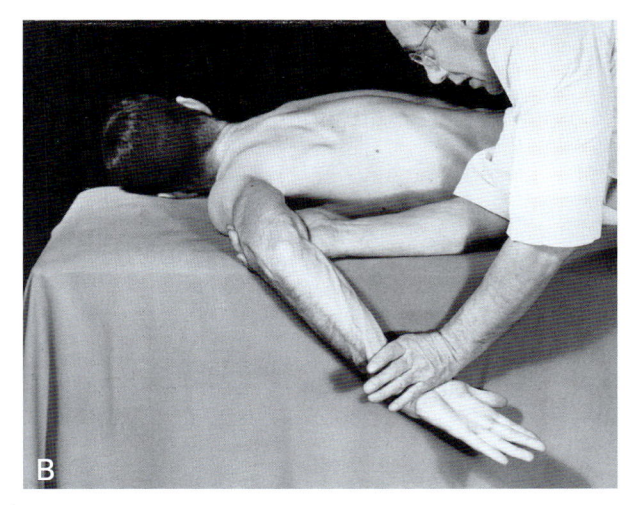

FIGURA 6.71 *A* e *B*: Rotadores mediais (teste do grupo muscular).

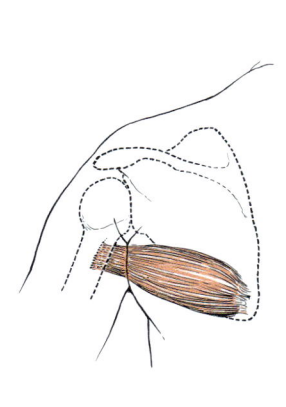
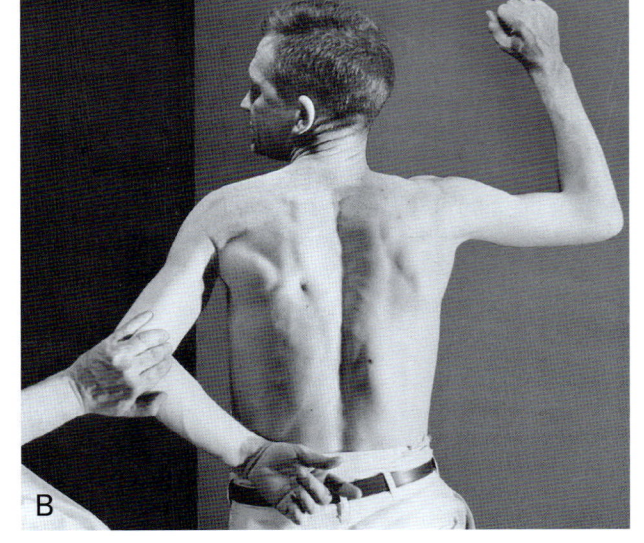

FIGURA 6.72 *A*: Músculo redondo maior. *B*: Teste de força muscular do redondo maior.

Teste: Rotação medial do ombro, com o cotovelo mantido a 90° de flexão (Fig. 6.71).

Pressão: Aplica-se pressão na região distal e anterior do antebraço no sentido da rotação lateral de ombro.

Fraqueza: Como os rotadores mediais também são fortes adutores, a capacidade de realizar a rotação medial e adução do ombro é diminuída.

Encurtamento: A amplitude de flexão do ombro acima da cabeça e de rotação lateral é limitada.

Músculo redondo maior

Origem: Superfícies dorsais do ângulo inferior e 1/3 inferior da borda lateral da escápula (Fig. 6.72A).

Inserção: Crista do tubérculo menor do úmero.

Ação: Roda medialmente, aduz e estende a articulação do ombro.

Inervação: Subescapular inferior, C5, **6**.

Paciente: Decúbito ventral.

Fixação: Em geral não é necessária porque o peso do tronco é suficiente para a fixação. Entretanto, se for necessária fixação adicional, pode-se pressionar o ombro oposto sobre a maca.

Teste: Extensão e adução do ombro em posição de rotação medial, com a mão apoiada na crista ilíaca posterior ipsilateral (Fig. 6.72B).

Pressão: Contra o braço, proximal ao cotovelo, no sentido da abdução e flexão do ombro.

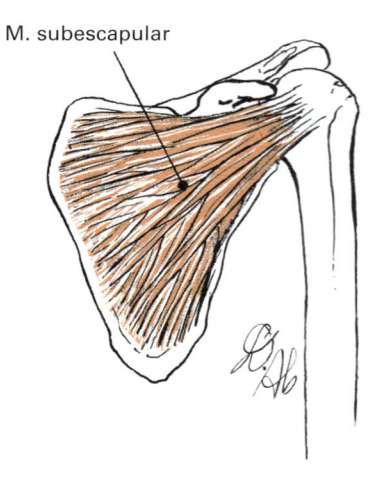

M. subescapular

FIGURA 6.73   Músculo subescapular (vista anterior).

Fraqueza: Diminui a força de rotação medial, bem como a adução e extensão do ombro.

Encurtamento: Impede a amplitude máxima de rotação lateral e abdução do ombro. No caso de encurtamento do músculo redondo maior, a escápula começará a rodar para cima quase simultaneamente à flexão ou abdução do ombro. Os movimentos escapulares que acompanham a flexão e abdução do ombro podem ser influenciados pelo grau de encurtamento muscular do redondo maior e do subescapular.

Músculo subescapular

A Figura 6.73 ilustra o músculo subescapular.
Origem: Fossa subescapular da escápula.

Inserção: Tubérculo menor do úmero e cápsula articular do ombro.

Ação: Roda medialmente a articulação do ombro e estabiliza a cabeça do úmero na cavidade glenoidal durante os movimentos desta articulação.

Inervação: Subescapular superior e inferior, **C5**, **6**, 7.

Músculo latíssimo do dorso

A Figura 6.74A mostra as inserções do latíssimo do dorso na coluna vertebral e na pelve, enfatizando a importância desse músculo em suas diversas funções. Ver a posição preferida do antebraço na Figura 6.75.

Origem: Processos espinhosos das últimas sete (T6-T12) vértebras torácicas, últimas três ou quatro costelas, ao longo da fáscia toracolombar das vértebras lombares e sacrais e 1/3 posterior do lábio externo da crista ilíaca, e uma lâmina do ângulo inferior da escápula.

Inserção: Assoalho do sulco intertubercular do úmero.

Ação: Com a origem fixa, roda medialmente, aduz e estende a articulação do ombro. Por ação contínua, deprime o cíngulo do membro superior e auxilia na flexão lateral do tronco. Com a inserção fixa, auxilia na inclinação da pelve tanto anterior como lateralmente. Atuando bilateralmente, esse músculo pode auxiliar na hiperextensão da coluna e na inclinação anterior da pelve. Dependendo do grau de elevação do membro superior, o latíssimo do dorso também pode flexionar

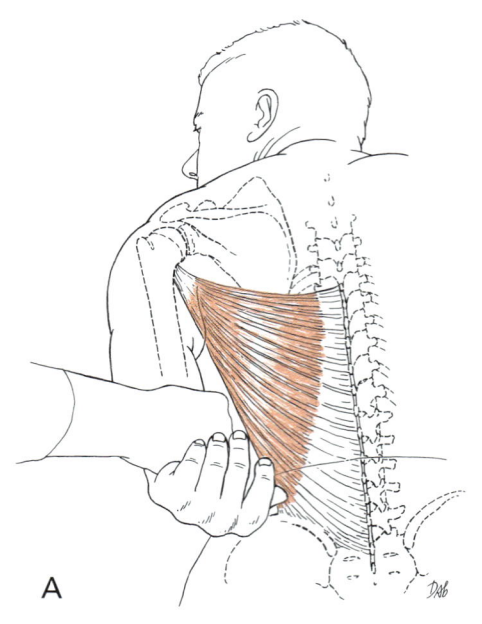

A

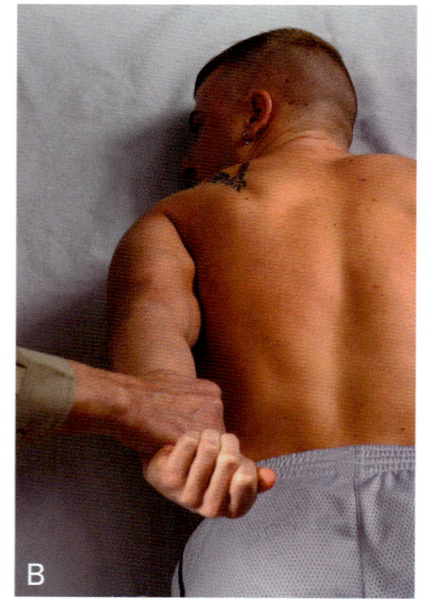

B

FIGURA 6.74   *A*: Músculo latíssimo do dorso. *B*: Teste de força muscular do latíssimo do dorso.

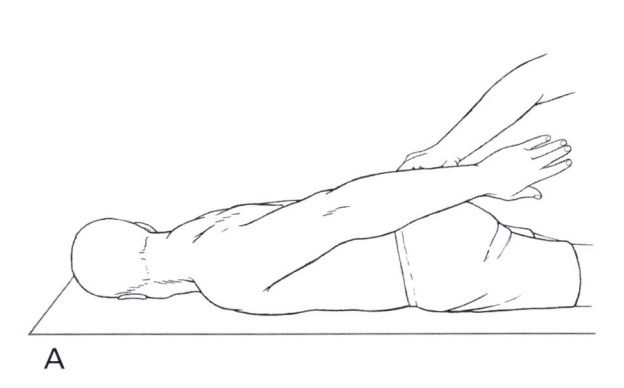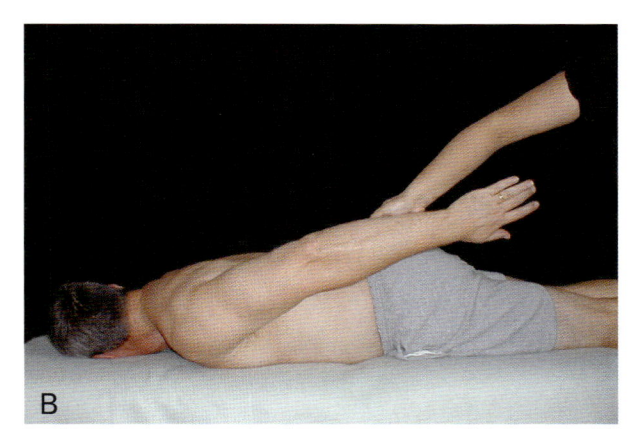

FIGURA 6.75 Músculo latíssimo do dorso. **A**: Vista lateral da posição de teste. **B**: Posição preferida para o antebraço.

a coluna. Pode atuar ainda como um músculo acessório da respiração.[25]

Inervação: Toracodorsal, **C6, 7, 8**.

Paciente: Decúbito ventral.

Fixação: Uma mão do examinador pode aplicar contrapressão lateralmente sobre a crista ilíaca posterior.

Teste: Adução do ombro com extensão, na posição de rotação medial (Fig. 6.74B).

Pressão: Contra a parte distal do antebraço, no sentido da abdução e leve flexão do ombro.

Fraqueza: A fraqueza interfere nas atividades que envolvem a adução do ombro em direção ao corpo ou do corpo em direção ao braço. A força de flexão lateral do tronco está diminuída.

> **Observação:** Ver a Figura 6.75, que trata do encurtamento do músculo latíssimo do dorso.

Encurtamento: O encurtamento do músculo latíssimo do dorso resulta em uma limitação da elevação do ombro em flexão e abdução. Tende a deprimir o cíngulo do membro superior para baixo e anteriormente. Em uma curva em C para a direita da coluna vertebral (nomeada pela convexidade), as fibras laterais do latíssimo do dorso esquerdo geralmente estão encurtadas. Em uma cifose acentuada, as fibras anteriores estão encurtadas bilateralmente. O encurtamento desse músculo pode ser encontrado em indivíduos que usam muletas por um período prolongado.

Esse músculo é importante para movimentos realizados em atividades como escalar, deambular com muletas e içar o corpo em barras paralelas, nas quais os músculos atuam elevando o corpo em direção aos braços fixos. A força do latíssimo do dorso é relevante em movimentos vigorosos do braço, como nadar, remar e cortar. Todos os adutores e rotadores mediais atuam nesses movimentos vigorosos, mas o latíssimo do dorso pode ser o músculo mais importante.

> **Observações:** No plano coronal, o músculo latíssimo do dorso (depressor do cíngulo do membro superior) é o oponente mais direto da parte descendente do trapézio (elevador do cíngulo do membro superior). Teste a força do latíssimo do dorso com o ombro elevado. A restauração do equilíbrio muscular pode exigir o alongamento do músculo trapézio e o fortalecimento do latíssimo do dorso.

Músculos romboides, levantador da escápula e trapézio

Músculo romboide maior

Origem: Processos espinhosos da segunda à quinta vértebras torácicas (Fig. 6.76A).

Inserção: Por uma inserção fibrosa na borda medial da escápula, entre a coluna vertebral e o ângulo inferior da escápula.

Ação: Junto com o músculo romboide menor, adução, elevação e rotação para baixo da escápula.

Inervação: Dorsal da escápula, **C5**.

Músculo romboide menor

Origem: Ligamento nucal, processos espinhosos da sétima vértebra cervical e da primeira vértebra torácica.

Inserção: Borda medial na raiz da espinha da escápula.

Ação: Junto com o romboide maior, adução, elevação e rotação para baixo da escápula.

Inervação: Dorsal da escápula, **C5**.

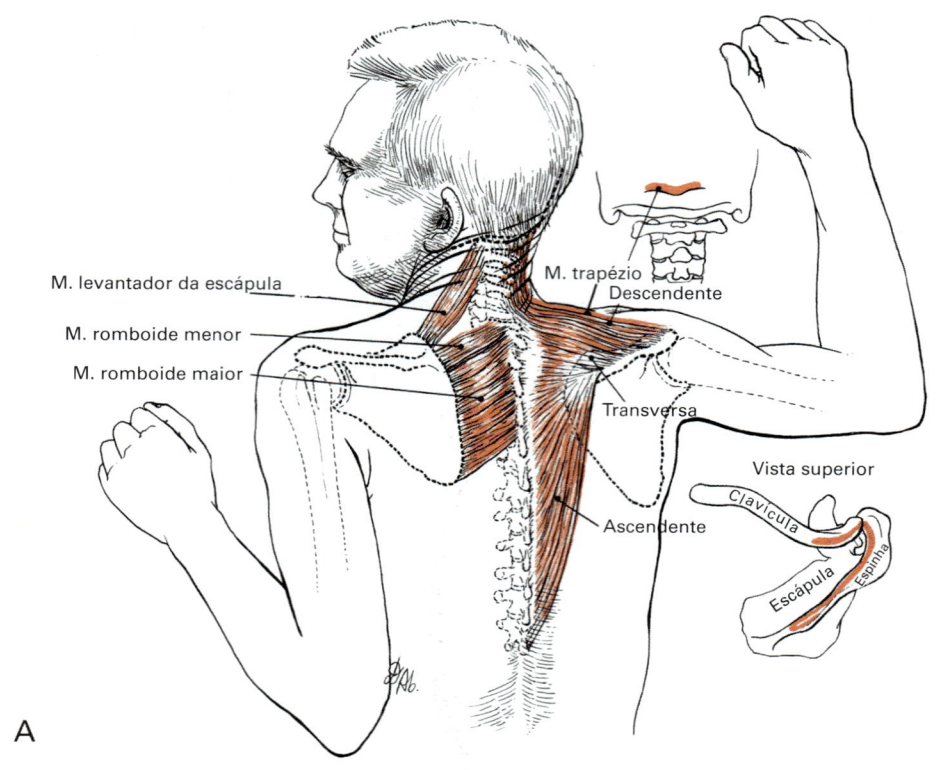

FIGURA 6.76   **A**: Músculos romboides, levantador da escápula e trapézio.

Teste para músculos romboides e levantador da escápula

Paciente: Decúbito ventral.

Fixação: Não é necessária, mas presume-se que os músculos adutores da articulação do ombro foram testados e considerados fortes o suficiente para suportar o membro superior a fim de que ele possa ser usado como alavanca neste teste.

Teste: Adução, elevação e rotação para baixo da escápula. Para obter essa posição da escápula e um braço de alavanca para pressão no teste, o membro superior é colocado na posição ilustrada na Figura 6.76B. Com o cotovelo flexionado, o ombro é aduzido em direção à lateral do corpo em leve extensão e leve rotação lateral. O teste visa determinar a capacidade dos músculos romboides de manter a escápula na posição de teste à medida que é aplicada pressão contra o membro superior. (Ver Teste alternativo dos músculos romboides.)

Pressão: O examinador aplica pressão com uma das mãos na região posterior do cotovelo distal, no sentido da abdução e rotação para cima da escápula. A outra mão aplica pressão contra o ombro do paciente no sentido da depressão.

Fraqueza: A escápula abduz e roda para cima. A força de adução e extensão do ombro é diminuída pela perda da fixação da escápula pelos músculos romboides. A função normal do membro superior é menos afetada pela perda de força dos romboides do que pela perda de força dos músculos trapézio ou serrátil anterior.

Encurtamento: A escápula é puxada a uma posição de adução e elevação. O encurtamento tende a acompanhar a paralisia ou fraqueza do músculo serrátil anterior, porque os romboides são oponentes diretos do serrátil.

Teste modificado: Se os músculos do ombro estiverem fracos, o examinador coloca a escápula na posição de teste e tenta abduzir, deprimir e rodar a escápula para baixo.

> **Observações:** A Figura 6.76B mostra os músculos romboides em estado de contração. (Observe os romboides direitos em posição neutra e os romboides esquerdos em posição alongada.)

Músculo levantador da escápula

Origem: Processos transversos das primeiras quatro vértebras cervicais.

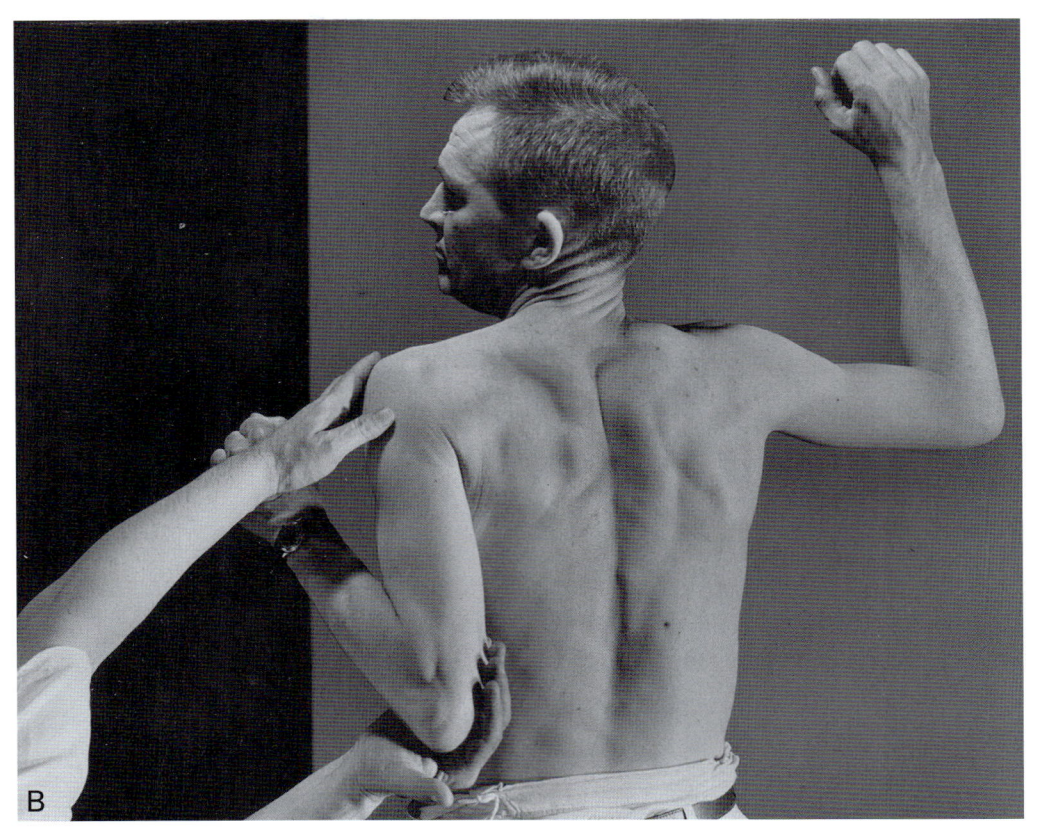

FIGURA 6.76 (*Continuação*) *B*: Teste de força muscular dos romboides e levantador da escápula.

Inserção: Borda medial da escápula, entre o ângulo superior e a raiz da espinha da escápula.

Ação: Com a origem fixa, eleva e auxilia na rotação para baixo da escápula. Com a inserção fixa e atuando unilateralmente, flexiona ipsilateralmente as vértebras cervicais e roda-as para o mesmo lado. Atuando bilateralmente, o músculo levantador da escápula pode auxiliar na extensão da parte cervical da coluna.

Inervação: Ramos diretos dos ramos ventrais cervicais **C3**, **4 e dorsal da escápula, C5**.

Teste alternativo dos músculos romboides

Se for permitida uma posição de rotação medial do ombro e elevação da escápula durante o teste da parte transversa do trapézio, isso deixa de ser um teste do trapézio. Como visto na Figura 6.77, o ombro é rodado medialmente, a escápula é elevada e deprimida anteriormente e a escápula é aduzida pela ação dos músculos romboides, não pela ação da parte transversa do trapézio. Uma comparação dessa fotografia com a Figura 6.78 dá um exemplo do que significa obter a ação específica na qual um músculo é o motor principal.

Testes cuidadosos mostram claramente a marcante diferença que muitas vezes existe entre a força dos romboides e a do trapézio.

Paciente: Decúbito ventral.

Fixação: A mesma do teste da parte transversa do trapézio, embora a parte acromial do deltoide não auxilie como músculo interveniente e os extensores de cotovelo sejam os músculos intervenientes necessários.

Teste: Adução, elevação e rotação para baixo da escápula. A posição da escápula é obtida colocando o ombro em abdução de 90° e em rotação medial suficiente para mover a escápula até a posição de teste. A palma da mão está voltada na direção caudal.

Pressão: Contra a parte distal do antebraço, para baixo em direção à maca.

Músculo trapézio

Origem da parte descendente: Protuberância occipital externa, 1/3 medial da linha nucal superior, ligamento nucal e processo espinhoso da sétima vértebra cervical.

Origem da parte transversa: Processos espinhosos da primeira à quinta vértebras torácicas.

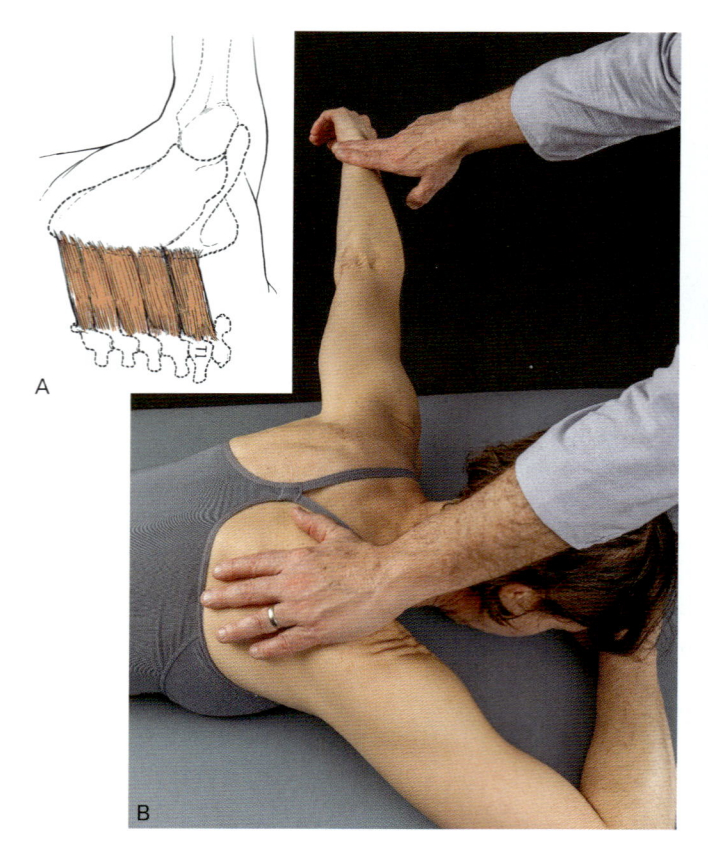

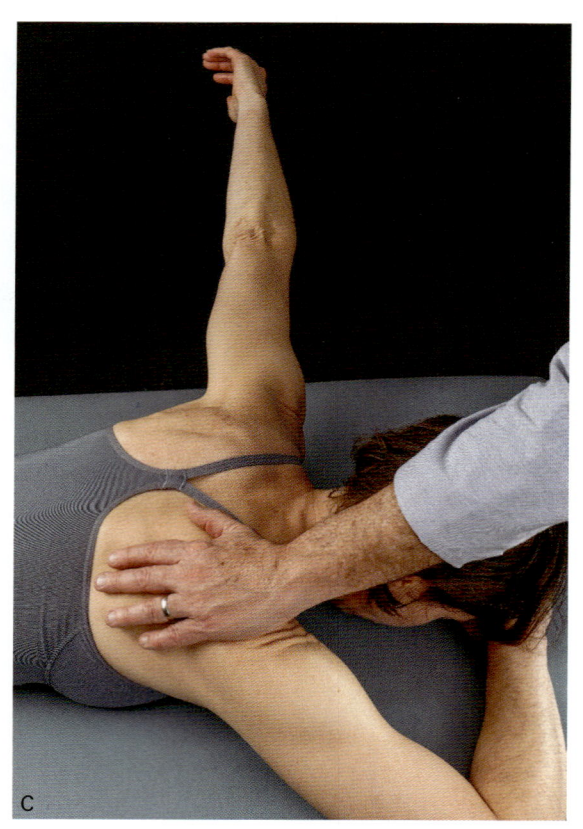

FIGURA 6.77   *A*: Músculos romboides. *B*: Com o ombro em rotação medial. *C*: Com ombro em rotação medial (vista desobstruída).

Origem da parte ascendente: Processos espinhosos da sexta à 12ª vértebras torácicas.

Inserção da parte descendente: 1/3 lateral da clavícula e acrômio da escápula.

Inserção da parte transversa: Margem medial do acrômio e lábio superior da espinha da escápula.

Inserção da parte ascendente: Tubérculo no ápice da espinha da escápula.

Ação: Com a origem fixa, adução da escápula, realizada principalmente pelas fibras transversas, com estabilização pelas fibras descendente e ascendente. Rotação para cima da escápula, realizada principalmente pelas fibras descendente e ascendente, com estabilização pelas fibras transversas. Além disso, as fibras descendentes elevam e as ascendentes deprimem a escápula. Com a inserção fixa e atuando unilateralmente, as fibras descendentes estendem, flexionam lateralmente e rodam as articulações intervertebrais cervicais para o lado oposto. Com a inserção fixa e atuando bilateralmente, a parte descendente do trapézio estende as articulações intervertebrais cervicais. O trapézio também atua como músculo acessório da respiração.

Inervação: Porção espinal do nervo craniano XI (acessório) e ramo ventral, **C3, 4**.

Parte transversa do trapézio

Paciente: Decúbito ventral.

Fixação: Os músculos extensores de ombro intervenientes (parte espinal do deltoide, redondo menor e infraespinal, com assistência da parte acromial do deltoide) precisam fornecer a estabilização necessária para o ombro a fim de que o membro superior possa ser usado como alavanca. Em menor grau, os músculos extensores de cotovelo podem necessitar de um pouco de estabilização do cotovelo. Entretanto, com o ombro rodado lateralmente, o cotovelo também é rodado a uma posição tal que a pressão para baixo no antebraço seja exercida contra o cotovelo lateralmente, e não no sentido da flexão do cotovelo.

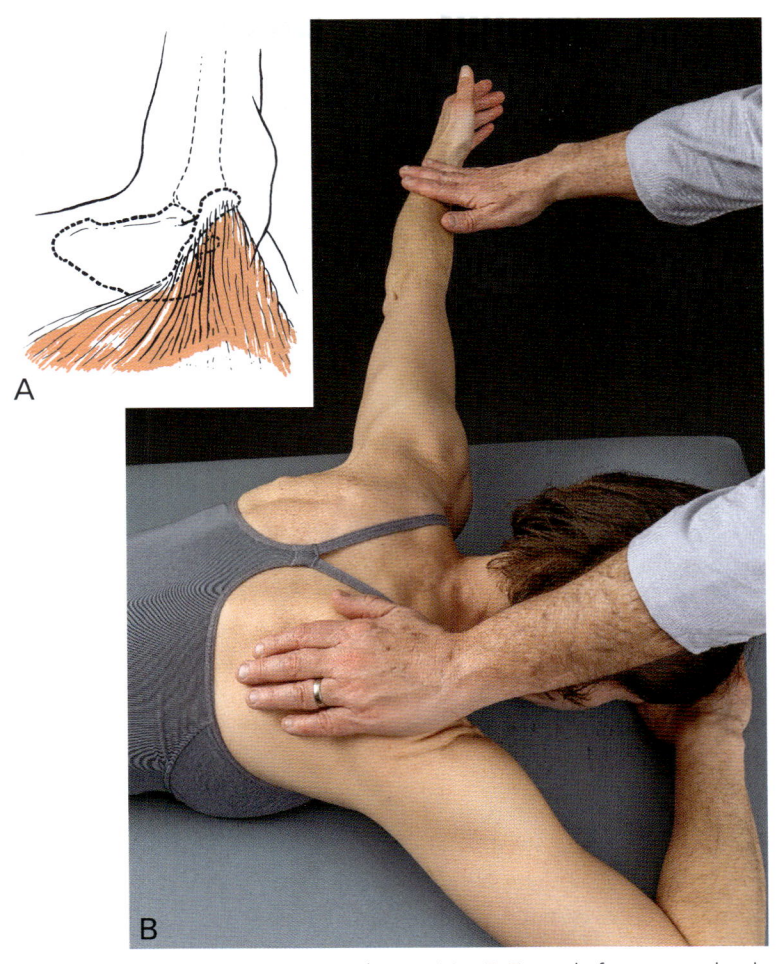

FIGURA 6.78 **A**: Parte transversa do trapézio. **B**: Teste de força muscular da parte transversa do trapézio.

O examinador fornece fixação colocando uma mão na área escapular oposta para evitar a rotação do tronco, conforme ilustrado na Figura 6.78. (A mão do examinador nessa fotografia indica apenas a direção para baixo da pressão.)

Teste: Adução e rotação para cima da escápula, sem elevação do cíngulo do membro superior. A posição de teste é obtida colocando o ombro em abdução de 90° e em rotação lateral suficiente para fazer a escápula rodar para cima.

O músculo redondo maior é um rotador medial que se insere ao longo da borda axilar da escápula. A tração desse músculo à medida que o ombro é rodado lateralmente leva a escápula a rodar para cima. O grau de rotação lateral do ombro necessário para produzir o efeito na escápula variará de acordo com a tensão ou frouxidão dos rotadores mediais. Normalmente a rotação lateral do ombro posiciona a mão de modo que a palma fique voltada cranialmente e facilita o bom posicionamento da escápula.

Tanto o músculo trapézio como os romboides aduzem a escápula, mas eles diferem em sua ação de rotação. Assim, a diferenciação desses músculos nos testes é baseada em suas ações de rotação.

Além de colocar as partes do membro na posição de teste precisa, é necessário observar a escápula durante o teste para garantir que a rotação seja mantida à medida que é aplicada pressão.

Pressão: Contra a parte distal do antebraço, para baixo em direção à maca.

Fraqueza: Resulta em abdução da escápula e em uma posição anteriorizada do ombro. As partes transversa e ascendente do trapézio reforçam os músculos extensores da parte torácica da coluna. A fraqueza dessas fibras do trapézio aumenta a tendência à cifose excessiva.

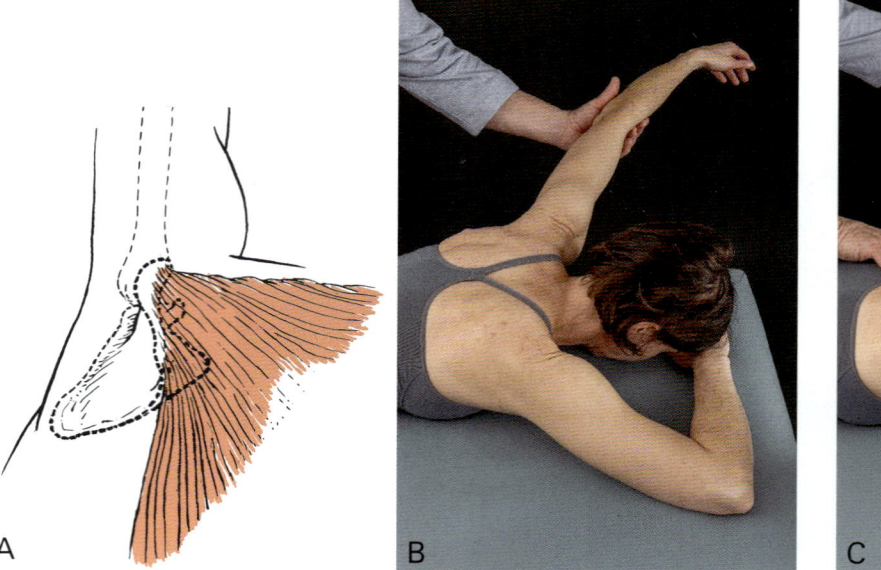
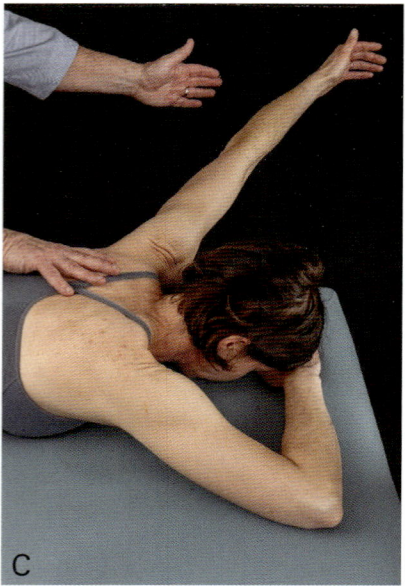

FIGURA 6.79 *A*: Parte ascendente do trapézio. *B* e *C*: Teste de força muscular da parte ascendente do trapézio.

Parte ascendente do músculo trapézio

Paciente: Decúbito ventral.

Fixação: Os músculos extensores do ombro intervenientes, particularmente a parte espinal do deltoide, precisam proporcionar a estabilização necessária do ombro; em menor grau, os extensores do cotovelo precisam estabilizar o cotovelo em extensão. (Ver a explicação em Fixação na seção sobre a Parte transversa do trapézio.)

O examinador fornece fixação colocando uma mão abaixo da escápula no lado oposto (não mostrada).

Teste: Adução, depressão e rotação para cima da escápula. O membro superior é colocado diagonalmente acima da cabeça, alinhado com as fibras ascendentes do trapézio. A rotação lateral da articulação do ombro ocorre junto com a elevação; portanto, em geral não é necessário rodar adicionalmente o ombro para fazer a escápula rodar para cima (Fig. 6.79). (Ver a explicação na seção sobre a Parte transversa do trapézio.)

Pressão: Contra a parte distal do antebraço, para baixo em direção à maca.

Fraqueza: Permite que a escápula se eleve e se incline para a frente, com depressão do processo coracoide. Se a parte ascendente do trapézio estiver encurtada, isso ajuda a tracionar a escápula para cima e atua opondo-se a uma parte ascendente do trapézio fraca.

> **Observações:** Os testes para as partes ascendente e transversa do trapézio são especialmente impor-tantes durante a análise de casos de mau posicio-namento dos ombros ou de dor na parte superior das costas ou nos braços.[26]

Teste modificado do músculo trapézio

Para uso em caso de fraqueza dos músculos posteriores da articulação do ombro.

Paciente: Em decúbito ventral com o ombro na borda da maca e o membro superior pendendo para fora na lateral da maca.

Fixação: Nenhuma.

Teste: Apoiando o peso do membro superior, o examinador coloca a escápula em posição de adução, com um pouco de rotação para cima e sem elevação do cíngulo do membro superior.

Pressão: Conforme se remove o apoio do membro superior, o peso do membro pendente exercerá uma força que tende a abduzir a escápula. Um músculo trapézio muito fraco não irá sustentar a escápula aduzida contra essa força. Se o trapézio for capaz de segurar a escápula em adução contra o peso do membro pendente, então aplique uma resistência contra a porção média da escápula pressionando no sentido da abdução e contra a porção inferior da escápula pressionando diagonalmente em direção à abdução e elevação. Ao registrar o grau de força, descreva que foi aplicada pressão na escápula, pois o membro superior não poderia ser usado como alavanca.

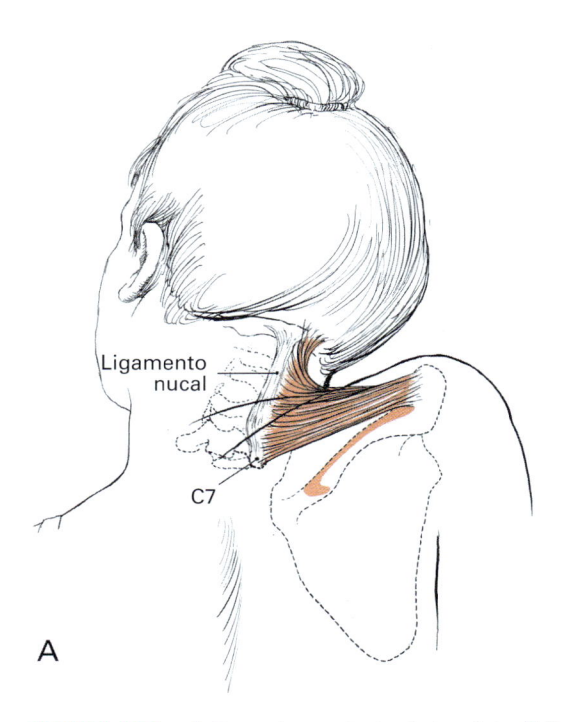

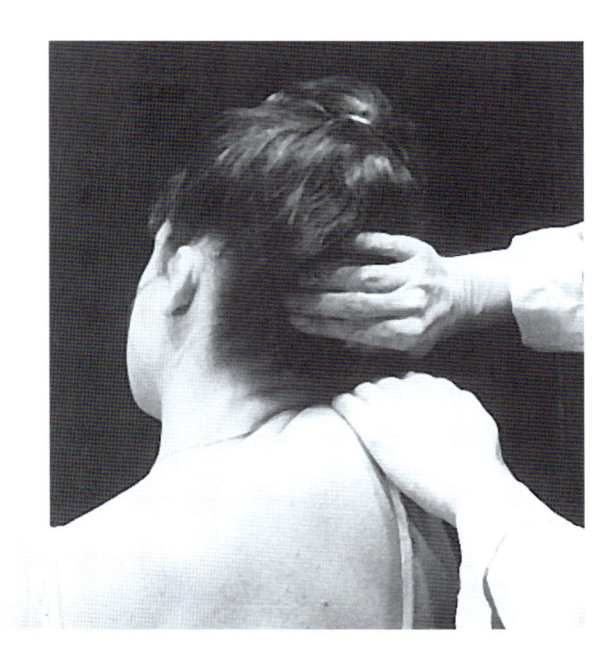

FIGURA 6.80 *A*: Parte descendente do trapézio. *B*: Teste de força muscular da parte descendente do trapézio.

Parte descendente do trapézio

Paciente: Sentado.

Fixação: Não é necessária.

Teste: Elevação da extremidade acromial da clavícula e escápula, com extensão cervical e rotação para o lado oposto (trazendo o occipúcio em direção ao ombro elevado com o rosto voltado no sentido oposto).

A parte descendente do trapézio pode ser diferenciada dos demais músculos que elevam a escápula porque é a única que eleva a extremidade acromial da clavícula e da escápula. Também roda a escápula para cima à medida que a eleva, em contraste com a elevação reta que ocorre quando todos os elevadores se contraem, como no encolher de ombros (Fig. 6.80).

Pressão: Contra o ombro, no sentido da depressão, e contra a cabeça, no sentido da flexão anterolateral.

Fraqueza: *Unilateralmente*, a fraqueza diminui a capacidade de aproximar o acrômio e o occipúcio. *Bilateralmente*, a fraqueza diminui a capacidade de estender a região cervical (p. ex., elevar a cabeça a partir do decúbito ventral).

Encurtamento: Resulta em uma posição de elevação do cíngulo do membro superior. Em caso de postura inadequada com anteriorização da cabeça e cifose, a região cervical está em extensão e os trapézios descendentes estão em uma posição encurtada.

Contratura: É comum haver contratura unilateral em casos de torcicolo. Por exemplo, o trapézio descendente direito geralmente está contraturado no caso de contratura dos músculos esternocleidomastóideo e escaleno direitos.

Fraqueza de todo o trapézio: Resulta em abdução e rotação para baixo da escápula, com depressão do acrômio, e interfere na capacidade de elevar o membro superior em abdução acima da cabeça. (Ver a Fig. 6.85, que mostra a postura do ombro quando todo o trapézio está paralisado.)

Músculo serrátil anterior

Origem: Superfícies externas e bordas superiores das oito ou nove costelas superiores (Fig. 6.81A).

Inserção: Superfície costal da borda medial da escápula.

Ação: Com a origem fixa, abduz e roda a escápula para cima, e mantém sua borda medial firmemente contra a caixa torácica. Além disso, as fibras inferiores podem deprimir a escápula e as fibras superiores podem elevá-la ligeiramente.

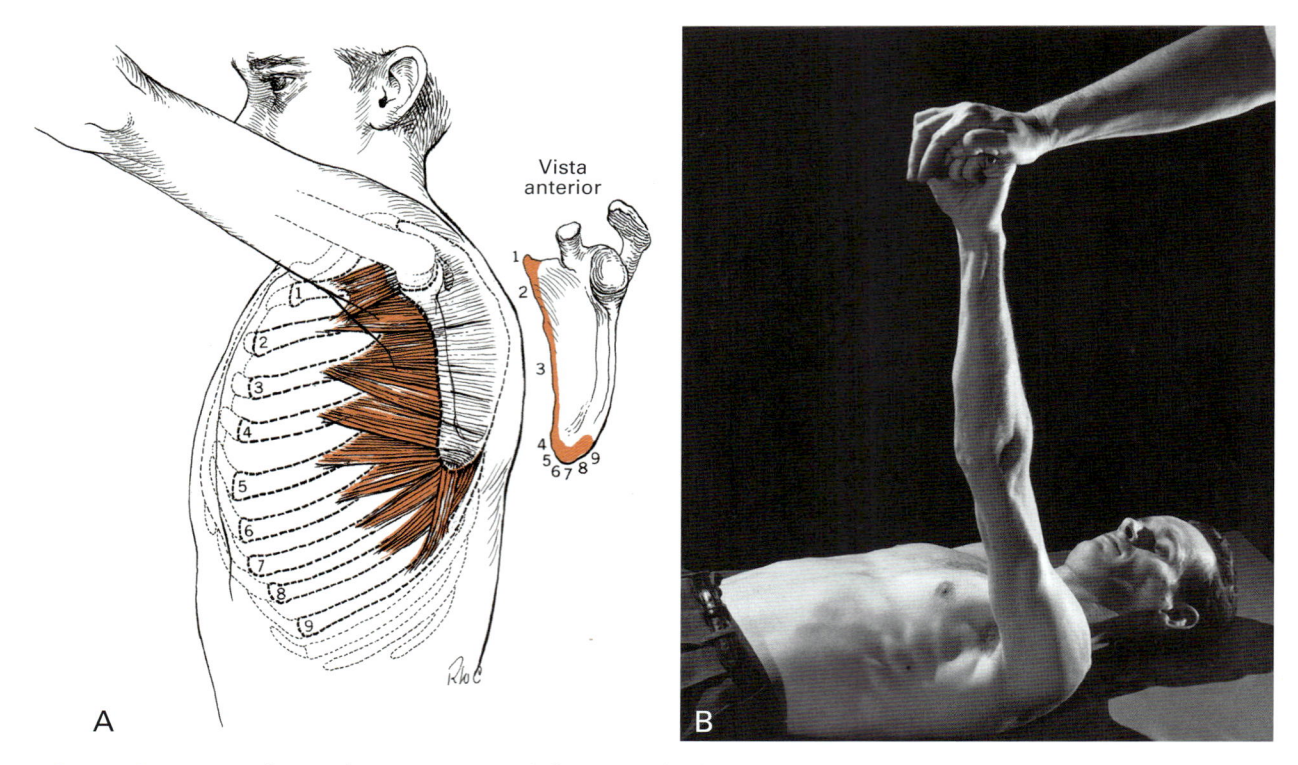

FIGURA 6.81 **A**: Músculo serrátil anterior. **B**: Teste de força muscular do serrátil anterior.

Partindo de uma posição com o ombro fixo em flexão e as mãos contra a parede (ver teste do músculo serrátil anterior em pé), o serrátil atua deslocando o tórax posteriormente à medida que é feito um esforço para afastar o corpo da parede. Outro exemplo desse tipo de ação é um exercício de flexão de braços executado corretamente.

Com a escápula estabilizada em adução pelos músculos romboides, fixando assim a inserção do serrátil anterior, este músculo pode atuar na inspiração forçada.

Inervação: Torácico longo, **C5**, **6**, **7**.

Paciente: Decúbito dorsal.

Fixação: Não é necessária, a menos que os músculos do ombro ou do cotovelo estejam fracos, caso em que o examinador apoia o membro superior em uma posição perpendicular durante o teste.

Teste: Abdução da escápula, projetando o membro superior anteriormente (em direção ao teto) (Fig. 6.81B). *Deve-se observar o movimento da escápula e palpar o ângulo inferior para garantir que a escápula esteja em abdução.* A projeção do membro pode ser realizada pela ação do músculo peitoral menor (auxiliado pelos músculos levantador da escápula e romboides) quando o serrátil anterior está fraco, caso em que a escápula se inclina para a frente no processo coracoide e o ângulo inferior se move posteriormente e na direção da rotação para baixo. A superfície firme da maca sustenta a escápula. Portanto, não haverá alamento escapular e a pressão contra a mão poderá elicitar o que parece ser uma força normal. Como esse tipo de compensação pode ocorrer durante este teste, prefere-se a realização do teste na posição sentada (conforme descrito a seguir).[27]

Pressão: Contra o punho do indivíduo, transmitindo a pressão para baixo ao longo do membro até a escápula no sentido de sua adução. Pode-se aplicar uma *leve* pressão contra a borda lateral da escápula, além de contra o punho.

Posição preferida para o teste de força muscular do serrátil anterior

Paciente: Sentado.

Fixação: Se o tronco estiver estável, não é necessária intervenção do examinador. Porém, os músculos flexores de ombro precisam estar fortes a fim de que o membro superior possa ser usado como alavanca neste teste.

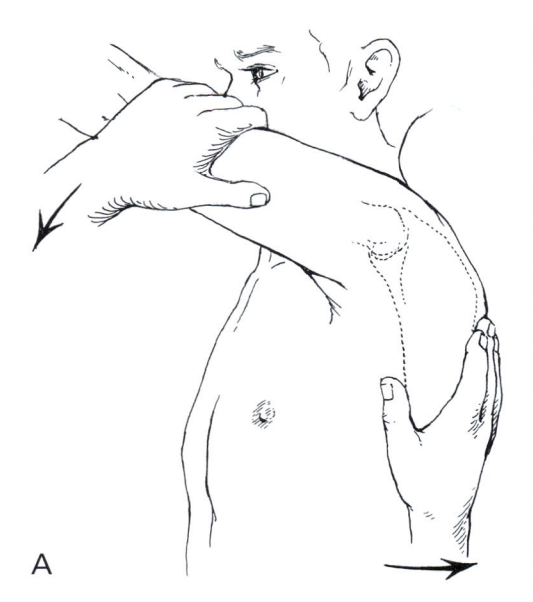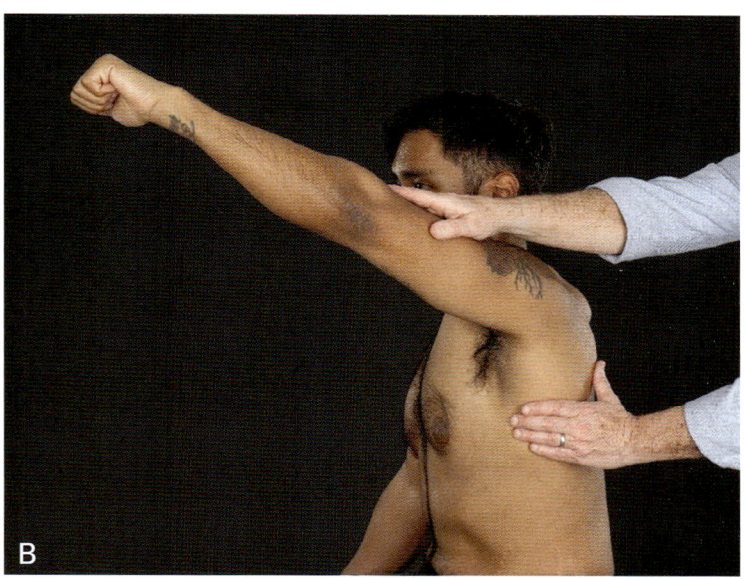

FIGURA 6.82 *A*: Músculo serrátil anterior. *B*: Posição preferida para o teste de força muscular do serrátil anterior.

Permita que o indivíduo segure a maca com uma das mãos.

Teste: Capacidade do músculo serrátil anterior de estabilizar a escápula em posição de abdução e rotação para cima, com o ombro posicionado a aproximadamente 120° a 130° de flexão com leve rotação medial. Este teste enfatiza a ação de rotação para cima do serrátil anterior na posição abduzida, em comparação com a ênfase na ação de abdução mostrada durante os testes em decúbito dorsal e em pé.

Pressão: Contra a superfície dorsal do braço, entre o ombro e o cotovelo, para baixo no sentido da extensão, e uma *leve* pressão contra a borda lateral da escápula no sentido da rotação para baixo. O polegar colocado contra a borda lateral (como mostrado na Fig. 6.82A) atua mais acompanhando o movimento da escápula do que oferecendo pressão.

Na prática, é preferível ficar ao lado do indivíduo e aplicar pressão conforme ilustrado na Figura 6.82A. Não é aconselhável usar um braço de alavanca longo aplicando pressão no antebraço ou no punho, pois os músculos flexores de ombro intervenientes frequentemente são superados em força antes do serrátil anterior.

Para ajudar o leitor a visualizar claramente como a pressão é aplicada, o examinador da Parte B fica atrás do indivíduo e aplica pressão com as pontas dos dedos na escápula.

Fraqueza: Dificulta a elevação do braço em flexão. Resulta em alamento da escápula. No caso de fraqueza acentuada, a posição de teste não pode ser mantida. No caso de fraqueza moderada ou leve, a escápula não é capaz de manter a posição quando é aplicada pressão no braço. Como os músculos romboides são oponentes diretos do serrátil anterior, os romboides ficam encurtados em alguns casos de fraqueza do serrátil anterior.

Teste de força muscular do serrátil anterior em pé

Paciente: Em pé.

Fixação: Não é necessária.

Movimento de teste: De frente para uma parede e com os cotovelos estendidos, o indivíduo coloca as duas mãos contra a parede, na altura dos ombros ou um pouco acima (Fig. 6.83A). Para começar, permite-se que o tórax caia para a frente de modo que as escápulas fiquem em posição de leve adução. O indivíduo então empurra com força contra a parede, deslocando o tórax para trás, até que as escápulas fiquem em posição de abdução.

Resistência: O tórax atua como resistência neste teste. Pela fixação das mãos e dos cotovelos estendidos, as escápulas tornam-se relativamente fixas e a caixa torácica anterolateral é puxada para trás em direção às escápulas. (Por outro lado, a escápula é puxada para a frente, em direção à caixa torácica fixa, durante o impulso do braço para a frente no teste em decúbito dorsal mostrado na Figura 6.81.) Como a resistência ao deslocamento do peso do tórax torna este um teste exte-

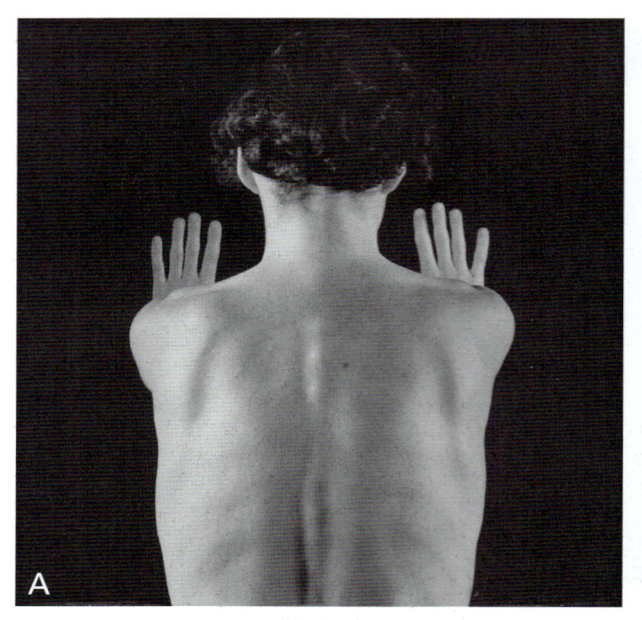 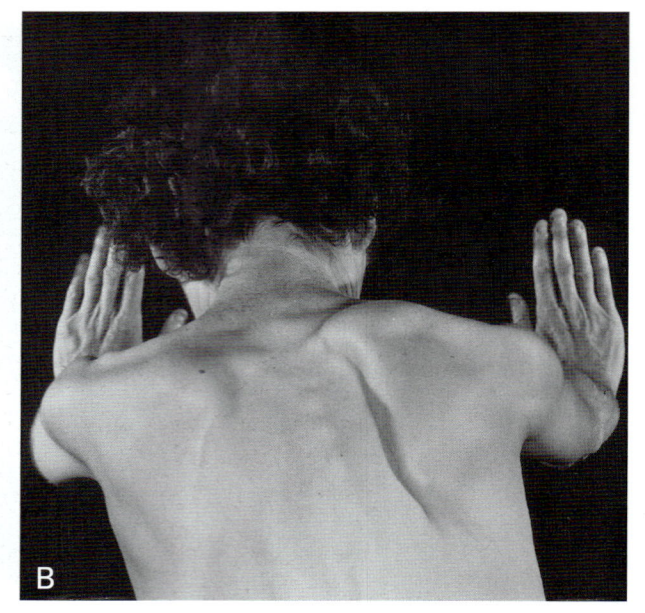

FIGURA 6.83   *A* e *B*: Teste de força muscular do serrátil anterior em pé.

nuante, ele apenas diferenciará entre um músculo forte e um fraco para fins de gradação.

Fraqueza: Alamento da escápula (a Fig. 6.83B mostra a fraqueza do músculo serrátil anterior direito, conforme evidenciado pelo alamento da escápula nesse lado.)

ACHADOS CLÍNICOS

ENCURTAMENTO DOS MÚSCULOS INTRÍNSECOS DA MÃO

A Figura 6.84 mostra a mão de uma mulher de meia-idade com queixa de dor intensa ocasional no dedo médio e uma sensação constante de tensão e "repuxamento" nas laterais desse dedo. A dor não parecia ser de origem articular. Um exame médico descartou artrite. Essa pessoa era uma ávida jogadora de baralho, e a condição estava presente na mão esquerda, que era a usada para segurar as cartas.

A **Parte A** mostra a posição da mão da mulher ao segurar o baralho. Essa posição requer uma forte ação dos músculos lumbricais e interósseos. Assim como ao segurar um jornal, o dedo médio é o responsável por se opor fortemente ao polegar.

Ao testar o comprimento dos músculos intrínsecos, foram encontradas evidências de encurtamento, principalmente nos músculos do dedo médio.

A paciente era capaz de flexionar os dedos a fim de fechar a mão, como mostrado na **Parte B**. Isso era possível embora houvesse um pouco de encurtamento nos músculos lumbricais e interósseos porque esses músculos estavam em posição alongada apenas nas articulações interfalângicas, e não nas metacarpofalângicas.

Ao tentar fechar a mão em uma posição de garra, como mostrado na **Parte C**, o encurtamento tornou-se aparente. Ao fechar os dedos nessa posição, os músculos lumbricais e interósseos precisam estar em uma posição alongada sobre as três articulações ao mesmo tempo. O terceiro dígito mostra a maior limitação. O quarto apresenta uma limitação leve, demonstrada pela ausência de flexão na articulação distal e também pela diminuição na hiperextensão da articulação metacarpofalângica.

A paciente era capaz de estender os dígitos, como mostrado na **Parte D**. Isso era possível porque os músculos estavam em uma posição alongada apenas nas articulações metacarpofalângicas, e não nas interfalângicas. Na **Parte D**, a falange distal do dedo médio, que se opõe ao polegar ao segurar as cartas, está em leve hiperextensão.

O fato de os dígitos poderem ser separados uns dos outros, como mostrado na **Parte E**, e fechados lateral-

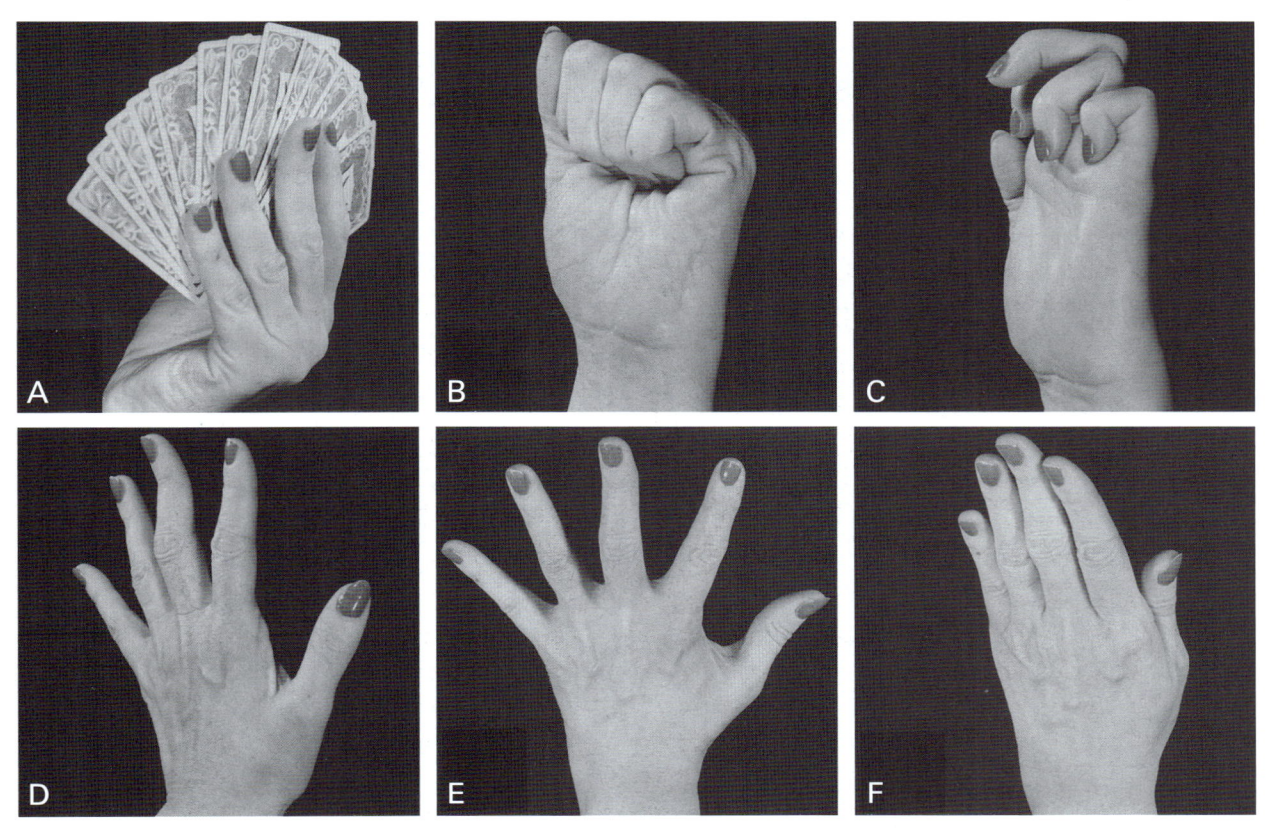

FIGURA 6.84   *A-F*: Encurtamento dos músculos intrínsecos da mão.

mente, como mostrado na **Parte F**, sugere que o encurtamento pode ter ocorrido mais nos músculos lumbricais do que nos interósseos.

ENCARCERAMENTOS DE NERVOS

Os encarceramento de nervos periféricos do membro superior podem ocorrer em qualquer ponto ao longo do trajeto do nervo. As manifestações clínicas podem variar dependendo do local do encarceramento.[28,29] A Tabela 6.4 mostra áreas comuns de encarceramento, bem como detalhes sobre algumas manifestações clínicas e diagnósticos diferenciais. A lista não tem a pretensão de incluir todos os diagnósticos possíveis em membros superiores. A Tabela 6.5 apresenta síndromes do nervo radial.

COMPROMETIMENTO ENVOLVENDO OS MÚSCULOS TRAPÉZIO E SERRÁTIL ANTERIOR

Comprometimento dos músculos trapézio e serrátil anterior direitos

A Figura 6.85A mostra a incapacidade do indivíduo de elevar o membro superior acima da cabeça quando os músculos serrátil anterior e trapézio estão paralisados. O alamento da borda medial da escápula faz parecer que os músculos romboides estão fracos quando, na verdade, não estão.

A Figura 6.85B mostra a posição anormal da escápula direita que resulta de paralisia dos músculos trapézio e serrátil anterior. A escápula está rodada para baixo e elevada. Os músculos romboides foram considerados fortes.

TABELA 6.4   Locais comuns de encarceramento de nervos

Nervo	Regiões de encarceramento	Diagnósticos diferenciais
Radial[30]	▪ Posterior de úmero ▪ Cotovelo ▪ Antebraço ▪ Punho	▪ Neuropatia do nervo mediano ▪ Neuropatia motora multifocal ▪ Neuropatia do nervo radial ▪ Neuropatia do nervo ulnar ▪ Paralisia alta do nervo radial ▪ Síndrome do túnel radial
Mediano[31]	▪ Ligamento de Struthers ▪ Entre as duas cabeças do músculo pronador redondo ▪ Entre os músculos pronador redondo e flexor superficial dos dedos ▪ Extensão da aponeurose do músculo bíceps braquial do tendão bicipital ▪ No interior do pronador redondo e nos dois potenciais locais de encarceramento no local do pronador redondo (síndrome do pronador redondo) (incl. ramificação do nervo interósseo anterior?) ▪ Retináculo dos músculos flexores do punho (túnel do carpo)	
Ulnar	▪ Túnel cubital[32] ▪ Canal de Guyon	▪ Síndrome do desfiladeiro torácico ▪ Epicondilopatia medial ▪ Síndrome do túnel do carpo ▪ Fratura do hamato ▪ Entorse do ligamento colateral ulnar ▪ Plexopatia braquial ▪ Síndrome do canal de Guyon
Musculocutâneo[33]	▪ Coracobraquial ▪ Parte distal do braço	▪ Síndrome do nervo cutâneo lateral do antebraço ▪ Tendinopatia do bíceps braquial (distal) ▪ Plexopatia braquial ▪ Síndrome do desfiladeiro torácico

TABELA 6.5   Síndromes do nervo radial

Síndrome	Etiologias	Sintomas	Sinais
Paralisia alta do nervo radial	▪ Trauma no nervo radial no local em que ele serpenteia pelo aspecto posterior do úmero ▪ Uso de torniquete ▪ Fraturas do úmero ▪ "Paralisia do sábado à noite" ▪ Atividades repetitivas envolvendo extensão do cotovelo	▪ Parestesia na distribuição do nervo radial (pode irradiar proximal ou distalmente ao cotovelo)	▪ Envolvimento dos músculos tríceps braquial, supinador, extensores de punho, extensor de polegar, abdutor do polegar, e envolvimento MF ou motor ▪ Perda da sensibilidade não segmentar na distribuição do nervo radial (posterior de antebraço, dorso da mão, aspecto dorsal da metade radial do 3° dígito e metade do 4° dígito até a IFD)

(continua)

TABELA 6.5 Síndromes do nervo radial *(continuação)*

Síndrome	Etiologias	Sintomas	Sinais
Síndrome do túnel radial (STR)[34-39]	▪ Compressão do nervo radial em sua passagem pelo túnel radial. ▪ Os locais de compressão incluem: ▪ Bandas fibrosas anteriores à articulação radioumeral (anterior à cabeça do rádio) ▪ Coleira de Henry ▪ Borda fibrosa do músculo extensor radial curto do carpo ▪ Arco supinador (arcada de Frohse) ▪ Borda distal do túnel radial	▪ Dor na lateral do cotovelo e no dorso do antebraço que pode irradiar para o punho e para o dorso dos dedos ▪ Dor noturna que pode interferir no sono ▪ Agravamento dos sintomas com a supinação/pronação repetida do antebraço ▪ Fadiga do braço	▪ Sensibilidade localizada sobre o nervo radial 5 cm distal ao epicôndilo lateral ▪ Parestesia à tensão neural adversa (movimento ativo de cotovelo, pronação do antebraço e flexão do punho) ▪ Exacerbação da dor à supinação resistida ▪ Exacerbação da dor à hiperextensão do punho contra resistência ▪ Regra dos Nove?[39]
Síndrome do nervo interósseo posterior (SNIP)	▪ Encarceramento do nervo interósseo posterior (NIP), que é um ramo do nervo radial que fornece inervação motora ao compartimento extensor do antebraço. A SNIP, assim como a STR, costuma ser de início insidioso e pode envolver os mesmos locais de compressão que a STR	▪ Dor no dorso do antebraço	▪ Fraqueza no dedo e no polegar ▪ Punho preservado ▪ Alterações sensitivas negativas ▪ Quando se pede ao indivíduo que feche a mão, o punho pode desviar-se radialmente em razão da fraqueza no músculo extensor ulnar do carpo[40-41]
Síndromes do nervo ulnar			
Síndrome do canal de Guyon	▪ Pode resultar de um traumatismo direto (i.e., fraturas no gancho de hamato) ▪ Atividades repetitivas ▪ Compressão por causa de uma postura sustentada ▪ Cistos/tumores ocupadores de espaço ▪ Inflamação ▪ Estruturas anatomicamente mais proximais	▪ Dor e/ou parestesia da mão e dos dedos na distribuição do nervo ulnar ▪ Perda motora e atrofia dos músculos hipotenares ▪ Pode-se observar um quinto dígito em garra	
Síndrome do túnel cubital	▪ Compressão do nervo ulnar no túnel cubital ▪ Frequentemente observada em praticantes de esportes que envolvem movimentos com o braço acima da cabeça e exigem atividades repetitivas de flexão/extensão do cotovelo, como arremessos	▪ Dor e parestesia ao longo da região medial do antebraço, aspecto ulnar da mão, 5° dedo e metade ulnar do 4° dedo ▪ Podem ser desencadeados à flexão sustentada do cotovelo (1 a 3 minutos)	▪ Perda sensitiva no aspecto ulnar da mão, no quinto dedo e na metade ulnar do quarto dedo e, ocasionalmente, um clique/estalido do nervo à flexão e extensão do cotovelo ▪ Em casos mais avançados, pode haver envolvimento motor dos músculos intrínsecos da mão ▪ Teste neurodinâmico do nervo ulnar positivo

(continua)

TABELA 6.5 Síndromes do nervo radial *(continuação)*

Síndrome	Etiologias	Sintomas	Sinais
Síndromes do nervo mediano			
Síndrome do túnel do carpo	• Lesão pregressa • Déficits neurodinâmicos prévios • Qualquer traumatismo, lesão ou condição aguda (p. ex., tendinopatia, distúrbio inflamatório) que diminui o espaço do túnel do carpo • Traumatismo cumulativo (uso excessivo) • Uso frequente de ferramentas que produzem vibração • Posturas sustentadas (p. ex., flexão de punho)	• Pode apresentar dor e/ou parestesia no aspecto radial da mão e dos dedos • Acordar à noite com parestesia não é incomum	• Perda motora e atrofia nos músculos tenares • Prejuízo na função de preensão da mão • Teste de Phalen, teste de compressão do carpo, teste de Tinel e teste de tensão neural adversa positivos
Síndrome do pronador redondo	• Traumatismo • Movimentos repetitivos de pronação do antebraço e flexão do cotovelo • Movimentos repetitivos de flexão do punho	• Dor na região anterior do antebraço com parestesia radicular ao longo da distribuição do nervo mediano na mão	• Início dos sintomas à flexão resistida do punho, pronação do antebraço e flexão do cotovelo • Testes de compressão do pronador redondo, teste de Tinel e teste de tensão neural adversa positivos

IFD: interfalângica distal; MF: metacarpofalângica.

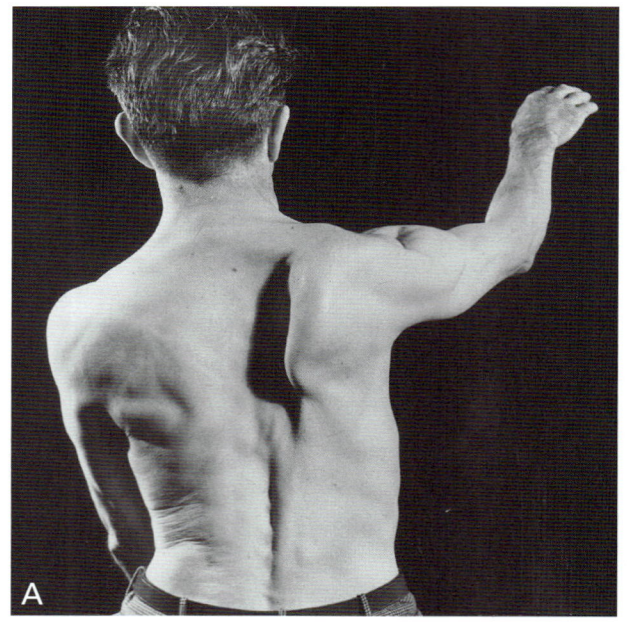
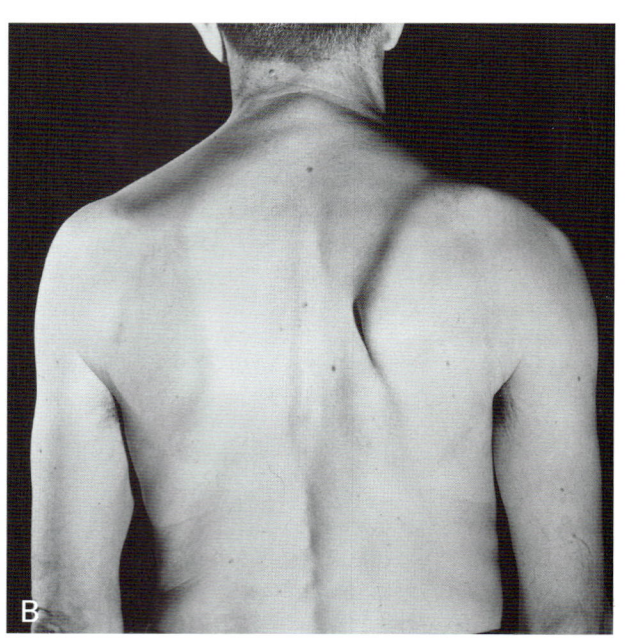

FIGURA 6.85 Comprometimento dos músculos trapézio e serrátil anterior direito. **A**: Incapacidade de elevar o braço acima da cabeça. **B**: Posição anormal da escápula direita.

Comprometimento do músculo trapézio direito com serrátil anterior normal

A abdução da articulação do ombro é acompanhada por rotação para cima isolada da escápula. No caso de paralisia do músculo trapézio, a rotação para cima isolada da escápula não pode ocorrer. Portanto, a abdução do ombro é limitada, como visto na Figura 6.86A.

Flexionar a articulação do ombro requer que a escápula rode para cima na posição abduzida. No caso de um músculo serrátil anterior intacto, o braço poderia ser elevado mais alto em flexão do que em abdução, como visto na Figura 6.86B.

No caso de um músculo serrátil anterior fraco e um trapézio forte, o braço pode ser elevado mais alto em abdução do que em flexão.

A Figura 6.87 ilustra a postura dos ombros e das escápulas observada em alguns casos de fraqueza leve do músculo serrátil anterior.

Um ligeiro alamento das escápulas é facilmente visível à direita porque a região torácica está retificada (sem a cifose típica). No entanto, não se deve presumir a presença de fraqueza no serrátil anterior apenas com base na aparência. Quando a região torácica está retifi-

cada, as escápulas podem estar proeminentes, mesmo que o músculo serrátil anterior tenha força normal, em razão do formato curvo da escápula contra a caixa torácica achatada.[42]

A fraqueza leve do serrátil anterior é mais prevalente do que em geral se imagina; essa fraqueza tende a ser pior à esquerda do que à direita, independentemente da dominância lateral.[42,43] Quando existe fraqueza, ela pode ser agravada pela tentativa de realizar exercícios extenuantes, como flexões de braço.

A Figura 6.88 mostra até que ponto o membro superior direito pode ser elevado acima da cabeça pelo indivíduo com comprometimento do músculo serrátil anterior direito em posição ortostática. Nessa situação, o membro superior não pôde ser elevado anteriormente e a escápula direita não pôde ser abduzida nem totalmente rodada como no lado normal (esquerdo). As fibras superiores e inferiores do trapézio são claramente visíveis porque estão compensando a rotação para cima da escápula. Ao repetir o movimento cinco ou seis vezes, porém, o músculo cansou-se e a capacidade de elevar o braço acima do nível dos ombros diminuiu.

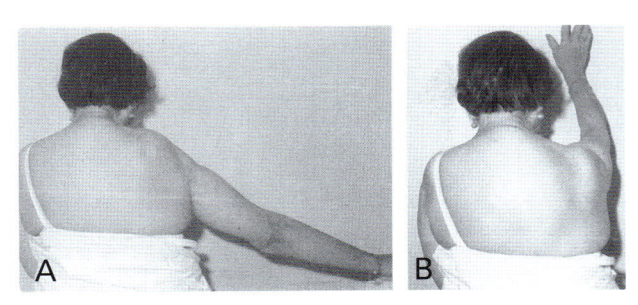

FIGURA 6.86 *A* e *B*: Comprometimento do músculo trapézio direito com serrátil anterior normal.

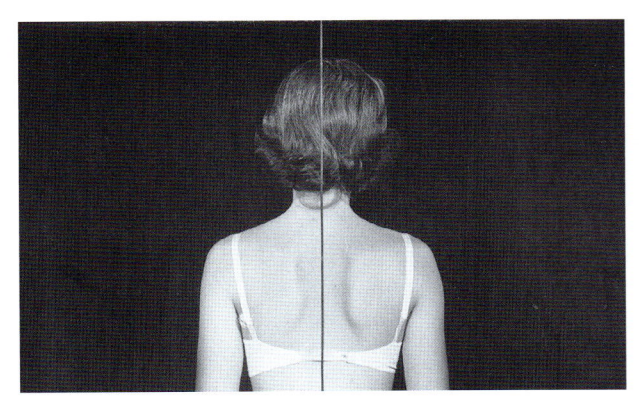

FIGURA 6.87 Postura de ombros e escápulas observada em alguns casos de fraqueza leve do músculo serrátil anterior.

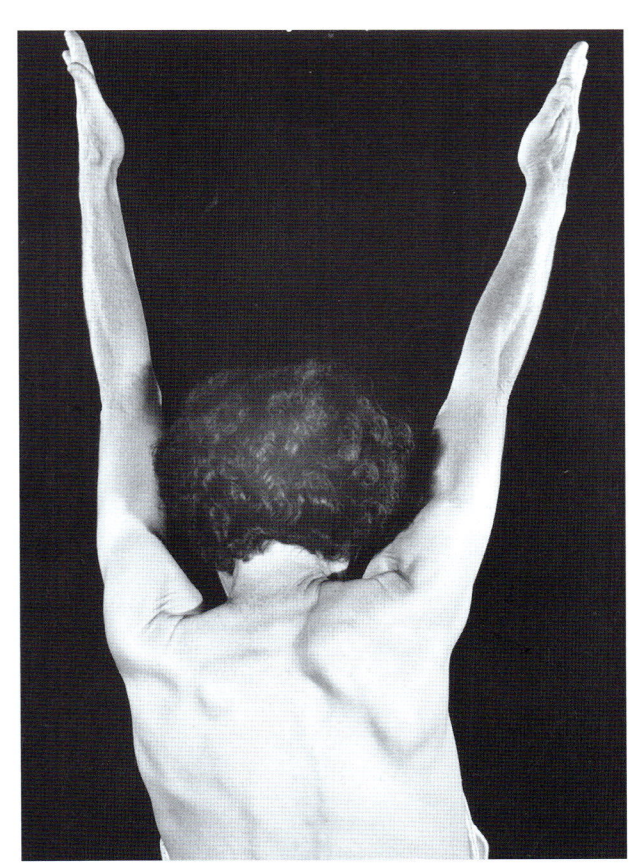

FIGURA 6.88 Elevação dos membros superiores em caso de comprometimento do músculo serrátil anterior direito.

Indivíduos sem qualquer fraqueza no músculo serrátil anterior mostram uma ampla variação de força nas partes ascendente e transversa do trapézio. Essa variação na força está associada ao estresse postural ou ocupacional desses músculos. O grau de resistência variará de regular a normal. Em razão dessas grandes diferenças, também são encontradas variações na capacidade de elevar um braço acima da cabeça entre aqueles que desenvolvem fraqueza acentuada ou paralisia isolada do músculo serrátil anterior. Se um indivíduo já apresenta fraqueza acentuada do músculo trapézio de natureza postural ou ocupacional e, posteriormente, tiver uma paralisia do músculo serrátil anterior, ele não será capaz de elevar o braço acima da cabeça como na Figura 6.88.

Além da categorização usual, às vezes é necessário reservar uma categoria separada para indivíduos que apresentam uma força boa durante parte da amplitude de movimento de abdução enquanto tentam suportar o peso do braço em flexão. A escápula pode ser trazida passivamente à posição de teste puxando o braço diagonalmente para cima e para a frente, mas ela imediatamente desliza para trás quando o indivíduo tenta manter o braço na posição de teste. Essa fraqueza pode ser mais bem descrita como uma fraqueza por alongamento excessivo do músculo serrátil anterior. O alongamento excessivo ocorrido é ilustrado graficamente na Figura 6.89A-F. Aqueles que se enquadram nessa categoria especial invariavelmente são indivíduos que praticaram muitas flexões de braço, supinos ou atividades que envolvem forte ação dos músculos romboides. O indivíduo pode começar a fazer flexões corretamente, mas, quando o músculo serrátil anterior se cansa, as escápulas permanecem aduzidas e a flexão é continuada pela ação dos músculos peitoral maior e tríceps braquial – em detrimento do serrátil anterior.

Parte A: Quando o braço é elevado em flexão de ombro a fim de posicionar a escápula para o teste do serrátil anterior, a escápula não se move para a posição normal de abdução. No entanto, o serrátil anterior parece ser forte nessa posição (potencial compensação decorrente do desenvolvimento excessivo dos músculos flexores de ombro). A Parte F a seguir mostra o mesmo indivíduo. O alamento da escápula indica claramente uma fraqueza do músculo serrátil anterior.

Parte B: A escápula pode ser trazida para a frente até uma abdução quase normal se o indivíduo relaxar o peso do braço e permitir que o examinador puxe o braço diagonalmente para a frente até a posição de teste.

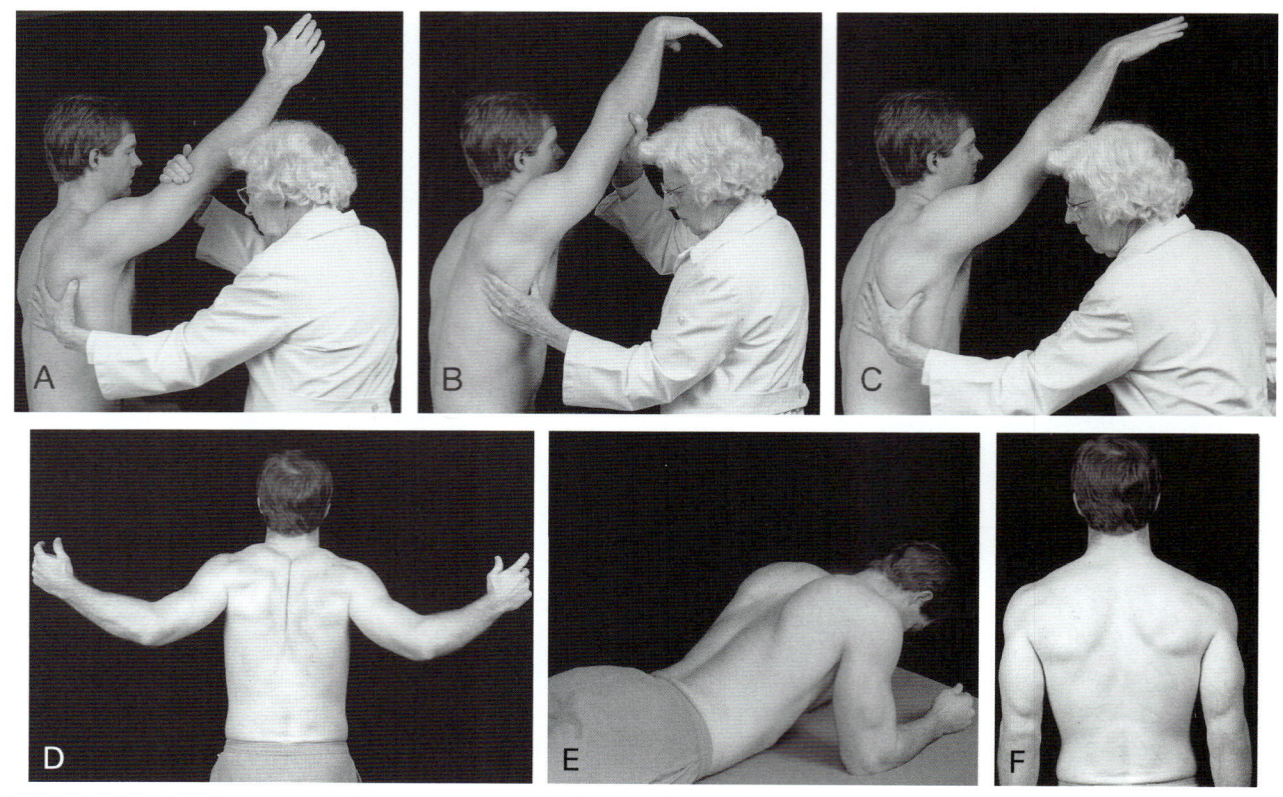

FIGURA 6.89   *A-F*: Fraqueza por alongamento excessivo do músculo serrátil anterior.

Parte C: A escápula não é capaz de manter a posição abduzida e rodada para cima quando o examinador solta o braço e o indivíduo tenta mantê-lo na posição.

Parte D: Este indivíduo realizou rotineiramente exercícios de supino e adução de ombros, incluindo a Remada sentada e a Remada curvada usando muito peso. Como pode ser visto nas fotografias (partes D-F), os músculos romboides tornaram-se superdesenvolvidos. Os romboides são antagonistas do serrátil anterior, e esse tipo de exercício não é recomendado na presença de fraqueza do músculo serrátil anterior.

Parte E: Em decúbito ventral em apoio sobre os antebraços, observa-se um alamento das escápulas. O músculo serrátil anterior desse paciente é incapaz de manter a posição abduzida contra a resistência oferecida pelo peso do tronco nessa posição.

Parte F: Esta fotografia mostra a posição anormal que as escápulas assumem em repouso.

As Figuras 6.90A e B mostram duas imagens do mesmo indivíduo. Ele realizou uma flexão de braços apesar da extrema fraqueza do músculo serrátil anterior e sem queixas de dor.

> **Observação:** Ver a seção prévia do capítulo sobre músculos inervados por nervos puramente motores.

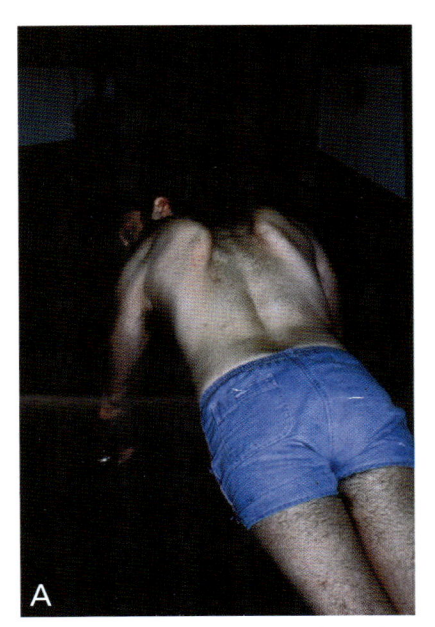
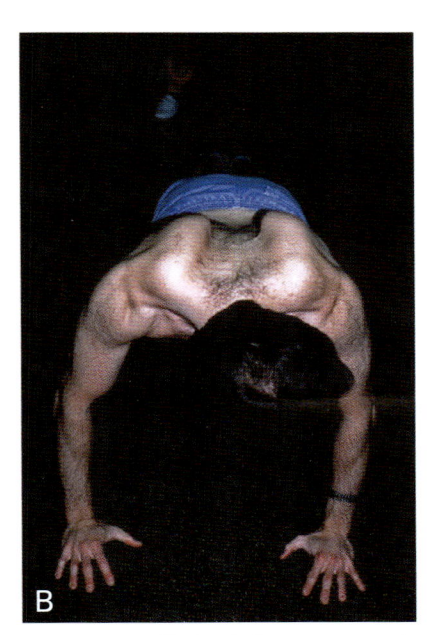

FIGURA 6.90 *A* e *B*: O indivíduo realizou, sem queixas, uma flexão de braços apesar da extrema fraqueza do músculo serrátil anterior.

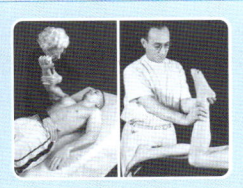

KENDALL CLÁSSICO

Casos de paralisia do músculo serrátil anterior

Durante um período trabalhando em um hospital, os Kendall examinaram e trataram vários casos de paralisia do músculo serrátil anterior. Dependendo da etiologia, alguns pacientes apresentavam dor associada à paralisia, mas não na região do músculo em si.

Além disso, alguns pacientes não se queixaram de dor antes, durante ou algum tempo depois do início da paralisia. As primeiras queixas tinham a ver com a incapacidade de usar o braço normalmente. Em alguns casos, quando o início foi gradual, os pacientes não apresentaram queixas até que a fraqueza se tornou cada vez mais pronunciada. Quando os efeitos da fraqueza do músculo serrátil anterior criaram problemas secundários envolvendo outras estruturas, os pacientes queixaram-se de dor ou desconforto em outras regiões além do músculo, como no pescoço ou no ombro. É relevante para essa história o fato de que *o nervo torácico longo que inerva o músculo serrátil anterior é puramente motor*. (Ver também Apêndice D.)

CONDIÇÕES DOLOROSAS DA PARTE SUPERIOR DAS COSTAS

O manejo das condições dolorosas da parte superior das costas requer avaliação cuidadosa, incluindo anamnese detalhada e observação e testes objetivos. Embora seja necessário testar a amplitude de movimento e a força antes de estabelecer o diagnóstico, o manejo da dor, por meio do apoio e proteção da parte lesionada ou dolorosa, é uma prioridade. Uma consideração importante em relação à duração do problema é compreender que o início da dor pode ser tardio em condições que envolvem nervos cuja função primária é motora, mas que podem ter também um papel sensitivo.

A dor pode ocorrer no interior e ao redor das articulações como resultado de alterações no alinhamento da escápula e do cíngulo do membro superior. Alternativamente, a dor pode ser mais pronunciada na área de inserção do músculo no osso.

A perda do movimento normal em uma área pode resultar em movimento excessivo em outra. Qualquer que seja a causa da dor relacionada, o tratamento de escolha é a restauração do equilíbrio muscular a fim de facilitar o movimento normal, tanto pelo alongamento dos músculos tensos e fortalecimento dos músculos fracos como pelo uso de suportes quando indicado.

Fraqueza da parte superior das costas

A fraqueza dos músculos eretores da espinha da parte superior das costas pode se desenvolver à medida que os ombros se anteriorizam e a cifose torácica aumenta. Se as costas não estiverem fixas nessa posição inadequada, são indicados exercícios para ajudar a fortalecer os músculos extensores da parte superior das costas e para alongar os músculos anteriores opositores, caso eles tenham começado a encurtar. Indica-se o uso de suportes de ombro adequados quando os músculos estiverem muito fracos.[44,45]

As partes transversa e ascendente do músculo trapézio reforçam os extensores da parte superior das costas e ajudam a manter os ombros posteriorizados. A maneira como esses músculos são exercitados é muito importante. (Os exercícios de sentar e ficar em pé na parede estão ilustrados no Capítulo 2 e posteriormente neste capítulo.)

Antes de implementar exercícios, é necessário verificar se um encurtamento nos músculos opositores limita a amplitude de movimento. Deve-se realizar testes de comprimento dos músculos latíssimo do dorso, redondo maior, peitoral maior e peitoral menor. O encurtamento nos músculos abdominais anteriores superiores e a restrição da expansibilidade torácica também interferirão nos esforços para endireitar a parte superior das costas.

Via de regra, exercícios para os músculos romboides não são indicados. Embora esses músculos tracionem os ombros para trás, eles o fazem de uma maneira que eleva o cíngulo do membro superior e tende a inclinar a escápula para a frente, em uma posição postural incorreta. Além disso, os músculos romboides costumam estar fortes.

Músculos romboides encurtados

Os músculos romboides podem encurtar como resultado de exercícios vigorosos e repetitivos frequentes no sentido da adução, elevação e rotação para baixo da escápula. Eles também podem encurtar como resultado da fraqueza ou paralisia do músculo serrátil anterior,[42] que é um oponente direto dos romboides. Nesse caso seria indicado tratamento com massagem e alongamento dos romboides.[42] Colocar o ombro em flexão normalmente produz abdução e rotação para cima da escápula. Quando os músculos romboides estão encurtados, é difícil chegar a essa posição escapular apenas com o posicionamento do membro superior. Para alongar os romboides, é necessário aplicar pressão contra a borda vertebral da escápula na direção da abdução e rotação para cima da escápula.

Estiramento das partes transversa e ascendente do trapézio

O estiramento das partes transversa e ascendente do trapézio é uma condição dolorosa e prevalente que pode ser de natureza aguda, mas geralmente é crônica, resultante da tensão nessas partes do músculo trapézio. Não tem início agudo, a menos que esteja associado a lesão, mas os sintomas crônicos podem tornar-se muito dolorosos. Os sintomas dolorosos não aparecem precocemente. A fraqueza pode estar presente por algum tempo sem muitas queixas. Parece, no entanto, que as queixas dolorosas estão associadas à tração do músculo sobre suas inserções ósseas ao longo da coluna vertebral. Os pacientes podem queixar-se de uma área focal de dor, ou a palpação pode elicitar dor ou sensibilidade aguda nas áreas de inserção vertebral ou escapular das partes transversa e ascendente do trapézio.

A fraqueza por alongamento excessivo dos músculos que precede o estiramento muscular crônico pode resultar de uma posição habitual em anteriorização dos ombros, hipercifose torácica ou uma combinação dessas duas inadequações. Também pode resultar da tração para a frente dos ombros por músculos anteriores do cíngulo do membro superior encurtados e superdesenvolvidos. Movimentos repetitivos associados a alguns esportes, como o beisebol, podem contribuir para o desenvolvimento excessivo dos músculos adutores de ombro. Ocupações que exigem movimento continuado com os braços para a frente, como usar um computador ou tocar piano, contribuem para a tensão do músculo trapézio.

Algumas ocupações exigem que se permaneça em uma mesma posição por tempo prolongado. Um exemplo é o dentista, que precisa se manter inclinado anteriormente sobre o paciente, o que impõe tensão aos músculos da parte superior das costas e estresse às superfícies anteriores dos corpos das vértebras torácicas (Fig. 6.91).

Em alguns indivíduos, deitar-se ou mudar a postura sentada pode remover o elemento de tensão contínua no músculo trapézio; contudo, naqueles com músculos adutores de ombro encurtados e fáscia coracoclavicular tensa, a tensão está continuamente presente. A mudança de posição não altera o alinhamento da parte quando há um encurtamento assim. A dor melhora muito pouco – ou nada – ao deitar-se.

Deve-se fazer testes de comprimento dos músculos adutores e rotadores mediais de ombro para determinar se existe encurtamento. Se houver, é indicado o alongamento gradual dos músculos tensos e da fáscia. Se um tratamento suave for administrado diariamente, em pouco tempo haverá algum alívio da dor.

No caso de fraqueza acentuada das partes transversa e ascendente do trapézio, independentemente de existir tensão opositora, frequentemente se indica o uso de um suporte de ombro. Esse suporte pode efetivamente ajudar nos esforços para manter os ombros posteriorizados, em uma posição que alivie a tensão nos músculos.

Dor na região média e superior das costas decorrente da osteoporose

A hipercifose torácica é uma deformidade primária na osteoporose; geralmente está acompanhada de extensão compensatória da região cervical. Queixas de dor nas costas são comuns e podem ser mais bem tratadas com esforços suaves para reduzir a deformidade postural e prevenir a progressão antes que ela se torne uma inadequação estrutural fixa. Se o indivíduo tolerar o uso de um suporte, ele poderá usá-lo para ajudar a manter o melhor alinhamento possível (Fig. 6.92). Os exercícios devem ser feitos conforme tolerado para ajudar a manter uma amplitude de movimento funcional e desenvolver força muscular.[46]

Para pacientes (em geral idosos) com hipercifose fixa da região torácica, não há muito que se possa fazer no sentido de alcançar uma correção. É possível melhorar a anteriorização de ombros, mas as inadequações básicas não podem ser alteradas. Pode-se usar uma cinta do tipo Taylor para prevenir a progressão da deformidade e proporcionar algum alívio dos sintomas dolorosos.[47]

Indivíduos com hipercifose torácica frequentemente desenvolvem sintomas na região posterior do pescoço. À medida que a região torácica se flexiona em hipercifose, a cabeça é transportada para a frente, os olhos buscam nivelar-se com o horizonte a fim de preservar

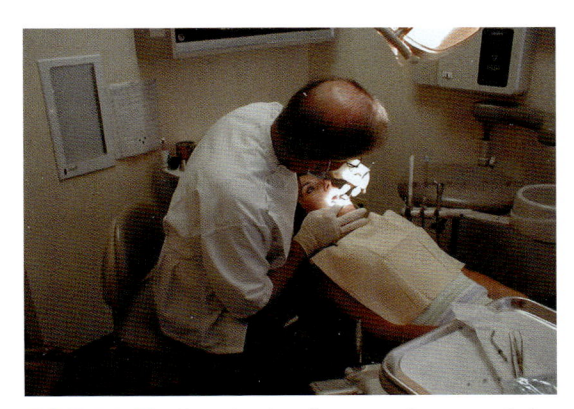

FIGURA 6.91 Este dentista fica sentado por períodos prolongados, o que impõe tensão aos músculos da parte superior das costas e estresse às superfícies anteriores dos corpos das vértebras torácicas.

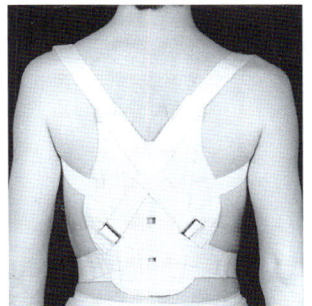 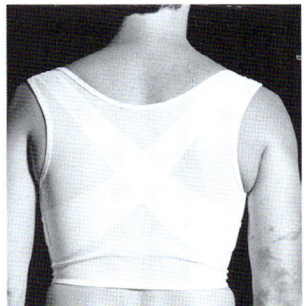

FIGURA 6.92 Suportes de ombro. **A**: Suporte para apoiar a parte superior das costas e manter os ombros posteriorizados. **B**: Suporte elástico do tipo colete que visa manter os ombros posteriorizados.

a posição ereta da cabeça e a região cervical fica hiperestendida. Os sintomas associados a este problema são descritos em *Músculos posteriores do pescoço encurtados* no Capítulo 4.

A mulher da Figura 6.93A-E exibe uma típica postura osteoporótica – hipercifose torácica, inclinação pélvica posterior com abdome protruso e hiperextensão cervical compensatória. Como a deformidade ainda era um pouco flexível, conseguiu-se alguma correção ligando (com tiras acolchoadas e Velcro) um suporte de costas com apoios posteriores a uma calcinha alta. Isso forneceu suporte à região torácica nas posições em pé e sentada, com melhor alinhamento da cabeça e do pescoço.

Um suporte para as costas do tipo colete também pode ser eficaz para melhorar o alinhamento (Fig. 6.93F-G).

Doença de Scheuermann

A doença de Scheuermann (cifose de Scheuermann, cifose juvenil) é um processo degenerativo da vértebra na interface entre o disco e o corpo vertebral. Problemas na placa terminal (decorrentes de prejuízo no fluxo sanguíneo para a cartilagem que não permite que ela evolua para tecido ósseo) rompem a placa de crescimento anteriormente, o que leva ao colapso vertebral anterior, fazendo a vértebra assumir a forma de cunha. A dor em geral começa alguns anos depois de a deformidade se tornar visível. Os pacientes queixam-se de dor que piora aos poucos, provocada por trabalho pesado ou simplesmente à medida que o dia avança. Os pacientes frequentemente se queixam de fadiga no meio das costas. Problemas toracolombares podem desenvolver-se mais tarde na vida como resultado da compensação excessiva.[48]

CONDIÇÕES DOLOROSAS DO MEMBRO SUPERIOR

A dor localizada ou que irradia para o membro superior é frequentemente decorrente de um alinhamento incorreto que causa compressão ou tensão nos nervos, nos vasos sanguíneos ou nos tecidos moles de suporte. O alinhamento incorreto pode ocorrer principalmente na região cervical, região torácica ou cíngulo do membro superior. Pode haver também envolvimento conjunto das três áreas, e o tratamento deve ser direcionado à correção global.

Sob condições normais e ao longo de uma amplitude de movimento normal, pode-se presumir que um músculo não irritará um nervo que esteja próximo a ele ou que o perfure. Contudo, um músculo que está tenso torna-se firme e pode exercer uma força de compressão

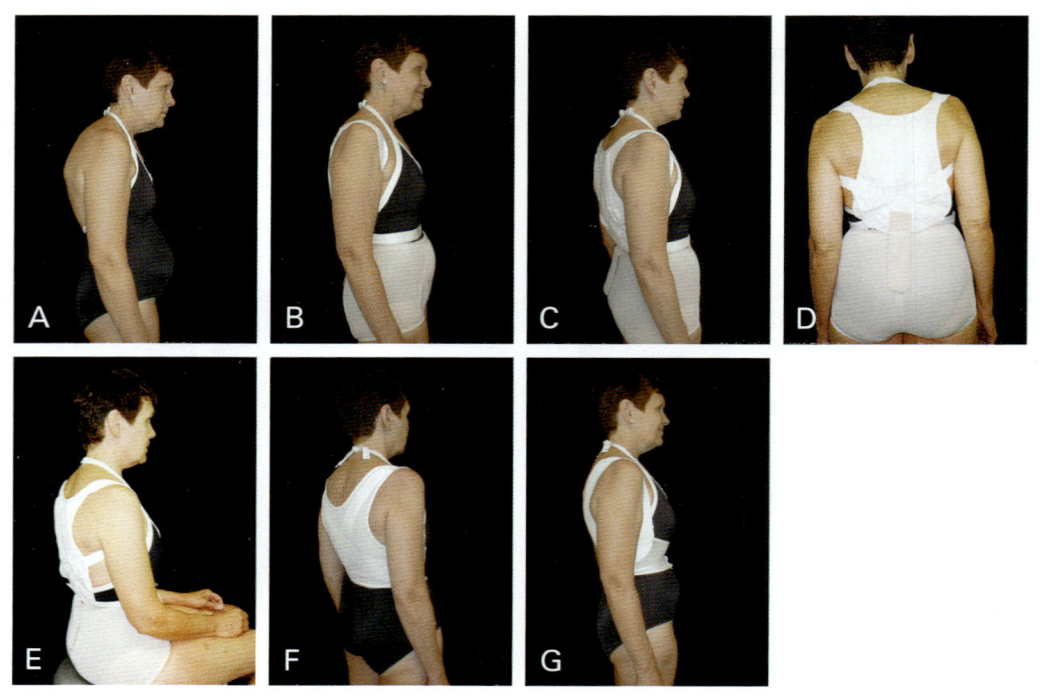

FIGURA 6.93   *A*: Postura típica observada na osteoporose. *B-G*: Correção postural para a postura osteoporótica.

ou atrito sobre um nervo. Um músculo que desenvolveu encurtamento adaptativo move-se em menor amplitude e fica tenso antes de alcançar o comprimento normal; um músculo de comprimento excessivo se move além da amplitude normal antes de ficar tenso. Um músculo tenso, especialmente aquele submetido a descarga de peso, pode causar atrito em um nervo durante movimentos repetitivos.

Em casos leves, os sintomas podem ser desconforto e dor difusa, em vez de dor aguda quando os músculos se contraem ou se alongam. A dor aguda pode ser provocada por movimentos vigorosos. Na maioria das vezes, porém, tende a ser intermitente, porque o indivíduo encontra maneiras de evitar os movimentos dolorosos.

Reconhecer este fenômeno durante suas fases iniciais pode aumentar a probabilidade de encontrar um modo de neutralizar ou prevenir os problemas mais dolorosos ou incapacitantes que se desenvolvem mais tarde. Os fisioterapeutas que implementam exercícios de alongamento e fortalecimento têm a oportunidade de observar os primeiros sinais de pinçamento de nervo em seus pacientes. Exemplos de pinçamento incluem:

Redondo maior e nervo axilar
Supinador e nervo radial[15,49]
Pronador redondo e nervo mediano[12,15,49]
Flexor ulnar do carpo e nervo ulnar[50]
Cabeça lateral do tríceps braquial e nervo radial[15,49]
Trapézio e nervo occipital magno[50]
Escaleno médio e raiz C5 e C6 do plexo e nervo torácico longo[50]
Coracobraquial e nervo musculocutâneo[12,15]

Síndrome do canal de Guyon

A síndrome do canal de Guyon (SCG) resulta da lesão do nervo ulnar no canal de Guyon. O canal é limitado pelo ligamento carpal palmar, ligamento transverso do carpo, gancho do hamato e pisiforme. A lesão do nervo ulnar no canal de Guyon pode resultar de traumatismo direto (i.e., fraturas no gancho do hamato) ou atividade repetitiva, compressão por uma postura sustentada (i.e., uso de guidão baixo suspenso ao andar de bicicleta), cistos/tumores ocupadores de espaço, inflamação ou fatores anatômicos em regiões mais proximais.[51,52]

O nervo ulnar é de natureza mista (sensitivo e motor) quando entra no canal. Por esse motivo, os pacientes podem apresentar dor e/ou parestesia na distribuição do nervo ulnar na mão e nos dedos, bem como perda motora e atrofia nos músculos hipotenares. Pode ser observada posição de garra no quarto e quinto dígitos. A manifestação da perda motora/sensitiva depende do local da compressão. Se as manifestações clínicas e a história sugerirem SCG como diagnóstico diferencial, seria indicada a realização de testes adicionais dos músculos inervados pelo nervo ulnar proximal e distalmente ao canal de Guyon, bem como avaliação do envolvimento do dermátomo.[51,52]

Síndrome do túnel do carpo

A síndrome do túnel do carpo (STC) resulta da compressão do nervo mediano sob o retináculo dos músculos flexores do punho. Os pacientes podem estar predispostos ao início em razão da história de saúde pregressa, que pode incluir lesões ou déficits neurodinâmicos prévios, mas qualquer traumatismo, lesão ou condição aguda (p. ex., tendinopatia, distúrbio inflamatório) que diminua o espaço do túnel do carpo pode ser a causa raiz, bem como a instabilidade articular. Traumatismo cumulativo, uso frequente de ferramentas que produzem vibração e posturas sustentadas (i.e., flexão de punho) também são possíveis etiologias.

Os pacientes podem manifestar dor e/ou parestesia do aspecto radial da mão e dos dedos, bem como perda motora e atrofia dos músculos tenares, que afetam a capacidade e a força de preensão. Os sintomas podem irradiar para o punho e, ocasionalmente, para pontos tão distais como o braço e o ombro. Acordar à noite com parestesia não é incomum. Os sintomas podem ser reproduzidos com o teste de Phalen, teste de compressão do carpo, teste de Tinel e teste de tensão neural adversa (TTNA). Se as manifestações clínicas e a história sugerirem uma possível STC como diagnóstico diferencial, seria indicada a realização de uma avaliação adicional das manifestações proximais miotômica e dermatomal a fim de descartar ou excluir possíveis causas proximais.[53]

Síndrome do pronador

A síndrome do pronador (SPro) manifesta-se com dor na região anterior do antebraço com parestesia radicular ao longo da distribuição do nervo mediano na mão.[54] Os potenciais pontos de compressão distal à fossa antecubital incluem a aponeurose bicipital, no ponto em que ela se conecta ao músculo pronador redondo ou entre as duas cabeças do pronador redondo.[55] Quando presentes, variações anatômicas, como o ligamento de Struthers, também podem influenciar na compressão. Os fatores agravantes incluem traumatismo, pronação repetitiva do antebraço e movimentos de flexão do cotovelo, bem como de flexão do punho.[56] Os sintomas podem ser desencadeados por flexão resistida do punho, pronação do antebraço, flexão do cotovelo, testes de compressão do pronador, teste de Tinel e teste de tensão neural adversa.[54]

Síndrome do túnel cubital

A síndrome do túnel cubital (STCB) resulta da compressão do nervo ulnar no túnel cubital. Esse túnel é limitado pela borda medial do olécrano e da tróclea, pelo epicôndilo medial, pelo ligamento colateral ulnar e pelo retináculo do túnel cubital (ligamento arqueado). A STCB é frequentemente observada em praticantes de esportes que envolvem movimentos com o braço acima da cabeça e exigem atividades repetitivas de flexão/extensão do cotovelo, como arremessos. Os sintomas incluem dor e parestesia na região medial do antebraço, aspecto ulnar da mão, quinto dedo e metade ulnar do quarto dedo. Os sinais da STCB incluem uma perda sensitiva no aspecto ulnar da mão, no quinto dedo e na metade ulnar do quarto dedo e, ocasionalmente, um clique/estalido do nervo à flexão e extensão do cotovelo. Em casos mais avançados, pode haver envolvimento motor dos músculos intrínsecos da mão. Os sintomas podem ser desencadeados à flexão sustentada do cotovelo (1 a 3 minutos) e em testes neurodinâmicos do nervo ulnar.[57,58]

Síndrome do desfiladeiro torácico

A síndrome do desfiladeiro torácico (SDT) resulta da compressão da artéria subclávia ou do plexo braquial no interior do canal delimitado pelos músculos escalenos anterior e médio. O diagnóstico muitas vezes é intrigante e controverso, pois a etiologia pode resultar de posturas inadequadas, estenoses foraminais cervicais e outras síndromes, como do escaleno anterior, de hiperabdução, costoclavicular, do desfiladeiro costodorsal, do peitoral menor, discal cervical e pela presença de costela cervical.[59] Em casos raros, quando os pacientes não respondem ao tratamento indicado conforme esperado, deve-se considerar a presença de tumor. As manifestações posturais podem incluir anteriorização da cabeça, hipercifose torácica, elevação da 1ª costela e escápulas protraídas, deprimidas ou rodadas para baixo.

Os sintomas são variados e podem ser de origem neurogênica ou vascular. Parestesia e dor difusa em todo o braço são comuns. A condição é agravada ao carregar ou levantar peso, ou ao realizar atividades que exijam uma posição sustentada dos membros superiores, como ao tocar um instrumento musical.

Quando presente, a atrofia muscular em geral afeta todos os músculos intrínsecos da mão. Os reflexos tendinosos não são alterados. A compressão arterial é uma causa menos comum do que se pensava, mas sintomas como frio, dores musculares e perda de força com o uso contínuo podem refletir um comprometimento vascular. Como Dawson et al. afirmam: "O teste diagnóstico adequado deve ser a reprodução dos sintomas neurológicos à abdução do braço, haja ou não alteração no pulso ou surgimento de sopro".[15]

Síndrome do impacto coracoide

O músculo peitoral menor também é frequentemente citado como uma potencial causa de sintomas da SDT. No entanto, a síndrome do impacto coracoide (Sico) é uma condição dolorosa do braço que envolve compressão do plexo braquial e que foi relatada pela primeira vez pelos Kendall em 1942. Foi apresentada em uma reunião conjunta da Baltimore and Philadelphia Orthopedic Society em 17 de março de 1947, por E. David Weinberg, M.D., e mais tarde citada em um artigo do Dr. Irvin Stein.[60-62]

A Sico está associada a desequilíbrio muscular e alinhamento postural inadequado.[63] No nível da inserção do músculo peitoral menor ao processo coracoide da escápula, os três cordões do plexo e a artéria e veia axilar passam entre essas estruturas e a caixa torácica (Fig. 6.94). Se o alinhamento do cíngulo do membro superior for normal, não deve haver compressão dos nervos ou vasos sanguíneos. A depressão anterior do processo coracoide, que ocorre em alguns tipos de alinhamento postural inadequado, tende a estreitar esse espaço.

O processo coracoide pode estar inclinado para baixo e para a frente em razão do encurtamento de certos músculos ou porque a fraqueza de outros músculos permite que ele assuma essa posição. As condições dolorosas dos membros superiores são mais comuns quando há encurtamento.

O músculo que atua anteriormente no processo coracoide deprimindo a escápula é principalmente o

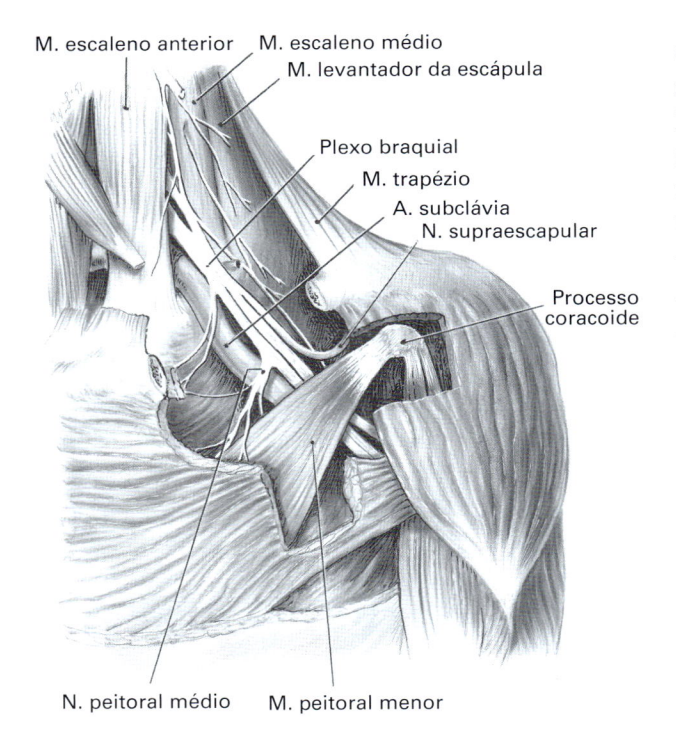

M. escaleno anterior   M. escaleno médio
M. levantador da escápula
Plexo braquial
M. trapézio
A. subclávia
N. supraescapular
Processo coracoide
N. peitoral médio   M. peitoral menor

FIGURA 6.94   Regiões afetadas pela síndrome do impacto coracoide.

peitoral menor. Os músculos romboides e levantador da escápula auxiliam na elevação da escápula que acompanha a inclinação anterior. O encurtamento do músculo latíssimo do dorso e da parte esternal do peitoral maior afeta indiretamente a posição por meio de sua ação de depressão da cabeça do úmero. Em alguns casos, o encurtamento dos músculos bíceps braquial e coracobraquial também pode influenciar. O encurtamento muscular pode ser verificado pelos testes de comprimento dos adutores e rotadores internos de ombro.

A fraqueza da parte ascendente do trapézio permite que a escápula se eleve e se incline anteriormente, levando a uma posição incorreta de ombro. Isso pode causar fraqueza por alongamento excessivo da parte ascendente do trapézio, o que permite que a escápula também se eleve e se incline anteriormente, o que por sua vez favorece um encurtamento adaptativo do músculo peitoral menor.

Na fase aguda, uma pressão moderada ou mesmo leve sobre o processo coracoide em geral provoca dor no membro superior. O incômodo é agudo na região do processo coracoide e na área ocupada pelo músculo peitoral menor ao longo da parede torácica.

A dor no membro superior pode ser generalizada ou se distribuir predominantemente na área inervada pelo cordão lateral ou medial. Pode haver parestesia,

dormência ou fraqueza no membro superior. O paciente frequentemente se queixa de perda na força de preensão. Pode haver evidências de congestão circulatória, como inchaço das mãos e ingurgitamento dos vasos sanguíneos (trombose venosa de esforço). Em casos de distúrbio acentuado, a mão pode apresentar uma aparência um tanto cianótica (artéria subclávia). O paciente se queixará de piora na dor ao usar um sobretudo pesado, ao tentar levantar um peso pesado ou ao carregar uma mala com esse braço. A pressão também pode ser causada por uma mochila ou bolsa de ombro.

Frequentemente, a região que vai do occipúcio ao acrômio, que corresponde à parte descendente do trapézio, encontra-se sensível e dolorida. Esse músculo pode estar em estado de espasmo protetor, em um esforço para elevar o peso do cíngulo do membro superior e, assim, aliviar a pressão sobre o plexo. O músculo tende a permanecer em estado de contração, a menos que seja instituído um tratamento eficaz.

Síndrome do redondo maior (síndrome do espaço quadrilátero)

A síndrome do redondo maior foi descrita em *Postura e dor* em 1952.[63] Um livro publicado em 1980 contém uma discussão muito interessante sobre essa síndrome, na qual ela é chamada de síndrome do espaço quadrilátero.[64]

O espaço quadrilátero (ou quadrangular) da axila é delimitado pelos músculos redondo maior, redondo menor e cabeça longa do tríceps braquial, além do úmero (Fig. 6.95). O nervo axilar e a artéria circunflexa posterior emergem através desse espaço para inervar-irrigar os músculos deltoide e redondo menor. A área de distribuição sensitiva do ramo cutâneo do nervo axilar é mostrada na Figura 6.4.

Essa síndrome é caracterizada por dor no ombro e limitação do movimento articular dessa articulação, particularmente em rotação e abdução.[65] A dor se estende à área de distribuição cutânea do ramo sensitivo do nervo axilar. A sensibilidade pode ser provocada pela palpação do espaço quadrilátero entre os músculos redondo maior e redondo menor. Uma pressão leve ou moderada sobre o espaço pode elicitar uma dor aguda que irradia para a região do músculo deltoide.

A dor que é mais acentuada durante o movimento ativo indica atrito no nervo axilar pelo músculo redondo maior. Quando encurtado, esse músculo mantém o úmero em rotação medial, o que cria tensão no cordão

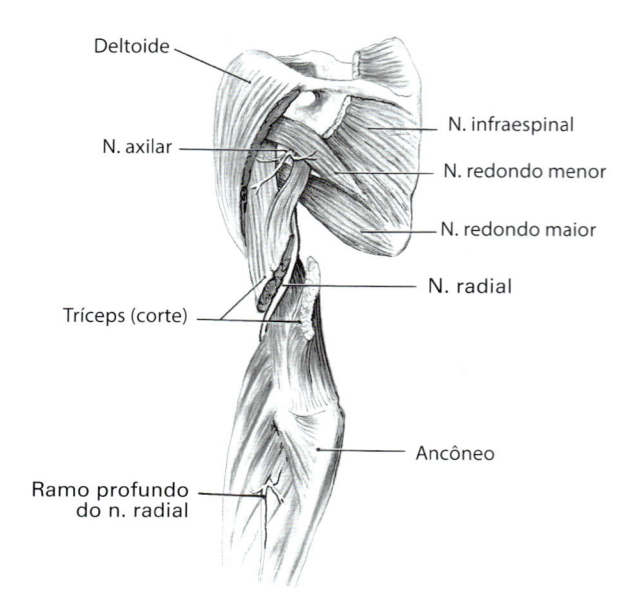

Deltoide
N. axilar
Tríceps (corte)
Ramo profundo do n. radial
N. infraespinal
N. redondo menor
N. redondo maior
N. radial
Ancôneo

FIGURA 6.95 Regiões afetadas pela síndrome do redondo maior (síndrome do espaço quadrilátero).

posterior e no nervo axilar. A rotação medial ou lateral, seja feita de forma ativa ou passiva, é dolorosa. Com a limitação da rotação lateral, os movimentos de abdução também são dolorosos porque o úmero não roda lateralmente durante a abdução como faria em condições normais.

Ao alongar um músculo redondo maior encurtado, o paciente pode queixar-se de uma dor aguda na área de distribuição sensitivo-cutânea do nervo axilar. A suposição é a de que o nervo axilar está sendo comprimido ou estirado contra um músculo redondo maior tenso. A dor resultante da irritação direta do nervo contrasta com o desconforto frequentemente associado ao alongamento habitual de músculos encurtados e não é diferente da dor encontrada nos casos de bursite subdeltóidea.

Encurtamento dos músculos rotadores laterais de ombro

Pode haver diferenças significativas na amplitude de movimento dependendo da ocupação de um indivíduo. De acordo com uma fonte, "os arremessadores da liga principal têm diferentes amplitudes de movimento em cada ombro. No braço de arremesso, com o ombro em abdução, há 11 graus a menos de extensão, 15 graus a menos de rotação medial e 9 graus a mais de rotação lateral".[66]

Costela cervical

Uma costela cervical é uma anomalia óssea congênita rara que pode – ou não – causar sintomas de irritação nervosa.[67]

Uma condição dolorosa no braço que aparece em um adulto jovem ou de meia-idade pode estar relacionada com a presença de uma costela cervical. A postura do indivíduo com costela cervical em geral determina se ocorrerão sintomas dolorosos. O aparecimento dos sintomas somente depois de a pessoa alcançar a idade adulta pode ser explicado pelo fato de a postura do indivíduo ter se tornado gradativamente mais inadequada em relação ao alinhamento, fazendo com que a relação entre a costela e os troncos nervosos adjacentes mude desfavoravelmente.

O alinhamento incorreto com maior probabilidade de causar irritação é o tipo caracterizado por hipercifose e anteriorização da cabeça. O cuidado de um paciente com sintomas dolorosos resultantes de uma costela cervical requer correção postural da parte superior das costas e do pescoço. Esse tratamento pode aliviar completamente os sintomas e evitar a necessidade de um procedimento cirúrgico.

USO DE QUADROS PARA ESTABELECER O DIAGNÓSTICO DIFERENCIAL

Os autores das edições prévias deste livro incluíram estudos de caso usando quadros para auxiliar na avaliação do envolvimento muscular e neural de acordo com a distribuição dos músculos que apresentam fraqueza (Figs. 6.96 a 6.101). Exemplos desses quadros podem ser encontrados no Apêndice D para revisão.

As páginas a seguir incluem estudos de caso reais conduzidos pelos antigos autores deste livro. Os formulários foram e ainda podem ser usados para resumir o que é descrito nos parágrafos a seguir. Fornecem um resumo visual das informações clínicas coletadas e do raciocínio que qualquer médico poderia e deveria seguir no momento de uma avaliação.

Os graus de força muscular são registrados na coluna à esquerda dos nomes dos músculos. Os graus podem estar em símbolos numéricos ou alfabéticos. Pode-se usar qualquer um dos sistemas, e os graus podem ser convertidos conforme indicado na Tabela 1.3, Código para gradação da força muscular.

CASO 1: LESÃO DO NERVO RADIAL

Pescoço, diafragma e membro superior

Nome Data

		NERVOS PERIFÉRICOS	CÓDIGO →	D. = Ramo Primário Dorsal; V. = Ramo Primário Ventral; R.P. = Raiz de Plexo; T.S. = Tronco Superior; P. = Cordão Posterior; L. = Cordão Lateral; M. = Cordão Medial

Código	T.	Cervical	Nervo
D.	1	1-8	Cervical
V.		1-8	Cervical
V.		1-4	Cervical
V.		3, 4, 5	Frênico
R.P.		5, 6, 7 (8)	Tor. longo
R.P.		4, 5	Dorsal da esc.
T.S.		5, 6	Subclav.
T.S.		4, 5, 6	Supraesc.
P.		(4), 5, 6, (7)	Subesc. sup.
P.		(5), 6, 7, 8	Toracodorsal
P.		5, 6, (7)	Subesc. inf.
L./		5, 6, 7	Peitoral lat.
M.	1	(6), 7, 8	Peit. med.
P.		5, 6	Axilar
L.		(4), 5, 6, 7	Musculocut.
P.	1	5, 6, 7, 8	Radial
L.M.	1	5, 6, 7, 8	Mediano
M.	1	7, 8	Ulnar

	GRAU DE FORÇA MUSCULAR	MÚSCULO (Direito)	Cervical (D.)	Cervical (V. 1-8)	Cervical (V. 1-4)	Frênico	Tor. longo	Dorsal da esc.	Subclav.	Supraesc.	Subesc. sup.	Toracodorsal	Subesc. inf.	Peitoral lat.	Peit. med.	Axilar	Musculocut.	Radial	Mediano	Ulnar	C1	C2	C3	C4	C5	C6	C7	C8	T1
		EXT. DA CABEÇA & DO PESCOÇO	●																		1	2	3	4	5	6	7	8	1
Nervos Cervicais		MÚSCULOS INFRA-HIÓIDEOS			●																1	2	3						
Nervos Cervicais		RETO DA CABEÇA ANT. & LAT.			●																1	2							
Nervos Cervicais		LONGO DA CABEÇA			●																1	2	3	(4)					
Nervos Cervicais		LONGO DO PESCOÇO		●																		2	3	4	5	6	(7)		
Nervos Cervicais		ELEVADOR DA ESCÁPULA			●			●															3	4	5				
Nervos Cervicais		ESCALENOS (A., M., P.)		●																			3	4	5	6	7	8	
Nervos Cervicais		ESTERNOCLEIDOMASTÓIDEO			●																(1)	2	3						
Nervos Cervicais		TRAPÉZIO (A., T., D.)			●																	2	3	4					
Nervos Cervicais		DIAFRAGMA				●																	3	4	5				
Plexo Braquial – Raiz		SERRÁTIL ANTERIOR					●																		5	6	7	8	
Plexo Braquial – Raiz		ROMBOIDES MAIOR & MENOR						●																4	5				
Plexo Braquial – Tronco		SUBCLÁVIO							●																5	6			
Plexo Braquial – Tronco		SUPRAESPINAL								●														4	5	6			
Plexo Braquial – Tronco		INFRAESPINAL								●														(4)	5	6			
Plexo Braquial – Cordão P		SUBESCAPULAR																											
Plexo Braquial – Cordão P		LATÍSSIMO DO DORSO																											
Plexo Braquial – Cordão P		REDONDO MAIOR																											
Plexo Braquial – L		PEITORAL MAIOR (SUPERIOR)																											
Plexo Braquial – M&L		PEITORAL MAIOR (INFERIOR)																											
Plexo Braquial – M&L		PEITORAL MENOR																											
Axil.		REDONDO MENOR																											
Axil.		DELTOIDE																											
Musculocutâneo		CORACOBRAQUIAL															●									6	7		
Musculocutâneo		BÍCEPS															●								5	6			
Musculocutâneo		BRAQUIAL															●								5	6			
Radial	10	TRÍCEPS																●								6	7	8	1
Radial	10	ANCÔNEO																●									7	8	
Radial – Lat. m.	—	BRAQUIAL (PARTE PEQUENA)																●							5	6			
Radial – Lat. m.	0	BRAQUIORRADIAL																●							5	6			
Radial – Lat. m.	0	EXT. RADIAL LONGO DO CARPO																●							5	6	7	8	
Radial – Post. inf.	0	EXT. RADIAL CURTO DO CARPO																●								6	7	(8)	
Radial – Post. inf.	0	SUPINADOR																●							5	6	(7)		
Radial – Post. inf.	0	EXTENSOR DOS DEDOS																●								6	7	8	
Radial – Post. inf.	0	EXTENSOR DO DEDO MÍNIMO																●								6	7	8	
Radial – Post. inf.	0	EXT. ULNAR DO CARPO																●								6	7	8	
Radial – Post. inf.	0	ABDUTOR LONGO DO POLEGAR																●								6	7	8	
Radial – Post. inf.	0	EXT. CURTO DO POLEGAR																●								6	7	8	
Radial – Post. inf.	0	EXT. LONGO DO POLEGAR																●								6	7	8	
Radial – Post. inf.	0	EXT. INDICADOR																●								6	7	8	
Mediano	10	PRONADOR REDONDO																	●							6	7		
Mediano	10	FLEXOR RADIAL DO CARPO PAL																	●							6	7	8	
Mediano	10	MAR LONGO																	●							(6)	7	8	1
Mediano	10	FL. SUP. DOS DEDOS																	●								7	8	1
Mediano – A Prof.	10	FL. PROF. DOS DEDOS I & II																	●								7	8	1
Mediano – A Prof.	10	FLEXOR LONGO DO POLEGAR																	●							(6)	7	8	1
Mediano – A Prof.	10	PRONADOR QUADRADO																	●								7	8	1
Mediano	10	ABDUTOR CURTO DO POLEGAR																	●							6	7	8	1
Mediano	10	OPONENTE DO POLEGAR																	●							6	7	8	1
Mediano	10	FL. CURTO DO POL. (FIBRAS SUP.)																	●							6	7	8	1
Mediano	*	LUMBRICAIS I & II																	●							(6)	7	8	1
Ulnar	10	FLEXOR ULNAR DO CARPO																		●							7	8	1
Ulnar	10	FL. PROF. DOS DEDOS III & IV																		●							7	8	1
Ulnar	—	PALMAR CURTO																		●							(7)	8	1
Ulnar	10	ABDUTOR DO DEDO MÍNIMO																		●							(7)	8	1
Ulnar	10	OPONENTE DO DEDO MÍNIMO																		●							(7)	8	1
Ulnar	10	FLEXOR DO DEDO MÍNIMO																		●							(7)	8	1
Ulnar	10	INTERÓSSEOS PALMARES																		●								8	1
Ulnar	10	INTERÓSSEOS DORSAIS																		●								8	1
Ulnar	*	LUMBRICAIS III & IV																		●							(7)	8	1
Ulnar	10	ADUTOR DO POLEGAR																		●								8	1
Ulnar	10	FL. CURTO DO POL. (HÁLUX PROF.)																		●								8	1

Caso nº1: lesão do nervo radial abaixo do nível dos ramos do m. tríceps após uma fratura do úmero. Inicialmente, o m. tríceps era fraco, mas a recuperação foi completa.

SENSORIAL

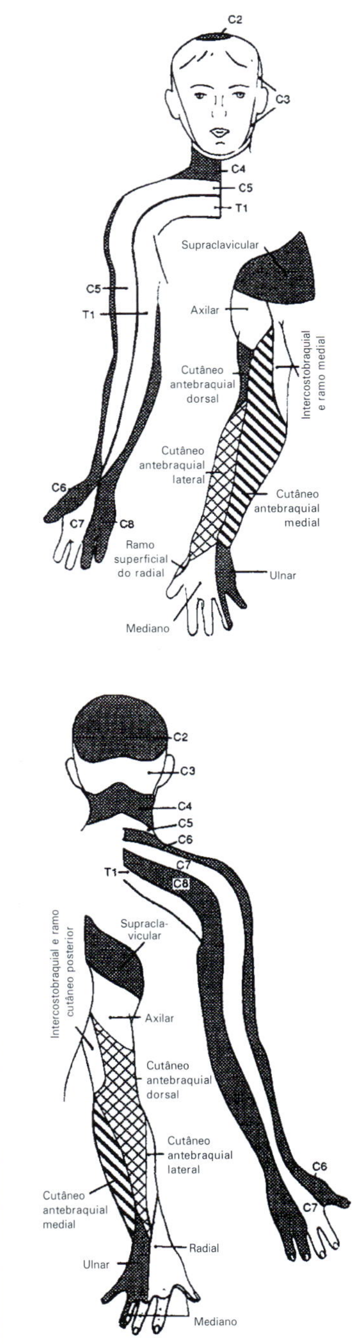

Dermátomos reproduzidos de Keegan and Garrett Anat Rec 102, 409, 437, 1948
Distribuição cutânea de nervos periféricos reproduzida de Gray's *Anatomy of the Human Body*. 28ª ed.

FIGURA 6.96 Caso 1: Lesão do nervo radial. © 2005 Florence P. Kendall.

CASO 2: LESÃO DOS NERVOS RADIAL, MEDIANO E ULNAR

Pescoço, diafragma e membro superior

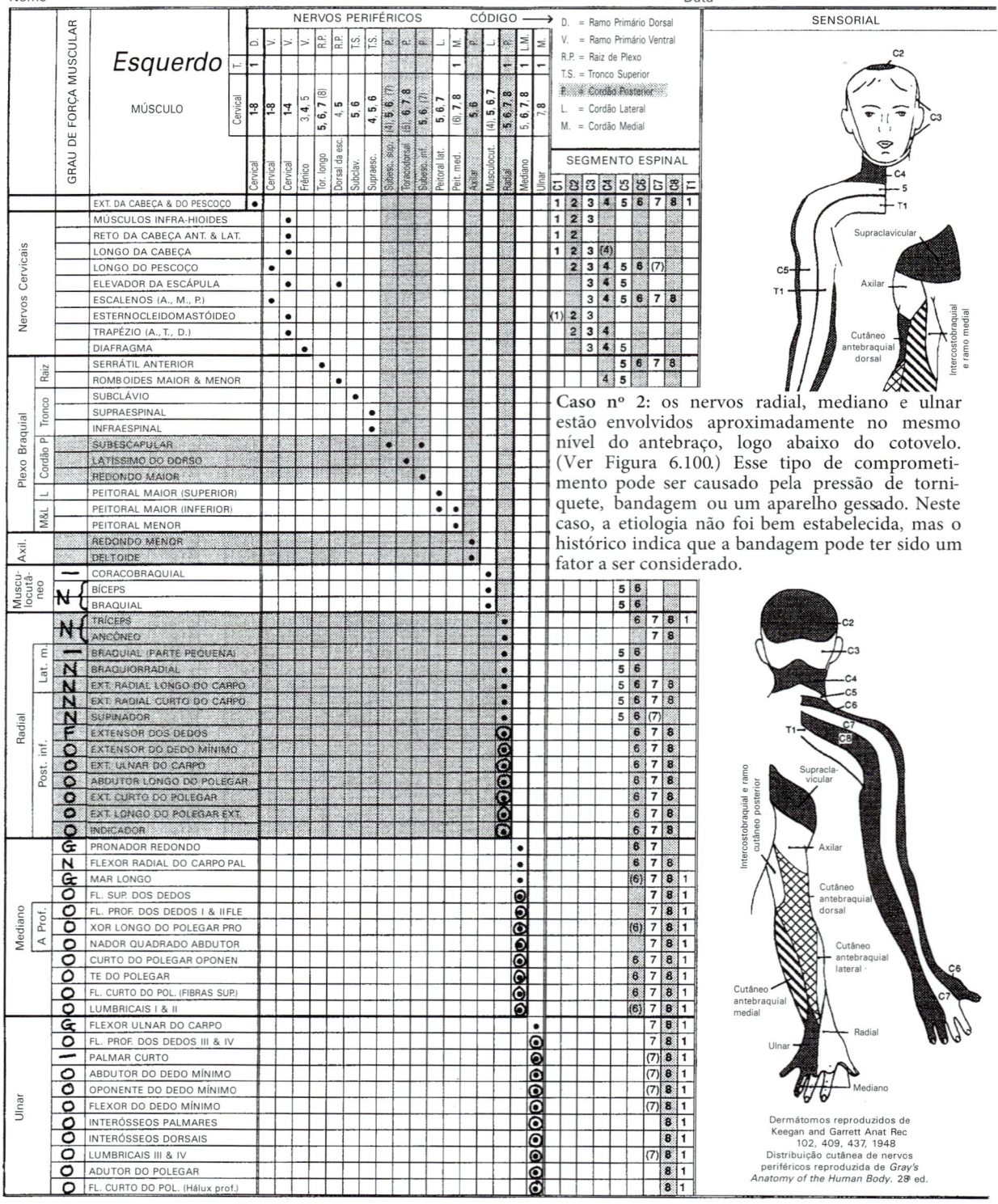

Caso nº 2: os nervos radial, mediano e ulnar estão envolvidos aproximadamente no mesmo nível do antebraço, logo abaixo do cotovelo. (Ver Figura 6.100.) Esse tipo de comprometimento pode ser causado pela pressão de torniquete, bandagem ou um aparelho gessado. Neste caso, a etiologia não foi bem estabelecida, mas o histórico indica que a bandagem pode ter sido um fator a ser considerado.

N= normal; F= fraco; G= bom.

FIGURA 6.97 Caso 2: Lesão dos nervos radial, mediano e ulnar. © 2005 Florence P. Kendall.

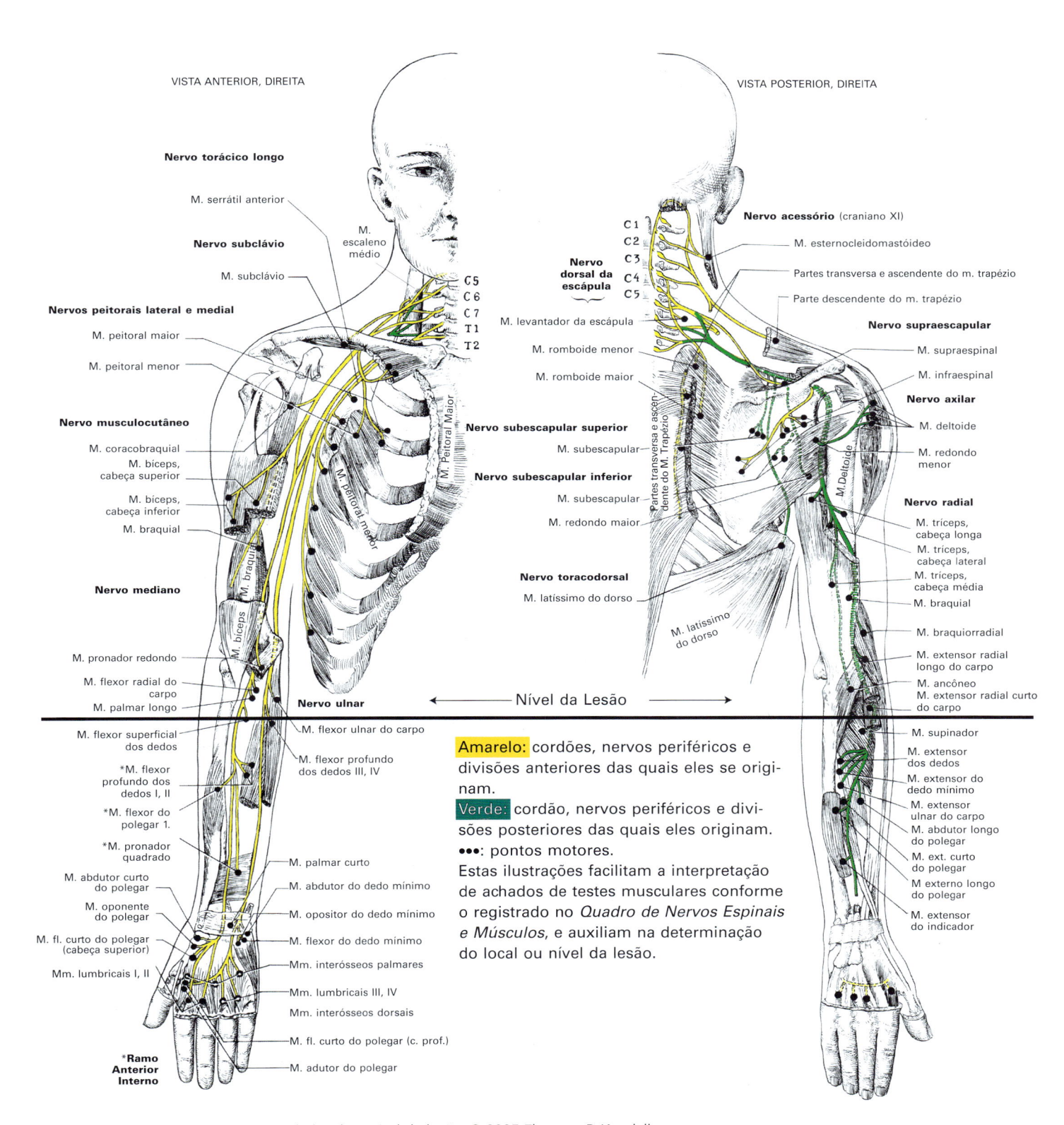

VISTA ANTERIOR, DIREITA

Nervo torácico longo

M. serrátil anterior

M. escaleno médio

Nervo subclávio

M. subclávio

Nervos peitorais lateral e medial

M. peitoral maior

M. peitoral menor

Nervo musculocutâneo

M. coracobraquial

M. biceps, cabeça superior

M. biceps, cabeça inferior

M. braquial

Nervo mediano

M. pronador redondo

M. flexor radial do carpo

M. palmar longo

M. flexor superficial dos dedos

*M. flexor profundo dos dedos I, II

*M. flexor do polegar 1.

*M. pronador quadrado

M. abdutor curto do polegar

M. oponente do polegar

M. fl. curto do polegar (cabeça superior)

Mm. lumbricais I, II

*Ramo Anterior Interno

C5 C6 C7 T1 T2

M. Peitoral Maior

M. Peitoral menor

M. braquial

M. biceps

Nervo ulnar

M. flexor ulnar do carpo

M. flexor profundo dos dedos III, IV

M. palmar curto

M. abdutor do dedo mínimo

M. opositor do dedo mínimo

M. flexor do dedo mínimo

Mm. interósseos palmares

Mm. lumbricais III, IV

Mm. interósseos dorsais

M. fl. curto do polegar (c. prof.)

M. adutor do polegar

VISTA POSTERIOR, DIREITA

Nervo acessório (craniano XI)

M. esternocleidomastóideo

Partes transversa e ascendente do m. trapézio

Parte descendente do m. trapézio

C1 C2 C3 C4 C5

Nervo dorsal da escápula

M. levantador da escápula

M. romboide menor

M. romboide maior

Nervo subescapular superior

M. subscapular

Nervo subescapular inferior

M. subscapular

M. redondo maior

Nervo toracodorsal

M. latíssimo do dorso

Partes transversa e ascendente do M. Trapézio

M. latíssimo do dorso

Nervo supraescapular

M. supraespinal

M. infraespinal

Nervo axilar

M. deltoide

M. redondo menor

Nervo radial

M. tríceps, cabeça longa

M. tríceps, cabeça lateral

M. tríceps, cabeça média

M. braquial

M. braquiorradial

M. extensor radial longo do carpo

M. ancôneo

M. extensor radial curto do carpo

M. supinador

M. extensor dos dedos

M. extensor do dedo mínimo

M. extensor ulnar do carpo

M. abdutor longo do polegar

M. ext. curto do polegar

M externo longo do polegar

M. extensor do indicador

M. Deltoide

← Nível da Lesão →

Amarelo: cordões, nervos periféricos e divisões anteriores das quais eles se originam.

Verde: cordão, nervos periféricos e divisões posteriores das quais eles originam.

•••: pontos motores.

Estas ilustrações facilitam a interpretação de achados de testes musculares conforme o registrado no *Quadro de Nervos Espinais e Músculos*, e auxiliam na determinação do local ou nível da lesão.

FIGURA 6.98 Determinação do local ou nível de lesão. © 2005 Florence P. Kendall.

CASO 3: PROVÁVEL LESÃO EM C5

Pescoço, diafragma e membro superior

Nome Data

Esquerdo

NERVOS PERIFÉRICOS — CÓDIGO → D. = Ramo Primário Dorsal; V. = Ramo Primário Ventral; R.P. = Raiz de Plexo; T.S. = Tronco Superior; P. = Cordão Posterior; L. = Cordão Lateral; M. = Cordão Medial

Nervo	Código	T.	Cervical
Cervical	D.	1	1-8
Cervical	V.		1-8
Cervical	V.		1-4
Frênico	V.		3, 4, 5
Tor. longo	R.P.		5, 6, 7 (8)
Dorsal da esc.	R.P.		4, 5
Subclav.	T.S.		5, 6
Supraesc.	T.S.		4, 5, 6
Subesc. sup.	P.		(4), 5, 6, (7)
Toracodorsal	P.		(5), 6, 7, 8
Subesc. inf.	P.		5, 6, (7)
Peitoral lat.	L.		5, 6, 7
Peit. med.	M.	1	(6), 7, 8
Axilar	P.		5, 6
Musculocut.	L.		(4), 5, 6, 7
Radial	P.	1	5, 6, 7, 8
Mediano	L.M.	1	5, 6, 7, 8
Ulnar	M.	1	7, 8

	GRAU DE FORÇA MUSCULAR	MÚSCULO	Nervo periférico	C1	C2	C3	C4	C5	C6	C7	C8	T1
		EXT. DA CABEÇA & DO PESCOÇO	Cervical (D.)	1	2	3	4	5	6	7	8	1
Nervos Cervicais		MÚSCULOS INFRA-HIÓIDEOS	Cervical (V. 1-4)	1	2	3						
Nervos Cervicais		RETO DA CABEÇA ANT. & LAT.	Cervical (V. 1-4)	1	2							
Nervos Cervicais		LONGO DA CABEÇA	Cervical (V. 1-4)	1	2	3	(4)					
Nervos Cervicais		LONGO DO PESCOÇO	Cervical (V. 1-8)		2	3	4	5	6	(7)		
Nervos Cervicais		ELEVADOR DA ESCÁPULA	Cervical (V. 1-4); Dorsal da esc.			3	4	5				
Nervos Cervicais		ESCALENOS (A., M., P.)	Cervical (V. 1-8)			3	4	5	6	7	8	
Nervos Cervicais		ESTERNOCLEIDOMASTÓIDEO	Cervical (V. 1-4)	(1)	2	3						
Nervos Cervicais	N?	TRAPÉZIO (A., T., D.)	Cervical (V. 1-4)		2	3	4					
Nervos Cervicais	*	DIAFRAGMA	Frênico			3	4	5				
Plexo Braquial – Raiz	G	SERRÁTIL ANTERIOR	Tor. longo					5	6	7	8	
Plexo Braquial – Raiz	P	ROMBOIDES MAIOR & MENOR	Dorsal da esc.				4	5				
Plexo Braquial – Tronco	—	SUBCLÁVIO	Subclav.					5	6			
Plexo Braquial – Tronco	?	SUPRAESPINAL	Supraesc.				4	5	6			
Plexo Braquial – Tronco	T	INFRAESPINAL	Supraesc.				(4)	5	6			
Plexo Braquial – Cordão P.	—	SUBESCAPULAR	Subesc. sup.; Subesc. inf.					5	6	7		
Plexo Braquial – Cordão P.	G	LATÍSSIMO DO DORSO	Toracodorsal						6	7	8	
Plexo Braquial – Cordão P.	G	REDONDO MAIOR	Subesc. inf.					5	6	7		
Plexo Braquial – L	G-	PEITORAL MAIOR (SUP)	Peitoral lat.					5	6	7		
Plexo Braquial – M&L	G	PEITORAL MAIOR (INF)	Peitoral lat.; Peit. med.						6	7	8	1
Plexo Braquial – M&L	G	PEITORAL MENOR	Peit. med.						(6)	7	8	1
Axil.	T	REDONDO MENOR	Axilar					5	6			
Axil.	T	DELTOIDE	Axilar					5	6			
Musculocutâneo	—	CORACOBRAQUIAL	Musculocut.						6	7		
Musculocutâneo	P+	BÍCEPS	Musculocut.					5	6			
Musculocutâneo	P+	BRAQUIAL	Musculocut.					5	6			
Radial	G+	TRÍCEPS	Radial						6	7	8	1
Radial	G+	ANCÔNEO	Radial							7	8	
Radial – Lat. m.	P	BRAQUIAL (PARTE PEQUENA)	Radial					5	6			
Radial – Lat. m.	F-	BRAQUIORRADIAL	Radial					5	6			
Radial – Lat. m.	G	EXT. RADIAL LONGO DO CARPO	Radial					5	6	7	8	
Radial – Post. inf	G	EXT. RADIAL CURTO DO CARPO	Radial					5	6	7	8	
Radial – Post. inf	F+	SUPINADOR	Radial					5	6	(7)		
Radial – Post. inf	N	EXTENSOR DOS DEDOS	Radial						6	7	8	
Radial – Post. inf	N	EXTENSOR DO DEDO MÍNIMO										
Radial – Post. inf	N	EXT. ULNAR DO CARPO										
Radial – Post. inf	N	ABDUTOR LONGO DO POL. EXT.										
Radial – Post. inf	N	CURTO DO POLEGAR										
Radial – Post. inf	N	EXT. LONGO DO POLEGAR										
Radial – Post. inf	N	EXT. INDICADOR										
Mediano	N	PRONADOR REDONDO										
Mediano	N	FLEXOR RADIAL DO CARPO PAL										
Mediano	N	MAR LONGO										
Mediano	N	FL. SUP. DOS DEDOS										
Mediano – A Prof.	N	FL. PROF. DOS DEDOS I & II										
Mediano – A Prof.	N	FLEXOR LONGO DO POLEGAR										
Mediano – A Prof.	N	PRONADOR QUADRADO	Mediano							7	8	1
Mediano	N	ABDUTOR CURTO DO POLEGAR	Mediano						6	7	8	1
Mediano	N	OPONENTE DO POLEGAR	Mediano						6	7	8	1
Mediano	N	FL. CURTO DO POL. (FIBRAS SUP.)	Mediano						6	7	8	1
Mediano	N	LUMBRICAIS I & II	Mediano						(6)	7	8	1
Ulnar	N	FLEXOR ULNAR DO CARPO	Ulnar							7	8	1
Ulnar	N	FL. PROF. DOS DEDOS III & IV	Ulnar							7	8	1
Ulnar	—	PALMAR CURTO	Ulnar							(7)	8	1
Ulnar	N	ABDUTOR DO DEDO MÍNIMO	Ulnar							(7)	8	1
Ulnar	N	OPONENTE DO DEDO MÍNIMO	Ulnar							(7)	8	1
Ulnar	N	FLEXOR DO DEDO MÍNIMO	Ulnar							(7)	8	1
Ulnar	N	INTERÓSSEOS PALMARES	Ulnar								8	1
Ulnar	N	INTERÓSSEOS DORSAIS	Ulnar								8	1
Ulnar	N	LUMBRICAIS III & IV	Ulnar							(7)	8	1
Ulnar	N	ADUTOR DO POLEGAR	Ulnar								8	1
Ulnar	N	FL. CURTO DO POL. (HÁLUX PROF.)	Ulnar								8	1

Caso nº3: achados do teste muscular indicam uma provável lesão de C5. Os achados neste caso são similares ao de uma lesão de C5 conhecida.

SENSORIAL

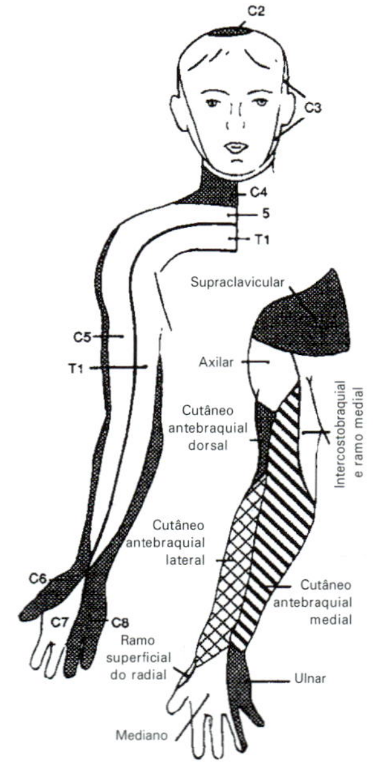

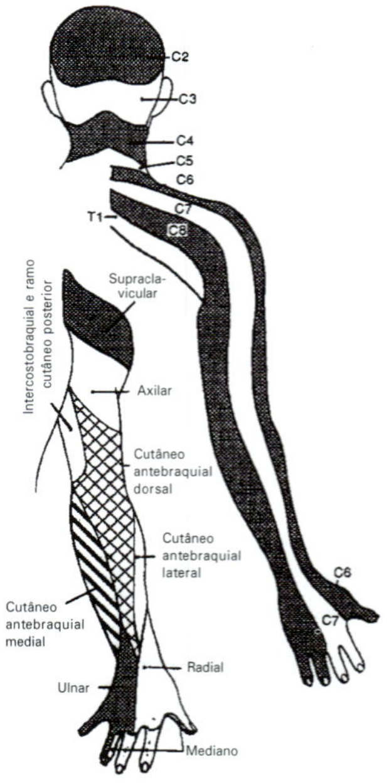

Dermátomos reproduzidos de Keegan and Garrett Anat Rec 102, 409, 437, 1948
Distribuição cutânea de nervos periféricos reproduzida de Gray's *Anatomy of the Human Body*. 28ª. ed.

FIGURA 6.99 Caso 3: Provável lesão em C5. A respiração deste paciente parecia um pouco difícil. O paciente afirmou que a respiração ficou difícil cerca de uma semana depois da lesão. © 2005 Florence P. Kendall.

CASO 4: LESÃO MEDULAR LATERAL E MEDIAL

Pescoço, diafragma e membro superior

Nome _____ Data _____

D. = Ramo Primário Dorsal

SENSORIAL

Caso nº 4: um teste muscular manual foi realizado antes da cirurgia, e os achados indicaram:

Discreto comprometimento dos músculos inervados pelo nervo radial abaixo do nível de inervação do tríceps.

Comprometimento moderado do cordão lateral abaixo do nível do nervo peitoral lateral.

Provavelmente, comprometimento total do cordão medial acima do nível do nervo peitoral medial, interrompendo a inervação de C8 e T1 (tronco inferior).

O fato de os mm. peitoral menor, flexor ulnar do carpo e flexor profundo dos dedos III e IV apresentarem certa força, pode dar a entender que C8 e T1 estão intactos. Esses músculos, juntamente com alguns dos músculos intrínsecos da mão, também são inervados por C7, e pode haver uma discreta evidência de força nesses músculos de C7, sem que o cordão medial esteja intacto.

Na cirurgia, constatou-se que o cordão medial foi interrompido por um projétil acima do nível do nervo peitoral medial, como havia sido indicado pelo teste muscular.

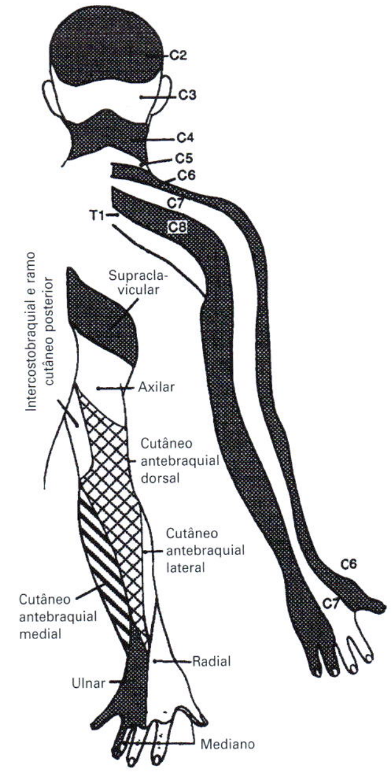

Dermátomos reproduzidos de Keegan and Garrett Anat Rec 102, 409, 437, 1948

Distribuição cutânea de nervos periféricos reproduzida de *Gray's Anatomy of the Human Body*, 28ª. ed.

FIGURA 6.100 Caso 4: Lesão medular lateral e medial. © 2005 Florence P. Kendall.

CASO 5: LESÃO PARCIAL DO PLEXO BRAQUIAL

Pescoço, diafragma e membro superior

Nome Data

NERVOS PERIFÉRICOS CÓDIGO →

D. = Ramo Primário Dorsal
V. = Ramo Primário Ventral
R.P. = Raiz de Plexo
T.S. = Tronco Superior
P. = Cordão Posterior
L. = Cordão Lateral
M. = Cordão Medial

	GRAU DE FORÇA MUSCULAR	Direito MÚSCULO	Cervical	Cervical	Cervical	Frênico	Tor. longo	Dorsal da esc.	Subclav.	Supraesc.	Subesc. sup.	Toracodorsal	Subesc. inf.	Peitoral lat.	Peit. med.	Axilar	Musculocut.	Radial	Mediano	Ulnar	C1	C2	C3	C4	C5	C6	C7	C8	T1
			D.	V.	V.	V.	R.P.	R.P.	T.S.	T.S.	P.	P.	P.	L.	M.	P.	L.	P.	L.M.	M.									
		T.	1												1			1	1	1									
		Cervical	1-8	1-8	1-4	3, 4, 5	5, 6, 7 (8)	4, 5	5, 6	4, 5, 6	(4), 5, 6, (7)	(5), 6, 7, 8	5, 6, (7)	5, 6, 7	(6), 7, 8	5, 6	(4), 5, 6, 7	5, 6, 7, 8	5, 6, 7, 8	7, 8	SEGMENTO ESPINAL								
	—	EXT. DA CABEÇA & DO PESCOÇO	•																		1	2	3	4	5	6	7	8	1
Nervos Cervicais	—	MÚSCULOS INFRA-HIÓIDEOS			•																1	2	3						
	—	RETO DA CABEÇA ANT. & LAT.			•																1	2							
	—	LONGO DA CABEÇA			•																1	2	3	(4)					
	—	LONGO DO PESCOÇO		•																		2	3	4	5	6	(7)		
	N	ELEVADOR DA ESCÁPULA			•			•															3	4	5				
	—	ESCALENOS (A., M., P.)		•																			3	4	5	6	7	8	
	N	ESTERNOCLEIDOMASTÓIDEO			•																(1)	2	3						
	N	TRAPÉZIO (A., T., D.)			•																	2	3	4					
	—	DIAFRAGMA				•																	3	4	5				
Plexo Braquial – Raiz	N	SERRÁTIL ANTERIOR					•																		5	6	7	8	
	N	ROMBOIDES MAIOR & MENOR						•																4	5				
Plexo Braquial – Tronco	—	SUBCLÁVIO							•																5	6			
	F	SUPRAESPINAL								⊙														4	5	6			
	F+	INFRAESPINAL								⊙														(4)	5	6			
Plexo Braquial – Cordão P	O?	SUBESCAPULAR									⊙		⊙												5	6	7		
	P?	LATÍSSIMO DO DORSO										⊙														6	7	8	
	O?	REDONDO MAIOR											⊙												5	6	7		
Plexo Braquial – L	O	PEITORAL MAIOR (SUPERIOR)												⊙											5	6	7		
Plexo Braquial – M&L	G	PEITORAL MAIOR (INFERIOR) PEI												•	•											6	7	8	1
	G+	TORAL MENOR													•											(6)	7	8	1
Axil.	P	REDONDO MENOR														⊙									5	6			
	T	DELTOIDE														⊙									5	6			
Musculocutâneo	P	CORACOBRAQUIAL															⊙									6	7		
	O	BÍCEPS															⊙								5	6			
	O	BRAQUIAL															⊙								5	6			
Radial	P	TRÍCEPS																⊙								6	7	8	1
	—	ANCÔNEO																⊙									7	8	
Radial – Lat. m.	—	BRAQUIAL (PARTE PEQUENA)																⊙							5	6			
	O	BRAQUIORRADIAL																⊙							5	6			
	O	EXT. RADIAL LONGO DO CARPO																⊙							5	6	7	8	
Radial – Post. inf.	O	EXT. RADIAL CURTO DO CARPO																⊙							5	6	7	8	
	O	SUPINADOR																⊙							5	6	(7)		
	O	EXTENSOR DOS DEDOS																⊙								6	7	8	
	O	EXTENSOR DO DEDO MÍNIMO																⊙								6	7	8	
	O	EXT. ULNAR DO CARPO																⊙								6	7	8	
	O	ABDUTOR LONGO DO POL. EXT.																⊙								6	7	8	
	O	CURTO DO POLEGAR																⊙								6	7	8	
	O	EXT. LONGO DO POLEGAR																⊙								6	7	8	
	O	EXT. INDICADOR																⊙								6	7	8	
Mediano	G	PRONADOR REDONDO																	•							6	7		
	G	FLEXOR RADIAL DO CARPO PAL																	•							6	7	8	
	G	MAR LONGO																	•							(6)	7	8	1
	N	FL. SUP. DOS DEDOS																	•								7	8	1
Mediano – A Prof.	N	FL. PROF. DOS DEDOS I & II																	•								7	8	1
	N	FLEXOR LONGO DO POLEGAR																	•							(6)	7	8	1
	G	PRONADOR QUADRADO																	•								7	8	1
	G	ABDUTOR CURTO DO POLEGAR																	•							6	7	8	1
	N	OPONENTE DO POLEGAR																	•							6	7	8	1
	G	FL. CURTO DO POL. (FIBRAS SUP.)																	•							6	7	8	1
	N	LUMBRICAIS I & II																	•							(6)	7	8	1
Ulnar	N	FLEXOR ULNAR DO CARPO																		•							7	8	1
	N	FL. PROF. DOS DEDOS III & IV																		•							7	8	1
	—	PALMAR CURTO																		•							(7)	8	1
	N	ABDUTOR DO DEDO MÍNIMO																		•							(7)	8	1
	N	OPONENTE DO DEDO MÍNIMO																		•							(7)	8	1
	N	FLEXOR DO DEDO MÍNIMO																		•							(7)	8	1
	N	INTERÓSSEOS PALMARES																		•								8	1
	N	INTERÓSSEOS DORSAIS																		•								8	1
	N	LUMBRICAIS III & IV																		•							(7)	8	1
	N	ADUTOR DO POLEGAR																		•								8	1
	N	FL. CURTO DO POL. (HÁLUX PROF.)																		•								8	1

N= normal; F= regular; P= fraco

SENSORIAL

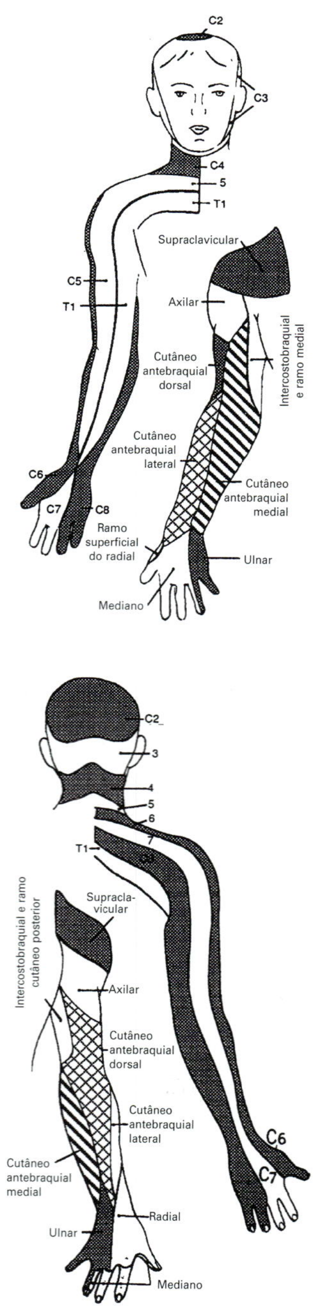

Dermátomos reproduzidos de Keegan and Garrett Anat Rec 102, 409, 437, 1948
Distribuição cutânea de nervos periféricos reproduzida de *Gray's Anatomy of the Human Body*. 28ª ed.

FIGURA 6.101 Caso 5: Lesão parcial do plexo braquial. © 2005 Florence P. Kendall.

Depois de registrados os graus, delineia-se o envolvimento do nervo, quando aplicável, circulando o(s) ponto(s) sob o suprimento periférico e o(s) número(s) sob a distribuição do segmento espinal que corresponde a cada músculo envolvido.

O envolvimento de nervos periféricos e/ou partes do plexo é verificado a partir dos pontos circulados seguindo as linhas verticais para cima até o topo do gráfico, ou as linhas horizontais até a margem esquerda. Onde houver evidência de envolvimento em um nível de segmento espinal, o nível da lesão pode ser indicado por uma linha preta espessa traçada verticalmente para separar os segmentos espinais envolvidos dos não envolvidos.

Como regra, músculos com grau Bom (9) e acima podem ser considerados não envolvidos do ponto de vista neurológico. Esse grau de fraqueza pode ser decorrente de fatores como inatividade, fraqueza por alongamento excessivo ou falta de fixação por outros músculos. Contudo, deve-se ter em mente que um grau Bom pode indicar déficit de um segmento espinal que inerva minoritariamente o músculo.

Fraqueza com graus Moderado ou abaixo disso podem ocorrer como resultado da inatividade, da atrofia por desuso, da imobilização ou de problemas neurológicos. A postura incorreta da região torácica e dos ombros pode causar fraqueza nas partes transversa e ascendente do trapézio.

Não é incomum encontrar fraqueza bilateral desses músculos em graus tão baixos como Moderado. É improvável que haja um problema neurológico com envolvimento do nervo acessório espinal em casos de fraqueza isolada desses músculos, a menos que haja envolvimento também da parte descendente do trapézio.

O uso do *Quadros de nervos espinais e músculos* (Cap. 1) é ilustrado pelos seis estudos de caso a seguir, que são exemplos de diferentes problemas neuromusculares. Estes pacientes foram encaminhados aos Kendall para avaliações manuais dos músculos a fim de auxiliar no estabelecimento de um diagnóstico. Eles não chegaram para tratamento de acompanhamento. Os resultados da avaliação manual dos músculos, registrados no Quadro de nervos espinais e músculos, tornaram-se naquele momento um importante auxílio na determinação da extensão e do nível da lesão.

Caso 5: Um homem de 30 anos caiu de um automóvel em movimento e ficou inconsciente por aproximadamente 20 minutos. Ele apresentava escoriações leves e foi atendido no pronto-socorro de um hospital local,

sendo liberado em seguida. Durante as três semanas seguintes, foi atendido e tratado por vários médicos com queixa de paralisia e edema no braço direito e dores no tórax e no pescoço.

Vinte e dois dias depois do acidente, foi internado no University of Maryland Hospital. Um exame neuromuscular, incluindo uma avaliação manual dos músculos e estudo eletromiográfico, foi realizado naquele momento e evidenciou um extenso envolvimento do membro superior direito.

Foi tomada a decisão de adiar a exploração cirúrgica e tratar o paciente de maneira conservadora com uma tala em avião (em abdução de braço) e acompanhamento ambulatorial. Infelizmente, o paciente só compareceu ao ambulatório cinco meses depois. Posteriormente, foram realizadas avaliações manuais detalhadas, bem como estudos eletrodiagnósticos e eletromiográficos adicionais.

Testes sensitivos e reflexos

A sensibilidade dolorosa estava ausente na área de distribuição sensitiva dos nervos axilar, musculocutâneo e radial. Não foram observados reflexos tendinosos profundos dos músculos bíceps braquial ou tríceps braquial.

Avaliação manual dos músculos

A Figura 6.101 indica, por alto, que os músculos inervados pelo nervo ulnar foram gradados como Normais, os inervados pelo nervo mediano como Normais ou Bons, e os inervados pelos nervos radial, musculocutâneo e axilar como Ruins ou Zero. Ao nível do plexo braquial, o acometimento foi mais complicado, conforme notado pelos graus que variavam de Normal a Zero. O mapeamento simultâneo dos nervos periféricos e segmentos espinais envolvidos, entretanto, forneceu informações adicionais e ofereceu a base para a determinação do local das lesões, como segue:

1 *Lesão do cordão posterior do plexo braquial:* Os músculos inervados pelos nervos subescapular superior e inferior, toracodorsal, axilar e radial, que se originam do cordão posterior, apresentam paralisia completa ou fraqueza grave. O envolvimento do músculo subescapular coloca o local da lesão proximal ao ponto em que emerge o nervo subescapular superior ("c" na Fig. 6.102).

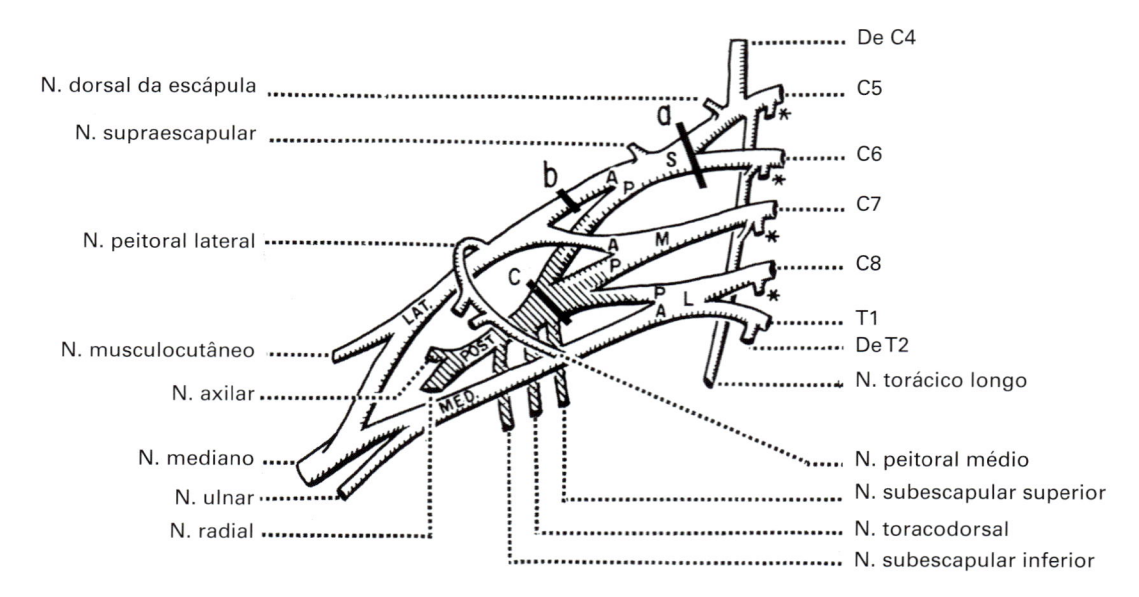

FIGURA 6.102 Plexo braquial com possíveis locais de lesões (a, b e c). S: tronco superior; M: tronco médio; L: tronco lateral; A: divisões anteriores; P: divisões posteriores; *: para o músculo longo do pescoço e escalenos; LAT: cordão lateral; MED: cordão medial; POST: cordão posterior. Reproduzido de Forbush et al.[23]

2 *Ausência de envolvimento do cordão medial do plexo:* Os músculos inervados pelo nervo ulnar, que é o ramo terminal do cordão medial, foram gradados como normais. A parte esternal do peitoral maior e o peitoral menor (C5-T1) e alguns músculos que recebem inervação do nervo mediano (C6-T1) foram gradados como Bons. É lógico supor que a ligeira fraqueza seja atribuível ao déficit de C5 e C6 e não a algum envolvimento do cordão medial.

3 *Lesão do tronco superior (formado pelas raízes C5 e C6 do plexo) ou da divisão anterior do tronco superior antes de este se unir à divisão anterior do tronco médio (C7) formando o cordão lateral:* A confirmação dessa afirmação requer uma explicação de como é verificado que a lesão está nessa área e que não é mais proximal que "a" ou mais distal que "b" na Figura 6.102.

A paralisia completa dos músculos bíceps braquial e braquial (C5 e C6) levanta a questão do nível de envolvimento desses músculos – nervo musculocutâneo (C5, C6 e C7), cordão lateral (C5, C6 e C7), tronco ou raiz nervosa espinal.

O fato de o músculo coracobraquial apresentar um pouco de força exclui o envolvimento completo no nível do nervo musculocutâneo. Uma lesão completa ao nível do cordão lateral (C5, C6 e C7) é refutada por vários achados que indicam que o componente C7 não está envolvido.

Os músculos flexor superficial dos dedos, flexor profundo dos dedos I e II e lumbricais I e II, que têm suprimento de C7, C8 e T1 via nervo mediano, são gradados como normais. Outros músculos inervados pelo nervo mediano, que têm suprimento de C6, C7, C8 e T1, foram gradados como bons e, sem dúvida, teriam apresentado mais fraqueza se C7 estivesse envolvido.

A parte esternal do peitoral maior e o peitoral menor, que são inervados principalmente pelo nervo peitoral medial (C8 e T1) e, até certo ponto, pelo nervo peitoral lateral (C5, C6 e C7), foram gradados como Bom e Bom+. Se C7 estivesse envolvido, a fraqueza sem dúvida teria sido maior.

A presença de um pouco de força no músculo coracobraquial é assim explicada pelo fato de os componentes de C7 estarem intactos, e confirma ainda que isso é verdade. A fraqueza por alongamento excessivo, sobreposta a este músculo pela subluxação da articulação do ombro e pela fraqueza do deltoide e do bíceps braquial, poderia ser responsável pela gradação do coracobraquial como não mais do que Ruim. Assim, com C7 não envolvido, pode-se considerar que o ponto mais distal da lesão seja "b" na Figura 6.102.

Descarta-se a possibilidade de C5 e C6 estarem envolvidos mais proximalmente do que "a" (ver Fig. 6.102) no nível das raízes do plexo pelo fato de os músculos romboides e serrátil anterior terem sido gradados como Normais. O fato de a lesão ser proximal ou distal ao ponto em que o nervo supraescapular emerge depende de o envolvimento dos músculos supraespinal e infraespinal ser neurogênico ou decorrente de fraqueza por alongamento excessivo.

Os músculos supraespinal e infraespinal (C4, C5 e C6) foram gradados como Moderados; se essa fraqueza parcial resultar de um déficit neurológico, a lesão deve ser proximal ao ponto de origem do nervo supraescapular. Mais logicamente, a presença de um grau de força Regular seria então interpretada como decorrente da regeneração ocorrida durante os 7 meses desde o início da lesão.

Por outro lado, a fraqueza nesses músculos pode ser secundária, por alongamento excessivo, e não neurogênica. O paciente não utilizou a tala de avião aplicada 23 dias depois da lesão, sendo constatada subluxação da articulação e estiramento da cápsula. Além disso, a fraqueza não era tão pronunciada como nos outros músculos inervados por C5 e C6, uma contração plena podia ser sentida à palpação e esses músculos haviam sido submetidos a um alongamento indevido. Se a fraqueza fosse decorrente do alongamento excessivo, o local inicial da lesão teria sido distal ao ponto de origem do nervo supraescapular.

CASO 6: FRAQUEZA POR ALONGAMENTO EXCESSIVO SOBREPOSTA A UMA LESÃO DE NERVO PERIFÉRICO

A seguir é apresentado um exemplo de fraqueza por alongamento excessivo sobreposta a uma lesão de nervo periférico:

Uma mulher estava levantando uma pedra pesada enquanto cuidava do jardim. Seus antebraços estavam em supinação. A pedra caiu de repente, colocando seus antebraços em pronação. Ela sentiu uma dor aguda no antebraço direito. Desenvolveu-se fraqueza nos músculos inervados pelo nervo radial abaixo do nível do músculo supinador. Ela foi examinada por vários médicos, inclusive um neurocirurgião que disse ter visto alguns casos assim e conhecido outros relatados na literatura nos quais o nervo radial tinha sido envolvido de modo semelhante em sua passagem pelo músculo supinador.

A paciente foi atendida pela primeira vez por um fisioterapeuta 18 meses depois da lesão. Os músculos extensores de punho e extensor dos dedos mostravam fraqueza acentuada, mas não paralisia completa, sendo gradados como Ruim e Ruim+. A mulher recebeu uma tala e, em 2 semanas, a força melhorou para graus Ruim+

e Regular+. A condição então chegou a um impasse. A paciente passou a usar mais a mão e deixou de usar a tala na maior parte do tempo. Passaram-se 3 meses, mas, em vez de desistir da tala, a paciente, o médico e o fisioterapeuta optaram por tentar um período de imobilização mais amplo. Foi aplicada uma tala gessada que incluía as articulações metacarpofalângicas. Isso protegeu os músculos extensores de punho e extensor dos dedos, mas permitiu o uso das articulações interfalângicas em flexão e extensão. A tala era removível, mas a paciente foi aconselhada a mantê-la o máximo possível durante as 24 horas do dia e a não mover o punho e os dedos em flexão total quando a tala fosse retirada. Depois de 2 semanas, os músculos do punho e dos dedos melhoraram muito. A paciente tocou piano e digitou pela primeira vez em 2 anos.

LESÕES POR TRAUMA CUMULATIVO (USO EXCESSIVO)

Uma lesão por trauma cumulativo, ou uso excessivo, pode ser definida como o dano causado por movimentos repetitivos realizados por um período que está além da tolerância dos tecidos envolvidos. O tempo envolvido pode ser curto se a carga levantada ou a força necessária for excessiva em relação à capacidade do indivíduo. As lesões por uso excessivo em geral se estendem por um período prolongado, com a atividade causando irritação ou ruptura de um músculo, um tendão ou uma cápsula e subsequentemente levando a dor e inflamação.

Lesões traumáticas cumulativas do membro superior são comuns (Quadro 6.2). Causam inúmeros problemas para mais de 2,3 milhões de indivíduos nos Estados Unidos que têm deficiências que exigem o uso de cadeiras de rodas manuais.[34] Os movimentos repetitivos das mãos e dos braços associados às atividades ocupacionais ou recreativas de um indivíduo podem dar origem a uma variedade de estiramentos, processos inflamatórios ou envolvimentos de nervos que resultam em condições leves a debilitantes.[68] A patologia que ocorre mais comumente é a síndrome do impacto do ombro, que envolve o manguito rotador, o tendão do bíceps braquial e/ou a bolsa subacromial.

No caso de lesões traumáticas cumulativas, como cotovelo de tenista (i.e., epicondilite lateral), cotovelo de golfista (i.e., epicondilite medial), ombro de nadador (i.e., síndrome do impacto), lesão por esforço repetitivo decorrente do uso excessivo do teclado ou do computador ou flexões de braço em excesso, o tratamento apropriado depende, em parte, da especificidade fornecida pela avaliação manual dos músculos.

Por exemplo, testes precisos podem ajudar a evitar diagnósticos como STC quando o problema é, na verdade, uma síndrome do pronador redondo. Um estudo da Mayo Clinic mostrou que 7 de 35 pacientes operados por síndrome do túnel do carpo foram posteriormente diagnosticados com síndrome do pronador redondo.[56]

QUADRO 6.2

Regiões do membro superior mais sujeitas ao uso excessivo

A seguir estão as regiões do membro superior mais sujeitas ao uso excessivo:

- Extensão da articulação do punho, músculos extensores, nervo radial (C5, 6, 7, 8)
- Flexão da articulação do punho, músculos flexores, nervo ulnar (C7, 8, T1)
- Flexão da articulação do punho, músculos flexores, nervo mediano (C6, 7, 8)

*Síndrome do túnel do carpo

- Articulação radioulnar (antebraço), músculo pronador redondo, nervo mediano (C6, 7)

*Síndrome do pronador redondo

- Articulação do cotovelo, músculos flexores, nervo musculocutâneo (C4, 5, 6)

*Epicondilite lateral (cotovelo de tenista)
*Epicondilite medial (cotovelo de golfista)

- Articulação do ombro, abdução: músculo supraespinal, nervo musculocutâneo (C4, 5, 6)
- Articulação do ombro, rotação lateral: músculos supraespinal, infraespinal (C4, 5, 6)

*Redondo menor (C5, 6)

- Articulação do ombro, rotação medial: músculos subescapular, redondo maior (C5, 6, 7)

*Músculo latíssimo do dorso (C6, 7, 8)

SEÇÃO V

INTERVENÇÃO

As sugestões de tratamento nesta seção concentram-se nos importantes princípios básicos de proteção, suporte, alinhamento e restauração do comprimento e da força muscular, bem como em sugestões específicas para os achados clínicos já descritos. Assim como na maior parte dos planos de cuidado, deve-se enfatizar a prática de um programa domiciliar a ser realizado regularmente pelo paciente. Essa abordagem muitas vezes

é suficiente para alcançar um desfecho positivo. Está além do escopo deste livro incluir outras opções terapêuticas mais específicas, como eletroestimulação, exercícios isocinéticos, musculação/treinamento do condicionamento físico e técnicas manuais.

Princípios gerais dos exercícios corretivos

Os exercícios em decúbito devem ser feitos sobre uma superfície firme (p. ex., uma prancha no leito, uma maca de tratamento ou no chão, com um colchonete fino ou cobertor dobrado colocado sobre a superfície rígida para deixar o indivíduo mais confortável).

Os exercícios de *alongamento* podem ser realizados de forma ativa ou passiva. O alongamento ativo ocorre quando um indivíduo se move ativamente a fim de alongar um músculo alvo. O alongamento passivo ocorre quando é aplicada uma força externa para alongar um músculo específico, como quando os pacientes usam aparelhos, a força da gravidade ou a ajuda de outra pessoa para realizar um alongamento. O alongamento deve ser precedido por um aquecimento suave para preparar os tecidos específicos. Deve ser feito gradativamente, com um esforço consciente para relaxar. A melhor prática é continuar o alongamento até sentir um repuxamento firme, mas tolerável. O paciente deve ser capaz de respirar confortavelmente enquanto mantém o alongamento antes de retornar lentamente da posição alongada.

Os exercícios de *fortalecimento* também devem ser feitos lentamente, com o paciente concentrando-se nos músculos visados pelo exercício.[69] O profissional de saúde deve prescrever uma quantidade específica de repetições, bem como a duração da contração e relaxamento muscular, dependendo do objetivo do exercício. O Diagrama de Holten, que foi desenvolvido para determinar a intensidade do exercício, pode auxiliar na prescrição da resistência e repetições para uma ampla variedade de populações de pacientes.[70]

Encarceramentos de nervos

O tratamento/manejo dos encarceramentos de nervos dependerá do grau de lesão neural. O tratamento conservador muitas vezes é apropriado, com foco no repouso, em medicamentos indicados para o alívio dos sintomas e/ou a modificação ou remoção de barreiras externas ou atividades repetitivas que podem comprimir o nervo envolvido. Lesões mais graves ou que não respondem ao tratamento conservador podem se beneficiar da imobilização ou de intervenções cirúrgicas.

Alongamento do músculo peitoral menor

Para alongar o músculo peitoral menor, coloque o indivíduo em decúbito dorsal e pressione seu ombro para trás e para baixo (Fig. 6.103). Deve-se colocar uma mão em concha ligeiramente medial à cavidade glenoidal, evitando pressionar diretamente a articulação do ombro, usando uma pressão firme e uniforme que ajuda a rodar o cíngulo do membro superior para trás.

Depois de a tensão ter sido aliviada pelo suporte e pelo alongamento dos músculos opositores encurtados, são indicados exercícios específicos para as partes transversa e ascendente do trapézio. Se a postura em geral estiver inadequada, será necessária uma correção postural global.

Certos exercícios de alongamento do músculo peitoral menor podem ser contraindicados e por isso devem ser utilizados com cautela, pois aumentarão a compressão na região anterior do ombro. A elevação da cabeça e dos ombros a partir do decúbito dorsal, como na rosca direta do tronco, teria esse mesmo efeito e, portanto, deveria ser evitada, porque esse movimento arredonda a região torácica e deprime o processo coracoide anteriormente.

Observações: Nas mulheres com mamas muito grandes, o alinhamento incorreto pode ser acentuado pela pressão das alças do sutiã. Além disso, o peso das mamas tracionando para a frente e para baixo pode contribuir para um desconforto nas partes superior e média das costas. Existe um "sutiã postural" comercialmente disponível que pode fornecer um suporte eficaz para as mamas e aliviar a pressão da alça do sutiã (Fig. 6.104).

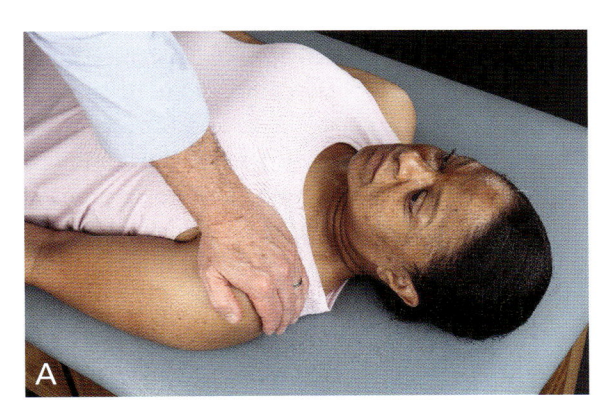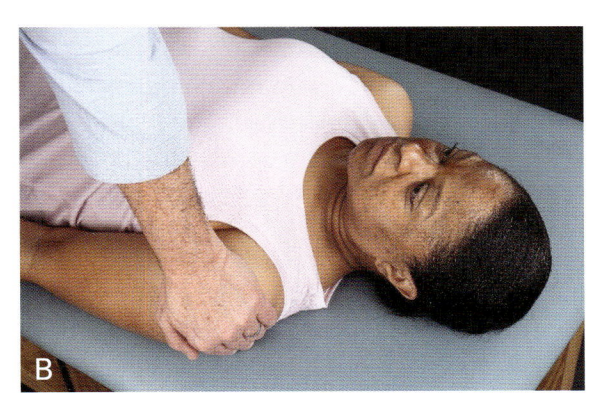

FIGURA 6.103 **A:** Alongamento do músculo peitoral menor com posicionamento correto das mãos. **B:** Posicionamento incorreto das mãos.

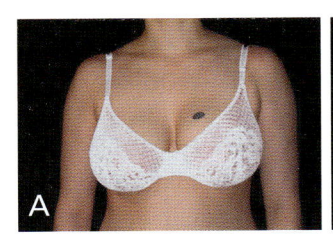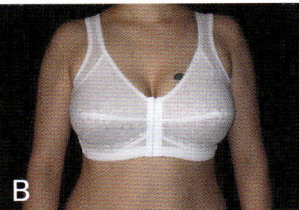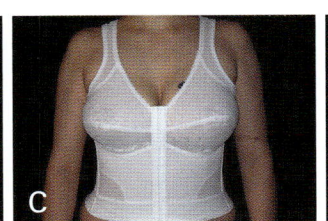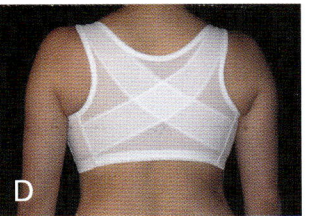

FIGURA 6.104 **A:** Exemplo de sutiã com sustentação inadequada. **B:** Sutiã postural comum (vista frontal). **C:** Sutiã postural alongado. **D:** Sutiã postural comum (vista posterior).

Síndrome do redondo maior

O tratamento consiste em termoterapia e massagem nas áreas de encurtamento muscular e exercícios ativos e assistidos para alongar os músculos rotadores mediais e adutores do ombro. O alongamento do membro superior acima da cabeça em flexão ou abdução e rotação lateral é feito muito gradualmente.

No caso de encurtamento no músculo redondo maior, a escápula é puxada em abdução conforme o membro superior é elevado em flexão ou abdução e rodado lateralmente. Para garantir que o redondo maior seja o músculo efetivamente alongado, é necessário pressionar a borda axilar da escápula ao elevar o membro superior para restringir a abdução excessiva da escápula. Se a escápula se mover excessivamente no sentido da abdução, o redondo maior, que é um músculo escapuloumeral, não será alongado e os romboides, que fixam a escápula à coluna vertebral, serão demasiadamente alongados.

Alongamento assistido dos músculos redondo maior e latíssimo do dorso

O alongamento assistido dos músculos redondo maior e latíssimo do dorso é realizado com o paciente em decúbito dorsal com joelhos flexionados (flexão de quadris e joelhos, pés apoiados na maca e região lombar retificada) (Fig. 6.105). Segure a escápula para evitar a abdução excessiva, foque o alongamento nos músculos adutores do ombro e evite o alongamento excessivo dos romboides. O fisioterapeuta aplica uma leve tração no membro superior enquanto o alonga acima da cabeça.

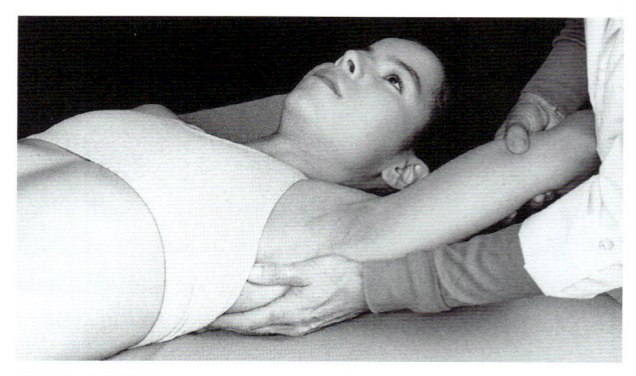

FIGURA 6.105 Alongamento assistido dos músculos redondo maior e latíssimo do dorso.

Dor decorrente de subluxação do ombro

A dor no ombro resultante da tração na articulação do ombro decorrente de perda de tônus e desalinhamento articular requer considerações especiais de tratamento. A causa pode ser uma paresia secundária a um acidente vascular encefálico, traumatismo no plexo braquial ou lesão do nervo axilar. O tratamento eficaz requer a manutenção da aproximação articular durante o repouso, bem como durante o tratamento, a fim de restaurar o movimento e melhorar o controle motor.

Um suporte especial, chamado de tipoia para ombro-braço, fornece aproximação articular e suporte para proteger o ombro subluxado enquanto o paciente está sentado ou em pé (Fig. 6.106A,B).[71,72] Quando usada para segurar o úmero na cavidade glenoidal, o cíngulo do membro superior suporta o peso do braço e a tipoia não fica pendurada no pescoço (Fig. 6.106B). O profissional de saúde deve atentar para que a tipoia forneça a melhor aproximação articular e evite alongamento adicional, instabilidade e dor no membro superior enfraquecido. As medições são feitas com o cotovelo flexionado a 90°. Apoia-se uma fita métrica na parte superior do ombro, que é enrolada ao redor do antebraço e depois trazida até o ombro. O valor em centímetros determina o tamanho da tipoia. O profissional de saúde precisa avaliar a tipoia depois de colocada a fim de garantir que seja alcançado o alinhamento biomecânico apropriado.

Deve-se ensinar ao paciente como proteger o ombro quando a tipoia não estiver em uso. Pode-se manter o alinhamento e a aproximação adequados sentando em uma poltrona e apoiando o braço afetado no apoio de braço. Nessa posição, o paciente pode usar a mão oposta para pressionar a parte superior do ombro para baixo, deixando o úmero confortável na cavidade glenoidal. Durante exercícios ativos e assistidos, deve-se manter a aproximação da articulação do ombro a fim de restaurar o movimento e a função articular.[73] Em outras palavras, não deixe que a articulação subluxe em momento algum. É necessário prestar atenção para eliminar a tendência de produzir elevação excessiva do cíngulo do membro superior.

O peso do braço é suportado pelo pescoço e ombro oposto. Deve-se ensinar o paciente a proteger o ombro para que ele não subluxe quando não estiver usando a

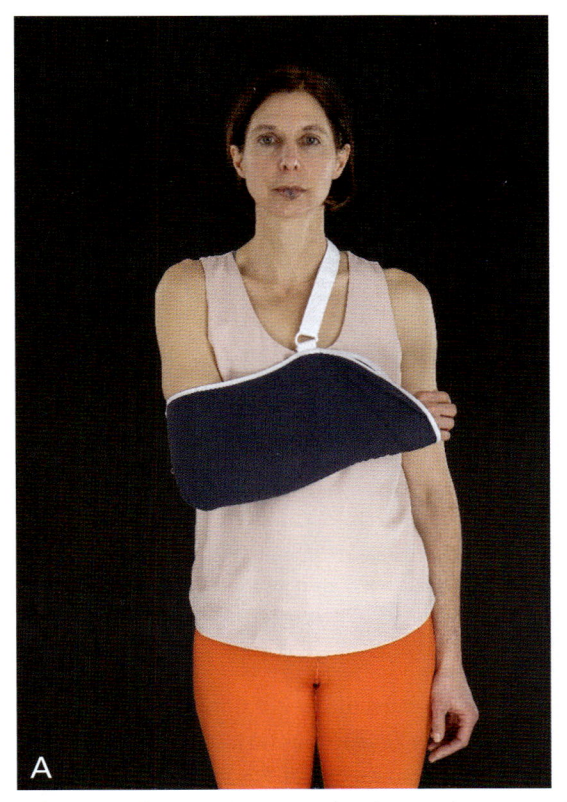
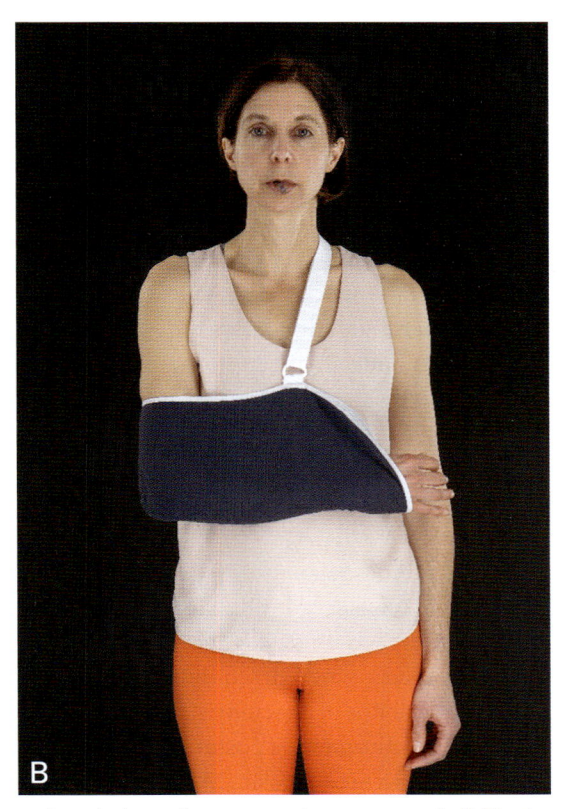

FIGURA 6.106   Tipoia para ombro-braço. **A**: com antebraço elevado (pressão aumentada no pescoço). **B**: Tipoia alinhada para tratar um ombro subluxado.

tipoia. A posição ideal seria evitar a elevação excessiva do cíngulo do membro superior a fim de manter a aproximação articular. Na posição sentada, isso é feito apoiando o braço afetado em um apoio de braço. Nessa posição, o paciente também pode usar a mão oposta para pressionar a parte superior do ombro para baixo, deixando o úmero confortável na cavidade glenoidal.

Alongamento assistido dos músculos rotadores laterais de ombro

O alongamento assistido dos músculos rotadores laterais de ombro é realizado com o paciente em decúbito dorsal com joelhos flexionados (Fig. 6.107). O ombro é abduzido a 90° com o cotovelo flexionado a 90°. O fisioterapeuta traciona a articulação glenoumeral e ajuda o indivíduo a rodar o ombro medialmente. Pode estabilizar

o ombro se o posicionamento citado antes afetar a estabilização da escápula do lado a ser tratado.

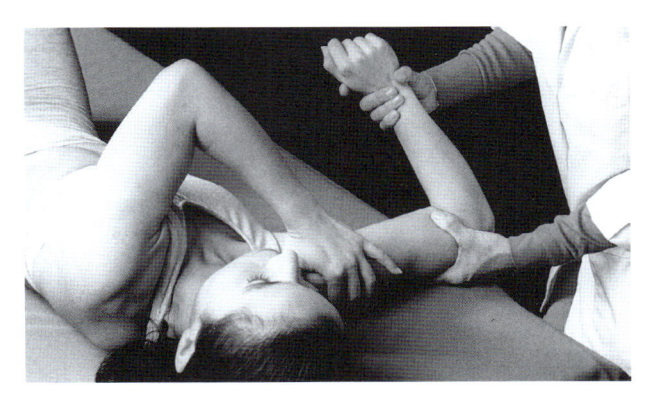

FIGURA 6.107   Alongamento assistido dos rotadores laterais de ombro.

Correção postural para o indivíduo com uma costela cervical

O alinhamento incorreto com maior probabilidade de causar irritação é o tipo caracterizado por arredondamento da parte superior das costas e anteriorização da cabeça. O tratamento de um paciente com sintomas dolorosos resultantes de uma costela cervical requer correção postural da parte superior das costas e do pescoço.[67] Este tratamento pode aliviar completamente os sintomas e evitar a necessidade de um procedimento cirúrgico.

Síndrome do desfiladeiro torácico

A menos que os sintomas sejam graves e claramente definidos, o tratamento conservador da SDT deve enfatizar o aumento do espaço do desfiladeiro torácico, melhorando a postura, corrigindo desequilíbrios musculares e modificando hábitos ocupacionais, recreativos e de sono que afetam negativamente a postura da cabeça, do pescoço e da parte superior das costas. A cooperação do paciente é essencial para o sucesso. O paciente deve aprender exercícios de autoalongamento para aliviar a tensão nos músculos escalenos, esternocleidomastóideo, peitorais e extensores do pescoço. Aprender a fazer a respiração diafragmática diminuirá o envolvimento dos músculos acessórios da respiração, alguns dos quais necessitam de alongamento. Deve-se evitar dormir em decúbito ventral e reduzir ao mínimo atividades que envolvem levantar os braços acima da cabeça. Pesquisas mostraram que "pelo menos dois em cada três pacientes melhoram em um grau satisfatório com o tratamento conservador... [e] exercícios destinados a corrigir a postura desleixada dos ombros...".[15]

SÍNDROME DO IMPACTO CORACOIDE

O tratamento na fase aguda da SICO consiste primeiro na aplicação de uma tipoia (ver Fig. 6.106B) que suporta o peso do membro superior e do cíngulo do membro superior, aliviando a pressão sobre o plexo e a carga de trabalho da parte descendente do trapézio. Pode-se aplicar termoterapia e massagem na parte superior do trapézio e em outros músculos que apresentam tensão. A massagem deve ser suave e relaxante, progredindo depois de algumas sessões para amassamentos e alongamentos suaves. Pode-se iniciar o alongamento

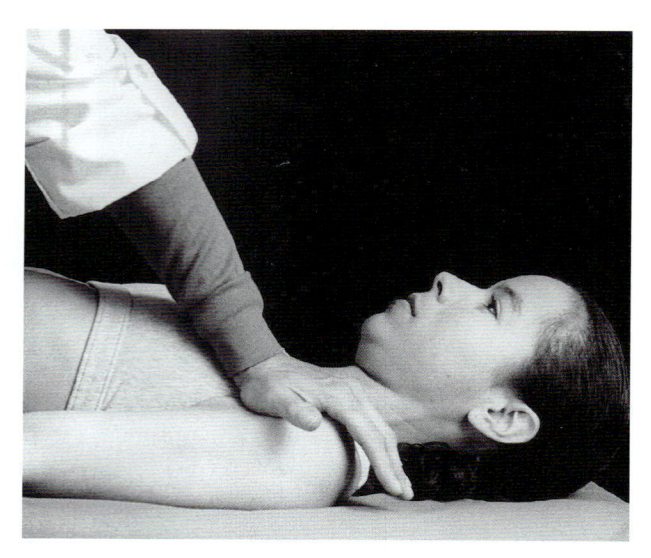

FIGURA 6.108 O tratamento da síndrome do impacto coracoide pode ser iniciado com o alongamento lento e passivo do músculo peitoral menor.

lento e passivo do músculo peitoral menor (Fig. 6.108). Se também houver tensão no músculo peitoral maior, no latíssimo do dorso ou em ambos, o membro superior envolvido deve ser colocado cuidadosamente acima da cabeça, se tolerado, a fim de colocar os músculos em uma posição de leve alongamento. Aplica-se uma tração suave com uma mão enquanto se massageia com a outra. Em geral, é necessário um suporte para os ombros a fim de ajudar a manter a correção do alinhamento e para aliviar a tensão da parte ascendente do trapézio durante o período de recuperação.

Lesões por trauma cumulativo (uso excessivo)

O objetivo do tratamento conservador é aliviar a dor, reduzir o uso excessivo e aliviar o esforço adicional. O uso periódico de suportes apropriados para punho, braço, ombro ou a parte superior das costas pode ajudar a minimizar os efeitos debilitantes das lesões por uso excessivo e restaurar o funcionamento ideal dos músculos envolvidos.

REFERÊNCIAS BIBLIOGRÁFICAS

1. Agur AMR. Grant's Atlas of Anatomy. 9th ed. Baltimore: Williams & Wilkins, 1991.
2. Goss CM, ed. Gray's Anatomy of the Human Body. 28th ed. Philadelphia: Lea & Febiger, 1966.
3. Bremner-Smith AT, Unwin AJ, Williams WW. Sensory pathways in the spinal accessory nerve. J Bone Joint Surg [BR] 1999;81-B:226–228.

4. Dorland WA. The American Illustrated Medical Dictionary. Philadelphia: W.B. Saunders, 1932.

5. Johnson JYH, Kendall HO. Isolated paralysis of the serratus anterior muscle. J Bone Joint Surg[Am] 1955;37-A:567; Ortho Appl J 1964; 18:201.

6. Taber CW. Taber's Cyclopedic Medical Dictionary. Philadelphia: F.A. Davis, 1969, pp. 1–25, Appendix 45-50.

7. Dorland's Illustrated Medical Dictionary. 27th ed. Philadelphia: W.B. Saunders, 1988, pp. 1118-1125.

8. O'Neill DB, Zarins B, Gelbermaen RH, Keating TM, Louis D. Compression of the anterior interosseous nerve after use of a sling for dislocation of the acromioclavicular joint. J Bone Joint Surg [Am] 1990;72-A(7):1100.

9. Hadley MN, Sonntag VKH, Pittman HW. Suprascapular nerve entrapment. J Neurosurg 1986; 64:843-848.

10. Post M, Mayer J. Suprascapular nerve entrapment. Clin Orthop Realt Res 1987;223:126-135.

11. Conway SR, Jones HR. Entrapment and compression neuropathies. In: Tollison CD, ed. Handbook of Chronic Pain Management. Baltimore: Williams & Wilkins, 1989.

12. Sunderland S. Nerve Injuries and Their Repair: A Critical Appraisal. London: Churchill Livingstone, 1991, p. 161.

13. Nakano KK. Neurology of Musculoskeletal and Rheumatic Disorders. Boston: Houghton Mifflin, 1978, pp. 191, 200.

14. Geiringer SR, Leonard JA. Posterior interosseus palsy after dental treatment: Case report. Arch Phys Med Rehabil 1985:66.

15. Dawson DM, Hallett M, Millender LH. Entrapment Neuropathies. 2nd ed. Boston: Little, Brown and Company, 1990.

16. Boland MR, Spigelman T, Uhl TL. The Function of Brachioradialis. J Hand Surg 2008;33(10):1853-1859.

17. Jamison JC, Caldwell GE. Muscle synergies and isometric torque production: influence of supination and pronation level on elbow flexion. J Neurophysiol 1993;70(3):947-960.

18. Culham E, Peat M. Functional anatomy of the shoulder complex. J Orthop Sports Phys Ther 1993 Jul;18(1):342-350. doi: 10.2519/jospt.1993.18.1.342. PMID: 8348135.

19. Inman VT, Saunders JB, de CM, Abbott LC. Observations on the function of the shoulder joint. J Bone Joint Surg 1944;26:1.

20. Clarkson HM. Musculoskeletal Assessment. 2nd ed. Baltimore: Lippincott Williams & Wilkins, 1989, p. 403.

21. Schenkman M, Rugo de Cartaya V. Kinesiology of the shoulder complex. J Orthop Sports Phys Ther 1987;8(9):438-450. doi: 10.2519/jospt.1987.8.9.438. PMID: 18797034.

22. Burkhart SS, Morgan CD, Kibler WB. The disabled throwing shoulder: Spectrum of pathology part I: Pathoanatomy and biomechanics. Arthrosc: J Arthrosc Relat Surg 2003;19(4):404-420, ISSN 0749-8063.

23. Forbush, Steven W et al. The comparison of the empty can and full can techniques and a new diagonal horizontal adduction test for supraspinatus muscle testing using cross-sectional analysis through ultrasonography. Int J Sports Phys Ther 2003;8(3): 237-247.

24. Rowlands LK, Wertsch JJ, Primack SJ, Spreitzer AM, Roberts MM. Kinesiology of the empty can test. Am J Phys Med Rehabil 1995;74(4): 302-304. doi: 10.1097/00002060-199507000-00007

25. Eur Respir J, 1995, 8: 441-445. doi: 10.1183/09031936.95. 08030441. Printed in UK – all rights reserved.

26. Park SH, Lee MM. Effects of lower trapezius strengthening exercises on pain, dysfunction, posture alignment, muscle thickness and contraction rate in patients with neck pain. Randomized Controlled Trial. Med Sci Monit 2020;26:e920208. Published March 23, 2020. doi: 10.12659/MSM.920208

27. Jspeert J, Kerstens HCJW, Janssen RMJ et al. Validity and reliability of serratus anterior hand held dynamometry. BMC Musculoskelet Disord 2019;20:360. doi: 10.1186/s12891-019-2741-7

28. Dididze M, Tafti D, Sherman AI. StatPearls [Internet]. StatPearls Publishing; Treasure Island (FL): July 8, 2020. Pronator Teres Syndrome.

29. Latef TJ, Bilal M, Vetter M, Iwanaga J, Oskouian RJ, Tubbs RS. Injury of the radial nerve in the arm: A review. Cureus. 2018 Feb 16; 10(2):e2199.

30. Buchanan BK, Maini K, Varacallo M. Radial nerve entrapment. February 12, 2022. In: StatPearls [Internet]. Treasure Island (FL): StatPearls Publishing; January 2022. PMID: 28613749.

31. Wertsch JJ, Melvin J. Median nerve anatomy and entrapment syndromes: A review. Arch Phys Med Rehabil. 1982 Dec;63(12):623-627. PMID: 6756339.

32. Andrews K, Rowland A, Pranjal A, Ebraheim N. Cubital tunnel syndrome: Anatomy, clinical presentation, and management [published correction appears in J Orthop. December 14, 2022;23:275]. J Orthop 2018;15(3):832-836. Published August 16, 2018. doi: 10.1016/j.jor.2018.08.010

33. Swain R. Musculocutaneous nerve entrapment: A case report. Clin J Sport Med 1995 Jul;5(3):196-198. doi: 10.1097/00042752-199507000-00010. PMID: 7670976.

34. Moradi A, Ebrahimzadeh MH, Jupiter JB. Radial tunnel syndrome, diagnostic and treatment dilemma. Arch Bone Jt Surg 2015;3(3): 156-162.

35. Wheeler R, DeCastro A. Posterior interosseous nerve syndrome. October 27, 2020. In: StatPearls [Internet]. Treasure Island (FL): StatPearls Publishing; January 2021. PMID: 31082090.

36. Shamrock AG, Das MJ. Radial tunnel syndrome. March 17, 2021. In: StatPearls [Internet]. Treasure Island (FL): StatPearls Publishing; January 2021. PMID: 32310397.

37. Bolster MA, Bakker XR. Radial tunnel syndrome: Emphasis on the superficial branch of the radial nerve. J Hand Surg Eur 2009;34(3):343-347.

38. Hagert CG, Lundborg G, Hansen T. Entrapment of the posterior interosseous nerve. Scand J Plast Reconstr Surg 1977;11(3): 205-212.

39. Loh YC, Lam WL, Stanley JK, Soames RW. A new clinical test for radial tunnel syndrome-the Rule-of-Nine test: A cadaveric study. J Orthop Surg (Hong Kong) 2004;12:83-86.

40. Wheeler R, DeCastro A. Posterior interosseous nerve syndrome. January 19, 2022. In: StatPearls [Internet]. Treasure Island (FL): StatPearls Publishing; January 2022. PMID: 31082090.

41. Kim DH, Murovic JA, Kim YY, Kline DG. Surgical treatment and outcomes in 45 cases of posterior interosseous nerve entrapments and injuries. J Neurosurg 2006 May;104(5):766-777.

42. Martin RM, Fish DE. Scapular winging: Anatomical review, diagnosis, and treatments. Curr Rev Musculoskelet Med 2008;1(1):1-11. doi: 10.1007/s12178-007-9000-5.

43. Shih YF, Kao YH. Influence of pain location and hand dominance on scapular kinematics and EMG activities: An exploratory study. BMC Musculoskelet Disord 2011;12:267. Published November 24, 2011. doi: 10.1186/1471-2474-12-267

44. de Mauroy JC, Vall.se P, Fender P, Lecante C. Historical Lyonaise brace treatment for adolescent hyperkyphosis. Results of 272 cases reviewed 2 years minimum after removal of the brace. Scoliosis. 2010;5(Suppl 1):O69. Published September 10, 2010. doi: 10.1186/1748-7161-5-S1-O69

45. Lowe TG, Line BG. Evidence based medicine: Analysis of Scheuermann kyphosis. Spine 2007;32(19 Suppl):S115-S119.

46. Seidi F, Rajabi R, Ebrahimi I, Alizadeh MH, Minoonejad H. The efficiency of corrective exercise interventions on thoracic hyper-kyphosis angle. J Back Musculoskelet Rehabil 2014;27(1):7-16. doi: 10.3233/BMR-130411. PMID: 23948845.

47. Etemadifar MR, Jamalaldini MH, Layeghi R. Successful brace treatment of Scheuermann's kyphosis with different angles. J Craniovertebr Junction Spine 2017;8(2):136-143. doi: 10.4103/jcvjs.JCVJS_38_16

48. Gurd DP. Back pain in the young athlete. Sports Med Arthrosc Rev 2011;19(1):7-16.

49. Spinner M. Management of nerve compression lesions of the upper extremity. In: Omer GE, Spinner M, eds. Management of Peripheral Nerve Problems. Philadelphia: W.B. Saunders, 1980.

50. Sunderland S. Nerves and Nerve Injuries. 2nd ed. New York: Churchill Livingstone, 1978.

51. Aleksenko D, Varacallo M. Guyon canal syndrome. February 12, 2022. In: StatPearls [Internet]. Treasure Island (FL): StatPearls Publishing; January 2022. PMID: 28613717.

52. Depukat P, Mizia E, Kuniewicz M, Bonczar T, Mazur M, Pełka P, Mr.z I, Lipski M, Tomaszewski K. Syndrome of canal of Guyon: Definition, diagnosis, treatment and complication. Folia Med Cracov 2015;55(1):17-23.

53. Huisstede BM, Hoogvliet P, Franke TP, Randsdorp MS, Koes BW. Carpal tunnel syndrome: Effectiveness of physical therapy and electrophysical modalities. An updated systematic review of randomized controlled trials. Arch Phys Med Rehabil 2018 Aug;99(8):1623-1634. e23. doi: 10.1016/j.apmr.2017.08.482. Epub September 20, 2017. PMID: 28942118.

54. Rodner CM, Tinsley BA, O'Malley MP. Pronator syndrome and anterior interosseous nerve syndrome. J Am Acad Orthop Surg 2013 May;21(5):268–275. doi: 10.5435/JAAOS-21-05-268. PMID: 23637145.

55. Dididze M, Tafti D, Sherman AL. Pronator teres syndrome. February 5, 2022. In: StatPearls [Internet]. Treasure Island (FL): StatPearls Publishing; January 2022. PMID: 30252346.

56. Hartz CR, Linscheid RL, Gramse RR, Daube JR. The pronator teres syndrome: Compressive neuropathy of the median nerve. J Bone Joint Surg Am 1981 Jul;63(6):885-890.

57. Cutts, S. Cubital tunnel syndrome, Postgrad Med J 2007;83: 28-31. doi: 10.1136/pgmj.2006.047456

58. Kooner S, Cinats D, Kwong C, Matthewson G, Dhaliwal G. Conservative treatment of cubital tunnel syndrome: A systematic review. Orthop Rev (Pavia) 2019;11(2):7955. Published June 12, 2019. doi: 10.4081/or.2019.7955.

59. Pratt NE. Neurovascular entrapment in the regions of the shoulder and posterior triangle of the neck. Phys Ther 1986;66(12): 1894-1900.

60. Okoro T, Reddy VR, Pimpelnarkar A. Coracoid impingement syndrome: A literature review. Curr Rev Musculoskelet Med 2009;2(1):51-55. doi: 10.1007/s12178-009-9044-9.

61. Gigante A, Bottegoni C, Barbadoro P. Coracoid syndrome: A neglected cause of anterior shoulder pain. Joints 2016;4(1):31-38. Published June 13, 2016. doi: 10.11138/jts/2016.4.1.031.

62. Stein, I. Painful conditions of the shoulder joint. Phys Ther Rev 1948;28(6): 275-279.

63. Kendall HO, Kendall FP, Boyton D. Posture and Pain. Baltimore: Williams & Wilkins, 1952.

64. Cahill BR. Quadrilateral space syndrome. In: Omer GE, Spinner M, eds. Management of Peripheral Nerve Problems. Philadelphia: W.B. Saunders, 1980, pp. 602-606.

65. Hangge PT, Breen I, Albadawi H, Knuttinen MG, Naidu SG, Oklu R. Quadrilateral space syndrome: Diagnosis and clinical management. J Clin Med 2018;7(4):86. Published April 21, 2018. doi: 10.3390/jcm7040086

66. Brown LP, Niehues SL, Harrah A, et al. Upper extremity range of motion and isokinetic strength of internal and external rotators in major league baseball players. In: McMahon PJ, Sallis RE, eds. The Painful Shoulder, Postgraduate Medicine, 1999;106(7): 36-38, 41-43, 47-49.

67. Spadliński Ł, Cecot T, Majos A, et al. The epidemiological, morphological, and clinical aspects of the cervical ribs in humans. Biomed Res Int 2016;2016:8034613. doi: 10.1155/2016/8034613

68. Banks KP, Ly JQ, Beall DP, Grayson DE, Bancroft LW, Tall MA. Overuse injuries of the upper extremity in the competitive athlete: Magnetic resonance imaging findings associated with repetitive trauma. Curr Probl Diagn Radiol. 2005 July-August; 34(4):127-142. doi: 10.1067/j.cpradiol.2005.04.001. PMID: 16012484.

69. Moseley JB Jr, Jobe FW, Pink M, Perry J, Tibone J. EMG analysis of the scapular muscles during a shoulder rehabilitation program. Am J Sports Med 1992 March-April;20(2):128-134. doi: 10.1177/036354659202000206. PMID: 1558238.

70. Lorenz DS, Reiman MP, Walker JC. Periodization: Current review and suggested implementation for athletic rehabilitation. Sports Health 2010 Nov;2(6):509-518. doi: 10.1177/1941738110375910. PMID: 23015982; PMCID: PMC3438871.

71. Ada L, Foongchomcheay A, Canning C. Supportive devices for preventing and treating subluxation of the shoulder after stroke. Cochrane Database Syst Rev 2005;2005(1):CD003863. Published January 25, 2005. doi: 10.1002/14651858.CD003863.pub

72. Nadler M, Pauls M. Shoulder orthoses for the prevention and reduction of hemiplegic shoulder pain and subluxation: Systematic review. Clin Rehabil 2017 Apr;31(4):444-453. doi: 10.1177/0269215516648753. Epub July 10, 2016. PMID: 27184582.

73. Burstein D. Joint compression for treatment of shoulder pain. Clin Man 1985;5(2):9.

7

MEMBRO INFERIOR

CONTEÚDO

INTRODUÇÃO

Os membros inferiores fornecem suporte e mobilidade para o corpo como um todo. Para que essas funções sejam desempenhadas, é necessário estabelecer e manter um bom equilíbrio dos músculos de membros inferiores.[1]

Ao contrário do membro superior, cujos músculos são inervados por um só plexo, o membro inferior é inervado pelos plexos lombar e sacral. O diagnóstico diferencial de déficits no movimento articular na região do quadril requer atenção especial em razão das diferentes origens dos nervos e da multiplicidade de músculos que podem estar envolvidos. Muitos dos músculos cruzam as articulações de quadril e joelho, e pode ser difícil distinguir déficits nos diferentes músculos.[2] Déficits distintos podem dar origem a sintomas semelhantes.

O tratamento eficaz dos problemas musculoesqueléticos depende de uma avaliação precisa da extensibilidade e força dos músculos. Não atentar aos detalhes pode incorrer em erros graves. Como as ações dos músculos do quadril estão intimamente relacionadas, pode haver compensações em casos de fraqueza muscular ou variação no comprimento muscular. A falha em detectar essas compensações, ou o seu consentimento pelo uso de posições ou movimentos incorretos no teste, invalidará os resultados da avaliação.

Para iniciar o processo de estabelecer um diagnóstico diferencial e desenvolver um plano de tratamento bem-sucedido, é necessário ter um conhecimento abrangente da inervação, dos movimentos articulares, do alinhamento dos segmentos corporais e de procedimentos de teste precisos para avaliação do comprimento e força desses músculos. Além disso, este capítulo inclui estudos de caso exclusivos com Quadros que mostram os achados dos testes a fim de demonstrar métodos para abordar diagnósticos clínicos relacionados com a disfunção de membros inferiores.

INERVAÇÃO

PLEXO LOMBAR

O **plexo lombar** é formado pelos ramos primários ventrais de L1, L2 e L3, uma parte de L4 e, frequentemente, de uma pequena contribuição de T12. No interior do músculo psoas maior, os ramos se ramificam nas divisões anterior e posterior. Os nervos periféricos das divisões anteriores inervam os músculos adutores no aspecto medial da coxa; aqueles das divisões posteriores inervam os músculos flexores do quadril e extensores do joelho no aspecto anterior da coxa (Fig. 7.1).

PLEXO SACRAL

O plexo sacral recebe contribuições dos ramos primários ventrais de L4, L5, S1, S2 e S3. Os ramos ventrais de L4 e L5 se unem para formar o tronco lombossacral, que adentra a cavidade pélvica. Lá, ele se une aos ramos ventrais de S1, S2 e S3, formando o plexo, que então se ramifica nas divisões anterior e posterior. As divisões anteriores e os nervos periféricos delas decorrentes incluem nervos cutâneos e nervos que inervam os músculos da parte posterior da coxa, parte posterior da perna e músculos intrínsecos da superfície plantar do pé. As divisões posteriores e os nervos periféricos delas decorrentes inervam a região glútea no aspecto lateral da coxa, a cabeça curta do bíceps femoral e os músculos extensores (dorsiflexores) do tornozelo e dos dedos dos pés (Fig. 7.2).

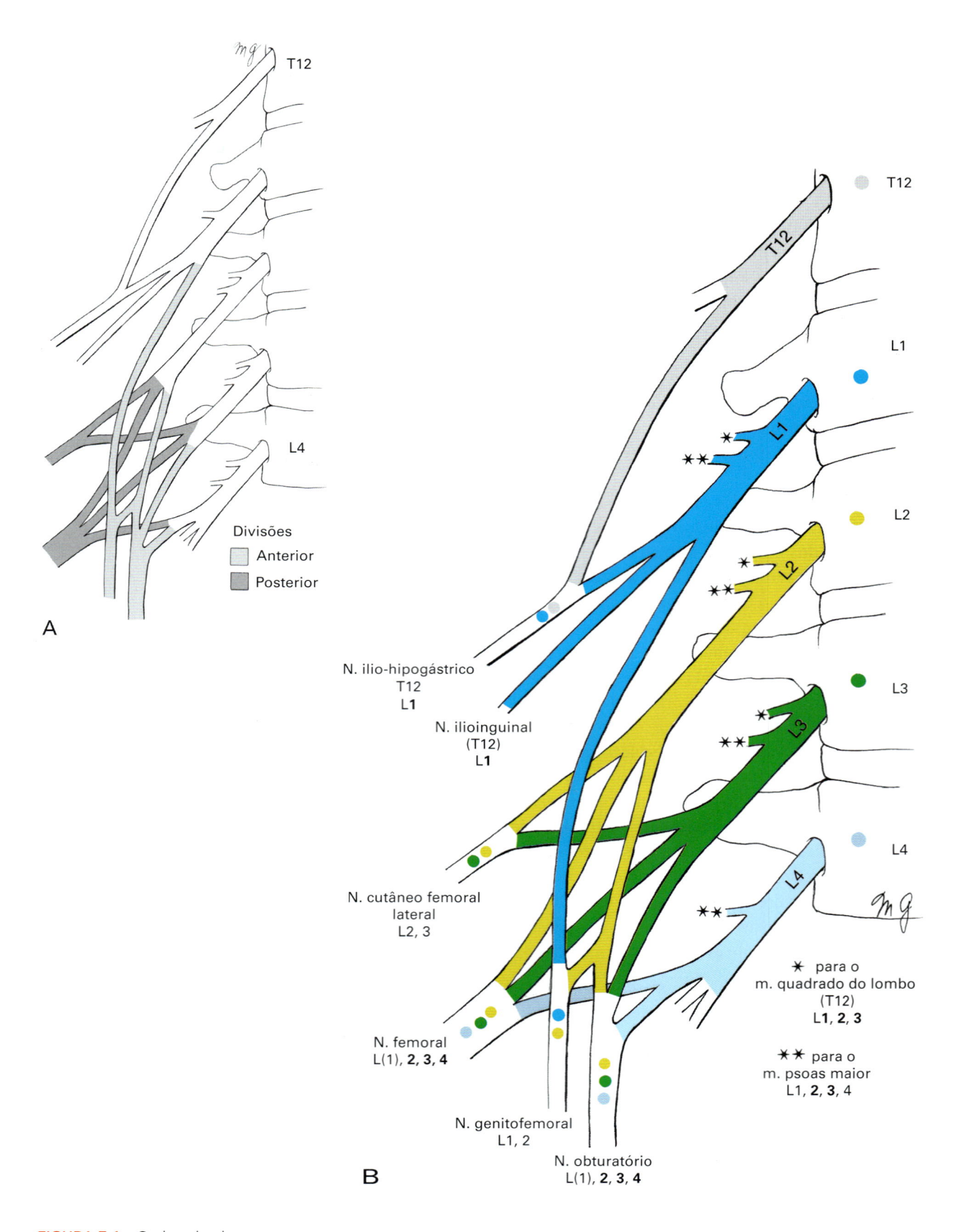

FIGURA 7.1   O plexo lombar.

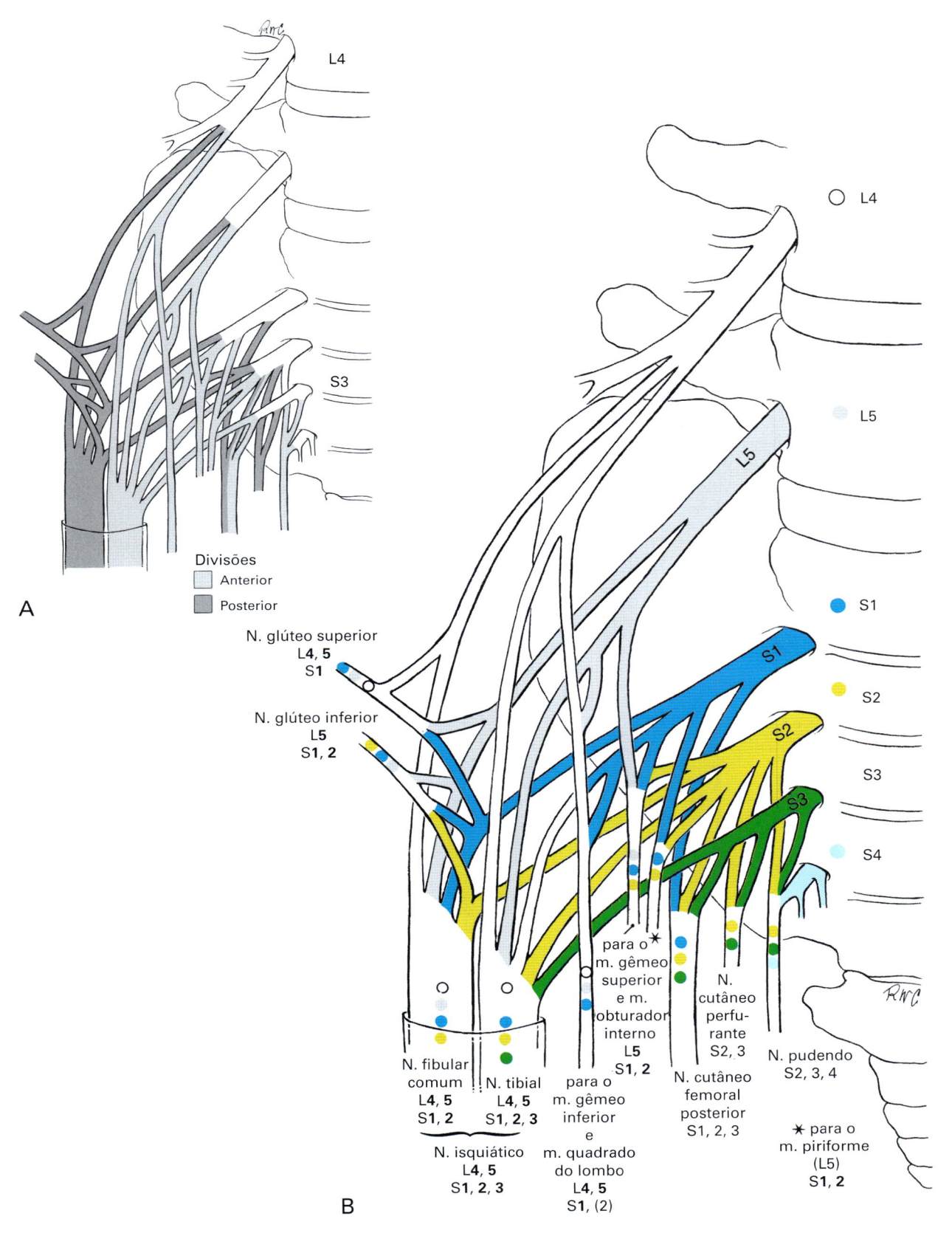

FIGURA 7.2 O plexo sacral.

QUADRO DE NERVOS ESPINAIS E MÚSCULOS

Membro inferior

A Figura 7.3 mostra a parte de membro inferior do Quadro de nervos espinais e músculos.

Nome | Data

CÓDIGO
- D — Ramo Dorsal Primário
- V — Ramo Ventral Primário
- A — Divisão Anterior
- P — Divisão Posterior

Grupo (Nervos periféricos)		Músculo	L1	L2	L3	L4	L5	S1	S2	S3
Plexo Lombar		QUADRADO DO LOMBO	1	2	3					
		PSOAS MENOR	1	2						
		PSOAS MAIOR	1	2	3	4				
Femoral		ILÍACO	(1)	2	3	4				
		PECTÍNEO		2	3	4				
		SARTÓRIO		2	3	(4)				
		QUADRÍCEPS		2	3	4				
Obturador	Ant.	ADUTOR CURTO		2	3	4				
		ADUTOR LONGO		2	3	4				
		GRÁCIL		2	3	4				
	Post.	OBTURADOR EXT.			3	4				
		ADUTOR MAGNO		2	3	4	5	1		
Glúteos	Sup.	GLÚTEO MÉDIO				4	5	1		
		GLÚTEO MÍNIMO				4	5	1		
		TENSOR DA FÁSCIA LATA				4	5	1		
	Inf.	GLÚTEO MÁXIMO					5	1	2	
Plexo Sacral		PIRIFORME					(5)	1	2	
		GÊMEO SUP.					5	1	2	
		OBTURADOR INT.					5	1	2	
		GÊMEO INF.				4	5	1	(2)	
		QUADRADO FEMORAL				4	5	1	(2)	
Isquiático	P	BÍCEPS (CABEÇA CURTA)					5	1	2	
	Tibial	BÍCEPS (CABEÇA LONGA)					5	1	2	3
		SEMITENDÍNEO				4	5	1	2	
		SEMIMEMBRANÁCEO				4	5	1	2	
Fibular comum	Profundo	TIBIAL ANTERIOR				4	5	1		
		EXT. LONGO DO HÁLUX				4	5	1		
		EXT. LONGO DOS DEDOS				4	5	1		
		FIBULAR TERCEIRO				4	5	1		
		EXT. CURTO DOS DEDOS				4	5	1		
	Sup.	FIBULAR LONGO				4	5	1		
		FIBULAR CURTO				4	5	1		
Tibial	Tibial	PLANTAR				4	5	1	(2)	
		GASTROCNÊMIO						1	2	
		POPLÍTEO				4	5	1		
		SÓLEO					5	1	2	
		TIBIAL POSTERIOR				(4)	5	1		
		FL. LONGO DOS DEDOS					5	1	(2)	
		FL. LONGO DO HÁLUX					5	1	2	
	Plant. Med.	FL. CURTO DOS DEDOS				4	5	1		
		ABDUTOR DO HÁLUX				4	5	1		
		FL. CURTO DO HÁLUX				4	5	1		
		LUMBRICAIS I				4	5	1		
	Plant. Lat.	ABD. DO DEDO MÍNIMO						1	2	
		QUADRADO PLANTAR						1	2	
		FL. DO DEDO MÍNIMO						1	2	
		OPON. DO DEDO MÍN.						1	2	
		ADUTORES DO HÁLUX						1	2	
		INTERÓSSEOS PLANT.						1	2	
		INTERÓSSEOS DORSAIS						1	2	
		LUMBRICAIS II, III, IV				(4)	(5)	1	2	

Colunas de nervos periféricos (SEGMENTO ESPINAL): T12, L1-5, S1-3; T1-2, 3, 4; T5, 6; T7, 8; T9, 10, 11, 12; Ílio-hipogástrico; Ilioinguinal; Plexo Lombar; Femoral; Obturador; Glúteo Sup.; Glúteo Inf.; Plexo Sacral; Isquiático; Fibular Comum; Tibial.

SENSORIAL

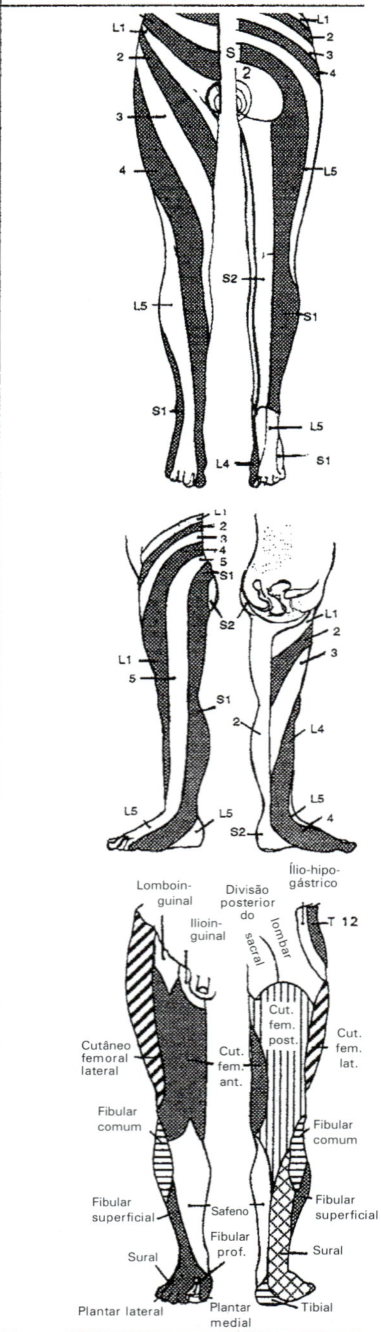

FIGURA 7.3 Quadro de nervos espinais e músculos: membro inferior. © 1993 Florence P. Kendall.

QUADRO DE NERVOS ESPINAIS E PONTOS MOTORES

A Figura 7.4 mostra os nervos espinais e pontos motores.

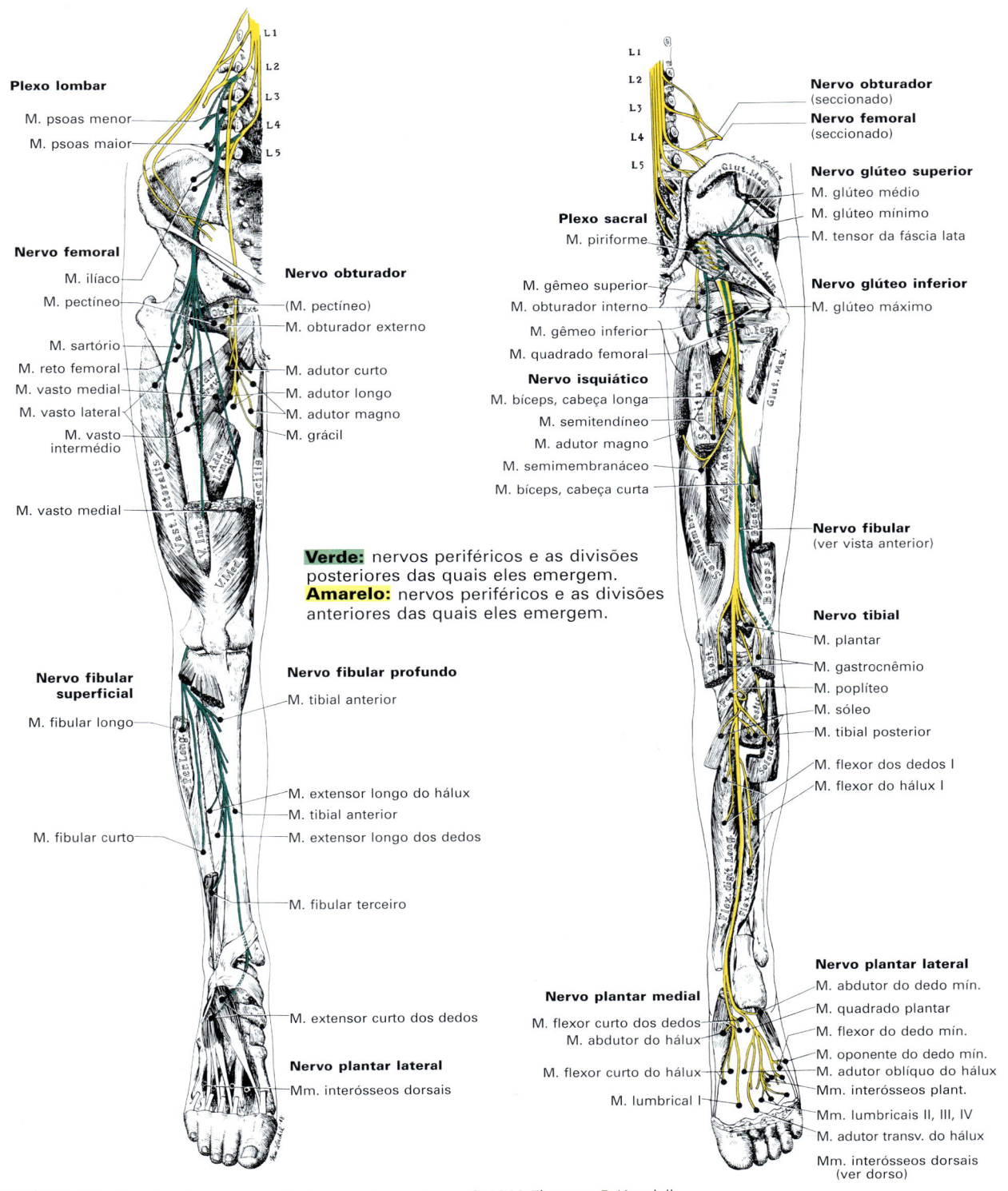

FIGURA 7.4   Quadro de nervos espinais e pontos motores. © 1993 Florence P. Kendall.

QUADRO DE MÚSCULOS DO MEMBRO INFERIOR

A Figura 7.5 lista os músculos do membro inferior de acordo com a inervação do segmento espinal e agrupados de acordo com a ação articular.

Segmento espinal

Lombar L1	L2	L3	L4	L5	Sacral S1	S2	S3	Músculos	QUADRIL Flexão	QUADRIL Adução	QUADRIL Rotação Medial	QUADRIL Abdução	QUADRIL Rotação Lateral	QUADRIL Extensão	JOELHO Extensão	JOELHO Em flexão Rotação Lateral	JOELHO Em flexão Rotação Medial
1	2	3	4					Psoas maior	Psoas maior			Psoas maior	Psoas maior				
(1)	2	3	4					Iliaco	Iliaco			Iliaco	Iliaco				
	2	3	(4)					Sartório	Sartório			Sartório	Sartório				Sartório
	2	3	4					Pectíneo	Pectíneo	Pectíneo							
	2	3	4					Adutor longo	Adutor longo	Adutor longo	Adutor longo						
	2	3	4					Adutor curto	Adutor curto	Adutor curto	Adutor curto						
	2	3	4					Grácil		Grácil							Grácil
	2	3	4					Quadriceps	Reto femoral						Quadriceps		
	2	3	4					Adutor magno (anterior)	Adutor magno (anterior)	Adutor magno (anterior)							
			4	5	1			Obturador externo		Obturador externo			Obturador externo				
			4	5	1			Adutor magno (posterior)		Adutor magno (posterior)				Adutor magno (posterior)			
			4	5	1			Tibial anterior									
			4	5	1			Tensor da fáscia lata	Tensor da fáscia lata		Tensor da fáscia lata	Tensor da fáscia lata			Tensor da fáscia lata		
			4	5	1			Glúteo mínimo	Glúteo mínimo		Glúteo mínimo	Glúteo mínimo					
			4	5	1			Glúteo médio	Glúteo médio anterior		Glúteo médio anterior	Glúteo médio	Glúteo médio posterior	Glúteo médio posterior			
			4	5	1			Poplíteo									Poplíteo
			4	5				Extensor longo dos dedos									
			4	5				Fibular terceiro									
			4	5	1			Extensor longo do hálux									
			4	5	1			Extensor curto dos dedos									
			4	5	1			Flexor curto dos dedos									
			4	5	1			Flexor curto do hálux									
			4	5	1			Lumbricais I									
			4	5	1			Abdutor do hálux									
			4	5	1			Fibular longo									
			(4)	5	1	(2)		Fibular curto									
			4	5	1	(2)		Tibial posterior									
			4	5	1	(2)		Gêmeo inferior				Gêmeo inferior	Gêmeo inferior				
			4	5	1	2		Quadrado femoral					Quadrado femoral				
			4	5	1	2		Plantar									
				5	1	(2)		Semi-membranáceo			Semi-membranáceo			Semi-membranáceo			Semi-membranáceo
				5	1	2		Semitendíneo			Semitendíneo			Semitendíneo			Semitendíneo
				5	1	2		Flexor longo dos dedos									
				5	1	2		Glúteo máximo		Glúteo máximo inferior		Glúteo máximo superior	Glúteo máximo	Glúteo máximo			
				5	1	2		Bíceps, cabeça curta								Bíceps, cabeça curta	
				(5)	1	2		Flexor longo do hálux									
				5	1	2		Sóleo									
				5	1	2		Piriforme				Piriforme	Piriforme	Piriforme			
				5	1	2	3	Gêmeo superior				Gêmeo superior	Gêmeo superior				
			(4)	(5)	1	2		Obturador interno				Obturador interno	Obturador interno				
					1	2		Bíceps, cabeça longa					Bíceps, cabeça longa	Bíceps, cabeça longa		Bíceps, cabeça longa	
					1	2		Lumbricais, II, III, IV									
					1	2		Gastrocnêmio									
					1	2		Interósseos dorsais									
					1	2		Interósseos plantares									
					1	2		Abdutor do dedo mínimo									
					1	2		Adutor do hálux									

FIGURA 7.5 Quadro de músculos do membro inferior. © 1993 Florence P. Kendall.

JOELHO	TORNOZELO		PÉ		ARTICULAÇÃO METATARSOFALÂNGICA				Articulações Interfalângicas Proximais: 2° - 5° dedo do pé		Articulações Interfalângicas Distais: 2° - 5° dedo do pé	
Flexão	Flexão Dorsal	Flexão Plantar	Eversão	Inversão	Extensão	Flexão	Abdução	Adução	Extensão	Flexão	Extensão	Flexão
Sartório												
Grácil												
	Tibial anterior			Tibial anterior								
Poplíteo												
	Extensor longo dos dedos		Extensor longo dos dedos		(2° - 5° dedo) Extensor longo				(2° - 5° dedo) Extensor longo		(2° - 5° dedo) Extensor longo	
	Fibular terceiro		Fibular terceiro									
	Extensor longo do hálux			Extensor longo do hálux	Extensor longo do hálux						Extensor longo do hálux	
					(1° - 4° dedo) Extensor curto				(1° - 4° dedo) Extensor curto		(1° - 4° dedo) Extensor curto	
						(2° - 5° dedo) Flexor curto				(2° - 5° dedo) Flexor curto		
						Flexor curto do hálux						
						(2° dedo) Lumbrical I			(2° dedo) Lumbrical I		(2° dedo) Lumbrical I	
						Abdutor do hálux		Abdutor do hálux				
	Fibular longo		Fibular longo									
	Fibular curto		Fibular curto									
	Tibial posterior			Tibial posterior								
Plantar		Plantar										
Semi-membranáceo												
Semitendíneo												
	Flexor longo dos dedos		Flexor longo dos dedos			(2° - 5° dedo) Flexor longo				(2° - 5° dedo) Flexor longo		(2° - 5° dedo) Flexor longo
Biceps, cabeça curta												
	Flexor longo do hálux		Flexor longo do hálux		Flexor longo do hálux							Flexor longo do hálux
	Sóleo											
Biceps, cabeça longa												
						(3° - 5° dedo) Lumbricais II-IV			(3° - 5° dedo) Lumbricais II-IV		(3° - 5° dedo) Lumbricais II-IV	
Gastrocnêmio		Gastrocnêmio										
						(2° - 4° dedo) Interósseos dors.	(2° - 4° dedo) Interósseos dors.		(2° - 4° dedo) Interósseos dors.		(2° - 4° dedo) Interósseos dors.	
						(3° - 5° dedo) Interósseos plant.		(3° - 5° dedo) Interósseos plant.	(3° - 5° dedo) Interósseos plant.		(3° - 5° dedo) Interósseos plant.	
							Abdutor do dedo mínimo					
						Adutor do hálux		Adutor do hálux				

FIGURA 7.5 *(Continuação)*

INERVAÇÃO DOS MÚSCULOS: MOTORA E SENSITIVA OU PURAMENTE MOTORA

A Tabela 7.1 lista os nervos que inervam os músculos.

Nervo femoral: Perfura o músculo psoas maior na parte distal da borda lateral e inerva os músculos ilíaco, pectíneo, sartório e quadríceps femoral. O maior e mais longo ramo do nervo femoral é o *nervo safeno*, que inerva a pele sobre o aspecto medial da perna.

Nervo obturador: De L2 a L4. Com seu ramo *muscular*, ele inerva os músculos obturador externo, adutor magno (porções horizontal e média), adutor longo e adutor curto. Com seu *ramo articular*, distribui-se à membrana sinovial da articulação do joelho.

Nervo isquiático: De L4, 5 e S1, 2, 3. Na maior parte dos casos, o nervo isquiático emerge da pelve passando pelo forame isquiático maior, inferior ao músculo piriforme, e encontra-se superficial aos músculos obturador interno, gêmeos e quadrado femoral (ver Fig. 7.112 mais adiante neste capítulo). Contudo, existem variações nas quais o músculo piriforme é dividido e uma (geralmente o fibular) ou ambas as partes do nervo isquiático passam através do ventre muscular. O nervo isquiático é composto por divisões anterior (tibial) e posterior (fibular comum), que por fim se dividem no aspecto proximal da fossa poplítea.

Nervo fibular comum: Passa entre o músculo bíceps femoral e a cabeça lateral do gastrocnêmio até a cabeça da fíbula e profundamente ao músculo fibular longo (ver Fig. 7.92 mais adiante neste capítulo). Ele inerva os músculos dos compartimentos anterior (fibular profundo) e lateral (fibular superficial) da perna e, em seguida, prossegue para inervar os músculos extensor do hálux e extensor curto dos dedos.

Nervo tibial: Inerva os músculos posteriores da coxa e da perna antes de se dividir em seus ramos terminais, os nervos plantares medial e lateral.

TABELA 7.1   Inervação dos músculos: nervo motor e sensitivo ou puramente motor

Origem		Segmento espinal	Nervo	Motor/sensitivo	Músculo
Plexo lombar	Ramo primário ventral	T12, L1	Ílio-hipogástrico	Motor e sensitivo	Oblíquo interno do abdome, transverso do abdome
		L1, 2, 3, 4	Plexo lombar	Motor e sensitivo	Quadrado do lombo, psoas maior, psoas menor
	Divisão posterior	L2, 3, 4	Femoral	Motor e sensitivo	Ilíaco, pectíneo, sartório, quadríceps femoral
	Divisão anterior	L2, 3, 4	Obturador	Motor e sensitivo	Adutores do quadril
Plexo lombossacral	Divisão posterior	L4, 5, S1	Glúteo superior	Puramente motor[a]	Glúteo médio, glúteo mínimo, tensor da fáscia lata
Nervo isquiático	Divisão posterior	L5, S1, 2	Glúteo inferior	Motor e sensitivo	Glúteo máximo
	Divisão posterior	L4, 5, S1, 2	Fibular	Motor e sensitivo	Cabeça curta do bíceps femoral, tibial anterior, extensores dos dedos, fibulares
	Divisão anterior	L4, 5, S1, 2, 3	Tibial	Motor e sensitivo	Semimembranáceo, semitendíneo, cabeça longa do bíceps braquial, 19 músculos do tornozelo e do pé
Plexo sacral	Ramo primário ventral	L4, 5, S1, 2, 3	Plexo sacral	Motor e sensitivo	Piriforme, gêmeos superior e inferior, obturador interno e quadrado femoral

[a]Inervação sensitiva para a articulação do quadril.
© 1993 Florence P. Kendall.

NERVOS CUTÂNEOS DO MEMBRO INFERIOR

Observe na Figura 7.6B que *sural* é o termo em latim para panturrilha. Nessa ilustração, o nervo cutâneo sural medial se une – imediatamente proximal ao tornozelo – a um ramo comunicante (não marcado) do nervo cutâneo sural lateral para formar o nervo sural. Contudo, o nível em que a junção ocorre é variável, sendo muito baixo na Figura 7.6B.

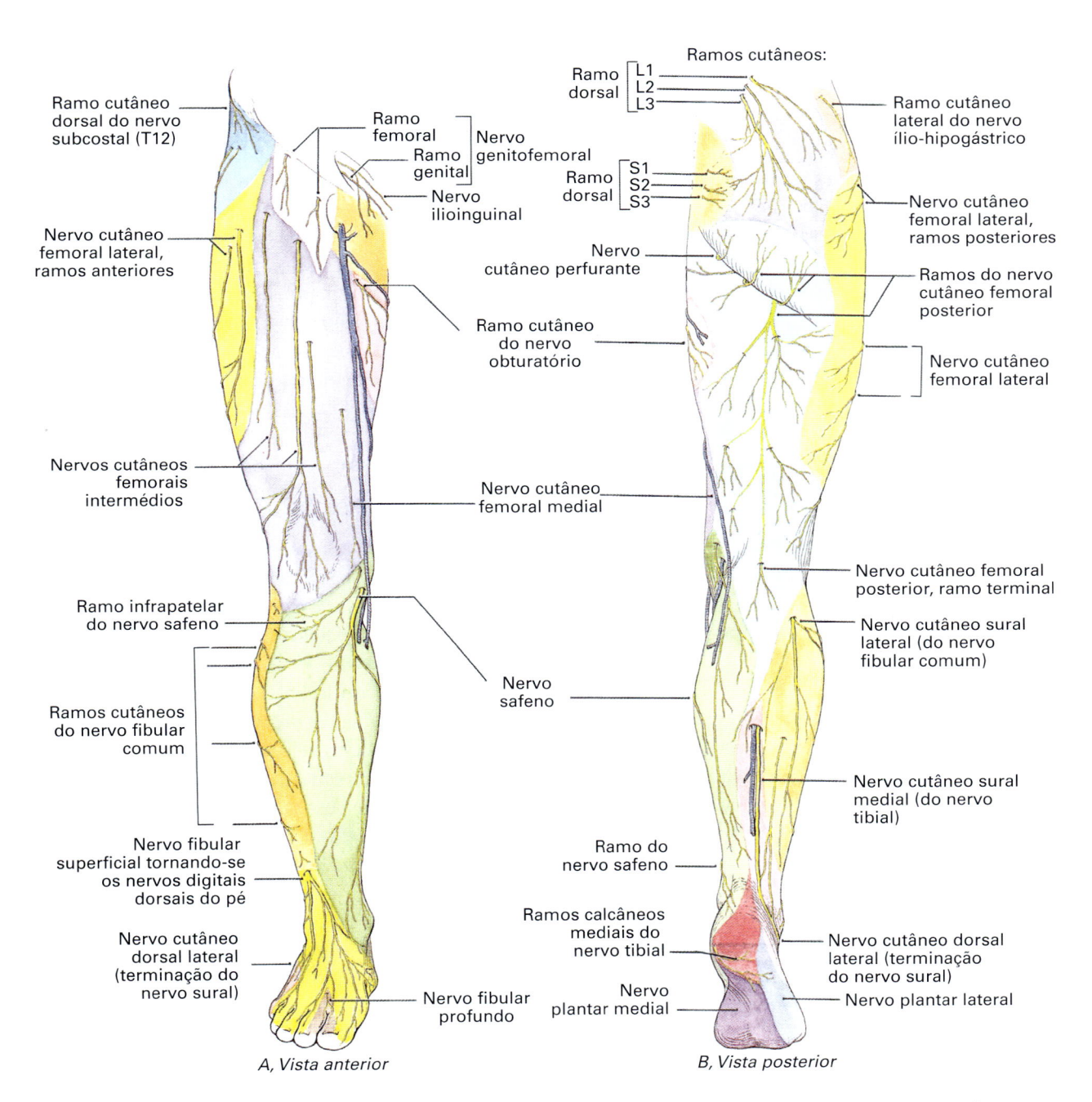

FIGURA 7.6 Nervos cutâneos do membro inferior: **A**: Vista anterior; **B**: Vista posterior. De Agur AMR, *Grant's Atlas of Anatomy.* 9.ed. Baltimore: Williams and Wilkins; 1991: 263.[3]

SEÇÃO II

TESTES DE FORÇA E EXTENSIBILIDADE DO PÉ E DO TORNOZELO

MOVIMENTOS ARTICULARES

Articulações interfalângicas dos dedos dos pés

As articulações interfalângicas são do tipo gínglimo e conectam as superfícies adjacentes das falanges. Os movimentos observados nas articulações interfalângicas incluem a flexão e a extensão em torno de um eixo coronal, com a flexão ocorrendo no sentido caudal e a extensão no sentido cranial.

Articulações metatarsofalângicas

As articulações metatarsofalângicas são elipsóideas, formadas pela união das extremidades distais dos metatarsais com as extremidades adjacentes das falanges proximais.

A flexão e a extensão ocorrem nas articulações metatarsofalângicas e são semelhantes à descrição fornecida antes para as articulações interfalângicas. A amplitude de movimento em adultos é variável, mas 40° de flexão (45° para o hálux) e 40° de extensão (70° para o hálux) podem ser considerados uma amplitude média para um bom funcionamento dos dedos dos pés.

A *adução* e a *abdução* são movimentos em torno de um eixo sagital. A linha de referência para a adução e a abdução dos dedos dos pés é a linha axial que se projeta distalmente ao metatarsal II e que se estende ao longo do segundo dedo. A adução é o movimento em direção à linha axial, e a abdução é o movimento para longe dela, como ao separar os dedos dos pés. Como a abdução dos artelhos é restringida pelo uso de calçados, esse movimento é bastante limitado na maioria dos adultos; dá-se pouca atenção à incapacidade de abduzir os artelhos.

Articulações talocalcânea e transversa do tarso

A articulação talocalcânea é do tipo multiaxial plana modificada, ou deslizante, que conecta o tálus e o calcâneo. O tálus também se conecta ao navicular, e a articulação talonavicular está envolvida nos movimentos da articulação transversa do tarso.

A supinação e a pronação são os movimentos permitidos pelas articulações talocalcânea e talocaneonavicular. A supinação é a rotação do pé na qual a planta do pé se move na direção medial; a pronação é a rotação na qual a planta do pé se move na direção lateral.

A articulação transversa do tarso é uma compilação de duas articulações. É formada pelas articulações entre os ossos tálus, calcâneo e navicular (talocalcaneonavicular) e entre os ossos calcâneo e cuboide (calcaneocuboide).

A adução e a abdução do antepé são os movimentos permitidos pela articulação transversa do tarso. A adução é o movimento do antepé na direção medial, e a abdução é o movimento do antepé na direção lateral.

A inversão é uma combinação de supinação e adução do antepé. Há maior amplitude de movimento de inversão quando em flexão plantar do que em dorsiflexão.

A eversão é uma combinação de pronação e abdução do antepé. Há maior amplitude de movimento de eversão quando em dorsiflexão do que em flexão plantar.

Movimentos da articulação do tornozelo (talocrural)

A articulação do tornozelo é do tipo gínglimo, e une a tíbia e a fíbula ao tálus. O eixo em torno do qual ocorre o movimento se estende obliquamente do aspecto posterolateral do maléolo fibular até o aspecto anteromedial do maléolo tibial.

A flexão plantar (flexão) e a dorsiflexão (extensão) são os dois movimentos observáveis que ocorrem em torno do eixo oblíquo (Fig. 7.7). A flexão plantar é o movimento do pé no qual a superfície plantar se move na direção caudal e posterior. A dorsiflexão é o movimento do pé no qual a superfície dorsal se move na direção anterior e cranial.

TESTES DE COMPRIMENTO DOS MÚSCULOS FLEXORES PLANTARES DO TORNOZELO

Músculos flexores plantares monoarticulares

Músculos sóleo e poplíteo

Ação: Flexão plantar da articulação do tornozelo.

Teste de comprimento: Dorsiflexão do tornozelo, com o joelho em flexão.

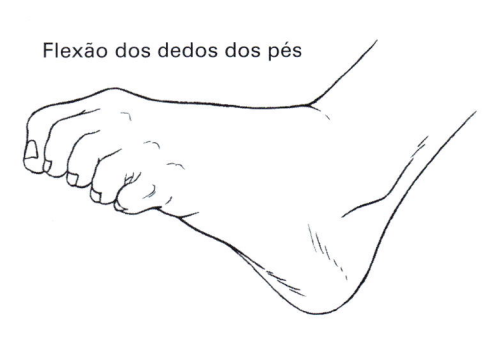

Flexão dos dedos dos pés

Dorsiflexão do tornozelo
(Anatomicamente – extensão do tornozelo)

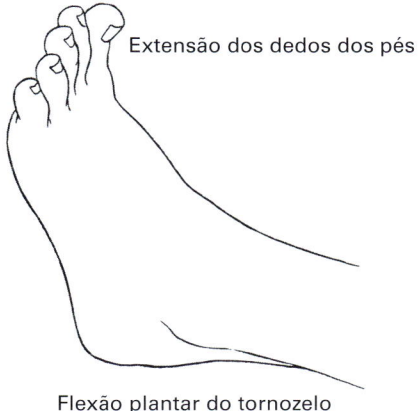

Extensão dos dedos dos pés

Flexão plantar do tornozelo
(Anatomicamente – flexão do tornozelo)

FIGURA 7.7 Movimentos da articulação do tornozelo (talocrural).

Posição inicial: Sentado ou em decúbito dorsal, com o quadril e o joelho flexionados.

Movimento de teste: Com o joelho flexionado a 90° ou mais para deixar os músculos biarticulares gastrocnêmio e plantar frouxos sobre a articulação do joelho, dorsiflexione o pé (Fig. 7.8).

Amplitude normal: O pé pode ser dorsiflexionado em aproximadamente 20°.

Sente-se na ponta de uma cadeira com os joelhos flexionados e os pés puxados para trás em direção à cadeira o suficiente para elevar ligeiramente os calcanhares do chão. Pressione a coxa para ajudar a forçar o calcanhar no chão (Fig. 7.9).

Músculos flexores plantares biarticulares

Músculos gastrocnêmio e plantar

Ação: Flexão plantar da articulação do tornozelo e flexão da articulação do joelho.

Teste de comprimento: Dorsiflexão do tornozelo e extensão do joelho.

Posição inicial: Decúbito dorsal ou sentado, com os joelhos estendidos, a menos que o encurtamento dos músculos posteriores da coxa faça o joelho flexionar.

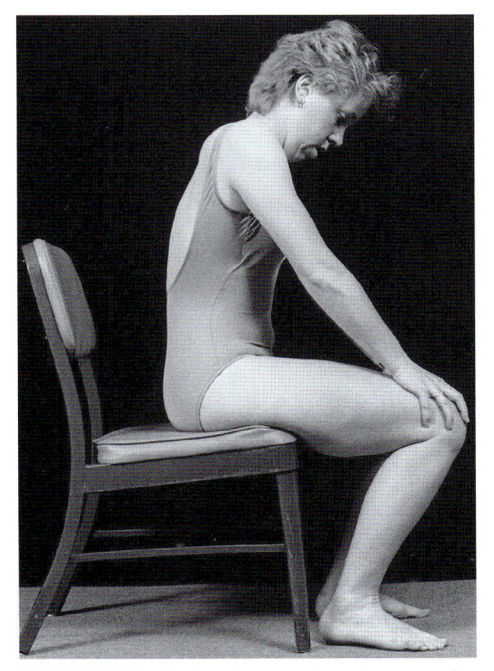

Extensão ou dorsiflexão

Flexão ou flexão plantar

FIGURA 7.8 Movimentos do tornozelo em torno do eixo oblíquo.

FIGURA 7.9 Teste de comprimento muscular dos flexores plantares monoarticulares.

Movimento de teste: Com o joelho em extensão para alongar os músculos gastrocnêmio e plantar sobre a articulação do joelho, dorsiflexione o pé.

Amplitude normal: Com o joelho totalmente estendido, o pé pode ser dorsifletido em aproximadamente 10°.

Fique em pé na prancha de 10º de inclinação, com os pés em desvio lateral de aproximadamente 8° a 10° (Fig. 7.10).

Testes de força muscular

MÚSCULOS ABDUTOR DO HÁLUX E ADUTOR DO HÁLUX

Músculo abdutor do hálux

Origem: Processo medial da tuberosidade do calcâneo, retináculo dos músculos flexores, aponeurose plantar e septo intermuscular adjacente (Fig. 7.11A).

Inserção: Aspecto medial da base da falange proximal do hálux. Algumas fibras estão inseridas no osso sesamoide medial, e uma lâmina tendínea pode se estender até a base da falange proximal do hálux.

Ação: Abduz e auxilia na flexão da articulação metatarsofalângica do hálux e auxilia na adução do antepé.

Inervação: Tibial, L4, **5**, **S1**.

Paciente: Decúbito dorsal ou sentado.

Fixação: O examinador segura o calcanhar com firmeza.

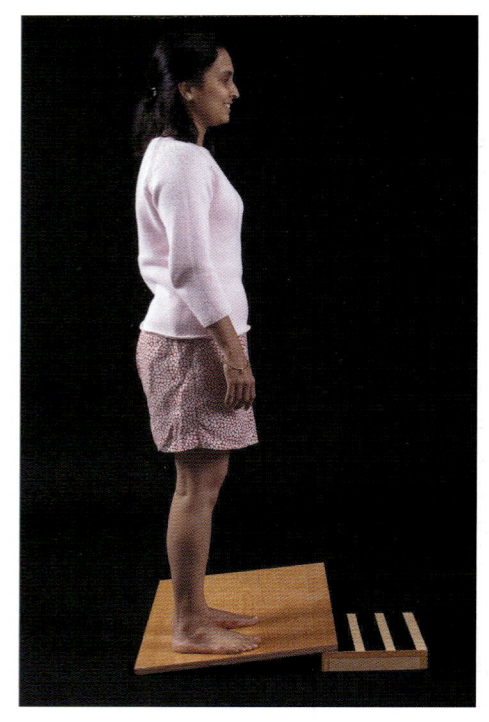

FIGURA 7.10   Teste de comprimento muscular dos flexores plantares biarticulares.

Teste: Se possível, abdução do hálux afastando-se da linha axial do pé. Isso é difícil para o indivíduo médio, e a ação pode ser demonstrada fazendo o paciente puxar o antepé em abdução contra a pressão do examinador (Fig. 7.11B).

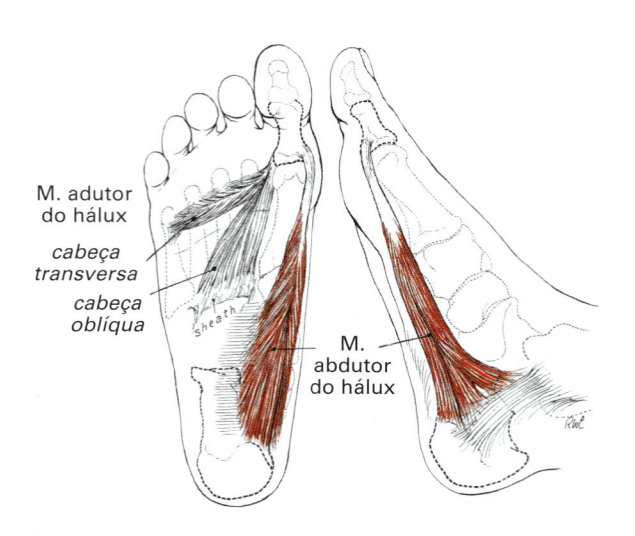

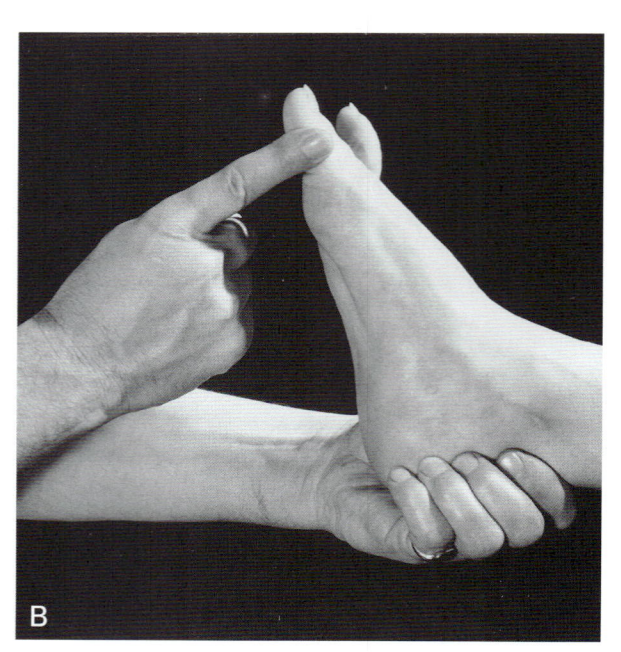

FIGURA 7.11   *A*: Músculos abdutor do hálux e adutor do hálux. *B*: Teste de força muscular do abdutor do hálux.

Pressão: Contra o aspecto medial do metatarsal I e falange proximal. O músculo pode ser palpado e frequentemente visto ao longo da borda medial do pé.

Fraqueza: Permite um valgo do antepé, hálux valgo e deslocamento medial do navicular.

Contratura: Puxa o pé em varo do antepé, com o hálux abduzido.

Músculo adutor do hálux

Origem:

Cabeça oblíqua: Das bases do metatarsais II a IV e da bainha do tendão do fibular longo.

Cabeça transversa: Dos ligamentos metatarsofalângicos plantares do terceiro ao quinto artelhos e do ligamento metatarsal transverso profundo (Fig. 7.11A).

Inserção: Aspecto lateral da base da falange proximal do hálux.

Ação: Aduz e auxilia na flexão da articulação metatarsofalângica do hálux.

Inervação: Tibial, **S1, 2**.

Contratura: Deformidade em adução do hálux (i. e., hálux valgo).

> **Observação:** O teste para o músculo adutor do hálux não é ilustrado.

Músculo flexor curto do hálux

Origem: Parte medial da superfície plantar do osso cuboide, parte adjacente do osso cuneiforme lateral e prolongamento do tendão do tibial posterior (Fig. 7.12, Partes A e B).

Inserção: Aspectos medial e lateral da base da falange proximal do hálux.

Ação: Flexiona a articulação metatarsofalângica do hálux.

Inervação: Tibial, L4, **5**, **S1**.

Paciente: Decúbito dorsal ou sentado.

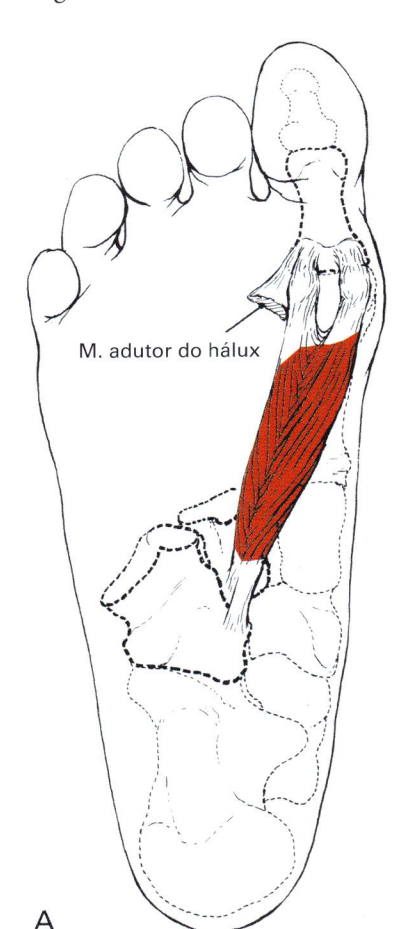

M. adutor do hálux

A

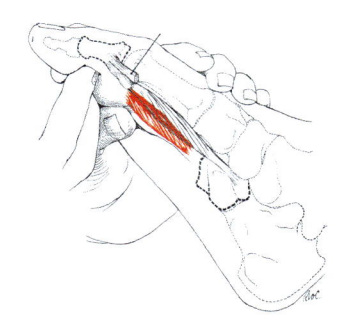

B

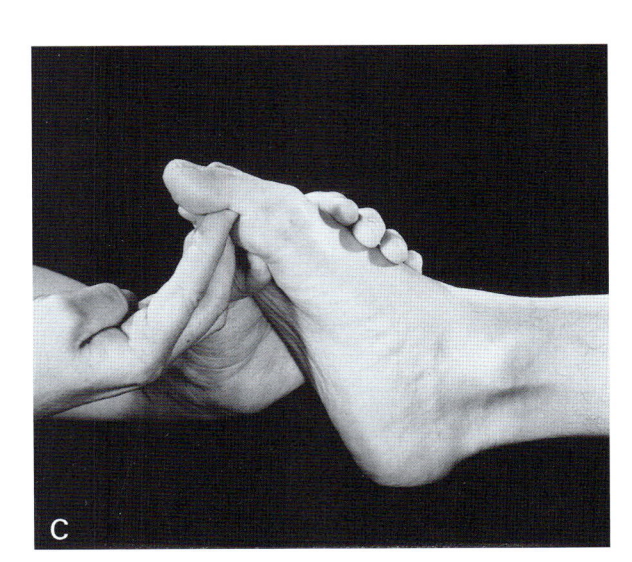

C

FIGURA 7.12 **A**: Músculo flexor curto do hálux (músculo adutor do hálux refletido). **B** e **C**: Teste de força muscular do flexor curto do hálux.

Fixação: O examinador estabiliza o pé proximalmente à articulação metatarsofalângica e mantém o pé e o tornozelo em posição neutra (Fig. 7.12C). (A posição de flexão plantar pode causar restrição do movimento de teste pela tensão dos músculos extensores do dedo opositores.)

Teste: Flexão da articulação metatarsofalângica do hálux.

Pressão: Contra a superfície plantar da falange proximal, no sentido da extensão.

> **Observações:** Quando o músculo flexor longo do hálux está paralisado e o flexor curto está ativo, a ação deste último é clara, porque o hálux flexiona na articulação metatarsofalângica sem qualquer flexão da articulação interfalângica. Quando o músculo flexor curto do hálux está paralisado e o flexor longo está ativo, a articulação metatarsofalângica se hiperestende e a articulação interfalângica flexiona.

Fraqueza: Permite uma posição de dedo em martelo do hálux e diminui a estabilidade do arco longitudinal.

Contratura: A falange proximal é mantida em flexão.

Músculo flexor longo do hálux

Origem: Superfície posterior dos 2/3 distais da fíbula, membrana interóssea e septos e fáscias intermusculares adjacentes (Fig. 7.13A).

Inserção: Base da falange distal do hálux, superfície plantar (Fig. 7.13B).

> **Observações:** O músculo flexor longo do hálux está conectado ao flexor longo dos dedos por uma forte faixa tendínea.

Ação: Flexiona a articulação interfalângica do hálux e auxilia na flexão da articulação metatarsofalângica, na flexão plantar da articulação do tornozelo e na inversão do pé.

Inervação: Tibial, L5, S1, 2.

Paciente: Decúbito dorsal ou sentado.

Fixação: O examinador estabiliza a articulação metatarsofalângica em uma posição neutra e mantém a articulação do tornozelo aproximadamente a meio caminho entre a dorsiflexão e a flexão plantar (Fig. 7.13C). (A dorsiflexão completa pode produzir flexão passiva da articulação interfalângica, e a flexão plantar completa faria o músculo encurtar demais para exercer sua força máxima.) Se o músculo flexor curto do hálux for muito forte e o flexor longo do hálux fraco, é necessário restringir a tendência à flexão da articulação metatarsofalângica mantendo a falange proximal em uma leve extensão.

Teste: Flexão da articulação interfalângica do hálux.

Pressão: Contra a superfície plantar da falange distal, no sentido da extensão.

Fraqueza: Resulta em tendência à hiperextensão da articulação interfalângica e deformidade em martelo do hálux. Diminui a força de inversão do pé e flexão plantar do tornozelo. Em posições que envolvem descarga de peso, permite a tendência à pronação do pé.

Contratura: Deformidade em garra do hálux.

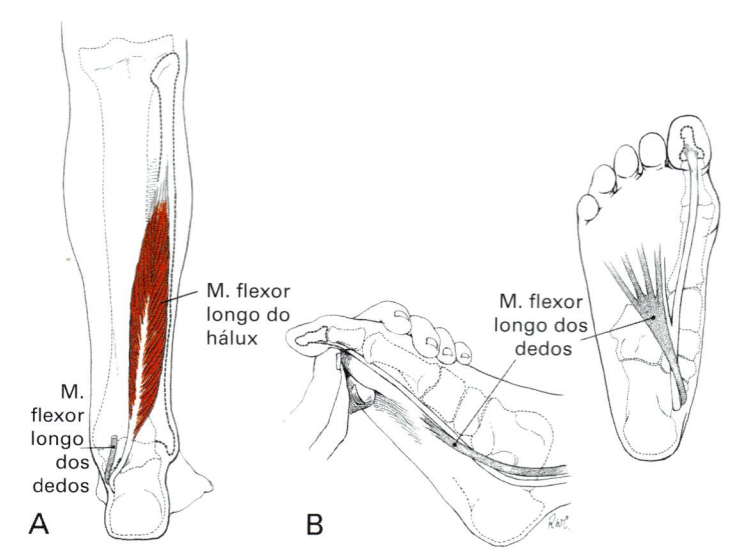
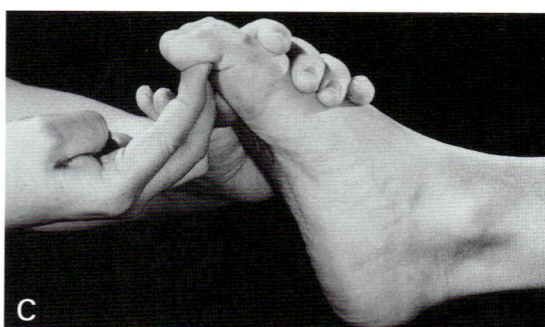

FIGURA 7.13 **A:** Músculo flexor longo do hálux. **B** e **C:** Teste de força muscular do flexor longo do hálux.

MÚSCULOS EXTENSORES CURTO E LONGO DO HÁLUX

Músculo extensor longo do hálux

Origem: Dois quartos médios da superfície anterior da fíbula e membrana interóssea adjacente (Fig. 7.14A).

Inserção: Base da falange distal do hálux.

Ação: Estende as articulações metatarsofalângica e interfalângica do hálux e auxilia na inversão do pé e na dorsiflexão da articulação do tornozelo.

Inervação: Fibular profundo, L4, **5**, **S1**.

Músculo extensor curto do hálux (faixa medial do músculo extensor curto dos dedos)

Origem: Parte distal das superfícies superior e lateral do calcâneo, ligamento talocalcâneo lateral e ápice do retináculo dos músculos extensores inferior.

Inserção: Superfície dorsal da base da falange proximal do hálux.

Ação: Estende a articulação metatarsofalângica do hálux.

Inervação: Fibular profundo, L4, **5**, **S1**.

Paciente: Decúbito dorsal ou sentado.

Fixação: O examinador estabiliza o pé em leve flexão plantar (Fig. 7.14B).

Teste: Extensão das articulações metatarsofalângica e interfalângica do hálux.

Pressão: Contra a superfície dorsal das falanges distal e proximal do hálux no sentido da flexão.

Fraqueza: Diminui a capacidade de estender o hálux e permite uma posição de flexão. A capacidade de dorsiflexão do tornozelo está diminuída.

Contratura: Extensão do hálux, com a cabeça do metatarsal I voltada para baixo.

> **Observações:** A paralisia do músculo extensor curto do hálux (primeira faixa do músculo extensor curto dos dedos) não pode ser determinada com precisão na presença de um músculo extensor longo do hálux forte. Contudo, na paralisia do extensor longo do hálux, a ação do extensor curto do hálux é clara. A falange distal não se estende e a falange proximal se estende no sentido da adução (i. e., em direção à linha axial do pé).

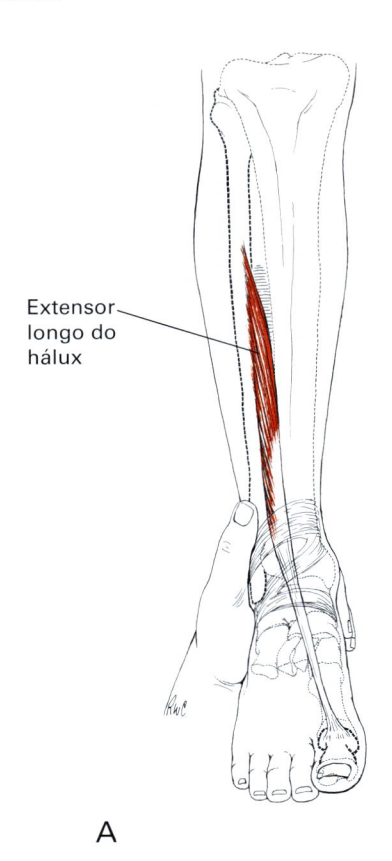

A

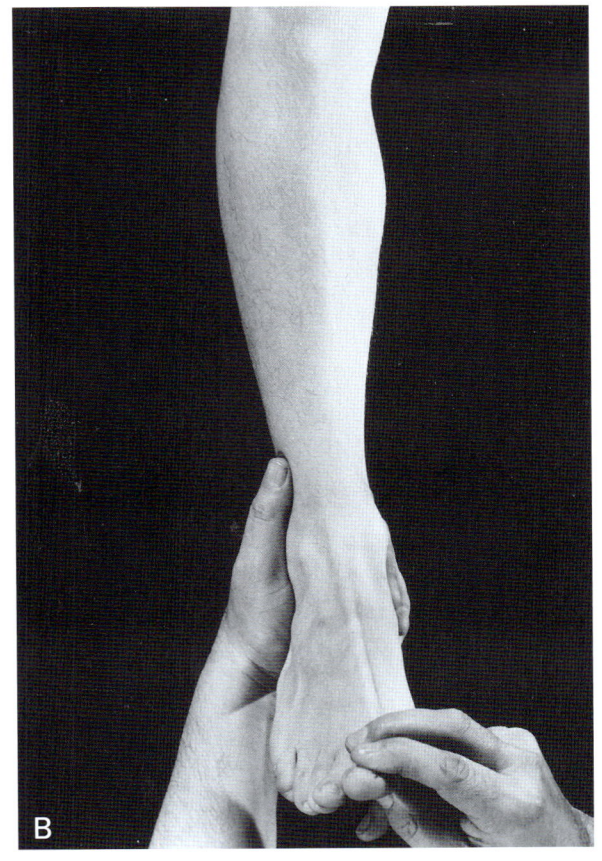

B

FIGURE 7-14 *A*: Músculo extensor longo do hálux. *B*: Teste de força muscular do extensor longo do hálux (teste do músculo extensor curto do hálux não mostrado).

MÚSCULOS LUMBRICAIS E INTERÓSSEOS

Músculos lumbricais (quatro)

Origem:

Primeiro: Do aspecto medial do primeiro tendão do flexor longo dos dedos (Fig. 7.15).

Segundo: Dos aspectos adjacentes do primeiro e segundo tendões do flexor longo dos dedos.

Terceiro: Dos aspectos adjacentes do segundo e terceiro tendões do flexor longo dos dedos.

Quarto: Dos aspectos adjacentes do terceiro e quarto tendões do flexor longo dos dedos.

Inserções: Aspecto medial da falange proximal e expansão dorsal do tendão do extensor longo dos dedos do segundo ao quinto artelhos.

Ações: Flexiona as articulações metatarsofalângicas e auxilia na extensão das articulações interfalângicas do segundo ao quinto artelhos.

Inervação para o músculo lumbrical I: Nervo plantar medial, L4, 5, S1.

Inervação para os músculos lumbricais II, II e IV: Nervo plantar lateral L(4), (5), S1, 2.

Músculos interósseos plantares (três)

Origem: Bases e aspectos mediais dos corpos do metatarsais III a V (Fig. 7.15).

Inserção: Aspectos mediais das bases das falanges proximais do mesmo artelho.

Ação: Aduz o terceiro, quarto e quinto artelhos em direção à linha axial que passa pelo segundo artelho. Auxilia na flexão das articulações metatarsofalângicas e pode auxiliar na extensão das articulações interfalângicas do terceiro, quarto e quinto artelhos.

Inervação: Plantar lateral, S**1**, **2**.

Músculos interósseos dorsais (quatro)

Origem: Cada músculo por duas cabeças a partir dos aspectos adjacentes dos ossos metatarsais (Fig. 7.15).

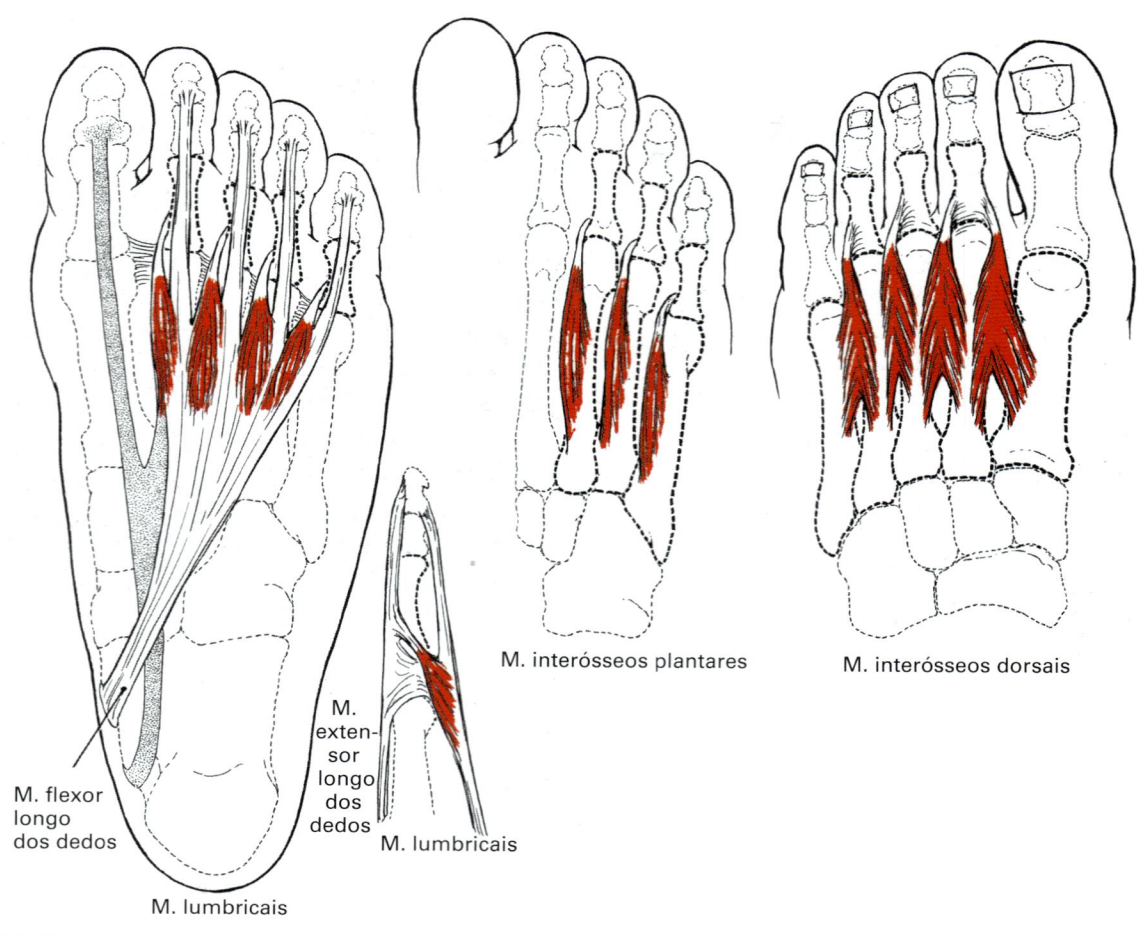

M. interósseos plantares

M. interósseos dorsais

M. flexor longo dos dedos

M. extensor longo dos dedos

M. lumbricais

M. lumbricais

FIGURA 7.15 Músculos lumbricais e interósseos.

Inserções: Lateral da falange proximal e cápsula da articulação metatarsofalângica.

Primeiro: No aspecto medial do segundo artelho.

Segundo a quarto: Nos aspectos laterais do segundo ao quarto artelhos.

Ação: Abduz do segundo ao quarto artelho afastando-se da linha axial que passa pelo segundo artelho. Auxilia na flexão das articulações metatarsofalângicas e pode auxiliar na extensão das articulações interfalângicas do segundo ao quarto artelhos.

Inervação: Plantar lateral, S1, 2.

Paciente: Decúbito dorsal ou sentado.

Fixação: O examinador estabiliza a região média do tarso e mantém o pé e o tornozelo em uma posição neutra (Fig. 7.16A).

Teste: Flexão das articulações metatarsofalângicas do segundo ao quinto artelhos, esforçando-se para evitar a flexão das articulações interfalângicas.

Pressão: Contra a superfície plantar das falanges proximais dos quatro dedos laterais.

Fraqueza: Quando esses músculos estão fracos e o músculo flexor longo dos dedos está ativo, ocorre hiperextensão nas articulações metatarsofalângicas. As articulações distais flexionam, causando uma posição em martelo dos quatro dedos laterais. O suporte muscular do arco transverso está diminuído.

Paciente: Decúbito dorsal ou sentado.

Fixação: O examinador estabiliza as articulações metatarsofalângicas e mantém o pé e o tornozelo em aproximadamente 20° a 30° de flexão plantar (Fig. 7.16B).

Teste: Extensão das articulações interfalângicas dos quatro dedos laterais. (Não é prático realizar um teste separado para adução e abdução dos músculos interósseos porque a maioria dos indivíduos não é capaz de realizar esses movimentos dos artelhos.)

Pressão: Contra a superfície dorsal das falanges distais, no sentido da flexão.

> **Observações:** O teste de força muscular dos lumbricais é importante em casos de dedo em martelo e de distensão do arco metatarsal.

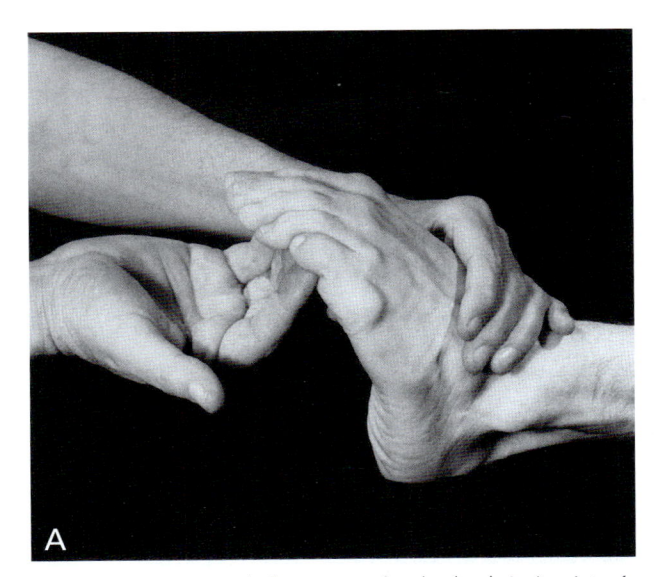 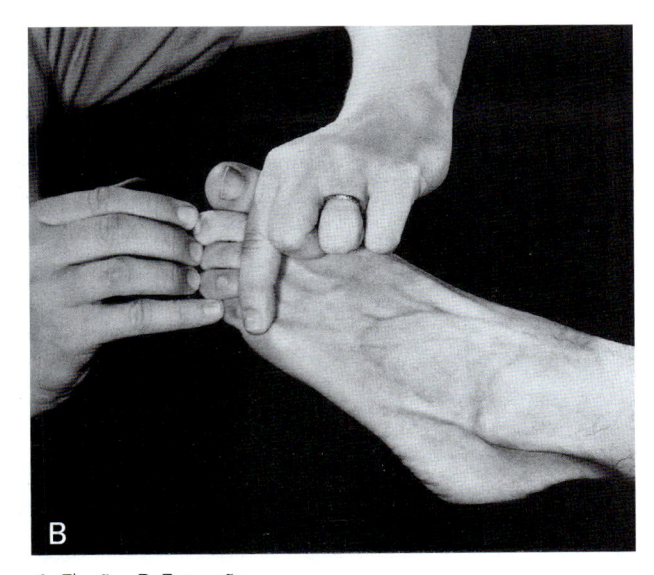

FIGURA 7.16 Teste de força muscular dos lumbricais e interósseos: **A**: Flexão; **B**: Extensão.

Músculo flexor curto dos dedos

Origem: Processo medial da tuberosidade do calcâneo, parte central da aponeurose plantar e septos intermusculares adjacentes.

Inserção: Falange média do segundo ao quinto artelhos.

Ação: Flexiona as articulações interfalângicas proximais e auxilia na flexão das articulações metatarsofalângicas do segundo ao quinto artelhos.

Inervação: Tibial, L4, 5, S1.

Paciente: Decúbito dorsal ou sentado.

Fixação: O examinador estabiliza as falanges proximais e mantém o pé e o tornozelo em uma posição neutra (Fig. 7.17). Se os músculos gastrocnêmio e sóleo estiverem paralisados, o examinador deve estabilizar o calcâneo, que é o osso de origem do músculo, durante o teste de flexão dos dedos do pé.

Teste: Flexão das articulações interfalângicas proximais do segundo ao quinto artelhos.

Pressão: Contra a superfície plantar da falange média dos quatro dedos, no sentido da extensão.

> **Observações:** Quando o músculo flexor longo dos dedos está paralisado e o flexor curto está ativo, os dedos dos pés flexionam na falange média enquanto a falange distal permanece estendida.

Fraqueza: A capacidade de flexionar as articulações interfalângicas proximais dos quatro dedos laterais está reduzida e o suporte muscular dos arcos longitudinal e transverso está diminuído.

Contratura: Restrição da extensão dos dedos dos pés. As falanges médias flexionam e há tendência a pé cavo se os músculos gastrocnêmio e sóleo estiverem fracos.

> **Observações:** O teste de força muscular do flexor curto dos dedos é importante em casos de distensão do arco longitudinal. Frequentemente se encontra um ponto de dor aguda na origem desse músculo no calcâneo.

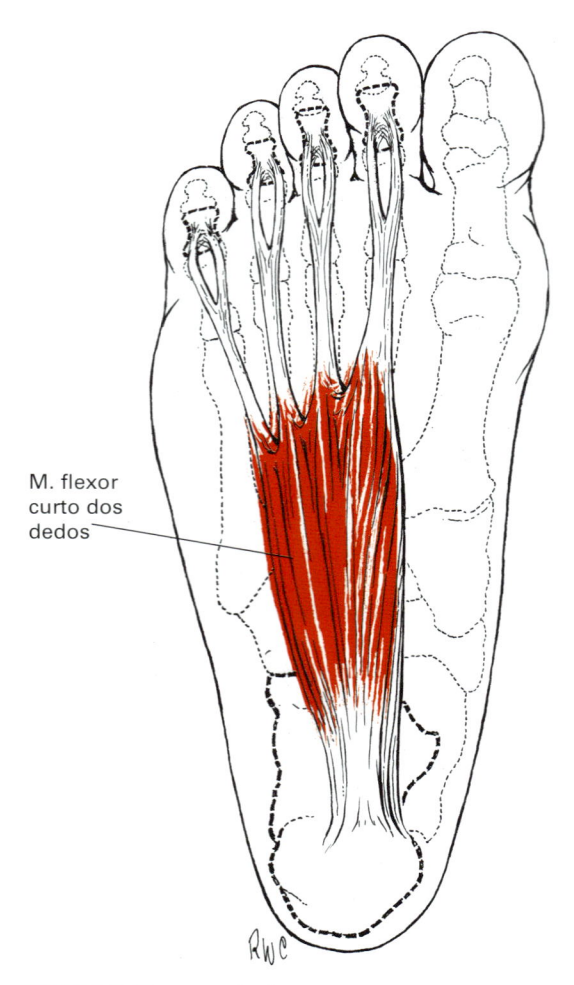

M. flexor curto dos dedos

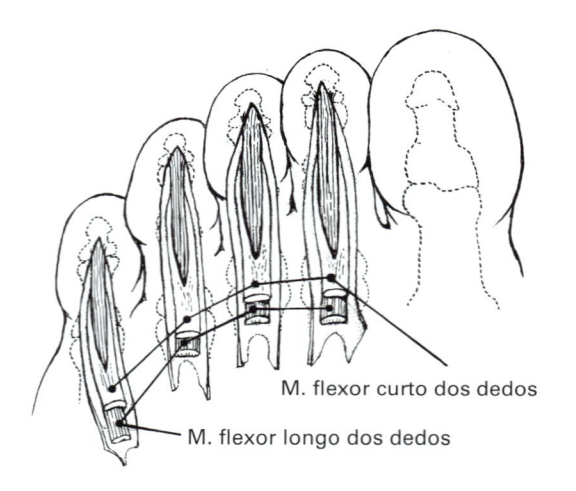

M. flexor curto dos dedos

M. flexor longo dos dedos

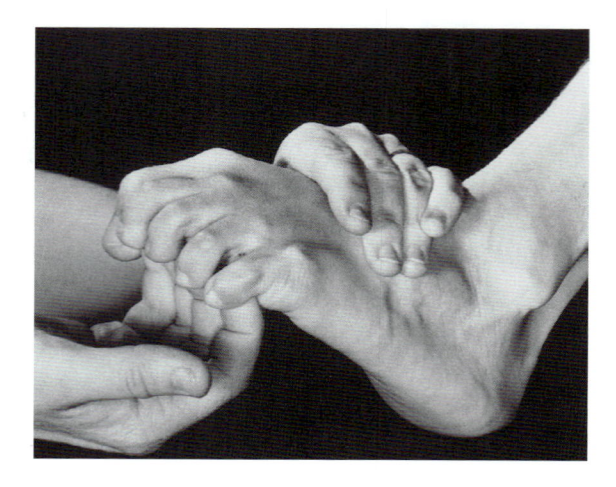

FIGURA 7.17 Músculo flexor curto dos dedos.

MÚSCULOS FLEXOR LONGO DOS DEDOS E QUADRADO PLANTAR

Músculo flexor longo dos dedos

Origem: 3/5 médio da superfície posterior do corpo da tíbia e fáscia que recobre o músculo tibial posterior (Fig. 7.18A).

Inserção: Bases das falanges distais do segundo ao quinto artelhos.

Ação: Flexiona as articulações interfalângicas proximais e distais e metatarsofalângicas do segundo ao quinto artelhos. Auxilia na flexão plantar da articulação do tornozelo e na inversão do pé.

Inervação: Tibial, L5, S1, (2).

Paciente: Decúbito dorsal ou sentado. Em caso de encurtamento do músculo gastrocnêmio, o joelho deve ser flexionado para possibilitar que o tornozelo fique em posição neutra.

Fixação: O examinador estabiliza os metatarsais e mantém o pé e o tornozelo em uma posição neutra (Fig. 7.18C).

Teste: Flexão das articulações interfalângicas distais do segundo ao quinto artelhos. O músculo flexor longo dos dedos é assistido pelo músculo quadrado plantar.

Pressão: Contra a superfície plantar das falanges distais dos quatro dedos no sentido da extensão.

Fraqueza: Resulta em tendência à hiperextensão das articulações interfalângicas distais dos quatro dedos do pé. Diminui a capacidade de inverter o pé e realizar a flexão plantar do tornozelo. Em posições que envolvem descarga de peso, a fraqueza permite a tendência à eversão das articulações talocalcânea e transversa do tarso.

Contratura: Deformidade em flexão das falanges distais dos quatro dedos laterais, com restrição da dorsiflexão do tornozelo e eversão das articulações talocalcânea e transversa do tarso.

Músculo quadrado plantar

Origem da cabeça medial: Superfície medial do calcâneo e borda medial do ligamento plantar longo (Fig. 7.18B).

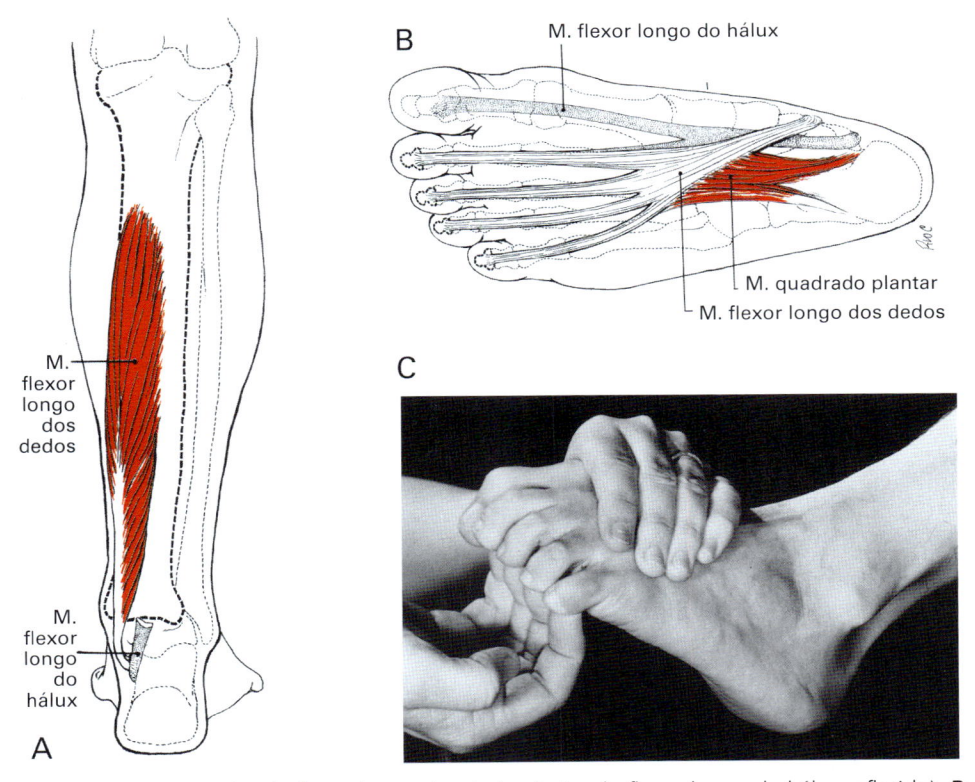

FIGURA 7.18 **A**: Músculo flexor longo dos dedos (músculo flexor longo do hálux refletido). **B**: Músculo quadrado plantar. **C**: Teste de força muscular do flexor longo dos dedos.

Origem da cabeça lateral: Borda lateral da superfície plantar do calcâneo e borda lateral do ligamento plantar longo.

Inserção: Margem lateral e superfícies dorsal e plantar do tendão do flexor longo dos dedos.

Ação: Modifica a linha de tração dos tendões do flexor longo dos dedos e auxilia na flexão do segundo ao quinto artelhos.

Inervação: Tibial, S1, 2.

> **Observação:** O teste para o músculo quadrado plantar não é ilustrado.

MÚSCULOS EXTENSORES LONGO E CURTO DOS DEDOS E FIBULAR TERCEIRO

Músculo extensor longo dos dedos

Origem: Côndilo lateral da tíbia, 3/4 proximal da superfície anterior do corpo da fíbula, parte proximal da membrana interóssea, septos intermusculares adjacentes e fáscia profunda (Fig. 7.19).

Inserção: Por quatro tendões do segundo ao quinto artelhos. Cada tendão forma uma expansão na superfície dorsal do dedo, dividindo-se em uma lâmina intermediária que se fixa na base da falange média e duas lâminas laterais que se fixam na base da falange distal.

Ação: Estende as articulações metatarsofalângicas e auxilia na extensão das articulações interfalângicas do segundo ao quinto artelhos. Auxilia na dorsiflexão da articulação do tornozelo e na eversão do pé.

Inervação: Fibular, L4, 5, S1.

Músculos extensor curto dos dedos/extensor curto do hálux

Origem: Parte distal das superfícies superior e lateral do calcâneo, ligamento talocalcâneo lateral e ápice do retináculo dos músculos extensores inferior (Fig. 7.19).

Inserção: Por quatro tendões do primeiro ao quarto artelhos. O músculo extensor curto do hálux se insere na superfície dorsal da base da falange proximal do hálux. O músculo extensor curto dos dedos une os aspectos laterais dos tendões do extensor longo dos dedos ao segundo, terceiro e quarto artelhos e contribui para a expansão extensora.

Ação: Estende as articulações metatarsofalângicas do primeiro ao quarto artelhos e auxilia na extensão das articulações interfalângicas do segundo ao quarto artelhos.

Inervação: Fibular profundo, L4, 5, S1.

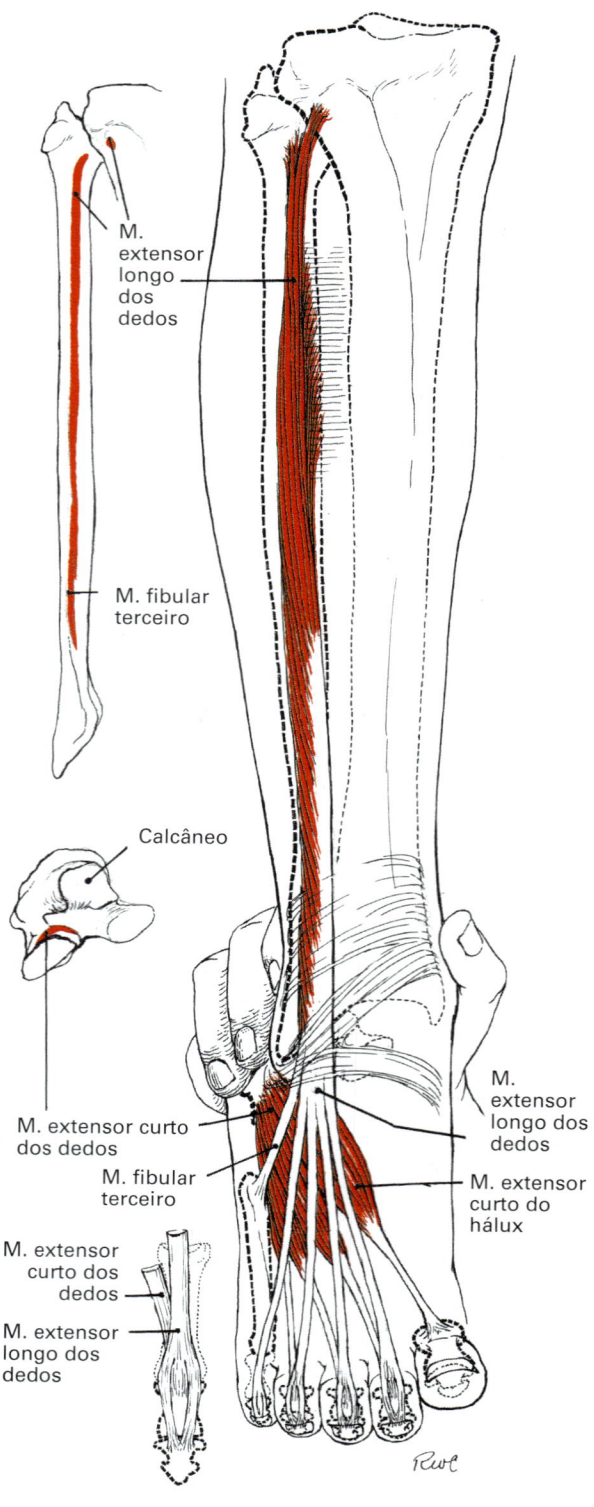

FIGURA 7.19 Músculos extensor longo e extensor curto dos dedos e fibular terceiro.

Observações: Como os tendões do extensor curto dos dedos se fundem com os tendões do extensor longo do segundo ao quarto artelhos, tanto o músculo extensor curto como o extensor longo estenderão todas as articulações desses dedos. Sem um extensor longo, entretanto, não haverá extensão do quinto dedo na articulação metatarsofalângica. Para diferenciar, palpe o tendão do extensor longo e o ventre do extensor curto e tente detectar qualquer diferença no movimento dos dedos dos pés.

Músculo fibular terceiro

Origem: 1/3 distal da superfície anterior da fíbula, membrana interóssea e septo intermuscular adjacente.

Inserção: Superfície dorsal, base do quinto metatarsal.

Ação: Dorsiflexiona a articulação do tornozelo e everte o pé.

Inervação: Fibular profundo, L4, L5, S1.

Paciente: Decúbito dorsal ou sentado.

Fixação: O examinador apoia a perna acima da articulação do tornozelo (Fig. 7.20B).

Teste: Dorsiflexão do tornozelo, com eversão do pé.

Observação: O músculo fibular terceiro é auxiliado neste teste pelo músculo extensor longo dos dedos, do qual faz parte.

Pressão: Contra o aspecto lateral, superfície dorsal do pé, no sentido da flexão plantar e inversão.

Fraqueza: Diminui a capacidade de everter o pé e dorsiflexionar a articulação do tornozelo.

Contratura: Dorsiflexão da articulação do tornozelo e eversão do pé.

Músculos extensor curto e extensor longo dos dedos

Paciente: Decúbito dorsal ou sentado.

Fixação: O examinador estabiliza o pé em leve flexão plantar (Fig. 7.20A).

Teste: Extensão de todas as articulações do segundo ao quinto artelhos.

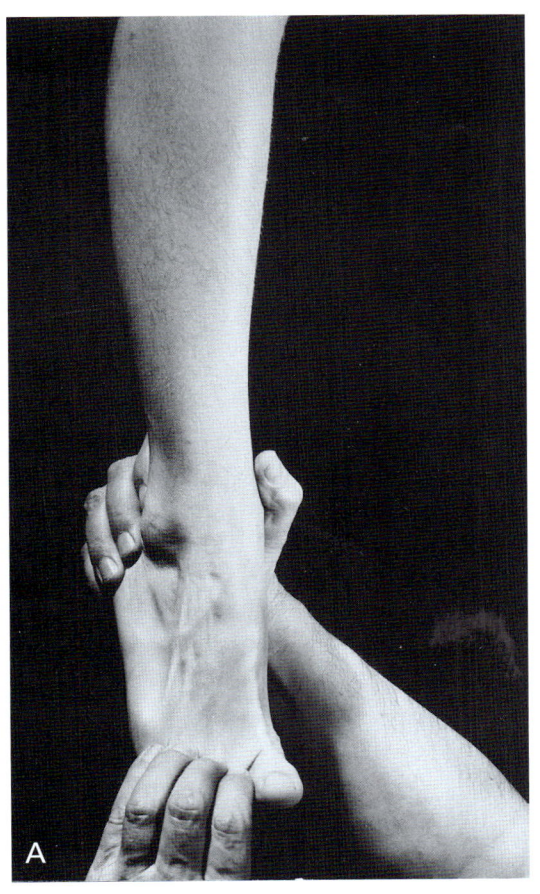 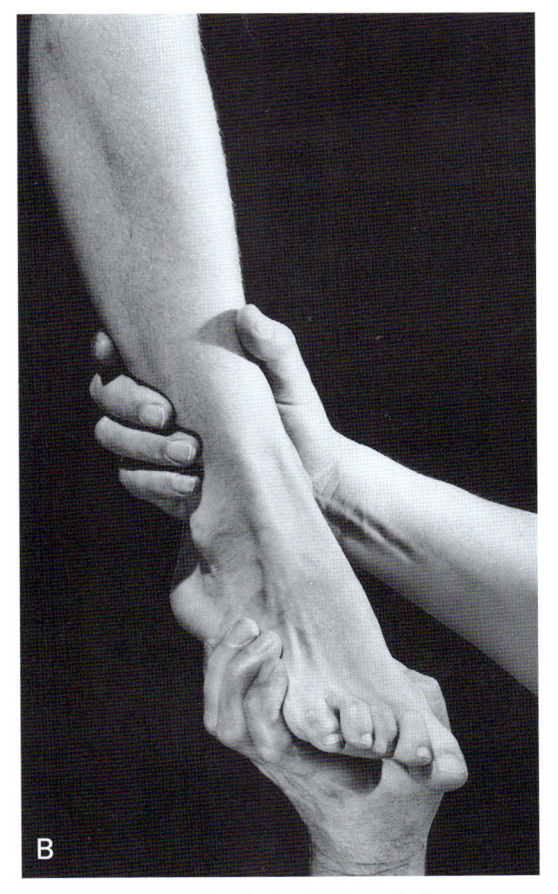

FIGURA 7.20 **A**: Teste de força muscular do extensor longo e extensor curto dos dedos. **B**: Teste de força muscular do fibular terceiro.

Pressão: Contra a superfície dorsal dos dedos, no sentido da flexão.

Fraqueza: Permite a tendência a pé caído e varo do antepé. Diminui a capacidade de dorsiflexionar o tornozelo e everter o pé. Muitos casos de pé chato (i. e., colapso do arco longitudinal) revelam fraqueza dos músculos extensores dos dedos associada.

Contratura: Hiperextensão das articulações metatarsofalângicas.

Músculo tibial anterior

Origem: Côndilo lateral e metade proximal da superfície lateral da tíbia, membrana interóssea, fáscia profunda e septo intermuscular lateral (Fig. 7.21A).

Inserção: Superfície medial e plantar do osso cuneiforme medial, base do metatarsal I.

Ação: Dorsiflexiona a articulação do tornozelo e auxilia na inversão do pé.

Inervação: Fibular profundo, L4, 5, S1.

Paciente: Decúbito dorsal ou sentado (com o joelho flexionado se houver encurtamento no músculo gastrocnêmio).

Fixação: O examinador apoia a perna, logo acima da articulação do tornozelo (Fig. 7.21B).

Teste: Dorsiflexão do tornozelo e inversão do pé, sem extensão do hálux.

Pressão: Contra o aspecto medial, superfície dorsal do pé, no sentido da flexão plantar do tornozelo e eversão do pé.

Fraqueza: Diminui a capacidade de dorsiflexão do tornozelo e permite a tendência à eversão do pé. Isso pode ser visto como pé caído parcial e tendência à pronação.

Contratura: Dorsiflexão do tornozelo, com inversão do pé (i. e., pé em posição de calcaneovaro).

> **Observações:** Embora a fraqueza do músculo tibial anterior possa ser encontrada em conjunto com um pé pronado, essa fraqueza raramente é encontrada em casos de pé plano congênito.

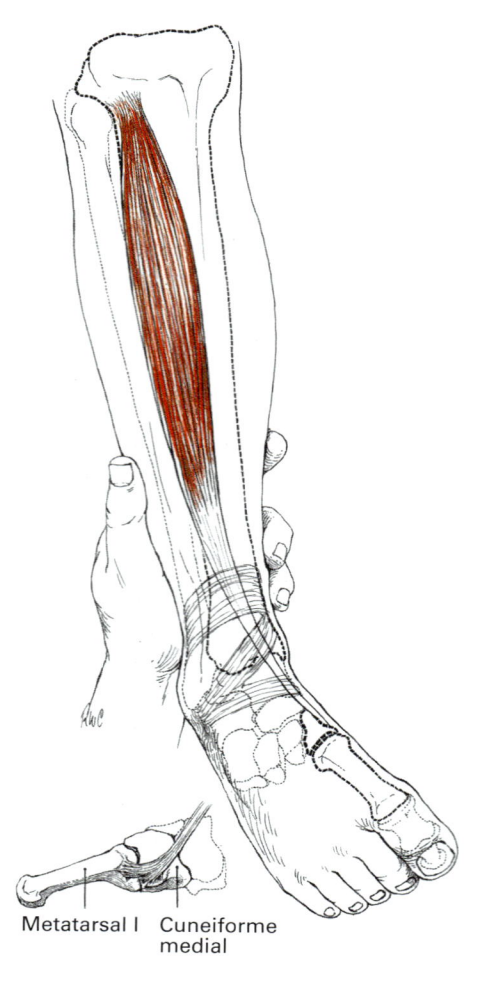

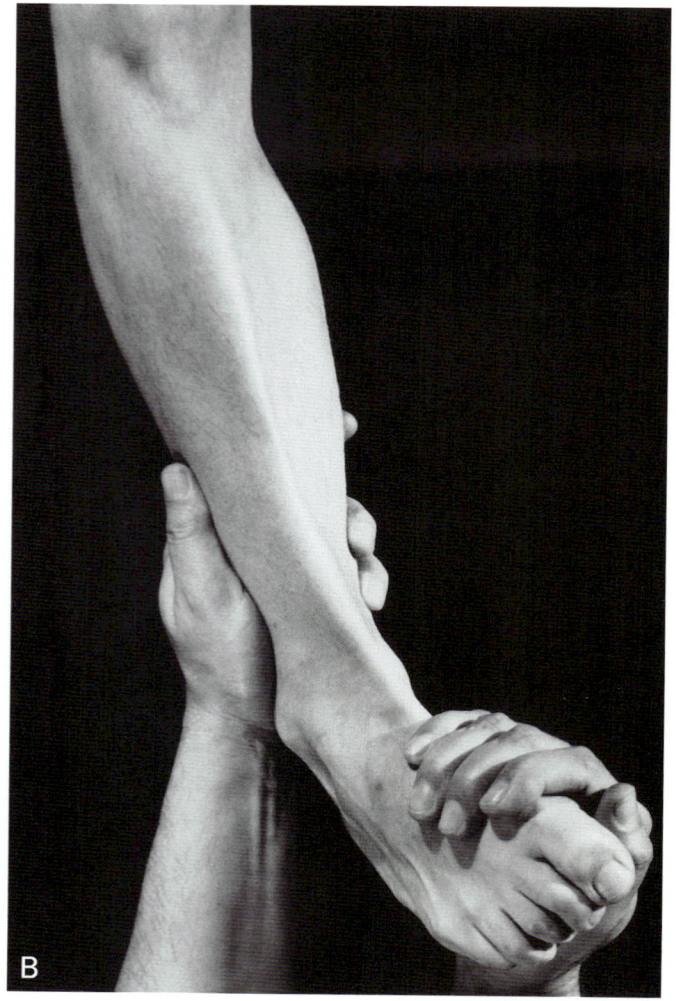

Metatarsal I — Cuneiforme medial

A **B**

FIGURA 7.21 **A**: Músculo tibial anterior. **B**: Teste de força muscular do tibial anterior.

Músculo tibial posterior

Origem: Maior parte da membrana interóssea, porção lateral da superfície posterior da tíbia, 2/3 proximais da superfície medial da fíbula, septos intermusculares adjacentes e fáscia profunda (Fig. 7.22A).

Inervação: Tibial, L(4), **5**, S1.

Inserção: Tuberosidade do osso navicular e por expansões fibrosas ao sustentáculo do tálus, três cuneiformes, cuboide e bases dos metatarsais II a IV.

Ação: Inverte o pé e auxilia na flexão plantar da articulação do tornozelo.

Paciente: Em decúbito dorsal, com o membro em rotação lateral.

Fixação: O examinador apoia a perna, acima da articulação do tornozelo (Fig. 7.22B).

Teste: Inversão do pé, com flexão plantar do tornozelo.

Pressão: Contra o aspecto medial e superfície plantar do pé, no sentido da dorsiflexão do tornozelo e eversão do pé.

> **Observações:** Se os músculos flexor longo do hálux e flexor longo dos dedos estiverem sendo compensados pelo músculo tibial posterior, os dedos dos pés serão fortemente flexionados à medida que é aplicada pressão.

Fraqueza: Diminui a capacidade de inverter o pé e realizar a flexão plantar do tornozelo. Resulta em pronação do pé e diminuição do suporte do arco longitudinal. Interfere na capacidade de ficar na ponta dos pés e tende ao que é comumente chamado de claudicação por problemas no gastrocnêmio.

Contratura: Na ausência de descarga de peso, posição de equinovaro; com descarga de peso, supinação do calcanhar com antepé varo.

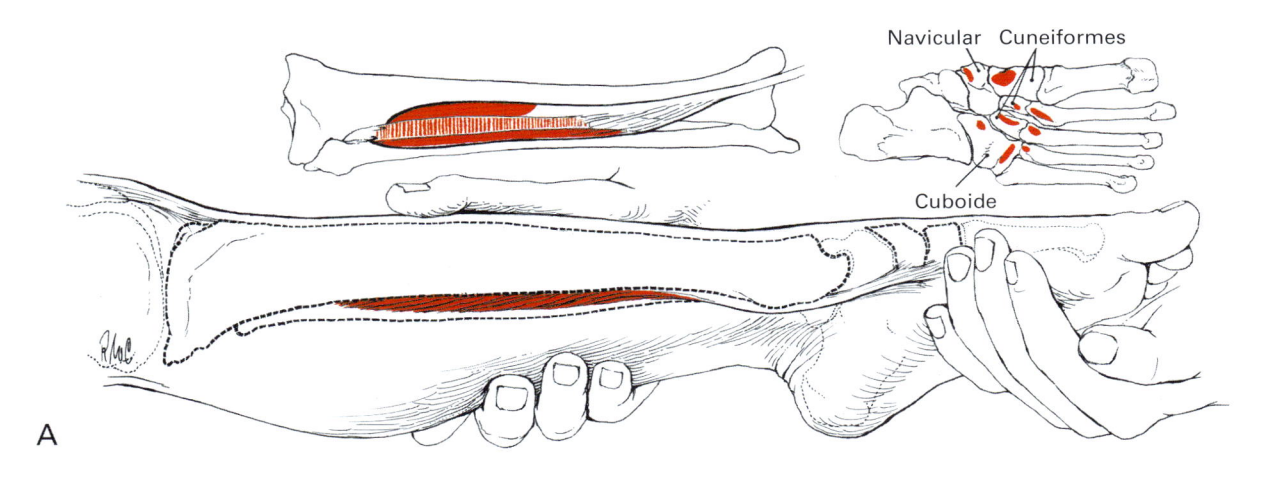

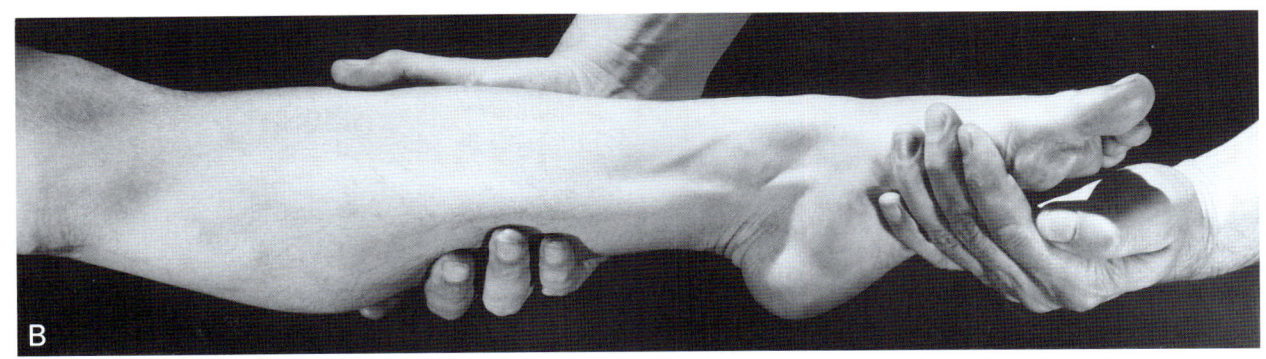

FIGURA 7.22   *A*: Músculo tibial posterior. *B*: Teste de força muscular do tibial posterior.

MÚSCULOS FIBULAR LONGO E FIBULAR CURTO

Músculo fibular longo

Origem: Côndilo lateral da tíbia, cabeça e 2/3 proximais da superfície lateral da fíbula, septos intermusculares e fáscia profunda adjacente (Fig. 7.23A).

Inserção: Aspecto lateral da base do metatarsal I e do osso cuneiforme medial.

Ação: Everte o pé, auxilia na flexão plantar da articulação do tornozelo e deprime a cabeça do metatarsal I.

Inervação: Fibular superficial, L4, **5**, S**1**.

Paciente: Em decúbito dorsal, com o membro rodado medialmente, ou em decúbito lateral (sobre o lado oposto).

Fixação: O examinador apoia a perna, acima da articulação do tornozelo (Fig. 7.23B).

Teste: Eversão do pé, com flexão plantar do tornozelo (teste tanto do músculo fibular longo como do fibular curto).

Pressão: Contra a borda lateral e planta do pé, no sentido da inversão do pé e dorsiflexão do tornozelo.

Músculo fibular curto

Origem: 2/3 distal da superfície lateral da fíbula e septos intermusculares adjacentes.

Inserção: Tuberosidade na base do metatarsal V, aspecto lateral.

Ação: Everte o pé e auxilia na flexão plantar da articulação do tornozelo.

Inervação: Fibular superficial, L4, **5**, S**1**.

Fraqueza: Diminui a força de eversão do pé e flexão plantar do tornozelo. Permite uma posição em varo do pé e diminui a capacidade de ficar na ponta dos pés. A estabilidade lateral do tornozelo está diminuída.

Contratura: Resulta em uma posição de eversão ou valgo do pé.

> **Observações:** Em posições de descarga de peso, com uma forte tração em sua inserção na base do metatarsal I, o músculo fibular longo faz a cabeça do metatarsal I ser pressionada para baixo, contra a superfície de apoio.

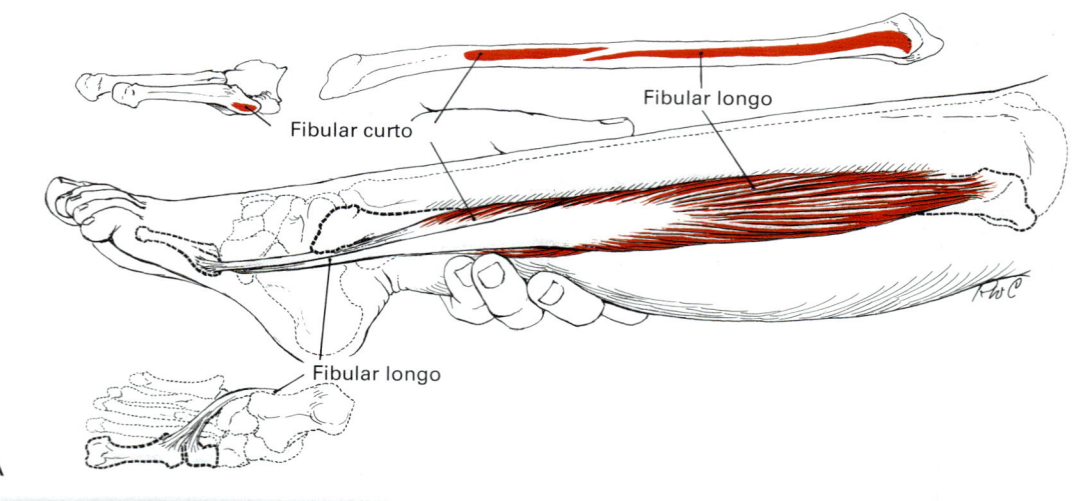

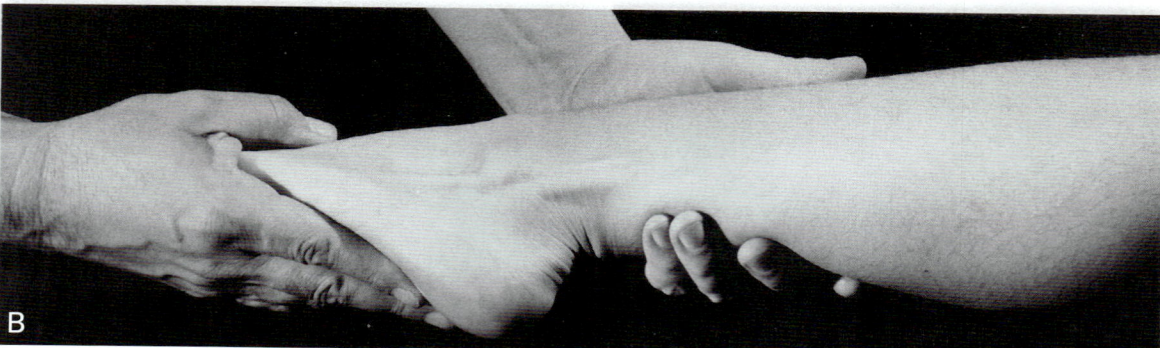

FIGURA 7.23 **A**: Músculos fibular longo e fibular curto. **B**: Teste de força muscular do fibular longo e fibular curto.

MÚSCULOS FLEXORES PLANTARES DO TORNOZELO

Paciente: Em decúbito ventral, com o joelho estendido e o pé para fora da extremidade da maca.

Fixação: O peso do membro, apoiado sobre uma maca firme, deverá ser suficiente para fixação da parte.

Teste: Flexão plantar do pé, com ênfase em puxar o calcanhar para cima em detrimento de empurrar o antepé para baixo. Este teste não tenta isolar a ação do músculo gastrocnêmio daquela dos outros flexores plantares, mas a presença ou ausência de contração do gastrocnêmio pode ser determinada por observação cuidadosa durante o teste[4,5] (Fig. 7.24).

Pressão: A fim de conseguir uma pressão máxima nesta posição, aplique pressão tanto no antepé como no calcâneo. Se o músculo estiver muito fraco, a pressão contra o calcâneo é suficiente.

O gastrocnêmio em geral pode ser visto e sempre pode ser palpado se estiver sendo acionado durante o teste de flexão plantar. Deve-se observar atentamente se há movimento dos dedos e do antepé durante o teste a fim de detectar compensações. O paciente pode ser capaz de flexionar a parte anterior do pé usando os músculos flexores de dedos, o tibial posterior e o fibular longo sem uma tração direta para cima no calcanhar pelo tendão do calcâneo. Se os músculos gastrocnêmio e sóleo estiverem fracos, o calcanhar será *empurrado* em razão da flexão do antepé, em vez de *puxado* para cima simultaneamente à flexão do antepé. Se for aplicada pressão no calcanhar e não na planta do pé, é possível isolar, pelo menos parcialmente, a ação combinada dos músculos gastrocnêmio e sóleo daquela dos outros flexores plantares. O movimento do pé em direção à eversão ou inversão mostrará se há desequilíbrio nos músculos opositores laterais e mediais; se o desequilíbrio for pronunciado, evidenciará uma tentativa de os músculos fibulares ou o tibial posterior compensarem os músculos gastrocnêmio e sóleo.

Quando os músculos posteriores da coxa estão fracos, a ação do músculo gastrocnêmio muitas vezes pode ser demonstrada no teste de flexão do joelho. Em decúbito ventral, com os joelhos totalmente estendidos, pede-se ao paciente que flexione o joelho contra resistência. Se o músculo gastrocnêmio for forte, ocorrerá flexão plantar no tornozelo enquanto esse músculo inicia a flexão do joelho, seguida pela dorsiflexão do tornozelo à medida que o joelho flexiona.

Fraqueza: Resulta em hiperextensão do joelho e incapacidade de ficar na ponta dos pés. A incapacidade de transferir peso pode resultar em desvios na marcha.

Contratura: Pé equino e flexão do joelho.

Encurtamento: Restrição da dorsiflexão do tornozelo quando o joelho está estendido e restrição da extensão do joelho quando o tornozelo está dorsiflexionado. Durante a fase de apoio da marcha, o encurtamento limita a dorsiflexão normal do tornozelo, e o indivíduo desvia o pé lateralmente ao transferir o peso do calcanhar para o antepé.

Músculo sóleo

Origem: Superfícies posteriores da cabeça da fíbula e 1/3 proximal de seu corpo, linha para o músculo sóleo e 1/3 médio da borda medial da tíbia e arco tendíneo entre a tíbia e a fíbula (Fig. 7.25A).

Inserção: Com o tendão do gastrocnêmio na superfície posterior do calcâneo.

Ação: Flexão plantar da articulação do tornozelo.

Inervação: Tibial, L5, S**1**, **2**.

Paciente: Em decúbito ventral, com o joelho flexionado a pelo menos 90°.

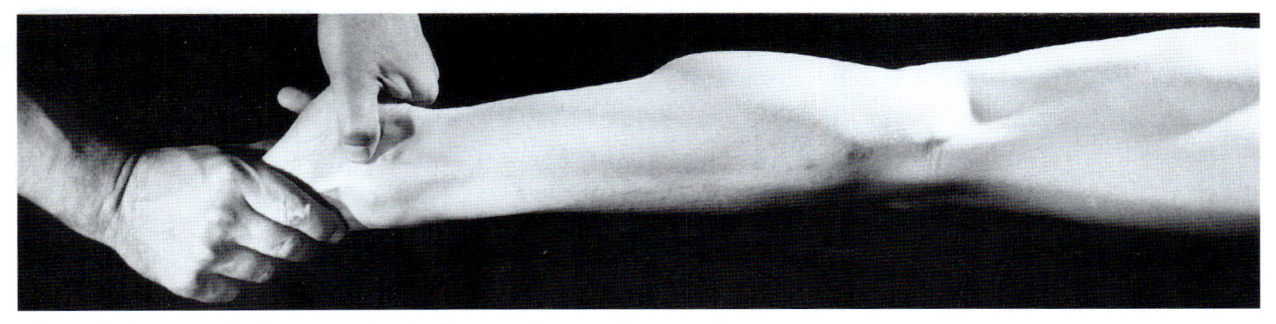

FIGURA 7.24 Teste de força muscular dos flexores plantares do tornozelo.

Fixação: O examinador apoia a perna, proximalmente ao tornozelo.

Teste: Flexão plantar do tornozelo, sem inversão nem eversão do pé.

Pressão: Contra o calcâneo (conforme ilustrado na Figura 7.25B), puxando o calcanhar no sentido caudal (i. e., no sentido da dorsiflexão do tornozelo). Quando a fraqueza é acentuada, o paciente pode não ser capaz de resistir à pressão no calcanhar. Quando a fraqueza não é acentuada, é necessário um braço de alavanca maior, que é obtido aplicando-se pressão simultaneamente contra a planta do pé.

> **Observações:** A inversão do pé indica compensação pelos músculos tibial posterior e flexores dos dedos. A eversão indica compensação pelos músculos fibulares. A extensão do joelho é evidência de tentativa de assistência pelo gastrocnêmio. Ou seja, o gastrocnêmio fica em desvantagem com o joelho flexionado a 90° ou mais e, para torná-lo mais forte, o paciente tentará estender o joelho.

Fraqueza: Predispõe a um pé cavo. Resulta em incapacidade de ficar na ponta dos pés. Em posição ortostática, a inserção do músculo sóleo no calcâneo torna-se o ponto fixo de ação desse músculo na manutenção do alinhamento normal da perna em relação ao pé. O desvio que resulta da fraqueza do músculo sóleo pode ser visto como uma inadequação postural de leve flexão do joelho, porém mais comumente resulta em um deslocamento anterior do peso corporal em relação à linha de prumo normal, como pode ser visto quando o fio de prumo pende ligeiramente anterior ao maléolo lateral.

Uma fraqueza do tipo não paralítica pode resultar de um traumatismo súbito no músculo (como ao aterrissar de um salto em uma posição de dorsiflexão de tornozelo e flexão de joelho) ou de um traumatismo gradual (como na flexão profunda e repetida do joelho na qual o tornozelo está em dorsiflexão total). O músculo gastrocnêmio não é alongado em razão da flexão de joelho.

Contratura: Pé equino, em posições com e sem descarga de peso.

Encurtamento: Tendência à hiperextensão do joelho na posição ortostática. Ao andar descalço, o encurtamento é compensado pelo desvio lateral do pé, transferindo assim o peso da região posterolateral do calcanhar para a porção anteromedial do antepé. Quando em uso de sapatos com salto, o encurtamento pode passar despercebido.

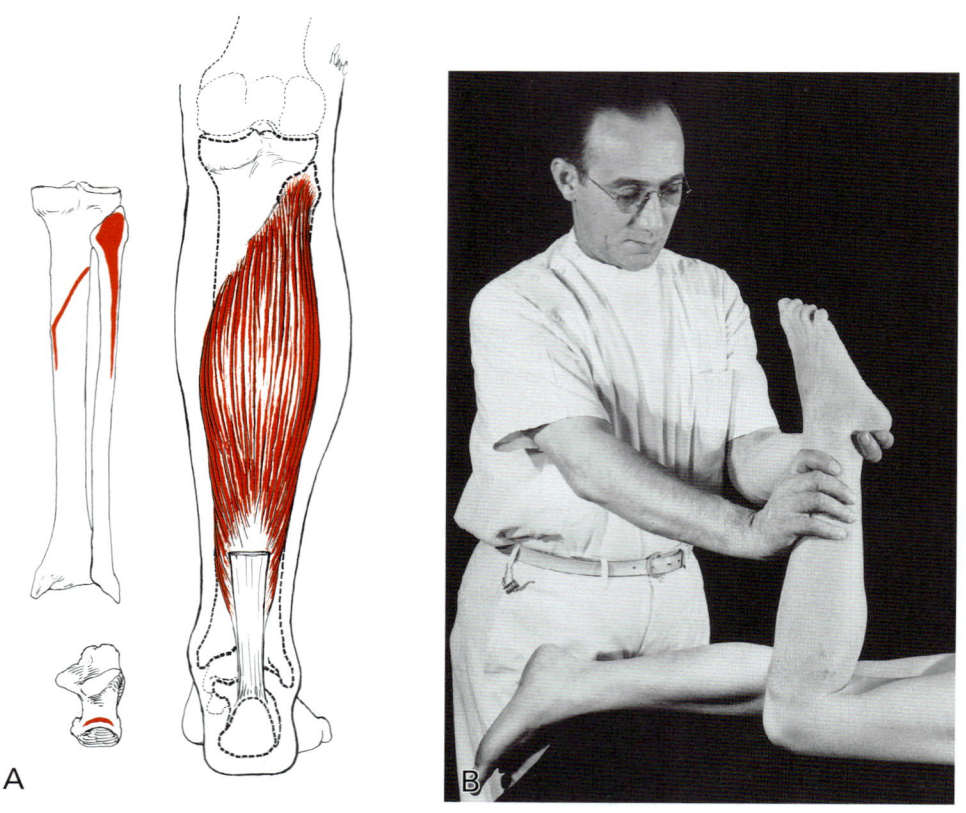

A

FIGURA 7.25 *A*: Músculo sóleo. *B*: Teste de força muscular do sóleo.

Observações: Este teste é importante no exame de casos de desvio anterior do corpo em relação ao fio de prumo. Também é aconselhável testar este músculo em casos de alteração na altura do arco longitudinal.

MÚSCULOS GASTROCNÊMIO E PLANTAR

Músculo gastrocnêmio

Origem da cabeça medial: Parte proximal e posterior do côndilo medial e parte adjacente do fêmur, cápsula da articulação do joelho (Fig. 7.26A).

Origem da cabeça lateral: Côndilo lateral e superfície posterior do fêmur, cápsula da articulação do joelho.

Inserção: Parte média da superfície posterior do calcâneo.

Inervação: Tibial, S**1**, **2**.

Músculo plantar

Origem: Parte distal da linha supracondilar lateral do fêmur, parte adjacente de sua superfície poplítea e ligamento poplíteo oblíquo da articulação do joelho (Fig. 7.26A).

Inserção: Parte posterior do calcâneo.

Inervação: Tibial, L4, **5**, S**1**, (2).

Ação: Os músculos gastrocnêmio e plantar realizam a flexão plantar da articulação do tornozelo e auxiliam na flexão da articulação do joelho.

Flexores plantares do tornozelo

Paciente: Em pé. (O paciente pode se firmar apoiando a mão na maca, mas não deve descarregar peso sobre ela.)

Movimento de teste: Ficar na ponta dos pés, empurrando o peso do corpo diretamente para cima (Fig. 7.26B).

Resistência: Peso corporal.

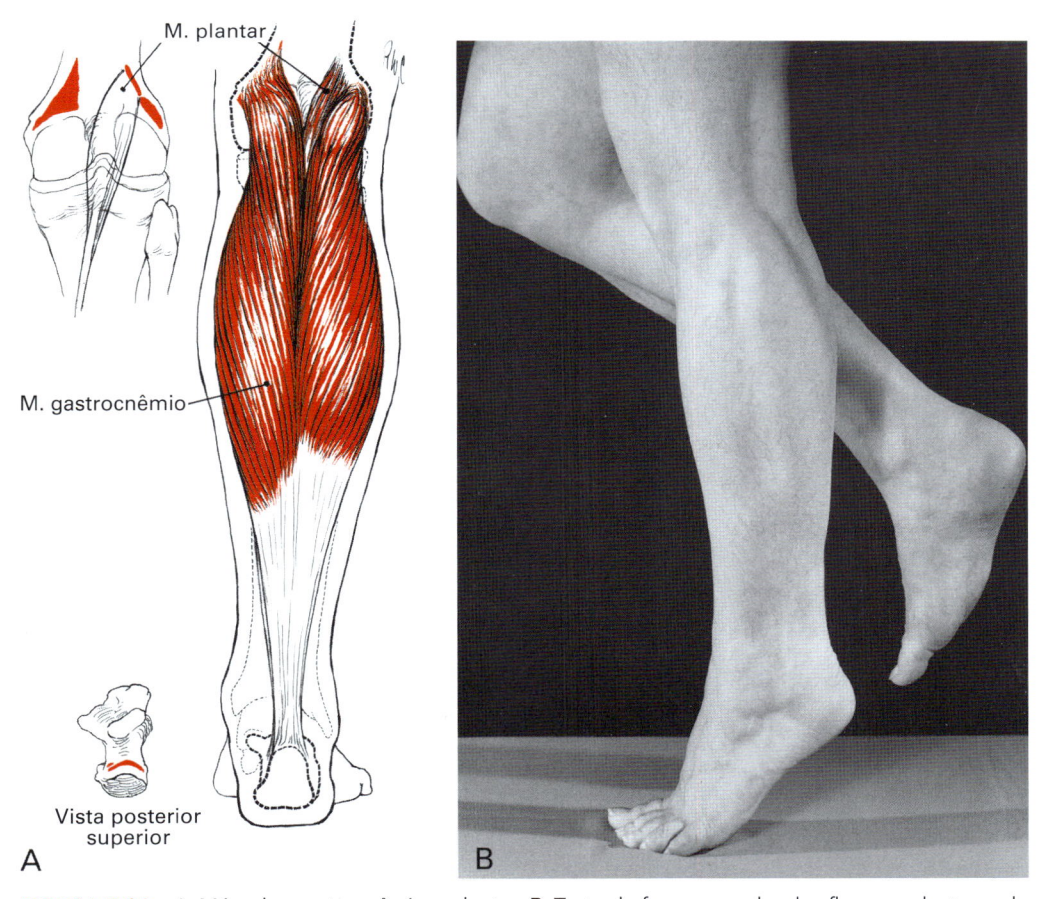

FIGURA 7.26 **A**: Músculos gastrocnêmio e plantar. **B**: Teste de força muscular dos flexores plantares do tornozelo.

> **Observações:** Inclinar o corpo para a frente e flexionar o joelho é evidência de fraqueza. O paciente faz uma dorsiflexão do tornozelo, tentando afastar o calcanhar do chão pela tensão dos flexores plantares, à medida que o peso do corpo é lançado para a frente.

Encurtamento: O encurtamento dos músculos gastrocnêmio e sóleo tende a se desenvolver entre mulheres que usam sapatos de salto alto com frequência.

Ver o Quadro 7.1, que mostra os músculos que atuam na flexão plantar.

Músculos que atuam na flexão plantar

Sóleo Gastrocnêmio Plantar	Flexores plantares do tornozelo (grupo do tendão do calcâneo)
Tibial posterior Fibular longo Fibular curto	Flexores plantares do antepé e do tornozelo
Flexor longo do hálux Flexor longo dos dedos	Flexores plantares dos dedos, do antepé e do tornozelo

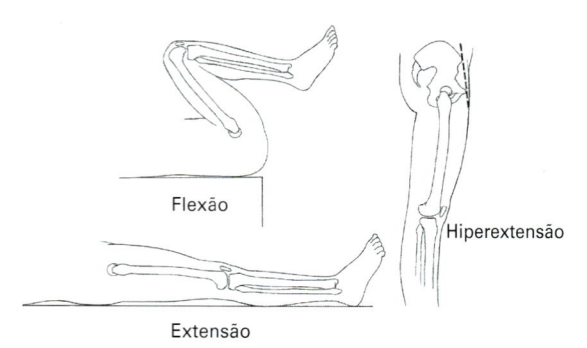

FIGURA 7.27 Flexão, extensão e hiperextensão da articulação do joelho.

SEÇÃO III

TESTES DE FORÇA MUSCULAR E FLEXIBILIDADE DO QUADRIL E DO JOELHO

MOVIMENTOS ARTICULARES

Movimentos da articulação do joelho

Ao medir a dorsiflexão, o joelho deve estar flexionado. Nessa posição, a articulação do tornozelo pode ser dorsifletida em aproximadamente 20°. Se o joelho estiver estendido, o gastrocnêmio limitará a amplitude de movimento a aproximadamente 10° de dorsiflexão. A amplitude de movimento em flexão plantar é de aproximadamente 45°.

A articulação do joelho é do tipo gínglimo modificado, formada pela articulação dos côndilos do fêmur com os côndilos da tíbia e pela articulação da patela com a superfície patelar do fêmur.

A *flexão* e a *extensão* são movimentos em torno de um eixo coronal. A flexão é o movimento no sentido posterior, aproximando as superfícies posteriores da perna e da coxa. A extensão é o movimento no sentido anterior até uma posição de alinhamento da coxa e da perna (0°). A partir da posição de extensão zero, a amplitude de flexão é de aproximadamente 140°. Deve-se flexionar o quadril ao medir a flexão total do joelho a fim de evitar a restrição do movimento pelo músculo reto femoral, mas a articulação não deve ser totalmente flexionada ao medir a extensão de joelho para evitar a restrição decorrente do volume dos músculos posteriores da coxa.

A *hiperextensão* é um movimento anormal ou não natural além da posição zero de extensão. Por uma questão de estabilidade em pé, em geral se espera que o joelho esteja em uma posição de apenas poucos graus de extensão além do zero. Se estendido além desses poucos graus, considera-se que o joelho está hiperestendido (Fig. 7.27).

A *rotação lateral* e a *rotação medial* são movimentos em torno de um eixo longitudinal. A rotação medial consiste na rotação da superfície anterior da perna em direção ao plano médio-sagital. A rotação lateral é a rotação afastando-se do plano médio-sagital.

O joelho estendido (na posição zero) fica essencialmente travado, impedindo qualquer rotação. A rotação ocorre com a flexão, combinando movimentos entre a tíbia e os meniscos, bem como entre a tíbia e o fêmur.

Com a coxa fixa, o movimento que acompanha a flexão é a rotação medial da tíbia sobre o fêmur. Com a perna fixa, o movimento que acompanha a flexão é a rotação lateral do fêmur sobre a tíbia.

Com a coxa fixa, o movimento que acompanha a extensão é a rotação lateral da tíbia sobre o fêmur. Com a perna fixa, o movimento que acompanha a extensão é a rotação medial do fêmur sobre a tíbia.

MOVIMENTOS DA ARTICULAÇÃO DO QUADRIL

A articulação do quadril é do tipo esferóidea, formada pela articulação do acetábulo do osso do quadril com a cabeça do fêmur.

Normalmente as descrições do movimento articular referem-se ao movimento da parte distal sobre uma parte proximal fixa. Na posição vertical com descarga de peso, o movimento da parte proximal sobre a parte distal mais fixa torna-se de igual importância, se não primário. Por esse motivo, são mencionados os movimentos da pelve sobre o fêmur, bem como os movimentos do fêmur sobre a pelve.

A *flexão* e a *extensão* são movimentos em torno de um eixo coronal. A flexão é o movimento em um sentido anterior. Esse movimento pode ser o de trazer a coxa em direção à pelve fixa, como na elevação do membro inferior estendido em decúbito dorsal; ou pode ser o de trazer a pelve em direção às coxas fixas, como ao passar do decúbito dorsal para a posição sentada, inclinar-se para a frente a partir da posição em pé ou inclinar a pelve anteriormente ao ficar em pé. A extensão é movimento no sentido posterior. Esse movimento pode ser o de trazer a coxa posteriormente, como ao levar a perna para trás, ou o de trazer o tronco posteriormente, como no retorno de uma posição em pé curvada para a frente, ou como na inclinação posterior da pelve quando em pé ou em decúbito ventral (Fig. 7.28).

A amplitude de flexão do quadril a partir do zero é de aproximadamente 125°, e a amplitude de extensão é de aproximadamente 10°, perfazendo uma amplitude total de aproximadamente 135°. Deve-se flexionar o joelho ao medir a flexão do quadril a fim de evitar a restrição do movimento pelos músculos posteriores da coxa, e o joelho deve ser estendido ao medir a extensão do quadril a fim de evitar a restrição do movimento pelo músculo reto femoral.

A *abdução* e a *adução* são movimentos em torno de um eixo sagital. A abdução é o movimento afastando-se do plano médio-sagital no sentido lateral. Em decúbito dorsal, o movimento pode ser o de mover a coxa lateralmente sobre um tronco fixo ou o de mover o tronco de modo que a pelve se incline lateralmente (i. e., para baixo) em direção a uma coxa fixa. A adução é o movimento da coxa em direção ao plano médio-sagital no sentido medial. Em decúbito dorsal, o movimento pode ser o de mover a coxa medialmente sobre um tronco fixo ou o de mover o tronco de modo que a pelve se in-

cline lateralmente (i. e., para cima) afastando-se de uma coxa fixa. (Para a abdução e a adução das articulações de quadril que acompanham a inclinação pélvica lateral, ver a seguir.)

A partir do zero, a amplitude de abdução é de aproximadamente 45°, e a de adução é de aproximadamente 30°, perfazendo uma amplitude total de aproximadamente 75°.

A *rotação lateral* e a *rotação medial* são movimentos em torno de um eixo longitudinal. A rotação medial é o movimento no qual a superfície anterior da coxa roda em direção ao plano médio-sagital. A rotação lateral é o movimento no qual a superfície anterior da coxa se

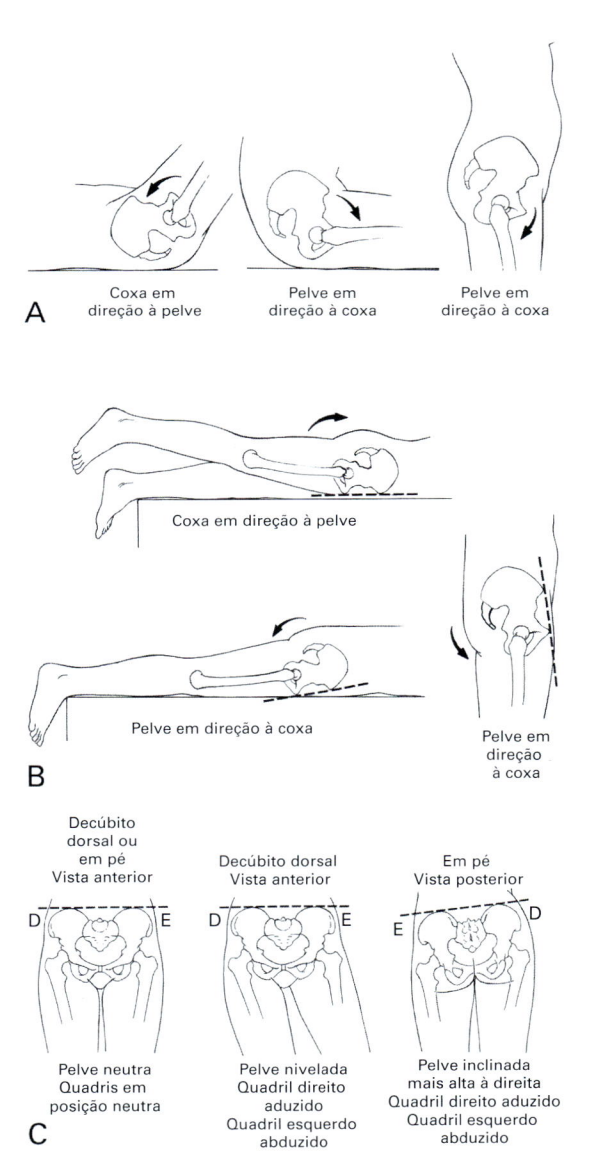

FIGURA 7.28 Movimentos da articulação do quadril: **A**: Flexão do quadril; **B**: Extensão do quadril, coxa em direção à pelve e pelve em direção à coxa; **C**: Abdução e adução do quadril.

afasta do plano médio-sagital. A rotação também pode resultar do movimento do tronco sobre o fêmur; por exemplo, ao ficar em pé com os membros inferiores fixos, uma rotação anti-horária da pelve resultará em uma rotação lateral do quadril direito e uma rotação medial do esquerdo.

ADUÇÃO DO QUADRIL: AMPLITUDE DE MOVIMENTO

Equipamento: Goniômetro.

Posição inicial: Em decúbito dorsal, com a pelve em posição neutra, semelhante à posição anatômica em pé. Coloque o membro inferior esquerdo em posição neutra e o direito em abdução suficiente para possibilitar a adução do membro inferior esquerdo. O braço estacionário é mantido firmemente contra a superfície inferior da espinha ilíaca anterossuperior pelo indivíduo, conforme ilustrado. O braço móvel é colocado em um ângulo de 90° (como a posição zero) e alinhado à linha média do membro inferior. Alternativamente, o braço móvel pode ser colocado em um ângulo que coincida com o eixo do fêmur (i. e., em discreta adução), caso em que se faz uma leitura antes de mover o membro em adução e subtrai-se a quantidade de graus do valor medido no final da amplitude de adução (Fig. 7.29).

Teste: O braço móvel do goniômetro é mantido alinhado com a coxa enquanto o membro inferior esquerdo é passiva e *lentamente* movido em adução sem qualquer rotação. No momento em que a pelve começa a se mover para baixo no lado do membro aduzido, o movimento do membro em adução é interrompido e registra-se a medida encontrada (Fig. 7.30).

Amplitude normal de movimento: Testes aleatórios mostraram que a adução é frequentemente inferior a 10° e raramente superior a 10° em decúbito dorsal, a menos que a articulação do quadril esteja em flexão em virtude da inclinação pélvica anterior. (Com o quadril flexionado, como na posição sentada, a amplitude de adução é de cerca de 20°.) Com a coxa mantida no plano coronal, como no Teste de Ober modificado, deve-se considerar normal um valor de 10° de adução.

TESTES DE COMPRIMENTO DOS MÚSCULOS FLEXORES DO QUADRIL

Os músculos psoas maior, ilíaco, pectíneo, adutores longo e curto, reto femoral, tensor da fáscia lata e sartório compõem o grupo de músculos flexores do quadril. Os músculos ilíaco, pectíneo e adutores longo e curto são monoarticulares. Os músculos psoas maior e ilíaco (como o iliopsoas) atuam essencialmente como músculos monoarticulares. Os músculos reto femoral, tensor da fáscia lata e sartório são biarticulares, e cruzam as articulações do joelho e do quadril. Esses três músculos flexionam o quadril. No entanto, o reto femoral e, até certo ponto, o tensor da fáscia lata estendem o joelho, enquanto o sartório o flexiona.

O teste para avaliação do comprimento dos músculos flexores do quadril é frequentemente chamado de **Teste de Thomas**. Testes para distinguir entre encurtamento dos flexores do quadril monoarticulares e biarticulares foram descritos pela primeira vez em *Postura e dor* em 1952.[6]

Músculo iliopsoas

Ação: Flexão da articulação de quadril.

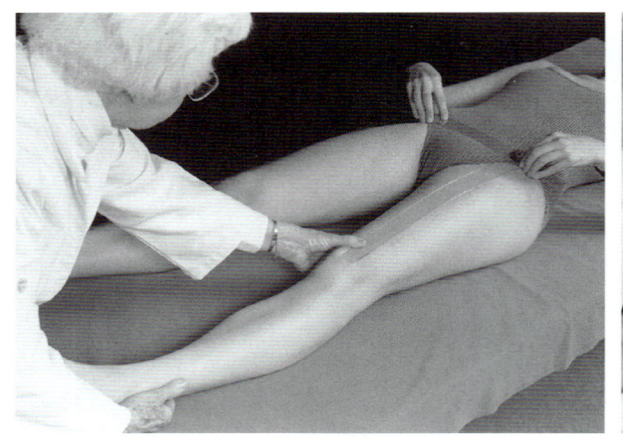 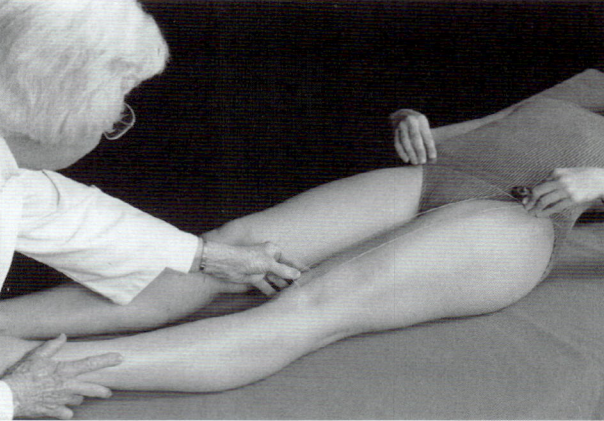

FIGURA 7.29   Adução do quadril: testando a amplitude de movimento.

QUADRO DE MEDIDAS DE AMPLITUDE ARTICULAR

Nome .... Identificação nº ....

Diagnóstico .... Idade ....

Início .... Médico..

MEMBRO INFERIOR

						Data	Movimento*	Amplitude Média	Data						
						Examinador			Examinador						
							Extensão	10							
							Flexão	125							
							Amplitude	135							
						Quadril Esquerdo	Abdução	45	Quadril Direito						
							Adução	10							
							Amplitude	55							
							Rotação Lateral	45							
							Rotação Medial	45							
							Amplitude	90							
						Joelho Esquerdo	Extensão	0	Joelho Direito						
							Flexão	140							
							Amplitude	140							
						Tornozelo Esquerdo	Flexão Plantar	45	Tornozelo Direito						
							Flexão Dorsal	20							
							Amplitude	65							
						Pé Esquerdo	Inversão	40	Pé Direito						
							Eversão	20							
							Amplitude	60							

*Use uma base anatômica ou geométrica para a mensuração. Risque a não utilizada. O plano de referência para a base geométrica de mensuração é de 180°. A posição zero é o plano de referência para todas as outras. Quando uma parte se move em direção à posição zero mas não a atinge, os graus indicando o movimento da junta obtido são registrados com o sinal de menos e subtraídos no cálculo da amplitude de movimento.

Anotações: _____

_____

_____

_____

_____

_____

_____

_____

_____

_____

_____

_____

_____

FIGURA 7.30 Quadro de medidas de amplitude articular.

Teste de comprimento: Extensão de quadril com o joelho em extensão.

Músculo reto femoral

Ação: Flexão da articulação de quadril e extensão da articulação de joelho

Teste de comprimento: Extensão de quadril e flexão de joelho.

Músculo tensor da fáscia lata

Ação: Abdução, flexão e rotação medial da articulação de quadril, bem como extensão da articulação de joelho.

Teste de comprimento: Consulte Teste de Ober e Teste de Ober modificado.

Sartório

Ação: Flexão, abdução e rotação lateral da articulação de quadril, bem como flexão da articulação de joelho.

Teste de comprimento: Extensão, adução e rotação medial de quadril, bem como extensão de joelho.

Equipamento:

Uma maca estável e firme que não se incline quando o indivíduo se sentar em uma das extremidades

Goniômetro e régua

Quadro para registrar os achados

Posição inicial: Sentado na extremidade da maca, com metade das coxas para fora, porque a posição do corpo muda conforme o indivíduo se deita e traz um joelho em direção ao tórax. A posição correta para o início do teste é com o outro joelho próximo na borda da maca, de modo que ele fique livre para flexionar e a coxa fique toda apoiada no comprimento da maca. O examinador coloca uma mão atrás das costas do indivíduo e a outra sob um joelho, flexionando a coxa em direção ao tórax e ajudando-o a se deitar. O indivíduo então segura a coxa, puxando o joelho em direção ao tórax *apenas o suficiente* para retificar a região lombar e o sacro sobre a maca. (*Não* traga ambos os joelhos em direção ao tórax, porque isso permite uma inclinação posterior excessiva, o que resulta em um encurtamento aparente [não real] dos músculos flexores do quadril.)

> **Observações:** Se estiver testando se os músculos flexores do quadril têm comprimento excessivo, a articulação do quadril deve estar na borda da maca, com a coxa para fora dela.

Movimento de teste: Se o joelho direito estiver flexionado em direção ao tórax, a coxa esquerda pode cair em direção à maca, com o joelho esquerdo flexionado na extremidade da maca. Como há quatro músculos envolvidos no teste de comprimento, ocorrem variações que requerem interpretações conforme descrito nas páginas a seguir.

Na Figura 7.31, Parte A, mostra-se a pelve em posição neutra, a região lombar com uma curvatura anterior normal e a articulação do quadril em posição zero. Considera-se que a extensão normal do quadril é de 10°. O comprimento normal dos músculos flexores do quadril permite essa amplitude de movimento em extensão. O comprimento pode ser demonstrado movendo a coxa em direção posterior com a pelve em posição neutra; ou movendo a pelve na direção da inclinação posterior com a coxa na posição zero.

Em um indivíduo com músculos flexores do quadril de comprimento normal, a região lombar tenderá a se retificar em decúbito dorsal. Se a região lombar permanecer em posição lordótica, como na Figura 7.31, Parte B, em geral há algum grau de encurtamento nos músculos flexores do quadril.

Teste correto para comprimento dos músculos flexores do quadril

A região lombar e o sacro permanecem retificados sobre a maca. A coxa toca a maca, o que indica um com-

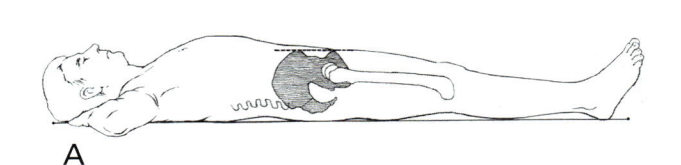

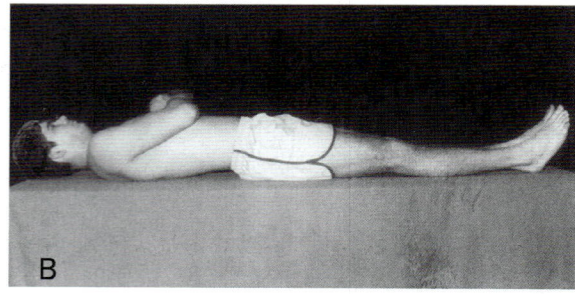

FIGURA 7.31 Teste dos músculos flexores do quadril: **A:** Pelve em posição neutra; **B:** Região lombar em posição lordótica.

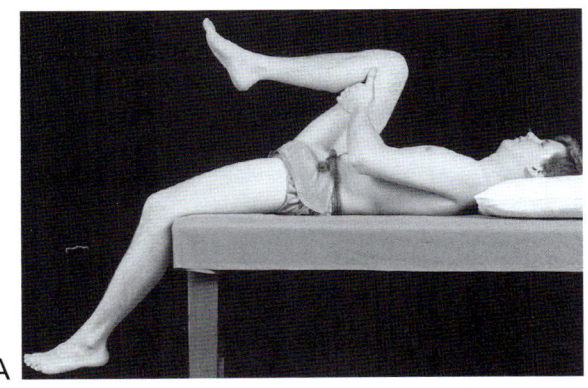

FIGURA 7.32 **A**: Teste correto de comprimento dos músculos flexores do quadril.

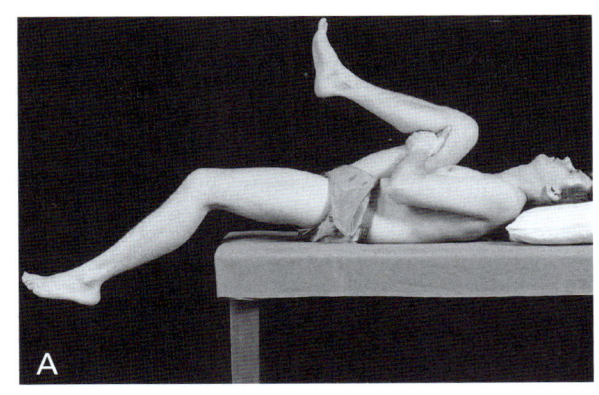

FIGURA 7.33 **A**: Erro no teste de comprimento dos músculos flexores do quadril.

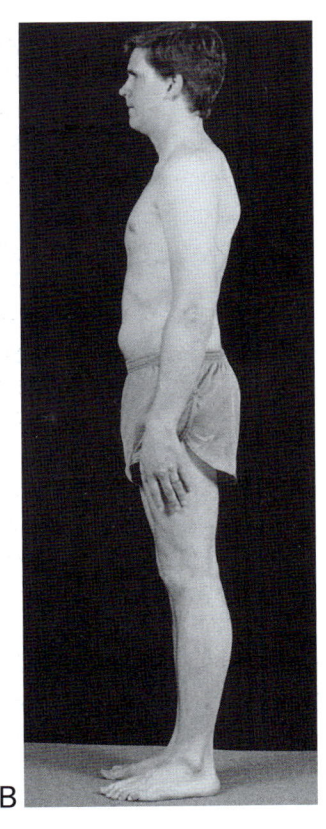

FIGURA 7.32 **B**: Boa postura em pé.

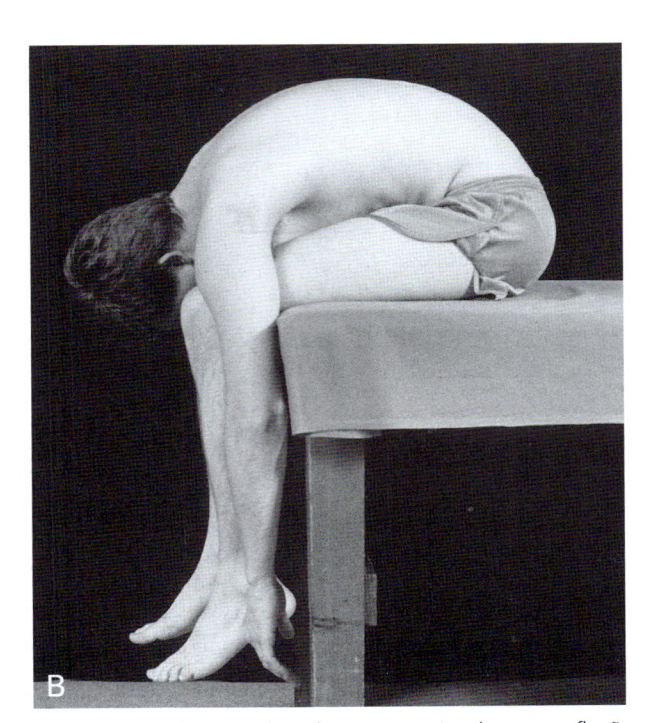

FIGURA 7.33 **B**: Teste de inclinação anterior do tronco; flexão excessiva na região lombar.

primento normal dos músculos flexores do quadril monoarticulares (Fig. 7.32A). O ângulo de flexão do joelho indica pouco ou nenhum encurtamento nos flexores do quadril biarticulares. A Figura 7.33A mostra um erro ao testar o mesmo indivíduo.

Este indivíduo tem um bom alinhamento postural em pé (Fig. 7.32B). Porém, o exame da postura em pé não fornece pistas sobre a extensão da flexibilidade das costas nesse indivíduo.

Erro no teste

Este indivíduo apresenta flexibilidade excessiva nas costas (Fig. 7.33A). Quando ele puxa em excesso o joelho em direção ao tórax, a coxa se eleva da maca e o sacro não fica mais retificado sobre ela. O resultado é que os músculos flexores do quadril monoarticulares, que têm comprimento normal, parecem encurtados.

A flexão excessiva da região lombar é claramente demonstrada pelo teste de inclinação anterior do tronco, conforme ilustrado na Figura 7.33B.

Comprimento normal dos músculos flexores do quadril

Com a região lombar e o sacro apoiados na maca, a parte posterior da coxa toca a maca e o joelho flexiona passivamente em aproximadamente 80°. Na Figura 7.34, a pelve é mostrada em 10° de inclinação posterior. Isso equivale a 10° de extensão de quadril e, com a coxa tocando a maca, representa um comprimento normal dos músculos flexores do quadril monoarticulares. Além disso, a flexão do joelho (cerca de 80°) indica que o músculo reto femoral tem comprimento normal e que o músculo tensor da fáscia lata provavelmente está nor-

mal. Para manter a pelve em inclinação posterior com a região lombar e o sacro apoiados na maca, uma coxa é mantida em direção ao tórax enquanto se testa o comprimento dos músculos flexores do quadril do lado oposto.

Encurtamento dos músculos flexores do quadril monoarticulares e biarticulares

Com a região lombar e o sacro apoiados na maca, a parte posterior da coxa não toca a maca e o joelho se estende. A Figura 7.35 mostra um encurtamento tanto de músculos monoarticulares como biarticulares. Se o qua-

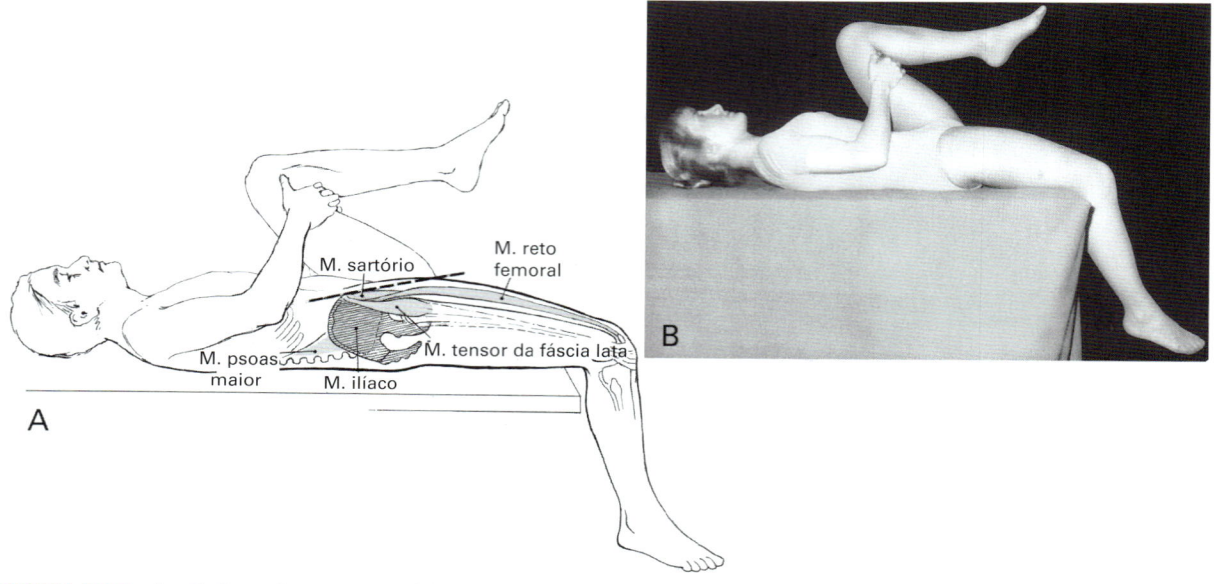

FIGURA 7.34   *A* e *B*: Comprimento normal dos músculos flexores do quadril.

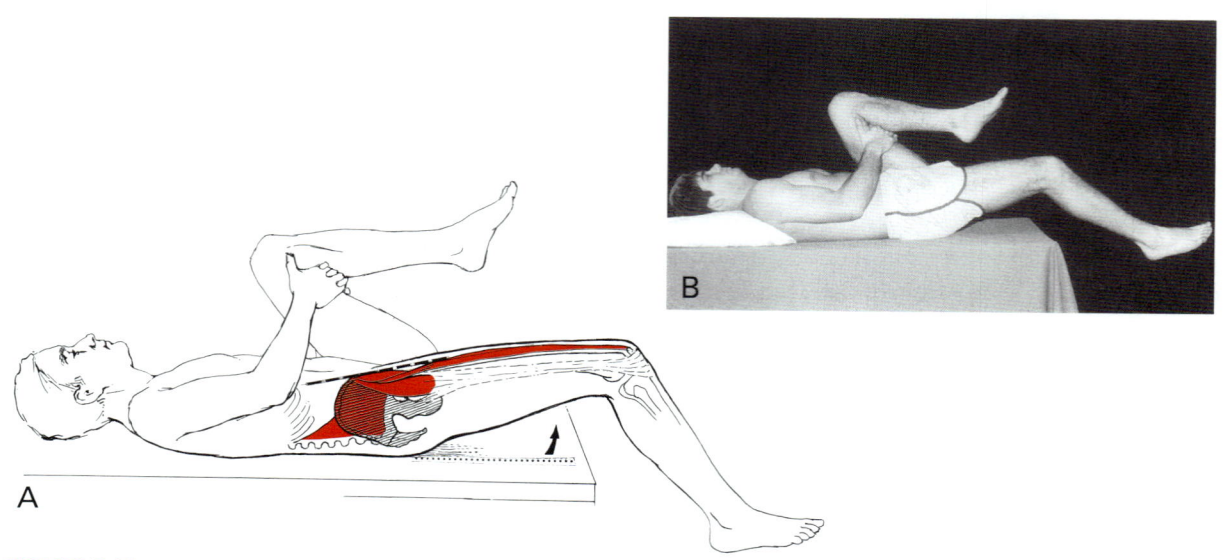

FIGURA 7.35   *A* e *B*: Encurtamento dos flexores do quadril monoarticulares e biarticulares.

dril permanece a 15° de flexão com o joelho estendido, os flexores do quadril *monoarticulares* têm um déficit de 15° em seu comprimento. Se o joelho flexionar apenas 70°, os músculos biarticulares têm um déficit de 25° em seu comprimento (15° no quadril mais 10° no joelho).

Comprimento normal nos músculos flexores do quadril monoarticulares e encurtamento nos biarticulares

Com a região lombar e o sacro apoiados na maca e o joelho em extensão, a parte posterior da coxa toca a maca. Determina-se o encurtamento dos músculos biarticulares mantendo a coxa em contato com a maca e permitindo que o joelho flexione. O ângulo de flexão do joelho (i. e., uma quantidade de graus inferior a 80°) determina o grau de encurtamento. A Figura 7.36 mostra um indivíduo no qual o quadril pode ser estendido se o joelho puder ser estendido. Isso significa que os músculos flexores do quadril monoarticulares têm comprimento normal, mas o músculo reto femoral está encurtado.

Em pé, o indivíduo não apresenta hiperlordose. Isso indica que o encurtamento *não* é nos músculos flexores do quadril monoarticulares.

A posição ajoelhada alonga os músculos reto femoral e tensor da fáscia lata encurtados nas articulações de quadril e joelho, fazendo com que esses músculos tracionem a pelve em inclinação anterior e as costas a uma posição lordótica (Fig. 7.37).

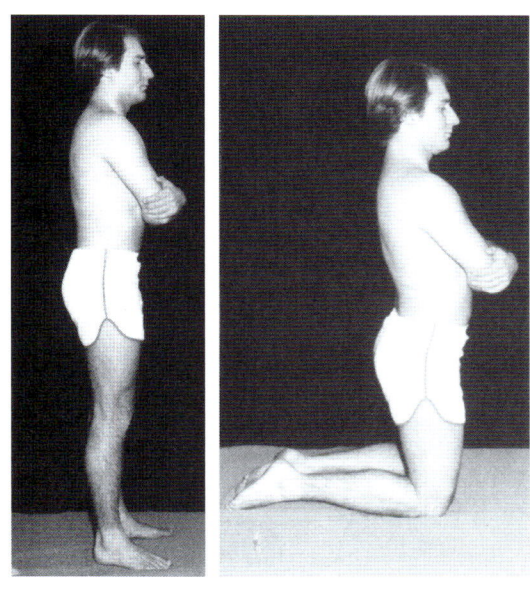

FIGURA 7.37 Teste de comprimento dos músculos flexores do quadril, em pé e ajoelhado.

Encurtamento nos músculos flexores do quadril monoarticulares e ausência de encurtamento nos biarticulares

A parte posterior da coxa não toca a maca e o joelho pode ser flexionado além de 80° proporcionalmente e à medida que o quadril é flexionado. Na Figura 7.38, a coxa é flexionada a 15° e o joelho a 95°.

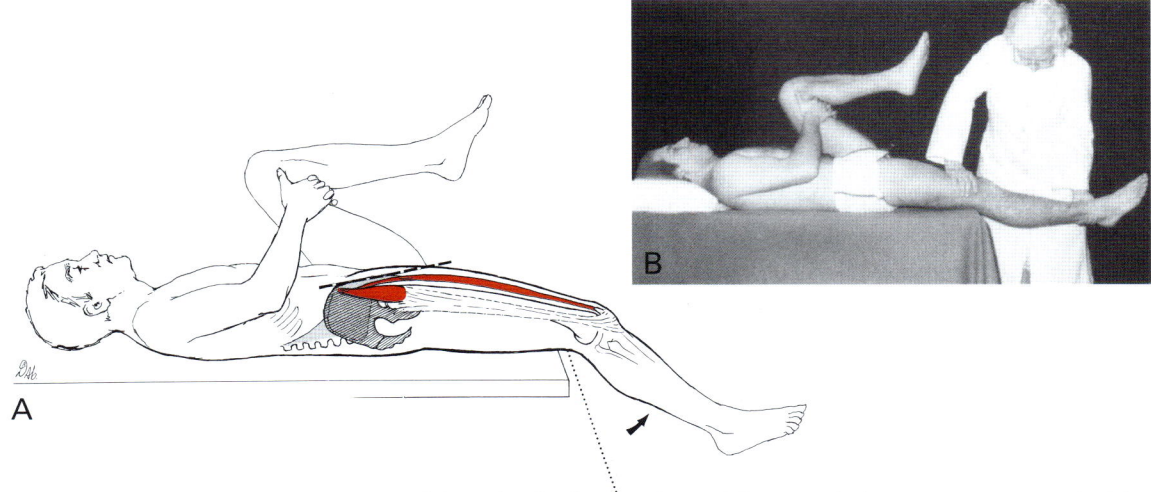

FIGURA 7.36 *A* e *B*: Comprimento normal dos músculos flexores do quadril monoarticulares e encurtamento dos biarticulares.

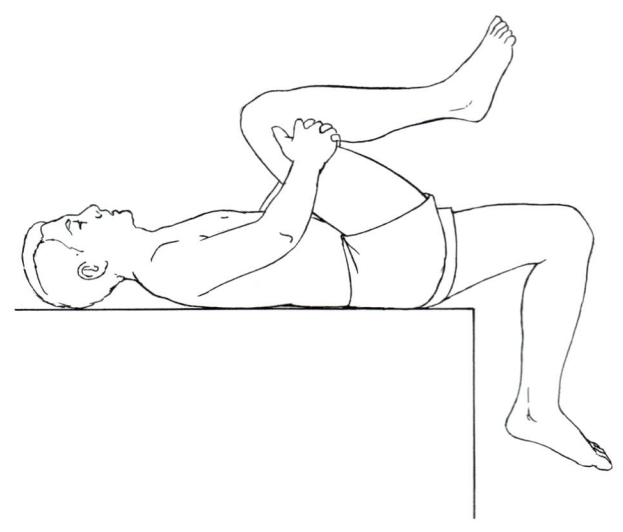

FIGURA 7.38   Encurtamento dos músculos flexores do quadril monoarticulares e ausência de encurtamento nos biarticulares.

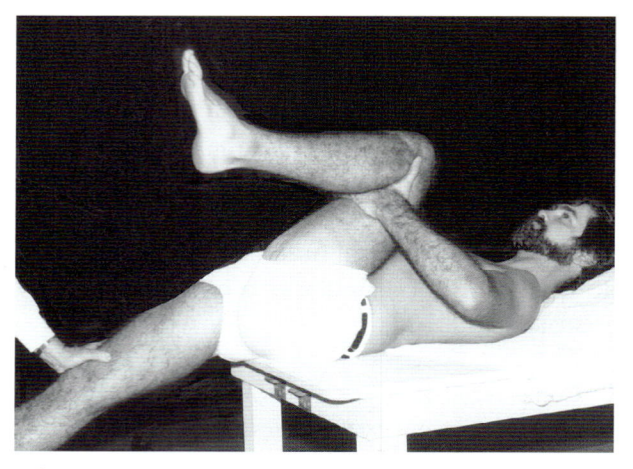

FIGURA 7.39   Comprimento excessivo dos músculos flexores do quadril.

Comprimento excessivo dos músculos flexores do quadril

O indivíduo é testado com a região lombar retificada, a articulação do quadril na extremidade da maca e o joelho estendido. O fato de a coxa cair abaixo do nível da maca é evidência de comprimento excessivo dos músculos flexores do quadril monoarticulares (Fig. 7.39).

Encurtamento do músculo sartório

Durante o teste de comprimento dos músculos flexores do quadril, uma combinação de três ou mais dos seguintes indica encurtamento do sartório: abdução de quadril, flexão de quadril, rotação lateral de quadril e flexão de joelho (Fig. 7.40).

Encurtamento do músculo tensor da fáscia lata durante o teste de comprimento dos músculos flexores do quadril

As variações a seguir observadas durante o teste de comprimento dos músculos flexores do quadril indicam um encurtamento do músculo tensor da fáscia lata, mas não constituem um teste de comprimento para esse músculo:

Abdução do quadril durante a extensão: Ocasionalmente, o quadril pode ser totalmente estendido juntamente com a abdução. Esse achado indica encurtamento do músculo tensor da fáscia lata, mas não do iliopsoas.

Desvio lateral da patela: Se o quadril não puder abduzir durante a extensão, pode haver uma forte tração

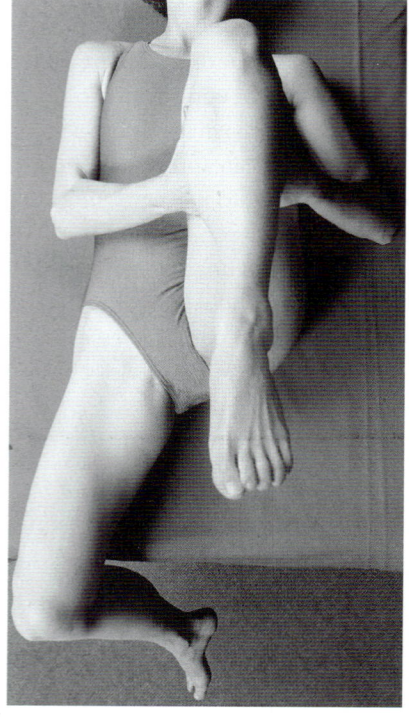

FIGURA 7.40   Encurtamento do músculo sartório.

lateral na patela devido ao encurtamento do músculo tensor da fáscia lata. Isso também pode ocorrer mesmo se o quadril abduzir.

Extensão do joelho se a coxa for impedida de abduzir ou estiver passivamente aduzida enquanto o quadril é estendido.

Rotação medial do quadril.

Rotação lateral do joelho (cadeia cinética aberta).

Encurtamento dos músculos tensor da fáscia lata e sartório: semelhanças e diferenças

A Tabela 7.2 lista as semelhanças e diferenças entre o encurtamento do tensor da fáscia lata e do sartório.

TABELA 7.2 Encurtamento dos músculos tensor da fáscia lata e sartório: semelhanças e diferenças

Tensor da fáscia lata	Articulação	Sartório
Abduz	Quadril	Abduz
Flexiona	Quadril	Flexiona
Roda medialmente	Quadril	Roda lateralmente
Estende	Joelho	Flexiona

PROBLEMAS ASSOCIADOS AO TESTE DE COMPRIMENTO DOS MÚSCULOS POSTERIORES DA COXA

Existem apenas duas variáveis no teste de comprimento dos músculos posteriores da coxa de inclinação anterior do tronco: a articulação do joelho e a articulação do quadril. O movimento do joelho é controlado mantendo o joelho em extensão durante o movimento de flexão de quadril. A flexão de quadril é obtida pelo movimento da pelve em direção à coxa. Este teste não é válido quando há uma diferença significativa no comprimento dos músculos posteriores da coxa direitos e esquerdos, caso em que se deve utilizar o teste de elevação do membro inferior estendido.

Existem três variáveis no teste de elevação do membro inferior estendido: região lombar, articulação do quadril e articulação do joelho. A articulação do joelho é controlada mantendo-a em extensão. A pelve é controlada mantendo a região lombar e o sacro apoiados na maca. A posição da pelve e da região lombar deve ser controlada. Se a pelve estiver em inclinação anterior e a região lombar estiver hiperestendida, a articulação do quadril já estará em flexão. Os músculos posteriores da coxa parecerão mais curtos do que efetivamente são quando medidos pelo ângulo do membro inferior com a maca porque essa medida não inclui a quantidade de flexão de quadril decorrente da inclinação pélvica anterior.

O encurtamento dos músculos flexores do quadril é a principal causa da inclinação pélvica anterior em decúbito dorsal; o grau de encurtamento varia de um indivíduo para outro. Para estabilizar a pelve com a região lombar e o sacro apoiados na maca, deve-se acomodar os músculos flexores do quadril encurtados com uma flexão passiva usando travesseiros ou um rolo de toalha sob os joelhos, mas *apenas* o tanto que for necessário para alcançar o posicionado desejado da pelve.

Se o quadril e os joelhos estiverem flexionados de modo a permitir aproximadamente 40° de flexão de quadril, a posição garantirá que não haverá inclinação pélvica anterior interferindo no teste, mas não impedirá a inclinação posterior excessiva. A padronização da posição do quadril e do joelho não garantirá que a posição da região lombar e da pelve seja padronizada.

Os músculos posteriores da coxa parecerão mais longos do que seu comprimento real se a pelve estiver em inclinação posterior e a região lombar em flexão excessiva. Quando o teste de elevação do membro inferior estendido é realizado começando com um joelho e quadril flexionados e o pé apoiado na maca enquanto o outro membro inferior é elevado, a pelve fica livre para se mover na direção da inclinação posterior. Um indivíduo com apenas 45° de elevação do membro inferior estendido pode parecer ter até 90° de comprimento.

TESTES DE COMPRIMENTO DOS MÚSCULOS POSTERIORES DA COXA

Elevação do membro inferior estendido

Equipamento:
Maca ou chão.

Pode-se usar um cobertor dobrado, mas não um acolchoamento macio. (O examinador não será capaz de confirmar se a região lombar e o sacro estão retificados se estes estiverem sobre uma superfície muito macia.)

Goniômetro para medir o ângulo entre o membro inferior estendido e a maca.

Travesseiro ou rolo de toalha (em caso de encurtamento dos músculos flexores do quadril).

Quadro para registrar os achados.

Posição inicial: Em decúbito dorsal com os membros inferiores estendidos e a região lombar e o sacro apoiados na maca. (A padronização do teste exige que o joelho esteja em extensão e que a região lombar e a pelve estejam em uma posição fixa para controlar as variáveis criadas pela inclinação pélvica anterior ou posterior excessiva.) Com a região lombar e o sacro retificados, *pressione* uma coxa firmemente para baixo, fazendo uso de contenção passiva pelos músculos flexores do quadril a fim de evitar a inclinação pélvica posterior excessiva antes de começar a elevar o outro membro no teste de elevação do membro inferior estendido.

Movimento de teste: Com a região lombar e o sacro apoiados na maca e uma perna firmemente pressionada contra a maca, peça ao indivíduo que eleve o outro membro inferior com o joelho estendido e o pé relaxado.

Justificativas: O joelho é mantido estendido para padronizar o procedimento de teste. O pé é mantido relaxado para evitar o envolvimento do músculo gastrocnêmio no joelho. (Se o gastrocnêmio estiver encurtado, a dorsiflexão do pé fará o joelho flexionar, interferindo assim no teste dos músculos posteriores da coxa.) Se o joelho começar a fletir, abaixe ligeiramente o membro inferior; faça então com que ele estenda totalmente o joelho e eleve novamente o membro até sentir alguma restrição e o indivíduo sentir um leve desconforto.

Este teste de elevação do membro inferior estendido (Fig. 7.41), com a região lombar apoiada na maca, mostra um comprimento normal dos músculos posteriores da coxa, o que permite uma flexão de quadril em um ângulo de aproximadamente 80° em relação à maca.

Teste de sentar e alcançar (inclinação anterior do tronco)

Equipamento:

Maca (não acolchoada) ou chão.

Placa (7,5 cm de largura, 30 cm de comprimento e aproximadamente 0,6 cm de espessura) para colocar contra o sacro.

Goniômetro para medir o ângulo entre o sacro e a maca.

Quadro para registrar os achados.

Posição inicial: Sentado com os quadris flexionados e os joelhos totalmente estendidos. Deixe os pés relaxados e evite a dorsiflexão.

Justificativas: Manter o joelho estendido mantém um alongamento fixo dos músculos posteriores da coxa sobre a articulação do joelho, eliminando o movimento do joelho como variável. Evitar a dorsiflexão do pé evita a flexão do joelho que pode ocorrer se o músculo gastrocnêmio estiver encurtado.

Movimento de teste: Faça o indivíduo inclinar o tronco para a frente, tanto quanto possível, no sentido de tentar tocar os dedos nas pontas dos artelhos ou além.

Justificativas: O indivíduo inclinará a pelve anteriormente, em direção às coxas, flexionando os quadris até o limite permitido pelo comprimento dos músculos posteriores da coxa.

Mensuração do arco de movimento: Coloque a prancha com o lado de 7,5 cm sobre a maca e o lado de 30 cm pressionado contra o sacro quando o comprimento dos músculos posteriores da coxa parecer normal ou excessivo (Fig. 7.42). Coloque a prancha com o lado de 30 cm sobre a maca e o lado de 7,5 cm pressionado contra o sacro quando os músculos posteriores da coxa estiverem encurtados. Meça o ângulo entre a placa vertical e a maca.

Amplitude de movimento normal: A pelve inclina-se anteriormente em direção à coxa até o ponto em que o ângulo entre o sacro e a maca é de aproximadamente 80° (Fig. 7.43), ou seja, o mesmo ângulo entre o membro inferior e a maca no teste de elevação do membro inferior estendido.

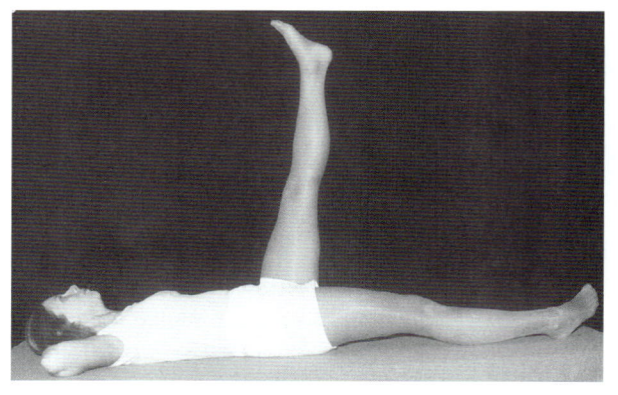

FIGURA 7.41 Teste de elevação do membro inferior estendido para determinar o comprimento dos músculos posteriores da coxa.

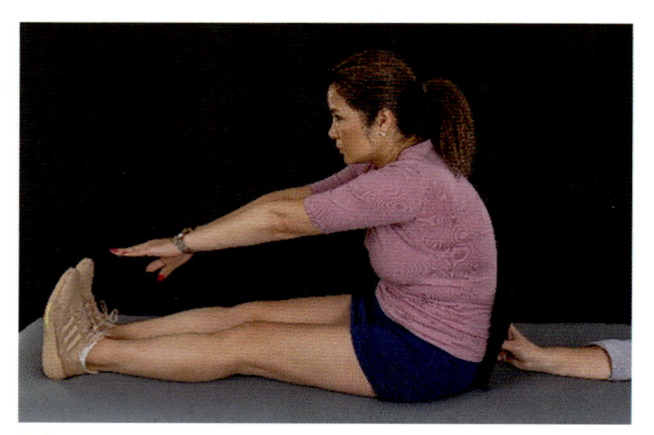

FIGURA 7.42 Medindo o arco de movimento.

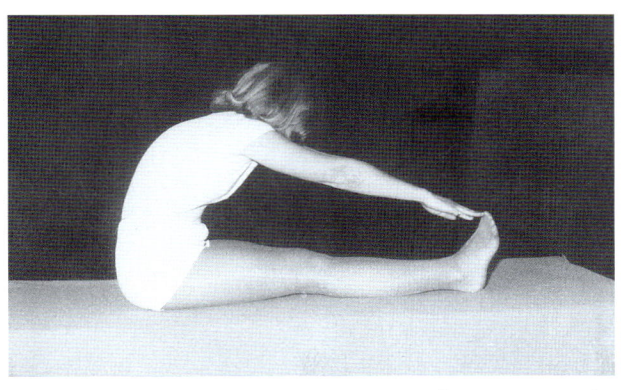

FIGURA 7.43 Teste de inclinação anterior do tronco para determinar o comprimento dos músculos posteriores da coxa.

Na inclinação anterior do tronco, o comprimento normal dos músculos posteriores da coxa permite a inclinação da *pelve em direção à coxa* (i. e., flexão do quadril), conforme ilustrado na Figura 7.43.

Flexão de quadril a 90° com extensão passiva ou ativa do joelho em decúbito dorsal

Às vezes se tenta determinar o comprimento dos músculos posteriores da coxa verificando a quantidade de graus que faltam na extensão de joelho. Em decúbito dorsal, um membro inferior é colocado a aproximadamente 40° de flexão de quadril, com o joelho flexionado e o pé apoiado na maca. A coxa do membro inferior oposto é elevada até uma posição perpendicular à maca (que pode – ou não – ser 90° de flexão de quadril verdadeira). O joelho é então movido na direção da extensão. O comprimento dos músculos posteriores da coxa é indicado pela quantidade de graus que *faltam* à extensão de joelho.

EFEITO DO ENCURTAMENTO DOS MÚSCULOS FLEXORES DO QUADRIL NOS TESTES DE COMPRIMENTO DOS MÚSCULOS POSTERIORES DA COXA

Mantendo a posição, com o auxílio de uma toalha (Fig. 7.44A).

Mantendo a posição sem auxílio (Fig. 7.44B).

Teste de comprimento dos músculos flexores do quadril confirma o encurtamento desses músculos (Fig. 7.44C) (ver Testes de comprimento dos músculos flexores do quadril).

Os músculos posteriores da coxa parecem encurtados. Contudo, este teste não é preciso, pois a região lombar não está retificada sobre a maca. O encurtamento dos músculos flexores do quadril no lado do membro inferior estendido leva as costas em hiperextensão (Fig. 7.44D).

Para acomodar o encurtamento dos músculos flexores do quadril e permitir que a região lombar se retifique, a coxa é *passivamente* flexionada por um travesseiro sob o joelho, *não ativamente* mantida em flexão pelo indivíduo. Com as costas retificadas, o teste mostra com precisão que os músculos posteriores da coxa têm comprimento normal (Fig. 7.44E).

Ao testar o comprimento dos músculos posteriores da coxa e fazer exercícios para alongar esses músculos se eles estiverem encurtados, *evite* posicionar um membro em flexão de quadril e joelho (conforme ilustrado) enquanto eleva o outro. Se o fizer, a flexibilidade da região lombar será adicionada à amplitude de flexão de quadril, fazendo com que os músculos posteriores da coxa pareçam mais longos do que efetivamente são. Não é incomum que um indivíduo apresente flexibilidade excessiva nas costas associada a encurtamento dos músculos posteriores da coxa (Fig. 7.44F).

A flexão da pelve em direção à coxa (i. e., flexão de quadril) parece ser normal na inclinação anterior do tronco. Como ambos os quadris estão flexionados nessa posição, o encurtamento dos músculos flexores do quadril não interfere no movimento da pelve em direção à coxa, como ocorre quando um membro inferior está estendido em decúbito dorsal (Fig. 7.45).

ERROS NO TESTE DO COMPRIMENTO DOS MÚSCULOS POSTERIORES DA COXA

Erro no teste

Quando o teste de elevação do membro inferior estendido é feito começando com o joelho e o quadril de um membro inferior flexionados e o pé apoiado na maca enquanto o outro membro inferior é elevado, a pelve fica livre para se mover na direção da inclinação posterior excessiva, com o sacro perdendo seu apoio na maca. Dependendo da flexibilidade das costas, o comprimento dos músculos posteriores da coxa parecerá maior do que o real, porque a flexão das costas é adicionada à flexão de quadril. Um indivíduo com apenas 45° de

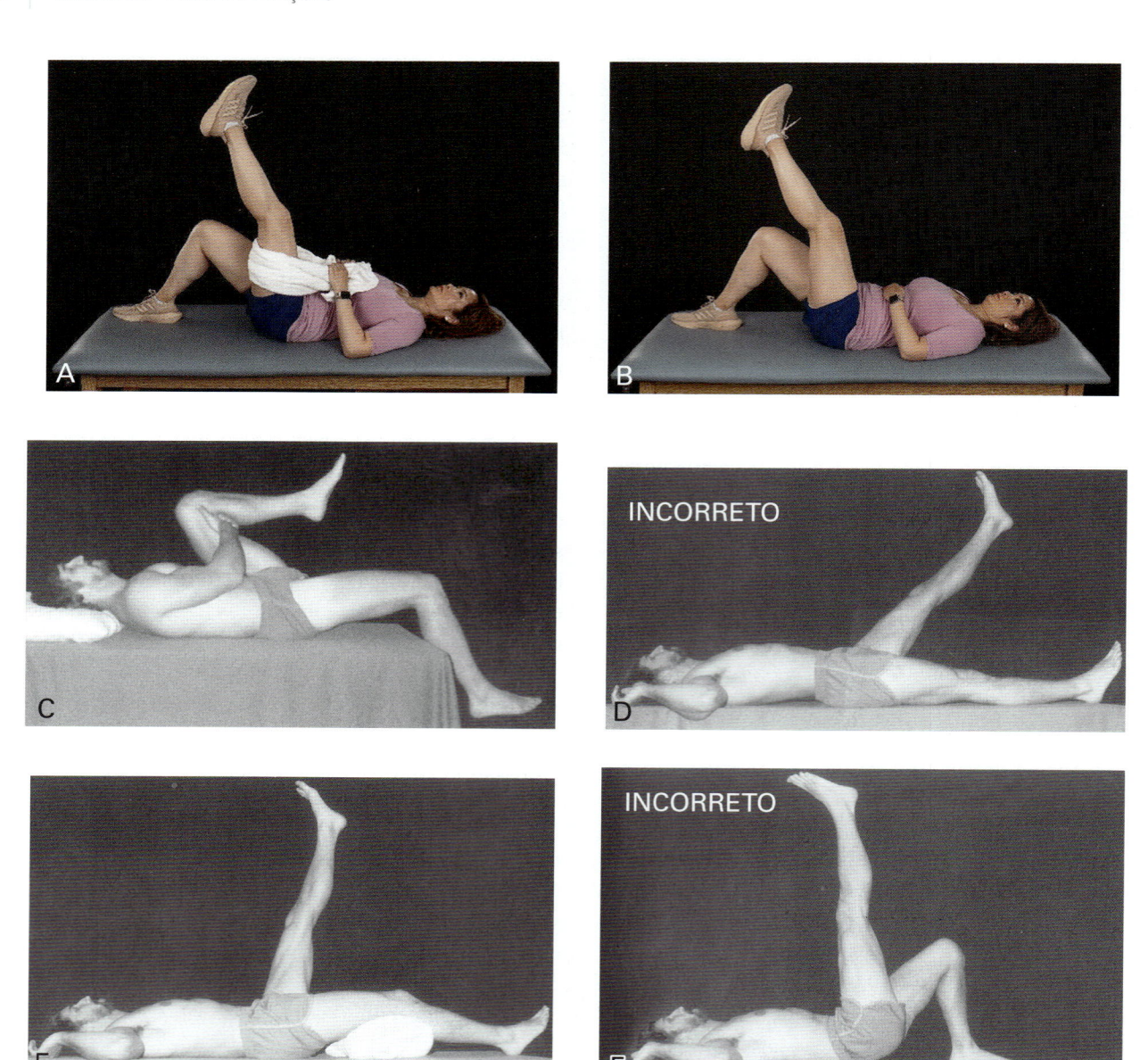

FIGURA 7.44 *A-F*: Efeito do encurtamento dos músculos flexores do quadril nos testes de comprimento dos músculos posteriores da coxa.

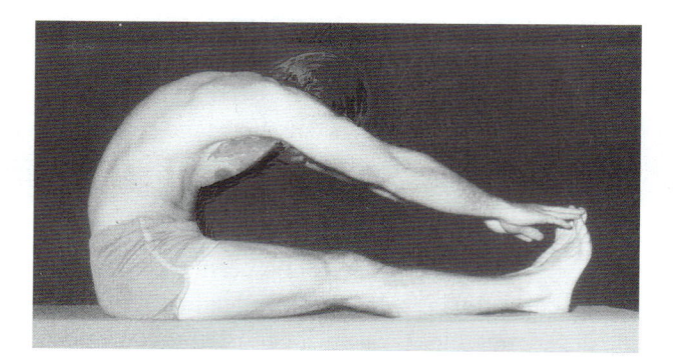

FIGURA 7.45 Inclinação anterior do tronco e encurtamento dos músculos flexores do quadril.

comprimento real dos músculos posteriores da coxa pode parecer ter até 90° de amplitude, como visto na Figura 7.47.

A lordose em posição ortostática é uma evidência do encurtamento dos músculos flexores do quadril monoarticulares nesse indivíduo (Fig. 7.46).

Ausência de padronização na posição da região lombar e da pelve

Se o quadril e o joelho estiverem flexionados de modo a permitir aproximadamente 40° de flexão de quadril, a posição garantirá folga suficiente nos músculos flexores do quadril para que eles não causem uma inclinação pélvica anterior. Contudo, isso não garante que não haverá uma inclinação posterior excessiva. A padronização da quantidade de flexão de quadril e de joelho não padronizará a posição da região lombar e da pelve, que deve ser padronizada. O encurtamento dos músculos flexores do quadril é a principal causa de inclinação pélvica anterior em decúbito dorsal, e o grau de encurtamento varia de um indivíduo para outro. A fim de estabilizar a pelve com a região lombar e o sacro apoiados na maca, deve-se "dar uma folga" aos músculos flexores do quadril encurtados usando um travesseiro ou rolo de toalha sob os joelhos, mas apenas o necessário para obter o posicionamento necessário da pelve.

TESTE DE OBER E TESTE DE OBER MODIFICADO

Teste de Ober

A seguir é apresentada a descrição do teste (que Ober chamou de "Teste de abdução") citado diretamente do artigo de 1937, a fim de fornecer ao leitor a descrição exata do autor:[10]

Teste de abdução

1 O paciente deita-se de lado sobre uma maca, com o ombro e a pelve perpendiculares a ela.
2 O membro inferior sobre o qual o paciente está deitado é flexionado no joelho, e o quadril é flexionado e mantido flexionado a fim de retificar a curvatura lombar.

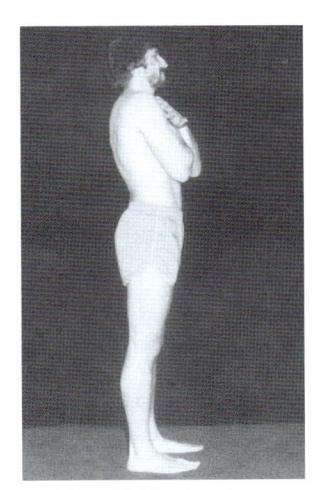

FIGURA 7.46 Lordose em posição ortostática.

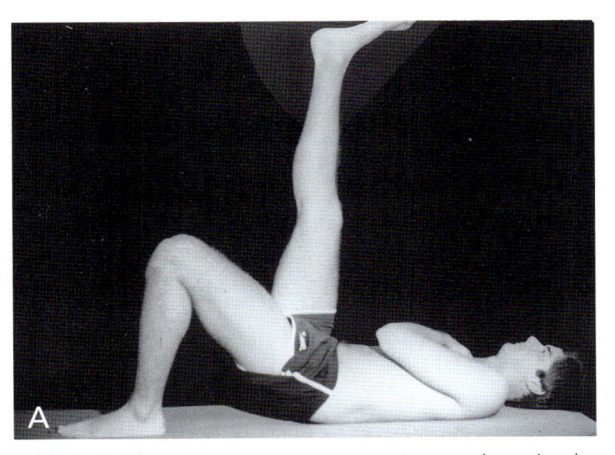 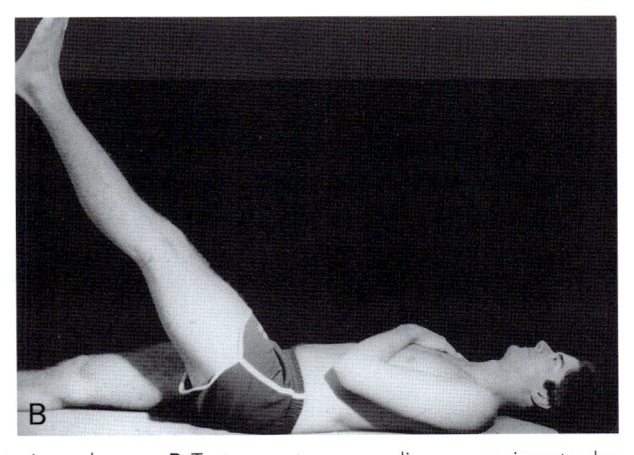

FIGURA 7.47 *A*: Erro ao testar o comprimento dos músculos posteriores da coxa. *B*: Teste correto para avaliar o comprimento dos músculos posteriores da coxa.

NOTA HISTÓRICA

No *Journal of the American Medical Association* de 4 de maio de 1935, apareceu um artigo de Frank Ober, de Boston, intitulado "Distensão lombar e dor isquiática".[7] Nele, o autor discutiu a relação entre a tensão no músculo tensor da fáscia lata e trato iliotibial com a dor lombar e isquiática. Descreveu-se o teste de encurtamento, mas Ober não fez qualquer menção a evitar a flexão ou rotação medial de quadril conforme a coxa baixasse em adução.

Depois que o artigo foi publicado, Henry O. Kendall, então fisioterapeuta do Children's Hospital School em Baltimore, expressou sua preocupação com o teste ao diretor médico da instituição, George E. Bennett.[8,9] A preocupação era que permitir que a coxa baixasse em flexão e rotação medial relaxaria o músculo tensor da fáscia lata tenso e não testaria com precisão o seu comprimento. Em algum momento no final de 1935 ou início de 1936, o Dr. Ober visitou o Children's Hospital School e o Sr. Kendall expressou pessoalmente sua preocupação com o teste.

No *Journal of the American Medical Association* de 21 de agosto de 1937 foi publicado outro artigo no qual o Dr. Ober descreveu novamente seu teste, mas desta vez alertou o examinador a evitar a flexão e a rotação internas de quadril durante a adução da coxa.[10]

Ao que parece, algumas pessoas que posteriormente descreveram o teste tiveram acesso ao primeiro artigo, mas não ao segundo. Um livro bastante conhecido descreve o posicionamento do membro inferior em abdução, com o quadril em posição neutra e o joelho flexionado a 90°, e então a *liberação* do membro inferior abduzido.[11] O livro também afirma que um trato iliotibial normal permitirá que a coxa caia em adução (conforme ilustrado pelo joelho tocando o outro membro inferior ou a maca). Um músculo tensor da fáscia lata de comprimento normal não permitirá que a coxa caia até o nível da maca a menos que o quadril rode medialmente ou flexione.

No primeiro artigo, Ober afirmou: "A coxa é abduzida e estendida no plano coronal do corpo". Com relação ao que deveria ser considerado uma amplitude de movimento "normal" na direção da adução, esse artigo afirmava: "Se não houver presença de tensão, a coxa irá aduzir além da linha mediana". Ressalta-se que essa afirmação se referia ao teste em que não foi feita referência a evitar a flexão e a rotação medial.

No segundo artigo, Ober não se referiu especificamente ao plano coronal, mas afirmou: "A coxa pode cair em direção à maca nesse plano". Pela descrição, Ober estava se referindo ao plano coronal. Manter a coxa no plano coronal evita a flexão do quadril.

O segundo artigo não mencionou até que ponto a coxa deveria cair em direção à maca (ver a seguir uma discussão mais aprofundada sobre a amplitude de movimento normal em adução).

Antes de decidir o que pode ser considerado uma amplitude normal de adução no teste de Ober, é necessário revisar a amplitude de movimento normal da articulação do quadril. Contrariamente à informação contida em vários livros,[12-16] a amplitude normal de adução do quadril a partir da posição anatômica (i. e., no plano coronal) é – e deve ser – limitada a aproximadamente 10°.

Se a adução for limitada a 10°, então em decúbito lateral, com a pelve em posição neutra, o membro estendido não deve cair mais do que 10° abaixo da horizontal se ele for mantido no plano coronal. Quando em flexão e rotação medial, a amplitude em adução é maior, mas *essa posição não é mais um teste para o comprimento do músculo tensor da fáscia lata*. A ação desse músculo é a abdução, flexão e rotação medial do quadril, além de auxiliar na extensão do joelho. Ao deixar o membro livre para flexionar e rodar medialmente, o músculo *não está sendo colocado em uma posição alongada*.

A limitação da amplitude de movimento confere estabilidade, evitando movimentos excessivos. A limitação da extensão do joelho evita a hiperextensão. A limitação da extensão do quadril impede que a pelve oscile anormalmente para a frente ao ficar em pé. A limitação da adução de quadril proporciona estabilidade para ficar em pé em apoio unipodal.

No artigo de 1937, Ober também afirmou que "quando a quantidade máxima de tensão fascial está na lateral e na frente do fêmur a coluna é mantida em lordose, e, se a tensão for posterolateral, a curvatura lombar é achatada. A primeira condição é comum; a última é rara. Qualquer condição pode estar associada a uma dor lombar e isquiática. Uma tensão fascial unilateral pode produzir uma curva lateral na coluna".[10]

Para testar se há tensão no trato iliotibial posterolateral, o quadril é levemente flexionado e rodado medialmente em conjunto com uma adução. A tensão do trato iliotibial pode influenciar no teste de elevação do membro inferior estendido para determinação do comprimento dos músculos posteriores da coxa.

Três quartos do músculo glúteo máximo se inserem no trato iliotibial, mas as fibras são oblíquas ao trato e não têm uma linha direta de tração como tem o músculo tensor da fáscia lata. Além disso, o músculo glúteo máximo raramente está tensionado.

3 Se o paciente estiver deitado sobre o lado esquerdo, o examinador coloca a mão esquerda sobre o quadril do paciente, na região do trocanter, a fim de estabilizá-lo.

4 O joelho direito é flexionado em um ângulo reto e segurado logo abaixo do joelho pela mão direita do examinador, sendo permitido que a perna e o tornozelo se estendam para trás sob o antebraço e o cotovelo.

5 A coxa direita é abduzida amplamente e depois hiperestendida na posição abduzida, mantendo o membro inferior nivelado e tomando cuidado para manter o quadril em posição neutra no que diz respeito à rotação.

6 O examinador desliza a mão direita para trás ao longo da perna até segurar levemente o tornozelo, mas com tensão suficiente para evitar a flexão de quadril.

7 A coxa pode cair em direção à maca nesse plano. (Cuidado: não se apoiar sobre o membro inferior.) Se a fáscia lata e o trato iliotibial estiverem tensionados, o membro inferior permanecerá mais ou menos permanentemente abduzido. Se for permitido que o quadril flexione ou rode medialmente, o trato iliotibial relaxa e o membro inferior cai em razão do seu próprio peso.

8 O mesmo procedimento para o lado oposto é seguido em todos os casos.

Teste de Ober, comprimento normal: Com o joelho mantido em ângulo reto, a coxa cai *um pouco* abaixo da horizontal (Fig. 7.48A).

Teste de Ober modificado

Uma modificação do Teste de Ober foi recomendada pela primeira vez pelos Kendall em *Postura e dor*.[6] As razões para modificar o teste são as seguintes: incluir menos esforço medial na região da articulação do joelho, menos tensão na patela e menos interferência de um músculo reto femoral encurtado. Além disso, para um músculo com múltiplas ações, como o tensor da fáscia lata, não é necessário alongar no sentido inverso de todas as ações ao testar seu comprimento.[17]

Coloque o indivíduo em decúbito lateral em flexão de quadril e joelho a fim de retificar a região lombar, estabilizando assim a pelve e evitando sua inclinação anterior. Essa inclinação equivaleria à flexão de quadril e deve ser evitada porque relaxa o músculo tensor da fáscia lata que pode estar encurtado.

A pelve também deve ser estabilizada a fim de evitar a inclinação pélvica lateral para baixo no lado testado. Essa inclinação equivaleria à abdução de quadril, e esse movimento da pelve relaxaria um músculo tensor da fáscia lata tenso. Na maioria dos indivíduos, a lateral do tronco encosta na maca quando em decúbito lateral. Indivíduos com quadris largos e cinturas estreitas serão exceções.

No lado testado, o examinador coloca uma mão lateralmente na pelve do indivíduo, logo abaixo da crista ilíaca, e empurra para cima o suficiente para estabilizar a pelve e manter a lateral do tronco em contato com a maca. O examinador não roda lateralmente o quadril, mas, em vez disso, evita que ele rode medialmente e o traz de volta em extensão. Se o músculo tensor da fáscia lata estiver tenso, será necessário abduzir o membro inferior para trazê-lo em extensão. Mantenha o membro inferior estendido alinhado com o tronco (i. e., no plano coronal) e deixe-o cair em adução em direção à maca.

Na Figura 7.48B, a pelve está em posição neutra, o quadril está em posição neutra de rotação e o membro inferior está no plano coronal e pode cair em adução. Nesse caso, ele cai 10° abaixo da horizontal, o que pode ser considerado um comprimento normal para o tensor da fáscia lata.

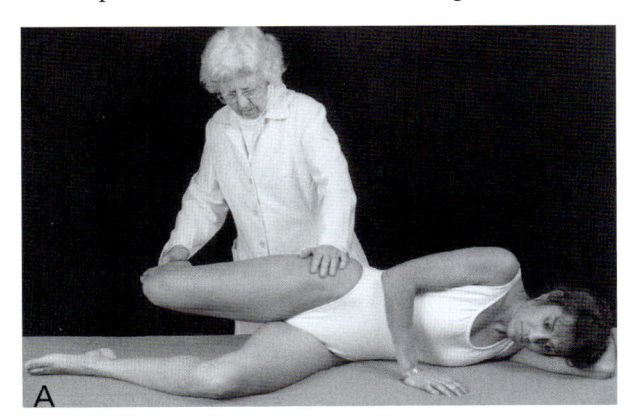

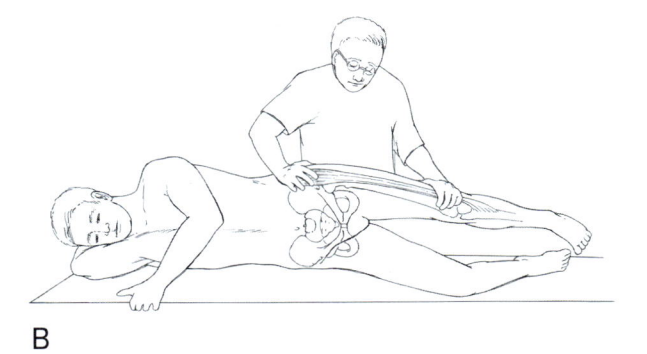

FIGURA 7.48 Comprimento normal: **A**: Teste de Ober; **B**: Teste de Ober modificado.

Tensão bilateral no músculo tensor da fáscia lata: teste de Ober positivo

A amplitude de movimento em adução pode ser considerada normal se o membro inferior cair ligeiramente abaixo da horizontal com a coxa em rotação neutra no plano coronal e o joelho flexionado a 90°. As coxas deste indivíduo permanecem em abdução acentuada em razão da tensão bilateral no músculo tensor da fáscia lata e trato iliotibial (Fig. 7.49).

Tensão bilateral no músculo tensor da fáscia lata: teste de Ober modificado (joelho estendido)

A amplitude de movimento em adução pode ser considerada normal se o membro inferior cair 10° abaixo da horizontal com a coxa em rotação neutra no plano coronal e o joelho estendido. Neste teste, os membros inferiores deste indivíduo não caem até a horizontal em razão da tensão no músculo tensor da fáscia lata e trato iliotibial (Fig. 7.50).

Erros no teste de tensão no músculo tensor da fáscia lata e trato iliotibial

De acordo com uma referência, o membro inferior, com o joelho flexionado, é manobrado à posição correta do teste de Ober *e depois liberado*.[7] Como visto na Figura 7.51A e B, o quadril roda e flexiona medialmente quando não é controlado pelo examinador. A coxa deve ser mantida no plano coronal e impedida de rodar medialmente para testar com precisão a tensão no músculo tensor da fáscia lata e trato iliotibial.

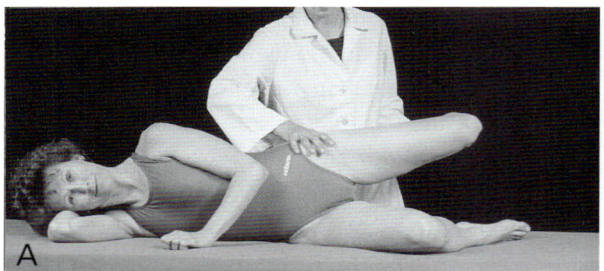 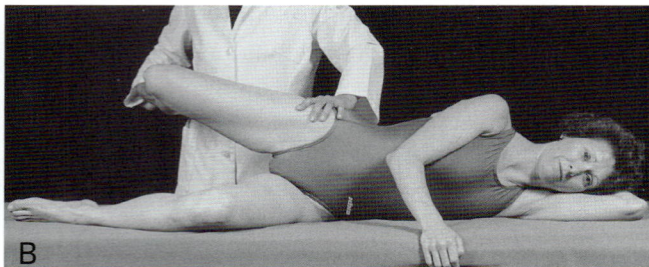

FIGURA 7.49   *A* e *B*: Teste de Ober positivo; tensão bilateral no músculo tensor da fáscia lata.

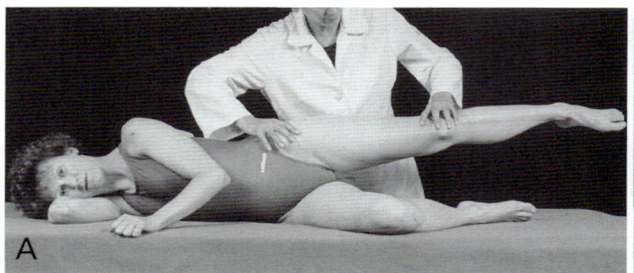 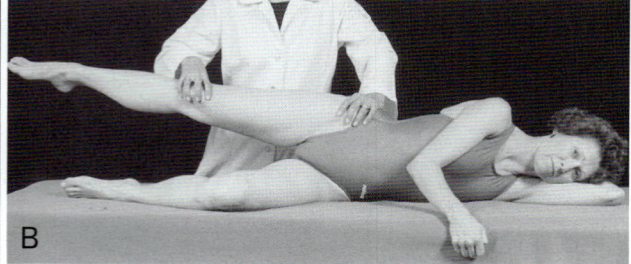

FIGURA 7.50   *A* e *B*: Teste de Ober modificado (joelho estendido: tensão bilateral no músculo tensor da fáscia lata).

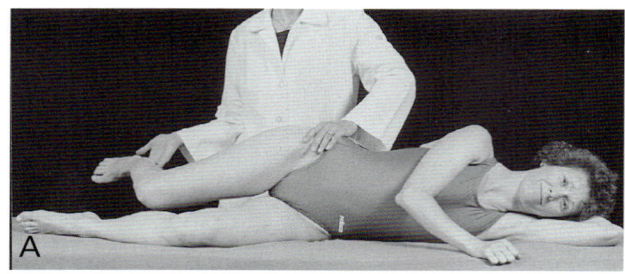 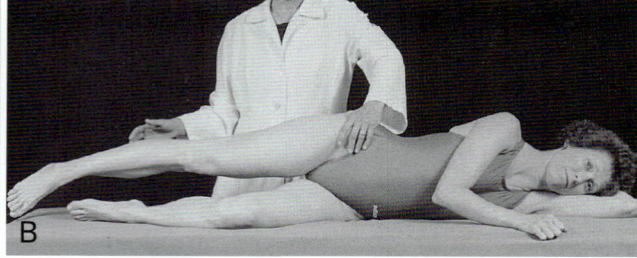

FIGURA 7.51   *A* e *B*: Erros nos testes de tensão no músculo tensor da fáscia e trato iliotibial.

TESTE DE OBER MODIFICADO: TRONCO EM DECÚBITO VENTRAL

Equipamento: Maca de tratamento. Se a maca não for acolchoada, coloque uma toalha dobrada ou um travesseiro fino na extremidade da maca para acolchoá-la. Para este teste, é preferível uma maca que possa ser elevada ou abaixada de modo a se ajustar à altura do indivíduo. (Exceto para este teste, as macas de tratamento que têm acolchoamento espesso e são articuladas no meio não são adequadas para testes de comprimento e força da maioria dos músculos da articulação do quadril e do tronco.) Ajuste a altura da maca conforme necessário para que o indivíduo seja capaz de colocar os dois pés no chão com os joelhos ligeiramente flexionados.

Posição inicial: O indivíduo fica na extremidade da maca, em contato com ela, e se inclina para a frente de modo a apoiar o tronco deitado sobre a maca. Para que o tronco fique totalmente apoiado sobre a maca, os joelhos são flexionados e os pés são colocados para a frente, sob a maca, o quanto for necessário. O indivíduo estende ambos os braços acima da cabeça e segura nas laterais da maca (Fig. 7.52).

Justificativas: Com o tronco inclinado, a região lombar ficará retificada; manter os braços totalmente estendidos acima da cabeça tende a evitar qualquer inclinação lateral da pelve. Esse posicionamento em decúbito ventral atende aos requisitos do teste de Ober e é mais estável do que a posição em decúbito lateral.

Movimento de teste: Para testar o comprimento do músculo tensor da fáscia lata e trato iliotibial esquerdos, o examinador fica em pé em uma posição que consiga segurar, com seu membro superior esquerdo, a coxa e a perna esquerda do indivíduo, mantendo o joelho flexionado em ângulo reto. Com a mão direita, o examinador segura a pelve firmemente sobre a maca. Man-

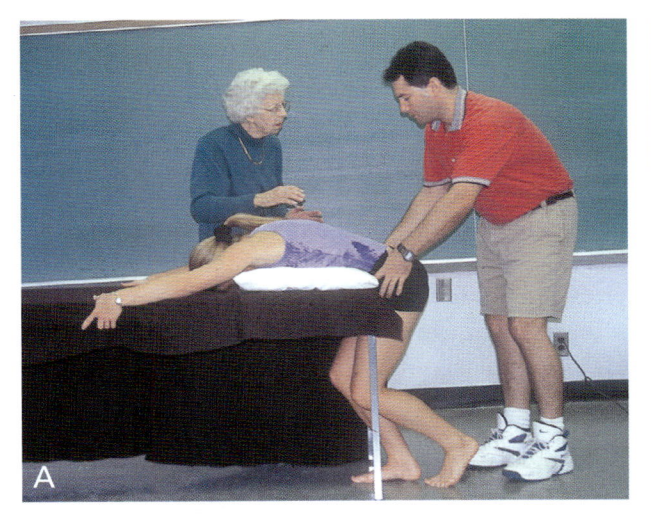
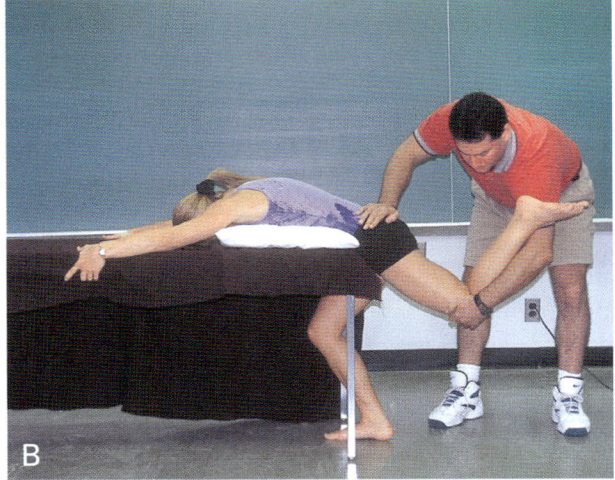
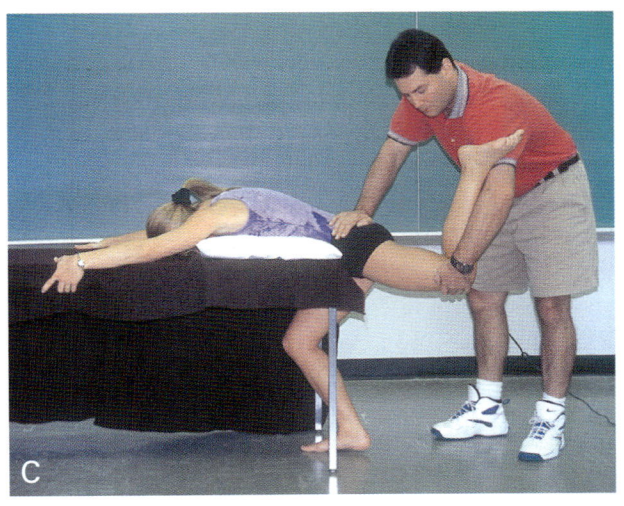
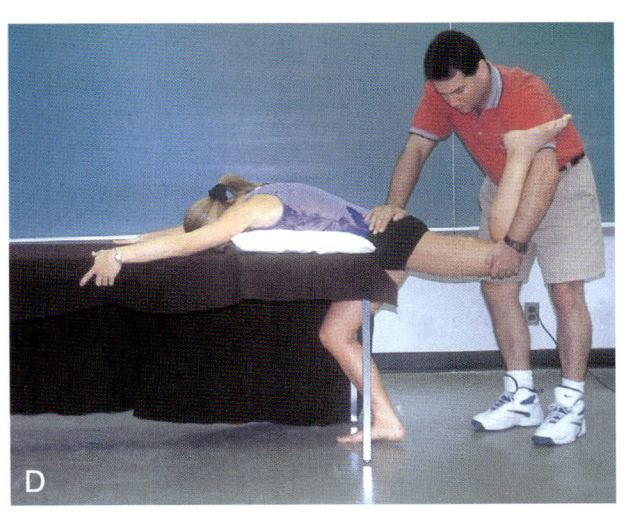

FIGURA 7.52 **A**: Teste de Ober modificado: tronco em decúbito ventral.

tendo o joelho flexionado, o examinador move o membro inferior até o final da abdução de quadril e depois para cima em extensão. Mantendo o quadril em extensão total, o examinador move o membro em adução. (Inverta as instruções para testar o membro inferior direito do indivíduo.)

Amplitude normal de movimento: Mover a coxa até uma posição de adução zero (i. e., comparável à horizontal em decúbito lateral). (Se o quadril não puder ser totalmente estendido, ocorre uma adução ligeiramente maior.)

MENSURAÇÃO DO COMPRIMENTO DO MEMBRO INFERIOR

O chamado "comprimento real do membro inferior" é uma medida da distância entre a espinha ilíaca anterossuperior e o maléolo medial. Obviamente, essa medida não é uma determinação absolutamente precisa do comprimento do membro inferior, pois os pontos de medição vão de um ponto de referência na pelve até outro no membro inferior. Como é impossível palpar um ponto do fêmur sob a espinha ilíaca anterossuperior, é necessário utilizar o ponto de referência da pelve. Torna-se necessário, portanto, fixar o alinhamento da pelve em relação ao tronco e aos membros inferiores antes de realizar medições a fim de garantir a mesma relação de ambos os membros inferiores com a pelve. A rotação ou inclinação lateral da pelve alterará a relação da pelve com os membros inferiores o suficiente para fazer uma diferença considerável nas medidas. Para obter a maior precisão possível, o paciente deita-se em decúbito dorsal sobre uma maca, com o tronco, a pelve e os membros inferiores alinhados e próximos um do outro. Mede-se a distância da espinha ilíaca anterossuperior ao umbigo à direita e à esquerda para verificar se há inclinação lateral ou rotação da pelve. Se for encontrada uma diferença nas medidas, a pelve é nivelada e qualquer rotação corrigida tanto quanto possível antes que seja feita a mensuração do comprimento dos membros inferiores.

O "comprimento aparente do membro inferior" é uma medida que vai do umbigo ao maléolo medial. Esse tipo de medição é mais frequentemente uma fonte de confusão do que de auxílio na determinação de diferenças de comprimento que tem como objetivo prescrever uma elevação para corrigir a inclinação pélvica. A confusão surge porque o cenário na posição ortostática é o inverso daquele na posição deitada e ocorre quando a

inclinação pélvica é causada por desequilíbrios musculares e não por uma diferença real no comprimento dos membros inferiores.

Em *posição ortostática*, ocorrerá uma inadequação no alinhamento quando um músculo fraco não for capaz de fornecer suporte adequado para a descarga de peso. Por exemplo, uma fraqueza do músculo glúteo médio direito permite que a pelve se desvie para a direita e aparentemente se eleve porque o lado esquerdo cai, dando a aparência de um membro inferior direito *mais longo*. Se a inadequação postural for de longa data, em geral há um desequilíbrio associado nos músculos laterais do tronco, nos quais os músculos do lado direito são mais curtos e mais fortes que os esquerdos.

Em *decúbito*, uma inadequação no alinhamento mais frequentemente resultará da tração de um músculo forte. Em decúbito dorsal, um indivíduo com o tipo de desequilíbrio descrito antes (i. e., músculo glúteo médio direito fraco e músculos laterais do tronco fortes) tenderá a deitar-se com a pelve mais alta à direita, puxada para cima pelos músculos abdominais laterais mais fortes. Essa posição, por sua vez, puxa o membro inferior direito para cima, de modo que ele parece estar *mais curto* do que o esquerdo.

A necessidade de uma elevação no calçado deve ser determinada pelas medidas em pé e não na posição deitada. Usam-se placas de espessuras diversas para esse propósito (ver também a discrepância aparente no comprimento dos membros inferiores causada por desequilíbrio muscular).

TESTES DE COMPRIMENTO DOS MÚSCULOS FLEXORES DO QUADRIL

Um músculo monoarticular encurtado limitará a amplitude de movimento na direção oposta à sua ação. Um músculo que cruza duas ou mais articulações pode apresentar encurtamento em apenas uma articulação se a outra (ou outras) for mantida em uma posição de alongamento normal do músculo.

Figura 7.53A: O indivíduo está em decúbito dorsal com os membros inferiores abduzidos. A região lombar fica retificada sobre a maca, ou seja, em flexão normal. A pelve está em inclinação posterior e o quadril está estendido. Não há encurtamento aparente dos músculos flexores do quadril.

Figura 7.53B: Os membros inferiores estão em posição neutra, nem aduzidos nem abduzidos. A região lombar não está mais retificada sobre a maca, a pelve está em inclinação anterior. Em razão da inclinação pélvica anterior, o quadril está em flexão.

Figura 7.53C: O indivíduo está ajoelhado com os joelhos flexionados a cerca de 90° e as coxas abduzidas. A pelve e o fêmur estão em um bom alinhamento.

Figura 7.53D: O indivíduo está ajoelhado com as coxas em posição neutra (nem abduzida nem aduzida). O tronco deslocou-se anteriormente. A extensão da região lombar (arqueamento) aumentou, fornecendo evidência de encurtamento dos músculos flexores do quadril.

Conclusão: O encurtamento está no músculo que flexiona e abduz o quadril, ou seja, o tensor da fáscia lata.

Diagnóstico diferencial

A flexão do quadril pode ser realizada pela flexão da coxa em direção à pelve ou pela inclinação anterior da pelve em direção à coxa. Os músculos flexores do quadril incluem (o músculo sartório é omitido aqui porque atua flexionando e rodando lateralmente o quadril e flexionando o joelho):

1 O monoarticular iliopsoas que flexiona o quadril.
2 O biarticular reto femoral que flexiona o quadril e estende o joelho.
3 O biarticular tensor da fáscia lata que flexiona, abduz e roda medialmente o quadril e auxilia na extensão do joelho.

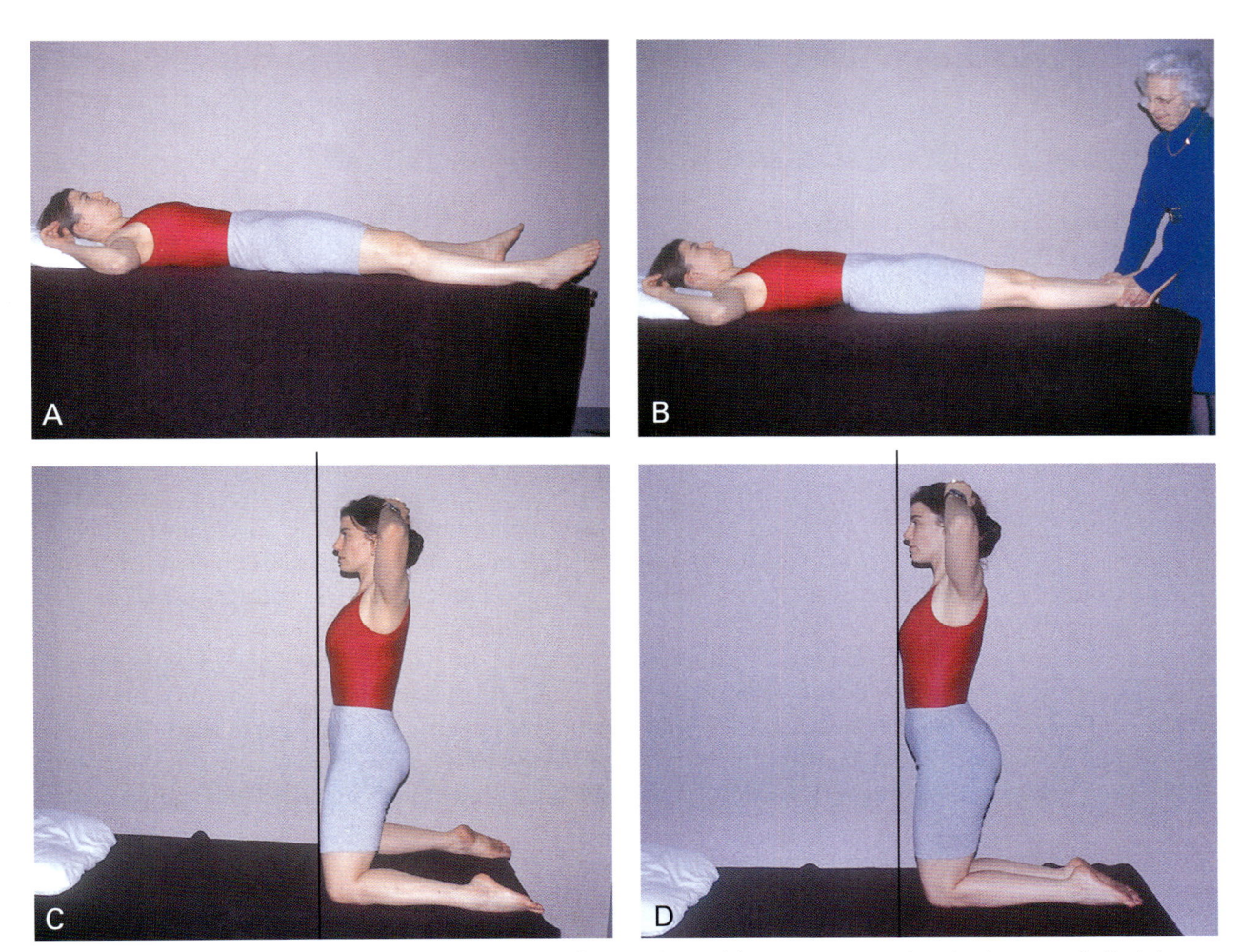

FIGURA 7.53 *A-D*: Testes de comprimento dos músculos flexores do quadril e encurtamento do músculo tensor da fáscia lata.

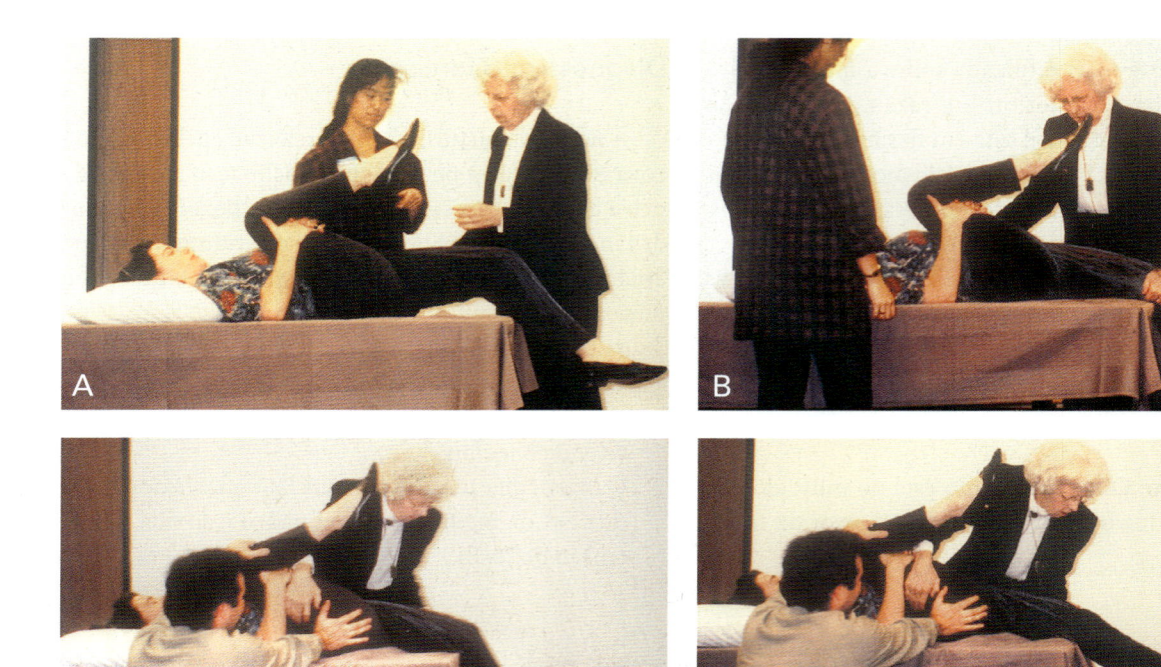

FIGURA 7.54   *A-D*: Testes de comprimento dos músculos flexores do quadril realizados no mesmo paciente pelo mesmo examinador, cinco anos depois dos testes mostrados na Figura 7.53.

Testes de comprimento dos músculos flexores do quadril

Estas fotografias mostram testes para diagnóstico diferencial do encurtamento dos músculos flexores do quadril. O mesmo paciente e o mesmo examinador aparecem nas Figuras 7.53 e 7.54, mostradas para comparação.

Figura 7.54A: Posição inicial para testes de comprimento dos músculos flexores do quadril. A região lombar fica retificada sobre a maca e o paciente mantém essa posição segurando o joelho direito em direção ao tórax enquanto se testa o membro inferior esquerdo. Há evidências de encurtamento dos músculos flexores do quadril esquerdo pelo fato de a coxa não tocar a maca.

Figura 7.54B: O membro inferior foi movido a uma posição de abdução do quadril. A coxa agora toca a maca, evidenciando que não há encurtamento no mús-

culo iliopsoas. O grau de flexão de joelho indica que há pouco ou nenhum encurtamento no músculo reto femoral.

Figura 7.54C: A coxa foi mantida em contato com a maca (para manter o músculo iliopsoas em seu comprimento normal). A pelve foi estabilizada para evitar qualquer movimento lateral da pelve enquanto o membro inferior foi movido de volta (contra uma resistência considerável do músculo tensor da fáscia lata) da posição abduzida para a posição zero.

Figura 7.54D: O comprimento normal do músculo tensor da fáscia lata permitirá a flexão do joelho juntamente com a extensão e adução do quadril. Há evidências inegáveis de encurtamento no músculo tensor da fáscia lata, conforme demonstrado pela posição estendida dos joelhos, especialmente evidente no momento do primeiro teste.

SEÇÃO IV

TESTES DE FORÇA MUSCULAR

QUADRO PARA ANÁLISE DO DESEQUILÍBRIO MUSCULAR DE MEMBROS INFERIORES

Nome: ....Data: Primeiro Exame: .... Segundo Exame: ....

Diagnóstico: .... Início:..................... Exame da Extremidade:...........

	MÚSCULO	SEGUNDO EXAME	PRIMEIRO EXAME	PRIMEIRO EXAME	SEGUNDO EXAME	MÚSCULO	
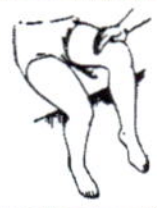	ILIOPSOAS / SARTÓRIO / TENSOR DA FÁSCIA LATA / M. RETO FEMORAL } FLEXORES DO QUADRIL					GLÚTEO MÁXIMO	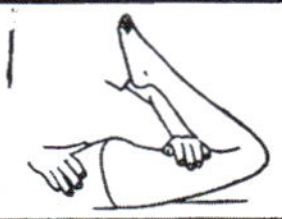
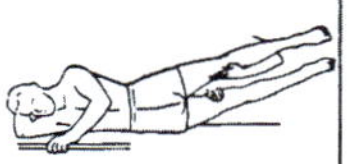	ADUTORES DO QUADRIL					GLÚTEO MÉDIO	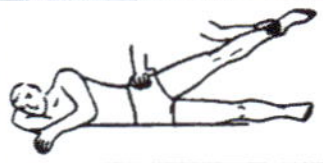
						GLÚTEO MÍNIMO	
						TENSOR DA FÁSCIA LATA	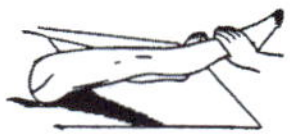
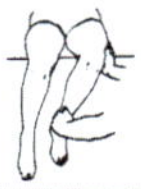	ROTADORES LATERAIS DO QUADRIL					ROTADORES MEDIAIS DO QUADRIL	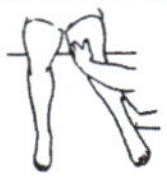
	QUADRÍCEPS					MEDIAIS / POSTERIORES DA COXA / LATERAIS	
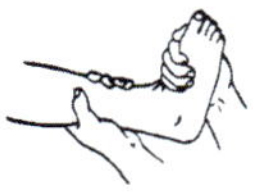	TIBIAL ANTERIOR					SÓLEO	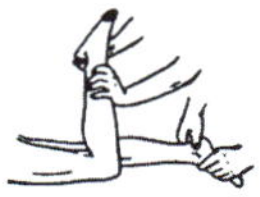
						GASTROCNÉMIO E SÓLEO	
						FIBULARES LONGO E CURTO	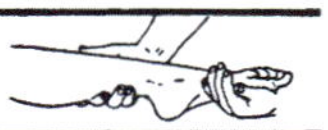
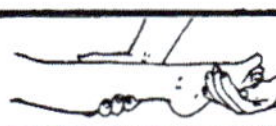	TIBIAL POSTERIOR					FIBULAR TERCEIRO	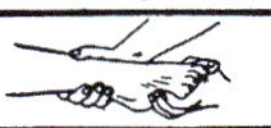
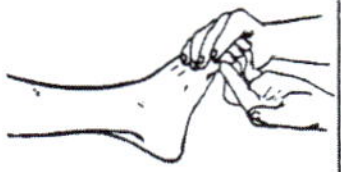	FLEXOR LONGO DOS DEDOS	1 / 2 / 3 / 4				1 / 2 / 3 / 4 EXTENSORES DAS ARTICULAÇÕES INTERFALÂNGICAS DISTAIS	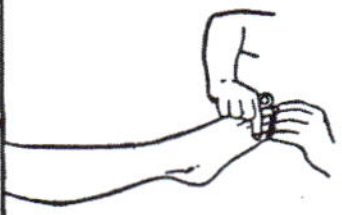
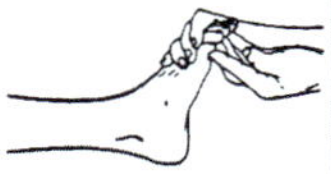	FLEXOR CURTO DOS DEDOS	1 / 2 / 3 / 4				1 / 2 / 3 / 4 EXTENSORES DAS ARTICULAÇÕES INTERFALÂNGICAS PROXIMAIS	
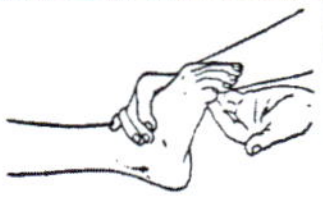	LUMBRICAIS E INTERÓSSEOS	1 / 2 / 3 / 4				1 / 2 / 3 / 4 EXTENSORES LONGO E CURTO DOS DEDOS	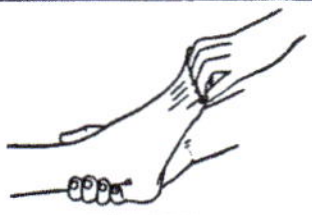
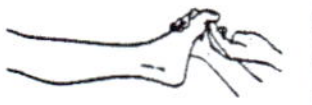	FLEXOR LONGO DO HÁLUX					EXTENSORES LONGO E CURTO DO HÁLUX	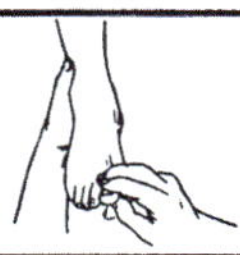
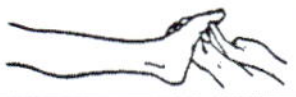	FLEXOR CURTO DO HÁLUX						
	ABDUTOR DO HÁLUX					ADUTOR DO HÁLUX	

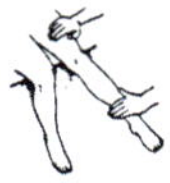

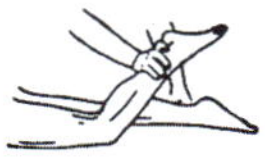

FIGURA 7.55 Quadro para análise do desequilíbrio muscular de membros inferiores. © 2005 Florence P. Kendall.

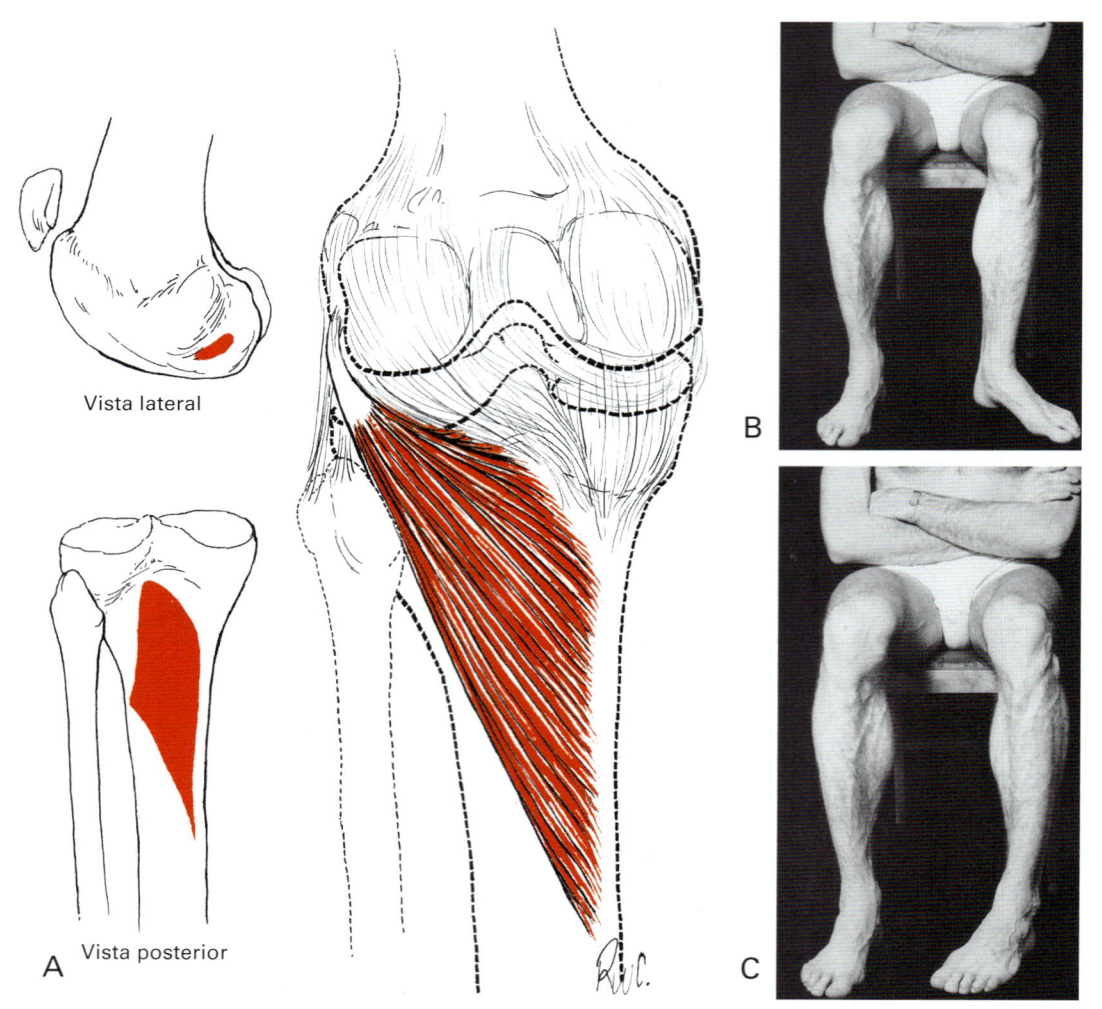

Vista lateral

Vista posterior

A **B** **C**

FIGURA 7.56 Músculo poplíteo: **A**: Vistas lateral e posterior; **B**: Teste de força muscular do poplíteo; posição inicial, membro inferior esquerdo; **C**: Posição final de teste, membro inferior esquerdo.

Músculo poplíteo

Origem: Parte anterior do sulco no côndilo lateral do fêmur e ligamento poplíteo oblíquo da articulação do joelho (Fig. 7.56A).

Inserção: Área triangular proximal à linha para o músculo sóleo na superfície posterior da tíbia e fáscia que recobre o músculo.

Ação: Em situações que não envolvem descarga de peso (i. e., *com a origem fixa*), o músculo poplíteo roda medialmente a tíbia sobre o fêmur e flexiona da articulação do joelho. Em posições que envolvem descarga de peso (i. e., *com a inserção fixa*), roda lateralmente o fêmur sobre a tíbia e flexiona da articulação do joelho. Esse músculo ajuda a reforçar os ligamentos posteriores da articulação do joelho.

Inervação: Tibial, L4, **5**, S1.

Paciente: Sentado, com o joelho flexionado em ângulo reto e com a perna em rotação lateral da tíbia sobre o fêmur.

Fixação: Não é necessária.

Movimento de teste: Rotação medial da tíbia sobre o fêmur (Fig. 7.56C).

Resistência: Raramente é aplicada resistência ou pressão, porque o movimento não é usado como um teste com o propósito de gradar a força do músculo poplíteo, mas apenas para indicar se ele está ativo.

Fraqueza: Pode resultar em hiperextensão do joelho e rotação lateral da tíbia sobre o fêmur. Em geral se observa fraqueza em casos de desequilíbrio entre os músculos posteriores da coxa laterais e mediais, nos quais os mediais são fracos e os laterais são fortes.

Encurtamento: Resulta em leve flexão do joelho e rotação medial da tíbia sobre o fêmur.

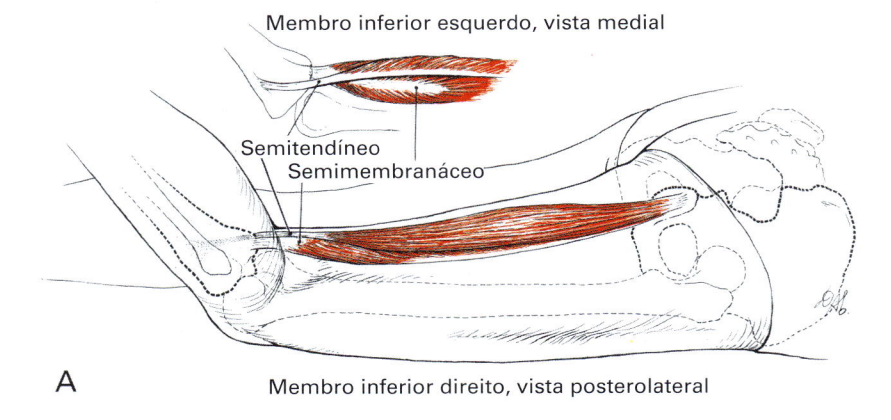

Membro inferior esquerdo, vista medial

Semitendíneo
Semimembranáceo

A

Membro inferior direito, vista posterolateral

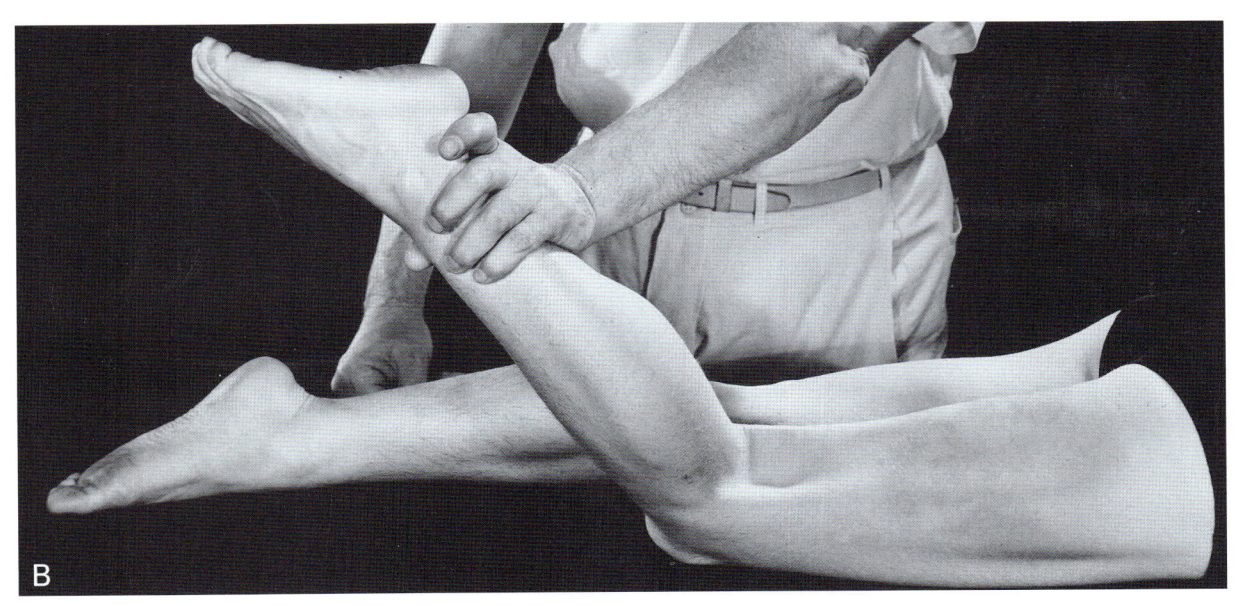

B

FIGURA 7.57 *A*: Músculos posteriores da coxa mediais. *B*: Teste de força dos músculos semimembranáceo e semitendíneo.

MÚSCULOS POSTERIORES DA COXA MEDIAIS: SEMITENDÍNEO E SEMIMEMBRANÁCEO

Músculo semitendíneo

Origem: Tuberosidade do ísquio pelo tendão comum com a cabeça longa do bíceps femoral (Fig. 7.57A).

Inserção: Parte proximal da superfície medial do corpo da tíbia e fáscia profunda da perna.

Ação: Flexiona e roda medialmente a articulação do joelho. Estende e auxilia na rotação medial da articulação do quadril.

Inervação: Tibial, L4, **5**, S**1**, **2**.

Paciente: Decúbito ventral.

Fixação: O examinador deve segurar a coxa firmemente sobre a maca (Fig. 7.57B). (Para evitar encobrir o ventre muscular dos músculos posteriores da coxa mediais, a fixação não é ilustrada.)

Músculo semimembranáceo

Origem: Tuberosidade do ísquio, proximal e lateral aos músculos bíceps femoral e semitendíneo (Fig. 7.57A).

Inserção: Aspecto posteromedial do côndilo medial da tíbia.

Ação: Flexiona e roda medialmente a articulação do joelho. Estende e auxilia na rotação medial da articulação do quadril.

Inervação: Isquiático (ramo tibial), L4, **5**, S**1**, 2.

Teste: Flexão do joelho entre 50° e 70°, com a coxa em rotação medial e a perna rodada medialmente sobre a coxa (Fig. 7.57B).

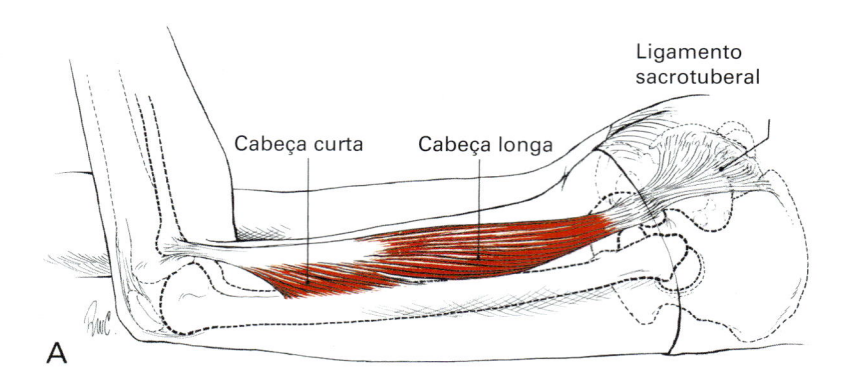

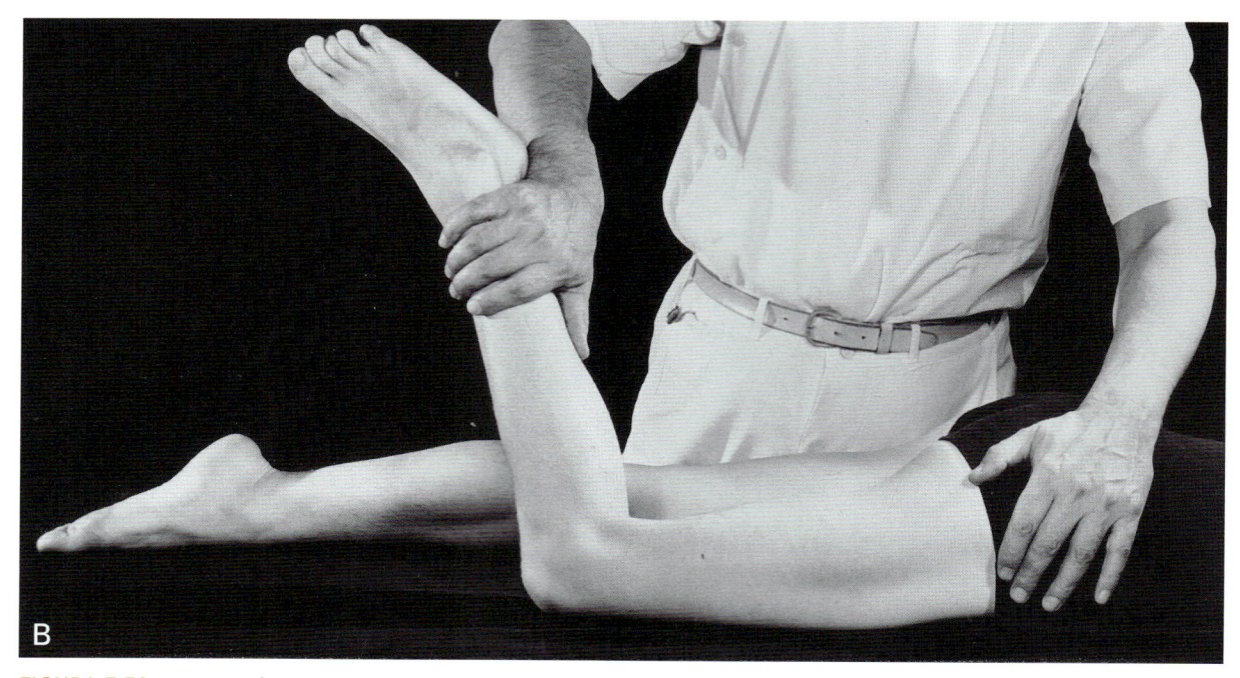

FIGURA 7.58   *A*: Músculos posteriores da coxa laterais. *B*: Teste de força muscular do bíceps femoral.

Pressão: Contra a perna, proximal ao tornozelo, no sentido da extensão do joelho. Não aplique pressão contra o componente de rotação.

MÚSCULOS POSTERIORES DA COXA LATERAIS: BÍCEPS FEMORAL

Músculo bíceps femoral

Origem da cabeça longa: Parte distal do ligamento sacrotuberal e parte posterior da tuberosidade do ísquio.

Origem da cabeça curta: Lábio lateral da linha áspera, 2/3 proximal da linha supracondilar e septo intermuscular lateral.

Inserção: Aspecto lateral da cabeça da fíbula, côndilo lateral da tíbia, fáscia profunda no aspecto lateral da perna.

Paciente: Decúbito ventral.

Fixação: O examinador deve segurar a coxa firmemente sobre a maca (Fig. 7.58). (Não ilustrado para evitar encobrir os músculos.)

Ação: As cabeças longa e curta do bíceps femoral flexionam e rodam lateralmente a articulação do joelho. Além disso, a cabeça longa estende e auxilia na rotação lateral da articulação do quadril.

Inervação da cabeça longa: Tibial, L5, S**1**, **2**, 3.

Inervação da cabeça curta: Fibular comum, L5, S**1**, **2**.

Teste: Flexão de joelho entre 50° e 70°, com a coxa em leve rotação lateral e a perna em leve rotação lateral sobre a coxa.

Pressão: Contra a perna, proximal ao tornozelo, no sentido da extensão do joelho. Não aplique pressão contra o componente de rotação.

MÚSCULOS POSTERIORES DA COXA E GRÁCIL

Fraqueza: A evidência de leve fraqueza dos músculos posteriores da coxa mediais ou laterais é baseada na incapacidade do indivíduo de manter a rotação quando solicitado a manter a posição de teste. A fraqueza dos músculos posteriores da coxa medial e lateral permite a hiperextensão do joelho. Quando essa fraqueza é bilateral, a pelve pode inclinar-se anteriormente e a região lombar pode assumir uma posição lordótica. Quando essa fraqueza é unilateral, pode ocorrer rotação pélvica. A fraqueza dos músculos posteriores da coxa laterais causa tendência à perda da estabilidade lateral do joelho, permitindo uma impulsão no sentido do arqueamento do membro inferior quando sob descarga de peso. A fraqueza dos músculos posteriores da coxa mediais diminui a estabilidade medial da articulação do joelho e permite uma posição de joelho valgo, com tendência à rotação lateral da tíbia sobre o fêmur.

Contratura: A contratura dos músculos posteriores da coxa mediais e laterais resulta em uma posição de flexão do joelho e, se a contratura for extrema, uma inclinação posterior da pelve e flexão da região lombar.

Encurtamento: Restrição da extensão do joelho quando o quadril está flexionado ou restrição da flexão de quadril quando o joelho está estendido. O encurtamento dos músculos posteriores da coxa não causa inclinação pélvica posterior, mas frequentemente se observa uma inclinação pélvica posterior e uma retificação da região lombar (flexão da parte lombar) em indivíduos com encurtamento dos músculos posteriores da coxa.

Observações: Em condições normais, os músculos flexores do quadril atuam protegendo os músculos posteriores da coxa durante a flexão do joelho. Não espere que o indivíduo mantenha a flexão total do joelho ou sustente contra a mesma quantidade de pressão com o quadril estendido em decúbito ventral do que poderia resistir com o quadril flexionado na posição sentada. A frequente ocorrência de cãibras musculares durante o teste dos músculos posteriores da coxa resulta de o músculo estar em uma posição muito encurtada e tentar resistir a uma forte pressão. Para testar os músculos posteriores da coxa em uma posição de flexão total de joelho, o quadril deve ser flexionado para possibilitar certo afrouxamento. Entretanto, haverá assistência do músculo sartório tanto na flexão de quadril como na flexão do joelho quando os músculos posteriores da coxa forem testados com o quadril flexionado. A fraqueza dos músculos poplíteo e gastrocnêmio pode interferir no início da flexão do joelho. A compensação da ação do músculo sartório aparecerá na forma de flexão de quadril quando a flexão do joelho for iniciada. Um músculo reto femoral encurtado, que limita a amplitude de movimento de flexão do joelho, causará flexão de quadril conforme o movimento de flexão do joelho é concluído. (A flexão de quadril em decúbito ventral é vista como uma inclinação anterior da pelve com hiperextensão da região lombar.) A assistência do músculo gastrocnêmio na flexão do joelho será vista como um esforço para dorsiflexionar o tornozelo, alongando o gastrocnêmio sobre o tornozelo para torná-lo mais eficaz na flexão do joelho.

A Figura 7.59 ilustra a ação do músculo grácil como flexor do joelho. O músculo é acionado pela posição e pressão usadas para o teste dos músculos posteriores da coxa mediais. O grácil tem sua origem no púbis e os músculos posteriores da coxa mediais se originam do ísquio.

Músculo quadríceps femoral

Origem do reto femoral:
Cabeça reta: Da espinha ilíaca anteroinferior (Fig. 7.60).
Cabeça reflexa: Do sulco acima da borda do acetábulo.

Origem do vasto lateral: Parte proximal da linha intertrocantérica, bordas anterior e inferior do trocanter maior, lábio lateral da tuberosidade glútea, metade proximal do lábio lateral da linha áspera e septo intermuscular lateral.

Origem do vasto intermédio: Superfícies anterior e lateral dos 2/3 proximais do corpo do fêmur, metade distal da linha áspera e septo intermuscular lateral.

Origem do vasto medial: Metade distal da linha intertrocantérica, lábio medial da linha áspera, parte proximal da linha supracondilar medial, tendões dos músculos adutor longo e adutor magno e septo intermuscular medial.

Inserção: Borda proximal da patela e pelo ligamento patelar até a tuberosidade da tíbia.

Ação: O músculo quadríceps femoral estende a articulação do joelho e a porção do reto femoral flexiona a articulação do quadril.

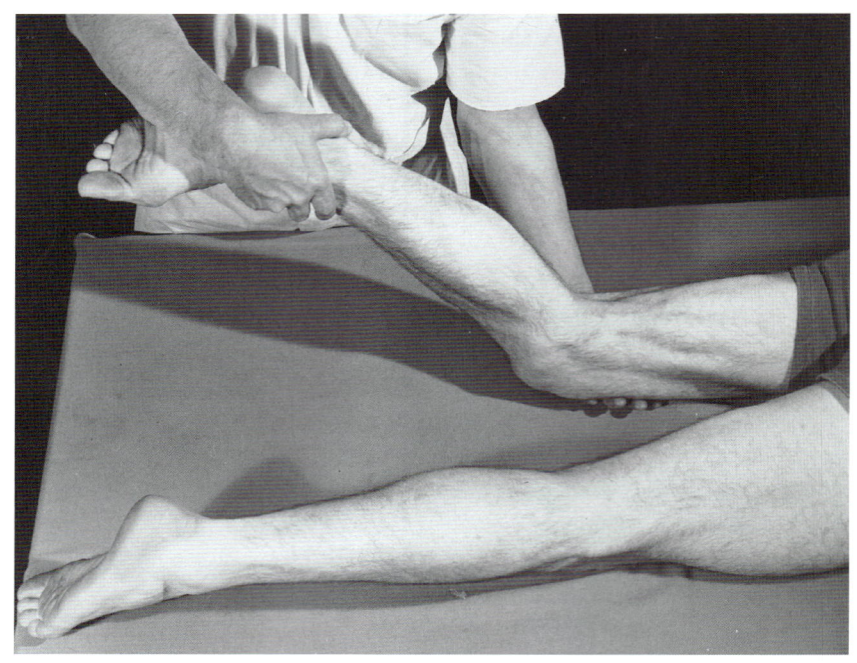

FIGURA 7.59 Ação do músculo grácil como flexor de joelho.

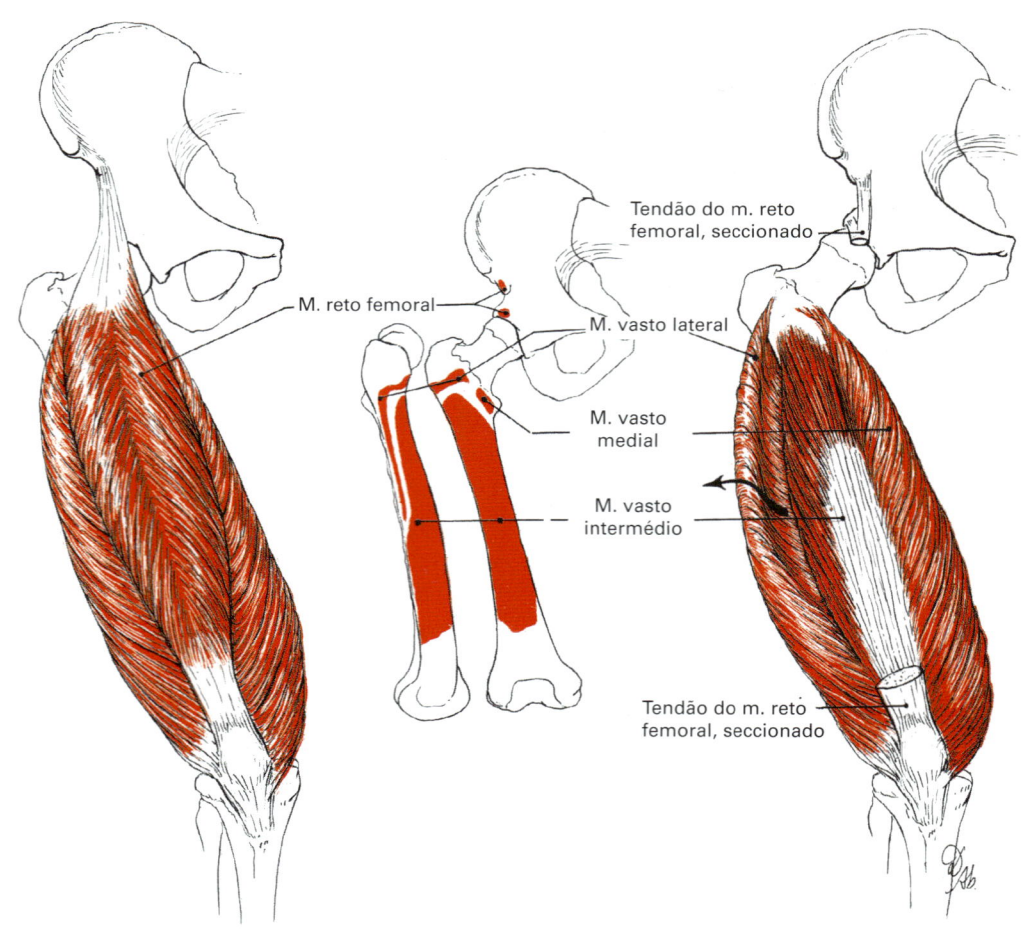

FIGURA 7.60 Músculo quadríceps femoral.

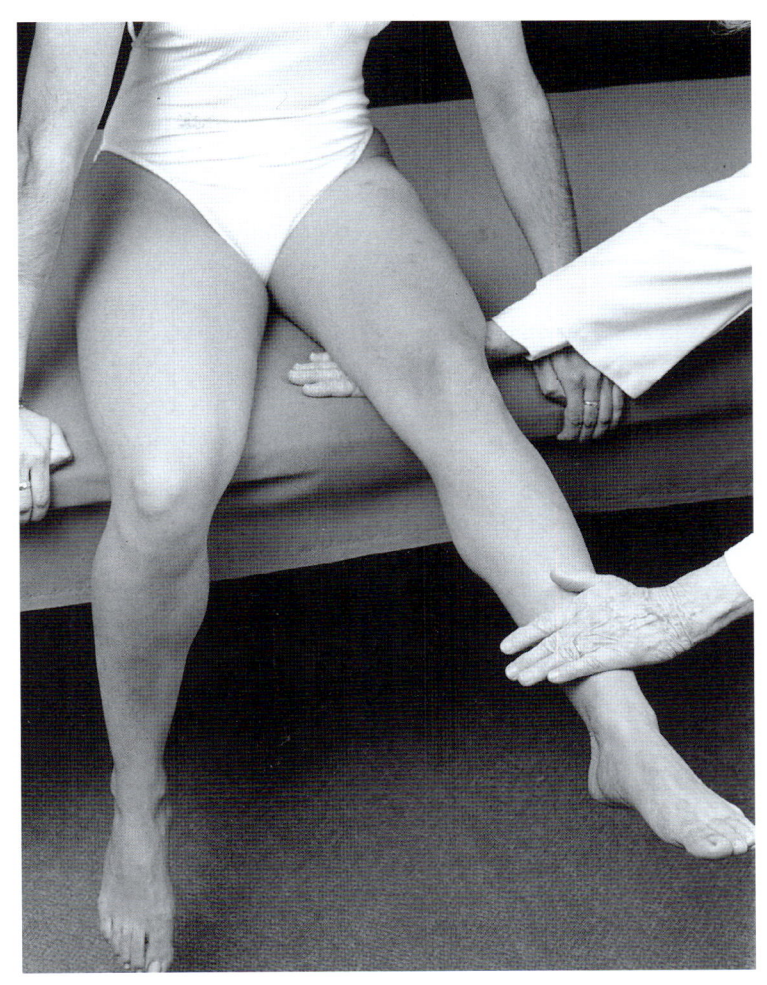

FIGURA 7.61 Teste de força muscular do quadríceps femoral.

Inervação: Femoral, L**2**, **3**, **4**.

O **músculo articular do joelho** é pequeno e pode estar mesclado com o vasto intermédio, mas em geral é um músculo separado. (Não mostrado na ilustração.)

Origem: Superfície anterior da parte distal do corpo do fêmur.

Inserção: Parte proximal da membrana sinovial da articulação do joelho.

Ação: Traciona a cápsula articular proximalmente.

Inervação: Ramo do nervo para o músculo vasto intermédio.

Paciente: Sentado, com os joelhos na lateral da maca e segurando-se nela (Fig. 7.61).

Fixação: O examinador pode manter a coxa firmemente sobre a maca. Alternativamente, como o peso do tronco em geral é suficiente para estabilizar o paciente durante este teste, o examinador pode colocar a mão sob a extremidade distal da coxa para acolchoar contra a pressão da maca.

Teste: Extensão total da articulação do joelho, sem rotação da coxa.

Pressão: Contra a perna, acima do tornozelo, no sentido da flexão.

> **Observações:** Inclinar o corpo para trás pode ser uma evidência da tentativa de liberar a tensão dos músculos posteriores da coxa quando estes estão encurtados. Quando o quadríceps femoral está sendo compensado pelo músculo tensor da fáscia lata, este gira medialmente a coxa e exerce uma tração mais forte se o quadril estiver estendido. Se o músculo reto femoral for a parte mais forte do quadríceps, o paciente se inclinará para trás para estender o quadril, dessa forma obtendo a ação máxima do reto femoral.

Fraqueza: Resulta em hiperextensão do joelho, não por permitir uma posição posteriorizada do joelho, mas por exigir que o paciente trave a articulação do joelho em leve hiperextensão ao deambular. Funcionalmente, essa fraqueza interfere no ato de subir escadas, subir um aclive ou sentar-levantar.

Contratura: Extensão do joelho.

Encurtamento: Restrição da flexão do joelho. O encurtamento da parte do reto femoral do quadríceps femoral resulta em restrição da flexão do joelho quando o quadril está estendido ou restrição da extensão do quadril quando o joelho está flexionado (ver Testes de comprimento dos músculos flexores do quadril anteriormente neste capítulo).

Músculos flexores do quadril

Paciente: Sentado ereto, com os joelhos flexionados na lateral da maca. Segure-se na maca para evitar inclinar-se para trás a fim de obter assistência dos músculos flexores do quadril biarticulares.

Fixação: O peso do tronco pode ser suficiente para estabilizar o paciente durante o teste, mas segurar-se na maca confere estabilidade adicional. Se o tronco estiver fraco, coloque o paciente em decúbito dorsal durante o teste.

Teste dos músculos flexores do quadril como grupo: (Fig. 7.62A) Flexão de quadril com o joelho flexionado, elevando a coxa alguns centímetros da maca.

Pressão: Contra a parte anterior da coxa, no sentido da extensão.

Teste do músculo iliopsoas: (Fig. 7.62B) Flexão total do quadril com o joelho flexionado. Ao exigir a conclusão do arco de movimento, este teste foca o músculo flexor monoarticular do quadril. A gradação da força é baseada na capacidade de manter a flexão total. No caso de fraqueza do músculo iliopsoas, a posição de flexão total não pode ser mantida contra resistência, mas, à medida que a coxa desce à posição utilizada para o teste de grupo, a força pode ser classificada como normal. Este teste é usado para confirmar os achados do teste em decúbito dorsal, que segue e é descrito em Músculo iliopsoas.

Pressão: Uma das mãos aplica contrapressão contra a região anterior do ombro e a outra aplica pressão contra a coxa, no sentido da extensão do quadril.

> **Observações:** A ocorrência de rotação lateral com abdução da coxa à medida que é aplicada pressão em geral é evidência da presença de força no músculo sartório, ou de fraqueza no músculo tensor da fáscia lata a ponto de este não ser capaz de neutralizar a tração do sartório. A rotação medial da coxa mostra que o músculo tensor da fáscia lata é mais forte que o sartório. Se os músculos adutores forem os principais responsáveis pela flexão, a coxa será

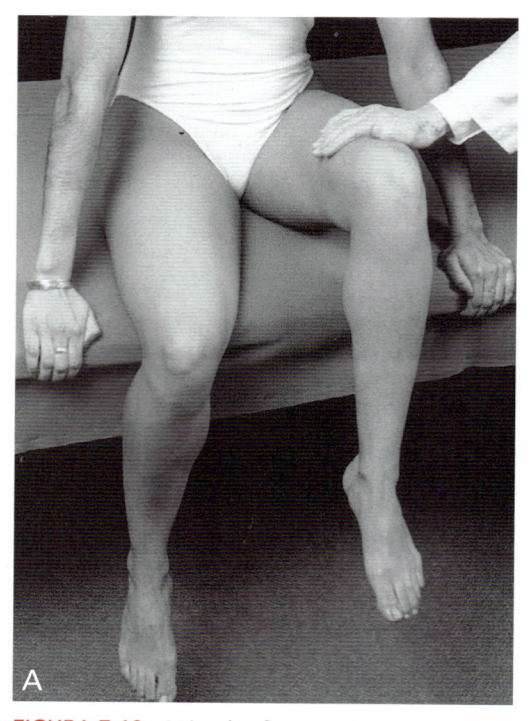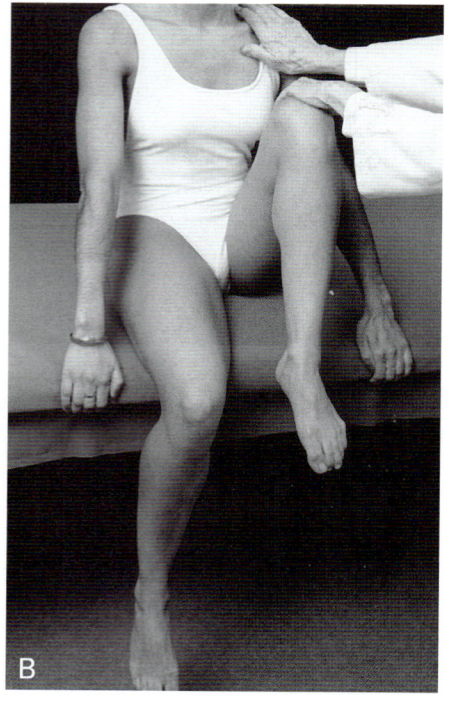

FIGURA 7.62 Músculos flexores do quadril: **A:** Teste de força muscular dos flexores do quadril em grupo; **B:** Teste do músculo iliopsoas.

aduzida à medida que for flexionada. Se os músculos abdominais anteriores não fixarem a pelve ao tronco, a pelve se inclinará anteriormente para flexionar sobre as coxas, e os músculos flexores do quadril poderão resistir contra uma forte pressão, mas não na altura máxima.

Fraqueza: Diminui a capacidade de flexionar a articulação do quadril, resultando em incapacidade acentuada para subir escadas, subir um aclive, levantar-se de uma posição reclinada e trazer o tronco para a frente na posição sentada antes de levantar-se de uma cadeira. No caso de fraqueza acentuada, a marcha é difícil porque o membro inferior precisa ser levado para a frente pelo movimento pélvico (produzido pela ação dos músculos abdominais anteriores ou laterais) e não pela flexão do quadril. O efeito da fraqueza dos músculos flexores do quadril na postura é mostrado no Capítulo 2, Seção II.

Contratura: Bilateralmente, deformidade em flexão de quadril com aumento da lordose lombar (ver Capítulo 2 para imagens da postura cifótico-lordótica). Unilateralmente, posição do quadril em flexão, abdução e rotação lateral.

Encurtamento: Na posição ortostática, o encurtamento dos músculos flexores do quadril é visto na forma de uma lordose lombar com inclinação pélvica anterior.

MÚSCULOS ILIOPSOAS E PSOAS MENOR

Músculo psoas maior

Origem: Superfícies ventrais dos processos transversos de todas as vértebras lombares, laterais dos corpos e discos intervertebrais correspondentes das últimas vértebras torácicas e de todas as vértebras lombares, e arcos membranosos que se estendem pelas laterais dos corpos das vértebras lombares (Fig. 7.63A).

Inserção: Trocanter menor do fêmur.

Inervação: Plexo lombar, L1, **2**, **3**, 4.

Músculo ilíaco

Origem: 2/3 superior da fossa ilíaca, lábio interno da crista ilíaca, ligamentos iliolombar e sacroilíaco anterior e asa do sacro.

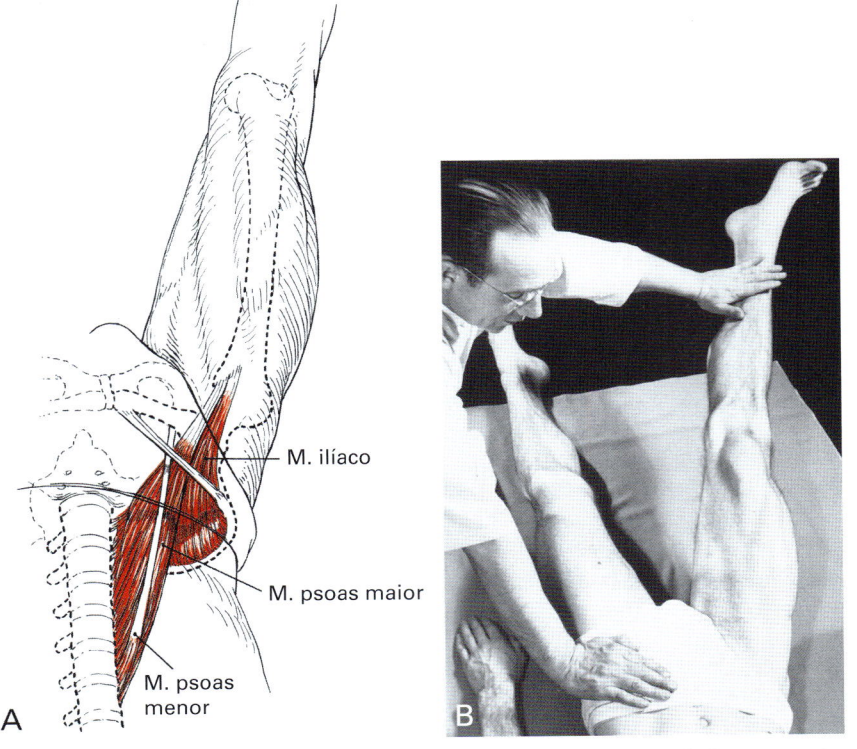

FIGURA 7.63 **A**: Músculos psoas maior, psoas menor e ilíaco. **B**: Teste de força muscular do iliopsoas, com ênfase no psoas maior.

Inserção: Aspecto lateral do tendão do psoas maior e imediatamente distal ao trocanter menor.

Inervação: Femoral, L(1), **2**, **3**, 4.

Músculo iliopsoas

Ação: Com a origem fixa, flexiona a articulação do quadril flexionando o fêmur sobre o tronco, como na elevação do membro inferior estendido em decúbito dorsal, e pode auxiliar na rotação lateral e abdução de quadril. Com a inserção fixa e atuando bilateralmente, flexiona a articulação do quadril flexionando o tronco sobre o fêmur, como em um exercício abdominal clássico em decúbito dorsal. O músculo psoas maior, atuando bilateralmente com a inserção fixa, aumentará a lordose lombar; ao atuar unilateralmente, auxiliará na flexão lateral do tronco para o mesmo lado.

Músculo iliopsoas (com ênfase no psoas maior)

Paciente: Decúbito dorsal.

Fixação: O examinador estabiliza a crista ilíaca oposta. O músculo quadríceps femoral estabiliza o joelho em extensão.

Teste: Flexão do quadril em posição de leve abdução e leve rotação lateral. O músculo não é visto na fotografia anterior porque fica profundamente abaixo do músculo sartório, do nervo femoral e dos vasos sanguíneos contidos na bainha femoral (Fig. 7.63B).

Pressão: Contra o aspecto anteromedial da perna, no sentido da extensão e leve abdução, diretamente oposta à linha de tração do músculo psoas maior desde sua origem na região lombar até a inserção no trocanter menor do fêmur.

Fraqueza e **contratura:** Ver discussão prévia sobre os músculos flexores do quadril. A fraqueza tende a ser *bilateral* em casos de cifose lombar e postura *sway-back* e *unilateral* em casos de escoliose lombar.

Músculo psoas menor

Este músculo não está no membro inferior porque não cruza a articulação do quadril. É relativamente sem importância e nem sempre está presente. Sua inserção distal à fáscia ilíaca pode permitir que atue estabilizando o tendão do iliopsoas.[18]

Origem: Laterais dos corpos da 12ª vértebra torácica e primeira vértebra lombar e do disco intervertebral entre elas (Fig. 7.63A).

Inserção: Eminência iliopectínea, linha arqueada do ílio e fáscia ilíaca.

Ação: Flexão da pelve sobre a parte lombar da coluna e vice-versa.

Inervação: Plexo lombar, L**1**, **2**.

Músculo sartório

Origem: Espinha ilíaca anterossuperior e metade superior da incisura imediatamente distal à espinha (Fig. 7.64A).

Inserção: Parte proximal da superfície medial da tíbia, próximo à borda anterior.

Ação: Flexiona, roda lateralmente e abduz a articulação do quadril. Flexiona e auxilia na rotação medial da articulação do joelho.

Inervação: Femoral, L**2**, **3**, (4).

Paciente: Decúbito dorsal.

Fixação: O examinador não precisa fornecer nenhuma fixação. O paciente pode segurar-se na maca.

Teste: Rotação lateral, abdução e flexão da coxa, com flexão do joelho (Fig. 7.64B).

Pressão: Contra a superfície anterolateral da coxa distal, no sentido da extensão, adução e rotação medial de quadril, e contra a perna, no sentido da extensão de joelho. As mãos do examinador estão em posição de resistir à rotação lateral da articulação do quadril por pressão e contrapressão (conforme descrito para o teste dos rotadores laterais de quadril, Figura 7.72).

Fraqueza: Diminui a força de flexão, abdução e rotação lateral de quadril. Contribui para a instabilidade anteromedial da articulação do joelho.

Contratura: Deformidade em flexão, abdução e rotação lateral do quadril, com flexão do joelho.

Erro no teste do músculo sartório

A posição do membro inferior mostrada na Figura 7.65 assemelha-se à posição utilizada no teste do músculo sartório no que concerne à flexão, abdução e rotação lateral. Entretanto, a capacidade de manter essa posição depende essencialmente dos músculos adutores do quadril e requer pouca assistência do sartório.

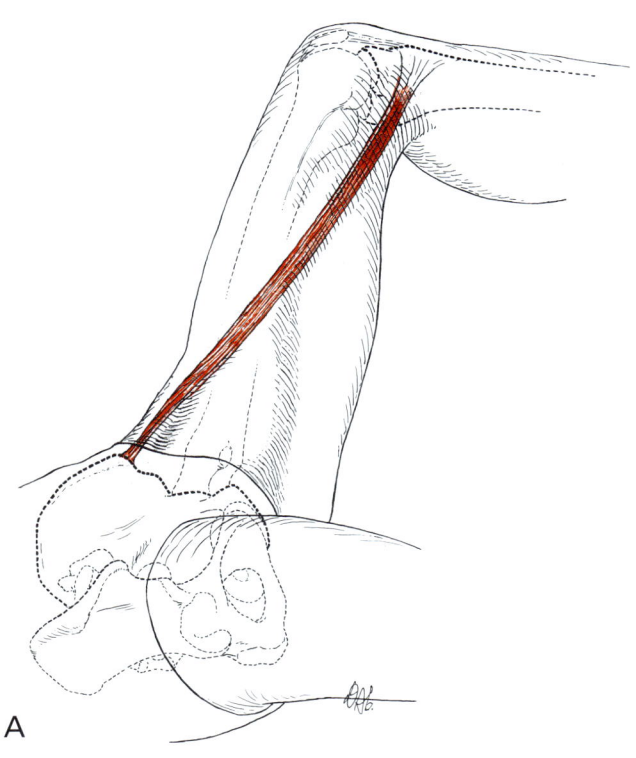

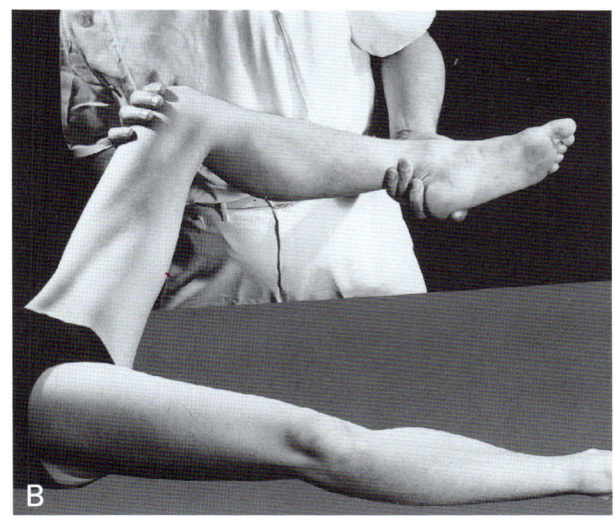

FIGURA 7.64 *A*: Músculo sartório. *B*: Teste de força muscular do sartório.

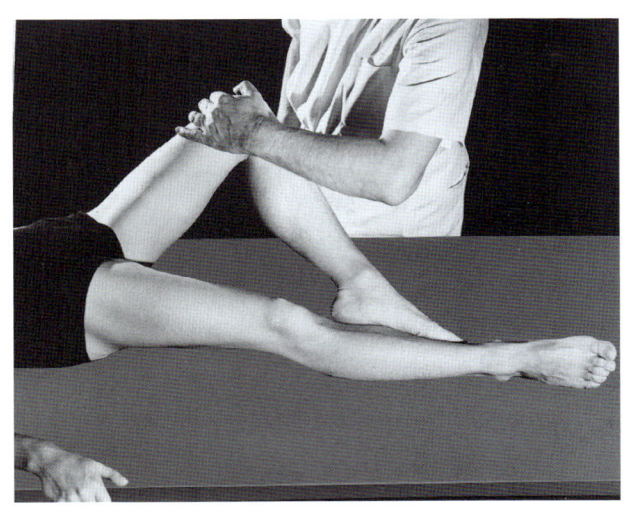

FIGURA 7.65 Erro ao testar o músculo sartório.

Músculo tensor da fáscia lata

Origem: Parte anterior do lábio externo da crista ilíaca, superfície externa da espinha ilíaca anterossuperior e superfície profunda da fáscia lata (Fig. 7.66A).

Inserção: No trato iliotibial da fáscia lata, na junção dos terços proximal e médio da coxa.

Ação: Flexiona, roda medialmente e abduz da articulação do quadril. Tensiona a fáscia lata. Pode auxiliar na extensão da articulação do joelho.

Inervação: Glúteo superior, L**4**, **5**, S**1**.

Encurtamento: O efeito do encurtamento do músculo tensor da fáscia lata na posição ortostática depende se o encurtamento é bilateral ou unilateral. Se for bilateral, há inclinação pélvica anterior e, às vezes, joelho valgo bilateral. Se for unilateral, os músculos abdutores do quadril e a fáscia lata estão tensos, juntamente com o músculo tensor da fáscia lata, e há uma inclinação pélvica lateral associada (para baixo no lado da contração). O joelho desse lado tenderá a uma posição de joelho valgo. Se o tensor da fáscia lata e outros músculos flexores do quadril estiverem encurtados, há uma inclinação pélvica anterior e uma rotação medial do quadril, conforme indicado pela posição da patela.

Paciente: Decúbito dorsal.

Fixação: O paciente pode segurar-se na maca. É necessária ação do músculo quadríceps femoral para manter o joelho estendido. Em geral não é necessária fixação por parte do examinador, mas, se houver instabilidade e o paciente tiver dificuldade em manter a pelve firmemente sobre a maca, uma das mãos do examinador deverá apoiar a pelve anteriormente no lado oposto.

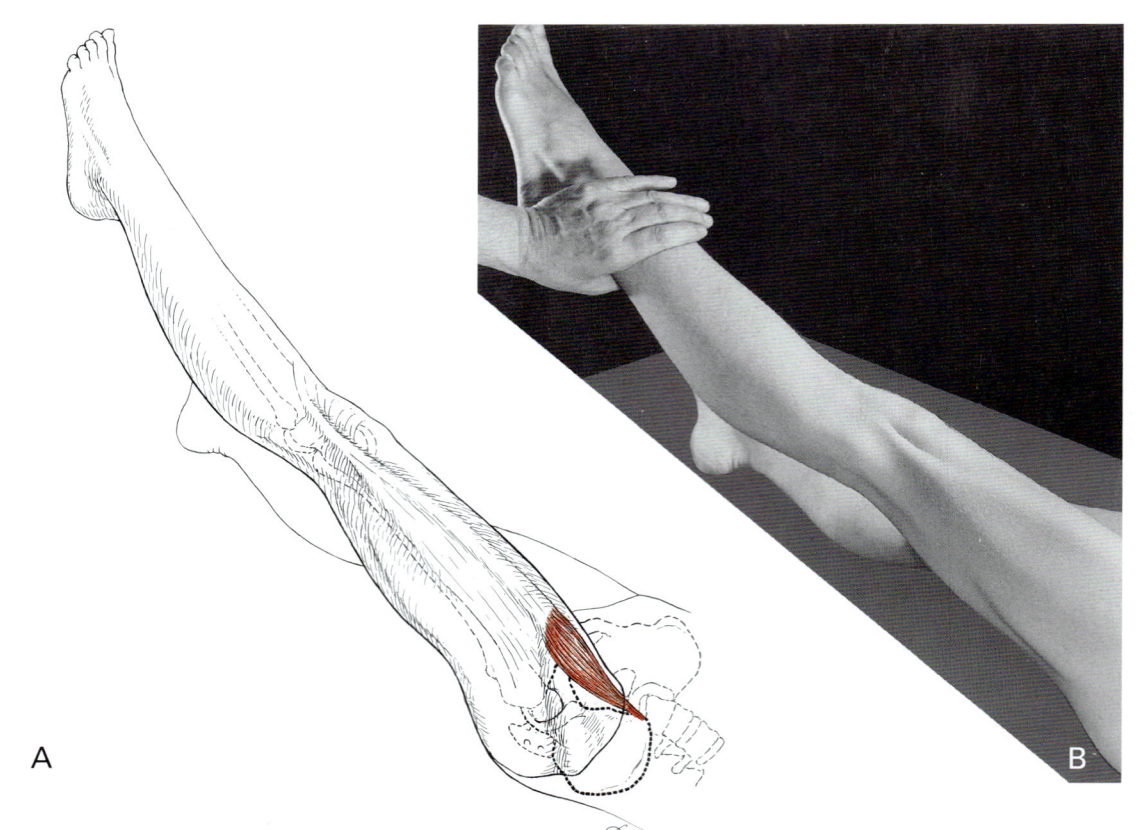

FIGURA 7.66   *A*: Músculo tensor da fáscia lata. *B*: Teste de força muscular do tensor da fáscia lata.

Teste: Abdução, flexão e rotação medial do quadril, com o joelho estendido (Fig. 7.66B).

Pressão: Contra a perna, no sentido da extensão e adução. Não aplique pressão contra o componente de rotação.

Fraqueza: A fraqueza moderada é evidente imediatamente pela incapacidade de manter a posição de teste de rotação medial. Ao ficar em pé, há uma impulsão no sentido do arqueamento do membro inferior e o membro tende a rodar lateralmente no quadril.

Contratura: Flexão do quadril e posição de joelho valgo. Em decúbito dorsal ou em pé, a pelve será inclinada anteriormente se os membros inferiores forem trazidos em adução.

MÚSCULOS ADUTORES DO QUADRIL

Na Figura 7.67, as linhas tracejadas indicam as bordas dos ossos. As linhas pontilhadas nas figuras prévias indicam inserções musculares localizadas na superfície posterior do fêmur.

Músculo pectíneo

Origem: Superfície do ramo superior do púbis, ventral à linha pectínea, entre a eminência iliopectínea e o tubérculo púbico.

Inserção: Linha pectínea do fêmur.

Inervação: Femoral e obturatório, L**2**, **3**, 4.

Músculo adutor magno

Origem: Ramo inferior do púbis, ramo do ísquio (fibras anteriores) e tuberosidade isquiática (fibras posteriores).

Inserção: Medial à tuberosidade glútea, meio da linha áspera, linha supracondilar medial e tubérculo adutor do côndilo medial do fêmur.

Inervação: Obturatório, L2, **3**, **4** e isquiático, L4, 5, S1.

Músculo grácil

Origem: Metade inferior da sínfise púbica e margem medial do ramo inferior do púbis.

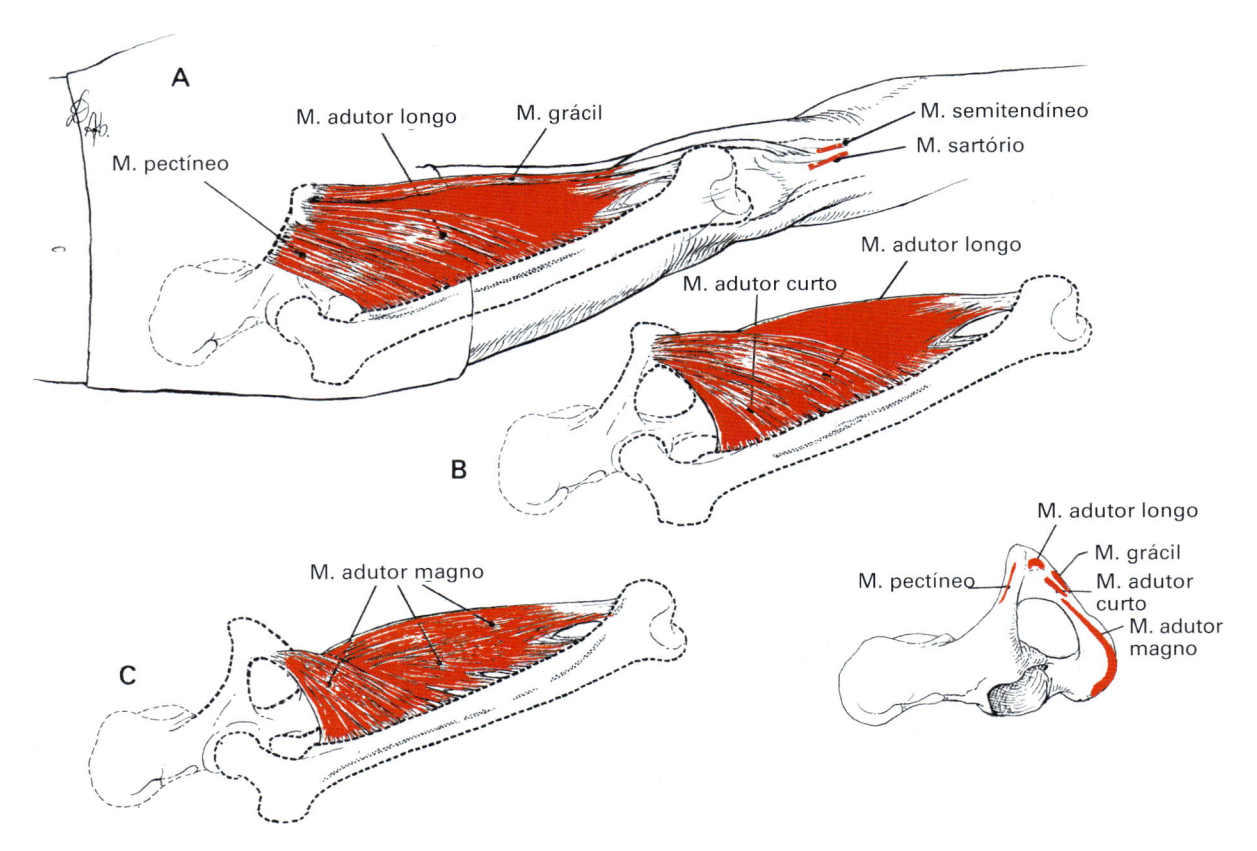

FIGURA 7.67 Músculos adutores do quadril.

Inserção: Superfície medial do corpo da tíbia, distal ao côndilo, proximal à inserção do músculo semitendíneo e lateral à inserção do músculo sartório.

Inervação: Obturatório, L**2**, **3**, **4**.

Músculo adutor curto

Origem: Superfície externa do ramo inferior do púbis.

Inserção: 2/3 distal da linha pectínea e metade proximal do lábio medial da linha áspera.

Inervação: Obturatório, L**2**, **3**, **4**.

Músculo adutor longo

Origem: Superfície anterior do púbis na junção entre a crista e a sínfise púbica.

Inserção: 1/3 médio do lábio medial da linha áspera.

Inervação: Obturatório, L**2**, **3**, 4.

Músculos adutores do quadril

Ação: Todos os músculos descritos aqui aduzem a articulação do quadril. Além disso, o pectíneo, o adutor curto e o adutor longo flexionam da articulação do quadril. As fibras anteriores do adutor magno, que se originam dos ramos do púbis e do ísquio, podem auxiliar na flexão, enquanto as fibras posteriores que se originam da tuberosidade isquiática podem auxiliar na extensão. O grácil, além de aduzir a articulação do quadril, flexiona e roda medialmente a articulação do joelho. Todos os músculos adutores, com exceção do pectíneo e das fibras posteriores do adutor magno, podem auxiliar na rotação medial da articulação do quadril, embora alguns autores contestem essa ação (ver discussão sobre a ação de rotação na articulação do quadril).

Paciente: Em decúbito lateral direito para testar os adutores direitos (e vice-versa), com o corpo em linha reta e os membros inferiores e região lombar retos.

Fixação: O examinador segura o membro superior inferior em abdução. O paciente deve segurar-se na maca para obter estabilidade.

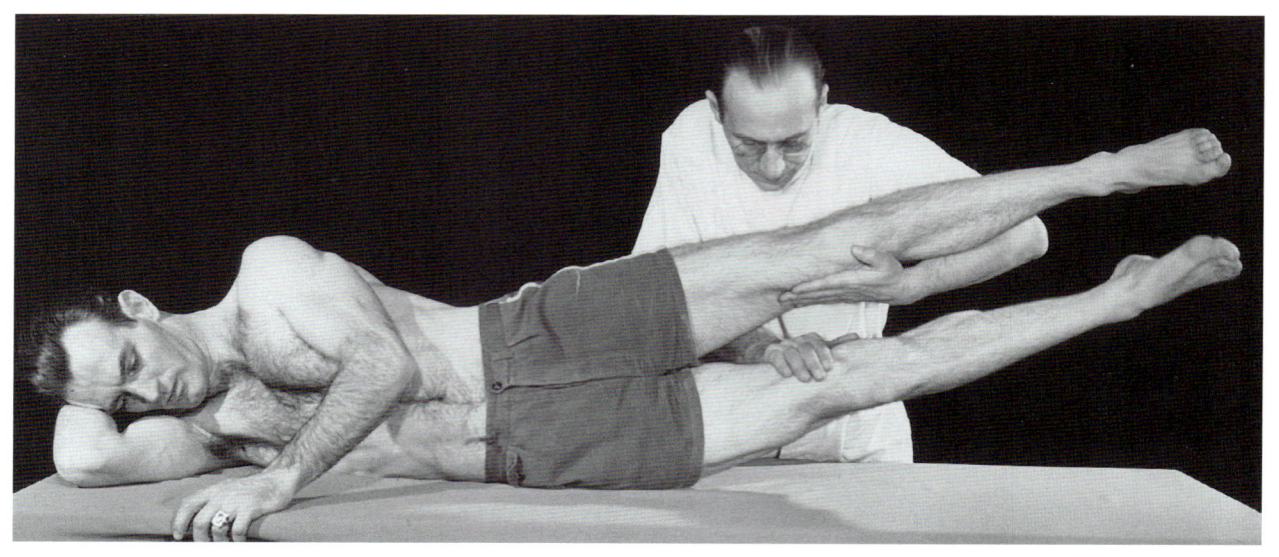

FIGURA 7.68   Teste de força muscular dos adutores do quadril.

Teste: Adução do membro envolvido para cima a partir da maca, sem rotação, flexão ou extensão do quadril ou inclinação da pelve (Fig. 7.68).

Pressão: Contra o aspecto medial da extremidade distal da coxa, na direção da abdução (i. e., para baixo em direção à maca). A pressão é aplicada em um ponto acima do joelho para evitar a distensão do ligamento colateral tibial.

> **Observações:** A rotação anterior da pelve com extensão do quadril mostra uma tentativa de manter a posição usando as fibras inferiores do músculo glúteo máximo. A inclinação anterior da pelve ou a flexão da articulação do quadril (com rotação posterior da pelve do lado de cima) permite a compensação pelos músculos flexores do quadril. Os músculos adutor longo, adutor curto e pectíneo auxiliam na flexão de quadril. Se a posição em decúbito lateral for mantida e o quadril tender a flexionar à medida que a coxa é aduzida durante o teste, isso não é necessariamente uma evidência de compensação, mas apenas uma evidência de que os adutores que flexionam o quadril estão fazendo mais do que o restante dos adutores que auxiliam nesse movimento. Alternativamente, pode ser uma evidência de que os músculos extensores do quadril não estão ajudando a manter a coxa em posição neutra.

Contratura: Deformidade em adução do quadril. Em pé, a posição é de inclinação pélvica lateral, com a pelve tão alta no lado contraturado que é necessário realizar uma flexão plantar do tornozelo ipsilateral, mantendo uma posição de pé equino para que os arte-lhos possam tocar o chão. Alternativamente, se o pé estiver apoiado no chão, o membro oposto precisa ser flexionado no quadril e joelho, ou abduzido, para compensar o aparente encurtamento no lado aduzido.

EIXO MECÂNICO DO FÊMUR E AÇÃO DE ROTAÇÃO DOS MÚSCULOS ADUTORES

A discussão a seguir sobre a ação de rotação dos músculos adutores não é uma tentativa de resolver a controvérsia que parece existir, mas sim de apresentar algumas das razões pelas quais essa controvérsia existe.[19]

Ao considerar a Figura 7.69, é importante ressaltar que na posição anatômica, em vista anterior, o fêmur se estende obliquamente, sendo a extremidade distal mais medial que a extremidade proximal. Em vista lateral, a diáfise do fêmur se curva convexamente na direção anterior. O *eixo anatômico* do fêmur se estende longitudinalmente ao longo da diáfise. Se a rotação do quadril ocorresse em torno desse eixo, não haveria dúvidas de que os músculos adutores, fixados como estão posteriormente ao longo da linha áspera, seriam rotadores laterais.

Contudo, a rotação da articulação do quadril não ocorre em torno do eixo anatômico do fêmur, mas em torno de seu *eixo mecânico*, que passa do centro da articulação do quadril ao centro da articulação do joelho e está na intersecção dos dois planos representados pelas linhas pretas sólidas da Figura 7.69.

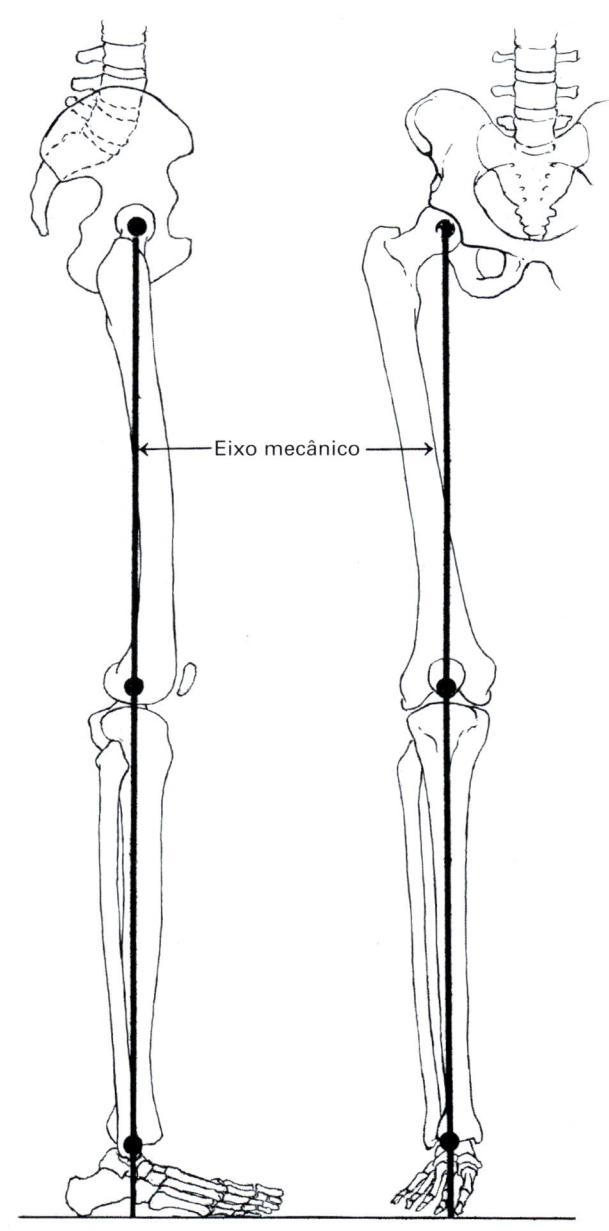

FIGURA 7.69 Eixo mecânico do fêmur e ação de rotação dos músculos adutores.

Os músculos ou porções principais de músculos que se inserem na parte do fêmur anterior ao eixo mecânico atuarão como rotadores mediais do fêmur (ver vista lateral). Por outro lado, os músculos ou grandes porções de músculos que se inserem na parte do fêmur posterior ao eixo mecânico atuarão como rotadores laterais.[20]

Quando a posição do membro em relação à pelve deixa de ser a posição anatômica, as ações dos músculos também mudam. Assim, se o fêmur for rodado medial-mente, uma porção maior da diáfise ficará anterior ao eixo mecânico. Como consequência, uma porção maior das inserções dos adutores estará anterior ao eixo e, por conseguinte, atuará como rotadores mediais. Com o aumento da rotação lateral, mais músculos adutores atuarão como rotadores laterais.

Além da mudança que ocorre com o movimento, também ocorrem variações normais na estrutura óssea do fêmur que tendem a tornar variável a ação dos músculos adutores na rotação.

MÚSCULOS ROTADORES MEDIAIS DO QUADRIL

Os rotadores mediais da articulação do quadril consistem nos músculos tensor da fáscia lata, glúteo mínimo e glúteo médio (fibras anteriores).

Paciente: Sentado sobre a maca, com os joelhos flexionados pendendo sobre sua lateral e segurando-se nela.

Fixação: O peso do tronco estabiliza o paciente durante este teste. A estabilização também é dada na forma de contrapressão, conforme descrito a seguir em **Pressão**.

Teste: Rotação medial do quadril, com a perna na posição mais lateral possível.

Pressão: Com uma mão, o examinador aplica contrapressão no aspecto medial da extremidade distal da coxa. Com a outra, aplica pressão na lateral da perna acima do tornozelo, empurrando o membro inferior para dentro em um esforço para rodar lateralmente a coxa (Fig. 7.70).

Fraqueza: Resulta em rotação lateral do membro inferior ao ficar em pé e deambular.

Contratura: Rotação medial do quadril, com desvio medial do pé e tendência a joelho valgo quando sob descarga de peso.

Encurtamento: Incapacidade de rodar lateralmente o quadril em toda a amplitude de movimento e incapacidade de sentar-se com as pernas cruzadas.

> **Observações:** Se o teste dos rotadores for realizado em decúbito dorsal, a pelve tenderá a inclinar-se anteriormente se for aplicada muita pressão, mas este não é um movimento compensatório. Por causa de suas inserções, o músculo tensor da fáscia lata, quando se contrai ao máximo, traciona a pelve anteriormente enquanto roda medialmente o quadril.

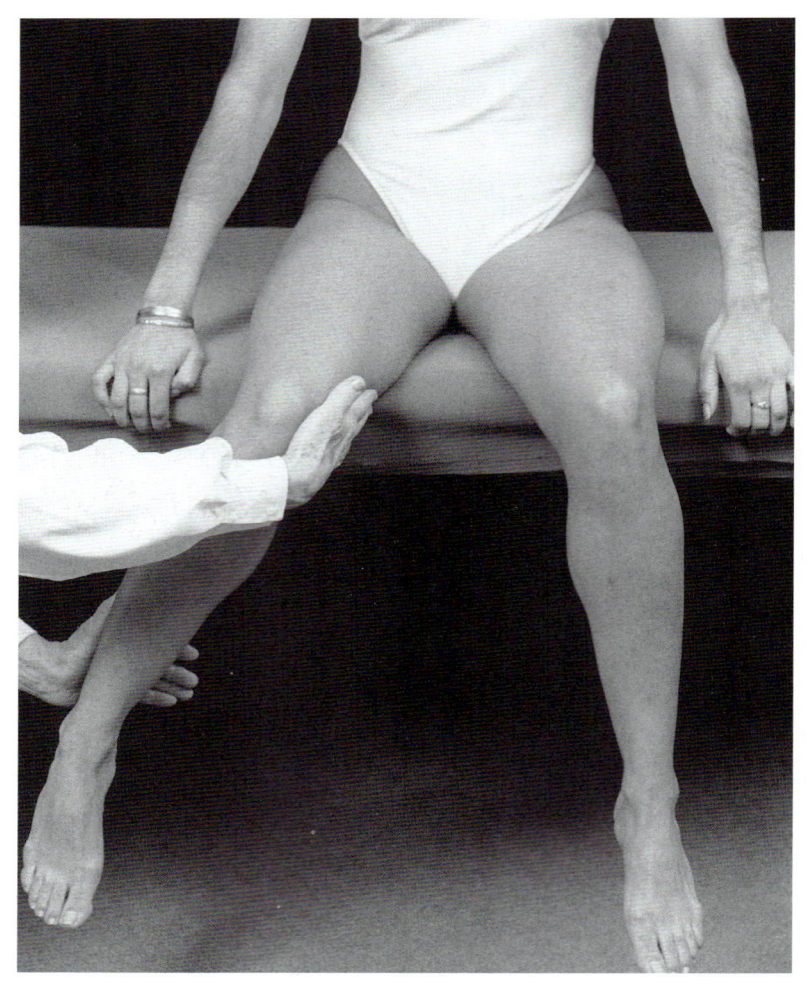

FIGURA 7.70 Teste de força muscular dos rotadores mediais do quadril.

MÚSCULOS ROTADORES LATERAIS DO QUADRIL

Músculo piriforme

Origem: Superfície pélvica do sacro entre o primeiro ao quarto forames sacrais pélvicos (e lateralmente a eles), margem do forame isquiático maior e superfície pélvica do ligamento sacrotuberal.

Inserção: Borda superior do trocanter maior do fêmur (Fig. 7.71).

Inervação: Plexo sacral, L(5), S**1**, **2**.

Músculo quadrado femoral

Origem: Parte proximal da borda lateral da tuberosidade do ísquio.

Inserção: Parte proximal da linha quadrada, estendendo-se distalmente à crista intertrocantérica.

Inervação: Plexo sacral, L**4**, **5**, S**1**, (2).

Músculo obturador interno

Origem: Superfície interna ou pélvica da membrana obturadora e margem do forame obturado, superfície pélvica do ísquio posterior e proximal ao forame obturado e, em extensão mínima, na fáscia obturatória.

Inserção: Superfície medial do trocanter maior do fêmur, proximal à fossa trocantérica.

Inervação: Plexo sacral, L**5**, S**1**, **2**.

Músculo obturador externo

Origem: Ramos do púbis e ísquio e superfície externa da membrana obturadora.

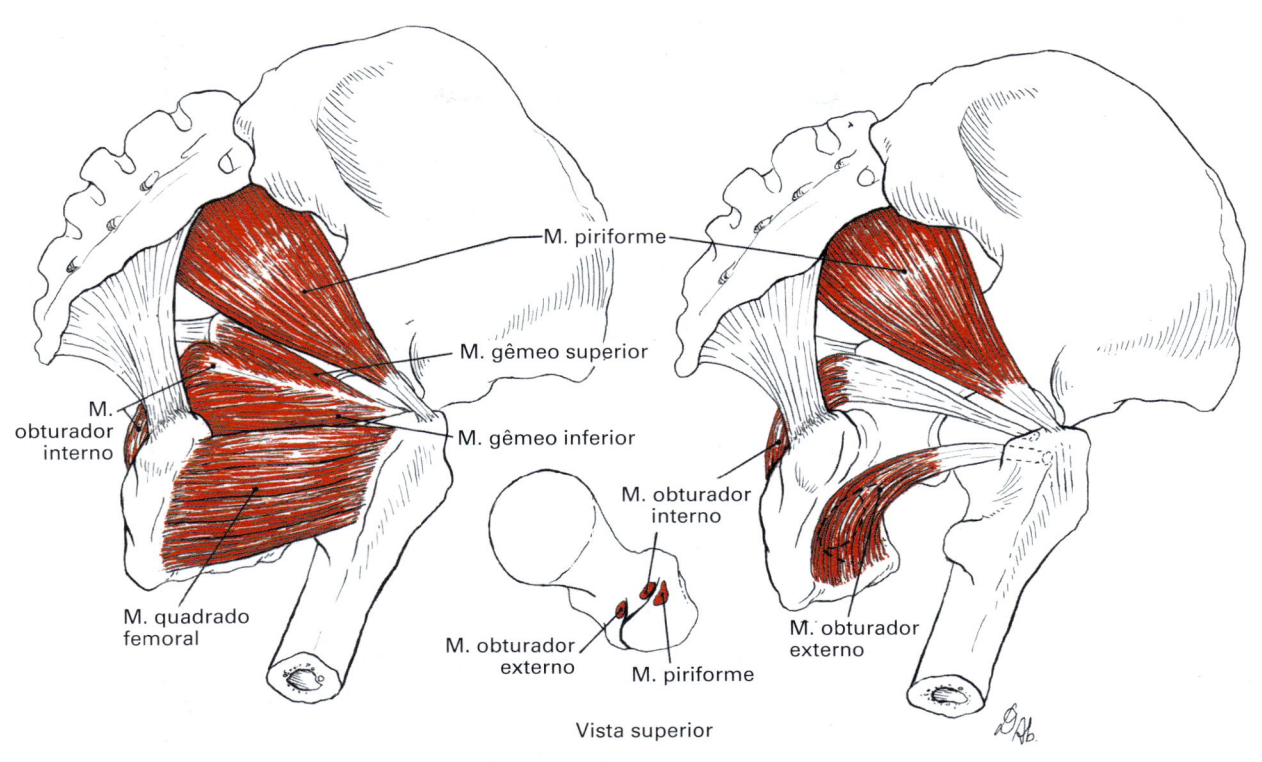

FIGURA 7.71 Vista superior dos rotadores laterais do quadril.

Inserção: Fossa trocantérica do fêmur.
Inervação: Obturador, L**3**, **4**.

Músculo gêmeo superior

Origem: Superfície externa da espinha do ísquio.
Inserção: Com o tendão do obturador interno, na superfície medial do trocanter maior do fêmur.
Inervação: Plexo sacral, L**5**, S**1**, **2**.

Músculo gêmeo inferior

Origem: Parte proximal da tuberosidade do ísquio.
Inserção: Com o tendão do obturador interno, na superfície medial do trocanter maior do fêmur.
Inervação: Plexo sacral, L**4**, **5**, S**1**, (2).

Músculos rotadores laterais do quadril

Todos os músculos citados aqui rodam lateralmente a articulação do quadril. Além disso, o músculo obturador externo pode auxiliar na adução do quadril e o piriforme, o obturador interno e os gêmeos podem auxiliar na abdução quando o quadril está flexionado. O piriforme pode auxiliar na extensão.

Paciente: Sentado sobre a maca, com os joelhos flexionados pendendo sobre sua lateral e segurando-se nela.

Fixação: O peso do tronco estabiliza o paciente durante este teste. A estabilização também é dada na forma de contrapressão, conforme descrito a seguir em **Pressão**.

Teste: Rotação lateral do quadril, com a perna na posição mais medial possível.

Pressão: Com uma mão, o examinador aplica contrapressão no aspecto lateral da extremidade distal da coxa. Com a outra, aplica pressão no aspecto medial da perna, acima do tornozelo, empurrando a perna para fora em um esforço para rodar medialmente o quadril (Fig. 7.72).

Fraqueza: Em geral, rotação medial do quadril acompanhada de pronação do pé e tendência à posição de joelho valgo.

Contratura: Rotação lateral do quadril, muitas vezes em uma posição abduzida.

Encurtamento: A amplitude de rotação medial do quadril será limitada. (Frequentemente se observa amplitude excessiva de rotação lateral.) Na postura em pé, observa-se uma rotação lateral do quadril e desvio lateral do pé.

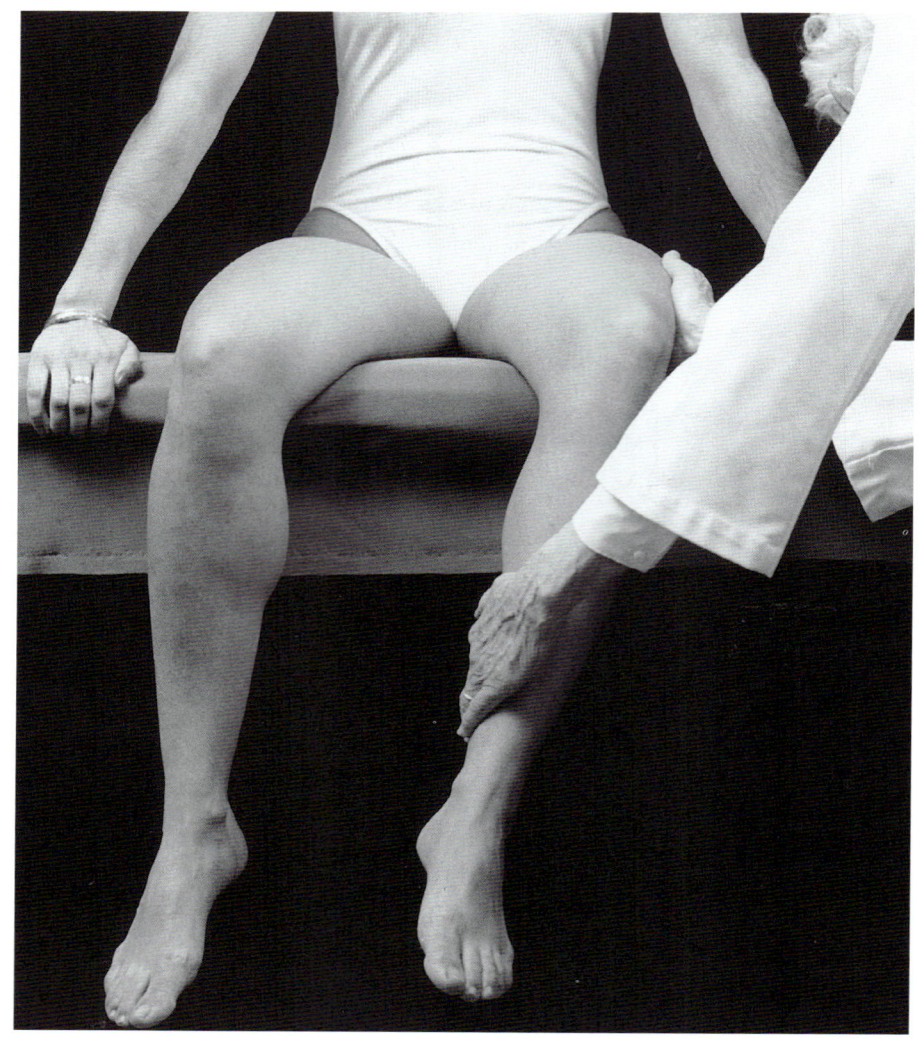

FIGURA 7.72   Teste de força muscular dos rotadores laterais do quadril.

Músculo glúteo mínimo

Origem: Superfície externa do ílio, entre as linhas glúteas anterior e inferior e margem da incisura isquiática maior (Fig. 7.73A).

Inserção: Borda anterior do trocanter maior do fêmur e da cápsula articular do quadril.

Ação: Abduz, roda medialmente e pode auxiliar na flexão da articulação do quadril.

Inervação: Glúteo superior, L4, 5, S1.

Paciente: Em decúbito lateral.

Fixação: O examinador estabiliza a pelve (ver *Observações*).

Teste: Abdução do quadril em uma posição neutra entre a flexão e a extensão, e neutra em relação à rotação (Fig. 7.73B).

Pressão: Contra a perna, no sentido da adução e de uma leve extensão.

Fraqueza: Diminui a força de rotação medial e abdução do quadril.

Contratura e **encurtamento:** Abdução e rotação medial do quadril. Em pé, inclinação pélvica lateral, mais baixa no lado do encurtamento, além de rotação medial do quadril.

Observações: Nos testes dos músculos glúteos mínimo e médio ou dos abdutores como um grupo, é necessária estabilização da pelve, mas que muitas vezes é difícil de conseguir. Requer uma forte fixação de vários músculos do tronco, auxiliada pela estabilização por parte do examinador. A flexão do quadril e do joelho do membro de baixo ajuda a estabilizar a pelve contra a inclinação anterior ou pos-

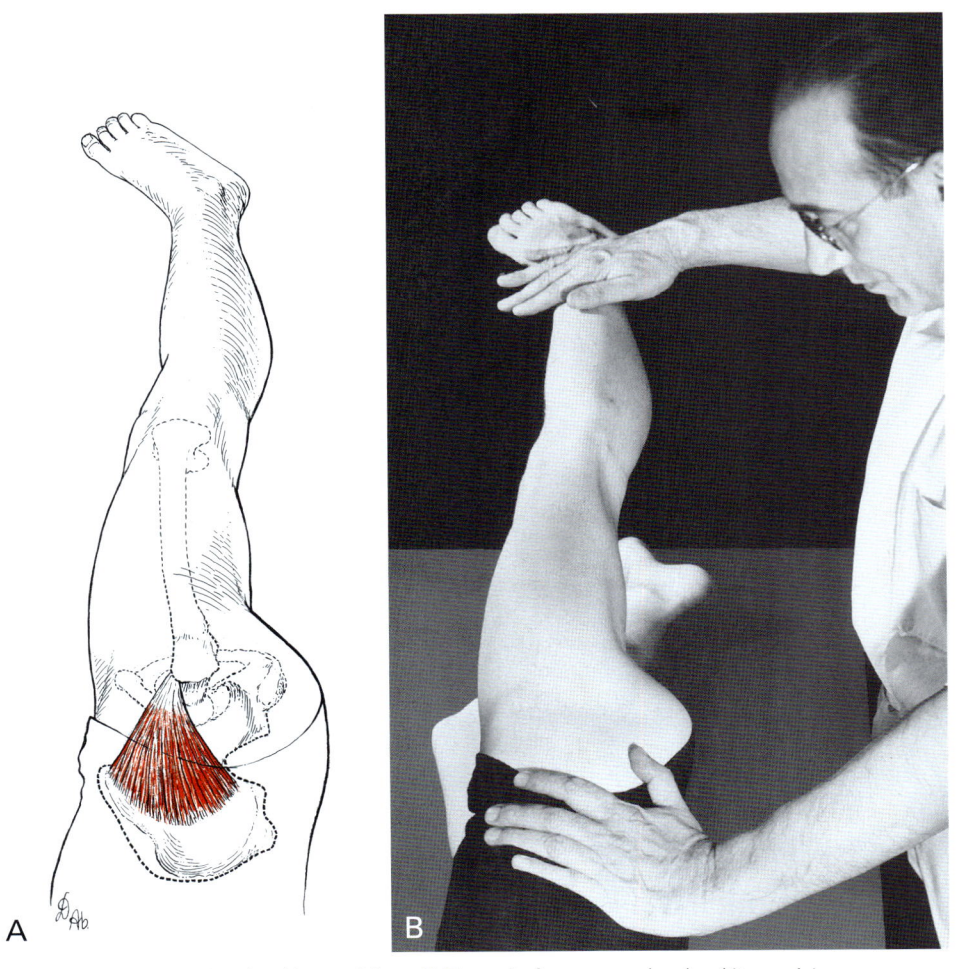

FIGURA 7.73 *A*: Músculo glúteo mínimo. *B*: Teste de força muscular do glúteo mínimo.

terior. A mão do examinador tenta estabilizar a pelve para evitar a tendência a rolar para a frente ou para trás, a tendência a inclinar-se anterior ou posteriormente e, se possível, qualquer elevação ou descida desnecessária da pelve lateralmente. Qualquer uma dessas seis alterações na posição da pelve pode resultar principalmente de fraqueza do tronco; alternativamente, essas mudanças podem indicar uma tentativa de compensar músculos anteriores ou posteriores da articulação do quadril ou os músculos abdominais laterais no movimento de abdução da perna. Quando os músculos do tronco estão fortes, não é muito difícil manter uma boa estabilização da pelve; contudo, quando eles estão fracos, o examinador pode precisar da ajuda de uma segunda pessoa para manter a pelve estável.

Músculo glúteo médio

Origem: Superfície externa do ílio, entre a crista ilíaca e a linha glútea posterior dorsalmente e a linha glútea anterior ventralmente, e aponeurose glútea (Fig. 7.74A).

Inserção: Crista oblíqua no aspecto lateral do trocanter maior do fêmur.

Ação: Abduz a articulação do quadril. As fibras anteriores rodam medialmente e podem auxiliar na flexão da articulação do quadril; as fibras posteriores rodam lateralmente e podem auxiliar na extensão.

Inervação: Glúteo superior, L**4**, **5**, S**1**.

Paciente: Em decúbito lateral, com o membro inferior de baixo flexionado no quadril e no joelho e a pelve levemente rodada para a frente de modo a posicionar a parte posterior do músculo glúteo médio contra a força da gravidade.

Fixação: Os músculos do tronco e o examinador estabilizam a pelve (ver *Observações* depois da descrição do músculo glúteo mínimo).

Teste (ênfase na porção posterior): Abdução do quadril, com leve extensão e leve rotação lateral. O joe-

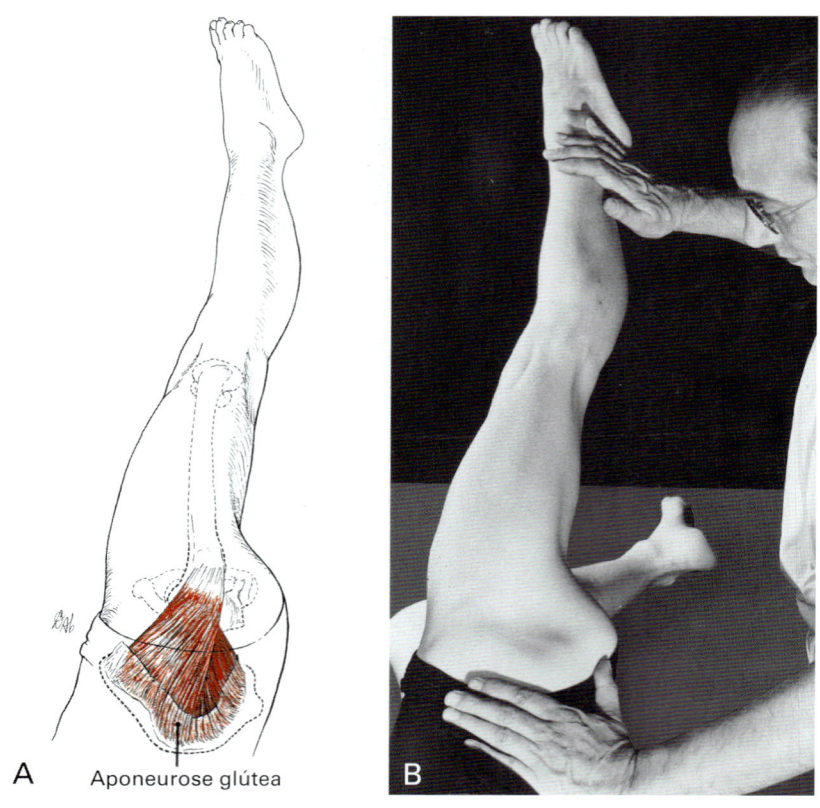

FIGURA 7.74 **A**: Músculo glúteo médio. **B**: Teste de força muscular do glúteo médio.

lho é mantido em extensão. Diferenciar a parte posterior do músculo glúteo médio é muito importante. Quando testados em grupo, os músculos abdutores do quadril podem apresentar uma força normal, embora um teste específico do músculo glúteo médio possa revelar uma fraqueza considerável (Fig. 7.74B).

Quando a rotação lateral de quadril é limitada, não deixe que a pelve rode posteriormente no plano transverso levando a uma aparente rotação lateral de quadril. Com a rotação posterior da pelve, os músculos tensor da fáscia lata e glúteo mínimo tornam-se ativos na abdução. Embora possa ser aplicada pressão contra o músculo glúteo médio de maneira adequada, a especificidade do teste é bastante diminuída. A fraqueza do músculo glúteo médio pode tornar-se aparente imediatamente em razão da incapacidade do indivíduo de manter a posição precisa de teste, à tendência do músculo a cãibras ou a uma tentativa de rodar a pelve posteriormente para compensar a ação dos músculos tensor da fáscia lata e glúteo mínimo.

Pressão: Contra a perna, próximo ao tornozelo, no sentido da adução e leve flexão; *não* aplique pressão contra o componente de rotação. A pressão é aplicada contra a perna com o objetivo de obter um braço de alavanca longo. Para determinar se a força muscular é normal, o examinador precisa exercer bastante força, que pode ser obtida aproveitando-se da vantagem adicional de um braço de alavanca longo. Há relativamente pouco perigo de lesionar a região lateral da articulação do joelho, porque ela é reforçada pelo forte trato iliotibial.

Fraqueza: Ver a discussão a seguir sobre a fraqueza do músculo glúteo médio e dos abdutores.

Contratura e **encurtamento:** Deformidade em abdução que, na posição ortostática, pode ser vista como uma inclinação pélvica lateral, mais baixa no lado do encurtamento, juntamente com algum grau de abdução do membro.

Músculo glúteo máximo

Origem: Linha glútea posterior do ílio e porção do osso superior e posterior a ela, superfície posterior da parte inferior do sacro, lateral do cóccix, aponeurose do músculo eretor da espinha, ligamento sacrotuberal e aponeurose glútea (Fig. 7.75A).

Inserção: Porção proximal maior e fibras superficiais da porção distal do músculo no trato iliotibial da fáscia

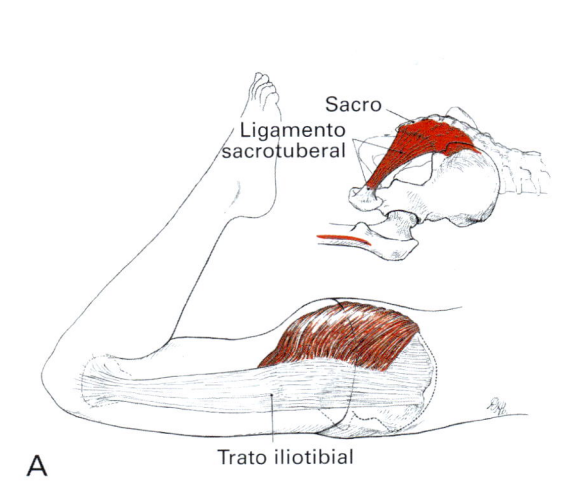
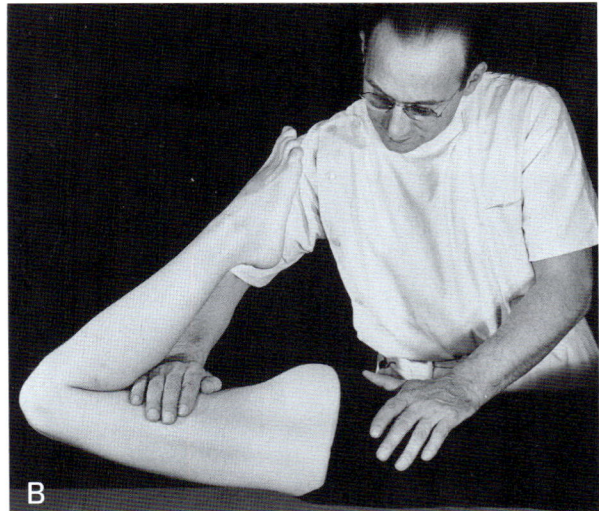

FIGURA 7.75 **A**: Músculo glúteo máximo. **B**: Teste de força muscular do glúteo máximo.

lata. Fibras profundas da porção distal na tuberosidade glútea do fêmur.

Ação: Estende e roda lateralmente a articulação do quadril. As fibras inferiores auxiliam na adução da articulação do quadril; as fibras superiores auxiliam na abdução. Ao longo da sua inserção no trato iliotibial, ajuda a estabilizar o joelho em extensão.

Inervação: Glúteo inferior, L**5**, S**1**, **2**.

Paciente: Em decúbito ventral, com o joelho flexionado a 90° ou mais. (Quanto mais o joelho estiver flexionado, menos o quadril se estenderá devido à restrição causada pela tensão do músculo reto femoral anteriormente.)

Fixação: Posteriormente, os músculos das costas; lateralmente, os músculos abdominais laterais; e anteriormente, os músculos flexores do quadril *contralaterais* fixam a pelve ao tronco.

Teste: Extensão do quadril, com o joelho flexionado (Fig. 7.75B).

Pressão: Contra a região distal posterior da coxa, no sentido da flexão de quadril.

Fraqueza: A fraqueza bilateral acentuada do músculo glúteo máximo torna a marcha extremamente difícil e pode exigir o uso de um dispositivo de assistência. O indivíduo descarrega o peso no membro em uma posição de deslocamento posterolateral do tronco sobre o fêmur. Elevar o tronco a partir de uma posição inclinada para a frente requer a ação do músculo glúteo máximo, e, em casos de fraqueza, os pacientes precisar empurrar-se até uma posição vertical usando os membros superiores.

Observações: É importante testar a força do músculo glúteo máximo antes de testar a força dos músculos extensores das costas e em casos de coccialgia.

Teste modificado para o músculo glúteo máximo

Quando os músculos extensores das costas estão fracos ou os músculos flexores do quadril estão encurtados, muitas vezes é necessário modificar o teste do músculo glúteo máximo. A Figura 7.76A mostra o teste modificado.

Paciente: Tronco apoiado ventralmente sobre a maca e membros inferiores pendentes em sua extremidade.

Fixação: O paciente normalmente precisa se segurar na maca quando for aplicada pressão.

Teste: Extensão do quadril, seja com o joelho flexionado passivamente pelo examinador, conforme ilustrado, ou com o joelho estendido, permitindo a assistência dos músculos posteriores da coxa.

Pressão: Este teste apresenta um problema bastante difícil em relação à aplicação de pressão. Se o músculo glúteo máximo for isolado tanto quanto possível dos músculos posteriores da coxa, é necessário que a flexão do joelho seja mantida pelo examinador; caso contrário, os músculos posteriores da coxa inevitavelmente atuarão na manutenção da flexão do joelho contra a força da gravidade. Tentar manter passivamente o joelho em flexão e aplicar pressão na coxa dificulta a execução de um teste preciso.

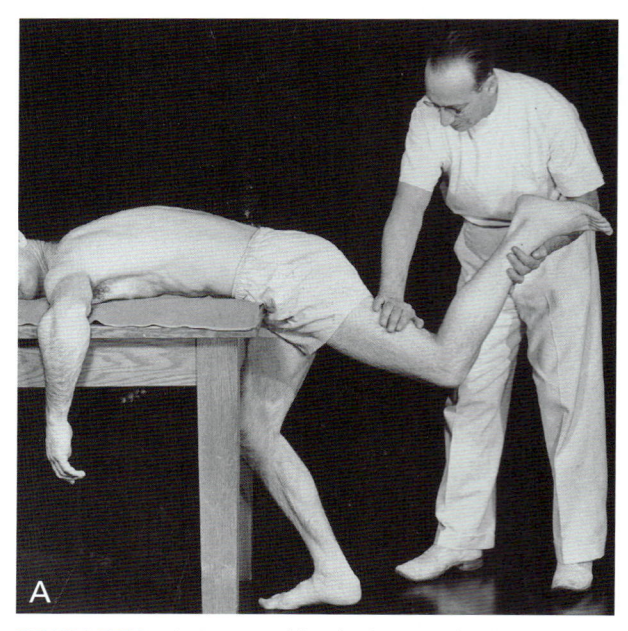

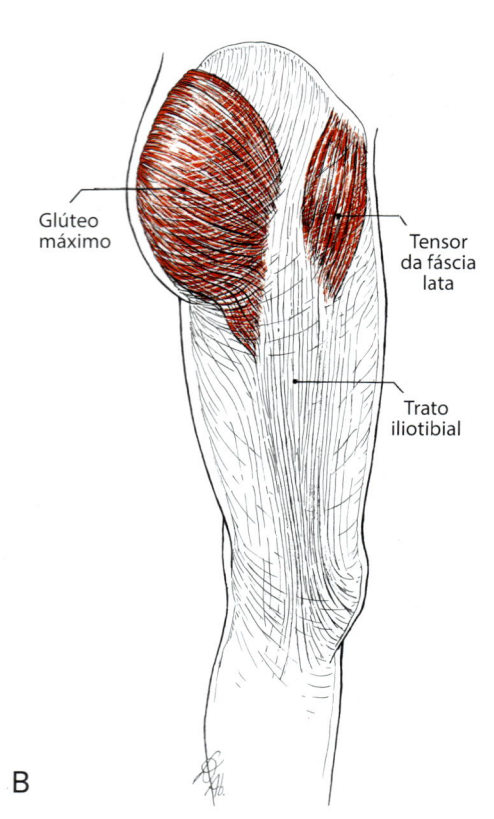

Glúteo
máximo

Tensor
da fáscia
lata

Trato
iliotibial

B

FIGURA 7.76   **A**: Teste modificado do músculo glúteo máximo. **B**: Músculos que se inserem no trato iliotibial.

Se este teste for utilizado em razão de um encurtamento acentuado dos músculos flexores do quadril, pode ser impraticável flexionar o joelho, aumentando assim a tensão do músculo reto femoral sobre a articulação do quadril.

SEÇÃO V

ACHADOS CLÍNICOS

DEFORMIDADES DO PÉ E DO TORNOZELO

Na lista a seguir, definem-se as deformidades dos pés em termos das posições das articulações envolvidas. Nas deformidades graves, a posição da articulação está além da amplitude normal de movimento articular.

Pé valgo: Pé evertido e acompanhado de achatamento do arco longitudinal.

Pé varo: Pé invertido e acompanhado de aumento da altura do arco longitudinal.

Pé equino: Articulação do tornozelo em flexão plantar.

Pé equinovalgo: Articulação do tornozelo em flexão plantar e pé evertido.

Pé equinovaro: Articulação do tornozelo em flexão plantar e pé invertido (i. e., pé torto congênito).

Pé calcâneo: Articulação do tornozelo dorsifletida.

Pé calcaneovalgo: Articulação do tornozelo dorsifletida e pé evertido.

Pé calcaneovaro: Articulação do tornozelo dorsifletida e pé invertido.

Pé cavo: Articulação do tornozelo em dorsiflexão e antepé em flexão plantar, resultando em um arco longitudinal alto. Com a mudança na posição do calcâneo, a proeminência posterior do calcanhar tende a ser obliterada e a descarga de peso sobre o calcâneo se desloca posteriormente.

PROBLEMAS DO PÉ

O pé tem dois arcos longitudinais que se estendem de um lado a outro do calcanhar à região metatarsal plantar. O *arco longitudinal medial* é composto pelo calcâneo, tálus, navicular, três cuneiformes e três ossos metatarsais mediais. O *arco longitudinal lateral* é composto pelo calcâneo, cuboide e dois ossos metatarsais laterais. O arco lateral é mais baixo que o medial, e tende a desaparecer com a descarga de peso. Quaisquer referências ao arco longitudinal se referem, portanto, ao arco medial.

Existem dois arcos metatarsais transversos, um na porção média e outro no antepé. O *arco metatarsal posterior* está na extremidade proximal (ou base) dos ossos metatarsais. É um arco estrutural com ossos em forma de cunha no ápice do arco. O *arco metatarsal anterior* está nas extremidades distais (ou cabeças) dos metatarsais.

As condições dolorosas dos pés podem ser divididas em três grupos:

- Aquelas relacionadas com uma distensão do arco longitudinal.
- Aquelas relacionadas com uma distensão do arco metatarsal.
- Aquelas relacionadas com posições incorretas dos dedos dos pés.

O exame de pés com problemas e dores deve incluir as seguintes etapas:

Examine o alinhamento postural geral em busca de evidências de tensão sobreposta aos pés, como ocorre em casos de posturas inadequadas em que o peso do corpo é suportado muito à frente, sobre a região metatarsal plantar.

Verifique o alinhamento dos pés em posição ortostática, com e sem calçados.

Observe a marcha, com e sem calçados.

Teste à procura de fraqueza muscular ou encurtamento dos músculos dos artelhos e dos pés.

Verifique se há influências ocupacionais desfavoráveis.

Examine os calçados para verificar o ajuste geral e analise se há desgastes. A má distribuição do peso ao ficar em pé ou ao deambular frequentemente é revelada pelo desgaste excessivo de certas partes do calçado. Os locais comuns de desgaste são o calcanhar e o decote do calçado.

CONDIÇÕES INADEQUADAS E DOLOROSAS DOS PÉS E INDICAÇÕES DE TRATAMENTO

Há um ditado que diz: "Se doem os pés, dói o corpo todo". Para aqueles cuja ocupação exige ficar em pé constantemente ou para aqueles envolvidos em atividades que impõem grande estresse sobre os pés, a afirmação é especialmente aplicável.

Em idosos, os pés podem ficar doloridos em razão da perda do acolchoamento normal na planta dos pés.[21] *Palmilhas* que amortecem o pé melhoram significativamente o conforto e a capacidade funcional. A palmilha deve ser fina o suficiente para caber no calçado sem comprimir o pé, mas grossa o suficiente para oferecer um acolchoamento firme e resiliente.

Na medida em que a dor ou desconforto no pé é aliviado, a palmilha pode ajudar a aliviar indiretamente o desconforto em outro local que resultou de uma condição dolorosa no pé.

Pronação sem achatamento do arco longitudinal

Esse tipo de inadequação é mais frequentemente encontrado entre mulheres que usam salto alto. Em posições que envolvem descarga de peso, alguns sintomas de tensão no pé podem ocorrer no arco longitudinal; contudo, a pronação mais frequentemente causa tensão na região medial do joelho. No pé em si, o arco anterior está sujeito a mais tensão do que o arco longitudinal.

Ocasionalmente, o arco longitudinal é mais elevado que a média. Essa situação pode exigir o uso de um suporte de arco mais alto que o normal, para que o suporte possa se adaptar ao pé e fornecer uma base de apoio uniforme.

Pronação com achatamento do arco longitudinal

Esta posição do pé é comparável a uma posição de dorsiflexão e eversão. Na descarga de peso, a posição de pronação com retificação do arco longitudinal em geral é acompanhada por um desvio lateral dos dedos no antepé. É exercida tensão excessiva sobre os músculos e ligamentos da parte interna do pé que sustentam o arco longitudinal. É exercida compressão indevida no aspecto externo do pé, na região da articulação talocalcaneonavicular.

Os músculos tibial posterior e abdutor do hálux em geral são fracos. Os músculos extensores dos dedos e flexor curto dos dedos também podem estar fracos. Os músculos fibulares tendem a ficar tensos se a pronação for acentuada.

Pé supinado

O pé supinado é uma inadequação postural muito rara. É essencialmente o inverso de um pé pronado – o arco é elevado e o peso é distribuído sobre a parte externa do pé. Da mesma maneira, as correções de calçado são essencialmente as opostas daquelas aplicadas ao pé pronado. Em geral, indica-se uma cunha externa para o calcanhar, um salto de Thomas invertido modificado e uma cunha externa para a sola.

Se a supinação do pé estiver associada a um joelho valgo, as correções de calçado descritas antes podem aumentar a deformidade do joelho. Considere cuidadosamente quaisquer inadequações associadas.

Dedos em martelo

A posição de dedos em martelo (conforme ilustrado na Fig. 7.77) é aquela em que os artelhos estão estendidos nas articulações metatarsofalângicas e interfalângicas distais e flexionados nas articulações interfalângicas proximais. Normalmente se encontram calosidades sob a planta do pé e calosidades nos artelhos resultantes da pressão do calçado. Calçados muito apertados ou muito estreitos podem contribuir para o problema.

Distensão do arco metatarsal

Esse tipo de distensão em geral é decorrente do uso de salto alto ou de andar em superfícies rígidas com calçados de sola macia. Também pode resultar de uma quantidade incomum de corridas, saltos ou pulos em apoio unipodal.

Em casos de distensão do arco metatarsal, os músculos lumbricais, adutor do hálux (transverso e oblíquo) e flexor dos dedos são mais visivelmente fracos. Se solicitado a flexionar os dedos dos pés e fazer uma concha com a parte frontal do pé, o paciente só será capaz de flexionar as articulações terminais dos dedos; ocorre pouca ou nenhuma flexão das articulações metatarsofalângicas.

Hálux valgo

O hálux valgo é uma posição de alinhamento incorreto do hálux em que a extremidade do dedo se desvia em direção à linha média do pé, às vezes a ponto de se sobrepor aos outros dedos. O músculo abdutor do hálux está fraco e em alongamento excessivo, e o músculo adutor do hálux está encurtado.

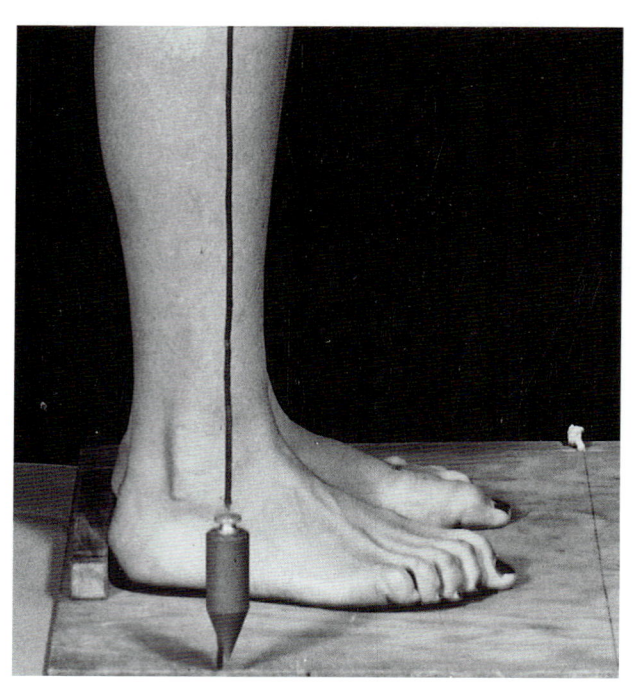

FIGURA 7.77 Dedos em martelo.

Casos assim podem exigir cirurgia se a inadequação não puder ser corrigida ou a dor aliviada por meios conservadores. Contudo, nos estágios iniciais pode ser possível obter uma correção considerável.

Desvio medial do pé

O desvio medial do pé, assim como o desvio lateral, pode estar relacionado com inadequações em vários níveis. O termo *dedos de pombo* pode ser considerado sinônimo de desvio medial do pé.

Se os membros inferiores estiverem rodados medialmente no quadril, a patela fica voltada para dentro, os pés apontam para dentro e em geral ocorre pronação dos pés. No caso do desvio medial do pé relacionado com uma torção medial da tíbia, a patela está voltada para a frente e os pés apontam para dentro. Se o problema estiver no pé em si, os quadris e os joelhos podem estar bem alinhados, mas pode-se observar um antepé varo (i. e., antepé em adução) (Fig. 7.78).

Desvio lateral do pé

O desvio lateral do pé pode ser decorrente de (a) rotação lateral de todo o membro inferior no quadril (b), torção tibial, na qual a diáfise da tíbia desenvolveu uma rotação lateral (c), ou uma inadequação do próprio

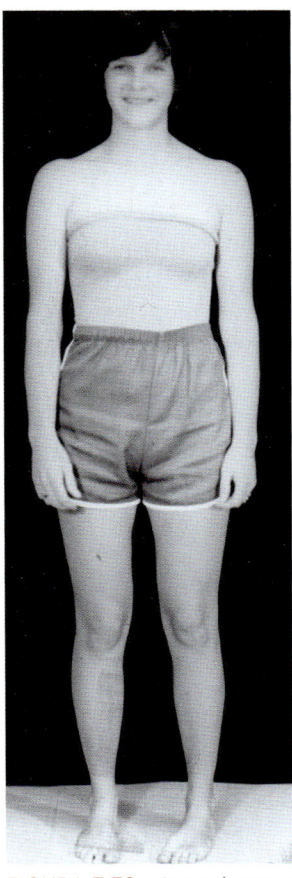

FIGURA 7.78 Antepé varo e desvio medial do pé esquerdo.

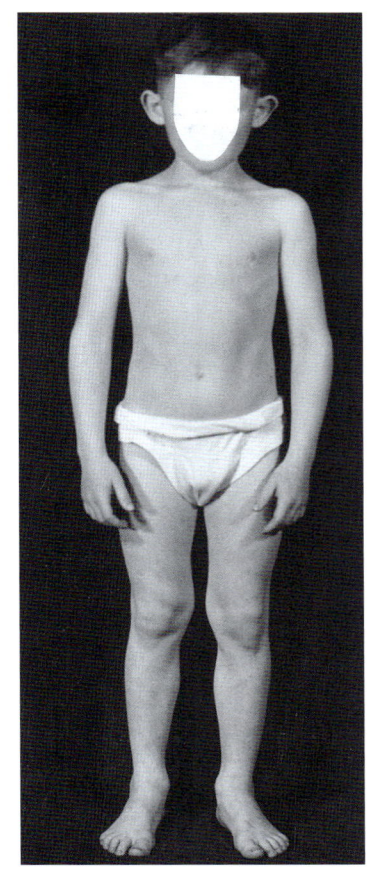

FIGURA 7.79 Rotação lateral dos quadris e desvio lateral do pé.

pé em que o antepé abduz em relação à parte posterior do pé (Fig. 7.79).

Calçados

A proteção e o suporte proporcionados pelos calçados são considerações importantes no que diz respeito ao alinhamento postural em pé. Diversos fatores predispõem ao alinhamento incorreto e à tensão no pé e exigem o uso de um calçado com um suporte adequado. Os pisos e calçadas planos e inflexíveis de nosso ambiente, o uso de saltos que diminuem a estabilidade do pé e os prolongados períodos em pé exigidos por algumas ocupações são algumas das diversas causas que contribuem para os problemas nos pés.

É preciso considerar múltiplos fatores relacionados com o tamanho, o formato e a construção de um calçado. Dito isso, os profissionais de saúde precisam estar atentos à hipercorreção, pois ela também pode contribuir para estresse inadequado, que leva a problemas no

pé, no tornozelo e na postura. Está além do escopo deste livro abordar os calçados corretivos existentes.

PROBLEMAS NO JOELHO

A posição ortostática habitual do joelho indica quais áreas estão sujeitas a compressão e tensão indevidas. As posturas inadequadas podem surgir separadamente ou em combinações diversas. Por exemplo, o joelho varo postural resulta da combinação de hiperextensão dos joelhos, rotação medial dos quadris e pronação das articulações transversa do tarso e talocalcânea. A rotação medial dos quadris e um leve valgo do joelho frequentemente são observados em combinação. A rotação lateral dos quadris é frequentemente acompanhada de joelho valgo grave.

Este livro não aborda o tratamento de deformidades congênitas ou adquiridas dos pés e dos joelhos. Uma excelente referência para esse tratamento é o capítulo de Joseph H. Kite em *Basmajian's Therapeutic Exercise* (preferencialmente em sua terceira edição[22]).

Joelho varo (membros inferiores arqueados)

A posição de joelho varo (membros inferiores arqueados) pode ser real ou aparente (i. e., estrutural ou postural). Um arqueamento real ocorre na diáfise (do fêmur, da tíbia ou ambos) e pode ser causado por raquitismo ou osteomalácia. Um arqueamento aparente ocorre como resultado de uma combinação de posições articulares que levam a um alinhamento incorreto, sem qualquer problema estrutural nos ossos longos. Resulta de uma combinação de rotação medial do quadril, hiperextensão do joelho e pronação do pé. A hiperextensão por si só não resulta em uma postura de membros inferiores arqueados; é necessário um componente de rotação medial. A rotação medial do quadril somada à pronação do pé não resulta em arqueamento, a menos que haja hiperextensão associada. Assim, no teste, um arqueamento postural aparente desaparecerá em situações sem descarga de peso ou em pé se os joelhos forem mantidos em uma extensão neutra.

Hiperextensão do joelho

A hiperextensão da articulação do joelho resulta em compressão indevida anteriormente e tensão indevida nos músculos e ligamentos posteriormente. A dor pode ocorrer em qualquer área. A dor no espaço poplíteo não é incomum em adultos que permaneceram com os joelhos em hiperextensão.

A hiperextensão pode causar problemas adicionais se não for corrigida. O poplíteo é um músculo curto (monoarticular) que atua como um amplo ligamento posterior da articulação do joelho. Sua ação é flexionar o joelho e rodar medialmente a perna sobre a coxa. Se for alongado pela hiperextensão do joelho, permite que a perna rode lateralmente sobre o fêmur em flexão ou em hiperextensão.

Joelho valgo (joelhos em X)

No **joelho valgo** há tensão nos ligamentos mediais do joelho e compressão nas superfícies laterais da articulação do joelho. Ambos podem causar desconforto e dor, que demoram a se desenvolver antes de se tornarem potencialmente debilitantes. O encurtamento do músculo tensor da fáscia lata e do trato iliotibial é frequentemente observado em associação ao joelho valgo.

Flexão do joelho

A flexão do joelho é um achado menos comum do que os três problemas mencionados antes, mas é bastante comum entre idosos. Ficar em pé habitualmente com os joelhos flexionados (Fig. 7.80) pode causar problemas no joelho e no músculo quadríceps femoral. É uma posição que exige esforço muscular constante para evitar que os joelhos flexionem ainda mais. A dor está mais frequentemente associada ao estiramento muscular do quadríceps femoral ou ao efeito da tração do quadríceps femoral (ao longo da inserção do tendão patelar) sobre a tíbia.

Às vezes se presume que uma posição em flexão de joelhos alivia uma região lombar dolorosa que, de outra maneira, seria tracionada para uma curva lordótica pelos músculos flexores do quadril encurtados. Também pode haver um encurtamento real dos músculos poplíteo e posteriores da coxa monoarticulares, ou seja, a cabeça curta do bíceps femoral. Se os músculos flexores do quadril e do joelho estiverem encurtados, indicam-se exercícios de alongamento apropriados.

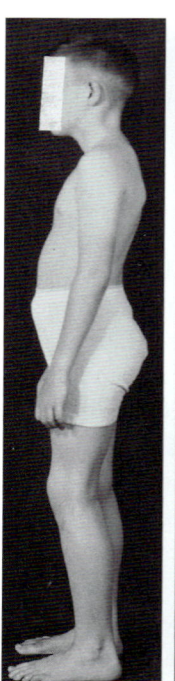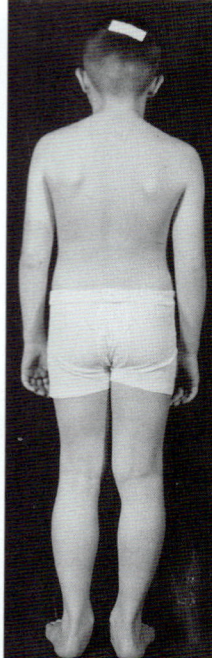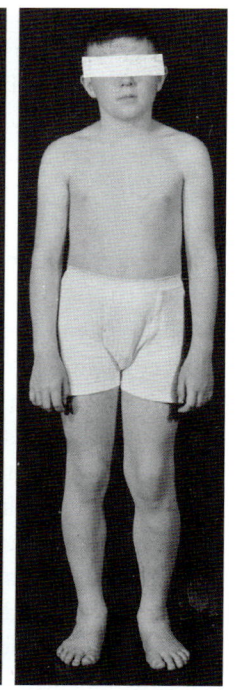

FIGURA 7.80   Flexão do joelho.

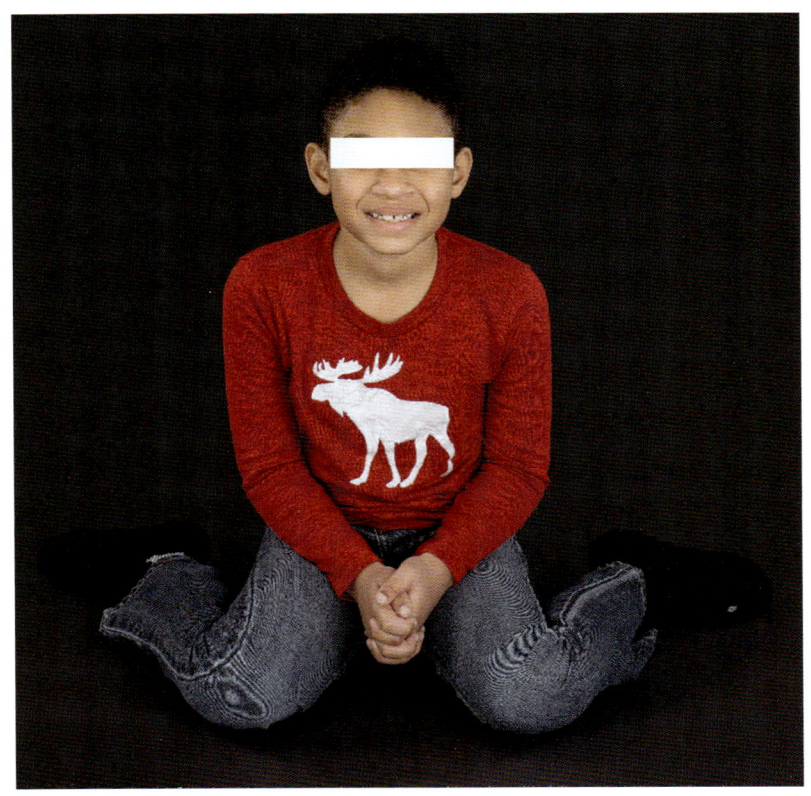

FIGURA 7.81 Posição de pernas em "W".

Efeito na postura: A flexão unilateral do joelho cria preocupações além da região do joelho. Seu efeito na postura pode ser visto na Figura 7.80. No caso de flexão do joelho esquerdo, o pé direito fica mais pronado que o esquerdo, a coxa direita é rodada medialmente, a pelve inclina-se para baixo à esquerda, a coluna curva-se convexamente para a esquerda, o quadril direito fica elevado e o ombro direito rebaixado.

Rotação medial do quadril e pronação dos pés

A posição dos joelhos em que a patela fica voltada ligeiramente para dentro resulta da rotação medial nas articulações de quadril. Como um desalinhamento funcional ou aparente (i. e., não estrutural), geralmente é acompanhado de pronação dos pés. O problema inicial pode estar no quadril ou no pé e pode resultar da fraqueza dos músculos rotadores laterais do quadril ou dos músculos e ligamentos que sustentam os arcos longitudinais dos pés. Qualquer que seja o fator responsável pela inadequação, o resultado final em geral é que ambas as condições persistem se o problema inicial não for corrigido. Um músculo tensor da fáscia lata encurtado pode ser uma causa contribuinte, e sentar-se em uma posição de pernas em "W" pode predispor a uma posição inadequada do quadril, do joelho e do pé (ver Fig. 7.81).

Pode haver um desalinhamento estrutural com torção lateral da tíbia acompanhando a rotação medial do quadril. Em ambos os casos, tende a haver pronação das articulações talocalcânea e transversa do tarso, mas no caso de torção tibial há mais desvio lateral do pé. O desalinhamento afeta negativamente a articulação do joelho, causando tensão ligamentar anteromedial e compressão articular lateralmente.

Posição de pernas em "W".

Posições habituais que predispõem ao encurtamento adaptativo bilateral

A posição em "W" favorece o encurtamento do músculo tensor da fáscia lata; sentar em posição de pernas cruzadas ou de ioga favorece o encurtamento do músculo sartório. O hábito de se sentar com um dos membros inferiores – e sempre o mesmo – em uma dessas posições leva a encurtamento unilateral. A mudança de hábitos posturais é uma parte importante do tratamento.

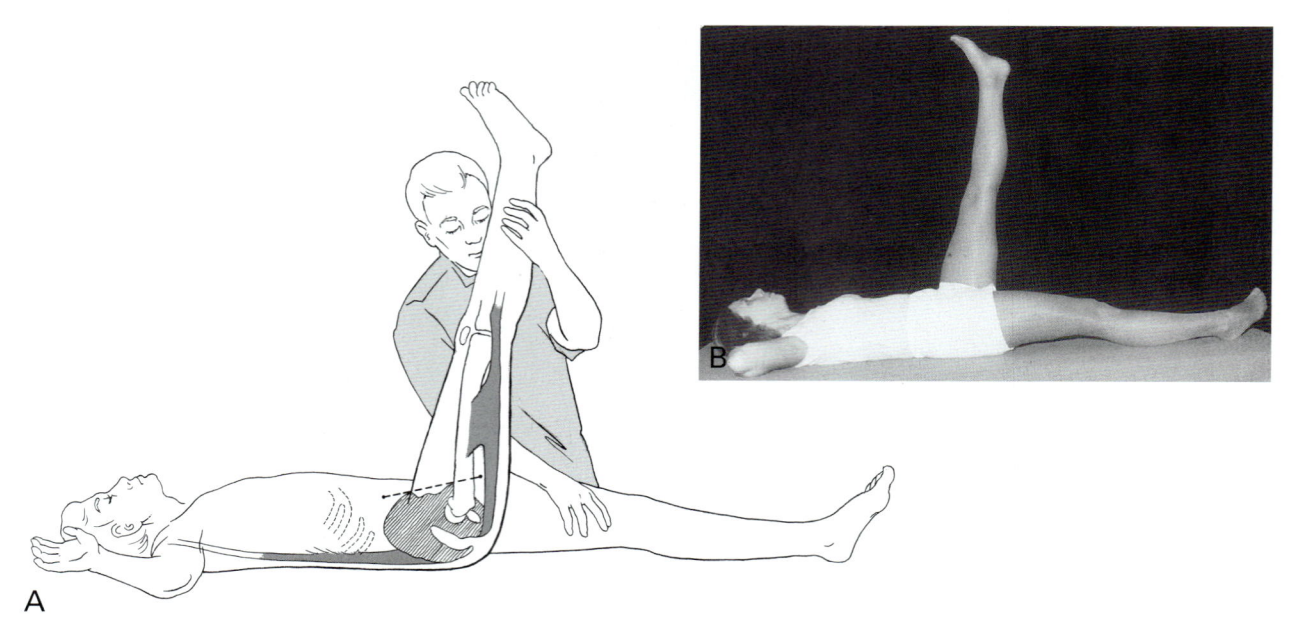

FIGURA 7.82 **A** e **B**: Comprimento normal dos músculos posteriores da coxa.

Comprimento normal dos músculos posteriores da coxa

Ausência de encurtamento dos músculos flexores do quadril: Elevação do membro inferior estendido, com o indivíduo em decúbito dorsal, a região lombar e o sacro apoiados na maca, e o outro membro inferior mantido estendido pelo indivíduo ou segurado pelo examinador. Um ângulo de aproximadamente 80° entre a maca e o membro inferior elevado é considerado uma amplitude normal dos músculos posteriores da coxa (Fig. 7.82).

Comprimento excessivo dos músculos posteriores da coxa

O comprimento excessivo dos músculos posteriores da coxa (um ângulo superior a 80° entre a maca e o membro inferior elevado) só pode ser confirmado com segurança se a região lombar e o sacro forem mantidos retificados sobre a maca e o membro inferior oposto for estendido até a posição zero de quadril.

ENCURTAMENTO DOS MÚSCULOS POSTERIORES DA COXA

Comprimento dos músculos posteriores da coxa: aparentemente encurtados, mas em realidade normais

Em decúbito dorsal com os membros inferiores estendidos, região lombar hiperestendida e pelve em inclinação anterior, a articulação do quadril já está em flexão. Se o teste de elevação do membro inferior estendido for realizado com a região lombar e a pelve nessa posição, os músculos posteriores da coxa de comprimento normal parecerão encurtados (Fig. 7.84A).

Com poucas exceções, a posição de inclinação pélvica anterior resulta do encurtamento dos músculos flexores monoarticulares de quadril, e a quantidade de flexão varia proporcionalmente ao grau de encurtamento dos músculos flexores do quadril. Se fosse possível determinar quantos graus de flexão do quadril são decorrentes da inclinação pélvica, esse valor poderia ser adi-

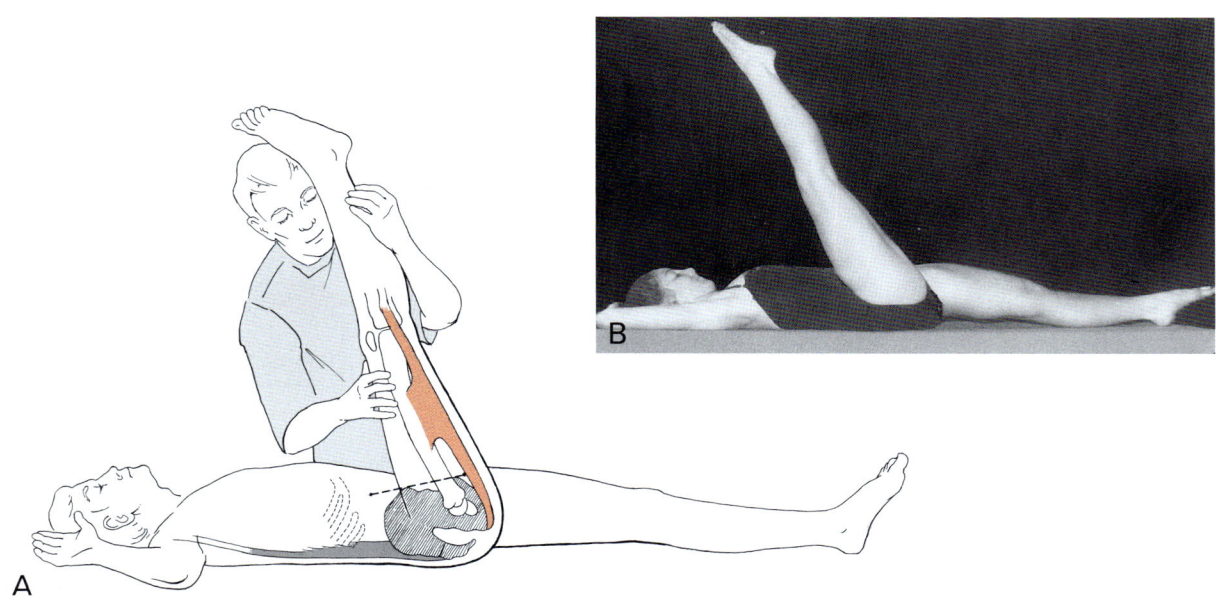

FIGURA 7.83 *A* e *B*: Comprimento excessivo dos músculos posteriores da coxa.

cionado à quantidade de graus de elevação do membro inferior estendido para determinar o comprimento dos músculos posteriores da coxa. Contudo, não é possível medir essa quantidade de flexão. Consequentemente, a região lombar e a pelve devem estar retificadas sobre a maca. Para manter a região lombar e o sacro retificados em um indivíduo com encurtamento dos músculos flexores do quadril, os quadris devem ser flexionados, mas apenas na quantidade necessária para alcançar a posição desejada (Fig. 7.84B).

Comprimento dos músculos posteriores da coxa: aparentemente normal, mas em realidade excessivo

O comprimento real dos músculos posteriores da coxa é o mesmo da Figura 7.83A (Fig. 7.85).

Músculos posteriores da coxa encurtados

Quando a flexão da articulação do quadril alcança o limite do comprimento dos músculos posteriores da coxa no teste de elevação do membro inferior estendido, esses músculos exercem tração para baixo no ísquio na direção da inclinação posterior da pelve (Fig. 7.86). Para evitar a inclinação pélvica posterior excessiva e a flexão excessiva das costas, estabilize a pelve com a região lombar na posição retificada, mantendo o membro inferior oposto firmemente para baixo. (Se houver encurtamento

dos músculos flexores do quadril e for necessário colocar um rolo ou travesseiro sob os joelhos para manter as costas retificadas, então o membro inferior deve ser mantido firmemente apoiado no travesseiro a fim de evitar uma inclinação posterior excessiva.)

Músculos posteriores da coxa com comprimento aparente maior do que o comprimento real

Na Figura 7.87, a inclinação posterior excessiva da pelve permite que o membro inferior seja elevado um pouco mais alto aqui do que o mostrado nas Figuras 7.86A e B, embora o comprimento dos músculos posteriores da coxa seja o mesmo em ambos os casos. Com o membro inferior oposto mantido firmemente para baixo, a inclinação posterior excessiva não ocorrerá, exceto em indivíduos com comprimento excessivo dos músculos flexores do quadril, o que não é comum.

FRAQUEZA DO MÚSCULO GLÚTEO MÉDIO

Paralisia ou fraqueza acentuada do músculo glúteo médio direito: A paralisia ou fraqueza acentuada do músculo glúteo médio pode resultar em um desvio da marcha observável (Fig. 7.88). Consiste em deslocamento lateral do tronco, em direção ao lado da fraqueza, desviando o centro de massa de modo que o

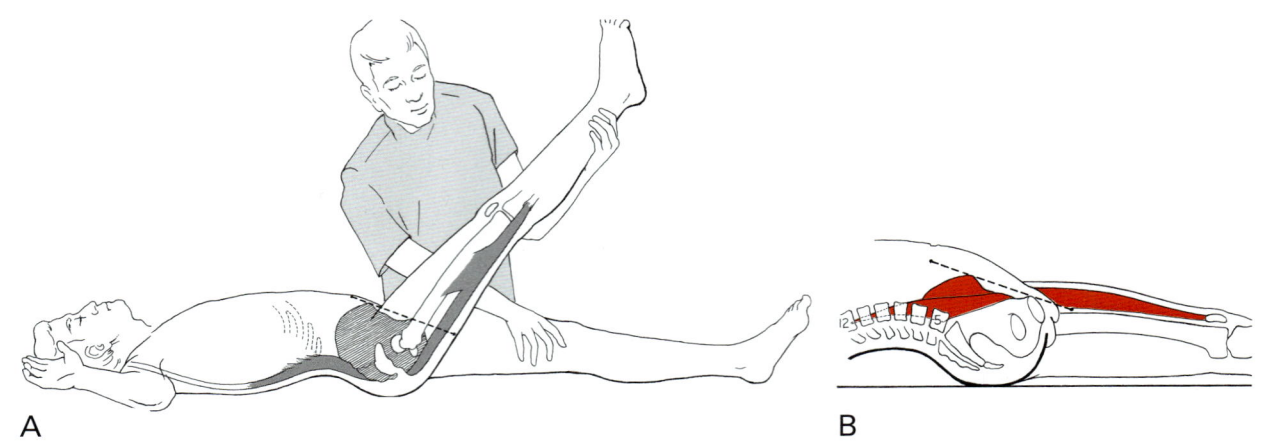

FIGURA 7.84 **A**: Músculos posteriores da coxa aparentemente encurtados, mas em realidade de comprimento normal. **B**: Músculos flexores do quadril encurtados impedem a hiperextensão e a flexão do quadril.

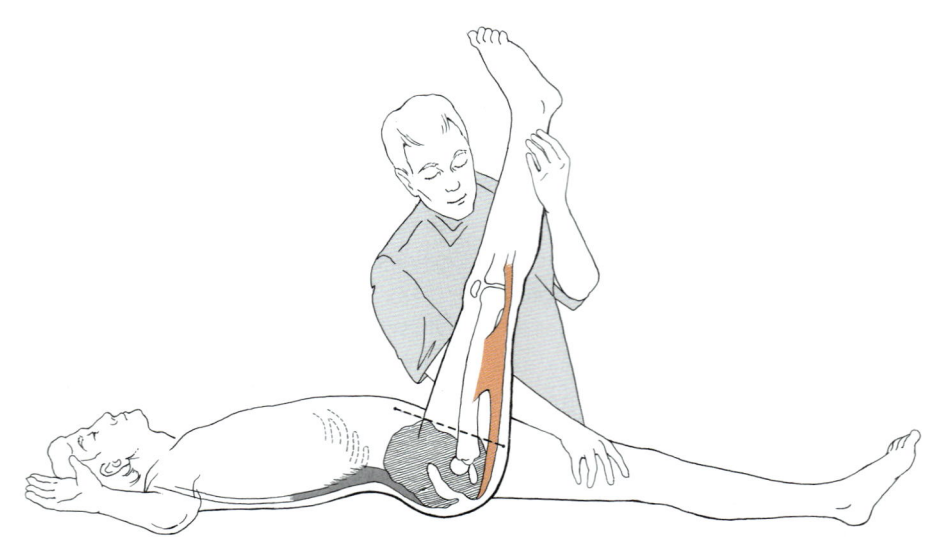

FIGURA 7.85 Músculos posteriores da coxa de comprimento aparentemente normal, mas em realidade excessivo.

corpo possa ser equilibrado sobre o membro inferior com apoio muscular mínimo no nível da articulação do quadril.

Abdução do quadril: A abdução *real* do quadril é realizada pelos músculos abdutores do quadril, com fixação normal pelos músculos laterais do tronco, como mostrado na Figura 7.89A. Quando os músculos abdutores do quadril estão fracos, pode ocorrer uma abdução *aparente* pela ação compensatória dos músculos laterais do tronco. Neste caso, o membro inferior cai em adução, a pelve é elevada lateralmente e o membro inferior é elevado da maca, como mostrado na Figura 7.89B.

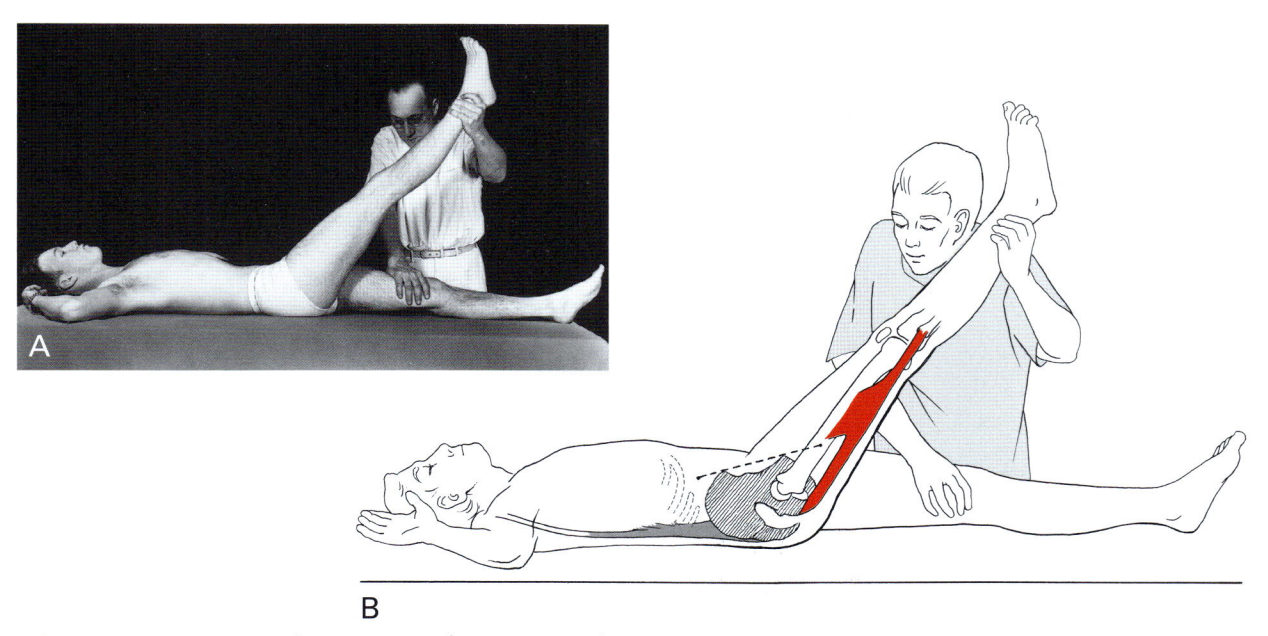

FIGURA 7.86 *A* e *B*: Músculos posteriores da coxa encurtados.

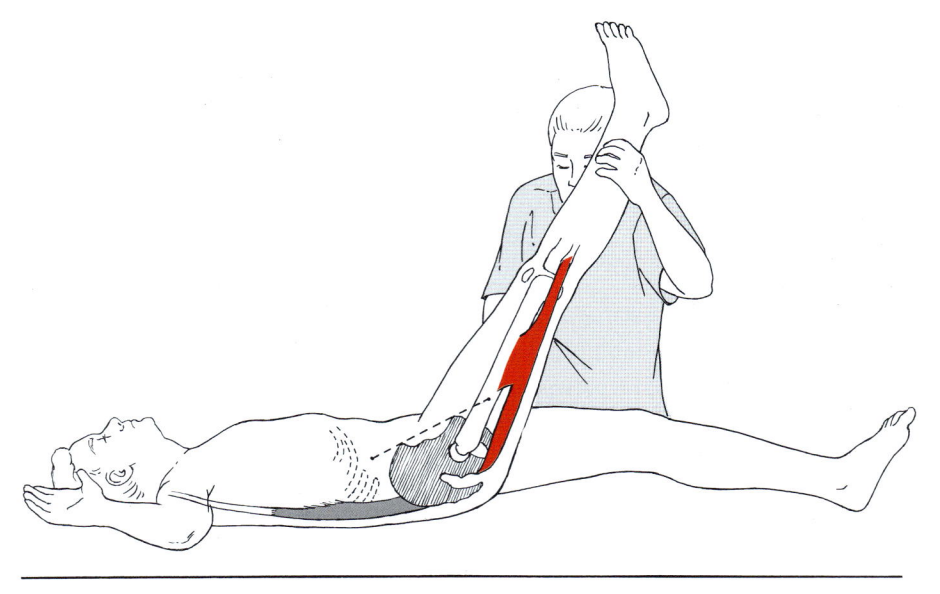

FIGURA 7.87 Músculos posteriores da coxa com comprimento aparente maior do que o comprimento real.

SINAL DE TRENDELENBURG E FRAQUEZA DOS MÚSCULOS ABDUTORES DO QUADRIL

Quando o peso corporal é descarregado alternadamente sobre um membro inferior, como durante a marcha, o corpo precisa ser estabilizado sobre o membro inferior que sustenta o peso durante cada passo. Por uma ação reversa (i. e., origem puxada em direção à inserção), músculos abdutores do quadril fortes podem estabilizar a pelve sobre o fêmur na *abdução* do quadril, como mostrado na Figura 7.90A. Os músculos flexores laterais do tronco à esquerda também atuam tracionando a pelve para cima.

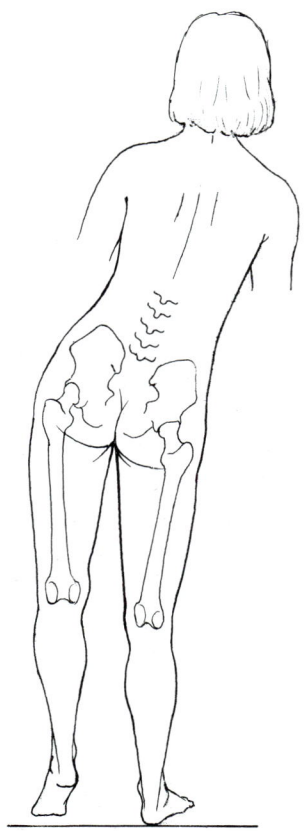

FIGURA 7.88 Fraqueza do músculo glúteo médio direito.

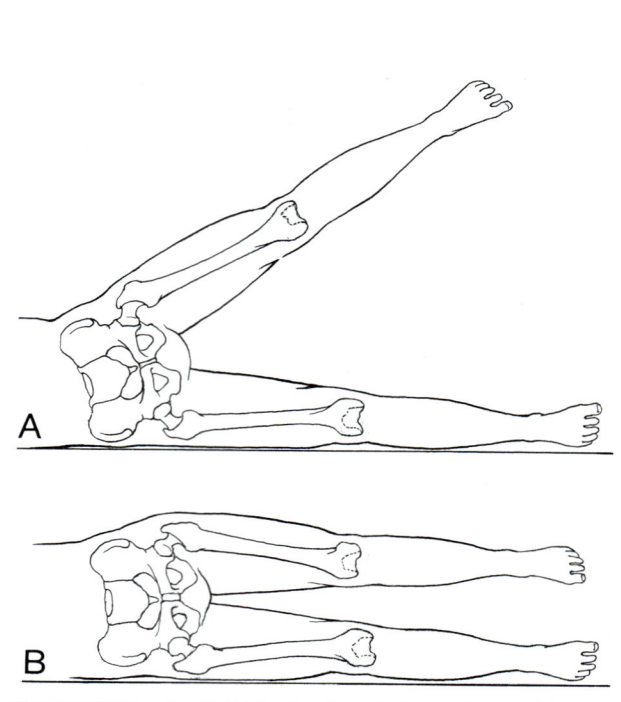

FIGURA 7.89 *A* e *B*: Abdução da articulação do quadril.

A Figura 7.90B mostra uma posição de *adução* do quadril que ocorre quando os músculos abdutores do quadril estão fracos demais para estabilizar a pelve sobre o fêmur. A pelve cai para o lado oposto. Os músculos flexores laterais do tronco fortes à esquerda não conseguem elevar a pelve desse lado, em pé, sem que os músculos abdutores opostos forneçam uma tração contrária à direita. Este também é o teste usado para obter o sinal de Trendelenburg.

A *marcha de Trendelenburg* é aquela em que ocorre adução do quadril afetado durante cada fase de descarga de peso da marcha. O fêmur desloca-se para cima porque o acetábulo é raso demais para conter sua cabeça. Se o problema for bilateral, observa-se uma marcha bamboleante.

A Figura 7.90C ilustra uma postura relaxada em um indivíduo com leve fraqueza dos músculos abdutores do quadril direito. O glúteo médio é o principal músculo abdutor; um teste que enfatiza o músculo glúteo médio posterior em geral revela mais fraqueza do que o teste para abdutores do quadril como um grupo. Frequente-

mente, essa fraqueza do músculo glúteo médio é encontrada em associação a outras fraquezas nos padrões de dominância lateral.

Testar a força do músculo glúteo médio é importante em casos de dor na região desse músculo ou de lombalgia associada à inclinação lateral da pelve.

DISCREPÂNCIA APARENTE NO COMPRIMENTO DO MEMBRO INFERIOR CAUSADA POR DESEQUILÍBRIO MUSCULAR

Mesmo sem qualquer diferença real no comprimento dos membros inferiores, quando a pelve está inclinada lateralmente, os indivíduos têm a aparência de um membro inferior mais longo no lado em que pelve está mais alta (Fig. 7.91A). Na Figura 7.91B, essa aparência foi criada pelo deslocamento lateral da pelve. (Os pés estavam fixos no chão.)

Se ocorrer encurtamento no músculo tensor da fáscia lata e no trato iliotibial de um lado, a pelve será in-

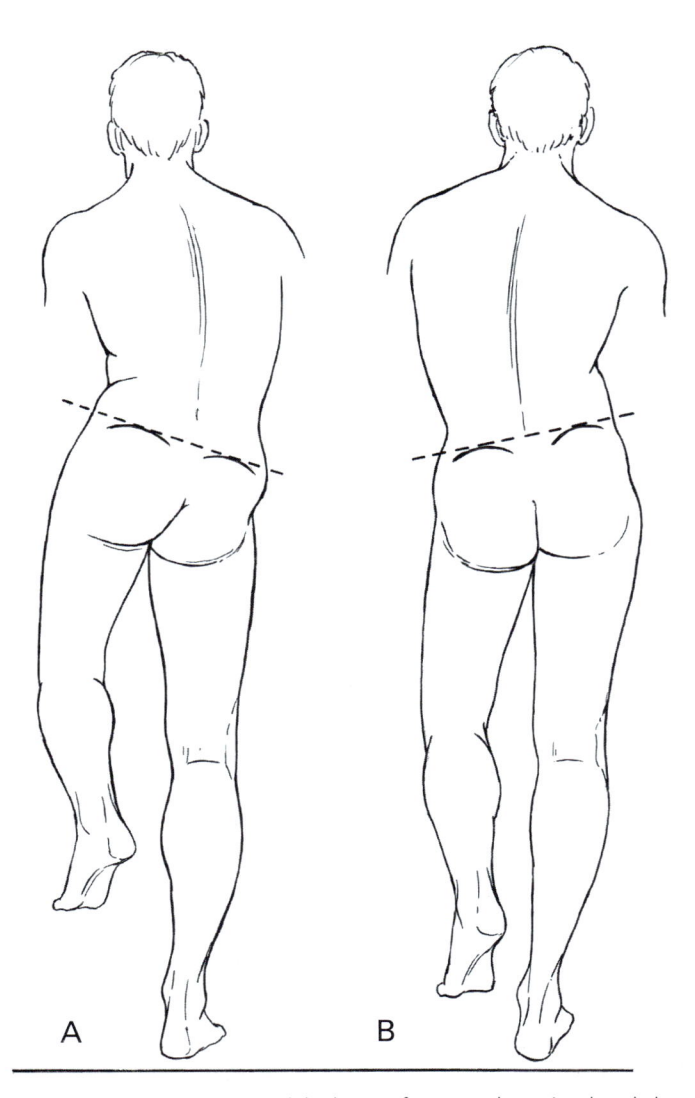

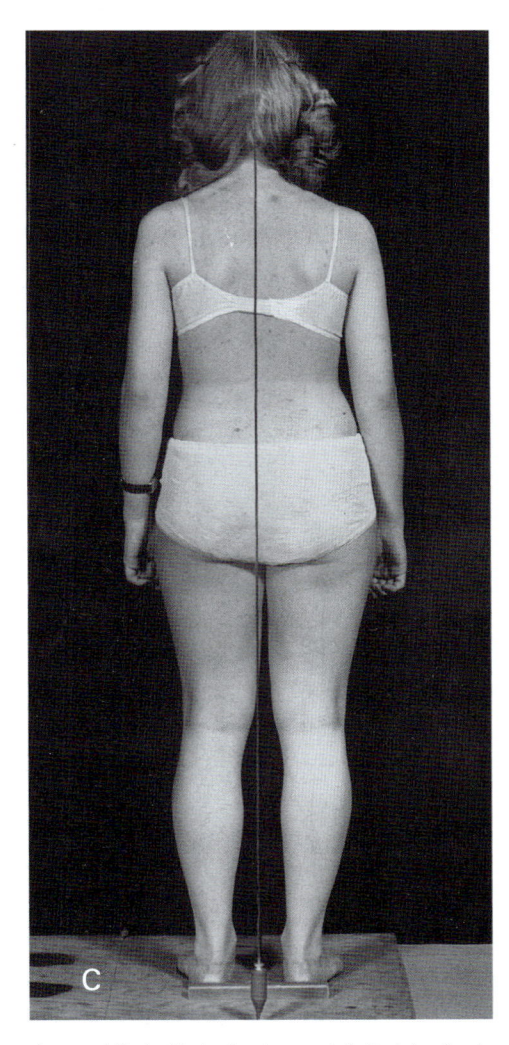

FIGURA 7.90 Sinal de Trendelenburg e fraqueza dos músculos abdutores do quadril: **A**: Abdução do quadril; **B**: Adução do quadril; teste para sinal de Trendelenburg; **C**: Fraqueza leve dos músculos abdutores do quadril direito.

clinada para baixo nesse lado. No caso de fraqueza do músculo glúteo médio de um lado, a pelve ficará mais alta no lado da fraqueza.

Os membros inferiores têm o mesmo comprimento.

A pelve está nivelada.

Ambos os quadris estão em posição neutra entre a adução e a abdução.

O comprimento dos músculos abdutores é igual.

À medida que a pelve oscila lateralmente, fica mais alta à direita.

O quadril direito é aduzido.

O quadril esquerdo é abduzido.

Os músculos abdutores do quadril direito são alongados.

Os músculos abdutores do quadril esquerdo e a fáscia lata estão em uma posição encurtada.

DOR NO MEMBRO INFERIOR

As condições discutidas aqui incluem a dor associada a tensão no músculo tensor da fáscia lata e trato iliotibial, alongamento excessivo no músculo tensor da fáscia lata e trato iliotibial e dor isquiática associada a protrusão de disco intervertebral ou alongamento excessivo do músculo piriforme.

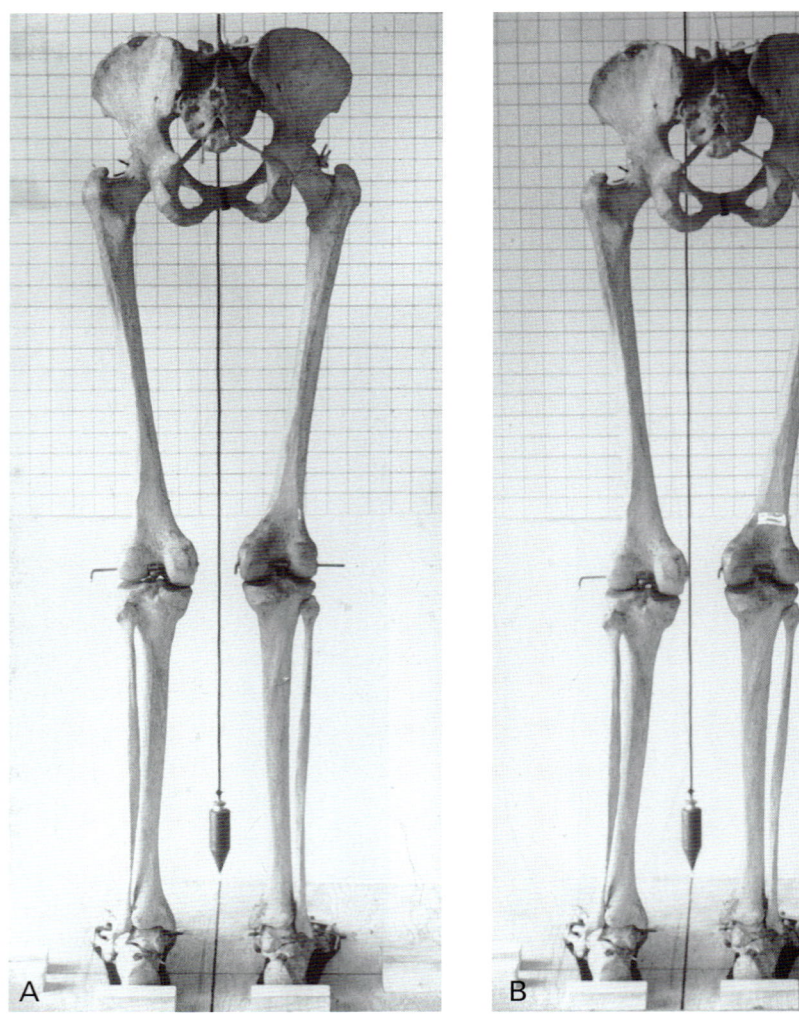

FIGURA 7.91   Discrepância aparente no comprimento dos membros inferiores causada por: **A**: Inclinação lateral da pelve e **B**: Deslocamento lateral da pelve.

Tensão no músculo tensor da fáscia lata e trato iliotibial

Uma condição às vezes erroneamente diagnosticada como dor isquiática é a dor associada à tensão no músculo tensor da fáscia lata e trato iliotibial. A área do dermátomo de distribuição cutânea corresponde estreitamente à área dolorosa. A dor pode ser limitada à área coberta pela fáscia ao longo da superfície lateral da coxa ou pode estender-se para cima sobre as nádegas, envolvendo também a fáscia glútea.

A palpação em toda a extensão da fáscia lata, desde sua origem na crista ilíaca até sua inserção do trato iliotibial no côndilo lateral da tíbia, pode provocar incômodo ou dor à palpação. Há dor à palpação especialmente ao longo da margem superior do trocanter e no ponto de inserção próximo à cabeça da tíbia.

Os sintomas dolorosos podem limitar-se à área da coxa ou aparecer na área inervada pelo nervo fibular. Uma revisão da anatomia do aspecto lateral do joelho mostra a relação do nervo fibular comum com os músculos e fáscias nessa região (Fig. 7.92).

O ramo fibular do nervo isquiático passa obliquamente para a frente sobre o colo da fíbula e cruza diretamente sob as fibras de origem do músculo fibular longo. Deve-se evitar qualquer pressão prolongada sobre essa área, mesmo que leve, em razão do perigo de paralisia do nervo fibular. Mesmo ao aplicar tração por bandagem à perna, deve-se evitar pressão sobre o nervo ou tração *excessiva* nos tecidos moles nesse ponto.

O mecanismo pelo qual o nervo fibular é irritado nos casos de tensão no trato iliotibial pode ser explicado pelo efeito da pressão exercida pelas bandas rígidas da fáscia ou pelos efeitos da tração nessa parte. Quando a

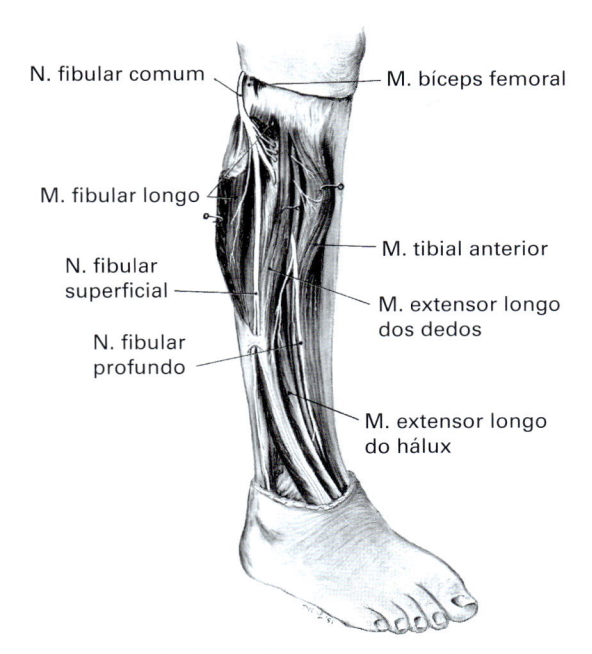

FIGURA 7.92 Anatomia do aspecto lateral da perna.

Labels da figura: N. fibular comum; M. bíceps femoral; M. fibular longo; N. fibular superficial; M. tibial anterior; N. fibular profundo; M. extensor longo dos dedos; M. extensor longo do hálux

fáscia é tensionada, como em movimentos de caminhada ou em testes de tensão, frequentemente se observa que ela está extremamente rígida.

O efeito da tração é frequentemente observado em casos agudos. Com o paciente em decúbito lateral e o membro inferior afetado do lado de cima, a simples queda do pé em inversão (i. e., para baixo em direção à maca) coloca tensão no músculo e na banda fascial. Os sintomas de irritação nervosa na área inervada pelo nervo fibular podem ser provocados por esse simples movimento do pé. Quando a posição em decúbito lateral é assumida para dormir ou tratar e são colocados travesseiros entre os membros inferiores para mantê-los em abdução, o pé também deve ser apoiado para evitar que caia em inversão. A inadequação em reconhecer a causa periférica dessa irritação do nervo fibular muitas vezes resultou em explicações bastante obscuras para esse problema.

SEÇÃO VI

INTERVENÇÃO

TRATAMENTO DE PROBLEMAS DE COMPRIMENTO MUSCULAR

Se o comprimento muscular for excessivo, *evite* exercícios de alongamento e posturas que mantêm o alon-

gamento desses músculos já compridos demais. Trabalhe para corrigir a postura incorreta. Como os músculos excessivamente alongados costumam ser fracos, indica-se a realização de exercícios de fortalecimento. No entanto, em indivíduos ativos, simplesmente evitar o alongamento excessivo já pode melhorar a força muscular.

Indica-se o uso de suportes para evitar amplitudes excessivas se o problema não puder ser controlado por meio de posicionamento e exercícios corretivos. Por exemplo, se a hiperextensão acentuada do joelho em posições de descarga de peso for inevitável, ela deve ser evitada com o uso de um suporte apropriado a fim de permitir o encurtamento dos ligamentos posteriores da articulação do joelho e dos músculos relacionados.

Quando há encurtamento muscular e indicação para realização de exercícios de alongamento, estes devem ser feitos com precisão a fim de garantir que os músculos encurtados sejam os que efetivamente estão sendo alongados e para evitar efeitos adversos em outras partes do corpo.

TRATAMENTO DE PROBLEMAS DOS PÉS

O tratamento pode ser considerado corretivo ou paliativo. Preferencialmente, o tratamento deve ser corretivo, mas, considerando que condições dolorosas nos pés ocorrem em muitos idosos que têm estruturas ósseas, ligamentares e musculares que não são capazes de se ajustar às medidas corretivas, é necessário utilizar medidas destinadas a obter alívio com correção mínima.

Hálux valgo

O paciente deve usar calçados com borda interna reta e evitar aqueles com abertura na frente. Insere-se um "separador de dedos", que consiste em um pequeno pedaço de borracha, entre o hálux e o segundo artelho, que ajuda a manter o hálux em um alinhamento mais próximo do normal. Como um procedimento puramente paliativo para o alívio da dor causada pela pressão, um protetor de joanete costuma ser útil.

Como a pronação excessiva costuma ser a causa do hálux valgo, a prevenção ou a correção exigem que o arco seja sustentado. "Excessiva" se traduz em um relaxamento acentuado das estruturas que sustentam o arco, as quais exigem um suporte firme; nesses casos, são necessárias órteses rígidas.

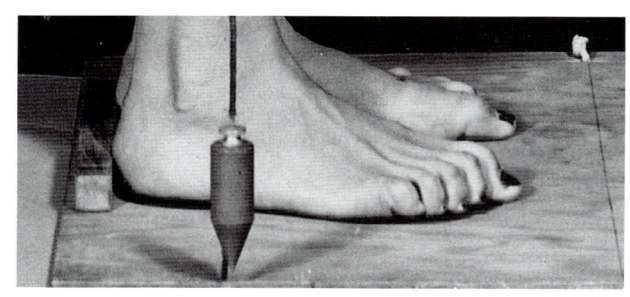

FIGURA 7.93 Dedos em martelo.

Dedos em martelo

Massagem e alongamento podem ajudar a corrigir o alinhamento incorreto dos dedos dos pés em estágio inicial; o uso de uma barra metatarsal pode ser benéfico. A barra metatarsal interna pode ser mais eficaz, mas a externa pode ser mais confortável (Fig. 7.93).

Tratamento da pronação sem achatamento do arco longitudinal

O tratamento da pronação consiste na utilização de uma cunha interna para calcanhar ou de uma órtese que proporcione o mesmo tipo de correção. Em geral, deve-se desencorajar os pacientes a usar salto alto se eles apresentarem sintomas de dor nos pés ou nos joelhos. No entanto, recomendar o uso de calçados com pouco ou nenhum salto pode ser desaconselhável, porque o pé tende a pronar mais quando em uso de sapatos de salto baixo. No caso de salto médio, o arco longitudinal é aumentado e uma cunha para calcanhar ou suporte para arco ajudará a corrigir a pronação.

Quanto à correção de calçado, no caso de saltos médios, em geral se usa uma cunha interna de 0,16 cm, enquanto em saltos baixos o ajuste usual é uma cunha de 0,32 cm. Em saltos altos, não é possível alterar o ajuste com uma cunha interna sem interferir na estabilidade do usuário.

Tratamento da pronação com achatamento do arco longitudinal

O tratamento de suporte consiste na utilização de uma cunha interna para calcanhar e um suporte para o arco longitudinal. Quando o calcanhar tem uma base larga, mais frequentemente se usa uma cunha de 0,32 cm de espessura. Quando o problema é grave, o paciente deve ser desencorajado a usar sapatos sem salto. Esse

tipo de problema é mais prevalente entre homens e crianças do que entre mulheres.

Exercícios corretivos para pés pronados

Em decúbito dorsal:

1 Curve os dedos dos pés para baixo e mantenha enquanto puxa o pé para cima e para dentro.
2 Com os membros inferiores estendidos e unidos, tente tocar as plantas dos pés uma na outra.

Sentado na cadeira:

3 Com o joelho esquerdo cruzado sobre o direito, mova o pé esquerdo em um semicírculo para baixo, para dentro e para cima e depois relaxe. (Não vire o pé para fora.) Repita com o pé direito.
4 Com os joelhos afastados, una as plantas dos pés e mantenha enquanto aproxima os joelhos.
5 Coloque uma toalha no chão. Com os pés paralelos e afastados em aproximadamente 15 cm, segure a toalha com os dedos dos pés e puxe-a para dentro (em adução) com ambos os pés, amontoando a toalha entre eles.
6 Com uma pequena bola (cerca de 3,2 a 3,8 cm de diâmetro) cortada ao meio e colocada sob o arco anterior do pé, tente pegá-la com os artelhos.

Em pé:

7 Com os pés voltados para a frente ou ligeiramente para fora, transfira o peso sobre as bordas externas dos pés, tracionando os arcos para cima.

Andando:

8 Caminhe em linha reta no chão, com os dedos dos pés apontados para a frente e transferindo o peso do calcanhar para a borda externa do pé até os artelhos.

TRATAMENTO DO PÉ SUPINADO

A correção de calçado é essencialmente a oposta daquela aplicada ao pé pronado. Em geral, indica-se uma cunha externa para calcanhar, um salto de Thomas invertido modificado e uma cunha externa na sola.

Distensão do arco metatarsal

Se houver encurtamento, indica-se o alongamento dos músculos extensores dos dedos. O tratamento de suporte consiste no uso de um acolchoamento ou barra metatarsal. Se houver calosidades sob as cabeças dos metatarsais II, III e IV, em geral se indica o uso de um acolchoamento; se houver calosidades sob as cabeças de todos os metatarsais, indica-se o uso de uma barra.

Desvio medial do pé

Em geral, crianças não apresentam encurtamento muscular. Contudo, não é incomum descobrir que o músculo tensor da fáscia lata, que é um rotador interno, está encurtado em crianças que apresentam rotação medial no quadril. Pode-se indicar o alongamento desse músculo, mas este deve ser feito com cuidado. As crianças que desenvolvem essa rotação medial no quadril em geral se sentam em uma posição em "W" (Fig. 7.94). Incentivar a criança a sentar-se em posição de pernas cruzadas tende a compensar os efeitos da outra posição. A correção de calçado utilizada em casos de desvio medial do pé associada à rotação medial do membro inclui um pequeno remendo semicircular, colocado na parte externa da sola, próximo à base do metatarsal V. Para marcar a área do remendo, o calçado é segurado de cabeça para baixo e dobrado bruscamente na sola, da mesma maneira que se dobra ao caminhar. O remendo se estende igualmente para a frente e para trás a partir do ápice da curva.

O remendo tem uma espessura específica (0,32 ou 0,47 cm, dependendo do tamanho do calçado) ao longo da borda externa. Ele diminui até zero em direção à parte frontal, central e posterior da sola.

A inclinação para dentro, associada à rotação interna do membro, tende a ser mais acentuada ao caminhar do que em posição ortostática, e a correção do calçado ajuda a alterar o padrão de marcha, em vez de o padrão em pé. O efeito da mudança no padrão de marcha, por sua vez, ajuda a corrigir a posição em pé.

O remendo, por seu formato convexo, gira o pé para fora à medida que a sola do calçado entra em contato com o chão durante a transferência normal de peso para a frente. Antes de marcar o calçado para alteração, pode-se colar um remendo de couro com fita adesiva na sola do calçado e testar a posição observando a marcha da criança.

O desvio medial dos pés causado por desalinhamento do antepé em relação ao restante do pé é semelhante a um pé torto congênito leve, sem equino ou supinação do calcanhar. Na verdade, pode haver pronação do calcanhar junto a adução (Fig. 7.95).

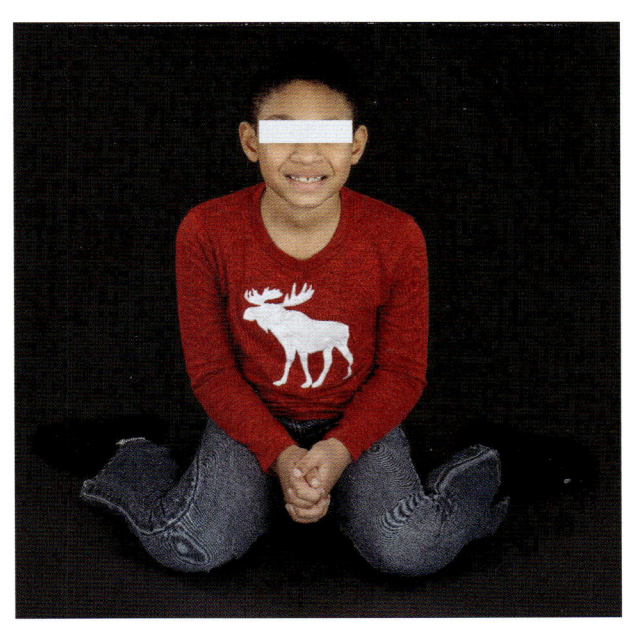

FIGURA 7.94 Criança sentada em posição de pernas em "W", que resulta em desvio medial do pé.

Calçados que tem fôrma com desvio medial podem ser confortáveis, mas não serão corretivos. A criança deve usar calçados confeccionados com fôrma reta. Deve-se adicionar ao calçado um contraforte interno rígido, estendendo-se da base do metatarsal I até a extremidade do hálux. O contraforte externo deve ser rígido do calcanhar ao cuboide.

Desvio lateral do pé

Para crianças pequenas nas quais o problema está na altura do quadril (Fig. 7.96), pode-se usar um *Twister*. Em geral, observam-se resultados dentro de um período relativamente curto (i. e., alguns meses) (Fig. 7.97).

A rotação lateral do membro (ver Fig. 7.96) não causa automaticamente dificuldade para ficar em pé. Contudo, andar com desvio lateral dos pés tende a sobrecarregar o arco longitudinal à medida que o peso é transferido do calcanhar para os artelhos.

Se a torção tibial for uma inadequação já estabelecida em um adulto, não se deve fazer qualquer esforço no sentido de o indivíduo andar com os pés voltados para a frente. Essa "correção" da posição dos pés resultaria em um alinhamento incorreto dos joelhos e dos quadris.

A abdução do antepé é decorrente de um dano ao arco longitudinal. Em crianças, medidas que corrigem a posição do arco ajudarão a corrigir o desvio lateral. O uso de calçados corretivos pode ser aconselhável porque

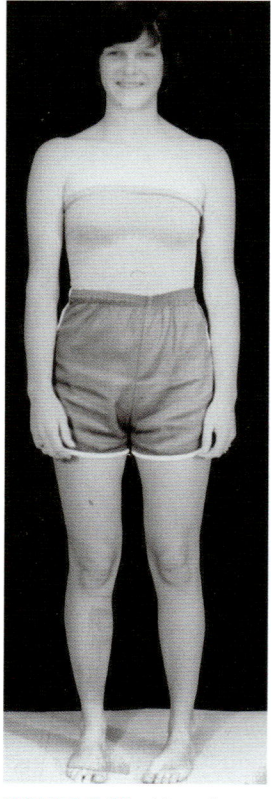

FIGURA 7.95 Varo do antepé e pé esquerdo em desvio medial.

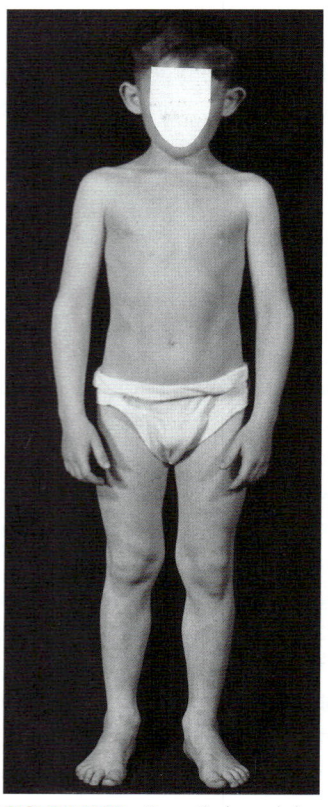

FIGURA 7.96 Rotação lateral dos quadris e desvio lateral dos pés.

eles normalmente apresentam uma fôrma com desvio medial. Em adultos com uma inadequação estabelecida, os calçados corretivos por sua vez não alteram o alinhamento do pé e causam pressão indevida sobre ele. Em geral, é necessário que o paciente use calçados confeccionados com fôrma reta ou até mesmo com desvio lateral. O paciente pode tolerar algumas alterações no suporte do arco e na cunha interna do calçado, se indicadas, mas o alinhamento do calçado deve necessariamente estar em conformidade com o do pé para evitar pressão.

O desvio lateral ao deambular pode resultar do retesamento do tendão do calcâneo, caso em que é indicado o alongamento dos músculos flexores plantares.

CALÇADOS E CORREÇÕES DE CALÇADO

Calçados

A proteção e o suporte proporcionados pelos calçados são considerações importantes no que diz respeito ao alinhamento postural em pé. Diversos fatores pre-dispõem ao alinhamento incorreto e à tensão no pé e exigem o uso de um calçado com um suporte adequado. Os pisos e calçadas planos e inflexíveis de nosso ambiente, o uso de saltos que diminuem a estabilidade do pé e os prolongados períodos em pé exigidos por algumas ocupações são algumas das diversas causas que contribuem para os problemas nos pés.

É preciso considerar múltiplos fatores relacionados com o tamanho, o formato e a construção de um calçado. Dito isso, os profissionais de saúde precisam estar atentos à hipercorreção, pois ela também pode contribuir para estresse inadequado que leva a problemas no pé, no tornozelo e na postura. Está além do escopo deste livro abordar os calçados corretivos existentes.

JOELHO VARO

A correção depende do uso de calçados corretivos, exercícios para corrigir a pronação, exercícios para fortalecer os músculos rotadores laterais do quadril e cooperação do indivíduo para evitar uma posição de hiperextensão do joelho.

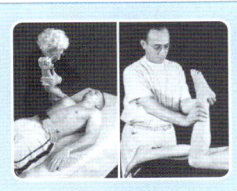

KENDALL CLÁSSICO

"Twister"

O Twister, um aparelho elástico de controle da rotação dos membros inferiores, foi projetado para exercer uma força de contrarrotação nos membros inferiores e nos pés para corrigir a rotação medial ou lateral excessiva. Este aparelho é recomendado para crianças com problemas de rotação leve a moderada e comumente é combinado a outras modalidades de tratamento, como calçados corretivos e imobilizadores de tornozelo. O fácil procedimento de ajuste – amarrar os ganchos aos calçados, prender a cinta pélvica com velcro, estender as tiras elásticas conforme mostrado na Figura 7.97 e ajustar a tira de tensão na posição desejada – produz um controle eficaz da rotação, que em geral requer apenas um rápido período de ajuste por parte do paciente (Cortesia C.D. Denison Orthopaedic Appliance Corp[23]).

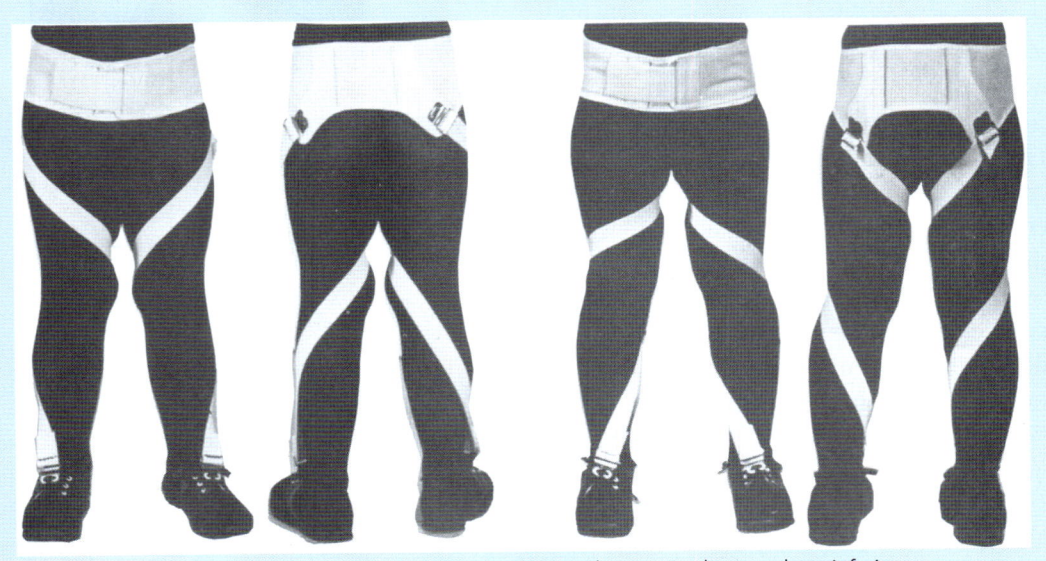

FIGURA 7.97   "Twister", um aparelho de controle elástico da rotação dos membros inferiores.

Em alguns casos, o arqueamento postural e a hiperextensão estão compensando joelhos flexionados, conforme descrito no Capítulo 1. Paradoxalmente, a correção desse tipo de arqueamento postural deve ser baseada na correção do joelho valgo subjacente.

A correção do encurvamento *estrutural* depende principalmente de uma intervenção oportuna e de uma órtese eficaz. Em geral o uso de uma cunha externa para o calcanhar ou sola não é indicado porque há tendência à pronação do pé conforme os membros inferiores se curvam para fora.

HIPEREXTENSÃO DO JOELHO

A prevenção ou correção da hiperextensão baseia-se na instrução de um bom alinhamento postural e na cooperação do indivíduo em evitar posições de hiperextensão do joelho em pé. Exercícios específicos para flexores do joelho podem ser indicados. Pode ser necessário o uso de uma órtese em casos que não respondem de outra forma e em casos graves.

JOELHO VALGO

Muitas vezes são necessários termoterapia, massagem e alongamento do músculo e da fáscia lata, juntamente com calçados corretivos para promover um realinhamento.

No tratamento do joelho valgo *leve* e inicial, uma cunha na borda interna do calçado tende a realinhar o membro, aliviando assim a tensão medialmente e a compressão lateralmente. Contudo, existe o risco de usar uma cunha interna muito alta, pois a hipercorreção do pé pode ser supercompensada por um aumento do joelho valgo. Uma cunha interna para calcanhar de 0,32 a 0,47 cm geralmente é adequada. Um joelho valgo *mo-*

derado pode se beneficiar de um suporte de joelho, além de calçados corretivos. O suporte deverá ter barras de aço laterais, com joelho articulado. Um joelho valgo *grave* pode exigir órteses ou cirurgia.

ALONGAMENTO DOS MÚSCULOS FLEXORES DO QUADRIL

Comece em decúbito dorsal mantendo a região lombar retificada, com um joelho em direção ao tórax e o outro membro inferior estendido. O indivíduo deve contrair os músculos glúteos a fim de estender ativamente a articulação do quadril, trazendo a coxa para baixo em direção à maca *sem* arquear as costas. (*Observações*: Se não houver maca disponível, este é o único exercício de alongamento dos músculos flexores do quadril que pode ser feito em decúbito dorsal. O alongamento afetará apenas os flexores monoarticulares de quadril.)

A posição de teste pode ser usada para alongar os flexores do quadril monoarticulares e biarticulares. Se houver muito encurtamento, tome cuidado para progredir *gradualmente* com o alongamento. Mesmo uma pequena quantidade de alongamento pode causar dor, que pode ser ainda mais intensa no dia seguinte. Além disso, lembre-se de que o músculo psoas está ligado aos corpos, processos transversos e discos intervertebrais da região lombar; assim, o alongamento vigoroso pode criar ou agravar um problema na região lombar.

O decúbito ventral sobre uma maca é uma posição insatisfatória para alongar os músculos flexores do quadril porque a região lombar, que já está em hiperlordose, não pode ser mantida retificada ou controlada em qualquer posição fixa. Se houver uma maca disponível, o indivíduo pode deitar-se com o tronco apoiado ventralmente sobre a maca e os membros inferiores pendentes em sua extremidade, com os joelhos flexionados conforme necessário e os pés no chão. Faça o indivíduo elevar um membro inferior em extensão de quadril, alto o suficiente para alongar os músculos flexores do quadril, com o joelho estendido para um alongamento monoarticular e o joelho flexionado em aproximadamente 80° para um alongamento monoarticular e biarticular.

Quando os músculos flexores do quadril biarticulares estiverem encurtados, evite o exercício de Afundo na posição ajoelhada. (O afundo na posição ajoelhada pode ser usado para alongar os músculos monoarticulares, desde que os biarticulares não estejam encurtados.)

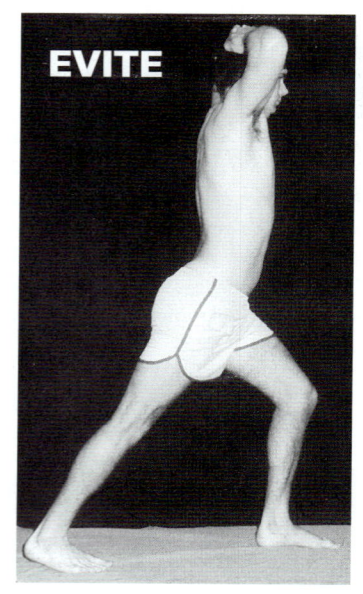

FIGURA 7.98 Deve-se evitar o afundo quando os músculos flexores do quadril monoarticulares estiverem encurtados.

Seja cauteloso ao usar esse exercício em razão da potencial sobrecarga na articulação sacroilíaca, bem como na região lombar.

Quando os músculos flexores do quadril monoarticulares estiverem encurtados, *evite* o Afundo (Fig. 7.98). Como a região lombar não está estabilizada, os flexores do quadril encurtados a levam a uma hiperlordose. Em decúbito dorsal, a região lombar é mantida retificada e a tensão se dá na articulação do quadril.

Exercício para alongar os músculos flexores do quadril monoarticulares (Fig. 7.99A). Contraia o glúteo máximo de modo a tracionar a coxa em direção à maca, mantendo o joelho em extensão e *as costas retificadas*.

Para alongar os flexores do quadril monoarticulares e biarticulares direitos, deite-se em decúbito dorsal com o membro inferior direito pendente para fora na extremidade da maca (Fig. 7.99B). Puxe o joelho esquerdo em direção ao tórax apenas o suficiente para retificar a região lombar e o sacro sobre a maca. Com a tensão dos flexores do quadril, a coxa será elevada da maca. *Mantendo as costas retificadas e o joelho flexionado*, pressione a coxa direita em direção à maca, tracionando com os músculos das nádegas. Se quiser alongar apenas os flexores do quadril monoarticulares, a extensão passiva do joelho é permitida. Inverta o procedimento para alongar os flexores do quadril esquerdo.

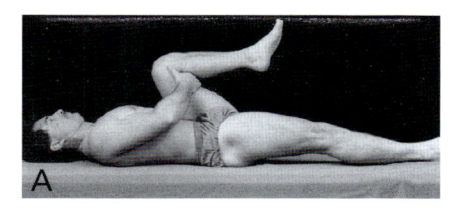

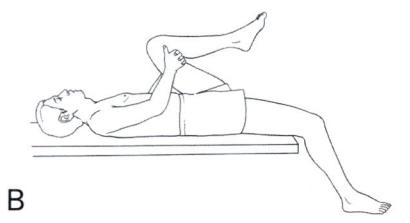

FIGURA 7.99 Exercício para alongar **A**: os músculos flexores do quadril monoarticulares e **B**: biarticulares.

Um alongamento eficaz dos flexores do quadril monoarticulares pode ser feito em pé, próximo ao batente de uma porta. Coloque um membro inferior adiante para ajudar a apoiar o corpo contra o batente da porta e coloque o outro para trás a fim de estender a articulação do quadril. Na posição inicial (Fig. 7.100A), a região lombar ficará arqueada em razão da tensão dos músculos flexores do quadril. Mantenha o quadril estendido e puxe para cima e para dentro com os músculos abdominais inferiores a fim de inclinar a pelve posteriormente e alongar os flexores do quadril (Fig. 7.100B). Esse exercício requer uma *forte* tração dos músculos abdominais e é útil para fortalecer esses músculos, que são oponentes diretos dos flexores do quadril na posição em pé.

ALONGAMENTO DOS MÚSCULOS POSTERIORES DA COXA

Elevação do membro inferior estendido

Como ilustrado na Figura 7.101, o alongamento dos músculos posteriores da coxa pode ser realizado na forma passiva ou ativo-assistida. Pode ser realizado na forma ativa se não for contraindicado em razão do encurtamento dos músculos flexores do quadril.

Para alongar os músculos posteriores da coxa à direita, deite-se na maca com os membros inferiores estendidos. Peça a um assistente que mantenha o membro inferior esquerdo abaixado e eleve gradualmente o membro inferior direito com o joelho estendido (ou prenda

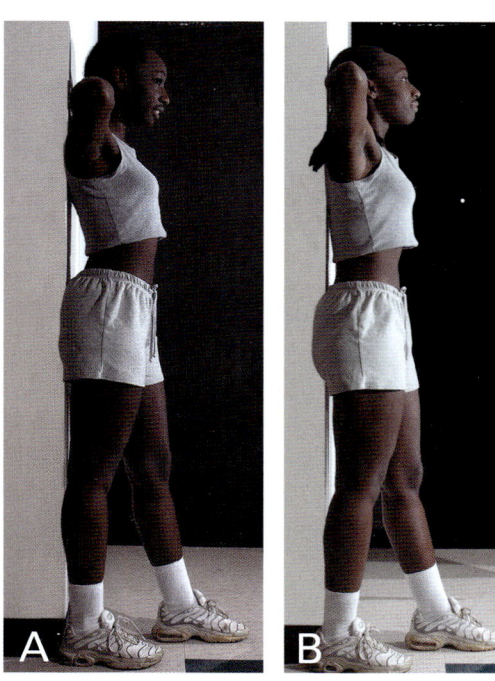

FIGURA 7.100 Exercício para alongar os músculos flexores do quadril monoarticulares em pé: **A**: Posição inicial; **B**: Alongamento dos flexores do quadril inclinando a pelve posteriormente.

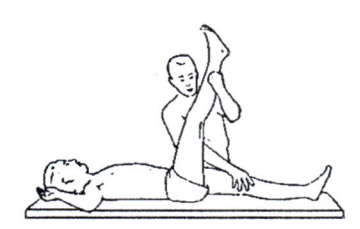

FIGURA 7.101 Elevação do membro inferior estendido para alongar os músculos posteriores da coxa.

o membro inferior esquerdo e eleve o direito ativamente). Repita no lado esquerdo.

O exercício também pode ser realizado colocando o membro inferior em uma posição que alongue os músculos posteriores da coxa, como em decúbito dorsal no chão, com um membro inferior estendido, o outro elevado com o calcanhar apoiado no encosto de uma cadeira reforçada; o indivíduo pode ainda deitar em uma região com uma porta aberta, com um membro estendido e o outro elevado com o calcanhar apoiado na parede (Fig. 7.102). Para potencializar o alongamento, aproxime o corpo da cadeira ou da parede. *Evite* colocar ambos os membros na posição elevada ao mesmo tempo, porque o alongamento se dará na região lombar,

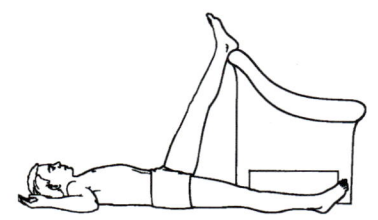

FIGURA 7.102   Alongamento dos músculos posteriores da coxa em decúbito dorsal no chão, atrás de uma cadeira reforçada.

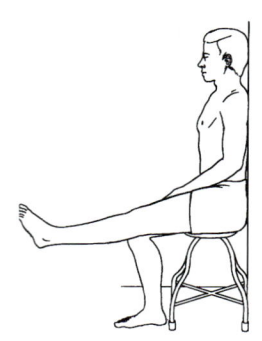

FIGURA 7.103   Extensão do joelho na posição sentada para alongamento dos músculos posteriores da coxa.

em vez de nos músculos posteriores da coxa. Manter um membro inferior estendido evita a inclinação pélvica posterior e flexão lombar excessivas.

Deite-se no chão atrás de uma cadeira reforçada.

Extensão do joelho na posição sentada

Sente-se com as costas contra uma parede, conforme ilustrado na Figura 7.103. Com as costas retas e as nádegas encostadas na parede, eleve um membro inferior, estendendo o joelho ao máximo.

Posições a evitar

Evite o alongamento na posição em pé, com um calcanhar apoiado em um banco ou maca e o tronco inclinado para a frente (Fig. 7.104). Para pacientes com dor ou incapacidade, essa é uma posição insegura. Também torna impossível controlar a posição da pelve de modo a garantir o alongamento adequado dos músculos posteriores da coxa. Além disso, o exercício tem um efeito adverso naqueles com cifose na parte superior das costas. O exercício deve ser direcionado ao alongamento dos músculos posteriores da coxa.

Evite a "posição do corredor com barreiras" para alongar os músculos posteriores da coxa. Impõe-se tensão excessiva sobre o joelho flexionado e a região lombar é excessivamente alongada (Fig. 7.105).

Evite a inclinação anterior do tronco para alongar os músculos posteriores da coxa naqueles com flexão excessiva das costas, como visto na Figura 7.106.

ROTAÇÃO MEDIAL DO QUADRIL E PRONAÇÃO DOS PÉS

O tratamento consiste em alterações no calçado e/ou órteses que sustentam o arco longitudinal, exercícios

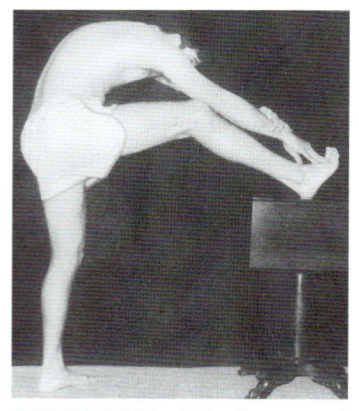

FIGURA 7.104   Evite ficar em pé com apoio de calcanhar em um esforço para alongar os músculos posteriores da coxa.

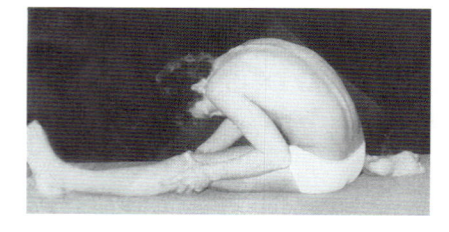

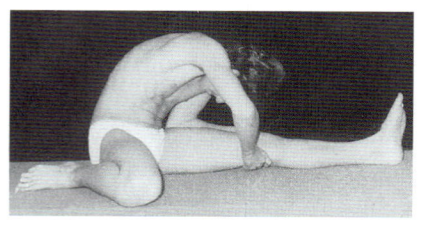

FIGURA 7.105   Evite a posição do "corredor com barreiras" ao alongar os músculos posteriores da coxa.

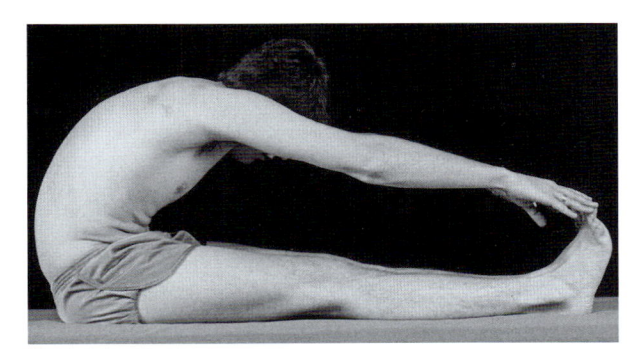

FIGURA 7.106 Evite a inclinação anterior do tronco para alongar os músculos posteriores da coxa em indivíduos com flexão excessiva das costas.

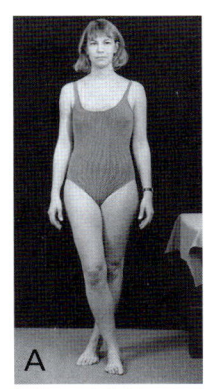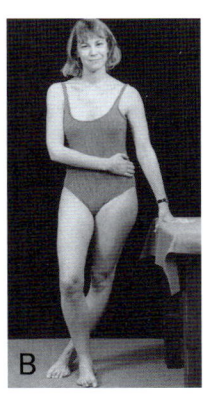

FIGURA 7.107 *A* e *B*: Discrepância aparente no comprimento dos membros inferiores resultante do hábito de ficar em pé com o peso distribuído mais sobre um dos membros e a pelve desviada lateralmente.

para músculos inversores do pé, exercícios de fortalecimento para rotadores laterais do quadril e alongamento do músculo tensor da fáscia lata se encurtado.

DISCREPÂNCIA APARENTE NO COMPRIMENTO DOS MEMBROS INFERIORES CAUSADA POR DESEQUILÍBRIO MUSCULAR

O hábito de ficar em pé com o peso descarregado mais sobre um dos membros inferiores e a pelve deslocada para os lados enfraquece os músculos abdutores, principalmente o glúteo médio ipsilateral. Se o encurtamento do músculo tensor da fáscia lata de um lado e a fraqueza do glúteo médio do outro for leve, o tratamento pode ser tão simples quanto abandonar o hábito e ficar em pé com o peso uniformemente distribuído sobre os dois pés. Se o desequilíbrio for mais acentuado, o tratamento pode envolver alongamento do músculo tensor da fáscia lata e do trato iliotibial e o uso de uma elevação de calcanhar no lado mais baixo. A elevação ajudará a alongar o músculo tensor encurtado e a aliviar a sobrecarga no músculo glúteo médio contralateral.

ALONGAMENTO DO MÚSCULO TENSOR DA FÁSCIA LATA

Frequentemente se observa tensão ou mesmo contratura no trato iliotibial. A relação com condições dolorosas é discutida na Seção IV. A discussão a seguir diz respeito a exercícios de alongamento do músculo tensor da fáscia lata e do trato iliotibial anterolateral.[24]

O músculo tensor da fáscia lata abduz, flexiona e roda medialmente a articulação do quadril e auxilia na

extensão do joelho. Quando um músculo tem múltiplas ações, não é necessário estendê-lo em todas as direções opostas às suas ações para alongá-lo. Um exercício pode precisar incluir apenas dois ou três movimentos na direção do alongamento. Mais importante ainda, o alongamento deve ser direcionado especificamente à área que precisa ser alongada. Alguns exercícios comumente prescritos não atendem a esse requisito.

Ficar em pé com as pernas cruzadas coloca as articulações de quadril em adução (Fig. 7.107A). Entretanto, nessa posição, os quadris geralmente estão em rotação medial e em algum grau de flexão em virtude de a pelve estar inclinada anteriormente. Se, além de ficar em posição de adução, a pessoa oscila lateralmente em direção a uma parede ou maca (Fig. 7.107B), o alongamento frequentemente afetará mais o músculo glúteo médio posterior do que o tensor da fáscia lata.

Pode-se obter melhor controle e maior precisão no alongamento movendo a pelve em relação ao fêmur. Para compreender esse mecanismo, é necessário descrever o efeito da inclinação pélvica nas articulações de quadril.

Quando os membros inferiores têm o mesmo comprimento e a pelve está nivelada na posição em pé, ambos os quadris ficam em uma posição neutra de adução-abdução. Porém, se o indivíduo desloca o peso para um lado, a posição dos quadris muda.

Deslocar o peso para a esquerda resulta em adução do quadril esquerdo. Da mesma maneira, se for colocada uma elevação sob o pé esquerdo (Fig. 7.108), o lado esquerdo da pelve será elevado e o quadril esquerdo também estará em adução.

Para alongar um músculo tensor e trato iliotibial anterior esquerdos tensos, coloque uma prancha, livro

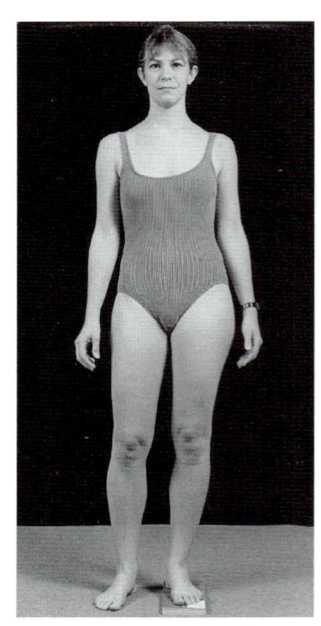

FIGURA 7.108   Uma elevação sob o pé esquerdo eleva o lado esquerdo da pelve, produzindo uma adução do quadril esquerdo.

ou revista sob o pé esquerdo; a espessura dessa elevação deve ser determinada pela quantidade tolerada. Mantenha o peso distribuído sobre ambos os pés e mantenha os pés e joelhos (i. e., fêmures) em bom alinhamento (i. e., os pés voltados para fora em aproximadamente 8° a 10° de cada lado e a patela voltada para a frente). Em seguida, tente inclinar a pelve posteriormente. Essa inclinação pélvica posterior resulta em extensão do quadril. A amplitude de movimento será pequena, mas o alongamento deverá ser sentido muito especificamente na área do músculo tensor da fáscia lata esquerdo. O músculo será alongado pela adução e extensão do quadril sem permitir a rotação medial. Além disso, o alongamento pode ser feito retirando o calçado do pé direito (se o salto não for muito alto) em vez de colocar uma elevação sob o pé esquerdo.

No caso de tensão bilateral, coloque a elevação alternadamente sob os membros esquerdo e direito, ou remova alternadamente um calçado e mantenha a posição de alongamento por um período confortável (p. ex., 1 a 2 minutos).

Quando a tensão é unilateral, uma elevação (palmilha de calcanhar de 0,6 cm) no calçado do lado do encurtamento alongará passivamente o músculo tensor. Certifique-se de que essa elevação seja usada em todos os sapatos e chinelos e que a pessoa evite qualquer mau hábito de ficar em pé com o peso sobre o membro inferior oposto. *A elevação não terá qualquer efeito a menos que a pessoa fique em pé com o peso distribuído uniformemente sobre os dois pés.* (Para alongamento assistido de um músculo tensor da fáscia lata encurtado, consultar a seção Dor no membro inferior.)

Músculo tensor da fáscia lata e trato iliotibial estirados

Embora seja mais comum encontrar casos de dor associada a contratura no músculo tensor da fáscia lata, observam-se casos de *estiramento* no lado em que a pelve está mais elevada. Quando um membro inferior está em posição de adução postural, há tensão contínua sobre os músculos abdutores da coxa ipsilaterais. Os sintomas dolorosos podem tornar-se bastante agudos. Se presentes, são tratados pelo alívio do estiramento – isto é, nivelando a pelve e corrigindo qualquer retesamento muscular oposto que possa estar causando a tensão persistente. Como o principal opositor é o músculo tensor da fáscia lata contralateral, esse problema às vezes pode ser resolvido pelo tratamento dos músculos contraturados e da fáscia do lado em que a pelve está mais baixa, embora os sintomas de estiramento estejam presentes no lado em que a pelve está mais elevada.

Há casos em que o músculo tensor e a fáscia lata são excessivamente alongados por uma queda de lado, ou por um impulso lateral em que a pelve se move lateralmente sobre o membro fixo, empurrando a articulação do quadril em adução.

Em diversas ocasiões, o uso de bandagem (*taping*) com fita foi bem-sucedido para limitar a adução. As Figuras 7.109 e 7.110 e as informações a seguir explicam o procedimento.

A fita adesiva, de preferência com 3,8 cm de largura, é cortada em comprimentos que se estendem da região da espinha ilíaca anterossuperior da pelve até logo abaixo da região lateral da articulação do joelho.

O indivíduo remove o calçado do lado afetado, ou, se ambos os calçados forem removidos, coloca-se uma elevação de aproximadamente 1,3 cm sob o lado não afetado. O indivíduo fica com os pés afastados de modo a colocar o membro inferior afetado em leve abdução. Não se espera que a fita mantenha o mesmo grau de abdução – a fita sempre cede um pouco.

É muito importante que os pacientes sejam examinados quanto à sensibilidade da pele à fita adesiva, principalmente se o clima estiver quente. Tem-se usado

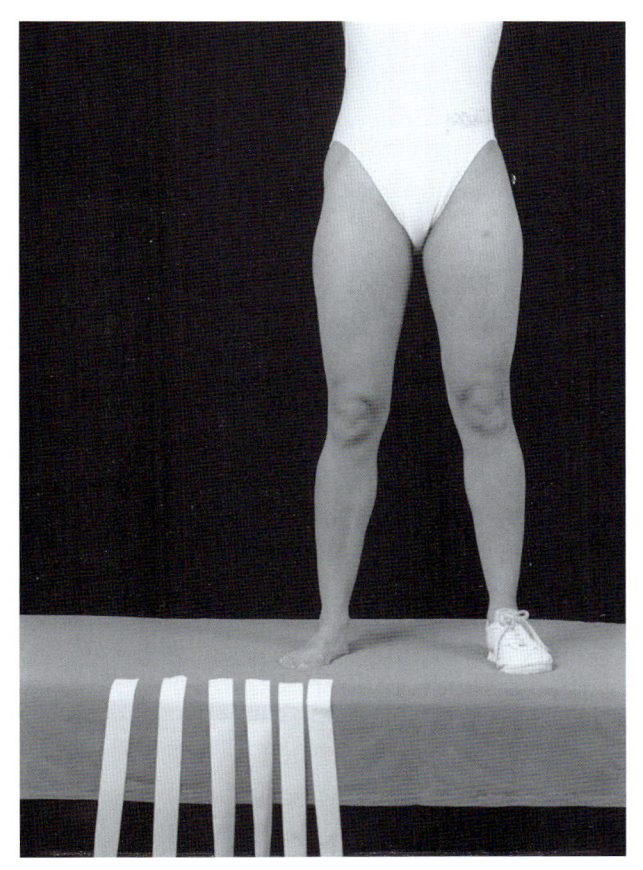

FIGURA 7.109 Alongamento do músculo tensor da fáscia lata usando uma bandagem (*taping*) iliotibial.

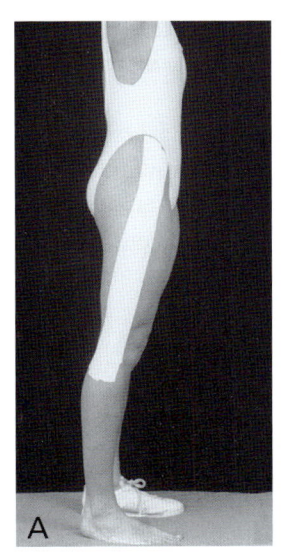 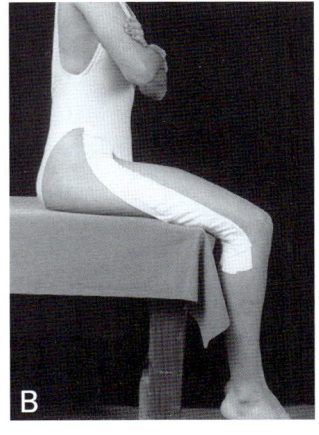

FIGURA 7.110 *A* e *B*: Fita adesiva para limitar a adução enquanto se alonga o músculo tensor da fáscia lata.

tintura de benjoim na pele sempre que o procedimento de bandagem é aplicado.

A fita é direcionada da pelve anterolateral à região posterolateral do joelho, de maneira que a flexão de quadril e de joelho não seja restrita na posição sentada (ver Breve estudo de caso mais adiante neste capítulo).

Exercícios para os músculos abdutores

A amplitude normal de abdução da articulação do quadril é de aproximadamente 45°, e a de adução, de aproximadamente 10°. Quando os músculos abdutores estão fracos demais para elevar o membro inferior em abdução contra a força da gravidade a partir do decúbito lateral, *evite* exercícios nessa posição. O indivíduo pode aprender a compensar elevando a pelve lateralmente e trazendo o membro inferior em uma *aparente* abdução, mas isso na verdade alonga e distende os abdutores, em vez de encurtá-los e fortalecê-los. A compensação também pode ocorrer em decúbito dorsal, mas isso pode ser evitado e pode-se fazer um exercício apropriado.

Sobre uma maca ou cama firme, o membro inferior *não afetado* é movido em abdução até o final da amplitude de movimento. Essa posição bloqueará qualquer esforço para elevar a pelve no lado *afetado*, evitando assim a compensação. O movimento da coxa em abdução exigirá um movimento verdadeiro da articulação do quadril – e não apenas um movimento lateral do membro. Pode-se usar qualquer assistência apropriada: assistir manualmente ou com algum aparelho ou usar medidas adaptativas (como uma prancha lisa ou com talco, ou patins).

Indicações de tratamento para sintomas de dor aguda no membro inferior

Pode-se aplicar termoterapia no aspecto lateral da coxa com o paciente em uma posição que relaxa a tensão. Isso é feito abduzindo o membro inferior em decúbito dorsal ou lateral. Para apoiar o membro inferior em abdução em decúbito lateral, colocam-se travesseiros firmes entre as coxas e entre a parte inferior das pernas, certificando-se de que o pé também esteja apoiado. Um travesseiro nas costas ou no abdome ajuda a equilibrar confortavelmente o paciente nesta posição em decúbito lateral. Assim que o paciente tolerar, o que pode ser durante o primeiro tratamento ou 2 ou 3 dias depois, pode-se iniciar as massagens. Estas devem ser *firmes*, mas não profundas. Um deslizamento superficial pode ser mais irritante do que uma massagem firme e suave. Massagear para baixo pode ser mais eficaz do que fazer movimentos ascendentes. Os pacientes frequentemente descrevem sua reação à massagem como "uma dor que faz bem". Eles estão cientes de uma sensação de tensão e descrevem "desejar poder fazer o músculo se soltar" ou que "seria bom se alguém o alongasse". Os pacientes devem evitar a exposição ao frio ou correntes de ar, porque mesmo a menor exposição frequentemente causa um aumento da dor.

O alívio quase imediato dos sintomas que ocorre em alguns casos indica que a condição é basicamente decorrente da tensão em músculos e fáscia. (Essas reações ao tratamento diferem daquelas da dor isquiática. Os mesmos procedimentos aplicados à área dolorida ao longo dos músculos posteriores da coxa em casos de irritação isquiática levariam a uma piora na dor.)

Para estágios subagudos: Conforme a dor aguda diminui, os tratamentos subsequentes devem ser direcionados ao alongamento da fáscia tensionada. A posição e o movimento para o alongamento assistido estão ilustrados na Figura 7.111.

O autoalongamento em pé (conforme descrito pela primeira vez por Frank Ober[7]) pode ser realizado se o quadril não rodar medialmente nem flexionar, mas isso é difícil de controlar. Em seu lugar, deve-se utilizar um alongamento mais preciso, conforme descrito e ilustrado a seguir.

Para alongar o músculo tensor da fáscia lata esquerdo, faça o indivíduo se deitar sobre o lado direito com o quadril e o joelho direitos flexionados. Relaxe o membro inferior esquerdo em travesseiros colocados entre as coxas e entre a parte inferior das pernas. Aplique termoterapia e massageie a lateral da coxa esquerda. Remova os travesseiros. Flexione o quadril e o joelho direitos o suficiente para retificar a região lombar. Estabilize a pelve firmemente com uma mão, puxe a coxa esquerda ligeiramente para trás e pressione suavemente

(na coxa, não na perna) para baixo em direção à maca, alongando os músculos e a fáscia entre o quadril e o joelho. (O joelho não deve rodar medialmente. e deve-se tomar cuidado para evitar tensão na articulação do joelho.) Para alongar o músculo tensor direito, faça o indivíduo se deitar sobre o lado esquerdo e inverta o procedimento.

No caso de encurtamento unilateral leve a moderado do músculo tensor da fáscia lata, coloque uma elevação de calcanhar de 0,32 a 0,47 cm de espessura no calçado, no lado encurtado, a fim de nivelar a pelve e fornecer um alongamento gradual na posição em pé.

A correção do calçado indicada para o tratamento da inclinação pélvica lateral associada ao encurtamento do músculo tensor da fáscia lata também auxilia no alongamento gradual da fáscia tensionada. Por essa razão, essas correções de calçado podem não ser toleradas até que os sintomas agudos tenham diminuído e até que algum tratamento ativo (na forma de termoterapia, massagem e alongamento) tenha sido instituído para relaxar e alongar a fáscia tensionada.

Breve estudo de caso

A paciente prendeu o calcanhar direito na borda de um degrau e evitou uma queda de um longo lance de escadas descendo repentinamente três degraus com o membro inferior esquerdo.

Inicialmente, sentiu uma dor no quadril esquerdo. Dois dias depois, o joelho esquerdo falseou. O joelho esquerdo continuou dolorido.

Quatro dias depois da lesão, a paciente foi examinada por um ortopedista que solicitou uma radiografia do joelho esquerdo. Cinco dias depois, a paciente foi examinada por outro ortopedista, que pediu radiografias do quadril e do joelho.

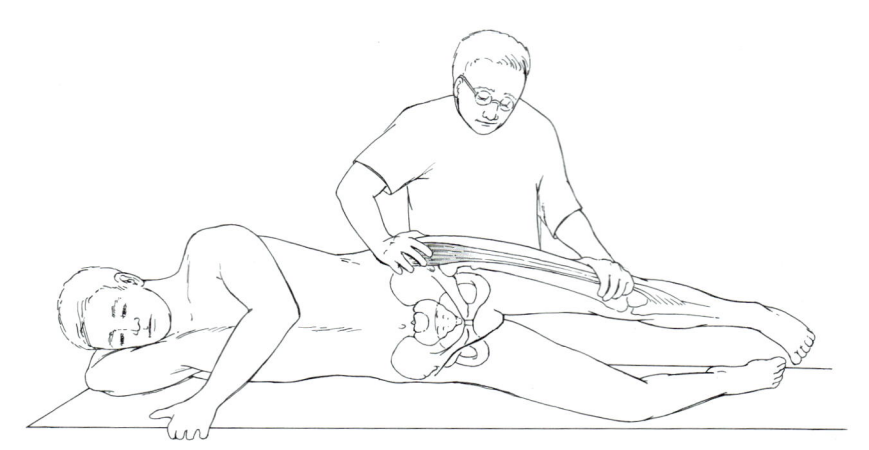

FIGURA 7.111   Posição e movimento para o alongamento assistido.

Duas semanas depois da lesão, a paciente foi examinada por um neurocirurgião que recomendou cirurgia para hérnia discal.

Quatro dias depois, a paciente foi encaminhada a um fisioterapeuta. Os achados pertinentes foram:

1   Ao deitar-se em decúbito dorsal, a paciente não conseguia estender o joelho sem sentir dor intensa.
2   Quando a paciente foi colocada na posição sentada e foi testada a força do músculo quadríceps femoral, o joelho estendeu-se completamente, sem dor alguma.
3   Quando a paciente foi novamente colocada em decúbito dorsal e a coxa foi apoiada para manter o quadril em flexão, a paciente estendeu o joelho sem dor.
4   Qualquer tentativa de estender o joelho em decúbito dorsal associado a extensão de quadril resultava em dor intensa no joelho.
5   O teste de força do músculo tensor da fáscia lata foi doloroso.
6   À palpação, o músculo tensor da fáscia lata parecia estar em espasmo.

Impressão: O local da lesão parecia ser o músculo tensor da fáscia lata, com dor referida à lateral do joelho ao longo da fáscia lata (i. e., o músculo em espasmo colocava tensão no trato iliotibial sempre que o quadril era estendido).

Depois do exame, a paciente recebeu tratamento com calor úmido e massagem (com movimentos descendentes) no músculo tensor da fáscia lata. A paciente sentiu um alívio considerável da dor na posição deitada, mas a dor em pé persistia.

Colocou-se uma bandagem no aspecto anterolateral da coxa esquerda desde a crista ilíaca até logo abaixo do joelho (de modo a não interferir na flexão de quadril ou de joelho). A paciente sentiu um grande alívio dos sintomas depois da colocação da bandagem. (Foi usada fita antialérgica.)

Dois dias depois (e novamente 6 dias depois disso), verificou-se a bandagem a fim de assegurar que não havia irritação e para reforçá-la com mais fita adesiva.

Três dias depois, não havia irritação na pele e foram colocadas novas bandagens.

Seis dias depois dessa consulta, a paciente havia retirado as bandagens e deambulava sem bengala.

Aproximadamente cinco semanas depois de a paciente ter removido a bandagem, seu médico escreveu ao fisioterapeuta o seguinte bilhete: "O exame do membro inferior [da paciente] revelou que ela está bem e que não há sintomas residuais. Sinto que podemos dar-lhe alta e ela pode retomar suas funções gerais".

O procedimento para a aplicação da bandagem foi o mesmo ilustrado na Figura 7.110A, B.

Protrusão de disco intervertebral

Os conceitos básicos sobre a flexão e extensão da coluna vertebral em relação à protrusão discal desempenham um papel importante na determinação do tratamento. As citações a seguir são pertinentes a esse assunto.

Nordin e Frankel afirmam: "A inclinação anterior da coluna faz com que o disco protruse no lado côncavo. Portanto, quando a coluna é flexionada, o disco se projeta anteriormente e é retraído posteriormente".[25] Pope et al. registraram os achados de Brown et al. e Roaf[26] Os primeiros relataram abaulamento do disco anteriormente durante a flexão, posteriormente durante a extensão e em direção à concavidade da curva espinal durante a flexão lateral.[27] Roaf afirmou que o abaulamento do anel fibroso ocorre sempre no lado côncavo da curva e que, durante a flexão e a extensão, o núcleo não muda de forma ou posição.[28] Essa informação é contrária ao que muitos indivíduos acreditam ou foram ensinados. Contudo, na análise de problemas lombares e isquiáticos, esse conceito é importante.

Músculos das costas fortes são essenciais tanto para a postura como para a função. Embora os músculos lombares raramente estejam fracos, exercícios de extensão das costas são prescritos com frequência. A ênfase excessiva na extensão das costas pode contribuir para um aumento na posição lordótica. Citando novamente Nordin e Frankel, "Os músculos eretores da espinha são intensamente ativados pelo arqueamento das costas em decúbito ventral. Impor carga à coluna em posições extremas como esta produz tensão elevada nas estruturas da coluna, de modo que essa posição hiperestendida deve ser evitada".[25]

Uma boa força nos músculos abdominais também é importante para contrabalançar os músculos das costas e estabilizar o tronco em um bom alinhamento postural, e também durante atividades como o levantamento de peso. Infelizmente, os músculos abdominais frequentemente são fracos, especialmente os abdominais inferiores, e não é dada atenção suficiente aos exercícios apropriados.

Se um disco se rompeu e está pressionando uma raiz nervosa com dor intratável e o tratamento conservador não levar a alívio, pode não haver alternativa à cirurgia. No entanto, existem muitos casos de dor isquiática em que os achados clínicos sugerem uma lesão discal, mas a flutuação dos sintomas sugere que a protrusão não é constante. O tratamento conservador de muitos desses casos trouxe alívio eficaz dos sintomas sem cirurgia. Nos casos em que o paciente recusa a cirurgia ou o médico opta por não realizá-la, o tratamento conservador torna-se a alternativa necessária.

A justificativa para o tratamento conservador baseia-se na premissa de que qualquer flexão, carga torcional ou força compressiva – seja causada por espasmo muscular, encurtamento dos músculos das costas ou estresse do peso sobreposto sobre a região lombar – podem ser fatores que causam a protrusão discal.

Duas medidas compõem um tratamento conservador eficaz: primeiro, a imobilização das costas para aliviar o espasmo muscular agudo e restringir os movimentos; segundo, o uso de um suporte do tipo ampulheta que atua transmitindo o peso do tórax à pelve e alivia o estresse na região lombar (da mesma maneira que um colar cervical é usado para aliviar a pressão na parte cervical da coluna).

Para tratar por imobilização e aliviar o peso corporal sobreposto, reforça-se um suporte ajustado com fortes apoios laterais e posteriores. Depois de aliviar os sintomas agudos, pode-se instituir medidas terapêuticas para corrigir qualquer desequilíbrio muscular subjacente ou inadequações no alinhamento.

Sintomas isquiáticos agudos associados à protrusão de um disco rompido frequentemente ocorrem como resultado de uma torção e extensão repentinas da coluna a partir de uma posição de inclinação anterior do tronco, como ao torcer o tronco levantando um peso. Não é surpresa que esse tipo de estresse esteja relacionado a esse tipo de lesão, tendo em vista que "a rotação da coluna lombar ocorre no disco intervertebral".[29]

Sintomas isquiáticos agudos ou subagudos frequentemente fazem o corpo ser levado a um alinhamento inadequado, de modo que são adicionados ao problema original sintomas secundários decorrentes da compressão e estiramento muscular. Ocasionalmente, esses sintomas secundários podem persistir depois do desaparecimento dos problemas originais subjacentes.

Músculo piriforme e sua relação com a dor isquiática

Albert Freiberg descreveu o músculo piriforme e sua relação com a dor isquiática e forneceu uma interessante explicação para uma possível causa para os sintomas isquiáticos.[30] Embora possa haver múltiplos casos em que a dor isquiática esteja associada a um músculo piriforme *retesado*, como ele descreveu, autores prévios acreditavam que a irritação do nervo isquiático pelo músculo piriforme estava em geral associada a um músculo piriforme *excessivamente alongado*.

O piriforme tem uma origem larga no aspecto anterior do sacro e se insere na borda superior do trocanter maior. Esse músculo tem três funções na posição ortostática. Atua como um rotador lateral do fêmur, auxilia sutilmente na inclinação da pelve para baixo lateralmente e auxilia na inclinação da pelve posteriormente, puxando o sacro para baixo em direção à coxa.

No caso de um membro inferior com inadequação postural em adução e rotação medial de quadril e inclinação pélvica anterior, o músculo piriforme está em alongamento excessivo, em conjunto com outros músculos que atuam de maneira semelhante. A mecânica dessa posição é tal que o músculo piriforme e o nervo isquiático ficam em contato próximo. A Figura 7.112 mostra a relação entre essas estruturas.

Exame: Deve-se considerar os pontos a seguir no diagnóstico de dor isquiática associada a alongamento excessivo do piriforme (Fig. 7.112):

1   Os sintomas isquiáticos diminuem ou desaparecem na ausência de descarga de peso?
2   Com o paciente em decúbito dorsal, a rotação medial e a adução da coxa na posição flexionada pioram os sintomas isquiáticos?
3   Os sintomas diminuem ao ficar em pé se uma elevação reta for colocada sob o pé oposto?
4   O paciente busca alívio dos sintomas colocando o membro inferior em rotação lateral e abdução tanto na posição deitada como em pé?

O movimento de teste para colocar o músculo piriforme em alongamento máximo (ver ponto 2) consiste em: o paciente está em decúbito dorsal sobre uma maca. O joelho e o quadril do membro inferior afetado são

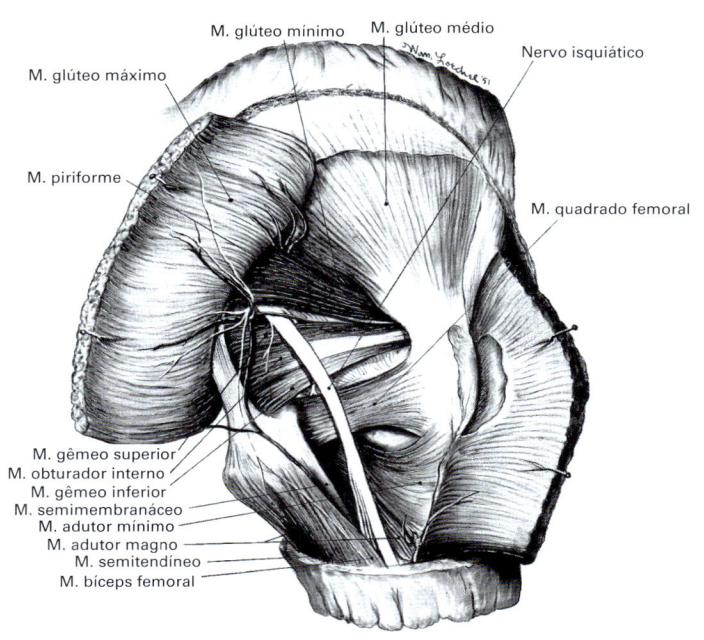

FIGURA 7.112 Relação do nervo isquiático com o músculo piriforme.

flexionados em ângulo reto. A flexão do joelho descarta qualquer confusão com a dor decorrente da irritação dos músculos posteriores da coxa. O examinador então roda medialmente e aduz a coxa passivamente.

Em relação ao ponto 3, uma observação clínica frequente durante o exame tem sido a de que colocar uma elevação sob o pé do lado afetado piora os sintomas, enquanto uma elevação aplicada sob o pé do lado não afetado proporciona algum alívio imediato no membro inferior afetado.

As correções de calçados para casos de irritação resultante de um músculo piriforme excessivamente alongado, em vez de retesado, consistem em uma elevação reta (geralmente de 0,32 a 0,64 cm) no calcanhar do lado não afetado para aliviar a tensão nos abdutores do lado afetado, bem como uma cunha interna para o calcanhar do lado afetado para corrigir a rotação medial do membro inferior. Utiliza-se, conforme indicado, termoterapia, massagem e alongamento dos músculos lombares (se estiverem tensos), exercícios abdominais (se houver fraqueza abdominal) e correção da posição incorreta da pelve em pé.

Dor isquiática

A dor isquiática refere-se a um tipo de dor neurítica ao longo do trajeto do nervo isquiático. A dor se estende pela parte posterior da coxa e da perna até a planta do pé e ao longo da face lateral da perna até o dorso do pé.

A dor isquiática pode ocorrer em conexão com diversas infecções ou processos de doenças inflamatórias, ou pode ser causada por compressão ou tensão mecânica.

Os sintomas podem originar-se de uma lesão em uma ou mais raízes nervosas que mais tarde se unem por meio de um plexo para formar o nervo isquiático. Um disco intervertebral protruso é um exemplo de irritação mecânica no local em que as raízes nervosas emergem do canal espinal. A distribuição da dor tende a se estender desde a origem da raiz até as terminações nervosas terminais, resultando em uma dor bastante generalizada. Uma lesão em L5, por exemplo, pode dar origem não apenas a sintomas ao longo do nervo isquiático, mas também a dor na região posterior e lateral da coxa inervada pelos nervos glúteos inferior e superior.

Os sintomas da dor isquiática podem surgir da irritação em qualquer ponto ao longo do plexo sacral, do tronco do nervo isquiático ou de seus ramos nervosos periféricos. A dor isquiática pode surgir como uma dor reflexa decorrente da irritação das terminações nervosas periféricas. Uma lesão ao longo do trajeto do nervo ou de seus ramos muitas vezes pode ser distinguida de uma lesão radicular pela localização da dor e pela distribuição abaixo do nível da lesão.

Além da raiz, existem dois locais em que é comum a ocorrência de lesões que dão origem à dor isquiática: a região sacroilíaca (em que os nervos espinais emergem através do forame sacral) e ao nível do músculo piriforme (onde o tronco do nervo isquiático emerge através da incisura isquiática e passa através ou sob esse músculo).

Esta discussão sobre a dor isquiática é voltada à mecânica corporal inadequada em relação à protrusão discal e aos sintomas isquiáticos associados à síndrome do piriforme. Não haverá discussão sobre a dor isquiática relacionada com a distensão sacroilíaca, a não ser para sugerir que a mecânica inadequada que causa essa distensão pode colocar tensão no plexo sacral em razão da estreita associação entre as estruturas envolvidas nessa área.

PROBLEMAS NEUROMUSCULARES

A utilização da avaliação manual dos músculos e o registro preciso dos resultados auxiliam no estabelecimento do diagnóstico, conforme demonstrado pelos seis casos ilustrados nas Figuras 7.113 a 7.118. Nas figuras dos Casos 1 a 3, os resultados dos testes são registrados na coluna da esquerda e os pontos correspondentes à direita são indicados por um círculo para mostrar os nervos envolvidos.

CASO 1: LESÃO DO NERVO FIBULAR

Tronco e membro inferior

Nome _____   Data _____

| | GRAU DE FORÇA MUSCULAR | MÚSCULOS DO MEMBRO INFERIOR ESQUERDO | \<NERVOS PERIFÉRICOS table\> | SENSORIAL |

O paciente, submetido a testes musculares e sensoriais seis semanas após o início do quadro, caiu e atravessou uma porta de vidro, tendo sofrido laceração na perna esquerda. Os achados do teste muscular indicaram o seguinte:

Comprometimento de ramos nervosos do m. flexor longo dos dedos e do m. flexor longo do hálux, sem envolvimento do nervo tibial e de seus ramos terminais.

Comprometimento dos nervos fibulares superficial e profundo, provavelmente abaixo do nível de um ramo proximal do m. tibial anterior.

A fraqueza do m. tibial posterior pode ter sido causada por trauma do músculo, e não por comprometimento nervoso, pois a recuperação completa ocorreu passados pouco mais de três meses do início. Naquele momento, o m. flexor longo dos dedos e o m. flexor longo do hálux apresentavam uma boa recuperação e, no final do sexto mês, eles estavam totalmente recuperados. A evolução foi lenta e a fraqueza muscular persistiu em todos os músculos inervados pelos nervos fibulares profundo e superficial.

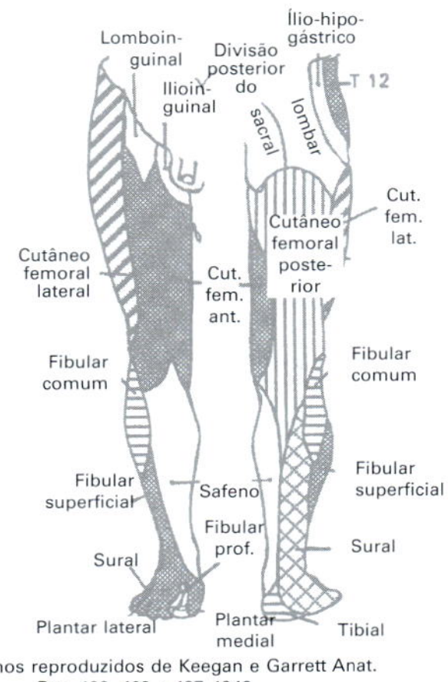

CÓDIGO
D Ramo Dorsal Primário
V Ramo Ventral Primário
A Divisão Anterior
P Divisão Posterior

Dermátomos reproduzidos de Keegan e Garrett Anat. Rec. 102, 409 e 437, 1948
Distribuição cutânea de nervos periféricos reproduzida de *Gray's Anatomy of the Human Body*, 28ª ed.

© 2005 Florence P. Kendall

FIGURA 7.113 Caso 1: Envolvimento de nervo periférico, nervo fibular comum.

CASO 2: LESÃO ENVOLVENDO OS NERVOS LOMBOSSACRAIS

Quadro diagnóstico para lesões de nervos: tronco e membro inferior

Nome _____ Data _____

	MOTOR																			SEGMENTO ESPINAL													SENSORIAL

Membro inferior esquerdo — MÚSCULOS

Colunas MOTOR: GRAU DE FORÇA MUSCULAR | T 1-12, L1-5, S1-5, Dorsal | DIVISÃO VENTRAL (T 2-6, T 5-6, T 7-11, T 9-11) | Ilio-hipogástrico (L1) | Ilioinguinal (L1) | Plexo Lombar (T12, L1-L4) V. | Obturador (L2, L3, L4) V. | Femoral (L2, L3, L4) D. | Glúteo Superior (L4, L5, S1) D. | Glúteo Inferior (L5, S1, S2) D. | Plexo Sacral (L4, L5, S1, S2, S3) | Isquiático (L4, L5, S1, S2, S3) D & V. | Tibial (Poplíteo Interno) V. | Fibular (Poplíteo Externo) D.

Colunas SEGMENTO ESPINAL: T 2,3,4 | T 5,6 | T 7,8 | T 9,10,11 | T12 | L1 | L2 | L3 | L4 | L5 | S1 | S2 | S3

GRAU	Músculo	Dorsal	T2-6	T5-6	T7-11	T9-11	Ilio-hip	Ilioing	P.Lombar	Obtur	Femoral	Gl.Sup	Gl.Inf	P.Sacral	Isquiático	Tibial	Fibular	T2,3,4	T5,6	T7,8	T9,10,11	T12	L1	L2	L3	L4	L5	S1	S2	S3
100	ERETOR DA ESPINHA	x																x	x	x	x	x	x	x	x	x	x	x	x	x
	INTERCOSTAIS INTERNOS		x															x	x											
	INTERCOSTAIS EXTERNOS		x															x	x											
	SUBCOSTAIS		x															x	x											
	LEVANTADOR DA COSTELA		x															x	x											
	SERRÁTIL POST. SUP.		x															x	x											
	TRANSTORÁCICO		x															x	x											
	OBLÍQUO EXTERNO			x																x										
	RETO DO ABDOME			x																x	x									
	DIAFRAGMA			x																x	x									
	OBLÍQUO INTERNO			x			x (x)													x	x	x								
	TRANSV. DO ABDOME			x			x (x)													x	x	x								
	SERRÁTIL POST. INF.				x															x										
PLEXO LOMBAR																														
100	PSOAS MENOR						x																x							
	PSOAS MAIOR						x																(x)	X	X	(x)				
	ILÍACO						x																(x)	X	X	(x)				
	QUADRADO DO LOMBO						x															x	x	x						
OBTURADOR																														
	GRÁCIL							x																X	X	x				
	ADUTOR CURTO							x																X	X	x				
100	ADUTOR LONGO							x																X	X	x				
	ADUTOR MAGNO							x																X	X	x				
	OBTURADOR EXTERNO							x																	x	x				
	PECTÍNEO							x	x															x	x	x				
FEMORAL																														
100	SARTÓRIO								x															X	X	x				
100	QUADRÍCEPS								x															x	X	X				
GLÚTEO SUPERIOR																														
70	GLÚTEO MÉDIO									(x)																X	X	X	(x)		
70	GLÚTEO MÍNIMO									(x)																X	X	X	(x)		
70	TENSOR DA FÁSCIA LATA									(x)																X	X	X	(x)		
GL. INF.																														
70	GLÚTEO MÁXIMO										(x)															X	X	x			
PLEXO SACRAL																														
	PIRIFORME											(x)															x	x			
	QUADRADO FEMORAL											(x)													(x)	x	x				
100	GÊMEO SUPERIOR											(x)														(x)	x	x	x		
	GÊMEO INFERIOR											(x)													(x)	x	x				
	OBTURADOR INTERNO											(x)														(x)	x	x	x		
ISQUIÁTICO / P. TIBIAL																														
70	SEMIMEMBRANÁCEO												(x)													x	X	X	(x)	(x)	
70	SEMITENDÍNEO												(x)													(x)	X	X	x	(x)	
60	BÍCEPS (CABEÇA LONGA)												(x)													(x)	X	X	x	x	
60	BÍCEPS (CABEÇA CURTA)												(x)													(x)	X	X	x	x	
POPLÍTEO / TIBIAL																														
?	GASTROCNÊMIO *O tendão foi alongado.*																										x	X			
–	PLANTAR														x											x	x	x			
–	POPLÍTEO														(x)											x	x	x			
?	SÓLEO *O tendão foi alongado.*														(x)												x	x	x		
0	TIBIAL POSTERIOR														(x)											X	x	x			
0	FL. LONGO DOS DEDOS														(x)												x	x	x		
0	FL. LONGO DO HÁLUX														(x)											(x)	x	x	(x)		
TIBIAL (INTERNO) / PLANT. MED.																														
0	FL. CURTO DOS DEDOS														(x)											x	x	x	x	(x)	
0	FL. CURTO DO HÁLUX														(x)											x	x	x	x	(x)	
0	ABDUTOR DO HÁLUX														(x)											x	x	x	x	(x)	
–	LUMBRICAIS (1 E 2)																									x	x	x	x	(x)	
TIBIAL LATERAL / PLANTAR LATERAL																														
–	LUMBRICAIS (3 E 4)																									x	x	x	x	(x)	
–	INTERÓSSEOS DORSAIS														–											x	x	x	x	(x)	
–	INTERÓSSEOS PLANTARES														–											x	x	x	x	(x)	
–	QUADRADO PLANTAR														–											x	x	x	x	(x)	
–	FLEXOR DO DEDO MÍN.														–											x	x	x	x	(x)	
–	ABDUTOR DO DEDO MÍN.														–											x	x	x	x	(x)	
FIBULAR (POPLÍTEO EXT.) / SUP.																														
60	FIBULAR LONGO																x									X	X	X	(x)		
60	FIBULAR CURTO																x									X	X	X	(x)		
PROFUNDO																														
60	FIBULAR TERCEIRO																x									X	X	X	(x)		
10	TIBIAL ANTERIOR																x									X	X	x	(x)		
10	EXT. LONGO DOS DEDOS																x									x	X	x	(x)		
0	EXT. LONGO DO HÁLUX																x									x	X	x	(x)		
0	EXT. CURTO DOS DEDOS																x									x	x	X	(x)		

Nota: A lesão atinge nervos lombossacros (L4, L5, S1, S2 e S3) apenas à esquerda, com comprometimento discretamente mais grave das divisões ventrais que das dorsais.

SENSORIAL: 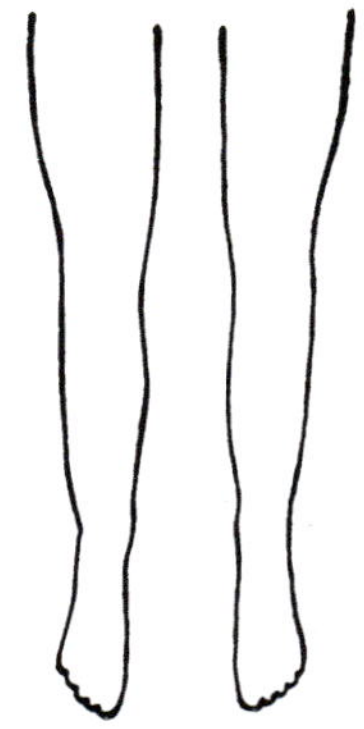
Posterior: Esquerdo ou Anterior: Direito
Posterior: Direito ou Anterior: Esquerdo 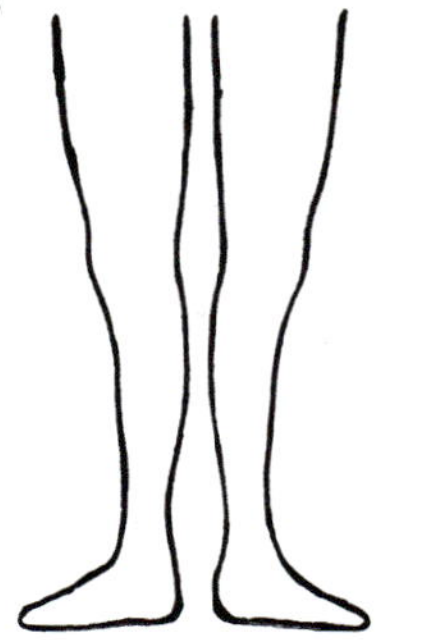
Lateral: Esquerdo ou Medial: Direito
Lateral: Direito ou Medial: Esquerdo

FIGURA 7.114 Caso 2: Envolvimento das divisões dorsal e ventral de L4, 5 e S1, 2 e 3 em apenas um lado. (O outro está essencialmente normal.)

Nome _____   Data _____

MOTOR / SENSORIAL

Membro inferior direito — MÚSCULOS

Força	Músculo	Dorsal (T1-12,L1-5,S1-5)	T2-6	T5-6	T7-11	T9-11	Ílio-hipogástrico (L1)	Ilioinguinal (L1)	Plexo Lombar (T12,L1-4) V	Obturador (L2,3,4) V	Femoral (L2,3,4) D	Glúteo Sup. (L4,5,S1) D	Glúteo Inf. (L5,S1,2) D	Plexo Sacral (L4,5,S1,2,3)	Isquiático (L4,5,S1,2,3) D&V	Tibial (Popl. Int.) V	Fibular (Popl. Ext.) D	T2,3,4	T5,6	T7,8	T9,10,11	T12	L1	L2	L3	L4	L5	S1	S2	S3
100	ERETOR DA ESPINHA	x																x	x	x	x	x	x	x	x	x	x	x	x	x
	INTERCOSTAIS INTERNOS		x															x	x											
	INTERCOSTAIS EXTERNOS		x															x	x											
	SUBCOSTAIS		x															x	x											
	LEVANTADOR DA COSTELA		x															x	x											
	SERRÁTIL POST. SUP.		x															x	x											
	TRANSTORÁCICO		x															x	x											
	OBLÍQUO EXTERNO			x															x											
	RETO DO ABDOME				x														x	x										
	DIAFRAGMA				x														x	x										
	OBLÍQUO INTERNO				x		x	(x)											x	x			x							
	TRANSV. DO ABDOME				x		x	(x)											x	x			x							
	SERRÁTIL POST. INF.					x															x									
	PSOAS MENOR								x														x							
100	PSOAS MAIOR								x														(x)	X	X	(x)				
	ILÍACO								x														(x)	X	X	(x)				
	QUADRADO LOMBAR								x													x	x	x						
	GRÁCIL									x														X	X	x				
	ADUTOR CURTO									x														X	X	x				
100	ADUTOR LONGO									x														X	X	x				
	ADUTOR MAGNO									x														X	X	x				
	OBTURADOR EXTERNO									x															x	x				
	PECTÍNEO									x	x													x	x	x				
100	SARTÓRIO										x													X	x	x				
100	QUADRÍCEPS										x													x	X	X				
60	GLÚTEO MÉDIO											x														X	X	X	(x)	
60	GLÚTEO MÍNIMO											x														X	X	X	(x)	
80	TENSOR DA FÁSCIA LATA											x														X	X	X	(x)	
100	GLÚTEO MÁXIMO												x														X	X	x	
	PIRIFORME													x														x	x	
	QUADRADO FEMORAL													x												(x)	x	x		
70	GÊMEO SUPERIOR													x													(x)	x	x	x
	GÊMEO INFERIOR													x												(x)	x	x		
	OBTURADOR INTERNO													x													(x)	x	x	x
100	SEMIMEMBRANÁCEO														x											x	X	X	(x)	(x)
100	SEMITENDÍNEO														x											(x)	X	X	x	(x)
100	BÍCEPS (CABEÇA LONGA)														x											(x)	X	X	x	x
100	BÍCEPS (CABEÇA CURTA)														x											(x)	X	X	x	x
100	GASTROCNÊMIO															x												x	X	
–	PLANTAR															x												x	x	
–	POPLÍTEO															x										x	x	x		
100	SÓLEO															x												x	x	
100	TIBIAL POSTERIOR															x										X	x	x		
100	FL. LONGO DOS DEDOS															x											x	x	x	
100	FL. LONGO DO HÁLUX															x										(x)	x	x	(x)	
100	FL. CURTO DOS DEDOS															x											x	x	x	(x)
100	FL. CURTO DO HÁLUX															x											x	x	x	(x)
100	ABDUTOR DO HÁLUX															x											x	x	x	(x)
100	LUMBRICAIS (1 E 2)															x											x	x	x	(x)
100	LUMBRICAIS (3 E 4)															x											x	x	x	(x)
–	INTERÓSSEOS DORSAIS															–											x	x	x	(x)
–	INTERÓSSEOS PLANTARES															–											x	x	x	(x)
–	QUADRADO PLANTAR															–											x	x	x	(x)
–	FLEXOR DO DEDO MÍN.															–											x	x	x	(x)
–	ABDUTOR DO DEDO MÍN.															–											x	x	x	(x)
100	FIBULAR LONGO																x									x	X	X	(x)	
100	FIBULAR CURTO																x									x	X	X	(x)	
100	FIBULAR TERCEIRO																x									x	x	x	(x)	
100	TIBIAL ANTERIOR																x									X	X	x		
100	EXT. LONGO DOS DEDOS																x									x	X	x	(x)	
100	EXT. LONGO DO HÁLUX																x									x	X	x	(x)	
100	EXT. CURTO DOS DEDOS																x									x	x	X	(x)	

Grupos (lado esquerdo): NERVOS TORÁCICOS · PLEXO LOMBAR · OBTURADOR · FEMORAL · GLÚTEO SUPERIOR · GL. INF. · PLEXO SACRAL · ISQUIÁTICO (P. TIBIAL) · POPLÍTEO (TIBIAL) · TIBIAL (INTERNO) / PLANTAR LATERAL / PLANT. MED. · FIBULAR (POPLÍTEO EXT.) (SUP. / PROFUNDO)

Nota: A lesão atinge nervos lombossacros (L4, L5, S1, S2 e S3) apenas à esquerda, com comprometimento discretamente mais grave das divisões ventrais que das dorsais.

SENSORIAL

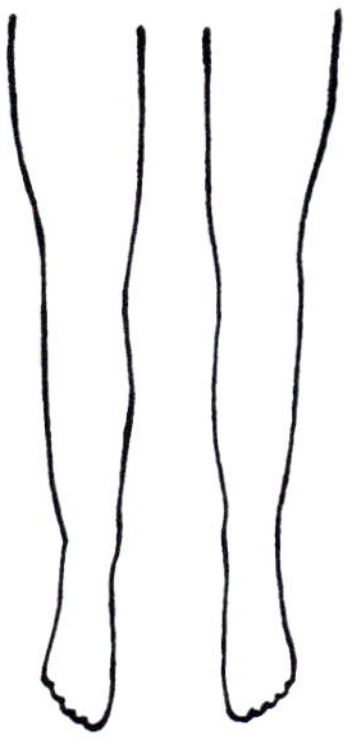

Posterior: Esquerdo ou Anterior: Direito   Posterior: Direito ou Anterior: Esquerdo

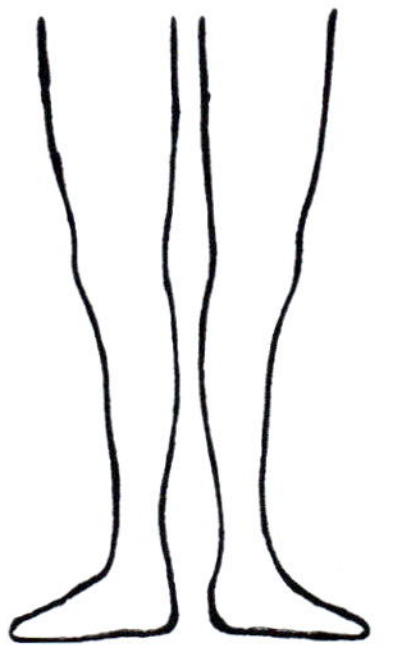

Lateral: Esquerdo ou Medial: Direito   Lateral: Direito ou Medial: Esquerdo

FIGURA 7.114 *(Continuação)*

CASO 3: POSSÍVEL LESÃO DE L5

Tronco e membro inferior

Nome _____ Data _____

Achados do teste muscular indicam uma possível lesão de L5. Diversos músculos inervados por L4 apresentavam força normal, levando à suposição de que não havia comprometimento de L4. O paciente conseguia ficar em pé apoiado sobre um pé por vez e elevar os dedos do pé sem qualquer dificuldade, com uma gradação normal para o m. gastrocnêmio. Com a inervação desse músculo oriunda de S1 e S2, o grau normal descarta a probabilidade de um disco abaixo de L5.

O exame neurológico subsequente confirmou uma provável lesão discal, e o paciente apresentou uma recuperação completa.

CÓDIGO

D. Ramo Dorsal Primário
V. Ramo Ventral Primário
A. Divisão Anterior
P. Divisão Posterior

SEGMENTO ESPINAL

Membro inferior direito — MÚSCULOS (Grau de Força Muscular)

Músculo	Grau
ERETOR DA ESPINHA	
SERRÁTIL PÓSTERO-SUP.	
TRANSTORÁCICO	
INTERCOSTAIS INT.	
INTERCOSTAIS EXT.	
SUBCOSTAIS	
LEV. DAS COSTELAS	
OBL. EXT. DO ABDOME	
RETO DO ABDOME	
OBLÍQUO INT. ABD.	
TRANSV. DO ABDOME	
SERRÁTIL PÓSTERO-INF.	
QUADRADO DO LOMBO	—
PSOAS MENOR	—
PSOAS MAIOR	10
ILÍACO	10
PECTÍNEO	—
SARTÓRIO	10
QUADRÍCEPS	10
ADUTOR CURTO	
ADUTOR LONGO	10
GRÁCIL	
OBTURADOR EXT.	
ADUTOR MAGNO	
GLÚTEO MÉDIO	4
GLÚTEO MÍNIMO	4
TENSOR DA FÁSCIA LATA	4
GLÚTEO MÁXIMO	6
PIRIFORME	
GÊMEO SUP.	
OBTURADOR INT.	7
GÊMEO INF.	
QUADRADO FEMORAL	
BÍCEPS (CABEÇA CURTA)	7
BÍCEPS (CABEÇA LONGA)	
SEMITENDÍNEO	7
SEMIMEMBRANÁCEO	
TIBIAL ANTERIOR	4
EXT. LONGO DO HÁLUX	3
EXT. LONGO DOS DEDOS	3
FIBULAR TERCEIRO	
EXT. CURTO DOS DEDOS	
FIBULAR LONGO	7
FIBULAR CURTO	7
PLANTAR	—
GASTROCNÊMIO	10
POPLÍTEO	—
SÓLEO	10
TIBIAL POSTERIOR	7
FL. LONGO DOS DEDOS	6
FL. LONGO DO HÁLUX	7
FL. CURTO DOS DEDOS	7
ABDUTOR DO HÁLUX	—
FL. CURTO DO HÁLUX	7
LUMBRICAIS I	8
ABD. DO DEDO MÍNIMO	—
QUADRADO PLANTAR	—
FL. DO DEDO MÍNIMO	—
OPON. DO DEDO MÍN.	—
ADUTORES DO HÁLUX	—
INTERÓSSEOS PLANT.	—
INTERÓSSEOS DORSAIS	—
LUMBRICAIS II, III, IV	6

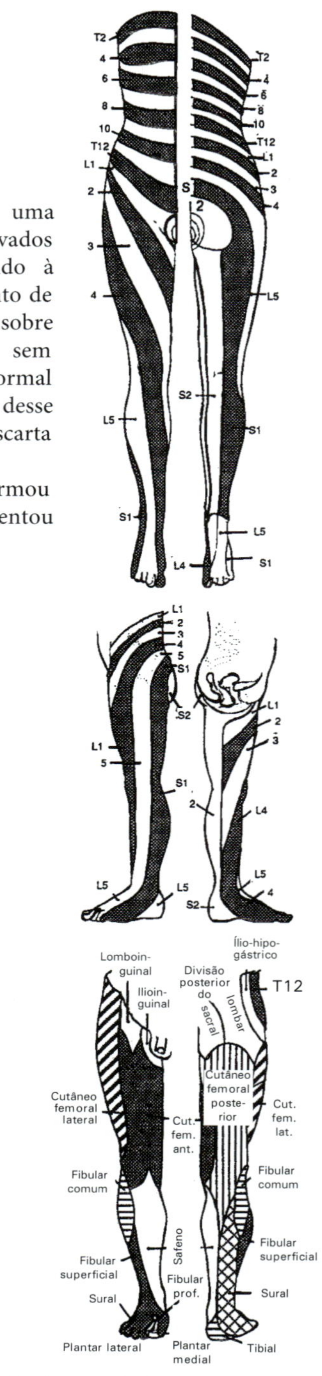

Dermátomos reproduzidos de Keegan e Garrett Anat. Rec. 102, 409 e 437, 1948
Distribuição cutânea de nervos periféricos reproduzida de Gray's Anatomy of the Human Body, 28ª ed.

© 2005 Florence P. Kendall.

FIGURA 7.115 Caso 3: Disco intervertebral protruso em L5.

CASO 4: SÍNDROME DE GUILLAIN-BARRÉ 1

NOME DO PACIENTE   PRONTUÁRIO Nº

ESQUERDA					6-7-47 FRACO	QUADRO MUSCULAR Nº 3	6-7-47 FRACO						DIREITA
					70	Pescoço Anterior	70						
					100	Pescoço Posterior	100						
					100	Costas	100						
					—	Quadrado do Lombo	—						
						Reto do Abdome							
						Oblíquo Externo							
						Oblíquo Interno							
						Abdominais Laterais							
					55	Glúteo Máximo	55						
					60	Glúteo Médio	60						
					70	Posteriores da Coxa Mediais	60						
					70	Posteriores da Coxa Laterais	70						
					65	Rotadores Mediais	70						
					60	Rotadores Laterais	60						
					70	Flexores do Quadril	80						
					60	Sartório	80						
					60	Abdutores do Quadril	60						
					70	Adutores do Quadril	60						
					60	Tensor da Fáscia Lata	80						
					70	Quadríceps	70						
					100	Sóleo	100						
					FRACO	Gastrocnêmio	FRACO						
					20	Longo Longo	55						
					20	Curto Fibulares Curto	55						
					10	Terceiro Terceiro	30						
					30	Tibial Posterior	20						
					20	Tibial Anterior	10						
					0	Extensor Próprio do Hálux	0						
					55	Flexor Longo do Hálux	60						
					70	Flexor Curto do Hálux	70						
					0	1 Extensor Longo dos Dedos 1	0						
					0	2 Extensor Longo dos Dedos 2	0						
					0	3 Extensor Longo dos Dedos 3	0						
					0	4 Extensor Longo dos Dedos 4	0						
					0	1 Extensor Curto dos Dedos 1	0						
					0	2 Extensor Curto dos Dedos 2	0						
					0	3 Extensor Curto dos Dedos 3	0						
					0	4 Extensor Curto dos Dedos 4	0						
					60	1 Flexor Longo dos Dedos 1	70						
					55	2 Flexor Longo dos Dedos 2	60						
					50	3 Flexor Longo dos Dedos 3	60						
					20	4 Flexor Longo dos Dedos 4	60						
					0	1 Flexor Curto dos Dedos 1	55						
					0	2 Flexor Curto dos Dedos 2	(60)						
					0	3 Flexor Curto dos Dedos 3	60						
					0	4 Flexor Curto dos Dedos 4	60						
					0	1 Lumbricais 1	0						
					0	2 Lumbricais 2	0						
					0	3 Lumbricais 3	0						
					0	4 Lumbricais 4	0						
						Comprimento							
						Panturrilha							
						Coxa							
						Contrações e Deformidades							
						Pescoço							
						Costas							
						Quadril							
						Joelho							
						Tornozelo							
						Pé							

FIGURA 7.116   Caso 4: Síndrome de Guillain-Barré 1. Diagnóstico confirmado com base na simetria das forças e fraquezas dos membros direito e esquerdo de acordo com um exame.

CASO 5: SÍNDROME DE GUILLAIN-BARRÉ 2

NOME DO PACIENTE   PRONTUÁRIO Nº

ESQUERDA						QUADRO MUSCULAR Nº 3		DIREITA				
12-1-47 FRACO	8-11-47 FRACO	7-15-47 FRACO	5-22-47 FRACO	5-3-47 FRACO	4-30-47 FRACO		4-30-47 FRACO	5-3-47 FRACO	5-22-47 FRACO	7-15-47 FRACO	8-11-47 FRACO	12-1-47 FRACO
100	80	85	60	40	30	Pescoço Anterior	30	40	60	85	80	100
100	100	100	100	80	80	Pescoço Posterior	80	80	100	100	100	100
100	90	100	100	70	70	Costas	70	70	100	100	90	100
—	—	—	—	—	—	Quadrado do Lombo	—	—	—	—	—	—
						Reto do Abdome						
						Oblíquo Externo						
						Oblíquo Interno						
						Abdominais Laterais						
100	100	100	70	50	50	Glúteo Máximo	60	60	70	100	100	100
90	60	80	60	45	50	Glúteo Médio	50	50	60	75	60	90
100	100	100	100	65	60	Posteriores da Coxa Mediais	60	65	100	100	100	100
100	100	100	90	65	60	Posteriores da Coxa Laterais	60	65	100	100	100	100
100	80	100	70	60	60	Rotadores Mediais	60	60	80	70	90	100
100	90	90	70	60	60	Rotadores Laterais	60	60	90	85	70	100
100	90	100	60	(50)	(50)	(1) Flexores do Quadril (1)	(50)	(50)	60	100	100	100
100	100	100	100	80	70	Sartório	70	80	100	100	100	100
90	60	80	60	45	50	Abdutores do Quadril	50	50	60	75	60	100
100	90	80	65	55	50	Adutores do Quadril	50	55	65	80	90	100
100	90	100	60	60	60	Tensor da Fáscia Lata	60	60	60	100	80	100
100	100	100	70	60	70	Quadríceps	70	60	70	100	100	100
100	100	100	100	100	60	Sóleo	80	90	85	100	100	100
100	90	L) 100	L) 100	L) 90	L) 80	Gastrocnêmio	L) 80	L) 90	L) 100	L) 100	100	100
100	100	100	100	80	70	Longo Longo	90	100	100	100	100	100
100	100	100	100	80	70	Curto Fibulares Curto	90	100	100	100	100	100
100	100	100	100	80	70	Terceiro Terceiro	100	100	100	100	100	100
100	100	100	100	100	80	Tibial Posterior	90	100	90	100	100	100
100	100	100	100	100	80	Tibial Anterior	100	100	100	100	100	100
100	90	100	70	60	80	Extensor Próprio do Hálux	70	60	70	100	90	100
100	100	100	80	70	70	Flexor Longo do Hálux	90	100	100	100	100	100
100	100	100	100	100	100	Flexor Curto do Hálux	100	100	100	90	100	100
100	100	100	100	70	90	1 Extensor Longo dos Dedos 1	90	80	100	100	100	100
						2 Extensor Longo dos Dedos 2						
						3 Extensor Longo dos Dedos 3						
						4 Extensor Longo dos Dedos 4						
100	100	100	100	70	90	1 Extensor Curto dos Dedos 1	90	80	90	100	100	100
						2 Extensor Curto dos Dedos 2						
						3 Extensor Curto dos Dedos 3						
						4 Extensor Curto dos Dedos 4						
100	100	100	100	80	80	1 Flexor Longo dos Dedos 1	100	100	100	100	100	100
						2 Flexor Longo dos Dedos 2						
						3 Flexor Longo dos Dedos 3						
						4 Flexor Longo dos Dedos 4						
100	100	90	80	70	60	1 Flexor Curto dos Dedos 1	80	80	80	90	100	100
						2 Flexor Curto dos Dedos 2						
						3 Flexor Curto dos Dedos 3						
						4 Flexor Curto dos Dedos 4						
100	100	100	100	80	90	1 Lumbricais 1	100	100	100	100	100	100
						2 Lumbricais 2						
						3 Lumbricais 3						
						4 Lumbricais 4						
						Comprimento						
						Panturrilha						
						Coxa						

(1) 4-30-47 } Contração oculta dos
5-3-47 } mm. posteriores da coxa

D) Decúbito

	Contrações e Deformidades	
	Pescoço	
	Costas	
	Quadril	
	Joelho	
	Tornozelo	
	Pé	

FIGURA 7.117 Caso 5: Síndrome de Guillain-Barré 2. Simetria dos lados direito e esquerdo de acordo com seis exames realizados ao longo de um período de 7 meses.

CASO 6: POLIOMIELITE

NOME DO PACIENTE   PRONTUÁRIO Nº

ESQUERDA						QUADRO MUSCULAR Nº 3						DIREITA
4-18-45 FRACO	3-8-45 FRACO	1-22-45 FRACO	12-18-49 FRACO	10-18-44 FRACO	9-21-44 FRACO		9-21-44 FRACO	10-18-44 FRACO	12-18-44 FRACO	1-22-45 FRACO	3-8-45 FRACO	4-18-45 FRACO
	50	40	40	30	10	Pescoço Anterior	10	30	40	40	40	
	60		60		20	Pescoço Posterior	20		60	60	60	70
70			40		20	Costas	20		40			70
						Quadrado do Lombo						
						Reto do Abdome						
						Oblíquo Externo						
						Oblíquo Interno						
						Abdominais Laterais						
100	100	60	40	30	10	Glúteo Máximo	50	100	100	100	100	100
60	80	40	30	20	10	Glúteo Médio	30	40	60	70	70	60
60	60	30	30	20	10	Posteriores da Coxa Mediais	100	100	100	100	100	100
60	40	30	30	5	0	Posteriores da Coxa Laterais	100	100	100	100	100	100
70	70	60	60	60	20	Rotadores Mediais		80	80	90	90	
90	90	70	70	60	60	Rotadores Laterais		80	80	100	100	
90	90	60	60	40	10	Flexores do Quadril	30	40	70	90	90	
80	80	80	60	40	10	Sartório	60	90	100	100	100	100
60	80	60	30	20	10	Abdutores do Quadril	30	60	60	60	70	60
100	90	80	80	60	60	Adutores do Quadril	60	60	90	90	100	100
80	100	80	80	40	20	Tensor da Fáscia Lata	50	60	70	80	100	100
100	100	70	60	60	10	Quadríceps	80	70	70	80	100	100
10	5	5	5	0	5	Sóleo	90	100	90	100	100	100
0	0	0	5	0	5	Gastrocnêmio	100	100	100	100	100	100
5	5	5	5	5	0	Longo Fibulares Longo	100	100	100	100	100	
5	5	5	5	5	0	Curto Fibulares Curto	100	100	100	100	100	
0	0	0	0	0	0	Terceiro Terceiro	100	100	100	100	100	
100	5	5	5	0	0	Tibial Posterior	100	100	90	100	90	100
20	20	20	20	5	0	Tibial Anterior	60	100	100	100	100	
0	0	0	0	0	0	Extensor Próprio do Hálux	100	100	90	100	100	
20	20	0	0	0	0	Flexor Longo do Hálux	60	80	100	100	100	
60	70	20	5	5	5	Flexor Curto do Hálux	100	100	100	100	100	
0	0	5	0	0	5	1 Extensor Longo dos Dedos 1	80	100	100	100	100	
0	0	5	0	0	5	2 Extensor Longo dos Dedos 2	80	100	100	100	100	
0	0	5	0	0	5	3 Extensor Longo dos Dedos 3	80	100	100	100	100	
0	0	5	0	0	5	4 Extensor Longo dos Dedos 4	80	100	100	100	100	
0	0	0	0	0	0	1 Extensor Curto dos Dedos 1	100	100	100	100	100	
0	0	0	0	0	0	2 Extensor Curto dos Dedos 2	100	100	100	100	100	
0	0	0	0	0	0	3 Extensor Curto dos Dedos 3	100	100	100	100	100	
0	0	0	0	0	0	4 Extensor Curto dos Dedos 4	100	100	100	100	100	
40	0	0	0	0	0	1 Flexor Longo dos Dedos 1	70	60	90	100	90	
40	0	0	0	0	0	2 Flexor Longo dos Dedos 2	70	60	90	100	100	
60	60	0	0	0	0	3 Flexor Longo dos Dedos 3	70	60	90	100	100	
60	60	0	0	0	0	4 Flexor Longo dos Dedos 4	70	60	90	100	100	
70	60	60	60	60	50	1 Flexor Curto dos Dedos 1	40	70	60	60	80	
60	70	60	60	60	50	2 Flexor Curto dos Dedos 2	40	70	60	70	80	
70	70	60	60	60	40	3 Flexor Curto dos Dedos 3	40	70	60	70	80	
70	70	60	60	60	40	4 Flexor Curto dos Dedos 4	60	70	60	70	80	
70	70	60	40	40	10	1 Lumbricais 1	70	80	90	90	100	
70	70	60	40	40	10	2 Lumbricais 2	70	80	90	90	100	
60	60	60	40	40	10	3 Lumbricais 3	70	60	90	70	100	
60	60	60	40	40	10	4 Lumbricais 4	70	60	90	70	100	
						Comprimento						
						Panturrilha						
						Coxa						
						Contrações e Deformidades						
						Pescoço						
						Costas						
						Quadril						
						Joelho						
						Tornozelo						
						Pé						

FIGURA 7.118 Caso 6: Um caso de poliomielite. Neste exemplo, o membro inferior esquerdo tem um envolvimento bastante extenso e o direito está essencialmente normal. Os casos de poliomielite não apresentam padrões de fraqueza.

EXERCÍCIOS CORRETIVOS: MEMBRO INFERIOR

Os exercícios em decúbito devem ser feitos sobre uma superfície firme (p. ex., uma prancha no leito, uma maca de tratamento ou no chão, com um colchonete fino ou cobertor dobrado colocado sobre a superfície rígida para deixar o indivíduo mais confortável) (Fig. 7.119).

Os exercícios de *alongamento* devem ser precedidos de termoterapia suave e massagem para ajudar a relaxar os músculos tensos. (Evite usar calor em músculos fracos e excessivamente alongados.) O alongamento deve ser feito gradualmente, com um esforço consciente para relaxar. Continue até sentir um repuxamento firme, mas tolerável, respirando confortavelmente enquanto mantém o alongamento, depois retorne *devagar* da posição alongada.

Os exercícios de *fortalecimento* também devem ser feitos lentamente, com esforço para sentir um forte acionamento dos músculos que estão sendo exercitados. Mantenha a posição final por alguns segundos, depois relaxe e repita o exercício na quantidade de vezes indicada pelo seu fisioterapeuta.

Para alongar os músculos posteriores da coxa direitos, deite-se na maca com os membros inferiores estendidos. Mantenha o membro inferior esquerdo abaixado e eleve gradualmente o direito com o joelho estendido. (Inverta o procedimento para alongar os músculos posteriores da coxa esquerda.)

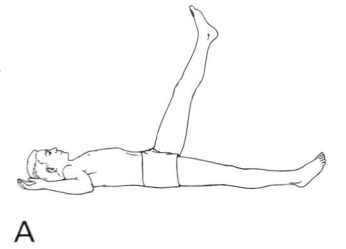

A

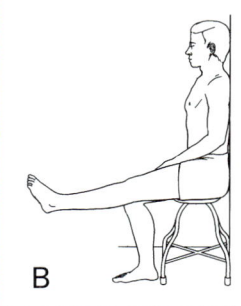

Sente-se em um banco com as costas apoiadas na parede. Mantenha um joelho flexionado e estique o outro membro inferior. Deve-se sentir um alongamento sob o joelho e nos músculos posteriores da coxa.

B

Alongamento passivo dos músculos posteriores da coxa em um batente de porta
Deite-se no chão perto de uma porta interna. Coloque um membro inferior estendido no chão, elevando o outro e apoiando o calcanhar no batente da porta. À medida que os músculos relaxam, aproxime-se do batente, elevando mais o membro e intensificando o alongamento dos músculos posteriores da coxa.

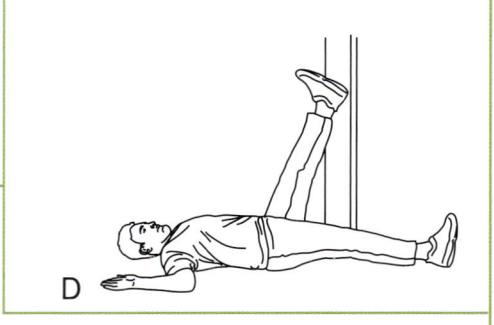

D

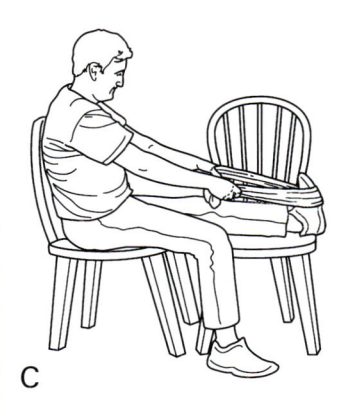

C

Alongamento passivo dos músculos posteriores da coxa e perna (com auxílio de uma toalha)
Sentado em uma cadeira, coloque um membro inferior em um banco ou assento da mesma altura, mantendo o joelho apoiado. Você sentirá um repuxamento na parte posterior da coxa.

(Para alongar os músculos da região posterior da perna, coloque uma toalha ou faixa em volta da planta do pé e puxe lentamente o pé em sua direção.) Segure por ___ segundos. Repita ___ vezes.

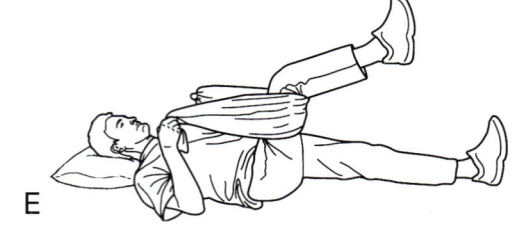

E

Alongamento ativo dos músculos posteriores da coxa (com auxílio de uma toalha)
Em decúbito dorsal sobre uma superfície firme, mas acolchoada, use uma toalha para puxar a coxa a uma posição ligeiramente inferior à vertical (80°), mantendo os braços apoiados nas laterais do corpo. Estenda o joelho até sentir um repuxamento na parte de trás da coxa e do joelho. Segure por ___ segundos. Repita ___ vezes.

FIGURA 7.119 *A-K*: Exercícios corretivos para o membro inferior. © 2005 Florence P. Kendall e Patricia G. Provance.

Alongamento dos músculos flexores do quadril monoarticulares

Em decúbito dorsal, puxe um joelho em direção ao tórax até que a região lombar esteja apoiada na maca. *Mantendo as costas retificadas*, pressione o outro membro inferior, com o joelho estendido, em direção à maca, contraindo os músculos das nádegas.

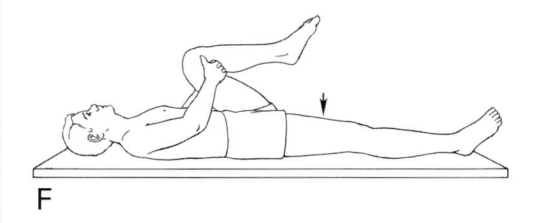

Alongamento dos músculos flexores do quadril biarticulares e fortalecimento dos músculos extensores do quadril

Para alongar os músculos flexores do quadril direito, fique em decúbito dorsal com o membro inferior direito pendendo da extremidade de uma maca *resistente*. Puxe o joelho esquerdo em direção ao tórax apenas o suficiente para retificar a região lombar na maca. (Quando há encurtamento dos músculos flexores do quadril, a coxa direita se elevará da maca.) *Mantendo as costas retificadas*, alongue os músculos flexores do quadril direito tracionando a coxa para baixo com os músculos da nádega direita, tentando encostá-la na maca. Mantendo a coxa apoiada na maca, tente flexionar o joelho até sentir um repuxamento firme na porção anterior da coxa direita (não mais que 80°).

Para alongar os músculos flexores do quadril esquerdo, puxe o joelho direito em direção ao tórax e aplique o alongamento na coxa esquerda, conforme descrito antes. (*Observação*: isso pode ser feito no topo de um lance de escadas, se não houver uma maca resistente disponível.)

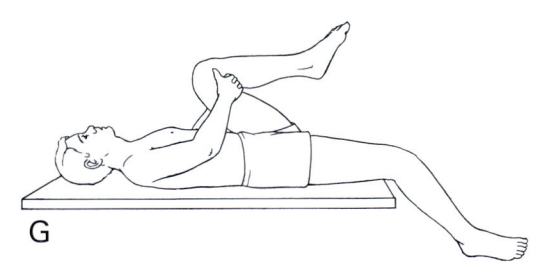

Fortalecimento dos músculos abdutores do quadril, em decúbito dorsal

Em decúbito dorsal com as mãos nos quadris, deslize o membro inferior (direito) (esquerdo) para o lado e mantenha-o nessa posição sem elevar o quadril desse lado. Deslize lentamente o outro membro inferior para fora, tanto quanto possível. Retorne à linha média. Repita ___ vezes.

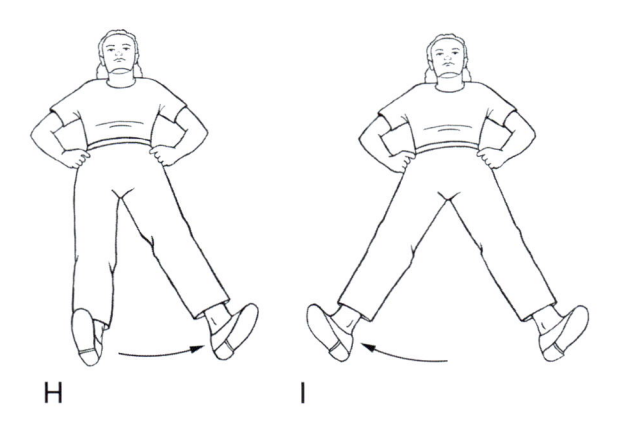

Apoio unipodal dinâmico (para equilíbrio, fortalecimento de glúteos e quadríceps femoral)

Use um apoio de mão conforme necessário para manter o equilíbrio e a segurança.

Equilibre-se em apoio unipodal com a postura ereta, mantendo a pelve nivelada e o abdome e as nádegas contraídas, e o outro membro inferior fora do chão. Mantendo o peso sobre o membro de apoio, flexione lentamente o joelho desse lado, como se estivesse descendo de um meio-fio.

Mantenha as costas retas e evite inclinar a pelve para a frente, para trás ou para os lados.

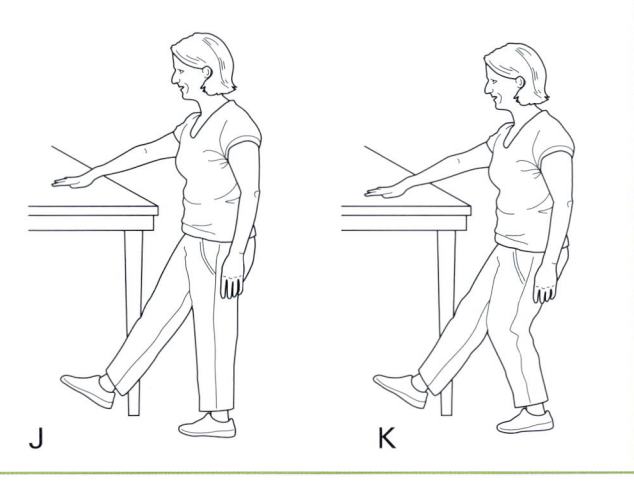

FIGURA 7.119 *(Continuação)*

REFERÊNCIAS BIBLIOGRÁFICAS

1. Reddy RS, Alahmari KA. Effect of lower extremity stretching exercises on balance in geriatric population. Int J Health Sci (Qassim). 2016; 10(3): 389-395.

2. Reiman MP, Thorborg K. Clinical examination and physical assessment of hip joint-related pain in athletes. Int J Sports Phys Ther. 2014; 9(6): 737-755.

3. Agur AMR. Grants Atlas of Anatomy, 9th ed. Baltimore: Williams and Wilkins; 1991: 263.

4. Monteiro DP, Britto RR, Fregonezi GAF, Dias FAL, Silva MGD, Pereira DAG. Reference values for the bilateral heel-rise test. Braz J Phys Ther. 2017; 21(5): 344-349. doi:10.1016/j.bjpt.2017.06.002.

5. Hébert-Losier K, Wessman C, Alricsson M, Svantesson U. Updated reliability and normative values for the standing heelrise test in healthy adults. Physiotherapy. 2017; 103(4): 446-452. doi:10.1016/j.physio.2017.03.002.

6. Kendall HO, et al. Posture and Pain. Baltimore: Williams & Wilkins; 1952.

7. Ober FR. Back strain and sciatica. JAMA. 1935; 104(18): 1580-1581.

8. Kendall HO, Kendall FP. Muscles, Testing and Function, 1st ed. Baltimore: The Williams and Wilkins Company; 1949.

9. Kendall HO, Kendall FP, Wadsworth GE. Muscles, Testing and Function, 2nd ed. The Williams and Wilkins Company; 1971.

10. Ober FR. Relation of the fascia lata to conditions of the lower part of the back. JAMA. 1937; 109(8): 554-555.

11. Hoppenfeld S. Physical examination of the spine and extremities. East Norwalk: Appelton-Century-Crofts; 1976: 167.

12. Rothstein J, Roy S, Wolf S. The rehabilitation specialist's handbook. Philadelphia: FA Davis; 1991: 64-65

13. Guides to the evaluation of permanent impairment. Chicago: American Medical Association; 1984.

14. Daniels L, Worthingham C. Muscle Testing-Techniques of Manual Examination, 5th ed. Philadelphia: WB Saunders; 1986: 54.

15. Palmer M, Epler M. Clinical assessment procedures in physical therapy. Philadelphia: JB Lippincott; 1990: 247-248.

16. Norkin CC, White DJ. Measurement of Joint Motion: A Guide to Goniometry. Philadelphia: FA Davis; 1985: 139.

17. Willett GM, Keim SA, Shostrom VK, Lomneth CS. An anatomic investigation of the Ober test. Am J Sports Med. 2016 Mar; 44(3): 696-701. doi: 10.1177/0363546515621762. Epub 2016 Jan 11. PMID: 26755689.

18. Neumann DA, Garceau LR. A proposed novel function of the psoas minor revealed through cadaver dissection. Clin Anat. 2015; 28(2): 243-252. doi:10.1002/ca.22467.

19. Reimann R, Sodia F, Klug F. Die umstrittene Rotationswirkung ausgewählter Muskeln im Hüftgelenk [Controversial rotation function of certain muscles in the hip joint]. Ann Anat. 1996; 178(4): 353-359.

20. Leighton RD. A functional model to describe the action of the adductor muscles at the hip in the transverse plane. Physiother Theory Pract. 2006; 22(5): 251-262. doi:10.1080/09593980600927385.

21. Yi TI, Lee GE, Seo IS, Huh WS, Yoon TH, Kim BR. Clinical characteristics of the causes of plantar heel pain. Ann Rehabil Med. 2011; 35(4): 507-513. doi:10.5535/arm.2011.35.4.507.

22. Kite JH. Exercise in foot disabilities. In: Basmajian JV, ed. Therapeutic Exercise, 3rd ed. Baltimore: Williams and Wilkins; 1978: 485-513.

23. Denison CD. Orthopaedic Appliance Corporation, 220 W. 28th St. Baltimore, MD.

24. Bae HI, Kim DY, Sung YH. Effects of a static stretch using a load on low back pain patients with shortened tensor fascia lata. J Exerc Rehabil. 2017; 13(2): 227-231. Published 2017 Apr 30. doi:10.12965/jer.1734910.455.

25. Nordin M, Frankel V. Basic Biomechanics of the Musculoskeletal System, 2nd ed. Philadelphia: Lea and Feibiger; 1989: 193, 201.

26. Pope M, Wilder D, Booth J. The biomechanics of low back pain. In: White AA, Gordon SL, eds. Symposium on Idiopathic Low Back Pain. St. Louis, MO: CV Mosby; 1982.

27. Brown T, Hanson R, Yorra A. Some mechanical tests on the lumbosacral spine with particular reference to the intervertebral disc. J Bone Joint Surg [AM]. 1957; 39-A: 1135.

28. Roaf R. A study of the mechanics of spinal injuries. J Bone Joint Surg [Br]. 1960; 42-B: 810.

29. Goss CM, ed. Gray's Anatomy of the Human Body, 28th ed. Philadelphia: Lea & Febiger; 1966: 311.

30. Freiberg AH Vinke TH. Sciatica and sacro-iliac joint. J Bone Joint Surg. 1934;16:126-136.

APÊNDICE A: POSTURA DA CRIANÇA

CONTEÚDO

INTRODUÇÃO

Este apêndice apresenta diversos conceitos que abordam o desenvolvimento de hábitos posturais no indivíduo em crescimento e uma variedade de influências que afetam esse desenvolvimento. A pretensão não é dar aos vários conceitos uma abordagem completamente abrangente ou igualitária. Os Kendall esperavam que este material fosse útil do ponto de vista da prevenção e que, por meio do reconhecimento dos fatores envolvidos no desenvolvimento postural, possibilitasse uma abordagem mais positiva a fim de proporcionar, dentro dos limites disponíveis, o melhor ambiente possível para uma boa postura.

Uma boa postura não é um fim em si mesmo; é parte do bem-estar geral. De modo ideal, as orientações e o treinamento postural devem fazer parte da experiência geral e não ser um ensinamento separado. Na medida em que pais e professores forem capazes de reconhecer as influências e hábitos que ajudam a desenvolver uma postura correta ou incorreta, poderão contribuir para esse aspecto do bem-estar na vida diária do indivíduo em crescimento. No entanto, as orientações e o treinamento postural não devem ser negligenciados em um bom programa de educação em saúde; deve-se prestar atenção às inadequações observáveis. Ao dar instruções, estas devem ser simples e precisas; embora não devam ser negligenciadas, também não devem ser enfatizadas em excesso. Devem ser dadas de modo a capturar o interesse e a cooperação da criança.

FATORES QUE INFLUENCIAM A POSTURA DAS CRIANÇAS

Fatores nutricionais

O bom desenvolvimento postural depende de um desenvolvimento estrutural e funcional adequado do corpo, o que por sua vez depende fortemente de uma nutrição adequada. A influência da nutrição no desenvolvimento estrutural adequado dos tecidos esquelético e muscular é particularmente significativa. O raquitismo, por exemplo, frequentemente responsável por deformidades esqueléticas graves em crianças, é uma doença decorrente da deficiência de vitamina D.

Depois do final do período de crescimento, a má nutrição tem menor probabilidade de causar alterações estruturais que afetam diretamente a postura. Nessa fase, as deficiências têm maior probabilidade de interferir na função fisiológica e de serem representadas na postura com uma posição corporal de fadiga. O corpo utiliza os alimentos não apenas para o crescimento, mas também como combustível, transformando-os em calor e energia. Se o combustível for insuficiente, a produção de energia diminui, assim como a eficiência fisiológica geral. O adulto tem maior propensão a deficiências nutricionais quando submetido a demandas fisiológicas incomuns ao longo do tempo.

Deformidades, doenças e deficiências

Certas deformidades físicas, doenças e deficiências estão associadas a problemas posturais. Essas condições podem ser divididas em três grupos quanto à importância da atenção à postura em seu tratamento.

O primeiro grupo consiste majoritariamente em deformidades físicas nas quais os aspectos posturais são mais potenciais do que reais durante os estágios iniciais, tornando-se um problema apenas se a deformidade não puder ser completamente corrigida com o tratamento clínico ou cirúrgico. Essas deformidades podem ser visuais, auditivas, esqueléticas (p. ex., pé torto congênito ou displasia do quadril), neuromusculares (p. ex., lesão do plexo braquial) ou musculares (p. ex., torcicolo congênito).

O segundo grupo inclui condições que são, por si sós, potencialmente incapacitantes; no entanto, a atenção contínua à postura desde os estágios iniciais pode minimizar esses efeitos negativos. Em uma condição artrítica da coluna (p. ex., síndrome de Marie-Strümpell), se o corpo puder ser mantido em um bom alinhamento funcional durante o período em que a fusão da coluna estiver ocorrendo, o indivíduo pode apresentar pouca deformidade óbvia e apenas incapacidade moderada quando a fusão estiver completa. Contudo, se o aspecto postural for desconsiderado, o tronco em geral estará em uma posição de flexão acentuada quando a fusão da coluna estiver completa. Essa é uma posição

de deformidade severa e associada a incapacidade grave.

O terceiro grupo inclui condições nas quais existe um grau de incapacidade permanente como resultado de uma lesão ou doença, mas nas quais a sobrecarga postural adicional pode aumentar significativamente a incapacidade. A amputação de um membro inferior, por exemplo, impõe uma carga extra inevitável às estruturas que sustentam peso remanescentes. Um alinhamento postural que minimize (o máximo possível) as tensões mecânicas da posição e do movimento contribui significativamente para evitar o colapso dessas estruturas.

Fatores ambientais

Diversos fatores ambientais influenciam o desenvolvimento e a manutenção de uma boa postura. Essas influências ambientais devem ser tão favoráveis à boa postura quanto possível. Quando não for possível fazer grandes ajustes, pequenos ajustes em geral contribuem de maneira considerável. A discussão a seguir leva em consideração fatores como cadeiras, carteiras e camas, pois ilustra as influências ambientais na postura nas posições sentada e deitada. Depois de entrar na escola, o tempo que as crianças passam sentadas aumenta consideravelmente. A cadeira escolar é um importante fator a afetar a postura.

Tanto a cadeira como a mesa devem ser ajustadas de modo a se adaptarem à criança. A criança deve conseguir sentar-se com os dois pés apoiados no chão e os joelhos flexionados em um ângulo reto. Se a cadeira for muito alta, os pés ficarão sem apoio. Se for muito baixa, os quadris e os joelhos ficarão em uma posição de flexão excessiva. O assento da cadeira deve ser profundo o suficiente para apoiar as coxas adequadamente, mas a profundidade não deve interferir na flexão dos joelhos. O encosto da cadeira deve apoiar as costas da criança. Também deve inclinar-se alguns graus para trás a fim de que ela possa relaxar contra o encosto (Fig. Ap-A.1).

O tampo da mesa deve ficar aproximadamente na altura dos cotovelos quando a criança estiver sentada em uma boa postura, podendo ser ligeiramente inclinado. A mesa deve estar próxima o suficiente para que os braços da criança possam se apoiar nela, sem a necessidade de inclinar muito o tronco ou sentar-se na ponta do assento da cadeira.

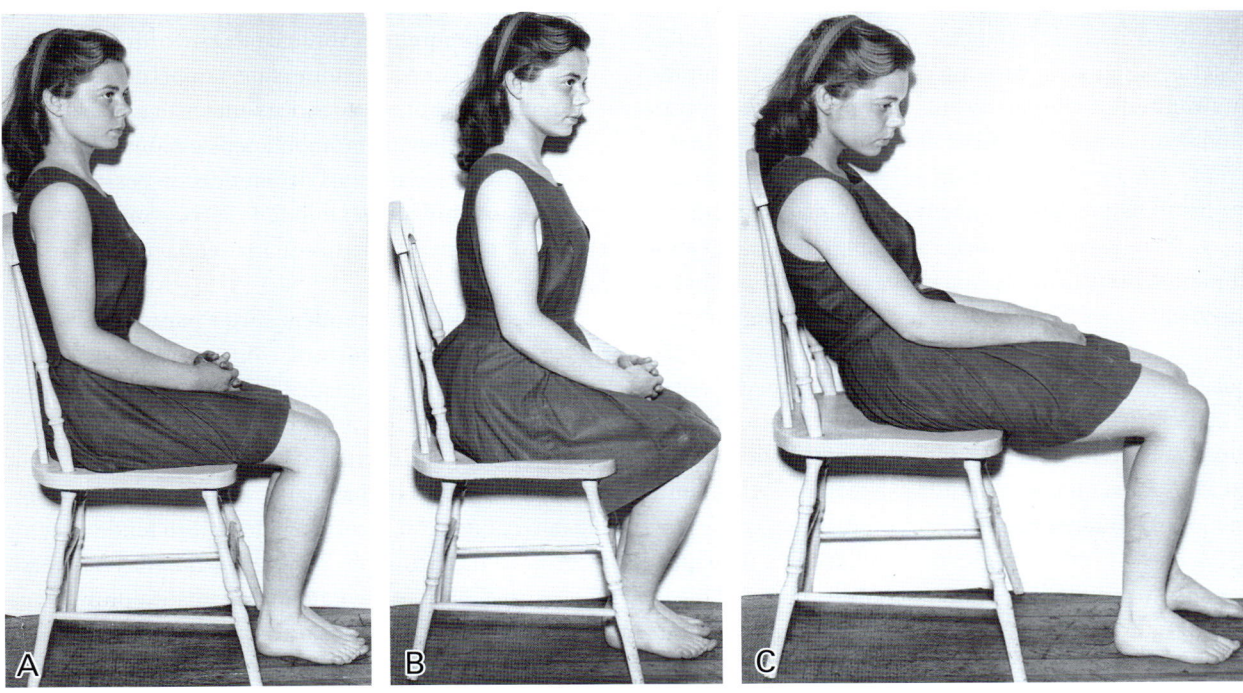

FIGURA AP-A.1   Postura e alinhamento na posição sentada: **A**: Bom alinhamento; **B**: Região lombar em hiperlordose; **C**: Posição desleixada.

Fatores de desenvolvimento

É importante reconhecer desvios posturais acentuados ou persistentes no indivíduo em crescimento. Contudo, é igualmente importante reconhecer que não se espera que as crianças se adaptem aos padrões de alinhamento de um adulto. Isso se aplica por diversas razões, mas principalmente porque o indivíduo em desenvolvimento apresenta mobilidade e flexibilidade muito maiores do que o adulto.

A maior parte dos desvios posturais na criança em crescimento se enquadra na categoria de desvios do desenvolvimento; quando os padrões se tornam habituais, podem resultar em inadequações posturais. Desvios do desenvolvimento são aqueles que aparecem em muitas crianças aproximadamente na mesma idade e que melhoram ou desaparecem sem qualquer tratamento corretivo, às vezes mesmo apesar de influências ambientais desfavoráveis.[1]

Se um desvio em uma criança está se tornando uma inadequação postural, isso deve ser determinado por meio da observação repetida ou contínua, e não por um exame único. Se a condição permanecer estática ou o desvio piorar, indica-se a utilização de medidas corretivas. Problemas graves precisam de tratamento assim que observados, independentemente da idade do indivíduo.

É improvável que uma criança pequena tenha inadequações típicas; ela pode, aliás, ser até prejudicada por medidas corretivas desnecessárias. A correção excessiva pode levar a inadequações atípicas, mais prejudiciais e difíceis de lidar do que aquelas que causaram as preocupações originais.

Algumas das diferenças entre crianças e adultos ocorrem porque, nos anos entre o nascimento e a maturidade, as estruturas do corpo crescem em velocidades variáveis. Em geral, as estruturas do corpo crescem rapidamente no início e, em seguida, em uma velocidade gradualmente menor. Um exemplo disso é o aumento no tamanho dos ossos. Associada ao aumento do comprimento total do esqueleto, há uma mudança nos comprimentos proporcionais de seus vários segmentos. Essa mudança nas proporções ocorre quando primeiro uma parte do esqueleto e depois outra apresentam velocidade de crescimento mais rápida.[2,3] A tensão gradual dos ligamentos e fáscias, bem como o fortalecimento dos músculos, são fatores significativos para o desenvolvimento. Seu efeito é limitar gradualmente a amplitude de movimento articular rumo à amplitude típica da maturidade. O resultante incremento da estabilidade é vantajoso porque diminui o risco de lesão causado pela manipulação de objetos pesados ou por outras atividades extenuantes. A amplitude articular normal do adulto deve proporcionar um equilíbrio eficaz entre movimento e estabilidade. Uma articulação com amplitude muito limitada ou insuficientemente limitada é vulnerável à lesão.

A Figura Ap-A.2A mostra uma criança de 10 anos com uma postura muito boa para a idade. Sua postura se assemelha mais à postura normal de um adulto do que à de uma criança mais nova. As curvaturas da coluna são quase normais e as escápulas são menos proeminentes. É característico de crianças pequenas ter um abdome protruso, mas há uma mudança perceptível por volta dos 10 a 12 anos, quando a cintura se torna relativamente menor e o abdome não é mais protuberante.

A Figura Ap-A.2B mostra uma criança de 9 anos cuja postura é média para essa idade.

A Figura Ap-A.2C mostra uma criança de 11 anos cuja postura é muito inadequada, com anteriorização da cabeça, hipercifose torácica, hiperlordose lombar, inclinação pélvica anterior e hipertensão de joelhos.

A maior amplitude de movimento articular da criança possibilita desvios momentâneos e habituais no alinhamento que seriam considerados distorções no adulto. Ao mesmo tempo, a flexibilidade serve como proteção contra o desenvolvimento de inadequações posturais *fixas*.

Já aos 8 ou 10 anos podem surgir padrões de lateralidade relacionados à postura. Um leve desvio da coluna para o lado oposto ao quadril mais alto é um sinal precoce. Também tende a haver um ombro mais baixo compensatório ipsilateral ao quadril mais alto. Na maior parte dos casos, o ombro baixo é um fator menos significativo. Em geral, a correção do ombro tende a seguir a correção da inclinação pélvica lateral, mas o inverso não ocorre. Não se deve tentar elevar um ombro que está mais baixo por meio de um esforço muscular constante.

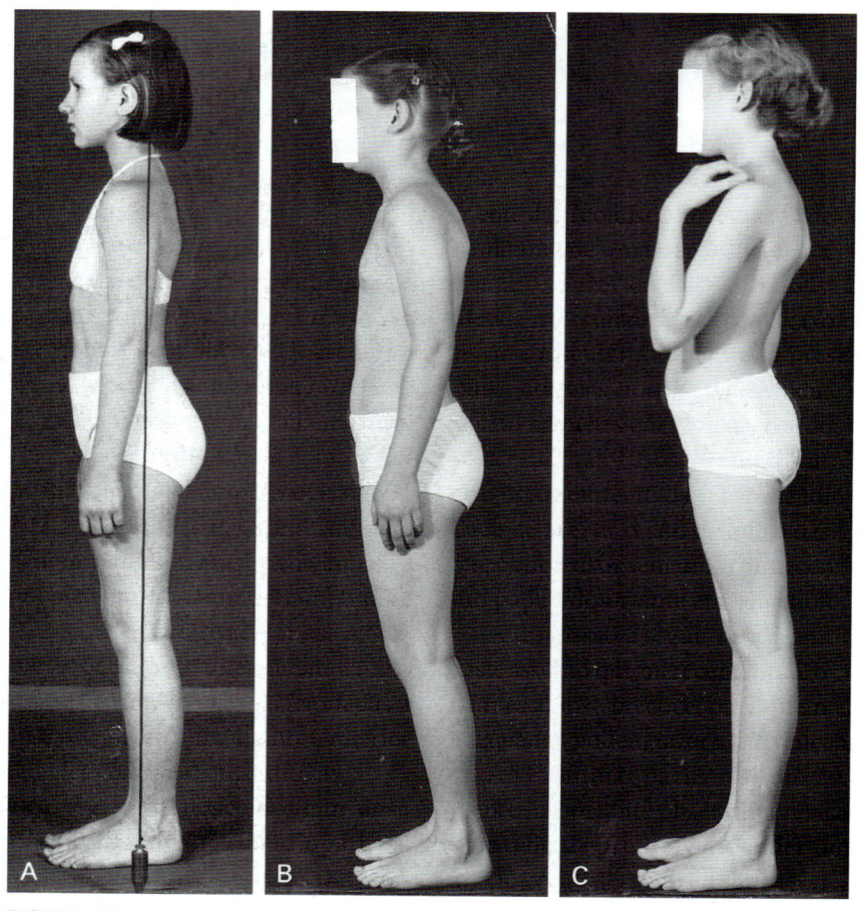

FIGURA AP-A.2 Postura e alinhamento em pé: *A*: Bom alinhamento; *B*: Postura média em uma criança de 9 anos; *C*: Postura inadequada.

Atividades que têm efeito bastante neutro sobre a postura são jogos ou esportes nos quais predominam a caminhada ou a corrida. Esportes que exercem influência sobre o desequilíbrio muscular são aqueles predominantemente unilaterais, como os que envolvem o uso de raquetes ou tacos.

As atividades lúdicas de crianças pequenas em geral são variadas o suficiente para que não haja problemas de desequilíbrio muscular ou inadequações típicas no alinhamento. No entanto, quando a criança alcança a idade necessária para participar de competições esportivas, pode chegar um ponto em que o desenvolvimento posterior de habilidades por meio de prática intensiva exige algum grau de sacrifício do bom equilíbrio muscular e alinhamento esquelético. Embora aparentemente sem importância no momento, as inadequações adquiridas podem progredir até resultar em uma condição dolorosa.

Podem ser necessários exercícios específicos para manter a amplitude de movimento articular e fortalecer certos músculos, caso os músculos opositores estejam sendo superdesenvolvidos pela atividade. Esses exercícios devem ser específicos para a parte em questão e terapêuticos para o corpo como um todo.

POSTURA ADEQUADA E INADEQUADA NA CRIANÇA

Uma análise das variações normais e anormais na postura da criança pode ser discutida sob a perspectiva da postura geral e dos desvios dos diversos segmentos. As variações na postura geral em crianças aproximadamente da mesma idade estão ilustradas nas Figuras Ap-A.2 e Ap-A.3A.

Pés

Quando uma criança pequena está começando a ficar em pé e a andar, seu pé normalmente é plano. Os ossos estão em fase de formação e a estrutura do arco está incompleta. O arco se desenvolve gradualmente junto ao desenvolvimento dos ossos e ao fortalecimento dos músculos e ligamentos. Aos 6 ou 7 anos, pode-se esperar um arco bem formado. Impressões plantares tomadas em intervalos regulares ajudam a avaliar as mudanças no arco ocorridas no intervalo. Estas podem ser tiradas com um podógrafo; se este não estiver disponível, pode-se passar vaselina na planta do pé e fazer uma impressão plantar em papel. À medida que o arco

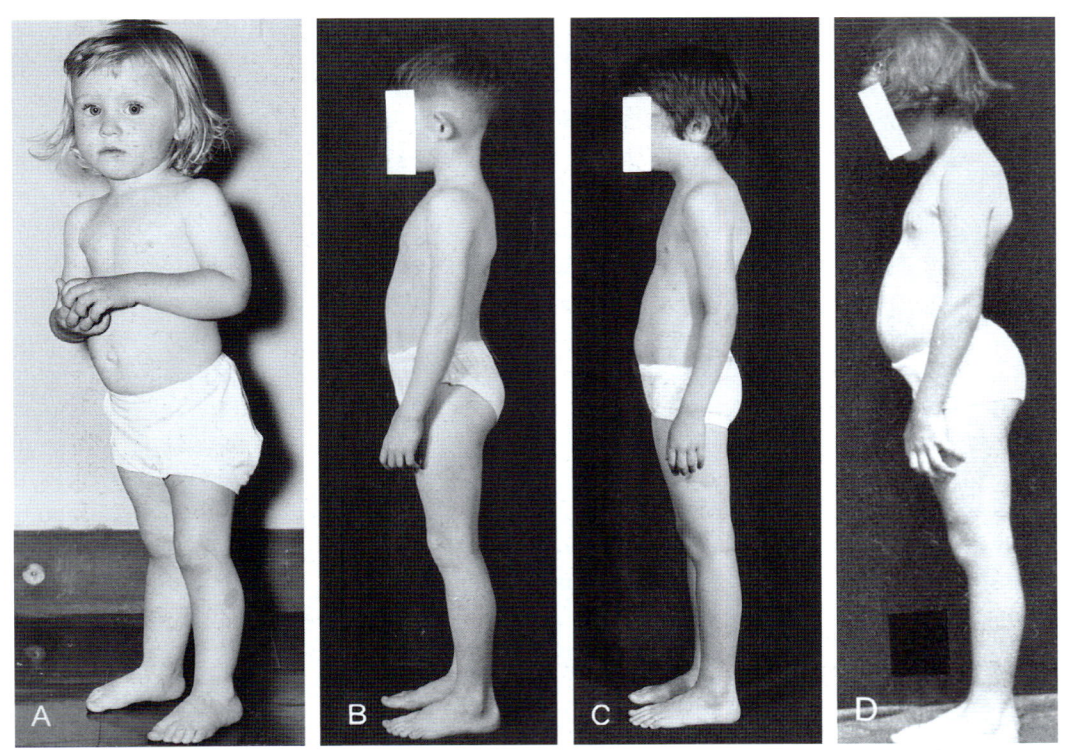

FIGURA AP-A.3   Postura e alinhamento em pé: **A**: 18 meses; **B**: 7 anos com postura inadequada; **C**: 6 anos; **D**: 8 anos com postura inadequada.

aumenta em altura, uma menor porção da planta do pé na região do arco será vista na impressão.

Arcos longitudinais planos podem persistir como uma inadequação fixa ou podem recorrer em razão de tensões no pé em qualquer idade. Calçados inadequados ou o hábito de ficar em pé e caminhar com os pés em desvio lateral podem causar tal tensão. Se o pé de uma criança for muito plano, pronado e em desvio lateral de modo que o peso do corpo seja suportado constantemente na parte interna do pé, pode ser necessário usar uma leve correção, como uma cunha interna para calcanhar ou uma pequena almofada longitudinal no calçado logo depois de a criança começar a ficar em pé e andar. Contudo, na maior parte dos casos, é aconselhável instituir medidas corretivas somente depois de um período de observação. Alguns indivíduos não desenvolvem um arco longitudinal e têm o que é chamado de *pé plano estático*. Nesses casos, o alinhamento do pé não é inadequado em relação à pronação ou desvio lateral, e não é observado qualquer sintoma de tensão no pé. As medidas corretivas comumente indicadas para arcos planos não são indicadas nesses casos.

Joelhos

A hiperextensão é uma inadequação bastante comum, em geral associada à falta de um suporte ligamentar firme. Ela tende a desaparecer à medida que os ligamentos se tensionam, mas, se persistir como um hábito postural, deve-se fazer um esforço corretivo utilizando treinamento postural.

Algum grau de joelhos valgos é comum em crianças e, em geral, é observado pela primeira vez quando ela começa a ficar em pé. Ao julgar se o desvio é uma inadequação, deve-se considerar a altura e a constituição física da criança; contudo, em geral, pode-se dizer que existe uma inadequação se os tornozelos estiverem a mais de 5 cm de distância quando os joelhos se tocam. O joelho valgo deve apresentar melhora definitiva e desaparecer aos 6 ou 7 anos (ver Fig. Ap-A.3A).

Em alguns casos, crianças com joelho valgo podem ficar em pé com um joelho levemente flexionado e o outro levemente hiperestendido, de modo que os joelhos se sobrepõem a fim de manter os pés juntos. O joelho valgo pode persistir e, em adultos, é mais prevalente em mulheres do que em homens.

Pode-se fazer registros da mudança no grau de joelho valgo desenhando o contorno das pernas em papel com a criança em pé, com os joelhos se tocando. O joelho

valgo leve a moderado é comumente tratado com correções no calçado; porém, nos casos mais graves, podem ser necessárias órteses ou até mesmo cirurgias.

O *joelho varo* (pernas arqueadas) é um desvio de alinhamento no qual os joelhos se afastam quando os pés estão unidos. Pode ser uma alteração postural ou estrutural. O arqueamento postural é um desvio associado à hiperextensão do joelho e à rotação medial do quadril. À medida que os ligamentos posteriores se tensionam e a hiperextensão diminui, esse tipo de desvio tende a se tornar menos pronunciado. Se persistir como um hábito postural, a criança deve ser orientada a corrigir as alterações de alinhamento. Esse desvio é mais difícil de corrigir à medida que o indivíduo se aproxima da maturidade, embora algum grau de correção possa ser obtido em adultos jovens com alta flexibilidade.

O joelho varo postural pode ser compensatório a um joelho valgo. Se uma criança com joelho valgo estiver em pé com os joelhos empurrados para trás em hiperextensão, o joelho varo postural resultante permitirá que os pés se aproximem sem que os joelhos se sobreponham. Nessa posição, a inadequação do joelho valgo pode ser ocultada, mas se tornará óbvia se os membros inferiores forem colocados em uma posição neutra de extensão de joelhos.

O joelho varo postural comumente desaparece quando o indivíduo está deitado, ao contrário do joelho varo estrutural. Este último requer tratamento precoce; em estágios mais avançados, pode exigir cirurgia.

Pode-se fazer desenhos para registrar a mudança no joelho varo *estrutural* com a criança em decúbito dorsal, com os pés unidos. Como o joelho varo *postural* só aparece na posição ortostática, o desenho deve ser feito nessa posição. Para tanto, coloca-se o papel na parede atrás da criança em pé.

A Figura Ap-A.3A mostra a postura de uma criança de 18 meses. Os quadris flexionados e a postura de base alargada sugerem o equilíbrio instável associado a essa idade. Embora não seja muito evidente na imagem, o indivíduo apresentava um leve grau de joelho valgo. (Esse desvio diminuiu gradualmente sem quaisquer medidas corretivas, e aos 6 anos os membros inferiores tinham um bom alinhamento.) O desenvolvimento do arco longitudinal está muito bom para uma criança dessa idade.

A Figura Ap-A.3B mostra uma criança de 7 anos que tem uma postura muito boa para sua idade.

A Figura Ap-A.3C mostra uma criança de 6 anos com uma postura inadequada. A cabeça está anteriorizada, há hipercifose torácica, tórax deprimido e tendência à postura *sway-back*. A proeminência das escápulas é evidente na vista lateral.

A Figura Ap-A.3D mostra uma hiperlordose lombar em uma criança de 8 anos. Quando o alinhamento apresenta tantos problemas assim, é necessário um colete para manter as costas em bom alinhamento e dar suporte ao abdome, juntamente com exercícios terapêuticos.

Pescoço e tronco

Desde a infância, há um desequilíbrio persistente entre a força dos músculos anteriores e posteriores do tronco e do pescoço. Os músculos posteriores mais fortes permitem que a criança levante a cabeça e o tronco para trás muito antes de conseguir levantá-los para a frente sem ajuda. Embora os músculos flexores do abdome e do pescoço nunca alcancem a força de seus opositores, sua força relativa é muito maior no adulto do que na criança. Portanto, nesse aspecto, não se deve esperar que os indivíduos se ajustem ao padrão adulto até que estejam se aproximando da maturidade.

É característico de crianças pequenas apresentarem um abdome protruso. Na maioria dos casos, o contorno da parede abdominal muda gradualmente, mas há uma mudança perceptível aproximadamente entre 10 e 12 anos, quando a cintura se torna relativamente menor e o abdome não mais se projeta para a frente.

A postura das costas varia um pouco com a idade da criança. Uma criança pequena pode ficar em pé ligeiramente curvada para a frente na altura dos quadris e com os pés afastados para obter um melhor equilíbrio (ver Fig. Ap-A.3A). Crianças em idade escolar inicial parecem apresentar um desvio típico da parte superior das costas, com as escápulas bastante proeminentes. A partir de cerca de 9 anos parece haver uma tendência a aumento da curvatura anterior ou lordose da região lombar. Os desvios devem se tornar menos pronunciados à medida que a criança cresce.[1,4]

Demonstrou-se que a amplitude de movimento normal de flexão e extensão lombar diminui proporcionalmente à idade, tanto em crianças como em adultos.[5-7]

FLEXIBILIDADE NORMAL DE ACORDO COM A IDADE

A capacidade de tocar os dígitos na ponta dos artelhos pode ser considerada normal em crianças pequenas e adultos. Entre as idades de 11 e 14 anos, no entanto, muitos indivíduos que não apresentam sinais de rigidez muscular ou articular são incapazes de realizar esse movimento. O comprimento proporcional do tronco e dos membros inferiores é diferente nessa faixa etária em comparação com os mais jovens e os mais velhos.

As cinco ilustrações na Figura Ap-A.4 são representativas da maioria dos indivíduos em cada uma das seguintes faixas etárias: Figura Ap-A.4A, 1-3 anos; Figura Ap-A.4B, 4-7 anos; Figura Ap-A.4C, 8-10 anos; Figura Ap-A.4D, 11-14 anos; e Figura Ap-A.4E, 15 anos ou mais.

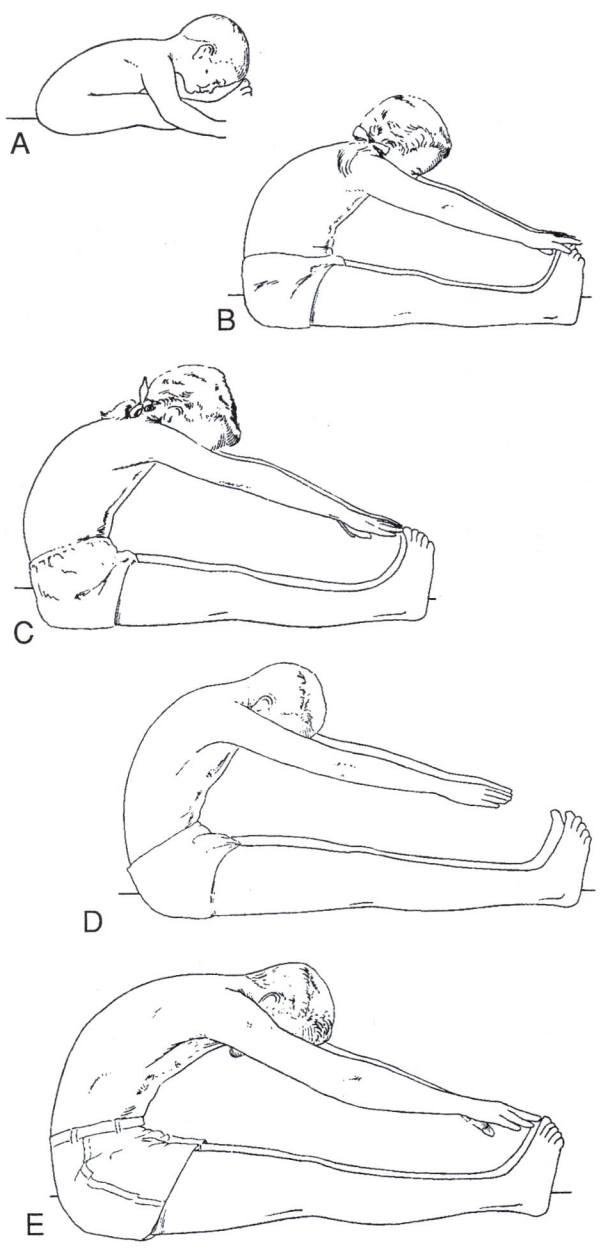

FIGURA AP-A.4 Flexibilidade normal de acordo com a faixa etária.

O movimento de alcançar as pontas dos artelhos enquanto sentado com os membros inferiores estendidos apresenta variações interessantes e significativas de acordo com a idade. As Figuras Ap-A.5 a A.8 indicam as variações no desempenho normal desse movimento nas diferentes faixas etárias.[8]

A mudança da flexibilidade aparentemente extrema da criança mais nova para a flexibilidade aparentemente limitada da criança na Figura Ap-A.4D ocorre gradualmente, ao longo dos anos, à medida que os membros inferiores se tornam proporcionalmente mais longos em relação ao tronco. Os padrões de desempenho para crianças relativos à flexão anterior do tronco devem levar em consideração as variações normais na capacidade de chegar ao final dessa amplitude de movimento.[9]

Esta menina de 6 anos toca os dedos dos pés com facilidade. O contorno das costas é bom e os músculos posteriores da coxa têm comprimento normal.

Esta menina tem 12 anos. A incapacidade de tocar os dedos dos pés é típica dessa idade. Às vezes o comprimento dos membros inferiores é o fator determinante, e em outras, como neste caso, há um ligeiro encurtamento dos músculos posteriores da coxa nessa idade.

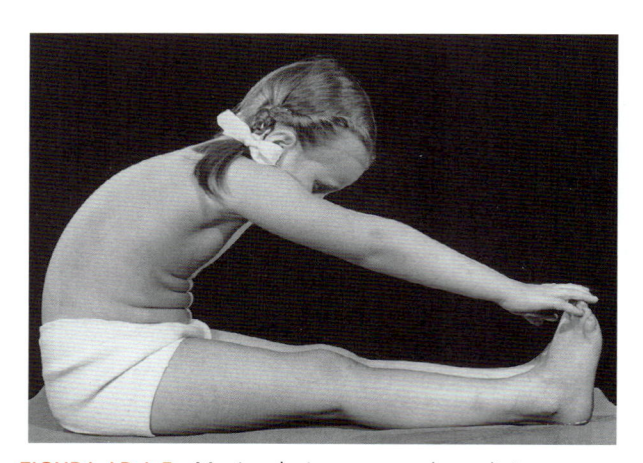

FIGURA AP-A.5 Menina de 6 anos tocando os dígitos na ponta dos artelhos na posição sentada com os membros inferiores estendidos.

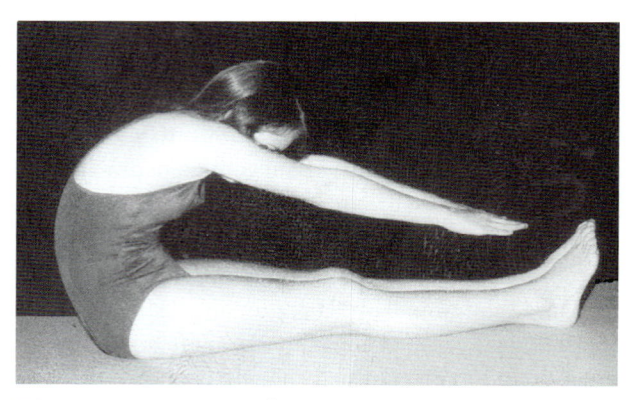

FIGURA AP-A.6 Menina de 12 anos incapaz de tocar os dígitos na ponta dos artelhos.

TESTE DE FLEXIBILIDADE 1: GRÁFICOS

Teste de flexibilidade 1: tocar os dígitos na ponta dos artelhos

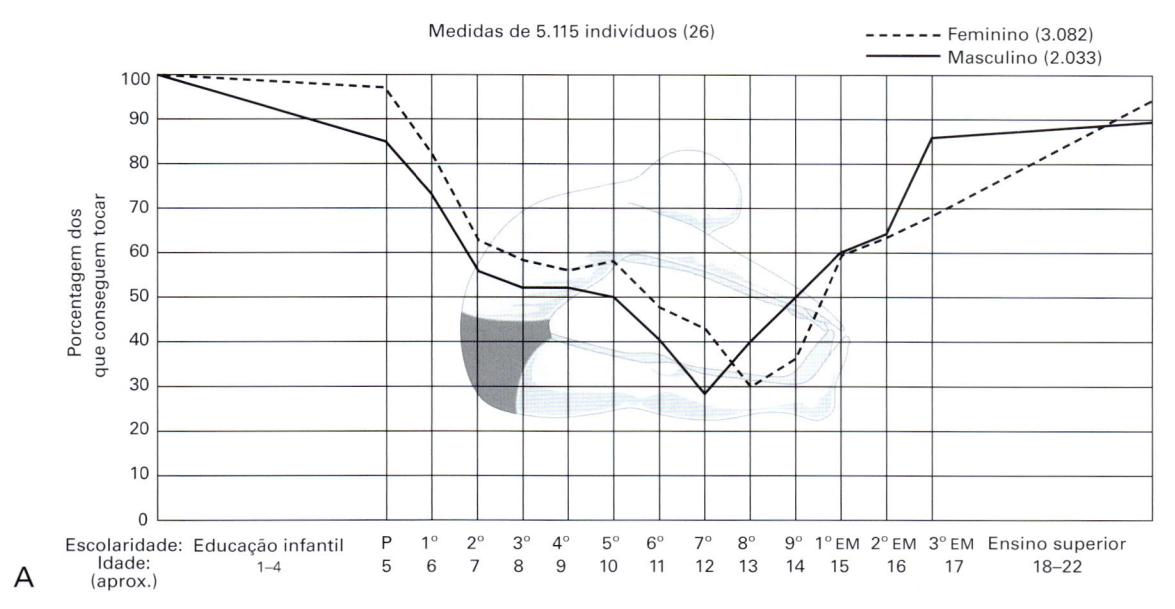

A

Teste de flexibilidade nº 1: tocar os dedos na ponta dos artelhos
Medidas de 5.115 indivíduos

MASCULINO				FEMININO				
Faixa de limitação	Média	Capaz de tocar (%)	Total excedido	Ano escolar Idade	Total excedido	Capaz de tocar (%)	Média	Faixa de limitação
1,3-22,9	7	86	102	P 5	102	98	9,5	8,9-10,1
2,5-25,4	10,1	74	125	1º 6	108	83	7,6	1,3-10,1
1,3-26,7	7,6	56	147	2º 7	152	63	8,9	1,3-26,7
1,3-24,1	8,9	52	150	3º 8	192	59	10,1	5-21,6
1,3-26,7	11,4	52	150	4º 9	158	57	11,4	2,5-34,3
2,5-25,4	11,4	50	158	5º 10	174	59	10,1	1,3-20,3
2,5-29,2	10,8	41	140	6º 11	156	49	11,4	1,3-25,4
1,3-24,1	10,1	28	100	7º 12	100	43	15,2	1,3-29,2
3,8-33	11,4	40	151	8º 13	115	30	12,7	1,3-25,4
1,3-25,4	11,4	50	222	9º 14	108	37	14	5-33
1,3-31,8	8,9	60	100	1º EM 15	498	59	12,7	1,3-30,5
1,3-31,8	12,7	64	100	2º EM 16	507	64	12,7	2,5-30,5
2,5-30,5	7,6	87	113	3º EM 17	405	69	12,7	2,5-35,6
2,5-27,9	10,1	90	275	Ensino superior 18-22	307	95	7,6	2,5-16,5
Total de números testados: 2.033				3.082 :Total de números testados				

B

FIGURA AP-A.7 Teste de flexibilidade: tocar os dígitos na ponta dos artelhos.

Teste de flexibilidade 2: tocar a testa nos joelhos

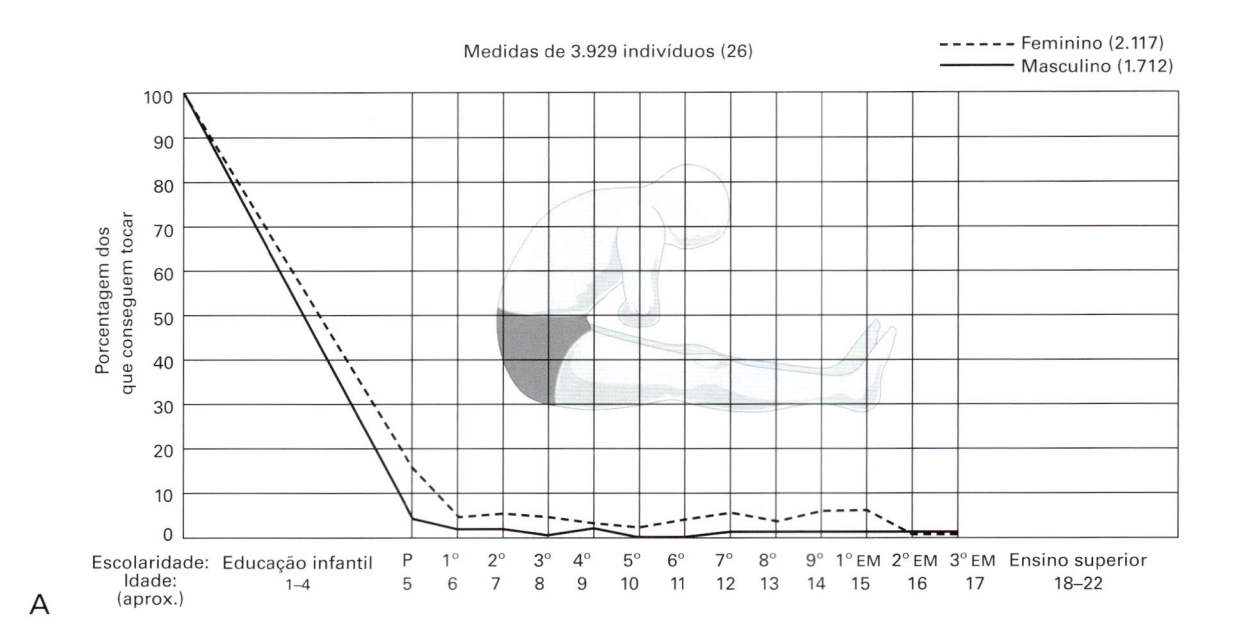

Teste de flexibilidade nº 2: tocar a testa nos joelhos
Medidas de 3.929 indivíduos

MASCULINO					FEMININO			
Faixa de limitação	Média	Capaz de tocar (%)	Total excedido	Ano escolar Idade	Total excedido	Capaz de tocar (%)	Média	Faixa de limitação
1,3-25,4	12,7	5	102	P 5	102	16	10,1	1,3-19
5,1-29,2	17,8	2	125	1° 6	108	5	15,2	1,3-26,7
7,6-33	19	2	147	2° 7	152	6	17,8	2,5-34,2
1,3-27,9	16,5	1	150	3° 8	192	5	15,2	2,5-29,2
10,1-35,6	22,9	2	150	4° 9	158	3	19	2,5-31,8
2,5-31,8	17,8	0	158	5° 10	174	2	15,2	2,5-26,7
3,8-38,1	19	0	140	6° 11	156	4	17,1	5-29,2
8,9-38,1	22,9	1	100	7° 12	100	5	15,2	1,3-29,2
2,5-45,7	20,3	1	112	8° 13	116	4	17,8	3,8-50,8
5,1-48,2	25,4	1	215	9° 14	129	6	17,8	1,3-30,5
3,8-48,2	22,9	1	100	1° EM 15	173	6	20,3	2,5-47
6,35-59,7	27,9	1	100	2° EM 16	277	0	20,3	2,5-47
1,25-45,7	20,3	1	113	3° EM 17	281	1	20,3	3,8-50,8
Total de números testados: 1.712					2.117 : Total de números testados			

B

FIGURA AP-A.8 Teste de flexibilidade: tocar a testa nos joelhos.

PROBLEMAS COM OS TESTES DE DESEMPENHO FÍSICO

Elaboraram-se muitos testes para avaliar o desempenho físico de crianças em idade escolar, militares, equipes esportivas e inúmeros outros envolvidos em programas de saúde e condicionamento físico. Os mesmos movimentos também têm sido utilizados como exercícios para desenvolver a força muscular, a resistência e a flexibilidade. Prêmios, promoções e distinções são concedidos ou negados com base nos resultados desses testes.

Apesar do uso generalizado e de longa data, três testes em específico precisam ser reavaliados:

- Exercícios abdominais clássicos com os joelhos flexionados.
- Flexões de braço.
- Teste de sentar e alcançar.

A utilidade desses testes depende de sua precisão e capacidade de detectar deficiências. Infelizmente, esses testes se tornaram uma avaliação do desempenho em vez de uma medida do condicionamento físico do atleta.[9,10] A ênfase está nos excessos – velocidade da execução, quantidade de repetições e extensão do alongamento – em vez de na qualidade e especificidade do movimento.

Os Kendall decidiram discutir esses testes neste livro em razão da necessidade de corrigir informações enganosas e por causa dos efeitos adversos desses testes e seus resultados em crianças e adultos.

Exercícios abdominais clássicos com os joelhos flexionados e pés estabilizados no chão

O teste usando exercícios abdominais clássicos com os joelhos flexionados exige que a pessoa realize a maior quantidade possível de exercícios abdominais em um período de 60 segundos. O objetivo declarado do teste é medir a resistência e a força dos músculos abdominais. No entanto, o teste não cumpre esse propósito. Em vez disso, mede a força e a resistência dos músculos flexores do quadril, auxiliados em seu desempenho pela estabilização dos pés.

O movimento de teste requer a flexão das articulações do quadril, movimento que *só pode ser realizado* pelos músculos flexores do quadril. Os músculos abdominais não cruzam a articulação do quadril, de modo que não podem auxiliar em sua flexão. Os músculos abdominais flexionam a coluna (i.e., encurvam o tronco), e, para testar a força desses músculos, é preciso encurvar o tronco. Se esses músculos forem capazes de *manter o tronco encurvado* enquanto o movimento de flexão do quadril é realizado, isso indica uma boa força dos músculos abdominais superiores.

O problema de usar o movimento abdominal como teste ou exercício reside na incapacidade de diferenciar entre um "abdominal com tronco encurvado" e um "abdominal com as costas arqueadas". O primeiro envolve uma forte contração dos músculos abdominais para manter o tronco encurvado; o segundo alonga os músculos abdominais e tensiona a região lombar. Essa tensão pode ser sentida tanto por crianças como por adultos quando estes precisam realizar o máximo possível de abdominais no tempo estipulado.

Muitos começarão o exercício abdominal com o tronco flexionado. No entanto, a resistência dos músculos abdominais não será suficiente para manter a flexão, e, à medida que o teste avançar, as costas se arquearão cada vez mais. Alguns não terão força sequer para flexionar o tronco inicialmente, e o teste será feito com as costas arqueadas pelos 60 segundos do teste. O problema é que aqueles com músculos abdominais fracos podem passar no chamado "teste dos músculos abdominais" com uma pontuação alta.

Prescrito como é, o teste requer velocidade de execução. Contudo, para um teste preciso da força muscular abdominal, deveria ser realizado lentamente, certificando-se de que o tronco se curve *antes* do início da flexão do quadril e que a *flexão da coluna seja mantida* tanto no início da flexão do quadril como durante o movimento até a posição sentada. Para ter validade, o teste deveria exigir que fossem considerados apenas os exercícios abdominais que pudessem ser realizados com o tronco flexionado. Atualmente, o teste não tem esse requisito. Além disso, ele não poderia ser realizado rapidamente a fim de que se pudesse observar com atenção a posição do tronco (ver o Capítulo 5 para detalhes do movimento no exercício abdominal e do teste de força dos músculos abdominais superiores e inferiores).

Teste de flexão de braços (*push-up*)

Quando um exercício de flexão de braços é realizado corretamente, as escápulas abduzem enquanto o tronco é empurrado para cima. As escápulas se movem para a frente, até uma posição comparável à da extensão dos membros superiores diretamente para a frente. Quando o músculo serrátil anterior está fraco, a flexão de braços ainda pode ser realizada, mas as escápulas não se movem a uma posição abduzida como em uma flexão de braços realizada corretamente.

Se o objetivo principal da flexão de braços for testar a força e a resistência dos músculos do membro superior, ela cumpre esse objetivo; contudo, na presença de fraqueza do músculo serrátil anterior, ela o faz desconsiderando esse músculo. A evidência disso é vista na escápula alada e na incapacidade de completar o movimento de abdução escapular.

Quando as flexões são feitas desconsiderando o músculo serrátil anterior, a atividade não pode mais ser considerada um indicador de desempenho físico da pessoa testada.

Teste de sentar e alcançar

Sentado com os joelhos estendidos, este teste é realizado flexionando o tronco para a frente e tocando os dígitos nas pontas dos artelhos. Para crianças *pequenas* e *a maioria* dos adultos, tocar os artelhos nessa posição pode ser considerado uma conquista normal. Alcançar além dos dedos dos pés em geral denota flexibilidade excessiva das costas, alongamento excessivo dos músculos posteriores da coxa ou ambos. O objetivo declarado do Teste de sentar e alcançar é avaliar a flexibilidade da região lombar e dos músculos posteriores da coxa.

A pontuação é baseada em quantos centímetros *além* dos dedos dos pés o indivíduo consegue alcançar. Aparentemente, a distância além equivale a uma boa, melhor ou ótima flexibilidade das costas e dos músculos posteriores da coxa, com ênfase em "quanto mais, melhor".

Este teste não aborda variáveis importantes que afetam os resultados. Variações no "normal" ocorrem de acordo com a faixa etária, e as limitações resultam de desequilíbrios entre o comprimento dos músculos das costas e dos músculos posteriores da coxa.

Essa incapacidade de tocar os dedos dos pés – e, mais difícil ainda, alcançar além deles – é normal para muitos jovens entre 10 e 14 anos. Essas crianças estão em uma fase do crescimento em que os membros inferiores são longos em relação ao tronco, e não devem ser forçadas a tocar os dedos dos pés.[9]

A flexibilidade limitada das costas pode passar despercebida se os músculos posteriores da coxa forem alongados. Indivíduos com esse desequilíbrio podem "passar" no teste, enquanto muitas crianças com flexibilidade normal para a idade "reprovarão". *Seria mais preciso dizer que o teste é falho para essas crianças do que dizer que elas falharam no teste.*

Além de serem informados de que "falharam", muitos jovens recebem exercícios para aumentar a flexibilidade da coluna e/ou alongar os músculos posteriores da coxa quando tais exercícios são desnecessários ou até mesmo contraindicados.

Adultos apresentam inúmeras variações no comprimento dos músculos posteriores da coxa e dos músculos das costas. Assim como os adolescentes, adultos cujos membros inferiores são longos em relação ao tronco podem ter flexibilidade normal das costas e dos músculos posteriores da coxa, mas não conseguir tocar os dedos dos pés.

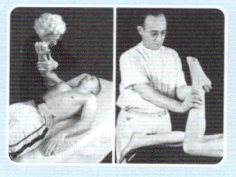

KENDALL CLÁSSICO

As pessoas em maior risco de serem afetadas negativamente por exercícios abdominais com joelhos flexionados repetidos são crianças e jovens, pois eles têm mais flexibilidade do que os adultos. Adultos com dor lombar associada à flexibilidade excessiva da região lombar também podem ser negativamente impactados por este exercício. Um fenômeno interessante observado pelos Kendall: alguns indivíduos que fizeram uma grande quantidade de abdominais com os joelhos flexionados mostram flexão excessiva da coluna ao sentar ou se inclinar para a frente, mas lordose ao ficar em pé.

É lamentável que a capacidade de realizar certa quantidade de abdominais, independentemente de como sejam realizados, seja usada como medida de desempenho físico. Juntamente com as flexões de braço, esses dois exercícios provavelmente são mais enfatizados do que quaisquer outros em programas de condicionamento físico. No entanto, quando realizados em excesso, eles tendem a piorar – ou até mesmo a produzir – problemas posturais.

No Capítulo 5 discute-se quando, como e até que ponto se deve usar a posição de flexão de joelhos.

O uso extensivo de testes de desempenho físico e a importância dada a seus resultados tornam imperativo que esses testes sejam cuidadosamente examinados e realizados.

REFERÊNCIAS BIBLIOGRÁFICAS

1. Nissinen M. Spinal posture during pubertal growth. Acta Paediatr 1995; 84: 308-312.
2. Buschang P. Differential long bone growth of children between two months and eleven years of age. Am J Phys Anthropol 1982; 58: 291-295.
3. Nissinen M, Heliovaara M, Scitsamo J, Kononen M, Hurmerinta K, Poussa M. Development of trunk asymmetry in a cohort of children ages 11 to 22 years. Spine 2000; 25(5): 570-574.
4. Willner S, Johnson B. Thoracic kyphosis and lumbar lordosis during the growth period in children. Acta Paediatr Scand 1983; 72: 873-878.
5. Einkauf DK, Gohdes ML, Jensen GM, Jewell MJ. Changes in spinal mobility with increasing age in women. Phys Ther 1987; 67(3): 370-375.
6. Hein V. A method to evaluate spine and hip range of motion in trunk forward flexion and normal values for children at age 8-14 years. Med Sport 1996; 49: 379-385.
7. Widhe T. Spine: Posture, mobility, and pain. A longitudinal study from childhood to adolescence. Eur Spine J 2001; 10: 118-123.
8. Kendall HO, Kendall FP. Normal flexibility according to age groups. J Bone Joint Surg [AM] 1948; 30: 690-694.
9. Cornbleet SL, Woolsey NB. Assessment of hamstring muscle length in school-aged children using the sit-and-reach test and the inclinometer measure of hip joint angle. Phys Ther 1996; 76: 850-855.
10. Kendall F. A criticism of current tests and exercises for physical fitness. Phys Ther 1965; 45: 187-197.

APÊNDICE B: CONSIDERAÇÕES PARA DIAGNÓSTICOS/POPULAÇÕES ESPECIAIS

CONTEÚDO

ESCOLIOSE

A coluna vertebral normal apresenta curvaturas tanto na direção anterior como na posterior, mas uma curva na direção lateral é considerada anormal. A escoliose consiste em uma curva lateral da coluna vertebral. Como esta não pode se curvar lateralmente sem também rodar, a escoliose envolve flexão lateral e rotação.

Existem muitas causas conhecidas para a escoliose. Ela pode ser congênita ou adquirida; pode resultar de doenças ou lesões. Algumas das causas envolvem alterações na estrutura óssea, como o encunhamento de um corpo vertebral, e outras estão relacionadas a problemas neuromusculares que afetam diretamente a musculatura do tronco. Outras ainda estão relacionadas à deficiência de um membro – como um membro inferior mais curto – ou à deficiência visual ou auditiva.[1]

Porém, muitos casos de escoliose não têm causa conhecida. Esses casos são chamados de **idiopáticos**. Apesar da série de exames disponíveis para ajudar a estabelecer uma causa, uma alta porcentagem de casos se enquadra nessa categoria. Esta seção trata principalmente da escoliose idiopática. O desequilíbrio muscular resultante de uma doença, como a poliomielite, é facilmente reconhecido como uma causa de escoliose quando afeta a musculatura do tronco. No entanto, o desequilíbrio muscular também está presente em indivíduos ditos "normais", mas frequentemente passa despercebido, exceto naqueles que são submetidos a testes musculares para examinar casos de má postura. Um problema básico no tratamento da escoliose idiopática é a incapacidade de aceitar o fato de que o desequilíbrio muscular, que pode existir sem uma causa conhecida, desempenha um papel importante em sua etiologia.

A discussão a seguir se concentra em um segmento deste assunto que merece atenção: o cuidado de pacientes com escoliose precoce, para quem exercícios e suporte adequados podem fazer a diferença no desfecho.

Ao examinar pacientes com escoliose, é especialmente importante observar a relação da postura geral com o fio de prumo. Suspender um fio de prumo alinhado com a sétima vértebra cervical ou a prega glútea (como é frequentemente feito) pode ser útil para determinar a curvatura da coluna vertebral. No entanto, isso não revela até que ponto a coluna pode estar compensando um deslocamento lateral da pelve ou outras inadequações posturais que contribuem para a inclinação pélvica lateral e os desvios vertebrais associados. A análise do alinhamento postural é feita no Capítulo 2.

NOTA HISTÓRICA
Programas de exercícios

Ao longo dos anos, instituíram-se programas de exercícios elaborados em resposta às necessidades de tratamento de pacientes com escoliose. Os exercícios de engatinhar defendidos por Klapp foram descartados quando problemas nos joelhos de crianças forçaram a descontinuação desse programa.[2] Exercícios que enfatizavam excessivamente a flexibilidade criavam problemas ao tornar a coluna mais vulnerável ao colapso. Ao tratar pacientes com curvas em S, deve-se evitar exercícios que afetem negativamente uma das curvas enquanto se tenta corrigir a outra.

Portanto, não é de surpreender que a utilidade dos exercícios em casos de escoliose tenha sido questionada. Por muitos anos, a opinião geral foi a de que os exercícios têm pouco ou nenhum valor. Essa ideia não é nova. Anos atrás, Risser fez a seguinte declaração:

> Até as décadas de 1920 a 1930, era costume da clínica de escoliose do New York Orthopedic Hospital encaminhar pacientes novos com escoliose à academia para realizarem exercícios. Invariavelmente, os pacientes com 12 a 13 anos de idade apresentavam uma piora na curvatura... por esse motivo, assumiu-se que os exercícios e movimentos da coluna aumentavam a escoliose.[3] (Reproduzido com permissão de Risser JC: Scoliosis Past and Present. In: Basmajian JV, ed. *Therapeutic Exercise*. 4th ed. Baltimore: Williams & Wilkins; 1984:469.)

Exceto em alguns casos isolados, programas de exercícios para pacientes com escoliose continuaram sendo encarados com ceticismo. A série de palestras da American Academy of Orthopedic Surgeons de 1985 incluiu esta declaração:

> A fisioterapia não é capaz de prevenir uma deformidade progressiva. Há aqueles que acreditam que programas específicos de exercícios para a coluna funcionam de forma contraproducente, tornando a coluna mais flexível do que normalmente seria e, assim, tornando-a mais suscetível à progressão.[4]

Entretanto, estratégias de intervenção como os exercícios de Schroth e o método de Functional Individual Therapy of Scoliosis (FITS) demonstraram que um regime de exercícios supervisionado e guiado pode ser benéfico para essa população de pacientes.[5,6]

A ênfase exagerada na flexibilidade estava incorreta. Faltava uma avaliação musculoesquelética adequada. Como resultado, havia pouca base científica para justificar a seleção de exercícios terapêuticos. A escoliose é um problema de assimetria, e restaurar a simetria requer o uso de exercícios assimétricos, juntamente com suporte adequado. O alongamento de músculos encurtados é desejável, mas a flexibilidade geral da coluna não. É preferível ter rigidez na melhor posição possível a ter flexibilidade excessiva nas costas.[7]

Escoliose resultante de doença neuromuscular

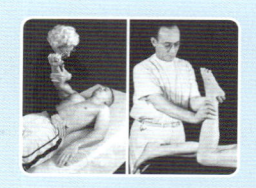

KENDALL CLÁSSICO

Tratamento para a poliomielite

As lições aprendidas com o tratamento de pacientes com poliomielite eram facilmente compreendidas em razão dos efeitos óbvios da doença nas funções musculares. Aqueles que tratavam esses pacientes percebiam que deformidades poderiam se desenvolver quando havia desequilíbrio muscular. Eles viam os devastadores efeitos da fraqueza muscular e o subsequente encurtamento ou contratura nos músculos opositores, incluindo os efeitos na coluna vertebral. Alguns problemas potencialmente graves foram amenizados por intervenções adequadas. A Figura Ap-B.1 mostra a fraqueza acentuada da musculatura abdominal direita e a curva lateral associada. Essa paciente teve poliomielite com 1 ano e 4 meses de idade, mas só foi hospitalizada para tratamento com 8 anos e 8 meses. Ela foi colocada em uma estrutura flexionada para relaxar os músculos abdominais, com uma correia de tração puxando na direção do músculo oblíquo externo do abdome direito. Além do suporte dessa correia de tração, prescreveram-se exercícios específicos aos músculos fracos do tronco. Sete meses depois de iniciado o tratamento, a força dos músculos abdominais havia melhorado; o músculo oblíquo externo do abdome direito passou de um grau Ruim– para Bom.

No tratamento de pacientes com poliomielite, em muitos casos pode-se observar que a fraqueza causada pelo comprimento excessivo havia se sobreposto à fraqueza inicial decorrente da doença. Como no caso ilustrado aqui, os músculos não foram reinervados pelo alívio do comprimento excessivo e da tensão exercidos sobre eles; a inervação existia como um fator latente. Os músculos com comprimento excessivo eram incapazes de responder até que o comprimento e a tensão fossem abordados por um suporte adequado e até que os músculos enfraquecidos fossem estimulados por exercícios adequados.

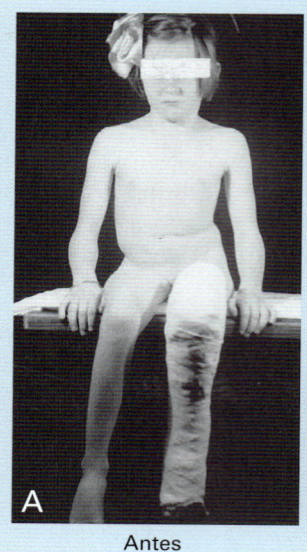
A Antes

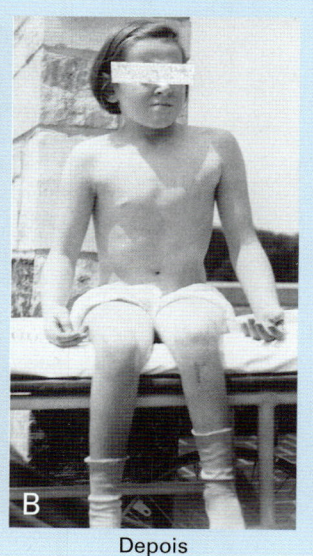
B Depois

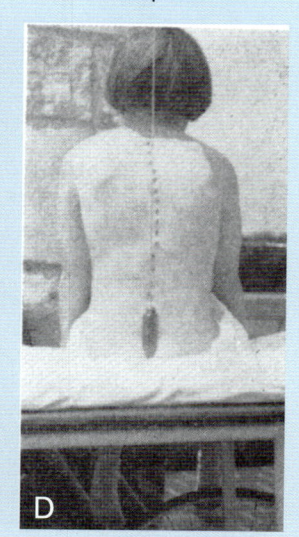
C Antes   **D** Depois

FIGURA AP-B.1   Fotos de uma criança com poliomielite: **A**: Antes do tratamento; **B**: Depois do tratamento; **C**: Antes do tratamento; **D**: Depois do tratamento.

Exame postural

Em vez de abandonar o uso de exercícios no tratamento da escoliose, o foco deve estar em uma abordagem mais científica para a avaliação e seleção de exercícios apropriados. A avaliação musculoesquelética deve incluir testes de alinhamento postural e testes musculares.

Deve-se incluir testes de *alinhamento* postural, tanto com a linha de prumo como segmentados, nas vistas posterior, lateral e frontal.

Os testes de *comprimento muscular* devem incluir, entre outros, músculos flexores do quadril, músculos posteriores da coxa, flexão anterior do tronco para avaliar o contorno das costas e comprimento dos músculos posteriores, tensor da fáscia lata e trato iliotibial, músculos redondos e latíssimo do dorso.

Os testes de *força* muscular devem incluir os extensores das costas, abdominais superiores e inferiores, tronco lateral, músculos abdominais oblíquos, flexores do quadril, extensores do quadril, abdutores do quadril e glúteo médio, adutores do quadril e, na parte superior das costas, partes transversa e ascendente do trapézio.

Uma parte essencial do exame é a observação das costas *durante o movimento*. O examinador fica atrás do indivíduo, que se inclina para a frente e então retorna *lentamente* à posição ereta. Se houver uma curva *estrutural*, alguma protuberância (proeminência) será notada no lado da convexidade da curva. A protuberância estará somente em um lado se houver uma curva única (i.e., uma curva em C). Em uma curva dupla (i.e., uma curva em S), como em uma curva torácica à direita e lombar à esquerda, haverá protuberância à direita na parte superior e à esquerda na região inferior das costas. Em uma curva *funcional*, no entanto, pode não haver evidências de rotação à flexão anterior do tronco. Isso é especialmente verdadeiro se a curva *funcional* for causada pela inclinação pélvica lateral que resulta do desequilíbrio dos músculos abdutores do quadril ou abdominais.

A rotação da coluna ou do tórax, como observada nos casos de escoliose, é observada com o paciente em inclinação anterior (Fig. Ap-B.2).

Na maioria das pessoas, as curvas da coluna são funcionais; elas não se tornam fixas ou estruturais. Quando se tornam fixas, também tendem a mudar e se tornar compensatórias – ou seja, passam de uma curva única em C para uma curva em S. Em geral, uma curva única para a esquerda permanece como uma curva à esquerda na região lombar e se transforma em uma curva à direita na parte superior do tronco.

Em uma curva em C comum, o ombro está mais baixo no lado do quadril mais alto. Se o ombro estiver mais alto ipsilateralmente ao quadril mais alto, provavelmente há uma curva em S. Em alguns casos, o alinhamento incorreto parece estar limitado à coluna vertebral. A Figura Ap-B.3 mostra uma curva em C simples

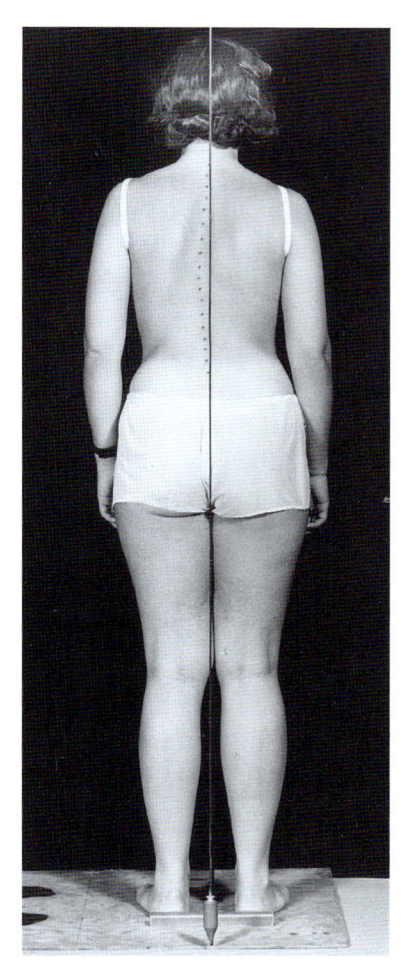

FIGURA AP-B.3   Curva toracolombar à esquerda, leve (curva em C).

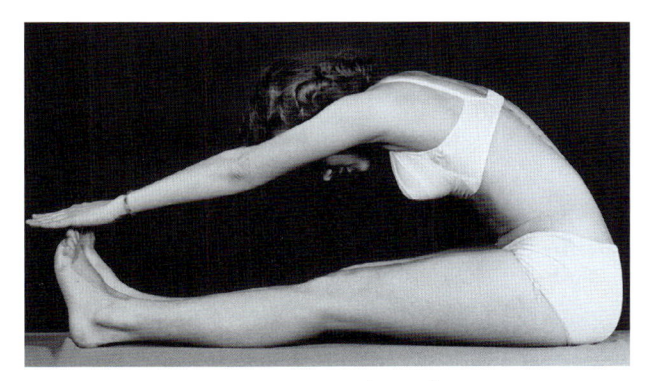

FIGURA AP-B.2   Curva torácica à direita, leve.

na qual o alinhamento geral do corpo é bom. Na análise segmentar, observa-se o ombro direito mais baixo e a curva em C.

Para essa paciente, não é indicado o uso de uma elevação no calçado, pois a pelve está nivelada. Indica-se a realização de exercícios para o músculo oblíquo interno do abdome direito e oblíquo externo esquerdo, mediante o deslocamento da parte superior do tronco para a direita sem qualquer movimento lateral da pelve.

As Figuras Ap-B.4 e Ap-B.5 mostram alinhamento incorreto, fraqueza dos músculos abdominais inferiores e erro no teste de comprimento dos músculos posteriores da coxa, com comprimento normal desses músculos.

Escoliose funcional

Escoliose e inclinação pélvica lateral

Se a pelve se inclina lateralmente, a região lombar se move com a pelve a uma posição de curva lateral, convexa em direção ao lado mais baixo. Uma diferença real no comprimento dos membros inferiores causa uma inclinação lateral da pelve na posição ortostática, que fica mais baixa no lado do membro mais curto. Uma posição temporária de inclinação lateral pode ser demonstrada ao ficar em posição ortostática com uma elevação sob um dos pés.

Um exemplo de problema muscular reconhecido como causa contribuinte para a escoliose em pacientes com poliomielite é *a tensão unilateral* do músculo tensor da fáscia lata e do trato iliotibial. Essa tensão leva a uma inclinação lateral da pelve, que fica mais baixa no lado da tensão. A existência de uma tensão (encurtamento) unilateral nessas estruturas não se limita àqueles com alguma etiologia conhecida; é comum entre indivíduos considerados "normais".

Menos compreendida, mas igualmente importante, é o fato de que *a fraqueza unilateral* pode resultar em inclinação pélvica lateral. A fraqueza dos músculos abdutores do quadril direito como um grupo ou, mais especificamente, do glúteo médio posterior direito fará a pelve se mover para cima no lado direito, inclinando-se para baixo no lado esquerdo. Da mesma maneira, a fraqueza dos músculos laterais do tronco esquerdo permitirá que o lado esquerdo da pelve se incline para baixo. Essas fraquezas podem estar presentes separadamente ou em combinação, porém com mais frequência ocorrem em conjunto.

Na posição sentada, a inclinação pélvica lateral acompanhada por uma curvatura lateral da coluna resultará de fraqueza unilateral e atrofia do músculo glúteo máximo.

Dominância lateral em relação à escoliose

Entre indivíduos destros que também apresentam uma curvatura funcional à esquerda com frequência se observa: pronação do pé esquerdo, *tensão* no trato iliotibial esquerdo e *fraqueza* nos músculos glúteo médio direito, adutores de quadril esquerdos e abdominais laterais esquerdos. A maioria das pessoas não desenvolve escoliose, mas entre aquelas que desenvolvem há uma predominância de curvaturas torácica à direita e lombar à esquerda. Há também uma predominância de destros em nossa sociedade, e muitas atividades e posições posturais predispõem esses indivíduos a problemas de desequilíbrio muscular que só são descobertos por testes musculares manuais precisos e adequados. Entre canhotos, os padrões tendem a ser o oposto. No entanto, ocorrem em uma frequência um pouco menor, provavelmente porque esses indivíduos precisam se adaptar a muitas atividades ou posições projetadas para uso com a mão direita. (O desequilíbrio muscular relacionado com a dominância lateral é ilustrado no Capítulo 2.)

Hábitos posturais inadequados

É importante estar ciente dos hábitos posturais de uma criança nas diversas posições do corpo: em pé, sentada e deitada. Um indivíduo destro sentado à mesa para escrever está posicionado de modo que o corpo (ou a parte superior deste) está ligeiramente rodado no sentido anti-horário, o papel está virado diagonalmente sobre a mesa e o ombro direito está ligeiramente à frente.

Às vezes as crianças se deitam de lado no chão ou na cama para fazer a lição de casa. Os destros deitam-se sobre o lado esquerdo para que a mão direita fique livre para escrever ou virar as páginas de um livro. Isso posiciona a coluna vertebral em uma curva para a esquerda (Fig. Ap-B.6A).

Sentar-se sobre um pé, como o esquerdo, fará a pelve se inclinar para baixo à esquerda e para cima à direita, pois a nádega direita é elevada ao se apoiar no pé esquerdo. A coluna então se curva para a esquerda (Fig. Ap-B.6B).

Se a criança carregar uma mochila com ambas as alças sobre o ombro esquerdo e mantiver esse ombro

Nome: .... Médico: ..————................................

Diagnóstico: _Postura incorreta, escoliose leve_.............................Data da primeira avaliação: ..————................

Início: ....Data da segunda avaliação: ....

Profissão: ....Estudante................................... Altura: ...————.........Peso: ..————...................................

Dominância: ....Direita....Idade:...17......... Sexo:................ Compr. do MI: Esquerdo ....————.......... Direito:..————............

ALINHAMENTO DO FIO DE PRUMO

Vista lateral: Esq. .... Dir..

Vista posterior: Desvio à esq. .... Desvio à dir. ....

ALINHAMENTO SEGMENTAR

Pés	X	Dedos em martelo		Hálux valgo		Arco anterior baixo			Antepé varo
	E	Pronado >		Supinado		Arco longitudinal plano			Pés de pombo
Joelhos	A	Rot. med. >		Rod. lat.	A	Joelho valgo leve			Torsão tibial
		Hiperestendido >	A	Flexionado E>D		Arqueamento dos MMII			
Pelve	D	MI em adução postural		Rotação	Ant.	Inclinação	Ant.		Desvio
Região lombar	X	Lordose acentuada		Retificada		Cifose			Operação
Região torácica	X	Cifose		Retificada	A	Abdução escapular D>E			Escápula elevada
Tórax		Deprimido		Elevado		Rotação	Post.		Desvio leve
Coluna		Curva total	E	Lombar-Torácica		Dorsal	D		Cervical-Torácica
Abdome	X	Protruso leve		Cicatrizes					
Ombros		Rebaixados		Elevados	A	Anteriorizados			Rod. med.
Cabeça	X	Anteriorizada		Torcicolo					Rotação

TESTES DE FLEXIBILIDADE E COMPRIMENTO MUSCULAR

Inclinação anterior do tronco _Limitada 17,8 cm_ C. _(1)_ PC _N(2)_ GS _Encurtamento leve_

Elevação dos membros superiores acima da cabeça:_s/limite_ Esq.: _Limitação discreta_

Dir.: _Comprimento normal_

Flexores de quadril: Esq. _Encurtados_ Dir.: _Encurtados_

Tensor da fáscia lata: Esq. _Encurtamento leve_ Dir.: _Comprimento normal_

Extensores do tronco: _Amplitude normal_

Flexores laterais do tronco: Para a esq.: _Encurtamento leve_ Para a dir.: _Amplitude normal_

E   TESTES DE FORÇA MUSCULAR   D

E		D	
B–	Parte transversa do trapézio	B+	
R+	Parte ascendente do trapézio	R+	
N	Extensores das costas	N	
N	Glúteo médio	B–	
N	Glúteo máximo	N	
N	Posteriores da coxa	N	
N	Flexores do quadril	N	
B	Tibial posterior	N	
Fraco	Flexores de dedos (do pé)	Fraco	

N–
Elevação do tronco

Fraqueza leve

R
Abaixamento dos membros inferiores

Esquerda	CORREÇÃO DE CALÇADO	Direita
0,33 cm	(Calcanhar largo)	
	Cunha interna	
	(Calcanhar estreito)	
0,48 cm	Elevação de calcanhar	
barra média	Suporte metatarsal	barra média
	Suporte longitudinal	

OBSERVAÇÕES: (1) Flexibilidade das costas com limitação leve na região
torácica baixa.
(2) Músculos posteriores da coxa normais na inclinação
anterior do tronco (i.e., ângulo do sacro com a coxa). Esses
músculos parecem encurtados no teste de elevação dos
membros inferiores por causa dos músculos flexores da
coxa encurtados que mantêm a pelve em inclinação anterior.

TRATAMENTO

Os joelhos tendem a flexionar um pouco
(esquerdo > direito), provavelmente em razão do
encurtamento dos músculos flexores de quadril.

Exercícios:

Decúbito dorsal	Inclinação pélvica e respiração	X
	Inclinação pélvica e deslizamento de membros inferiores	X
	Elevação da cabeça e dos ombros	(omitir)
	Alongamento dos adutores de ombro	X
	Eleváção do membro inferior estendido	(omitir)
	Alongamento de flexores de quadril	X
Decúbito lateral	Alongamento do tensor da fáscia lata esquerdo	X
Sentado	Inclinação anterior do tronco	
	Para alongar a região lombar	—
	Para alongar os músculos posteriores da coxa	—
	Sentar-se apoiado na parede	
	Parte transversa do trapézio	X
	Parte ascendente do trapézio	X
Em pé	Extensão dos pés e joelhos	X
	Ficar em pé apoiado na parede	X

Outros exercícios:

Alongamento de extensores das costas
Em pé, com a pelve estabilizada, deslocar a parte
superior do tronco ligeiramente para a direita
(usando os músculos oblíquo externo do abdome
esquerdo e interno direito).

Suporte: ....

FIGURA AP-B.4   Quadro de avaliação postural.

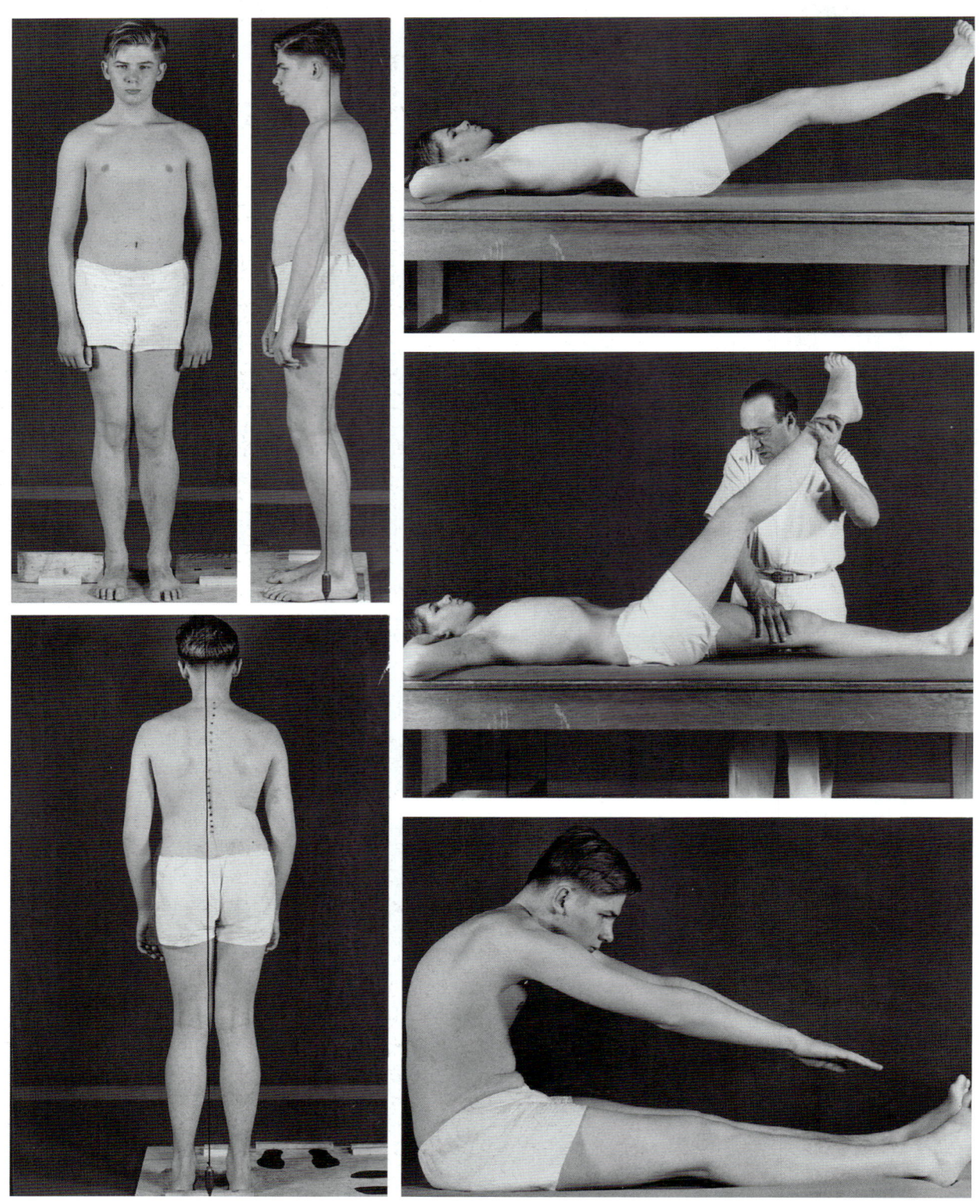

FIGURA AP-B.5   Alinhamento incorreto, fraqueza dos músculos abdominais inferiores e erro no teste de comprimento do tendão da coxa, com comprimento normal destes músculos.

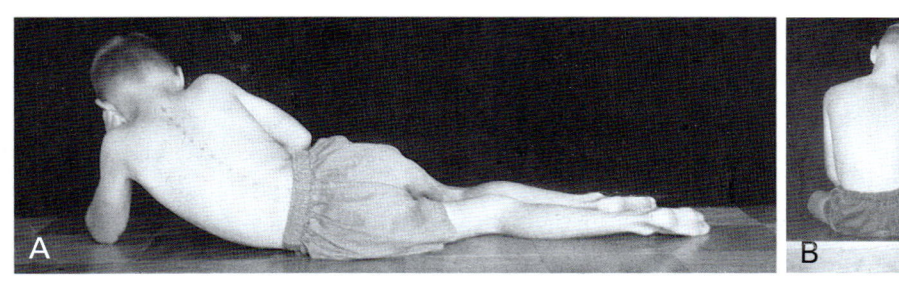

FIGURA AP-B.6   Hábitos posturais inadequados.

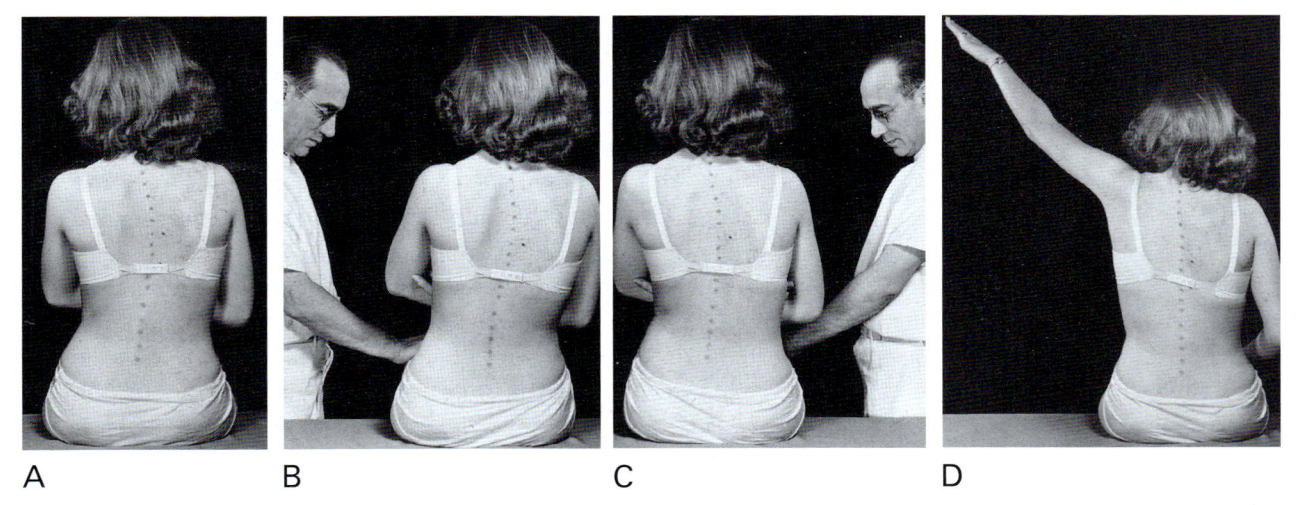

FIGURA AP-B.7   **A**: Na posição sentada, curvatura torácica à direita e curvatura lombar leve à esquerda. **B**: Efeitos adversos de exercitar o músculo iliopsoas esquerdo. **C**: Correção que ocorre ao exercitar o músculo iliopsoas direito. **D**: Correção geral quando são realizados exercícios apropriados para corrigir a curvatura torácica.

elevado para evitar que as alças escorreguem, haverá uma tendência de a coluna se curvar para a esquerda.

Crianças que realizam atividades repetitivas e assimétricas, sejam elas vocacionais ou recreativas, são propensas a desenvolver problemas de desequilíbrio muscular que podem levar a desvios laterais da coluna.[8]

Quando a coluna vertebral se curva habitualmente para o mesmo lado nas diversas posições, deve-se atentar para a correção ou prevenção da escoliose precoce. Não se deve ignorar os problemas associados à pronação de um pé com um joelho levemente flexionado, caso seja sempre o mesmo joelho que é flexionado. Logicamente, o desequilíbrio na musculatura do quadril e as posições incorretas dos pés ou das pernas que resultam em inclinações pélvicas laterais estão mais intimamente relacionados às curvaturas lombares ou toracolombares primárias do que às curvaturas torácicas primárias.

Exercícios e suportes

Exercícios

Deve-se selecionar cuidadosamente os exercícios de acordo com os resultados dos exames. Devem ser dadas instruções adequadas a fim de garantir que os exercícios sejam realizados com precisão. Se possível, um dos pais ou outra pessoa em casa deve monitorar o desempenho até que a criança se torne capaz de realizar os exercícios sem supervisão. O objetivo é usar exercícios assimétricos a fim de alcançar a simetria ideal.

Foi determinado na Figura Ap-B.7 que o músculo iliopsoas direito está fraco. A paciente é dançarina. Um dos exercícios de alongamento que ela realiza é uma abertura na qual um membro inferior fica à frente e o outro atrás. Rotineiramente, o esquerdo fica à frente e o direito atrás. Há uma curva lateral para a esquerda na região lombar e uma curva para a direita na região torácica.

Como o músculo psoas se insere nas vértebras lombares, nos processos transversos e nos discos intervertebrais, ele pode exercer tração direta sobre a coluna vertebral. Se esta for flexível, pode ser influenciada pelos exercícios – cuidadosamente realizados – que ajudam a corrigir o desvio lateral. O exercício é feito sentado na borda de uma maca, com os joelhos flexionados e as pernas pendentes. (Não é feito em decúbito dorsal.) Faz-se um forte esforço como se tentasse levantar a coxa direita em flexão, mas é aplicada resistência suficiente (por um assistente ou pelo próprio indivíduo) para impedir o movimento da coxa. Ao fazê-la, a força não é dissipada pelo movimento da coxa, mas é exercida sobre a coluna, tracionando-a para a direita (Fig. Ap-B.7C).

O indivíduo que monitora este exercício deve ficar atrás do paciente durante a execução para garantir que ambas as curvas sejam corrigidas simultaneamente. Como as curvas variam muito, é necessário um monitoramento rigoroso para evitar a ênfase na correção de uma curva em detrimento da outra.

Em uma escoliose torácica à direita e lombar à esquerda, frequentemente há fraqueza da parte posterolateral do músculo oblíquo externo do abdome direito e encurtamento da parte anterior superior do músculo oblíquo externo esquerdo. Em decúbito dorsal, o indivíduo coloca a mão direita na parede torácica lateral direita e a mão esquerda no lado esquerdo da pelve. Mantendo as mãos na posição, o objetivo do exercício é aproximar as duas mãos, contraindo os músculos abdominais, mas sem flexionar o tronco. É como se a parte superior do corpo se deslocasse para a esquerda e a pelve se deslocasse para a direita. Ao não permitir a flexão do tronco e ao contrair as fibras posterolaterais do oblíquo externo, haverá uma tendência a alguma rotação anti-horária do tórax na direção da correção da rotação torácica que acompanha uma curvatura torácica à direita.

É de particular importância que meninas entre 10 e 14 anos façam exames periódicos da coluna vertebral. As curvaturas laterais ocorrem mais em meninas do que em meninos, e em geral aparecem entre essas idades.

Em relação à correção da curvatura torácica: sentado ereto, com a coluna no melhor alinhamento anteroposterior possível, o indivíduo estende os braços diagonalmente para cima, ligeiramente à frente do plano coronal. O objetivo é praticar a manutenção da posição corrigida a fim de desenvolver uma nova noção cinestésica do que

é reto. A posição incorreta tornou-se tão habitual que a posição reta parece anormal.

Com muita frequência, os casos iniciais de curvatura lateral são "tratados" meramente pela observação, realizando-se radiografias periódicas em intervalos específicos. As tendências iniciais para uma curvatura lateral são potencialmente mais graves do que os desvios anteroposteriores observados nas posturas incorretas habituais. Orientações acerca de uma boa mecânica corporal e exercícios posturais adequados, além da necessária adaptação do calçado para auxiliar mecanicamente na correção do alinhamento, constitui um tratamento mais racional do que a mera observação.

A correção da inclinação pélvica lateral associada à curvatura lateral pode ser auxiliada por elevações de calcanhar adequadas.[9] A cooperação do paciente é de extrema importância. As elevações devem ser utilizadas em todos os calçados. Nenhuma quantidade de elevação pode ajudar se o paciente continuar descarregando o peso predominantemente no membro inferior com o quadril mais alto e com o joelho flexionado no lado da elevação quando em posição ortostática. Para o uso de uma elevação no caso de tensão no músculo tensor da fáscia lata e trato iliotibial, ver o Capítulo 7. Para o uso de uma elevação no calcanhar do calçado oposto a fim de aliviar a tensão em um músculo glúteo médio fraco, ver o Capítulo 7.

Além da utilização de exercícios adequados, é importante evitar aqueles que possam ter um efeito adverso. Aumentar a flexibilidade geral da coluna vertebral traz consigo um perigo inerente. Ganhos de flexibilidade na direção da correção das curvaturas são indicados, desde que a força também seja aumentada a fim de manter as correções. Se o indivíduo tem potencial para ganhar força e se dedica a um programa rigoroso de exercícios de fortalecimento e uso de suporte, exercícios que aumentam a flexibilidade podem ter um resultado final desejável.

Um indivíduo que esteja desenvolvendo cifoescoliose juntamente com lordose não deve fazer exercícios de extensão das costas em decúbito ventral, pois, em um esforço para obter uma melhor extensão da coluna torácica, o problema lombar aumenta. A extensão da região torácica pode ser feita sentado em um banco com as costas contra a parede, mas a região lombar não deve arquear-se em um esforço para fazer parecer que a região torácica está reta. Nesse mesmo caso, deve-se evitar exercícios de fortalecimento de músculos abdominais superiores (encurvamento do tronco ou exercícios abdominais clássicos), mesmo que os abdominais superiores estejam fracos. O exercício seria contraproducente, pois a flexão do tronco flexiona a região torácica. Se houver cifoescoliose em desenvolvimento, este exercício aumentaria a curva cifótica. Por outro lado, exercícios de fortalecimento dos abdominais inferiores na forma de inclinação pélvica ou de inclinação pélvica e deslizamento das pernas – enfatizando a ação do músculo oblíquo externo do abdome – seriam fortemente indicados.

A importância do desequilíbrio muscular e da má postura geral como fatores etiológicos na escoliose idiopática não deve ser ignorada. A escoliose é um problema postural complexo. Assim, exige procedimentos de avaliação completos para determinar qualquer fraqueza ou tensão muscular que resulte em distorção do alinhamento. A verificação só pode ser feita por meio de testes repetidos, mas estes devem ser realizados com precisão. Deve haver adesão aos princípios nos quais o teste manual dos músculos se baseia. O uso de um braço de alavanca longo sempre que apropriado é de vital importância para distinguir diferenças na força dentre alguns dos grandes músculos (p. ex., abdutores do quadril) ao comparar um lado com o outro.

Suportes

Além de exercícios e correções de calçado adequadas, muitos pacientes com escoliose em estágio inicial precisam de algum suporte. Pode ser necessário apenas um suporte do tipo espartilho ou, como em casos mais avançados, um suporte mais rígido. Os Kendall fabricaram muitos desses suportes rígidos.

Na Figura Ap-B.8, mostra-se uma paciente usando um colete de celulose removível, que era frequentemente usado em casos de escoliose. O procedimento para confeccionar esse colete exigia que o indivíduo fosse colocado em uma posição ereta com tração cefálica feita por uma correia de cabeça Sayre. Usava-se uma elevação de calcanhar para nivelar a pelve; tiras de fita adesiva ou de moletom eram colocadas diagonalmente da caixa torácica até a crista ilíaca oposta a fim de obter a melhor correção possível da posição do tronco antes de o aparelho gessado original ser feito. No caso de mulheres jovens, colocava-se um sutiã com um pequeno acolchoamento extra sob a malha para dar espaço para o desenvolvimento das mamas.

Depois de o molde de gesso positivo ser vazado e endurecer, eram realizados ajustes adicionais, raspando levemente a lateral da convexidade e adicionando uma

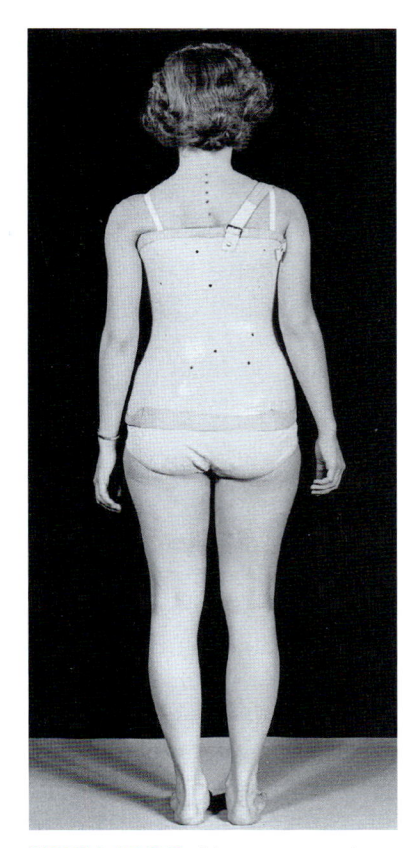

FIGURA AP-B.8   Mostra-se a paciente usando um colete de celulose removível, que era frequentemente usado em casos de escoliose.

quantidade igual de gesso nos pontos de concavidade no mesmo nível, a fim de manter as medidas de circunferência necessárias. O colete era então confeccionado sobre o molde de gesso.

Na atualidade, materiais mais modernos oferecem maior versatilidade e facilidade de manuseio, mas os princípios básicos para o uso de suportes pouco mudaram: obter o melhor alinhamento possível, permitir expansão na área da concavidade e aplicar pressão na área da convexidade na medida tolerada, sem efeitos adversos ou desconforto.

Intervenção precoce

A intervenção nos estágios iniciais de uma curvatura lateral não significa envolver-se em um programa vigoroso e ativo de exercícios. Em vez disso, significa prescrever alguns exercícios cuidadosamente selecionados que ajudem a estabelecer uma sensação cinestésica de bom alinhamento. Significa fornecer boas instruções ao paciente e aos pais ou responsáveis sobre como evitar posições ou atividades habituais que claramente contribuem para o aumento da curvatura.

Pode significar tirar uma foto das costas da criança na posição habitual, sentada ou em pé, e depois outra na posição corrigida, para que a criança possa ver o efeito do exercício na postura. Também significa oferecer incentivos para ajudar a manter o interesse e a cooperação do paciente, pois alcançar a correção é um projeto contínuo.

Para aqueles em que a curva se tornou mais avançada, em muitos casos, é necessário e aconselhável fornecer algum tipo de suporte para ajudar a manter a melhora no alinhamento obtida por meio de um programa de exercícios.

Exercícios corretivos: postura

Os exercícios a seguir foram elaborados para ajudar a corrigir alguns erros posturais comuns. Em outras partes deste livro há exercícios corretivos adicionais. Fazem-se exercícios específicos para melhorar o equilíbrio muscular e restaurar uma boa postura (Fig. Ap-B.9). Para serem eficazes, eles devem ser feitos todos os dias por um período de semanas, além da prática diária de assumir e manter uma boa postura até que isso se torne um hábito.

Ao trabalhar para corrigir o desequilíbrio muscular, em geral é aconselhável evitar os seguintes exercícios:

- Elevar ambos os membros inferiores ao mesmo tempo em decúbito dorsal.
- A partir do decúbito dorsal, sentar-se com os pés firmemente apoiados no chão.
- Fazer exercícios de "bicicleta" no ar em decúbito dorsal com a maior parte do peso apoiado na parte superior das costas.
- Em pé ou sentado com os joelhos estendidos, estender os braços para a frente tentando tocar os dígitos nos artelhos.
- Em decúbito ventral, elevar o tronco arqueando as costas (para aqueles com hiperlordose lombar).

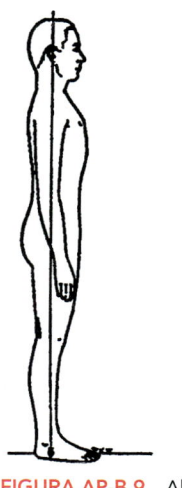

FIGURA AP-B.9   Alinhamento postural ideal.

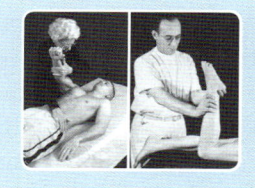

KENDALL CLÁSSICO
O trabalho de Kendall na escoliose
Henry O. Kendall foi o primeiro fisioterapeuta do Children's Hospital em Baltimore, onde começou a trabalhar em junho de 1920. A seguir, uma citação de algumas anotações manuscritas feitas por ele no início da década de 1930 sobre a escoliose:

Não se deve realizar exercícios simétricos. Deve-se fazer um exame muscular minucioso e os músculos devem ser classificados de acordo com sua força. Se um grupo ou músculo for forte demais para seu antagonista, esse músculo ou grupo deve ser alongado e o antagonista mais fraco deve ser treinado a fim de ter força suficiente para competir com ele.

Ao examinar mais de cem casos de curvatura lateral, ainda não encontrei um em que os músculos eretores da espinha estivessem fracos. Todos foram capazes de hiperestender a coluna contra a força da gravidade e, na maioria dos casos, contra a resistência também.

A fraqueza muscular era quase sempre encontrada nos músculos abdominais laterais, abdominais anteriores, pélvicos, do quadril e dos membros inferiores. Essa fraqueza fazia o corpo se desviar do plano mediano lateral ou do plano mediano anteroposterior, obrigando o paciente a compensar o desvio usando outros músculos para manter o equilíbrio. Ao fazer a compensação, o paciente invariavelmente desenvolve músculos que causam movimentos rotatórios laterais, e é fácil entender por que temos uma curvatura lateral com rotação.

Corrigindo o desequilíbrio muscular, chegamos à causa primária de muitos casos de curvatura lateral.

Alongamento da parte posterior do pescoço

Em decúbito dorsal, flexione os joelhos e apoie os pés no chão (Fig. Ap-B.10A). Com os cotovelos flexionados e as mãos nas laterais da cabeça, incline a pelve de modo a retificar a região lombar. Pressione a cabeça para trás, com o queixo para baixo e para dentro, tentando retificar o pescoço.

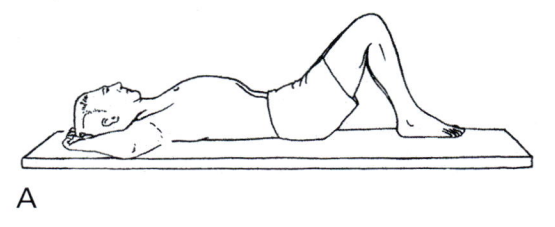

A

Alongamento dos músculos adutores do ombro

Com os joelhos flexionados e os pés apoiados no chão, incline a pelve de modo a retificar a região lombar. Mantenha as costas retas, coloque os dois braços acima da cabeça e tente alcançar a maca com os cotovelos estendidos (Fig. Ap-B.10B). Aproxime os braços o máximo possível das laterais da cabeça. (NÃO deixe as costas se arquearem.)

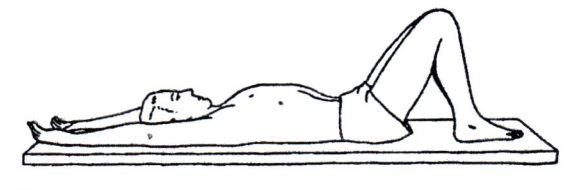

B

FIGURA AP-B.10 *A* e *B*: Exercício corretivo para os músculos adutores do ombro.

Exercício postural em pé na parede

Fique em pé com as costas apoiadas na parede, calcanhares a cerca de 7 cm dela. Coloque as mãos nas laterais da cabeça, com os cotovelos tocando a parede.

Se necessário, corrija os pés e joelhos como na Figura Ap-B.11 e, em seguida, incline-se a fim de retificar a região lombar contra a parede, tracionando para cima e para dentro com os músculos abdominais inferiores. Mantenha os braços em contato com a parede e mova-os lentamente a uma posição diagonal acima da cabeça.

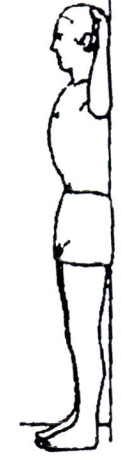

FIGURA AP-B.11 Exercício corretivo em pé encostado na parede.

Exercício postural sentado contra a parede

Sente-se em um banco com as costas apoiadas na parede (Fig. Ap-B.12).

Coloque as mãos nas laterais da cabeça. Endireite a parte superior das costas, pressione a cabeça para trás com o queixo para baixo e para dentro e puxe os cotovelos contra a parede. Retifique a região lombar contra a parede, tracionando-a para cima e para dentro com os músculos abdominais inferiores. Mantenha os braços em contato com a parede e mova-os lentamente a uma posição diagonal acima da cabeça.

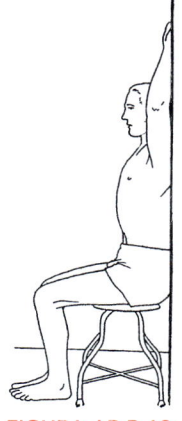

FIGURA AP-B.12 Exercício corretivo sentado em uma cadeira encostada na parede.

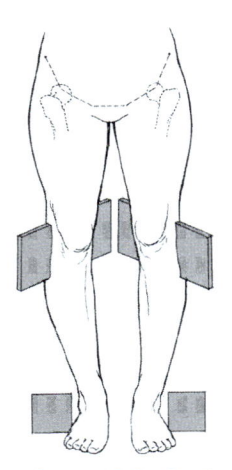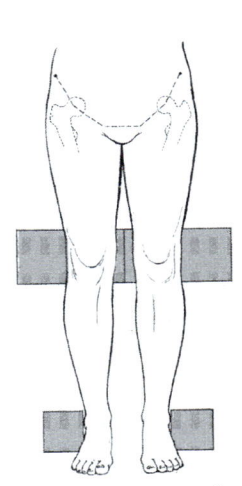

FIGURA AP-B.13 Exercício corretivo para pronação, hiperextensão e rotação medial.

Correção da pronação, hiperextensão e rotação medial

Fique em posição ortostática com os pés afastados a cerca de 10 cm e em leve desvio lateral (Fig. Ap-B.13). Relaxe os joelhos em uma posição "solta", ou seja, nem rígidos nem flexionados. Contraia os músculos glúteos de modo a rodar os membros inferiores ligeiramente para fora (até que as patelas fiquem voltadas diretamente para a frente).

Contraia os músculos que elevam os arcos dos pés, rolando o peso ligeiramente em direção às bordas externas dos pés.

POLIOMIELITE

Fatores que influenciam o tratamento

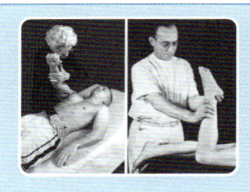

KENDALL CLÁSSICO

Objetivos da ortopedia e da fisioterapia no tratamento da poliomielite

Quando alguém pergunta "Como você trata a poliomielite?", não há uma resposta específica, pois cada paciente requer uma abordagem de tratamento diferente. Ao considerar o tratamento de cada caso específico, deve-se responder às seguintes perguntas:

Há quanto tempo o paciente tem a doença?
Qual a idade do paciente?
Qual a extensão do envolvimento atual?
Qual era a extensão do envolvimento original?
Qual a melhora observada em músculos específicos?
Que tipo de tratamento o paciente já recebeu?

O *tempo de início* é importante porque o tratamento varia em muitos aspectos de acordo com o estágio da doença. A relação entre a duração da doença e a melhora auxilia na determinação do prognóstico.
A *idade do paciente* é muito importante porque se deve considerar as variações estruturais ósseas e ligamentares subjacentes em relação ao tratamento.
Uma comparação entre a extensão do *envolvimento original e atual* é importante ao considerar o curso futuro do tratamento.
O *tipo de tratamento até o momento* é importante por vários motivos:

- O tratamento que não impede o desenvolvimento de contraturas desnecessárias desfigura o quadro clínico da poliomielite. Essas contraturas criam uma fraqueza por alongamento excessivo sobreposta nos músculos opositores. Não é possível fazer um diagnóstico ou prognóstico precisos até que esses fatores secundários sobrepostos sejam corrigidos.
- O tratamento que promove um comprimento excessivo e o relaxamento das estruturas articulares impõe um problema ainda mais grave do que a contratura muscular. É mais difícil restaurar a tensão normal de ligamentos distendidos do que restaurar o movimento articular em casos de encurtamentos musculares. Não se pode determinar com precisão a potência de um músculo se a articulação está tão frouxa que ele não tem uma articulação estável sobre a qual atuar.
- O tratamento térmico excessivo e prolongado precoce tende a desfigurar o grau de envolvimento. A razão básica para o uso da termoterapia, por si só, explica esse fenômeno. O calor é usado para relaxar os músculos e atuar como um sedativo geral. Quando é aplicado calor contínuo e prolongado, os músculos perdem sua contratilidade normal. Observamos uma situação incomum em muitos pacientes com poliomielite de 1944 transferidos de um hospital de isolamento em que eram utilizados termoterapia e movimentos de alongamento no estágio inicial da doença. Depois da admissão no hospital ortopédico, instituíram-se mais repouso e tratamentos mais passivos. Ocorreu uma melhora repentina e inesperada que não era típica do curso normal de progresso nos músculos afetados pela poliomielite. Nossa explicação para essa rápida melhora é que, além da fraqueza da poliomielite, que não era pronunciada, havia uma fraqueza sobreposta decorrente do calor e do excesso de manipulação, que desapareceu quando o tratamento foi interrompido.
- A imobilização prolongada, que permite o desenvolvimento de rigidez articular ou uma desnecessária atrofia por desuso, também desfigura o quadro da poliomielite e atrasa a recuperação.

Reproduzido de *Physiotherapy Review*, Vol. 27, No. 3, May-June, 1947; com permissão.

Testes musculares na poliomielite e na pós--poliomielite

A avaliação manual funcional dos músculos é uma parte necessária dos procedimentos diagnósticos na área de doenças neuromusculares. Foi uma ferramenta essencial na avaliação precoce de pacientes com poliomielite. O padrão de fraqueza muscular possibilitou ao examinador determinar o tipo e a localização de uma lesão neuromuscular. A fraqueza dos músculos específicos ajudou a indicar quais neurônios motores espinais estavam envolvidos.

Embora a poliomielite tenha sido erradicada na maior parte do mundo, permanece endêmica em alguns países e representa uma séria ameaça à saúde. Em 2003, um surto de poliomielite na Nigéria se espalhou para países vizinhos e colocou 15 milhões de crianças em risco.[10] Nos primeiros seis meses de 2004, cinco vezes mais crianças na África Central e Ocidental ficaram paralisadas pela poliomielite do que no mesmo período de 2003.[11]

Também é de grande preocupação o surgimento do vírus do Nilo Ocidental (VNO) no hemisfério ocidental. De acordo com os Centers for Disease Control and Prevention (CDC), em 2003 foram relatados 9.006 casos de infecção por VNO. Isso representa mais que o dobro dos 4.156 casos relatados em 2002.[12] O VNO pode causar uma síndrome semelhante à da poliomielite, com fraqueza muscular e paralisia, pois ataca as mesmas células motoras da medula espinal que são atacadas na poliomielite.[13] Richard Bruno afirma que "quase 1% das pessoas afetadas pelo VNO apresentam paralisia, quase a mesma porcentagem daquelas afetadas pelo vírus da poliomielite".[14]

Complicações tardias da poliomielite: síndrome pós-poliomielite

Embora a maior parte dos médicos nos Estados Unidos hoje nunca tenha visto a fraqueza neuromuscular e a paralisia da poliomielite aguda, muitos deles agora se deparam com ex-pacientes de poliomielite que estão apresentando episódios de nova fraqueza muscular, dor, fadiga e diminuição da resistência. Conhecidos como síndrome pós-poliomielite (SPP), esses efeitos colaterais da poliomielite podem aparecer de 10 a 40 anos depois do ataque inicial.[15] "A Organização Mundial da Saúde estima que entre 10 e 20 milhões de sobreviventes da poliomielite estejam vivos em todo o mundo, e algumas estimativas sugerem que entre 4 e 8 milhões deles podem desenvolver SPP".[16]

Quase 2 milhões de norte-americanos vivos na atualidade tiveram poliomielite há 50 anos.[14] As estimativas variam, mas até 50% dessas pessoas podem ser afetadas pela SPP.[17] Muitos desses ex-pacientes recuperaram uma boa força e mobilidade e se consideraram curados. A recorrência de antigas fraquezas e o surgimento de novas podem ser extremamente desafiadores e difíceis para o paciente, tanto psicológica como fisicamente. Muitas pessoas que sentiam ter vencido a doença quando conseguiram se livrar de suas órteses, suportes, bengalas e cadeiras de rodas estão agora sendo informadas de que esses mesmos recursos podem ser necessários novamente para proteger e preservar a força existente.

Contudo, ao contrário dos tratamentos prévios, o objetivo pode não ser mais o retorno da força muscular. Em vez disso, a fraqueza associada à SPP é frequentemente resultado do uso excessivo e da compensação muscular a longo prazo. Para restaurar o equilíbrio muscular e preservar a força, o tratamento em geral envolve alguma limitação ou redução das atividades e o uso de suportes protetores.

Diagnóstico de SPP

O diagnóstico da SPP é feito pela exclusão de outras doenças neuromusculares. Indivíduos que tiveram poliomielite há muitos anos podem apresentar uma ampla variedade de sintomas. Essa constelação de sintomas pode mimetizar ou se sobrepor aos de outras doenças, como esclerose múltipla, esclerose lateral amiotrófica, síndrome de Guillain-Barré, fibromialgia e osteoartrite. O Dr. Lauro Halstead acredita que a fraqueza recente é o sintoma característico da SPP. Quando uma nova fraqueza surge em músculos previamente afetados pela poliomielite e/ou em músculos que se pensava não terem sido afetados originalmente, ela pode ou não ser acompanhada por outros sintomas. Este é um ponto crucial a ser reconhecido – um paciente pode ter SPP mesmo que a nova fraqueza seja o único sintoma.[18]

Existem controvérsias quanto ao papel e importância exatos da avaliação manual dos músculos no exame de pacientes com SPP. O debate centra-se no argumento de que essa avaliação mede apenas a força no momento do teste, enquanto o problema para os pacientes pode não ser tanto a perda de força, mas a perda da capacidade de manter a força depois de um exercício ou esforço. Há aumento da fadiga muscular, o que leva a episódios mais frequentes de fraqueza ou a fraqueza gradual e progressiva.

Um teste realizado uma só vez pode mostrar um músculo considerado normal, mesmo tendo perdido 50% dos neurônios motores que o inervavam originalmente.[19,20] Em outras palavras, pode-se perder metade da reserva de um músculo antes que sejam observados sintomas clínicos de fraqueza.[21,22]

Além da perda de reserva, pode haver disfunção da unidade motora. Os pacientes experimentam o retorno de antigas fraquezas quando as unidades motoras não conseguem mais sustentar o aumento da carga de trabalho das fibras musculares adotadas.

Para desenvolver o melhor plano de tratamento, é útil que o profissional de saúde determine se a fraqueza sentida está nos músculos que foram originalmente envolvidos ou se é uma fraqueza "nova" que ocorre em músculos que não foram afetados anteriormente, mas que agora estão enfraquecidos em razão de anos de uso excessivo e compensação, ou se é uma combinação dos dois.

Avaliações manuais dos músculos podem ajudar a definir o problema, especialmente quando se pode contar com resultados de testes anteriores. Uma comparação dos dados pode mostrar o retorno de antigas fraquezas, bem como o surgimento de novas. Porém, na maior parte dos casos não há testes iniciais com os quais se pode contar e, em muitos casos, poucos músculos foram testados inicialmente para que possa ser realizada uma análise comparativa válida.

A ausência ou inadequação dos registros abrangendo um longo período dificultou a determinação precisa da relação entre sintomas atuais e pregressos. Fornecendo os resultados de avaliações manuais dos músculos realizadas ao longo de 50 anos, este livro contém um estudo de caso de longo prazo que deve ser de interesse de todos os profissionais de saúde e pessoas afetadas por sequelas pós-poliomielite.

Determinar a natureza e a extensão da fraqueza é essencial. Além das avaliações manuais dos músculos de base (ou testes musculares realizados a cada poucos meses), são necessários testes em músculos específicos depois de períodos de exercício ou esforço. Dados de protocolos específicos para testes musculares seriados em indivíduos normais e pacientes com SPP imediatamente depois do exercício possibilitarão ao profissional de saúde elaborar planos de tratamento mais adequados e individualizados. Os resultados desses testes seriados ajudarão a determinar se devem ser prescritos exercícios

e, em caso afirmativo, qual a quantidade e o tipo. O Dr. James Aston sugeriu o seguinte:

> "Qualquer músculo considerado para exercício deve ser forte o suficiente para suportar mais do que a força da gravidade e deve ser testado novamente duas ou três vezes depois de uma caminhada de 1 a 2 minutos. Qualquer declínio na força depois da caminhada indica que o músculo não tem reserva e não deve ser exercitado".[21] (Reproduzido de Paul Tornetta III, Mark W. Pagnano, *Instructional course lectures* vol. 61 2012 American Academy of Orthopaedic Surgeons, 624 páginas, Orthopaedics and Trauma, com permissão da Elsevier.)

O tratamento de pacientes com SPP é clinicamente muito desafiador. Patricia Andres resumiu o papel do fisioterapeuta da seguinte maneira:

> "O tratamento fisioterapêutico do paciente com SPP deve focar a restauração do alinhamento postural por meio do (1) uso de órteses e/ou dispositivos de assistência e (2) exercícios que alonguem músculos tensos e sobrecarregados, combinados com exercícios não fatigantes para músculos fracos e sobrecarregados em amplitude reduzida".[23]

Os médicos também devem consultar o quadro Kendall clássico, já citado. Embora tenha sido escrito especificamente para pacientes com poliomielite, é aplicável a pacientes com SPP e a qualquer pessoa – incluindo aqueles com infecção por VNO – que tenha fraqueza ou paralisia decorrente do envolvimento das células do corno anterior.

Explicação dos quadros de poliomielite/pós-poliomielite

A compilação de seis testes musculares de membros superiores, tronco e membros inferiores em um paciente com poliomielite ao longo de um período de 50 anos, realizados por apenas dois examinadores, oferece um panorama raro e abrangente da história da doença em um único indivíduo. Seis dos nove testes registrados são apresentados neste livro. Na época do primeiro exame, este paciente do sexo masculino tinha 17 anos. Ele tinha 67 anos quando foi testado pela última vez.

Nem todos os mesmos músculos foram testados em cada exame. A decisão de quais músculos testar foi baseada na queixa específica do paciente ou na dor no momento da avaliação, nos resultados de testes anteriores e a critério do examinador. O pescoço, o tronco e os membros superiores e inferiores foram afetados pela poliomielite. O membro inferior foi mais afetado do que o superior.

Membro superior

Examinadores e datas dos testes:
HOK: 18/10/1949, 21/02/1950, 30/08/1950
FPK: 05/02/1990, 21/02/1992, 07/10/1999.

Durante o exame inicial, nove músculos apresentaram fraqueza acentuada. Menos de um ano depois, apenas três músculos permaneceram nessa categoria.

Dois músculos nunca recuperaram a força adequada, e a pouca força que tinham diminuiu para zero ou níveis residuais 50 anos depois.

Apenas 22 dos 84 músculos testados apresentaram força entre Boa e Normal (i.e., pontuação de 8 a 10) no primeiro teste. Menos de um ano depois, 59 dos 67 músculos haviam recuperado uma força entre Boa e Normal.

Quarenta e dois anos depois do primeiro teste, dos 94 músculos testados, 4 permaneceram apenas moderadamente fortes e 2 músculos significativamente fracos. Apenas um músculo, o oponente do polegar direito, estava mais fraco do que quando examinado pela primeira vez.

Cinquenta anos depois, a parte ascendente do músculo trapézio esquerdo, o oponente do polegar direito e o abdutor curto do polegar direito perderam força. Os dois últimos encontravam-se mais fracos do que no exame inicial. Observou-se perda da força recuperada em cinco músculos do membro superior esquerdo. Com exceção dos dois músculos que apresentaram fraqueza acentuada, os músculos do membro superior

direito não foram testados nesse momento (Fig. Ap-B.14).

Membro inferior

Examinadores e datas dos testes:
HOK: 18/10/1949, 21/02/1950, 31/04/1951, 16/05/1968
FPK: 26/01/1990, 07/10/1999

Durante o exame inicial, testaram-se 87 músculos. Encontrou-se fraqueza acentuada (i.e., pontuação inferior a 5) em 17 músculos e alguma fraqueza (i.e., pontuação de 5 a 7) em 70 músculos. Observou-se uma força Boa (i.e., pontuação de 8 a 10) em apenas três músculos.

Seis meses depois, havia fraqueza acentuada em apenas 1 músculo, alguma fraqueza em 16 músculos e força boa em 63 músculos.

Dezenove anos depois do primeiro teste, persistiu uma fraqueza acentuada no músculo tibial anterior, com alguma fraqueza em 24 músculos e força boa em 58 músculos.

Cinquenta anos depois, foi observada fraqueza acentuada em quatro músculos e força boa em 46 músculos (Fig. Ap-B.15).

> **Observações:** A classificação foi originalmente feita em uma escala de 0 a 100 para indicar a porcentagem de força de um músculo. Esses números foram convertidos para uma escala de 0 a 10, de acordo com o sistema de classificação apresentado neste livro. Pode-se fazer a conversão para uma escala de 0 a 5, verificando o Código para gradação da força muscular (Cap. 1).

NOME DO PACIENTE PRONTUÁRIO Nº

ESQUERDA **DIREITA**

10-7-99 FPK	2-21-92 FPK	2-5-90 FPK	8-30-50 HOK	2-21-50 HOK	10-18-49 HOK	EXAMINADOR DATA	10-18-49 HOK	2-21-50 HOK	8-30-50 HOK	2-5-90 FPK	2-21-92 FPK	10-7-99 FPK
						Facial						
						Língua						
						Deglutição						
						Fala						
	10	10		6	3	*Deltoide clavicular*	8	10		10	10	
	10	9		6	3	*Deltoide acromial*	8	10		10	10	
	10	9		5	3	*Deltoide espinal*		10		10	10	
	10	10				*Trapézio descendente*				10	10	
	6	6	5	4	FRACO	*Trapézio transverso*	FRACO	7	6	8	7	
4	5	6	5	3		*Trapézio ascendente*		7	7	7	6	
	8	6				*Serrátil anterior*		10		8	10	
	10	10	10	9		*Romboides*		8	10	10	10	
	8	8		10		*Latíssimo do dorso*		9		8	8	
	10	10	10	10	7	*Peitoral maior*	7	9	10	10	10	
		10		8	6	*Peitoral menor*	9	10		10	10	
		10		10	6	*Rotadores mediais*	7	10		10	10	
				10	7	*Rotadores laterais*	7	10		10	10	
10	10	10	10	10	7	*Bíceps braquial*	7	10	10	10	10	
10	10	10	10	10	6	*Tríceps braquial*	4	6		10	10	
10	10	10	10	10	7	*Braquiorradial*	7	10	10	10	10	
7	10	10	10		7	*Supinadores*	8	10		9	9	
7	10	10	10		7	*Pronadores*	7			7		
10	10	10	10		7	*Flexor radial do carpo*	7		10	10	10	
10	10				7	*Flexor ulnar do carpo*	6			10		
10		10			7	*Extensor radial do carpo*	8			10		
10		10			7	*Extensor ulnar do carpo*	7			10		
10	10	10	10	10	10	1 *Flexor profundo dos dedos* 1	7	10	10	10	10	
						2 *Flexor profundo dos dedos* 2	10					
						3 *Flexor profundo dos dedos* 3	10					
						4 *Flexor profundo dos dedos* 4	10					
10	10	10	10		10	1 *Flexor superficial dos dedos* 1	7	10	10	10	10	
						2 *Flexor superficial dos dedos* 2	10	10				
						3 *Flexor superficial dos dedos* 3						
						4 *Flexor superficial dos dedos* 4						
10	10	10	10	10	7	1 *Extensores dos dedos* 1	7	9	10	10	10	
						2 *Extensores dos dedos* 2						
						3 *Extensores dos dedos* 3						
						4 *Extensores dos dedos* 4						
10	10	10	10	10	7	1 *Lumbricais* 1	6	10	9	10	10	
						2 *Lumbricais* 2						
						3 *Lumbricais* 3						
						4 *Lumbricais* 4						
10	10	10	10		6	*Interósseos dorsais*	7	9	10	10	10	
10	10	10	10	10	7	*Interósseos palmares*	7	10	10	10	10	
7	10	7	6	5	4	*Oponente do polegar*	2	4	3	1	1	0
10	10	8	10	10	7	*Adutor do polegar*	7	10	10	6	10	
10	10	10	10	9	8	*Abdutor longo do polegar*	6	10		10	10	
8	10	9	4	3	6	*Abdutor curto do polegar*	3	4	3	(5)	4	1
	10	10	10	10	10	*Flexores do polegar*	7			10	10	
	10	7	8	10	7	*Extensores do polegar*	8	10	10	10	10	
	10	10				*Abdutor do dedo mínimo*	7			10	10	
	10	10				*Oponente do dedo mínimo*	5			10	10	
	10	10				*Flexor do dedo mínimo*	7			9	10	

Contraturas e deformidades

Ombro	
Cotovelo	
Antebraço	
Punho	
Dedos	
Polegar	

CÓDIGO: ■ Até 4 ■ 5–7 ■ 8–10

( ) Amplitude de movimento limitada

Fraco = 2

FIGURA AP-B.14 Quadro de músculos do membro superior para testes musculares de pacientes com poliomielite e pós-poliomielite de 1949 a 1999. © 2003 Elizabeth E. McCreary e Florence P. Kendall.

NOME DO PACIENTE   PRONTUÁRIO N°

ESQUERDA   DIREITA

10-7-99 FPK	1-26-90 FPK	5-15-68 HOK	4-3-50 HOK	2-21-50 HOK	10-18-49 HOK	EXAMINADOR DATA	10-18-49 HOK	2-21-50 HOK	4-31-51 HOK	5-15-68 HOK	1-26-90 FPK	10-7-99 FPK
			9		3	Flexores do pescoço	3	10				
					fraco	Extensores do pescoço	fraco					
		8	9	9		Extensores das costas	3	9	9	8		
						Quadrado do lombo						
fraco	5	5	6	6	4	Elevação do tronco / Abaixamento do MI — Reto do abdome / Reto do abdome — Obliquo interno / Obliquo externo	3	4	5	6	7	fraco
10	7	9	10	10	5	Glúteo máximo	5	10	10	10	9	10
10	7	9	10	10	4	Glúteo médio	5	8	9	8	7	10
10	8	9			4	Abdutores do quadril	5			8	10	10
	7	7	10	4	2	Adutores do quadril	4	10	10	10	9	
	9	9			6	Rotadores mediais do quadril	6			10	9	
	7	9			8	Rotadores laterais do quadril	7			10	10	
6	7	6	10	6	3	Flexores do quadril	7	10	10	10	10	10
5	7	10	10	9	6	Tensor da fáscia lata	5	10	10	10	10	10
8	8	10	10	10	6	Sartório	7	10	10	10	10	10
10	9	10	10	10	6	Posteriores da coxa mediais	7	10	10	10	10	10
7	7	10	10	10	6	Posteriores da coxa laterais	7	10	10	10	8	7
5	(6) A.	8	10	7	6	Quadríceps femoral	8	10	10	10	10	10
6 C.	B.	10		10		Gastrocnêmio	7	10	10	10	B.	C.
		10		10	7	Sóleo	7					
10	10	10	10	9	6	Fibular longo	7	10	10	10	10	6
10	10	10	10	9	6	Fibular curto	7	/	/	/	/	6
10	10	10	10	9	4	Fibular terceiro	7	/	/	/	/	10
4	6	6	6	6	3	Tibial posterior	4	6	8	9	9	5
0	0	1	3	3	3	Tibial anterior	4	6	10	10	8	6
10	10	10	9	7	6	Extensor longo do hálux	6	7	10	10		10
8	9	7	10	10	6	Flexor longo do hálux	6	10	9	8	10	10
(5)	8	6	(9)	10	8	Flexor curto do hálux	7	9	10	8	10	9
7	8	6	6	7	5	1 Extensor longo dos dedos 1	6	8	10	8	9	(7)
8	8	8	7	7	5	2 Extensor longo dos dedos 2	6	/		10	/	(7)
4	6	8	7	7	7	3 Extensor longo dos dedos 3	7	/		10	/	(6)
(5)	6	8	7	7	7	4 Extensor longo dos dedos 4	7	/		8	/	?
9	10	10	9	7	6	1 Extensor curto dos dedos 1	7	10	10	10	10	10
			10			2 Extensor curto dos dedos 2						
						3 Extensor curto dos dedos 3						
						4 Extensor curto dos dedos 4						
2	8	7	10	7	?	1 Flexor longo dos dedos 1	6	6	9	10	9	10
6	/	6		7	?	2 Flexor longo dos dedos 2	/	6	/	7	/	
8	/	7		8	5	3 Flexor longo dos dedos 3	/	8	/		/	
8	/	7		8	5	4 Flexor longo dos dedos 4	/	8	/		/	
7	8	6	9	7	6	1 Flexor curto dos dedos 1	5	6	8	8	9	8
			10			2 Flexor curto dos dedos 2	5	6	8	8		
/						3 Flexor curto dos dedos 3	6	8	9	8		
/				8		4 Flexor curto dos dedos 4	6	8	9	8		
5	5	5	6	7	7	1 Lumbricais 1	5	8	7	9	9	8
/						2 Lumbricais 2	5	/	/	9	9	8
/						3 Lumbricais 3	6	/	/	7	7	6
/						4 Lumbricalis 4	6	/	/	7	7	6
						Comprimento do MI						
						Circunferência da coxa						
						Circunferência da perna						

OBSERVAÇÕES: CÓDIGO: ■ Até 4   ■ 5–7   ■ 8–10   ( ) Amplitude de movimento limitada   *fraco* = 5 ou 6

A. 26/01/90 Quadríceps femoral não é capaz de estender o joelho nos últimos 15° na posição sentada.
B. 26/01/90 Não é capaz de ficar na ponta dos pés em apoio unipodal, mas consegue em apoio bipodal, deslocando um pouco o corpo para a frente.
C. 07/10/99 Não é capaz de ficar na ponta dos pés em apoio unipodal.

FIGURA AP-B.15 Quadro de músculos do pescoço, tronco e membro inferior. © 2003 Elizabeth E. McCreary e Florence P. Kendall.

Complicações tardias da poliomielite

A Figura Ap-B.16 ilustra as possíveis causas das complicações tardias da poliomielite.

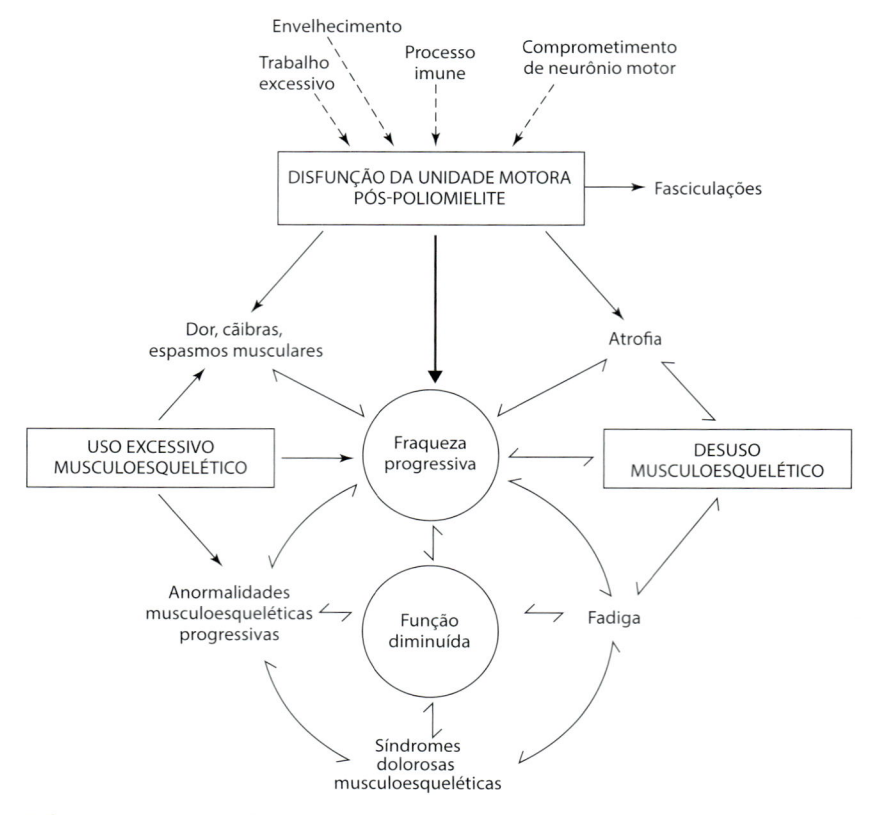

FIGURA AP-B.16 Modelo esquemático mostrando três possíveis causas para complicações neuromusculares e musculoesqueléticas tardias da poliomielite e suas interações. Reproduzida de Halstead L. Late complications of poliomyelitis. In: Goodgold J, ed. *Rehabilitative Medicine*. St. Louis: CV Mosby; 1988: 328–342 com permissão da Elsevier.[24]

REFERÊNCIAS BIBLIOGRÁFICAS

1. Nissinen M, Heliovaara M, Seitsamo J, Poussa M. Trunk asymmetry, posture, growth, and risk of scoliosis. Spine 1993; 18(1): 8-13.
2. Licht S. History. In: Basmajian J, ed. Therapeutic Exercises. 4th ed. Baltimore: Williams & Wilkins; 1984: 30.
3. Risser JC. Scoliosis past and present. In: Basmajian JV, ed. Therapeutic Exercise. 4th ed. Baltimore: Williams & Wilkins; 1984: 469.
4. American Academy of Orthopedic Surgeons (AAOS). Instructional Course Lectures. St. Louis: CV Mosby; 1985.
5. Kuru T, Yeldan İ, Dereli EE, .zdin.ler AR, Dikici F, .olak İ. The efficacy of three-dimensional Schroth exercises in adolescent idiopathic scoliosis: A randomised controlled clinical trial. Clin Rehabil 2016 Feb; 30(2): 181-190. doi: 10.1177/0269215515575745. Epub 2015 Mar 16. PMID: 25780260.
6. Białek, Marianna PT. Mild angle early onset idiopathic scoliosis children avoid progression under FITS method (functional individual therapy of scoliosis). Medicine May 2015; 94(20): e863. doi: 10.1097/MD.0000000000000863
7. Kocaman H, Bek N, Kaya MH, Büyükturan B, Yetiş M, Büyükturan Ö. The effectiveness of two different exercise approaches in adolescent idiopathic scoliosis: A single-blind, randomized-controlled trial. PLoS One 2021; 16(4): e0249492. Published 2021 Apr 15. doi:10.1371/journal.pone.0249492
8. Perrone M, Orr R, Hing W, Milne N, Pope R. The impact of backpack loads on school children: A critical narrative review. Int J Environ Res Public Health 2018; 15(11): 2529. Published 2018 Nov 12. doi:10.3390/ijerph15112529
9. Menez C, L'Hermette M, Coquart J. Orthotic insoles improve gait symmetry and reduce immediate pain in subjects with mild leg length discrepancy. Front Sports Act Living 2020; 2: 579152. Published 2020 Dec 16. doi:10.3389/fspor.2020.579152
10. 15 Million children threatened by polio outbreak. [http://www.unicef.org/UK/press]. Accessed 1/22/04.
11. http://www.newscientist.com. Polio. [http://www.newscientist.com]. Accessed 6/29/04.
12. West Nile Virus statistics, surveillance, and control. [http://www.cdc.gov/nci-dod/dvfbid/westnile/index.htm]. Accessed 1/21/04.

13. West Nile Virus can cause polio-like symptoms. [http://sciencedaily. com/releases/2003/04/030401074409.htm]. Accessed 1/21/04.

14. Bruno R. Polio by any other name. West Nile Virus, postpolio syndrome, chronic fatigue syndrome, and a double standard of disbelief. [http://www.ChronicFatigueSupport.com/library.print.cfm/ID=3938]. Accessed 7/28/03.

15. Postpolio syndrome fact sheet. National Institute of Neurological Disorders and Stroke. [http://www.ninds.nih.gov/health_and_medical/pubs/post-polio.htm]. Accessed 1/31/04.

16. Report on postpolio syndrome in Australia, Canada, France, Germany, Japan, UK, and USA: Disability World; 2001.

17. Mayo Clinic Staff. Postpolio syndrome. [http://www.mayoclinic.com/invole.cfm/id=Ds00494]. Accessed 1/31/04.

18. Polio experts grapple with the complexities of postpolio syndrome. [http://www.post-polio.org/task/expertsa.html]. Accessed 2/17/04.

19. Halstead L. Postpolio syndrome. Sci Am 1998; 278(4): 36-44.

20. Bollenbach E. Polio biology X. A Lincolnshire Post-Polio Library Publication. [http://www.ott.zynet.co.uk/polio/lincolnshire/library/bollenbach/biology10.html]. Accessed 5/14/03.

21. Aston J. Postpolio syndrome. An emerging threat to polio survivors. Postguard Med 1992; 92: 249-256.

22. Anderson W, Oregon tMABotPPPESo. An approach to the patient with suspected postpolio syndrome. [http://www.pke.com/pps/ppspamoh.htm]. Accessed 5/10/03.

23. Andres P. Rehabilitative principles and the role of the physical therapist. In: Munsat T, ed. Postpolio Syndrome. Stoneham, MA: Butterworth-Heinemann; 1991. [http://polio.dyndns.org/polio/documentslibrary]. Accessed 4/27/03.

24. Halstead L. Late complications of poliomyelitis. In: Goodgold J, ed. Rehabilitative Medicine. St. Louis: CV Mosby; 1988: 328-342.

Sugestões de leitura

Berry P. West Nile Virus, polio-like symptoms. The Clarion-Ledger. September 24, 2002. http://www.shadetreephysics.com/vel/wnv-pol.htm

Bruno RL. The Polio Paradox. Warner Books, Inc.; 2002.

Dalakas MC, Elder G, Hallet M, et al., A long-term follow-up study of patients with post-poliomyelitis neuromuscular symptoms. New Engl J Med. 1986;314(15):959-963.

Dean E. Clinical decision making in the management of the late sequelae of poliomyelitis. Phys Ther. 1991;71(10):752-761.

Gawns AC, Halstead LS. Evaluation of the Post-Polio Patient. The Lincolnshire Post-Polio Library. 2004; 1-4.

Gross MT, Schuch CP. Exercise programs for patients with post-polio syndrome: A case report. Phys Ther. 1989;69(1):172–175.

Halstead LS. The residual of polio in the aged. Top Geriatr Rehabil. 1988;3(4):9–26.

Kendall HO, Kendall FP. Care during the recovery period in paralytic poliomyelitis. JAMA. 1938;111(5):472.

Kendall HO, Kendall FP. Orthopedic and physical therapy objectives in poliomyelitis treatment. Physiotherap Rev. 1947;27(3):159–165.

Krivickas LS. Breathing Problems Caused by Post-Polio Syndrome. Greater Boston Post-Polio Association; 2003.

Post-Polio Health International. Management of PPS, About Polio and PPS-Monograph; 2003.

Maynard FM. The Post-Polio Syndrome and Re-Rehabilitation. 2003.

Mense S, Simons DG. Muscle Pain: Understanding Its Nature, Diagnosis, and Treatment. Lippincott Williams & Wilkins; 2001.

Perry J, Fontaine JD, Mulroy S. Findings in post-poliomyelitis syndrome. Weakness of muscles of the calf as a source of late pain and fatigue of muscles of the thigh after poliomyelitis. J Bone Jt Surg. 1995;77-A(8):1148–1153.

Polio and the Era of Fear, The Mission. 1994.

Polio and Post-Polio Fact Sheet. Post-Polio Health International; 2004. http://www.post-polio.org/ipn/fact.html

Sharrad WJW. Muscle recovery in poliomyelitis. J Bone Jt Surg 1955;37B(1):63-79.

Swensrud G. Post polio syndrome, aging with a disability. Oakland Kaiser Conference, September 19, 2003.

APÊNDICE C: TESTES ESPECÍFICOS DE FORÇA, DESEMPENHO E COMPRIMENTO MUSCULAR

Nesta era de tratamentos com limite escasso de tempo, avanço tecnológico e em que os profissionais precisam justificar o início ou a continuação de um tratamento, é essencial que eles escolham e realizem com eficácia testes que auxiliem na resolução de problemas, seja para fornecer um diagnóstico diferencial, estabelecer ou alterar procedimentos de tratamento, melhorar a função ou aliviar a dor. Independentemente do motivo da realização de um determinado teste, a objetividade é essencial para que o raciocínio clínico seja preciso e relevante. A seguir, detalhes referentes a alguns testes de força, desempenho e comprimento muscular, citados ao longo deste livro.

Teste	Dinamometria portátil	Força de preensão	Elevação na ponta do pé	Teste de sentar e levantar (30 segundos)*	Sentar e alcançar
Objetivo	Verificar a força muscular pré e pós-intervenção	▪ Força de preensão ▪ Possível indicador do prognóstico de recuperação funcional	Determinar a força dos músculos flexores plantares (grupo)	Testar a força e a resistência dos membros inferiores	Verificar a flexibilidade dos músculos posteriores da coxa
População alvo	Diversas populações de pacientes			Adultos/idosos	Diversas populações de pacientes
Vantagem	Fornece uma medida objetiva para o retorno às atividades	Valores normativos relacionados com a idade e o sexo	Valores normativos relacionados com a idade e o sexo	Valor normativo para idosos	Valores normativos relacionados com a idade e o sexo
Desvantagem	▪ Confiabilidade variável ▪ Falta de padronização do aparelho e do paciente	Ajustes predefinidos da alça do aparelho não são compatíveis para posicionamento maximizado de todos os tamanhos de mão	Desafiado pelas limitações na descarga de peso e na amplitude de movimento	Requer amplitude de movimento e equilíbrio sentado adequados	Compensação pelas partes lombar e torácica da coluna
Equipamento	Dinamômetro portátil; base ou cadeira para testes de MI e MS	Dinamômetro de preensão manual	Base para estabilidade (sem descarga de peso significativa nas mãos)	Cadeira sem apoio de braços e 43 cm de altura (do assento ao chão)	Aparelho de medição, superfície firme, fita métrica (banco de Wells, se disponível)

(Continua)

(Continuação)

Teste	Dinamometria portátil	Força de preensão	Elevação na ponta do pé	Teste de sentar e levantar (30 segundos)*	Sentar e alcançar
Paciente	Decúbito ventral ou dorsal, ou sentado (dependendo do músculo testado)	Sentado	Apoio unipodal sobre o membro inferior testado	■ Sentado na cadeira ■ Membros superiores cruzados com as pontas dos dedos nos ombros	Sentado com os membros inferiores estendidos
Fixação	Proximal ao músculo testado, a menos que especificado	Manter posição de 0° de flexão e abdução de ombro, cotovelo flexionado a 90°, punho e antebraço em posição neutra, extensão do punho permitida durante o movimento de preensão	Manter a forma ao longo de toda a ADM	Chegar à extensão total dos joelhos e dos quadris	■ Controle o intervalo pélvico/lombar, se possível ■ Joelhos devem permanecer em extensão total
Procedimentos de teste (resumidos)	■ Executado como um **teste de sucesso** ou **teste de ruptura** ■ Dinamômetro portátil posicionado conforme indicado nos procedimentos de teste muscular descritos nos capítulos anteriores ■ Podem ser realizadas até três tentativas	■ Mova a alça ajustável de modo que a segunda articulação (interfalângica proximal) dos dedos forme um ângulo de 90 graus com a alça quando a mão estiver fechada em torno dela ■ Zere e calibre o mostrador do aparelho ■ Instrui-se o indivíduo a apertar o aparelho o mais forte possível ■ Fazer três tentativas ■ Comparar o desempenho com o membro superior oposto	Elevação do calcanhar pela flexão plantar do tornozelo, com o joelho em extensão total, de modo a apoiar o peso sobre as cabeças dos metatarsais e falanges dos dedos 1 a 5	■ Sentado na cadeira com os braços cruzados ■ Realizar a tarefa de sentar e levantar totalmente no máximo de vezes possível ■ Cronometrar 30 segundos	■ Aparelho de medição (banco de Wells) colocado entre os membros inferiores ■ Marca de 38 cm colocada no calcanhar ■ Inspirar ■ Alcançar para a frente flexionando os quadris, as regiões lombar e torácica enquanto expira, mantendo os membros superiores paralelos ao chão e simétricos ■ Registre e meça a distância alcançada ■ Fazer duas tentativas
Pontuação	Registre o maior valor alcançado em kg	Registre o maior valor alcançado em kg	Maior quantidade de elevações concluídas	Maior quantidade de repetições realizadas	Registre a melhor das duas tentativas
Fonte(s)	1,2	3-5	6	7,8	9

*Componente do *Senior Fitness Test* (Teste de desempenho físico para idosos).[4]
ADM: amplitude de movimento; MI: membro inferior; MS: membro superior; kg: quilogramas; cm: centímetros.

REFERÊNCIAS BIBLIOGRÁFICAS

1. Chamorro C, Armijo-Olivo S, De la Fuente C, Fuentes J, Chirosa LJ. Absolute reliability and concurrent validity of hand held dynamometry and isokinetic dynamometry in the hip, knee and ankle joint: Systematic review and meta-analysis. Open Med 2017; 12(1): 359-375. https://doi.org/10.1515/med-2017-0052.

2. Arnold CM, Warkentin KD, Chilibeck PD, Magnus CRA. The reliability and validity of handheld dynamometry for the measurement of lower-extremity muscle strength in older adults. J Strength Cond Res 2010; 24(3): 815-824. https://doi.org/10.1519/JSC.0b013e3181aa36b8.

3. Savino E, Martini E, Lauretani F, Pioli G, Zagatti AM, Frondini C, et al. Handgrip strength predicts persistent walking recovery after hip fracture surgery. Am J Med 2013; 126(12): 1068-1075.

4. Lee SC, Wu LC, Chiang SL, Lu LH, Chen CY, Lin CH, Ni CH, Lin CH. Validating the capability for measuring age-related changes in grip-force strength using a digital hand-held dynamometer in healthy young and elderly adults. BioMed Res Int 2020 Apr 21; 2020.

5. Rodacki AL, Moreira NB, Pitta A, Wolf R, Melo Filho J, Rodacki CD, Pereira G. Is handgrip strength a useful measure to evaluate lower limb strength and functional performance in older women?. Clin Interv Aging 2020; 15: 1045.

6. Lunsford BR, Perry J. The standing heel-rise test for ankle plantar flexion: Criterion for normal. Phys Ther 1995; 75(8): 694-698. https://doi:10.1093/ptj/75.8.694.

7. Miotto JM, Chodzko-Zajko WJ, Reich JL, Supler MM. Reliability and validity of the Fullerton Functional Fitness Test: An independent replication study. J Aging Phys Act 1999; 7(4): 339-353, accessed Apr 27, 2022, https://doi.org/10.1123/japa.7.4.339.

8. Rikli RE, Jones CJ. Development and validation of criterion-referenced clinically relevant fitness standards for maintaining physical independence in later years. Gerontologist 2013; 53(2): 255-267. https://doi:10.1093/geront/gns071.

9. ACSM's Resource Manual for Guidelines for Exercise Testing and Prescription/American College of Sports Medicine; [senior editor, Deborah Riebe; associate editors, Jonathan K. Ehrman, Gary Liquori, Meir Magal]. 10 ed. Pages 104-105. Philadelphia: Wolters Kluwer Health/Lippincott Williams & Wilkins, c2018.

APÊNDICE D: DISTRIBUIÇÃO DO SEGMENTO ESPINAL PARA NERVOS E MÚSCULOS

Para anatomistas e profissionais de saúde, determinar a distribuição dos segmentos espinais para nervos e músculos periféricos tem sido uma tarefa desafiadora. O trajeto dos nervos espinais é obscurecido pelo entrelaçamento das fibras nervosas conforme elas passam pelos plexos nervosos. É quase impossível traçar o curso de uma fibra nervosa individual ao longo do labirinto de seu plexo. Desse modo, as informações sobre a distribuição dos segmentos espinais foram derivadas principalmente da observação clínica. O uso desse método empírico resultou em uma variedade de achados acerca das origens segmentares desses nervos e os músculos por eles inervados. Ao estabelecer um diagnóstico e identificar a localização de uma lesão nervosa, é importante considerar a existência de possíveis variações. A fim de analisar a gama de variações existentes, os Kendall tabularam informações de seis fontes bem conhecidas.

A Figura Ap-D.1 mostra a distribuição dos segmentos espinais para os nervos. A Figura Ap-D.2 mostra a distribuição para os músculos. As compilações derivadas desses Quadros passaram a fazer parte dos *Quadros de nervos espinais e músculos*.

Os símbolos usados na tabulação do material de referência são os seguintes:

- Um X maiúsculo indica uma distribuição principal.
- Um x minúsculo denota uma distribuição secundária.
- Parênteses (x) denotam uma distribuição possível ou rara.

Na Figura Ap-D.1, todas as fontes incluíram T2 no plexo braquial. Não foram adicionadas colunas separadas para T2 à porção da figura destinada ao membro superior, pois T2 contém apenas fibras sensitivas cutâneas. As informações nas colunas de compilação dos Kendall na Figura Ap-D.1 foram convertidas de símbolos X para números. Essas informações sobre a distribuição dos segmentos espinais para os nervos aparecem na parte superior das Figuras 1.10 e 1.11 (*Quadros de nervos espinais e músculos* de membros superior e inferior, sob o título *Nervos periféricos*).

Na compilação dos Kendall do suprimento de segmentos espinais para os músculos, conforme mostrado na penúltima coluna à direita (Fig. Ap-D.1), os símbolos x representam um resumo aritmético. Como regra geral, os símbolos foram escolhidos da seguinte maneira:

- Se cinco ou seis especialistas concordassem que um segmento espinal era distribuído a um determinado músculo, então o suprimento nervoso era indicado por um X maiúsculo.
- Se três ou quatro especialistas concordassem, era usado um x minúsculo.
- Se apenas dois especialistas concordassem, era usado um x minúsculo entre parênteses.
- Se apenas um especialista mencionasse a distribuição fornecida, ela era desconsiderada (ver a tabulação do músculo tríceps braquial a seguir, dada como exemplo).

Quando uma das seis fontes não especificou o segmento espinal, a concordância entre quatro ou cinco fontes foi indicada por um X maiúsculo. Isso ocorreu para o músculo poplíteo e para alguns músculos intrínsecos do pé.

A tabulação dos dados enfatiza a gama de variações existentes entre essas fontes, mas o resumo aritmético indica a extensão de sua concordância. Somente no caso de três músculos do polegar (oponente, abdutor curto e cabeça superficial do flexor curto) as seis autoridades divergiram em suas opiniões, resultando em um aparente exagero na quantidade de raízes de origem. O método utilizado na compilação das informações resultou na listagem de todos os segmentos com símbolos x minúsculos (i.e., C6, 7, 8 e T1), sem ênfase em nenhum segmento específico.

Músculo tríceps braquial

	C6	C7	C8	T1
Gray[1]		X	X	
deJong[2]	X	X	X	(x)
Cunningham[3]	X	X	X	
Spalteholz[4]	x	X	X	(x)
Foerster e Bumke[5]	(x)	X	X	x
Haymaker e Woodhall[6]		X	X	x
Total	4	6	6	4
Compilação dos Kendall sobre a inervação do músculo tríceps braquial	x	X	X	x
	C6	C7	C8	T1

Na maior parte dos casos, o resumo aritmético preservou a ênfase principal nos segmentos espinais que fornecem inervação aos músculos. Quando o resumo não o fez, foram feitas exceções. Por exemplo, todas as fontes incluíram as inervações de C3, 4 e 5 para o diafragma. No entanto, todas deram ênfase a C4; portanto, apenas C4 recebeu um símbolo X maiúsculo. Todas as fontes também incluíram as seguintes inervações de segmentos espinais:

- C5 para o músculo supinador.
- C8 para os músculos extensor radial longo e curto do carpo.
- L4 para o músculo adutor longo.
- L4 como um componente do plexo sacral.

Todas as fontes representaram essas inervações com um x minúsculo, indicando uma distribuição secundária; assim, a compilação preservou a ênfase secundária. Todas as fontes incluíram a inervação de T(12) no plexo lombar, mas indicaram que se tratava de um suprimento mínimo, então T(12) permaneceu entre parênteses na compilação.

A inervação foi omitida na compilação em dois casos, porque existia uma discrepância entre a inervação do segmento espinal para o *músculo* e para o *nervo periférico* que inerva o músculo. A inervação de C8, que foi mencionada por duas das fontes como inervando o músculo subescapular, foi omitida porque não foi observado qualquer indício de que o nervo subescapular

superior ou inferior recebeu inervação de C8. Da mesma maneira, C(4), que foi incluída por duas fontes como inervando o músculo redondo menor, foi omitida porque não foi encontrado qualquer indício de que o nervo axilar recebia inervação de C4. Em dois outros casos, a inervação foi adicionada à compilação. C6 e C7 foram adicionados ao nervo peitoral medial. Acima da alça comunicante, o nervo peitoral medial é composto por fibras de C8 e T1. Abaixo da alça, C7 e possíveis fibras de C6 (que se ramificam do nervo peitoral lateral) juntam-se ao nervo peitoral medial. O fascículo medial do plexo é derivado de C8 e T1, mas o nervo ulnar, como ramo terminal desse fascículo, é listado como tendo um componente de C7, além de C8 e T1. Diversos anatomistas[2-4] registram essa informação, e alguns[7-9] indicam que o componente C7 é variável.

A compilação foi modificada quanto à distribuição dos segmentos espinais nas porções clavicular e abdominal do músculo peitoral maior. Nas seções sobre músculos dos livros utilizados como referência para a compilação, apenas um[3] dividiu o músculo peitoral maior em porções clavicular e abdominal e listou a inervação dos segmentos espinais separadamente. Contudo, ao descrever os nervos peitorais lateral e medial, Gray[1] indicou que o nervo peitoral lateral inervava a parte mais cranial (clavicular) do músculo, enquanto o nervo peitoral medial, combinado a dois ou três ramos do lateral, inervava a parte mais caudal (abdominal). Além disso, vários outros estudos[3,6,10] diferenciaram o suprimento periférico para as partes superior e inferior. Em certas lesões medulares da região cervical, observou-se na prática clínica que a parte clavicular do peitoral maior apresentava força normal, enquanto a parte abdominal estava paralisada. Essa observação sugere que há uma diferença na inervação do segmento espinal para as diferentes partes do músculo. Com base nas informações descritas, a compilação distingue entre as partes clavicular e abdominal do músculo peitoral maior em relação à distribuição do segmento espinal.

Os resultados da compilação foram utilizados na coluna de segmentos espinais nos diagramas nervo-músculo. Os símbolos X foram convertidos em números que indicam o segmento espinal específico. Nos diagramas nervo-músculo, a ênfase principal, designada na compilação por símbolos X maiúsculos, foi rotulada utilizando números em negrito, enquanto aqueles usados para ênfases secundárias não estão em negrito. A inervação possível ou rara foi identificada por números entre parênteses.

Distribuição dos segmentos espinais para os nervos: pescoço, diafragma e membro superior

(Tabela com as colunas: NERVO, CUNNINGHAM[3], GRAY[1], MORRIS[10], SPALTEHOLZ[4], deJONG[2], HAYMAKER E WOODHALL[6], COMPILAÇÃO PELOS KENDALL, SEGMENTOS ESPINAIS USADOS PARA O QUADRO DE NERVOS ESPINAIS E MÚSCULOS)

Nervos listados: Plexo cervical, Plexo braquial, Frênico, Torácico longo, Dorsal da escápula, N. para o músculo subclávio, Supraescapular, Subescapular superior, Toracodorsal, Subescapular inferior, Peitoral lateral, Peitoral medial, Axilar, Musculocutâneo, Radial, Mediano, Ulnar.

Segmentos espinais usados para o quadro:
- Plexo cervical C1, **2, 3, 4**
- Plexo braquial C(4), **5, 6, 7, 8, T1**
- Frênico C3, **4, 5**
- Torácico longo **C5, 6, 7**, (8)
- Dorsal da escápula C4, **5**
- N. para o músculo subclávio **C5, 6**
- Supraescapular C4, **5, 6**
- Subescapular superior C(4), **5, 6**, (7)
- Toracodorsal C(5), **C6, C7, C8**
- Subescapular inferior **C5, C6**, (7)
- Peitoral lateral **C5, 6, 7**
- Peitoral medial C(6), **7, 8, T1**
- Axilar **C5, 6**
- Musculocutâneo C(4), **5, 6, 7**
- Radial C5, **6, 7, 8, T1**
- Mediano C5, **6, 7, 8, T1**
- Ulnar C7, **8, T1**

Distribuição dos segmentos espinais para os nervos: tronco e membro inferior

(Tabela com as colunas: NERVO, CUNNINGHAM[3], GRAY[1], MORRIS[10], SPALTEHOLZ[4], deJONG[2], HAYMAKER E WOODHALL[6], COMPILAÇÃO PELOS KENDALL, SEGMENTOS ESPINAIS USADOS PARA O QUADRO DE NERVOS ESPINAIS E MÚSCULOS)

Nervos listados: Ílio-hipogástrico, Ilioinguinal, Plexo lombar, Femoral, Obturatório, Glúteo superior, Glúteo inferior, Plexo sacral, Isquiático, Fibular comum, Tibial.

Segmentos espinais usados para o quadro:
- Ílio-hipogástrico T12, **L1**
- Ilioinguinal T(12), **L1**
- Plexo lombar T(12), **L1, 2, 3, 4**
- Femoral **T**(1), **2, 3, 4**
- Obturatório **T**(1), **2, 3, 4**
- Glúteo superior **L4, 5, S1**
- Glúteo inferior **L5, S1, 2**
- Plexo sacral **L4, 5, S1, 2, 3**
- Isquiático **L4, 5, S1, 2, 3**
- Fibular comum **L4, 5, S1, 2**
- Tibial **L4, 5, S1, 2, 3**

FIGURA AP-D.1 Distribuição dos segmentos espinais para os nervos. **A**: Pescoço, diafragma e membro superior; **B**: Tronco e membro inferior.

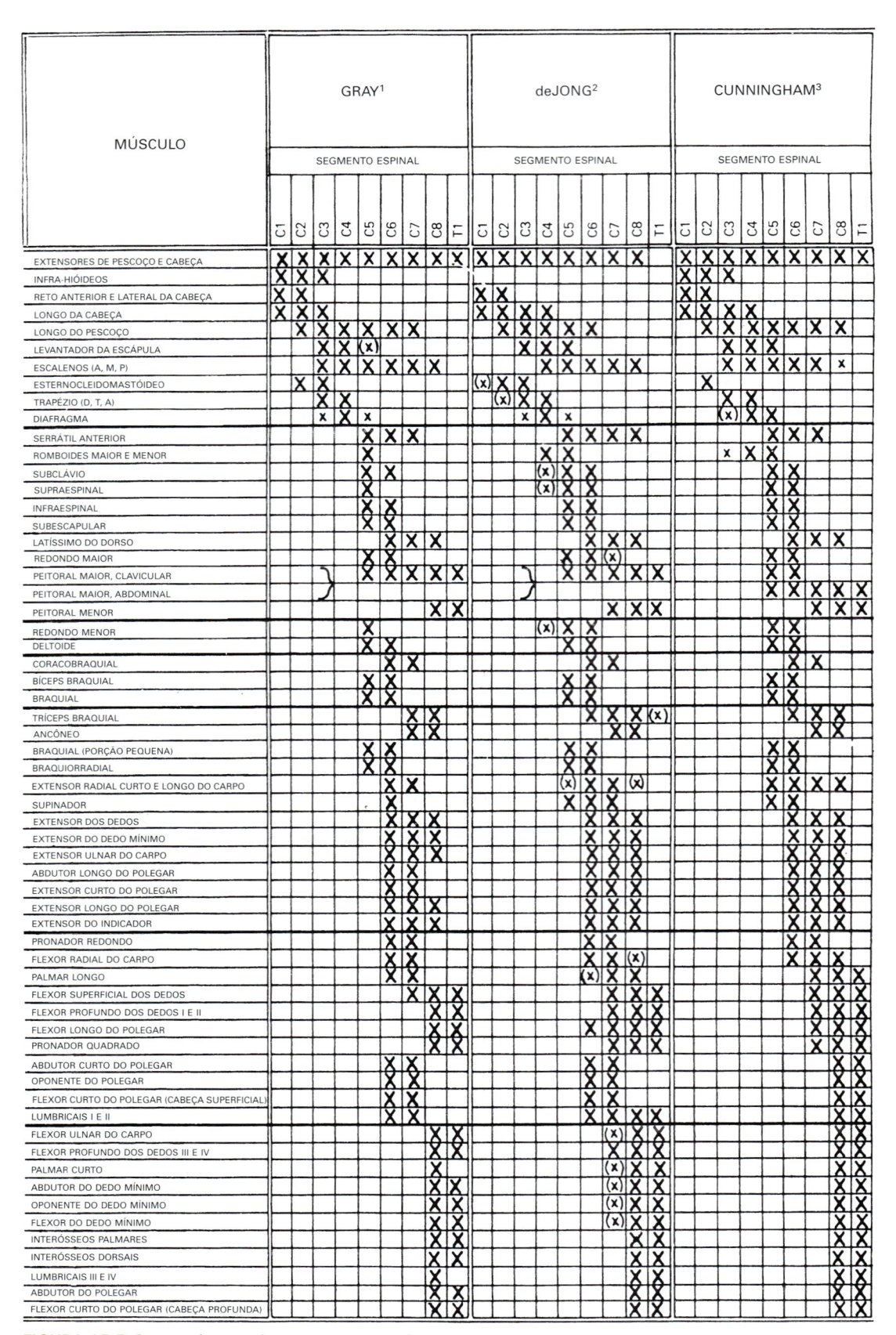

FIGURA AP-D.2 Distribuição do segmento espinal para os músculos.

SPALTEHOLZ[4]	FOERSTER E BUMKE[5]	HAYMAKER E WOODHALL[6] (modificado depois de Bing)	COMPILAÇÃO PELOS KENDALL
SEGMENTO ESPINAL	SEGMENTO ESPINAL	SEGMENTO ESPINAL	SEGMENTO ESPINAL

FIGURA AP-D.2   (Continuação)

MÚSCULO	GRAY[1]													deJONG[2]													CUNNINGHAM[3]												
	T1-4	T5-6	T7-8	T9-11	T12	L1	L2	L3	L4	L5	S1	S2	S3	T1-4	T5-6	T7-8	T9-11	T12	L1	L2	L3	L4	L5	S1	S2	S3	T1-4	T5-6	T7-8	T9-11	T12	L1	L2	L3	L4	L5	S1	S2	S3
ERETOR DA ESPINHA	X	X	X	X	X	X	X	X	X	X	X	X	X	X	X	X	X	X	X	X	X	X	X	X	X	X	X	X	X	X	X	X	X	X	X	X	X	X	X
SERRÁTIL POSTERIOR SUPERIOR	X													X													X												
TRANSVERSO DO TÓRAX	X	X	X	X	X									X	X	X	X	X									X	X	X	X	X								
INTERCOSTAIS INTERNOS	X	X	X	X	X									X	X	X	X	X									X	X	X	X	X								
INTERCOSTAIS EXTERNOS	X	X	X	X	X									X	X	X	X	X									X	X	X	X	X								
SUBCOSTAIS	X	X	X	X	X									(Não listado)													X	X	X	X	X								
LEVANTADORES DAS COSTELAS	X	X	X	X	X												X	X									X	X	X	X	X								
OBLÍQUO EXTERNO DO ABDOME			X	X	X	X										X	X	X	X										X	X	X								
RETO DO ABDOME			X	X	X										X	X	X	X	X										X	X	X								
OBLÍQUO INTERNO DO ABDOME				X	X	X	X										X	X	X	X										X	X	X	X					
TRANSVERSO DO ABDOME				X	X	X											X	X	X	X																		
SERRÁTIL POSTERIOR INFERIOR																																							
QUADRADO DO LOMBO					X	X								(Não listado)																	X	X	X	X					
PSOAS MENOR						X													X	X												X	X	(x)					
PSOAS MAIOR							X	X											X	X	X	X										X	X	X	(x)				
ILÍACO							X	X												X	X	X										X	X	X					
PECTÍNEO							X	X	X											X	X											X	X						
SARTÓRIO							X	X												X	X											X	X						
QUADRÍCEPS FEMORAL							X	X	X											X	X	X										X	X	X					
ADUTOR CURTO							X	X												X	X											X	X	X					
ADUTOR LONGO							X	X												X	X											X	X	X					
GRÁCIL								X	X											X	X											X	X	X					
OBTURADOR EXTERNO								X	X											X	X												X	X					
ADUTOR MAGNO							X	X	X											X	X	X	X										X	X	X	X		
GLÚTEO MÉDIO									X	X	X												X	X	X										X	X	X	
GLÚTEO MÍNIMO									X	X	X												X	X	X										X	X	X	
TENSOR DA FÁSCIA LATA									X	X	X												X	X	X										X	X	X	
GLÚTEO MÁXIMO										X	X	X												X	X	X										X	X	X
PIRIFORME										X	X	X												X	X											X	X	
GÊMEO SUPERIOR									X	X	X												X	X	X											X	X	
OBTURADOR INTERNO										X	X	X											X	X	X											X	X	
GÊMEO INFERIOR									X	X	X												X	X	X											X	X	
QUADRADO FEMORAL									X	X	X												X	X	X											X	X	
BÍCEPS BRAQUIAL (CABEÇA LONGA)										X	X	X											X	X	X											X	X	X
SEMITENDÍNEO									X	X	X												X	X	X											X	X	
SEMIMEMBRANÁCEO									X	X	X											X	X	X	X											X	X	
BÍCEPS BRAQUIAL (CABEÇA CURTA)									X	X	X												X	X	X											X	X	
TIBIAL ANTERIOR									X	X												X	X												X	X		
EXTENSOR LONGO DO HÁLUX									X	X	X												X	X												X	X	
EXTENSOR LONGO DOS DEDOS									X	X	X												X	X												X	X	
FIBULAR TERCEIRO									X	X	X												X	X												X	X	
EXTENSOR CURTO DOS DEDOS									X	X	X												X	X												X	X	
FIBULAR LONGO									X	X	X												X	X												X	X	
FIBULAR CURTO									X	X	X												X	X												X	X	
PLANTAR									X	X	X												X	X												X	X	
GASTROCNÊMIO											X	X												X	X										X	X	X	
POPLÍTEO									X	X												X	X												X	X	X	
SÓLEO											X	X												X	X											X	X	X
TIBIAL POSTERIOR									X	X												X	X													X	X	
FLEXOR LONGO DOS DEDOS									X	X													X	X												X	X	
FLEXOR LONGO DO HÁLUX										X	X												X	X												X	X	X
FLEXOR CURTO DOS DEDOS								X	X													X	X											X		X	X	
ABDUTOR DO HÁLUX								X	X													X	X	X										X		X	X	
FLEXOR CURTO DO HÁLUX								X	X	X													X											X		X	X	
LUMBRICAIS I								X	X													X	X											X		X	X	
ABDUTOR DO DEDO MÍNIMO											X	X												X	X												X	X
QUADRADO PLANTAR											X	X												X	X												X	X
FLEXOR DO DEDO MÍNIMO											X	X												X	X												X	X
OPONENTE DO DEDO MÍNIMO											X	X		(Não listado)																								X	X
ADUTOR DO HÁLUX											X	X										X	X	X	X												X	X
INTERÓSSEOS PLANTARES											X	X											X	X													X	X
INTERÓSSEOS DORSAIS											X	X											X	X													X	X
LUMBRICAIS II, III E IV											X	X											X	X	X	X											X	X

FIGURA AP-D.2   *(Continuação)*

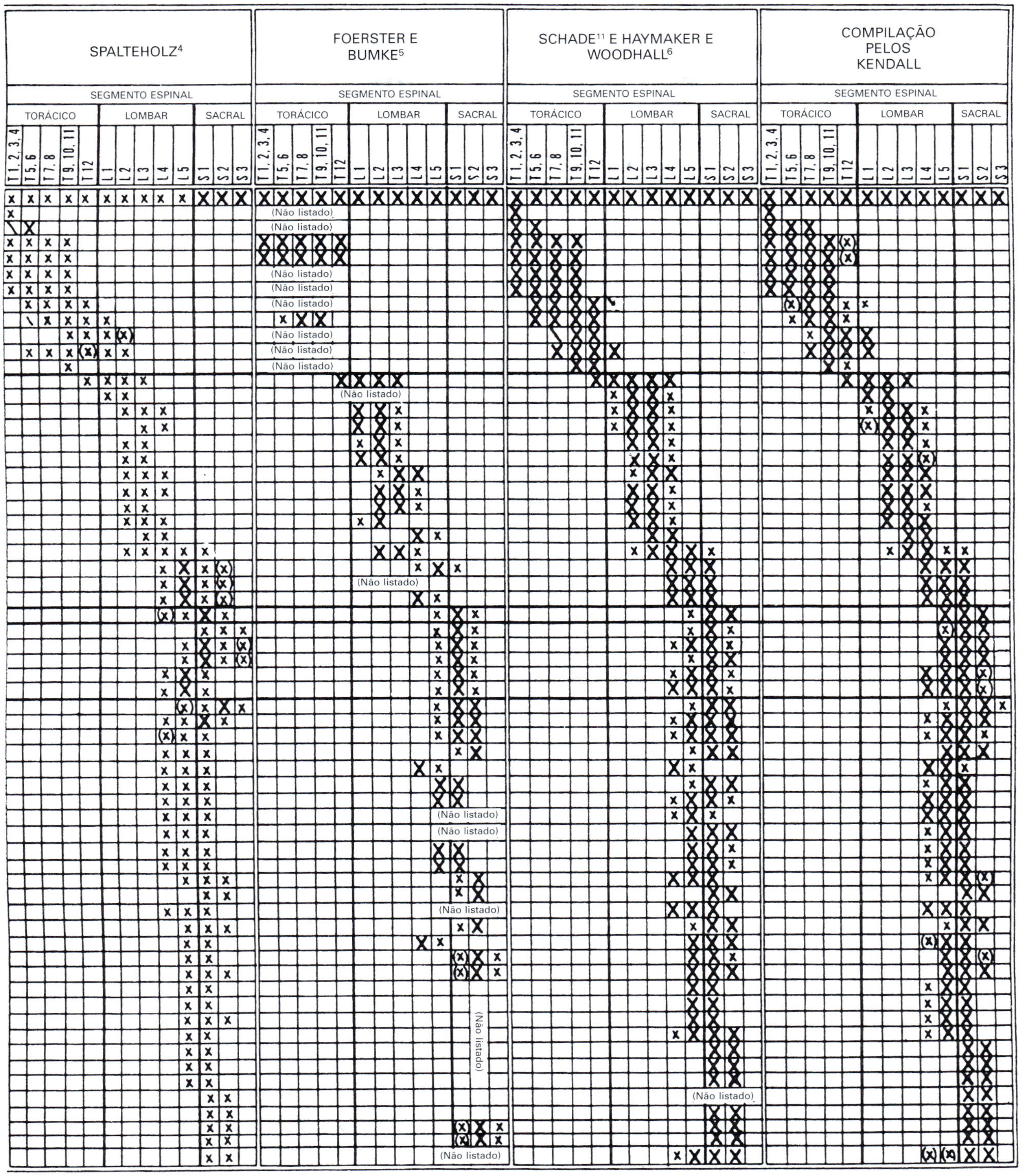

FIGURA AP-D.2 *(Continuação)*

REFERÊNCIAS BIBLIOGRÁFICAS

1. Goss CM, ed. Gray's Anatomy of the Human Body. 28th ed. Philadelphia: Lea & Febiger, 1966.

2. deJong RN. The Neurologic Examination. 3rd ed. New York: Harper & Row, 1967.

3. Romanes GJ, ed. Cunningham's Textbook of Anatomy. 10th ed. London: Oxford University Press, 1964.

4. Spalteholz W. Hand Atlas of Human Anatomy, Vol II, III. 6th ed. In English. London: JB Lippincott.

5. Foerster O, Bumke O. Handbuch Der Neurologie. Volume 5. Berlin: J Springer, 1936.

6. Haymaker W, Woodhall B. Peripheral Nerve Injuries. 2nd ed. Philadelphia: WB Saunders, 1953.

7. Brash JC, ed. Cunningham's Manual of Practical Anatomy. Vol 1. 11th ed. New York: Oxford University Press, 1948.

8. Hollinshead WH. Functional Anatomy of the Limbs and Back. 3rd ed. Philadelphia: WB Saunders, 1969.

9. Tavores AS. L'Innervation des muscles pectoraux. Acta Anat 1954; 21: 132-141.

10. Anson BJ, ed. Morris Human Anatomy. 12th ed. New York: McGraw-Hill, 1966.

11. Schade JP. The Peripheral Nervous System. New York: American Elsevier, 1966.

GLOSSÁRIO

Abdome Região do tronco que se estende do tórax à pelve.

Abdução Movimento em torno de um eixo sagital no plano coronal, afastando-se do plano médio-sagital do corpo. Para os dedos das mãos e dos pés, a abdução é o movimento afastando-se da linha média da mão ou do pé. Para o polegar, é um movimento perpendicular afastando-se da palma da mão.

Abdução horizontal Movimento do braço na articulação do ombro em torno de um eixo longitudinal no plano transversal, afastando-se da linha média. Movimento de extensão do ombro em uma posição abduzida.

Ação inversa Com a inserção fixa, o músculo se contrai para mover a origem em direção à inserção.

Adução Movimento em torno de um eixo sagital no plano coronal em direção ao plano médio-sagital do corpo. Para os dedos das mãos e dos pés, a *adução* é o movimento em direção à linha média da mão ou do pé. Para o polegar, consiste em um movimento perpendicular em direção à palma da mão.

Adução horizontal Movimento do braço em torno de um eixo longitudinal no plano transversal em direção à linha média. Movimento de flexão em uma posição aduzida.

Agonista Músculo em contração cuja ação é antagonizada por outro músculo (antagonista).

Alinhamento Disposição dos segmentos corporais visto em posturas diversas.

Alinhamento ideal Alinhamento usado como padrão na avaliação da postura.

Alongamento excessivo (hiperalongamento) Alongamento além da amplitude normal de comprimento muscular.

Alongar Esticar; aumentar o comprimento. O significado implícito é que não vai além do comprimento normal do músculo. Ver também **Alongamento** excessivo.

Amplitude de movimento A amplitude, normalmente expressa em graus, ao longo da qual uma articulação pode se mover ou ser movida.

Amplitude de movimento passiva Movimento ao longo da amplitude disponível e sem dor realizado por outro indivíduo, sem a participação do paciente.

Antagonista Músculo que atua em oposição a outro músculo (agonista); contrário.

Anterior Em direção à superfície frontal ou ventral.

Aponeurose Lâmina fibrosa plana de tecido conjuntivo que liga um músculo ao osso ou a outro tecido.

Articulação Ponto de aproximação estreita entre dois ou mais ossos.

Assintomático Que não tem queixas subjetivas; que não apresenta sintomas de doença ou disfunção.

Avaliação Análise de dados objetivos provenientes de testes e exames; interpretação de dados objetivos e subjetivos com a finalidade de determinar um diagnóstico musculoesquelético e o curso de tratamento adequado.

Capsular Relativo à bainha ou invólucro contínuo em torno de um órgão ou estrutura.

Caudal Para baixo, afastando-se da cabeça (em direção à cauda).

Centro de gravidade Um ponto em um corpo; livremente influenciado pela força da gravidade da Terra, em torno da qual o corpo está em equilíbrio; o ponto em que os três planos médios do corpo se cruzam. Em uma postura perfeitamente alinhada, considera-se que está ligeiramente anterior ao primeiro ou segundo segmento sacral.

Cifose 1. Curvatura posterior anormal, geralmente encontrada na região torácica da coluna vertebral. Assim, consiste em uma *curvatura posterior normal exagerada*.

Se usado sem qualquer palavra modificadora, refere-se a uma cifose torácica. Na região lombar há, ocasionalmente, uma cifose lombar que é uma *inversão da curvatura anterior normal*. **2.** Curvatura normal nas regiões torácica e sacrococcígea da coluna vertebral.

Cifótico Relativo a uma posição de cifose.

Circulação Movimento em um curso regular ou circular, como o sangue pela vasculatura.

Circundução Movimento circular (cônico) que resulta de uma combinação de flexão, extensão, abdução, adução e rotação.

Compensação Ação dos músculos na tentativa de agir no lugar de outros músculos que não estão atuando em decorrência de uma fraqueza ou dor.

Compressão Força (ou estresse) que tende a encurtar um corpo ou comprimi-lo. Ver **Tensão, 2** para o significado oposto.

Comprimento muscular Até que ponto um músculo pode ser alongado.

Contração Aumento na tensão muscular, com ou sem alteração no comprimento total.

Contração concêntrica Contração que leva a encurtamento; contração isotônica.

Contração excêntrica Contração que leva a um aumento no comprimento.

Contração isométrica Aumento da tensão sem alteração no comprimento muscular.

Contração isotônica Aumento da tensão com mudança no comprimento muscular (no sentido do encurtamento); contração concêntrica.

Contraindicação Sinal ou sintoma que indica que determinado tratamento ou procedimento não é apropriado.

Contralateral No lado oposto.

Contratilidade Propriedade de um músculo que lhe possibilita produzir uma força eficaz (produzir tensão). Ver **Tensão, 1**.

Contratura Diminuição acentuada no comprimento de um músculo; a amplitude de movimento na direção do alongamento do músculo é acentuadamente limitada. Uma contratura irreversível é resistente ao tratamento porque o tecido elástico foi substituído por tecido inelástico.

Cranial Para cima, em direção à cabeça.

Critérios Padrões nos quais uma decisão pode ser baseada; regras ou princípios estabelecidos para um dado teste.

Curvatura postural *Curvatura aparente* que resulta de uma combinação de pronação dos pés, hiperextensão dos joelhos e rotação medial dos quadris.

Decúbito dorsal Deitado com o rosto para cima.

Decúbito ventral Deitado com o rosto para baixo.

"Deixar frouxo" Colocar o músculo em uma posição encurtada na qual ele é incapaz de desenvolver tensão suficiente para exercer uma força eficaz. (Aplica-se aos músculos biarticulares de classes III e IV, mas não aos músculos monoarticulares ou biarticulares de classe II. Ver **Insuficiência ativa**.)

Depressão (movimento) Abaixamento de uma parte ou região do corpo.

Desequilíbrio muscular Desigualdade na força de músculos opositores; existe um estado de desequilíbrio muscular quando um músculo está fraco e seu antagonista é forte; leva a inadequações no alinhamento e ineficiência no movimento.

Diagnóstico **1.** Identificação e classificação de uma doença, lesão ou disfunção com base nos achados do exame. **2.** Útil na determinação de um diagnóstico; pertencente à arte e ciência de distinguir uma lesão, doença ou disfunção de outra.

Diagnóstico musculoesquelético Identificação e classificação das disfunções musculoesqueléticas.

Disfunção Incapacidade de funcionar adequadamente; comprometimento funcional ou incapacidade.

Distal Mais distante da linha central ou mediana, ou do tronco.

Dor referida Dor que é sentida a alguma distância de sua fonte.

Dorsal Relativo ao dorso ou parte posterior do corpo ou segmento.

Dorsiflexão Extensão da articulação do tornozelo; oposto da flexão plantar (muitas vezes erroneamente chamada de flexão).

Eixos Linhas, reais ou imaginárias, em torno das quais ocorre o movimento. Existem três tipos básicos de eixos perpendiculares entre si: eixo coronal (medial/lateral), eixo longitudinal (superior/inferior) e eixo sagital (anterior/posterior).

Elevação (movimento) Ascensão de uma parte ou região do corpo.

Encurtamento Retesamento; denota uma diminuição leve a moderada no comprimento muscular; o movimento na direção do alongamento do músculo é limitado.

Encurtamento adaptativo   Encurtamento que resulta de o músculo permanecer em uma posição encurtada.

Encurvamento estrutural   Envolve um *encurvamento real* dos ossos dos membros inferiores; joelho varo.

Entorse   Lesão articular com possível ruptura de ligamentos ou tendões, mas sem luxação.

Equilíbrio muscular   Estado que existe quando há um equilíbrio na força entre os músculos opositores que atuam em uma articulação, proporcionando um alinhamento ideal para o movimento e a estabilização adequada.

Escoliose   Curvatura lateral da coluna. A coluna pode estar curvada apenas para um lado ou pode ter curvas compensatórias. Uma curva lateral convexa para a direita é uma curva para a direita e vice-versa.

Espasmo   Contração muscular involuntária.

Espasmo muscular protetor   Espasmo muscular reflexo pelo qual a natureza "paralisa" ou imobiliza um segmento a fim de evitar movimentos que causariam maior irritação da estrutura lesionada.

Estabilidade   Capacidade de fornecer apoio; firmeza na posição.

Estabilização   Fixação; implica manter-se estável ou firme.

Estiramento (quanto aplicado a um músculo)/Distensão (quanto aplicado a uma articulação)   Efeito de uma tensão prejudicial.

Estresse   Qualquer força que tende a distorcer um corpo. Pode ser na direção de separar ou pressionar.

Eversão   Combinação de pronação e abdução do antepé; pé valgo. (A eversão é mais livre na dorsiflexão do que na flexão plantar.)

Exame   Procedimento que inclui mais de um tipo de teste; por exemplo, um exame postural que inclui uma variedade de testes.

Exercício abdominal clássico (*sit-up*)   Movimento de passar do decúbito dorsal para a posição sentada flexionando as articulações de quadril. (O "encurvamento do tronco", que consiste em flexão da coluna, não deve ser chamado de exercício abdominal parcial.)

Extensão   Ato de endireitar ou retificar uma articulação, que resulta em um aumento no ângulo entre os ossos de um membro ou segmento corporal no plano sagital. Retorno à posição anatômica.

Extensibilidade   Propriedade do músculo que permite alongá-lo ou aumentar seu comprimento.

Extracapsular   Fora de uma cápsula.

Fáscia   Membrana fibrosa que recobre, sustenta e separa o músculo (fáscia profunda) ou o conecta à pele (fáscia superficial).

Fascículo   Forma plural de um pequeno feixe de fibras nervosas ou musculares.

Fio de prumo   Linha (pedaço de corda) à qual está preso um prumo (um pequeno peso de chumbo). Quando suspenso, representa uma linha vertical. Quando utilizado para análise da postura em pé, deve ser suspenso em alinhamento a pontos fixos – ou seja, a meio caminho entre os calcanhares na vista posterior, e imediatamente anterior ao maléolo lateral na vista lateral.

Fixação   Inclui estabilização, suporte e contrapressão; implica manter firme.

Flexão   O ato de dobrar ou ser dobrado em torno de uma articulação, que resulta em uma diminuição no ângulo entre os ossos de um membro no plano sagital. Afastar-se da posição anatômica.

Flexão lateral   Inclinação lateral; movimento em que o corpo se curva em direção ao lado da concavidade enquanto a coluna se curva convexamente em direção ao lado oposto. (As curvas da coluna são nomeadas de acordo com a convexidade; uma curva para a direita consiste em uma flexão lateral para a esquerda.)

Flexão normal da região lombar   Endireitamento ou retificação da região lombar.

Flexão plantar   Flexão da articulação do tornozelo; oposto da dorsiflexão (muitas vezes erroneamente chamada de extensão).

Flexibilidade   Capacidade de se adaptar prontamente a mudanças de posição ou alinhamento; pode ser expressa como normal, limitada ou excessiva.

Fraqueza por comprimento excessivo   Fraqueza que resulta da permanência dos músculos em uma condição alongada, mesmo que leve, além da posição neutra de repouso fisiológico, mas *não* além da amplitude normal de comprimento muscular. O conceito refere-se à duração do alinhamento incorreto e não à gravidade do mesmo.

Fraqueza por hiperalongamento (alongamento excessivo)   Fraqueza em um músculo biarticular (ou poliarticular) resultante de movimentos repetitivos ou posições habituais que *alongam o músculo além da amplitude normal de comprimento muscular*.

Fusiforme   Afilado em ambas as extremidades. Em forma de fuso.

Geno valgo   Joelhos em X.

Goniômetro Instrumento para medir ângulos e determinar a amplitude de movimento articular.

Hipercifose Curvatura posterior anormal, geralmente encontrada na região torácica da coluna vertebral. Assim, consiste em uma *curvatura posterior normal exagerada*.

Hiperextensão **1.** Movimento além da amplitude normal de movimento articular em extensão. **2.** *Posição* de extensão que está além do alinhamento postural normal, mas não além da amplitude normal de movimento articular. É vista como uma posição lordótica da região cervical em uma postura típica de anteriorização da cabeça, como uma lordose da região lombar associada a inclinação pélvica anterior e como uma extensão do quadril em uma postura *sway-back*.

Idiopático Relativo a doenças cuja causa é incerta ou desconhecida.

Impacto, pinçamento Invasão no espaço ocupado por tecidos moles, como nervos ou músculos. Neste livro, impacto-pinçamento refere-se à irritação de nervos (i. e., por pressão ou atrito) associada aos músculos.

Inclinação Rotação em torno de um eixo transversal. Ver **Inclinação pélvica**.

Inclinação pélvica Inclinação anterior (para a frente), posterior (para trás) ou lateral (para o lado) da pelve a partir da posição neutra (ver também **Posição neutra da pelve**).

Inclinação pélvica anterior Inclinação pélvica em que o plano vertical que passa pelas espinhas ilíacas anterossuperiores é anterior ao plano vertical que passa pela sínfise púbica.

Inclinação pélvica lateral Inclinação da pelve em que a crista ilíaca fica mais alta de um lado do que do outro.

Inclinação pélvica posterior Inclinação da pelve em que o plano vertical que passa pelas espinhas ilíacas anterossuperiores é posterior ao plano vertical que passa pela sínfise púbica.

Indicação Sinal ou sintoma que indica que determinado tratamento ou procedimento é apropriado.

Insuficiência ativa Incapacidade de um músculo biarticular (ou poliarticular) de classes III ou IV de produzir uma força efetiva quando colocado em uma posição totalmente encurtada, frouxa. O mesmo significado está implícito na expressão "o músculo ficou frouxo".

Insuficiência passiva Encurtamento de um músculo biarticular (ou poliarticular); o comprimento do músculo não é suficiente para permitir um *alongamento normal* sobre ambas as articulações simultaneamente; por exemplo, encurtamento de músculos posteriores da coxa.

Intracapsular No interior de uma cápsula.

Inversão Combinação de supinação e adução do antepé; pé varo. (A inversão é mais livre na flexão plantar do que na dorsiflexão.)

Ipsilateral Do mesmo lado.

Joelho valgo (pernas arqueadas) Joelhos se tocam com os pés afastados. Pernas que se curvam para fora; geno valgo.

Joelho varo Pernas arqueadas.

Junta Conexão esquelética de um osso com outro, mantida unida por tecido fibroso, cartilaginoso ou sinovial. As articulações são nomeadas de acordo com os ossos que são mantidos juntos.

Lateral Termo direcional que se refere a afastar-se da linha média do corpo ou do segmento corporal.

Ligamento Faixa de tecido conjuntivo fibroso que conecta ossos, cartilagens e outras estruturas e serve para apoiar ou fixar fáscias ou músculos.

Linha axial Linha de referência na mão ou no pé. *Na mão*, a linha axial se estende em alinhamento com o metacarpal III e o terceiro artelho. *No pé*, a linha axial se estende em alinhamento com o metatarsal II e o segundo artelho.

Linha da gravidade Linha vertical que passa pelo centro de gravidade: linha análoga à intersecção dos planos médio-sagital e médio-coronal.

Lordose Curvatura anterior anormal, geralmente encontrada na região lombar; assim, consiste em uma *curvatura anterior normal exagerada* (evite usar o termo "lordose normal"); frequentemente chamado de "costas ocas". É acompanhada por inclinação pélvica anterior e flexão da articulação do quadril. Se usado sem qualquer palavra modificadora, refere-se a uma lordose lombar. Na região torácica, ocasionalmente há uma discreta lordose que consiste em uma *inversão da curvatura posterior normal*. Na posição de anteriorização da cabeça típica, o pescoço está em uma posição de extensão maior que a curvatura anterior normal e, assim, assemelha-se a uma lordose.

Lordótico Relativo a uma posição de lordose.

Mecânica corporal Ciência que se preocupa com as forças estáticas e dinâmicas que atuam no corpo; uso eficiente ou ineficiente dessas forças em relação às posições e movimentos corporais.

Medial   Termo direcional que se refere ao movimento em direção à linha média do corpo ou do segmento corporal.

Medula espinal   Faz parte do sistema nervoso central e é uma coleção de tecido nervoso que se estende do bulbo até aproximadamente a segunda vértebra lombar.

Mobilidade   Capacidade de se mover livremente.

Movimento de teste   Movimento do segmento em uma direção especificada e ao longo de um arco de movimento definido.

Músculo   Tipo de tecido composto por células ou fibras contráteis que efetua o movimento de um órgão ou parte do corpo. Pode ser de três tipos: esquelético, liso e cardíaco.

Músculos intervenientes   Músculos que mantêm uma parte adjacente (geralmente um braço ou uma perna) firmemente fixada ao osso de inserção, fornecendo assim um braço de alavanca mais longo para testar e gradar a força muscular. Exemplos: parte espinal do deltoide no teste do trapézio e músculos flexores do ombro no teste do serrátil anterior.

Nervo   Feixe de neurônios que transmite impulsos eletroquímicos entre o sistema nervoso central e os tecidos do corpo.

Nervo espinal   Nervo misto que contém axônios aferentes e eferentes formado pelas raízes dorsal e ventral que emergem da medula espinal.

Normal   Em conformidade com um padrão. Ver alinhamento normal; flexibilidade normal de acordo com a idade; amplitude de movimento normal; e força muscular normal.

Objetivos   Referente aos achados evidentes para o examinador. Ver **Sinal**.

Ombros arredondados   Ombros anteriorizados.

Oposição   Capacidade de tocar o polegar ou quinto dedo (artelho) nos outros dedos (artelhos) por meio da rotação nas articulações carpometacarpais designadas.

Palmar   Relativo à palma da mão.

Parte superior das costas arredondada   Cifose.

Pelve (osso)   Compartimento ósseo composto pelo osso do quadril, sacro e cóccix. Unido nas articulações sacroilíacas, articulação sacrococcígea e sínfise púbica.

Penado (músculo)   Músculo no qual as fibras se inserem obliquamente a um eixo de origem.

Plano(s)   Superfícies planas bidimensionais, reais ou imaginárias, perpendiculares entre si.

Plano coronal (frontal ou lateral)   Plano vertical que se estende de um lado a outro, dividindo o corpo em uma porção anterior e outra posterior.

Plano frontal (coronal)   Plano vertical que se estende de um lado a outro, dividindo o corpo em uma porção anterior e outra posterior.

Plano mediano (sagital, médio-sagital ou anteroposterior)   Plano vertical que se estende da frente para trás. Plano que divide o corpo em metades direita e esquerda.

Plano sagital (médio-sagital, mediano ou anteroposterior)   Plano vertical que se estende da frente para trás, que divide o corpo em metades direita e esquerda.

Plano transverso   Plano horizontal que divide o corpo em porções superior (cranial) e inferior (caudal).

Plantar   Relativo à planta do pé.

Plexo   Rede de nervos ou de vasos sanguíneos ou linfáticos.

Posição   Modo pelo qual o corpo é organizado por si mesmo, por outro indivíduo ou por outros meios externos.

Posição anatômica   Posição assumida quando o indivíduo está ereto, com os braços nas laterais do corpo e as palmas voltadas para a frente. Usado como referência inicial para todos os termos de movimento, posicionais e direcionais.

Posição de teste ideal   Amplitude de movimento completa para músculos monoarticulares; posição dentro da faixa intermediária do comprimento total para músculos *biarticulares*.

Posição de teste   Posição em que o segmento é colocado pelo examinador e mantido (se possível) pelo paciente.

Posição ideal no teste de força muscular   Amplitude de movimento completa para músculos monoarticulares e músculos biarticulares de classe II; posição dentro da faixa intermediária do comprimento total para músculos biarticulares ou poliarticulares de classes III e IV.

Posição neutra da pelve   Posição em que as espinhas ilíacas anterossuperiores estão no mesmo plano transverso, e as espinhas anterossuperiores e a sínfise púbica estão no mesmo plano vertical.

Posterior   Em direção às costas ou superfície dorsal.

Postura   Atitude ou posição do corpo.

Postura *sway-back*   Alinhamento postural inadequado no qual há um deslocamento posterior (inclinação para trás) da parte superior do tronco e um deslocamento anterior (inclinação para a frente) da pelve. Há uma longa cifose que se estende até a região lombar alta e uma retificação da região lombar baixa. A pelve está em inclinação posterior e as articulações de quadril estão estendidas. A cabeça e o pescoço estão em posição de anteriorização da cabeça.

Pressão   Na avaliação dos músculos, a força aplicada pelo examinador para determinar a força de um músculo que o mantém na *posição de teste* (refere-se a músculos com gradação Regular+ (6) ou melhor).

Pronação   Movimento de rotação. A *pronação do antebraço* ocorre quando a extremidade distal do rádio se move da posição lateral anatômica (supinação) para uma posição medial, fazendo com que a mão fique voltada posteriormente. A *pronação do pé* ocorre quando o pé roda de modo que a planta do pé fica voltada para uma direção um tanto lateral. Em posição ortostática, o peso fica distribuído sobre a parte interna do pé.

Protrusão   Estado ou condição de ser empurrado para a frente.

Proximais   Mais próximo da linha central ou mediana, ou do tronco.

Radiografia   Filme fotográfico produzido como resultado de uma radiografia.

Raiz ventral   Ramo nervoso composto por radículas ventrais que emergem da raiz ventral da medula espinal.

Ramos primários dorsais   Ramo do nervo espinal que contém axônios eferentes e aferentes que se comunicam com os músculos da região profunda das costas e com a pele que recobre a região posterior das costas, pescoço e cabeça.

Ramos primários ventrais   Ramo do nervo espinal que contém axônios eferentes e aferentes que se comunicam com os músculos e a pele (excluindo os músculos da parte profunda das costas e a pele que recobre essa região).

Resistência   Força que tende a impedir o movimento; no teste muscular, refere-se à resistência do examinador ou da força da gravidade durante *movimentos de teste*.

Retesado   Tenso quando totalmente alongado; sem folga. Os músculos ficam retesados no final da amplitude de movimento disponível permitida pelo comprimento do músculo, ou seja, quando alongados até o seu limite.

Retrusão   Estado ou condição de ser empurrado para trás.

Rigidez   Encurtamento; denota uma diminuição leve a moderada no comprimento muscular; o movimento na direção do alongamento do músculo é limitado.

Rotação   Movimento em torno de um eixo longitudinal no plano transverso.

Rotação lateral (externa)   Afastar a superfície anterior do membro da linha média do corpo.

Rotação medial (interna)   Girar a superfície anterior do membro em direção à linha média do corpo.

Rotação no sentido anti-horário   Usado para descrever a rotação do tórax ou da pelve. Com o plano transverso como referência e 12 horas no ponto médio anterior, a rotação para a frente à direita é uma rotação no sentido anti-horário. (Também descrita como voltado à esquerda.)

Rotação no sentido horário   Usado para descrever a rotação do tórax ou da pelve. Com o plano transverso como referência e 12 horas no ponto médio anterior, a rotação para a frente à esquerda é uma rotação no sentido horário. (Também descrito como voltado à direita.)

Sinal   Indicação de uma anormalidade – relacionada a doença ou disfunção – que seja evidente ao examinador, ou seja, uma evidência objetiva. Comparar com **Sintoma**.

Sinal de Trendelenburg   Indicação de fraqueza dos músculos abdutores do quadril, evidenciada pelo fato de o quadril *aduzir* quando em apoio unipodal sobre o membro inferior afetado. Inicialmente, o teste de Trendelenburg era utilizado no diagnóstico de luxação do quadril. A marcha de Trendelenburg é aquela em que o quadril afetado entra em *adução* durante cada fase de descarga de peso da marcha. Isso contrasta com a posição *abduzida* do quadril na marcha associada à paralisia dos músculos abdutores do quadril.

Síndrome   Grupo de sinais e sintomas que aparecem juntos como característicos de uma doença, lesão ou disfunção.

Sintoma   Anormalidade na função ou sensação, percebida pelo paciente e indicativa de doença ou disfunção; ou seja, evidência subjetiva. Comparar com **Sinal**.

Subjetivo   Percebido pelo indivíduo; não evidente para o examinador. Ver **Sintoma**.

Supinação   Movimento de rotação. A *supinação do antebraço* ocorre quando a extremidade distal do rádio se move de uma posição de rotação medial (pronação) para a posição lateral anatômica, fazendo a palma da mão ficar voltada anteriormente. A *supinação do pé* ocorre quando o pé roda de modo que a planta do pé fique voltada para uma direção um tanto medial. Em posição ortostática, o peso fica distribuído sobre a parte externa do pé.

Tecido conjuntivo   Tecido que sustenta e conecta outros tecidos e partes do corpo. Os tipos incluem o areolar, adiposo, fibroso, elástico, reticular, cartilaginoso, ósseo e sanguíneo.

Tendão   Tecido conjuntivo fibroso que serve para a fixação do músculo ao osso e outras estruturas.

Tensão   **1.** Quando *aplicado aos músculos*: força efetiva produzida por um músculo. **2.** Quando *aplicado à mecânica corporal*: força (ou tensão) que tende a alongar um corpo. A compressão e a tensão têm significados opostos. **3.** Quando *aplicado à cefaleia*: cefaleia relacionada com a tensão nos músculos posteriores do pescoço.

Tenso   Encurtado, que limita a amplitude de movimento; ou seja, o músculo está *tenso*. Firme à palpação quando sob tensão, ou seja, *sente-se tensão* no músculo (pode ser verdadeiro no caso de um músculo encurtado ou alongado).

Teste   Procedimento para obtenção de medidas a serem interpretadas de acordo com um padrão; por exemplo, um comprimento muscular, força muscular, amplitude de movimento ou teste de alinhamento.

Teste confiável   Teste que produz os mesmos resultados em tentativas sucessivas. Um dos critérios para testes de comprimento e força muscular.

Teste de Ober   Teste de tensão no músculo tensor da fáscia lata e trato iliotibial.

Teste de ruptura   Teste de força muscular usado para determinar o esforço máximo exercido por um indivíduo que está realizando uma contração isométrica enquanto o examinador aplica um aumento gradual de pressão até o ponto em que o esforço do indivíduo é superado, ou seja, o "ponto de ruptura". O teste de ruptura é aplicável aos graus de força muscular Regular+ (6) a Bom+ (9), mas não aos graus Regular ou inferior, nem ao grau Normal.

Teste de Thomas   Definição de Jones e Lovett: "O teste de flexão de Thomas se baseia em nossa incapacidade de estender um quadril disfuncional sem produzir uma lordose. Se houver deformidade em flexão, o paciente é incapaz de estender a coxa do lado acometido e ela permanecer nessa posição".

Teste mensurável   Teste quantificável, baseado em um padrão. Um dos critérios para testes de comprimento e força muscular.

Teste prático   Teste relativamente fácil de realizar e que requer uma quantidade mínima de equipamentos. Um dos critérios para testes de comprimento e força muscular.

Teste útil   Teste que fornece informações valiosas para determinar o curso adequado de tratamento. Um dos critérios para os testes de comprimento e força muscular.

Teste válido   Aquele que mede, quantitativa e qualitativamente, o que se propõe a medir. Um dos critérios para os testes de comprimento e força muscular.

Tórax   Região do corpo que se estende da base do pescoço até o diafragma. Componente do tronco.

Torcicolo   Rigidez do pescoço associada a espasmo muscular, classicamente resultando em flexão lateral e rotação da região cervical. Os tipos incluem o congênito ou o adquirido.

Tronco   Região do corpo que exclui a cabeça e os membros.

Valgo   Joelho valgo: joelhos em X. Pé valgo: pronação com abdução do antepé. Hálux valgo: adução do hálux (em direção à linha média do pé), associado a um joanete.

Varo   Joelho varo: pernas arqueadas. Pé varo: supinação com adução do antepé.

Ventilação   Movimento do ar para dentro e para fora dos pulmões.

Ventral   Frontal ou anterior, como a superfície anterior do corpo.

SUGESTÕES DE LEITURA

Adams MA, Hutton WC. Prolapsed intervertebral disc a hyperflexion injury. Spine 1982; 7: 3.

Andersson GBJ, Ortengren R, Nachemson AL, et al. Lumbar disc pressure and myoelectric back muscle activity during sitting. Scand J Rehabil Med 1974; 6: 104.

Andersson GBJ, Ortengren R, Nachemson AL, et al. The sitting posture: An electromyographic and discometric study. Orthop Clin North Am 1975; 6: 105.

Andersson GBJ, Ortengren R, Herberts P. Quantitative electromyographic studies of back muscle activity related to posture and loading. Orthop Clin North Am 1977; 8: 85.

Ardran GM, Kemp FH. The mechanism of the larynx. II. The epiglottes and closure of the larynx. Br J Radiol 1967; 40: 372.

Arnold GE. Physiology and pathology of the cricothyroid muscle. Laryngoscope 1961; 71: 687.

Atkinson M, Dramer P, Wyman SM, et al. The dynamics of swallowing. I. Normal pharyngeal mechanisms. J Clin Invest 1957; 36: 581.

Barun N, Arora N, Rochester D. Force-length relationship of the normal human diaphragm. J Appl Physiol 1982; 53(2): 4405-412.

Basmajian JV. Electromyography of two-joint muscles. Anat Rec 1957; 129: 371.

Basmajian JV. Electromyography of iliopsoas. Anat Rec 1958; 132: 127.

Basmajian JV. Grant's Method of Anatomy. 9th ed. Baltimore: Williams & Wilkins, 1975.

Basmajian JV, Travill A. Electromyography of the pronator muscles in the forearm. Anat Rec 1961; 139: 45-49.

Basmajian JV, Wolf SL. Therapeutic Exercise. 5th ed. Baltimore: Williams & Wilkins, 1990.

Batti'e MC, Bigos SJ, Sheehy A, Wortley MD. Spinal flexibility and individual factors that influence it. Phys Ther 1987; 67: 5.

Beattie P, Rothstein JM, Lamb RL. Reliability of the attraction method for measuring lumbar spine backward bending. Phys Ther 1987; 67: 364-368.

Bender JA, Kaplan HM. The multiple angle testing method for the evaluation of muscle strength. J Bone Joint Surg [Am] 1963; 45-A: 135.

Black SA. Clinical applications in muscle testing. Rehab Man 1990; 3(1): 30, 32, 61.

Blackburn SE, Portney LG. Electromyographic activity of back musculature during Williams' flexion exercises. Phys Ther 1981; 61: 878.

Blakely WR, Garety EJ, Smith DE. Section of the cricopharyngeus muscle for dysphagia. Arch Surg 1968; 96: 745.

Blankenship KL. Industrial rehabilitation-seminar syllabus. Stress and lift-pull indexes (Ch. 9). Proper lifting techniques (Ch. 10). American Therapeutics, Inc., 1989.

Blanton PL, Biggs NL, Perkins RC. Electromyographic analysis of the buccinator muscle. J Dent Res 1970; 49: 389.

Bohannon RW. Cinematographic analysis of the passive straight-leg-raising test for hamstring muscle length. Phys Ther 1982; 62(9): 1269-1274.

Bohannon RW. Grip Strength: An Indispensable Biomarker For Older Adults. Clin Interv Aging. 2019;14: 1681-1691. Published 2019 Oct 1. doi:10.2147/CIA. S194543.

Bohannon RW, Gajdosik RL. Spinal nerve root compression-some clinical implications. Phys Ther 1987; 67: 3.

Bohannon RW, Gajdosik RL, LeVeau BF. Contribution of pelvic and lower limb motion to increases in the angle of passive straight leg raising. Phys Ther 1985; 65(4): 474-476.

Borello-France DF, Handa VL, Brown MB, et al. Pelvic-floor muscle function in women with pelvic organ prolapse. Phys Ther. 2007;87(4):399-407. doi:10.2522/ptj.20060160.

Bosma JF. Deglutition: Pharyngeal stage. Physiol Rev 1957; 37: 275.

Bouman HD, ed. An exploratory and analytical survey of therapeutic exercise: Northwestern University Special Therapeutic Exercise Project. Am J Phys Med 1967; 46: 1.

Bourn J, Jenkins S. Postoperative respiratory physiotherapy: Indications for treatment. Physiotherapy 1992; 78(2): 80-85.

Bourne MN, Timmins RG, Opar DA, et al. An Evidence-Based Framework for Strengthening Exercises to Prevent Hamstring Injury. Sports Med. 2018;48(2): 251-267. doi:10.1007/s40279-017-0796-x.

Brand PW, Beach RB, Thompson DE. Relative tension and potential excursion of muscles in the forearm and hand. J Hand Surg [Am] 1981; 6: 209.

Breig A, Troup JDG. Biomechanical considerations in the straight-leg-raising test. Spine 1979; 4(3): 242-250.

Brunnstrom, S. Clinical Kinesiology. 3rd ed. Philadelphia: FA Davis, 1972.

Bullock-Saxton J. Normal and abnormal postures in the sagittal plane and their relationship to low back pain. Physiother Pract 1988; 4(2): 94-104.

Bunnell's Surgery of the Hand. 4th ed. Boyes JH, ed. Philadelphia: JB Lippincott, 1964.

Campbell EJM. The Respiratory Muscles and the Mechanics of Breathing. Chicago: Year Book, 1958.

Campbell EJM, Agostini E, Davis JN. The Respiratory Muscles: Mechanisms and Neural Control. 2nd ed. Philadelphia: WB Saunders, 1970.

Capuano-Pucci D, Rheault W, Aukai J, Bracke M, Day R, Pastrick M. Intratester and intertester reliability of the cervical range of motion device. Arch Phys Med Rehabil 1991; 72: 338-340.

Carmen DJ, Blanton PL, Biggs NL. Electromyographic study of the anterolateral abdominal musculature utilizing indwelling electrodes. Am J Phys Med 1972; 51: 113.

Cash JE, ed. Chest, Heart and Vascular Disorders for Physiotherapists. Philadelphia: JB Lippincott, 1975.

Cassella MC, Hall JE. Current treatment approaches in the nonoperative and operative management of adolescent idiopathic scoliosis. Phys Ther 1991; 71: 12.

Chusid JG. Correlative Neuroanatomy and Functional Neurology. 15th ed. Los Altos, CA: Lange Medical Publications, 1973.

Clapper MP, Wolf SL. Comparison of the reliability of the orthoranger and the standard goniometer for assessing active lower extremity range of motion. Phys Ther 1988; 68(2): 214-218.

Clayson SJ, Newman IM, Debevec DF, et al. Evaluation of mobility of hip and lumbar vertebrae of normal young women. Arch Phys Med Rehabil 1962; 43: 1.

Close JR. Motor Function in the Lower Extremity. Springfield, IL: Charles C Thomas, 1964.

Close JR, Kidd CC. The functions of the muscles of the thumb, the index and long fingers. J Bone Joint Surg [Am] 1969; 51-A: 1601.

Close RI. Dynamic properties of mammalian skeletal muscles. Physiol Rev 1972; 52: 129.

Cohen-Sobel E, Levitz SJ. Torsional development of the lower extremity. J Am Podiatr Med Assoc 1991; 81(7): 344-357.

Cole TM. Goniometry: The measurement of joint motion. In: Krusen FH, Kottke F, Elwood PM, eds. Handbook of Physical Medicine and Rehabilitation. 2nd ed. Philadelphia: WB Saunders, 1971.

Cooperman JM. Case studies: Isolated strain of the tensor fasciae latae. J Orthop Sports Phys Ther 1983; 5(4): 201-203.

Crommert ME, Bjerkefors A, Tarassova O, Ekblom MM. Abdominal Muscle Activation During Common Modifications of the Trunk Curl-up Exercise. J Strength Cond Res. 2021;35(2):428-435. doi:10.1519/JSC.0000000000002439.

Cunningham DP, Basmajian JB. Electromyography of genioglossus and geniohyoid muscles during deglutition. Anat Rec 1969; 165: 401.

Currier DP. Maximal isometric tension of the elbow extensors at varied positions. Phys Ther 1972; 52: 1265.

Currier DP. Positioning for knee strengthening exercises. Phys Ther 1977; 57: 148.

Cyriax J. Textbook of Orthopaedic Medicine. Vol 1: Diagnosis of Soft Tissue Lesions. 7th ed. London: Bailliere-Tindall, 1978.

Cyriax J, Cyriax P. Illustrated Manual of Orthopaedic Medicine. London: Butterworth, 1983.

DeJong RN. The Neurological Examination. 4th ed. New York: Harper & Row, 1979.

DeLuca CJ, Forrest WJ. Force analysis of individual muscles acting simultaneously on the shoulder joint during isometric abduction. J Biomech 1973; 6: 385.

DeRosa C, Porterfield JA. The sacroiliac joint. Postgraduate advances in the evaluation and treatment of low back dysfunction. Forum Medicum 1989.

Des Jardins TR. Cardiopulmonary Anatomy and Physiology. Albany, NY: Delmar, 1988.

DeSousa OM, Furlani J. Electromyographic study of the m. rectus abdominis. Acta Anat 1974; 88: 281.

DeSousa OM, Demoraes JL, Vieira FL. Electromyographic study of the brachioradialis muscle. Anat Rec 1961; 139: 125.

DeSousa OM, Berzin F, Berardi AC. Electromyographic study of the pectoralis major and latissimus dorsi during medial rotation of the arm. Electromyography 1969; 9: 407.

Dickson RA, Lawton JL, Archer IA, Butt WP. The pathogenesis of idiopathic scoliosis. J Bone Joint Surg [Br] 1984; 66-B(1): 8-15.

Donelson R, Silva G, Murphy K. Centralization phenomenon-its usefulness in evaluating and treating referred pain. Spine 1990; 15(3): 211-213.

DonTigny RL. Anterior dysfunction of the sacroiliac joint as a major factor in the etiology of idiopathic low back pain syndrome. Phys Ther 1990; 70(4): 250-265.

Dostal WF, Soderberg GL, Andrews JG. Actions of hip muscles. Phys Ther 1986; 66(3): 351-361.

Downer AH. Physical Therapy Procedures. 3rd ed. Springfield, IL: Charles C Thomas, 1978.

Duval-Beaupere G. Rib hump and supine angle as prognostic factors for mild scoliosis. Spine 1992; 17: 1.

Eaton RG, Littler JW. A study of the basal joint of the thumb. J Bone Joint Surg [Am] 1969; 51-A: 661.

Ekholm J, Arborelius U, Fahlcrantz A, et al. Activation of abdominal muscles during some physiotherapeutic exercises. Scand J Rehabil Med 1979; 11: 75.

Elftman H. Biomechanics of muscle. J Bone Joint Surg [Am] 1966; 48-A: 363.

Escamilla RF, Lewis C, Pecson A, Imamura R, Andrews JR. Muscle Activation Among Supine, Prone, and Side Position Exercises With and Without a Swiss Ball. Sports Health. 2016;8(4):372-379. doi:10.1177/ 1941738116653931Pelvic Floor.

Eyler DL, Markee JE. The anatomy and function of the intrinsic musculature of the fingers. J Bone Joint Surg [Am] 1954; 36-A: 1.

Farfan HF. Mechanical Disorders of the Low Back. Philadelphia: Lea & Febiger, 1973.

Farfan HF. Muscular mechanism of the lumbar spine and the position of power and efficiency. Orthop Clin North Am 1975; 6: 135.

Farrell C, Kiel J, Seemann L, Pujalte GGA. Popliteus Tendon Injuries [published online ahead of print, 2022 Jul 25]. Orthopedics. 2022;1-6. doi:10.3928/ 01477447-20220719-10.

Fast A. Low back disorders: Conservative management. Arch Phys Med Rehabil 1988; 69: 880-891.

Fenn WO, Rahn H. Handbook of Physiology. Section 3: Respiration. Vol 1. Washington, DC: American Physiological Society, 1964: 377-384.

Fischer FJ, Houtz SJ. Evaluation of the function of the gluteus maximus muscle. Am J Phys Med 1968; 47: 182.

Fishman AP, ed. Pulmonary Diseases and Disorders. 2nd ed. New York: McGraw-Hill, 1988.

Flint MM. Abdominal muscle involvement during performance of various forms of sit-up exercise. Am J Phys Med 1965; 44: 224.

Flint MM. An electromyographic comparison of the function of the iliacus and the rectus abdominis muscles. J Am Phys Ther Assoc 1965; 45: 248.

Francis RS. Scoliosis screening of 3,000 college-aged women: The Utah Study-Phase 2. Phys Ther 1988; 68(10): 1513-1516.

Franco AH. Pes cavus and pes planus. Phys Ther 1987; 67(5): 688-693.

Frank JS, Earl M. Coordination of posture and movement. Phys Ther 1990; 70(12): 855-863.

Frese E, Brown M, Norton BJ. Clinical reliability of manual muscle testing-middle trapezius and gluteus medius muscles. Phys Ther 1987; 67(7): 1072-1076.

Fujiwara M, Basmajian JV. Electromyographic study of two-joint muscles. Am J Phys Med 1975; 54: 234.

Gajdosik R, Lusin G. L Hamstring muscle tightness. Phys Ther 1983; 63(7): 1085-1090.

Girardin Y. EMG action potentials of rectus abdominis muscle during two types of abdominal exercises. In: Cerquigleni S, Venerando A, Wartenweiler J, eds. Biomechanics III. Baltimore: University Park Press, 1973.

Gleeson PB, Pauls JA. Obstetrical physical therapy-review of the literature. Phys Ther 1988; 68(11): 1699-1702.

Glennon TP. Isolated injury of the infraspinatus branch of the suprascapular nerve. Arch Phys Med Rehabil 1992; 73: 201-202.

Godfrey KE, Kindig LE, Windell EJ. Electromyographic study of duration of muscle activity in sit-up variations. Arch Phys Med Rehabil 1977; 58: 132.

Goldberg CJ, Dowling FE. Idiopathic scoliosis and asymmetry of form and function. Spine 1991; 16(1): 84-87.

Gose JC, Schweizer P. Iliotibial band tightness. J Orthop Sports Phys Ther 1989; 9(4): 399-406.

Gowitzke BA, Milner MM. Understanding the Scientific Basis of Human Motion. 2nd ed. Baltimore: Williams & Wilkins, 1980.

Gracovetsky S, Farfan HF, Lamy C. The mechanism of the lumbar spine. Spine 1981; 6: 249.

Gray ER. The role of leg muscles in variations of the arches in normal and flat feet. J Am Phys Ther Assoc 1969; 49: 1084.

Grieve GP. The sacro-iliac joint. Physiother 1976; 62: 384.

Guffey JS. A critical look at muscle testing. Clin 1991; 11(2): 15-19.

Halpern A, Bleck E. Sit-up exercise: An electromyographic study. Clin Orthop Relat Res 1979; 145: 172.

Halski T, Ptaszkowski K, Słupska L, Dymarek R, Paprocka-Borowicz M. Relationship between lower limb position and pelvic floor muscle surface electromyography activity in menopausal women: a prospective observational study. Clin Interv Aging. 2017;12:75-83. Published 2017 Jan 4. doi:10.2147/CIA.S121467.

Hart DL, Stobbe TJ, Jaraiedi M. Effect of lumbar posture on lifting. Spine 1987; 12(2): 1023-1030.

Hasue M, Fujiwara M, Kikuchi S. A new method of quantitative measurement of abdominal and back muscle strength. Spine 1980; 51: 143.

Haymaker W. Bing's Local Diagnosis in Neurological Diseases. 15th ed. St. Louis: CV Mosby, 1969.

Hicks JH. The three weight-bearing mechanisms of the foot. In: Evans FG, ed. Biomechanical Studies of the Musculoskeletal System. Springfield, IL: Charles C Thomas, 1961.

Hirano M, Koike Y, von Leden H. The sterno-hyoid muscle during phonation. Acta Otolaryngol 1967; 64: 500.

Houtz SJ, Lebow MJ, Beyer FR. Effect of posture on strength of the knee flexor and extensor muscles. J Appl Physiol 1957; 11: 475.

Hsieh C, Walker JM, Gillis K. Straight-leg-raising test. Phys Ther 1983; 63(9): 1429-1433.

Ingher RS. Iliopsoas myofascial dysfunction: A treatable cause of "failed" low back syndrome. Arch Phys Med Rehabil 1989; 70: 382-385.

Itoi E. Roentgenographic analysis of posture in spinal osteoporotics. Spine 1991; 16(7): 750-756.

Johnson JTH, Kendall HO. Localized shoulder girdle paralysis of unknown etiology. Clin Orthop 1961; 20: 151-155.

Joint Motion, Method of Measuring and Recording. Chicago: American Academy of Orthopaedic Surgeons, 1965.

Jonsson B, Olofsson BM, Steffner LCH. Function of the teres major, latissimus dorsi and pectoralis major muscles. Acta Morph Neerl Scand 1972; 9: 275.

Kamonseki DH, Gonçalves GA, Yi LC, Júnior IL. Effect of stretching with and without muscle strengthening exercises for the foot and hip in patients with plantar fasciitis: A randomized controlled single-blind clinical trial. Man Ther. 2016;23:76-82. doi:10.1016/j.math.2015.10.006.

Kaplan EB. Functional and Surgical Anatomy of the Hand. 2nd ed. Philadelphia: JB Lippincott, 1965.

Karabay D, Emük Y, Özer Kaya D. Muscle Activity Ratios of Scapular Stabilizers During Closed Kinetic Chain Exercises in Healthy Shoulders: A Systematic Review. J Sport Rehabil. 2019;29(7):1001-1018. Published 2019 Dec 19. doi:10.1123/jsr.2018-0449.

Keagy RD, Brumlik J, Bergan JJ. Direct electromyography of the psoas major muscle in man. J Bone Joint Surg [Am] 1966; 48-A: 1377.

Keller RB. Nonoperative treatment of adolescent idiopathic scoliosis. In: Barr JS, ed. The Spine-Instructional Course Lectures. Vol 30. 1989: 129.

Kendall HO. Some interesting observations about the after care of infantile paralysis patients. J Excep Children 1937; 3: 107.

Kendall HO. Watch those T.V. exercises. TV Guide 1963; II-31: 5.

Kendall HO, Kendall FP. Study and Treatment of Muscle Imbalance in Cases of Low Back and Sciatic Pain. Pamphlet. Baltimore: privately printed, 1936.

Kendall HO, Kendall FP. Care during the Recovery Period of Paralytic Poliomyelitis. U.S. Public Health Bulletin No 242. Washington, DC: U.S. Government Printing Office, 1939.

Kendall HO, Kendall FP. Gluteus medius and its relation to body mechanics. Physiother Rev 1941; 21: 131.

Kendall HO, Kendall FP. The role of abdominal exercise in a program of physical fitness. J Health Phys Ed 1943; 480.

Kendall HO, Kendall FP. Unpublished report on the Posture Survey at U.S. Military Academy, West Point, 1945.

Kendall HO, Kendall FP. Physical Therapy for Lower Extremity Amputees. War Department Technical Manual TM-8-293:14/42 and 58/65, Washington, DC: U.S. Government Printing Office, 1946: 12-42.

Kendall HO, Kendall FP. Orthopedic and physical therapy objectives in poliomyelitis treatment. Physiother Rev 1947; 27: 159.

Kendall HO, Kendall FP. Functional muscle testing. In: Bierman W, Licht S, eds. Physical Medicine in General Practice. New York: Paul B Hoeber, 1952: 339-384.

Kendall HO, Kendall FP. Posture, Flexibility, and Abdominal Muscle Tests (Leaflet). Baltimore: Waverly Press, 1964.

Kendall HO, Kendall FP. Developing and maintaining good posture. J Am Phys Ther Assoc 1968; 48: 319.

Kendall HO, Kendall FP, Boynton DA. Posture and Pain. Baltimore: Williams & Wilkins, 1952. Reprinted Melbourne, Florida: Robert E Krieger, 1971.

Kendall FP. Range of Motion. The Correlation of Physiology with Therapeutic Exercise. New York: American Physical Therapy Association, 1956.

Kendall FP. A criticism of current tests and exercises for physical fitness. J Am Phys Ther Assoc 1965; 45: 187-197.

Kisner C, Colby LA. Therapeutic Exercise: Foundations and Techniques. 2nd ed. Philadelphia: FA Davis, 1990.

Kleinberg S. Scoliosis: Pathology, Etiology, and Treatment. Baltimore: Williams & Wilkins, 1951.

Klousen K, Rasmussen B. On the location of the line of gravity in relation to L5 in standing. Acta Physiol Scand 1968; 72: 45.

Koes BW, Bouter LM, vanMameren H, Essers AHM, Verstegen GMJR, Hofhuizen DM, Houben JP, Knipschild PG. The effectiveness of manual therapy, physiotherapy, and treatment by the general practitioner for nonspecific back and neck complaints. Spine 1992; 17(1): 28-35.

Kotby MN. Electromyography of the laryngeal muscles. Electroencephalog Clin Neurophysiol 1969; 26: 341.

Kraus H. Effects of lordosis on the stress in the lumbar spine. Clin Orthop 1976; 117: 56.

LaBan M, Raptou AD, Johnson EW. Electromyographic study of function of iliopsoas muscle. Arch Phys Med 1965; 46: 676-679.

Lieb FJ, Perry J. Quadriceps function. J Bone Joint Surg [Am] 1971; 53-A: 749.

Lilienfeld AM, Jacobs M, Willis M. A study of the reproducibility of muscle testing and certain other aspects of muscle scoring. Phys Ther Rev 1954; 34(6): 279-290.

Lindahl O. Determination of the sagittal mobility of the lumbar spine. Acta Orthop Scand 1966; 37: 241.

Lindahl O, Movin A. The mechanics of extension of the knee joint. Acta Orthop Scand 1967; 38: 226.

Lindstrom A, Zachrisson M. Physical therapy for low back pain and sciatica. Scand J Rehabil Med 1970; 2: 37.

Lipetz S, Gutin B. Electromyographic study of four abdominal exercises. Med Sci Sports 1970; 2: 35.

Loebl WY. Measurement of spinal posture and range of spinal movement. Ann Phys Med 1967; 9: 103.

Long C. Intrinsic-extrinsic muscle control of the fingers. J Bone Joint Surg [Am] 1968; 50-A: 973.

Loptata M, Evanich MJ, Lourenco RV. The electromyogram of the diaphragm in the investigation of human regulation of ventilation. Chest 1976; 70(Suppl): 162S.

Loring SH, Mead J. Action of the diaphragm on the rib cage inferred from a force-balance analysis. J Appl Physiol 1982; 53; 3: 756-760.

Low JL. The reliability of joint measurement. Physiother 1976; 62: 227.

Mann R, Inman VT. Phasic activity of intrinsic muscles of the foot. J Bone Joint Surg [Am] 1964; 46-A: 469.

McCreary EK. The control of breathing in singing. [Research paper for Physiology Department] John A. Burns School of Medicine, Honolulu, Hawaii, 1982.

Mayhew TP, Norton BJ, Sahrmann SA. Electromyographic study of the relationship between hamstring and abdominal muscles during a unilateral straight leg raise. Phys Ther 1983; 63(11): 1769-1775.

Mendez-Rebolledo G, Morales-Verdugo J, Orozco-Chavez I, Habechian FAP, Padilla EL, de la Rosa FJB. Optimal activation ratio of the scapular muscles in closed kinetic chain shoulder exercises: A systematic review. J Back Musculoskelet Rehabil. 2021;34(1): 3-16. doi:10.3233/BMR-191771.

Michelle AA. Iliopsoas. Springfield, IL: Charles C Thomas, 1962.

Mines, AH. Respiratory Physiology. New York: Raven Press, 1981.

Moller M, Ekstrand J, Oberg B, Gillquist J. Duration of stretching effect on range of motion in lower extremities. Arch Phys Med Rehabil 1985; 66: 171-173.

Moore KL. Clinically Oriented Anatomy. Baltimore: Williams & Wilkins, 1980.

Moore ML. Clinical assessment of joint motion. In: Licht S, ed. Therapeutic Exercise. 2nd ed. Baltimore: Waverly Press, 1965.

Mulligan E. Conservative management of shoulder impingement syndrome. Athl Train 1988; 23(4): 348-353.

Nachemson A. Electromyographic studies on the vertebral portion of the psoas muscle. Acta Orthop Scand 1966; 37: 177.

Nachemson A. Physiotherapy for low back pain patients. Scand J Rehabil Med 1969; 1: 85.

Nachemson A. Towards a better understanding of low back pain: A review of the mechanics of the lumbar disc. Rheumatol Rehabil 1975; 14: 129.

Nachemson A. A critical look at the treatment for low back pain. Scand J Rehabil Med 1979; 11: 143.

Nachemson A, Lindh M. Measurement of abdominal and back muscle strength with and without low back pain. Scand J Rehabil Med 1969; 1: 60.

Nagler W, Pugliese G. Facet syndrome (letter to the editor). Arch Phys Med Rehabil 1989; 70.

Okubo Y, Kaneoka K, Hasebe K, Matsunaga N, Imai A, Hodges PW. Differential activation of psoas major and rectus femoris during active straight leg raise to end range. J Electromyogr Kinesiol. 2021;60:102588. doi:10.1016/j.jelekin.2021.102588.

Oliva-Lozano JM, Muyor JM. Core Muscle Activity During Physical Fitness Exercises: A Systematic Review. Int J Environ Res Public Health. 2020;17(12):4306. Published 2020 Jun 16. doi:10.3390/ijerph17124306.

Ouaknine G, Nathan H. Anastomotic connections between the eleventh nerve and the posterior root of the first cervical nerve in humans. J Neurosurg 1973; 38: 189.

Padua L, Coraci D, Erra C, et al. Carpal tunnel syndrome: clinical features, diagnosis, and management. Lancet Neurol. 2016;15(12):1273-1284. doi:10.1016/S1474-4422(16)30231-9.

Paré EB, Schwartz JM, Stern JT. Electromyographic and anatomical study of the human tensor fasciae latae muscle. In: Proceedings of the 4th Congress of the International Society of Electrophysiological Kinesiology. Boston: Published by the organizing committee, 1979.

Partridge MJ, Walters CE. Participation of the abdominal muscles in various movements of the trunk in man. Phys Ther Rev 1959; 39: 791-800.

Patton NJ, Mortensen OA. A study of some mechanical factors affecting reciprocal activity in one-joint muscles. Anat Rec 1970; 166: 360.

Pearsall DJ, Reid JG, Hedden DM. Comparison of three non-invasive methods for measuring scoliosis. Phys Ther 1992; 72: 9.

Pearson AA, Sauter RW, Herrin GR. The accessory nerve and its relation to the upper spinal nerves. J Anat 1964; 114-A: 371.

Pennal CF, Conn GS, McDonald G, et al. Motion studies of the lumbar spine. J Bone Joint Surg [Br] 1972; 54-B: 442.

Physical Therapy, Journal of the American Physical Therapy Association. Special issues:

Pain. 1980; 60: 1. (Lister MJ, ed.)

Respiratory care. 1980; 60: 12. (Lister MJ, ed.)

Muscle biology. 1982; 62: 12. (Lister MJ, ed.)

Biomechanics. 1984; 64: 12. (Lister MJ, ed.)

Shoulder complex. 1986; 66: 12. (Lister MJ, ed.)

Clinical measurement. 1987; 67: 12. (Lister MJ, ed.)

Foot and ankle. 1988; 68: 12. (Rose SJ, ed.)

Clinical decision making. 1989; 69: 7. (Rose SJ, ed. em.)

Hand management in physical therapy. 1989; 69: 12. (Rothstein JM, ed.)

Physiotherapy. Journal of the Chartered Society of Physiotherapy. Special issues:

The hand. 1977, 63: 9. (Whitehouse J, ed.)

Update in respiratory care. 1992; 78: 2. (Whitehouse J, ed.)

Pruijs JEH, Keessen W, van der Meer R, van Wieringen JC, Hageman MAPE. School screening for scoliosis: Methodologic considerations – Part 1: External measurements. Spine 1992; 17(4): 431-435.

Ptaszkowski K, Zdrojowy R, Ptaszkowska L, Bartnicki J, Taradaj J, Paprocka-Borowicz M. Electromyographic evaluation of synergist muscles of the pelvic floor muscle depending on the pelvis setting in menopausal women: A prospective observational study. Gait Posture. 2019;71:170-176. doi:10.1016/j.gaitpost.2019.04.024.

Ralston HJ, Todd FN, Inman VT. Comparison of electrical activity and duration of tension in the human rectus femoris muscle. Electromyogr Clin Neurophysiol 1976; 16: 271.

Ramsey GH, Watson JS, Gramiak R, et al. Cinefluorographic analysis of the mechanism of swallowing. Radiology 1955; 64: 498.

Riddle DL, Finucane SD, Rothstein JM, Walker ML. Intrasession and intersession reliability of hand-held dynamometer measurements taken on brain-damaged patient. Phys Ther 1989; 69(3): 182-194.

Roberts RH, ed. Scoliosis. CIBA Found Symp 1972; 24: 1.

Rodgers MM, Cavanagh PR. Glossary of biomechanical terms, concepts, and units. Phys Ther 1984; 64(12): 1886-1902.

Root ML, Orien WP, Weed JH. Normal and Abnormal Function of the Foot. Los Angeles: Clinical Biomechanics Corp, 1977: 95-107.

Salminen JJ, Maki P, Oksanen A, Pentti J. Spinal mobility and trunk muscle strength in 15-year-old schoolchildren with and without low-back pain. Spine 1992; 17(4): 405-411.

Salter N, Darcus HD. The effect of the degree of elbow flexion on the maximum torques developed in pronation and supination of the right hand. J Anat 1952; 86-B: 197.

Saunders JB deCM, Davis C, Miller ER. The mechanism of deglutition. Ann Otol Rhinol Laryngol 1951; 60: 897.

Schuit D, Adrian M, Pidcoe P. Effect of heel lifts on ground reaction force patterns in subjects with structural leg-length discrepancies. Phys Ther 1989; 69(8): 663-670.

Schultz JS, Leonard JA Jr. Long thoracic neuropathy from athletic activity. Arch Phys Med Rehabil 1992; 73: 87-90.

Scoliosis: An anthology. (Articles reprinted from Physical Therapy). Alexandria, VA: American Physical Therapy Association, 1984.

Shaffer T, Wolfson M, Bhutani VK. Respiratory muscle function, assessment, and training. Phys Ther 1981; 61: 12.

Sharf M, Shvartzman P, Farkash E, Horvitz J. Thoracic lateral cutaneous nerve entrapment syndrome without previous lower abdominal surgery. J Fam Pract 1990; 30: 2.

Sharp JT, Draz W, Danon J, et al. Respiratory muscle function and the use of respiratory muscle electromyography in the evaluation of respiratory regulation. Chest 1976; 70(Suppl): 150S.

Sharrard WJW. The segmental innervation of the lower limb muscles in man. Ann R Coll Surg Engl 1964; 35: 106.

Shelton RL, Bosma JF, Sheets BV. Tongue, hyoid and larynx displacement in swallow and phonation. J Appl Physiol 1960; 15: 283.

Simonds AH, Abraham K, Spitznagle, T. Executive summary of the clinical practice guidelines for pelvic girdle pain in the postpartum population. Journal of Women's Health Physical Therapy: January/March 2022; 46(1): 3-10 doi: 10.1097/JWH.0000000000000235.

Slonim NB, Hamilton LH. Respiratory Physiology. St. Louis: CV Mosby, 1981.

Smidt GL, Rogers MW. Factors contributing to the regulation and clinical assessment of muscular strength. Phys Ther 1982; 62(9): 1283-1289.

Smith JW. Muscular control of the arches of the foot in standing: An electromyographical assessment. J Anat 1954; 88-B: 152.

Smith RL, Brunolli J. Shoulder kinesthesia after anterior glenohumeral joint dislocation. Phys Ther 1989; 69(2): 106-112.

Soderberg GL, Dostal WF. Electromyographic study of three parts of the gluteus medius muscle during functional activities. Phys Ther 1978; 58(6): 691-696.

Southwick WO, Keggi K. The normal cervical spine. J Bone Joint Surg [Am] 1964; 46-A(8): 1767-1777.

Speakman HGB, Weisberg J. The vastus medialis controversy. Physiother 1977; 63: 8.

Spitzer WO et al. Scientific approach to the assessment and management of activity-related spinal disorders: A monograph for clinicians-report of the Quebec Task Force on Spinal Disorders. Spine [European Edition] 1987; 12: 7s.

Stoff MD, Greene AF. Common peroneal nerve palsy following inversion ankle injury. Phys Ther 1982; 62(10): 1463-1464.

Stokes IAF, Abery JM. Influence of the hamstring muscles on lumbar spine curvature in sitting. Spine 1980; 5(6): 525-528.

Stone B, Beekman C, Hall V, Guess V, Brooks HL. The effect of an exercise program on change in curve in adolescents with minimal idiopathic scoliosis. Phys Ther 1979; 59(6): 759-763.

Straus WL, Howell AB. The spinal accessory nerve and its musculature. Rev Biol 1936; 11: 387.

Sullivan MS. Back support mechanisms during manual lifting. Phys Ther 1989; 69(1): 38-45.

Suzuki N. An electromyographic study of the role of muscles in arch support of the normal and flat foot. Nagoya Med J 1972; 17: 57.

Thomas HO. Diseases of the Hip, Knee and Ankle Joints. (Reproduction of 2nd ed, 1876.) Boston: Little, Brown, 1962.

Travell JG, Simons DG. Myofascial Pain and Dysfunction. Baltimore: Williams & Wilkins, 1983.

Trief PM. Chronic back pain: A tripartite model of outcome. Arch Phys Med Rehabil 1983; 64: 53-56.

Truex RC, Carpenter MG, eds. Strong and Elwyn's Human Neuroanatomy. 6th ed. Baltimore: Williams & Wilkins, 1969.

Urban LM. The straight-leg-raising test: A review. J Orthop Sports Phys Ther 1981; 2(3): 117-133.

Urquhart DM, Hodges PW. Differential activity of regions of transversus abdominis during trunk rotation. Eur Spine J. 2005;14(4):393-400. doi:10.1007/s00586-004-0799-9.

Vander AJ, Sherman JH, Luciano DS. Human Physiology: The Mechanism of Body Function. 3rd ed. New York: McGraw-Hill, 1980.

Wadsworth CT, Krishnan R, Sear M, Harrold J, Nielsen DH. Intrarater reliability of manual muscle testing and handheld dynametric muscle testing. Phys Ther 1987; 67(9): 1342-1347.

Walters CE, Partridge MJ. Electromyographic study of the differential action of the abdominal muscles during exercise. Am J Phys Med 1957; 36: 259.

Warfel JH. The Head, Neck and Trunk. 5th ed. Philadelphia: Lea & Febiger, 1985.

Watkins MA, Riddle DL, Lamb RL, Personius WJ. Reliability of goniometric measurements and visual estimates of knee range of motion obtained in a clinical setting. Phys Ther 1991; 71(2): 90-97.

Weiss HR. The effect of an exercise program on vital capacity and rib mobility in patients with idiopathic scoliosis. Spine 1991; 16: 1.

Wells KF. Kinesiology. 4th ed. Philadelphia: WB Saunders, 1966.

White A, Panjabi M. Clinical Biomechanics of the Spine. Philadelphia: JB Lippincott, 1978.

Williams M, Lissner HR. Biomechanics of Human Motion. Philadelphia: WB Saunders, 1962.

Williams M, Stutzman L. Strength variation through the range of joint motion. Phys Ther Rev 1959; 39: 145.

Williams PC. The Lumbosacral Spine. New York: McGraw-Hill, 1965.

Wolf S. Normative data on low back mobility and activity levels. Am J Phys Med 1979; 58: 217.

Youdas JW, Carey JR, Garrett TR. Reliability of measurements of cervical spine range of motion-comparison of three methods. Phys Ther 1991; 71(2): 98-106.

Zimny N, Kirk C. A comparison of methods of manual muscle testing. Clin Man 1987; 7(2): 6-11.

ÍNDICE REMISSIVO